薬学史事典

Encyclopedia of Pharmaceutical History

日本薬史学会 編

編集代表　奥田　潤・西川　隆

薬事日報社

表紙絵：奈良東大寺・正倉院
756年（天平勝宝8）光明皇太后は聖武天皇遺愛の品、薬物を東大寺に献納され、正倉院に保管された。校倉作り、高床の蔵。国宝・世界遺産。
(参照：本書カラー写真5「正倉院種々薬帳」、日本の薬学史各論85)

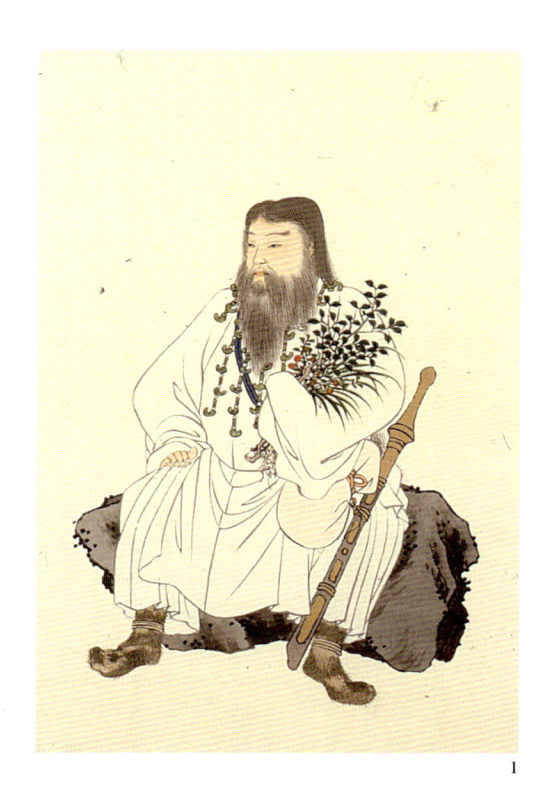

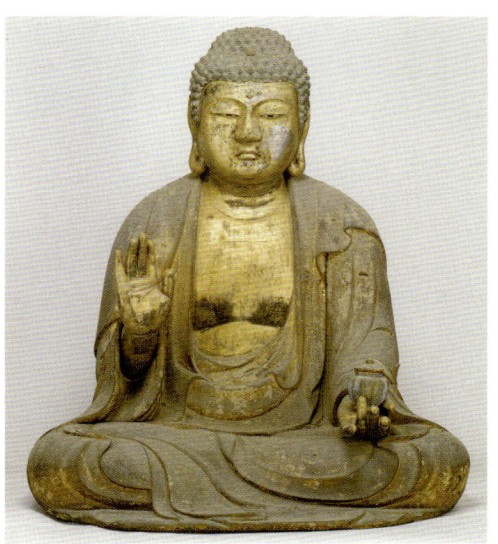

1——少彦名命（すくなひこなのみこと）
　日本の神話の神、大国主命とともに日本の国造りを行い、農耕社会をつくり、人々や家畜の病の治療法、まじないを教えた（日本の薬学史各論1）
　内藤記念くすり博物館所蔵

2——薬師如来像（山口県防府市周防国分寺）
　左手に薬壺を持つ薬師如来像のうち、周防国分寺の本薬師如来像の青く塗られた薬壺にのみ、穀物、生薬、鉱物が1699年（元禄12）10月12日に納入されていることが記載されていた（日本の薬学史各論9）
　出典：「周防国分寺展—歴史と美術」（山口県立美術館、2004）

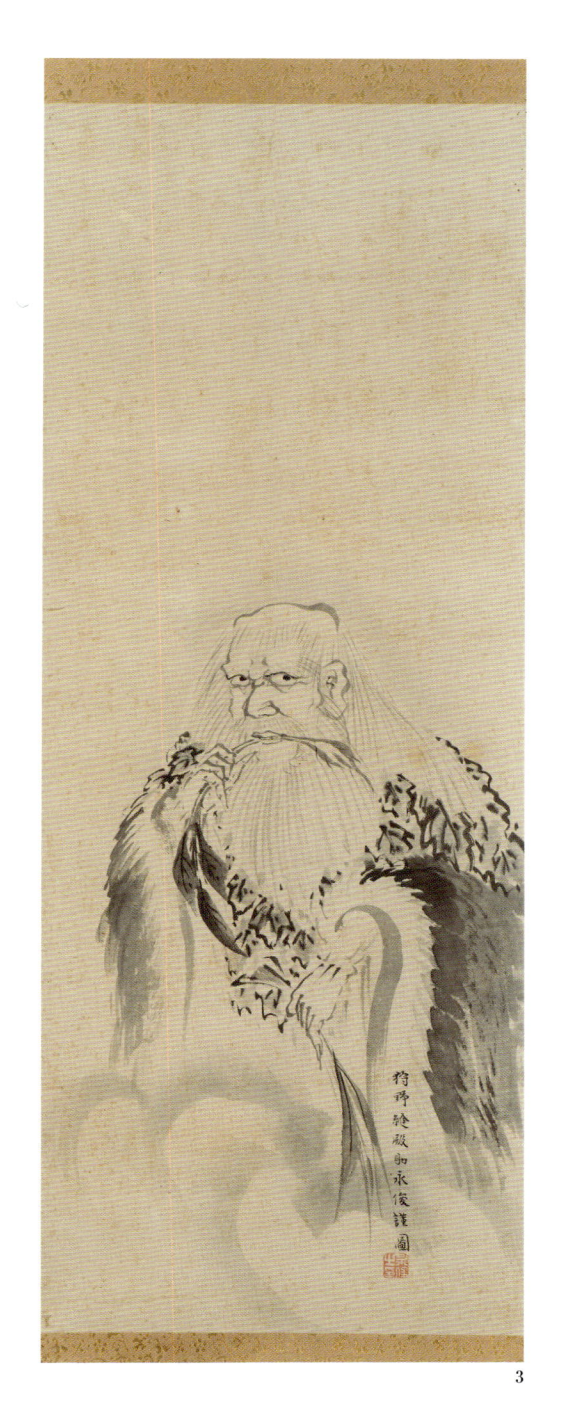

3——神農図
　中国伝説上の薬祖神、自ら草木をなめて効き目を確かめた。頭部に2本の角を持つ姿で画かれる。本図は江戸時代文化年間（1804〜1818年）に狩野派の画家永俊が画いたもの（外国の薬学史各論4）
　奥田 潤所蔵

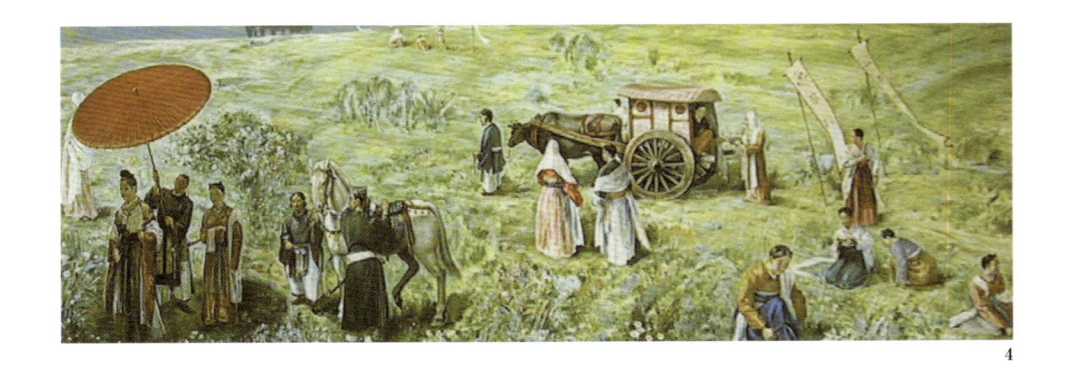

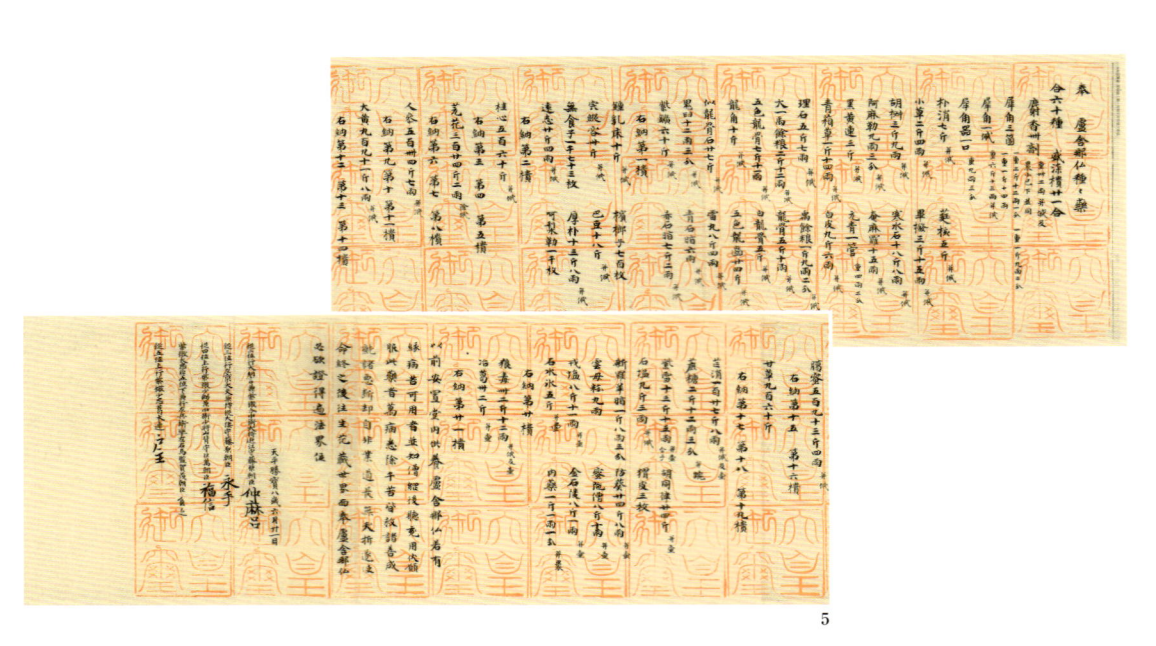

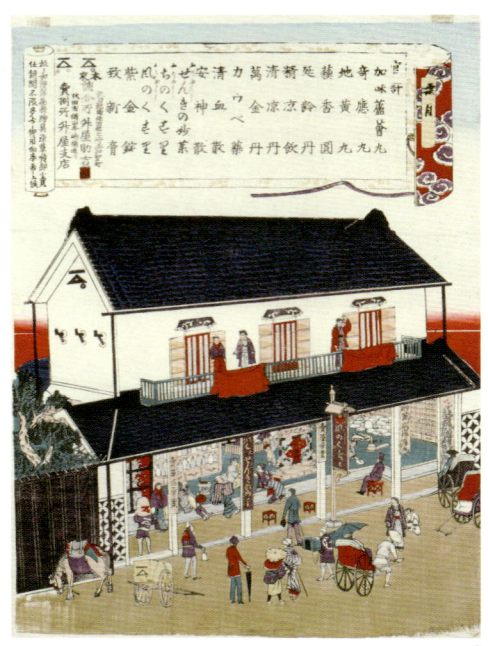

4 ―― 薬狩りの図
　598年（推古天皇6）、諸国に詔して薬草の採集貯蔵を奨励。611年（推古天皇19）5月5日、天皇は百官を率いて薬狩りを催され、5月5日を薬日（くすりひ）と定められた（日本の薬学史各論2）
星薬科大学の許諾に基づき掲載
内藤記念くすり博物館所蔵

5 ―― 正倉院種々薬帳
　聖武天皇崩御後、宮中より聖武天皇御遺愛品などが、60種の生薬とともに東大寺大仏に献納され、正倉院へ収納された。本種々薬帳には60種の生薬の品名、重量が記載され、現在1260年を経ていくつかの生薬が保存されている（日本の薬学史各論7）

6 ―― 升屋薬店開店披露
　明治時代、秋田市の和漢洋薬を取り扱う升屋（升屋助吉）の開店の状況が薬瓶や洋装の人々と共に描かれている。升屋は県内土崎に調合所を持ち、薬の販売は秋田市の升屋支店で取り扱った。
内藤記念くすり博物館所蔵

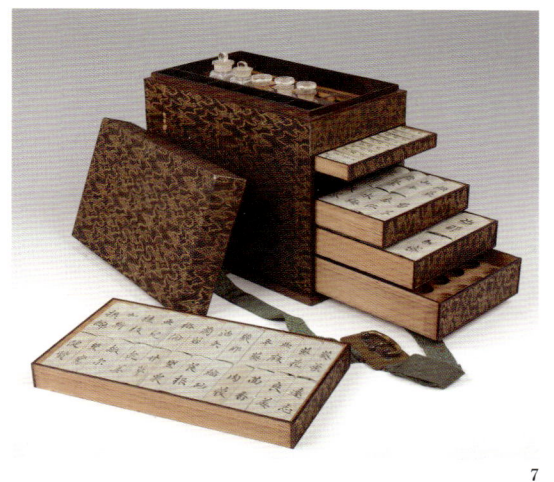

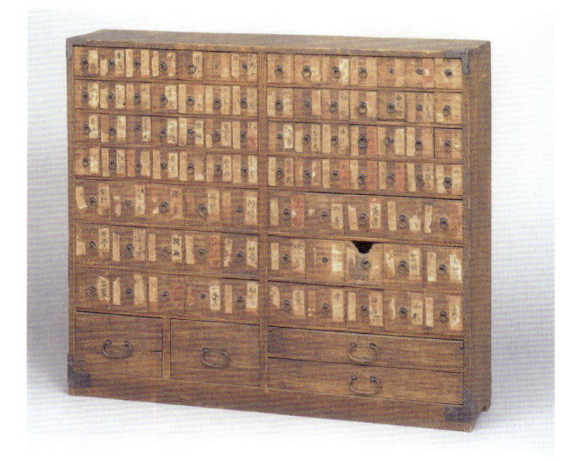

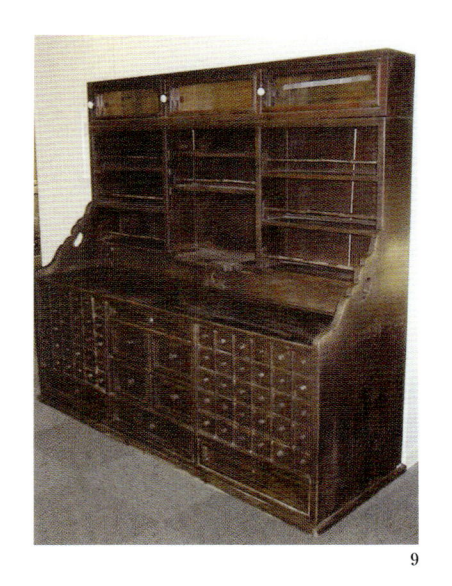

7 —— 緒方洪庵の薬箱
 （日本の薬学史各論 26）
 大阪大学適塾記念センター所蔵

8 —— 百味箪笥
 内藤記念くすり博物館所蔵

9 —— 調剤棚　木製　明治時代
 内藤記念くすり博物館所蔵

10 —— 携帯用調剤台　木製
 日本赤十字社提供

11 —— 目薬「精錡水」10 銭　岸田吟香
 （日本の薬学史各論 38）
 内藤記念くすり博物館所蔵

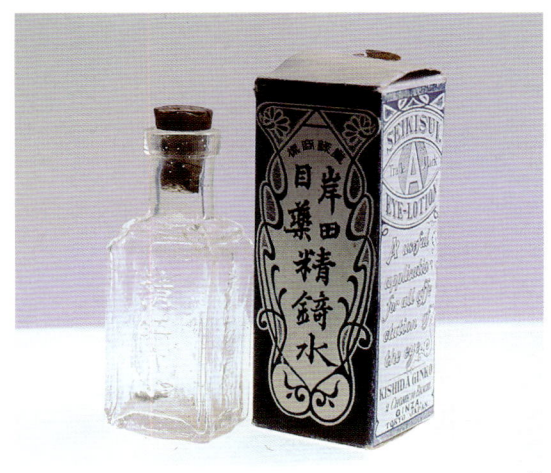

12 ──『日本薬局方』第一版　明治19年(1886)
　　（日本の薬学史各論45）

13 ──救急用薬箱　木製　大正
　　内藤記念くすり博物館所蔵

14 ──エフェドリン「ナガイ」散 25g
　　大日本製薬　大阪　昭和18年(1943)
　　（日本の薬学史各論46）
　　内藤記念くすり博物館所蔵

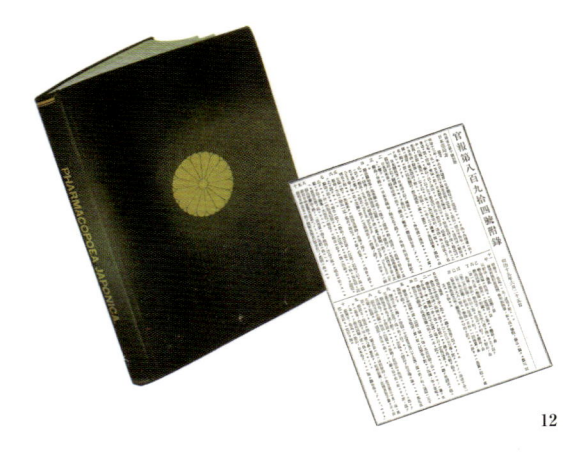

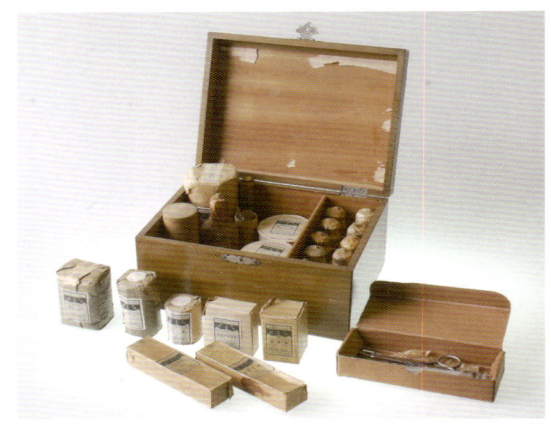

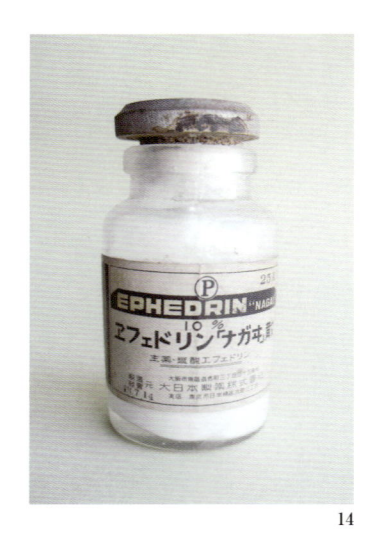

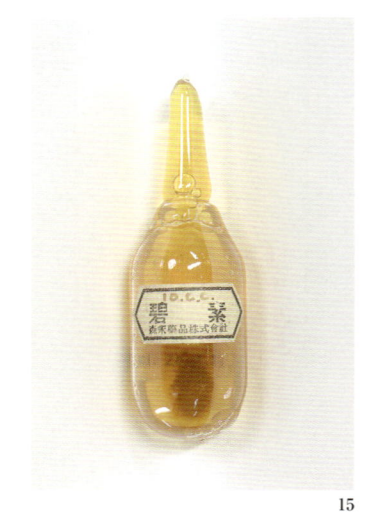

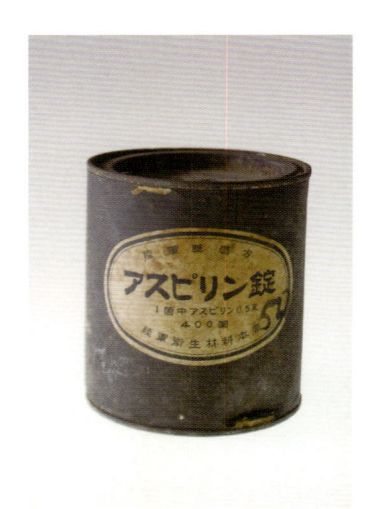

15 ──碧素 10cc
　　森永薬品　静岡　昭和19年(1944)
　　（日本の薬学史総論6）
　　公益財団法人日本感染症医薬品協会所蔵

16 ──アスピリン錠
　　陸軍衛生材料本廠　昭和20年以前
　　内藤記念くすり博物館所蔵

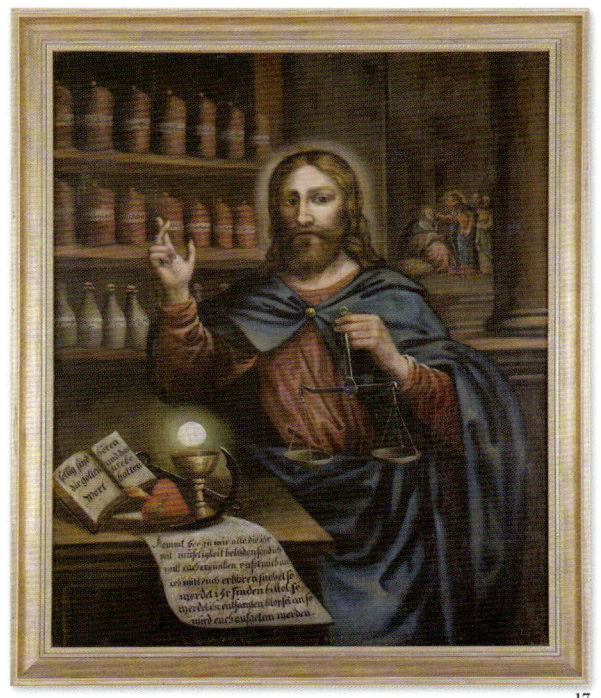

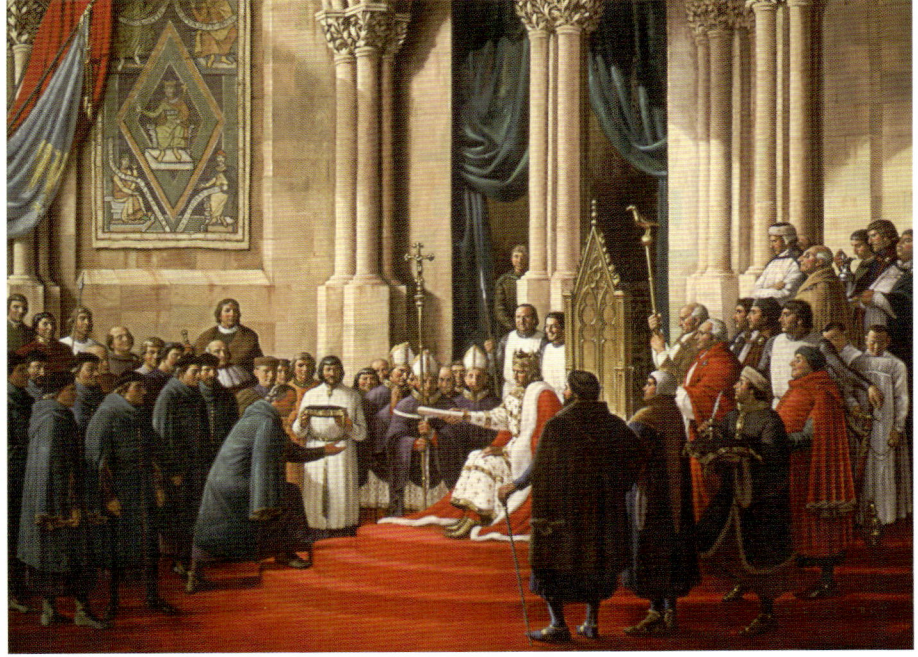

17 ── 薬剤師としてのキリスト画
　　17世紀から19世紀にかけて、薬局内で天秤を持つキリストの画が多数つくられた。調剤台の前には、キリストの言葉が書かれた紙が置かれている（外国の薬学史各論26）
ドイツ薬事博物館蔵
Copyright：Deutsche Apotheken Museum-Stiftung

18 ── 医薬分業開始の式典の想像図
　　1240年、シシリー国王兼神聖ローマ皇帝フリードリヒ2世はシシリー島で医薬分業の詔書を薬剤師代表に渡し、医薬分業が始まった（外国の薬学史各論20）
Printed with Permission of American Pharmacists Association Foundation.
Copyright 2009 APhA Foundation.

19——ザーチュルナーによるモルフィンの発見
　1816年ドイツの若い薬剤師F・W・A・ザーチュルナーは、阿片中にアルカロイドの一種、モルフィンを発見した。友人3人が3.5グレイン（0.227グラム）を飲み、意識不明となったが、後日回復した（外国の薬学史各論35）
Printed with Permission of American Pharmacists Association Foundation.
Copyright 2009 APhA Foundation.

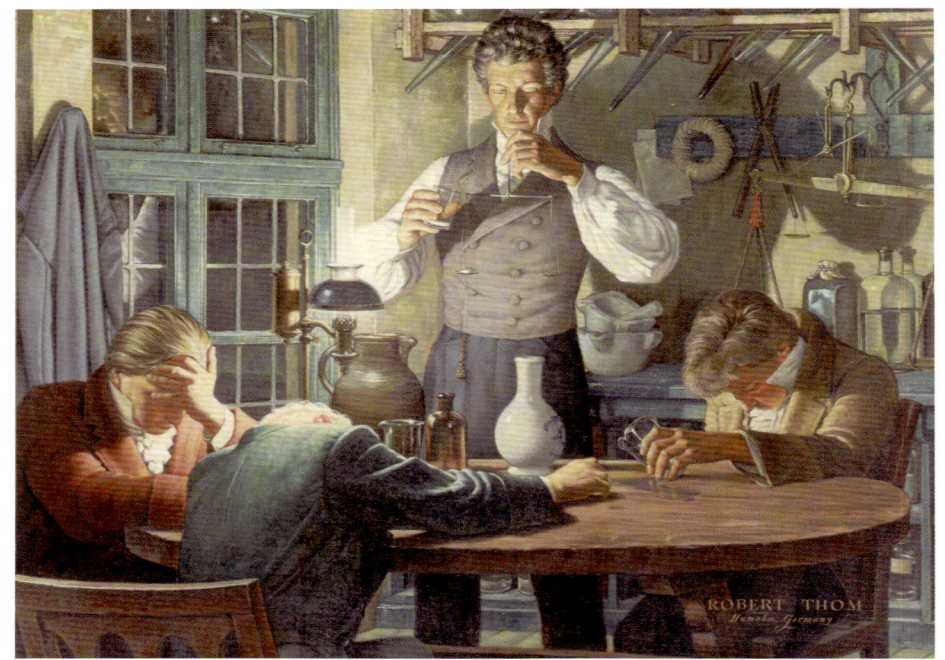

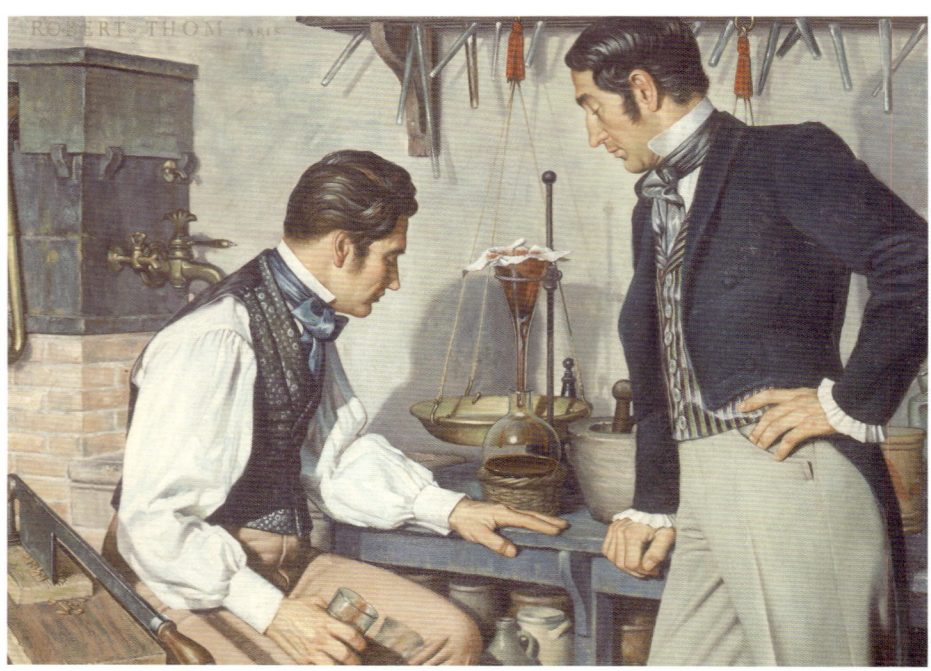

20——ペレティエとカヴェントゥによるキニーネの発見
　1820年、フランスの薬剤師P・J・ペレティエとJ・B・カヴェントゥはキナ皮からキニーネの単離に成功し、間欠熱に著効を示すことが明らかになった（外国の薬学史各論37）
Printed with Permission of American Pharmacists Association Foundation.
Copyright 2009 APhA Foundation.

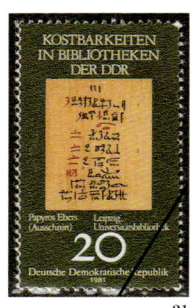

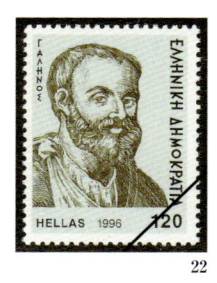

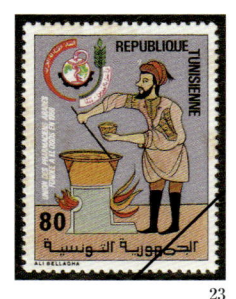

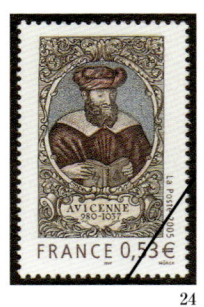

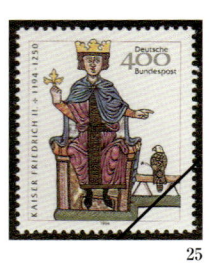

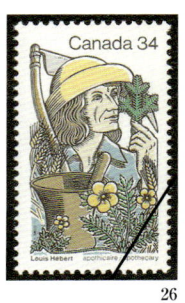

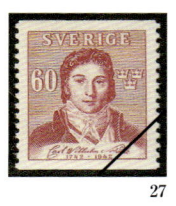

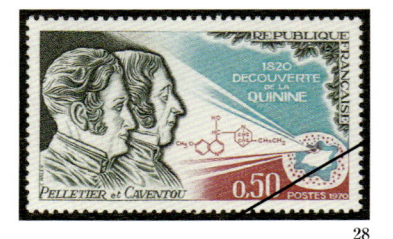

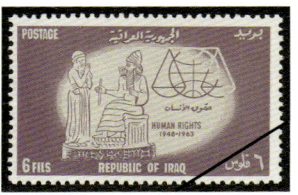

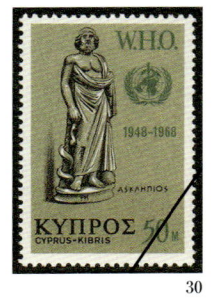

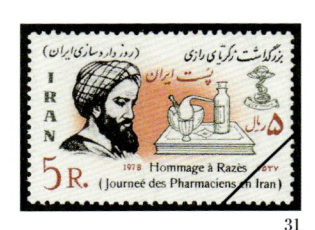

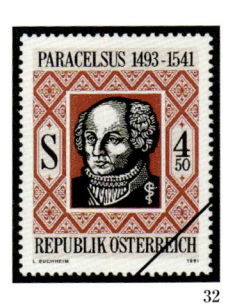

21——パピルス・エベルス
　　　古代エジプトの医薬文献
　　　（外国の薬学史各論 5）

22——C・ガレノス
　　　調剤の実験家
　　　（外国の薬学史各論 14）

23——アラブの調剤師
　　　アラブ薬学の発達
　　　（外国の薬学史各論 18）

24——アヴィセンナ
　　　ペルシャのガレノス
　　　（外国の薬学史各論 19）

25——フリードリヒ2世
　　　医薬分業の創始者
　　　（外国の薬学史各論 20）

26——ルイ・エベール
　　　フランス薬剤師のカナダ入植
　　　（外国の薬学史各論 22）

27——C・W・シェーレ
　　　スウェーデンの薬化学者
　　　（外国の薬学史各論 28）

28——P・J・ペレティエとJ・B・カヴェントゥ
　　　2人のフランス薬剤師・キニーネの発見
　　　（外国の薬学史各論 37）

29——ハンムラビ法典
　　　アラブの最初の医療法
　　　（外国の医療史各論 2）

30——アスクレピオス
　　　ギリシャの医神
　　　（外国の医療史各論 5）

31——ラーゼス
　　　アラブ医学の創始者
　　　（外国の医療史各論 9）

32——P・A・パラケルスス
　　　古典、医学の反逆者
　　　（外国の医療史各論 10）

33——A・パレ
　　　銃創治療の改善者
　　　（外国の医療史各論 11）

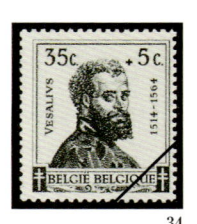

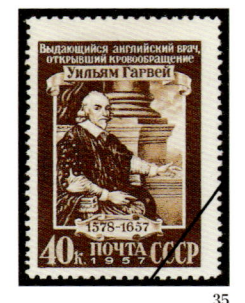

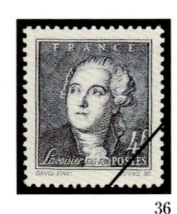

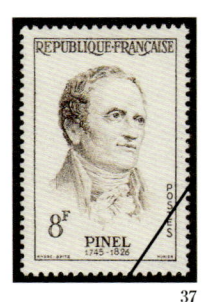

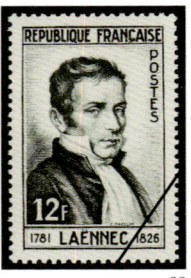

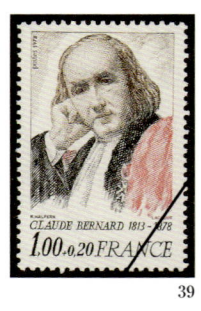

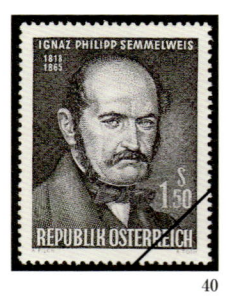

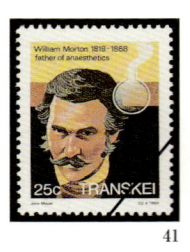

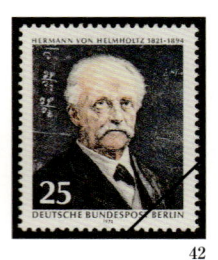

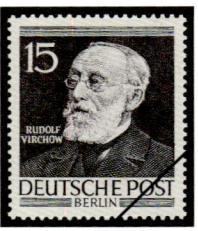

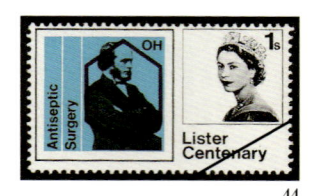

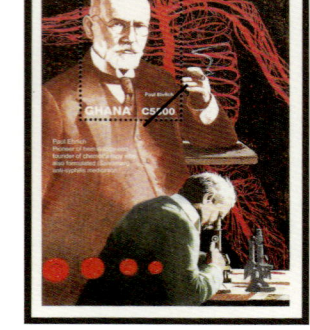

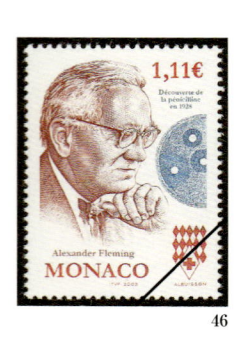

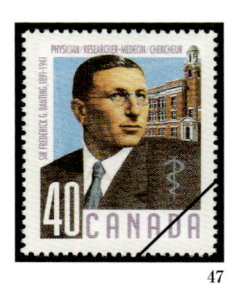

34 —— A・ヴェサリウス
人間の解剖学者
(外国の医療史各論 12)

35 —— W・ハーヴェー
血液循環の解明
(外国の医療史各論 13)

36 —— A・L・ラヴォアジェ
体内燃焼の解明
(外国の医療史各論 19)

37 —— P・ピネル
精神治療法の創始者
(外国の医療史各論 20)

38 —— R・T・H・ラエネック
聴診器の発明者
(外国の医療史各論 23)

39 —— C・ベルナール
生理化学者
(外国の医療史各論 24)

40 —— I・P・ゼンメルワイス
産褥熱の予防者
(外国の医療史各論 25)

41 —— W・T・G・モートン
エーテル麻酔による手術
(外国の医療史各論 26)

42 —— H・L・F・ヘルムホルツ
物理学者・眼科医
(外国の医療史各論 28)

43 —— R・L・C・ウィルヒョー
細胞病理学の始祖
(外国の医療史各論 29)

44 —— J・リスター
手術時のフェノールによる消毒
(外国の医療史各論 31)

45 —— P・エールリッヒ
化学療法の創始者
(外国の医療史各論 35)

46 —— A・フレミング
ペニシリンの発見者
(外国の医療史各論 38)

47 —— F・バンティング
インスリンの発見者
(外国の医療史各論 39)

カラー写真 21～47 は元日本薬史学会常任理事の平林敏彦氏よりご提供いただいた。

序

　この度、『薬学史事典』(Encyclopedia of Pharmaceutical History) が日本薬史学会編として刊行された。喜ばしいことである。日本薬史学会編の書籍としては 1995 年刊行の『日本医薬品産業史』に次いで 2 冊目となるものである。

　本書は、日本の薬学史、日本の医療史、外国の薬学史、外国の医療史の 4 部からなる。このうち日本の薬学史と外国の薬学史は総論と各論の構成とし、全 255 項目を持つ。また末尾の、日本の薬学史・医療史年表、外国の薬学史・医療史年表、索引を含め、「事典」として相応しい形式を持つ。

　2013 年の薬学教育モデル・コアカリキュラムの改訂で、薬剤師として求められる基本的な資質の中に「薬学の歴史と未来」が導入された。そうした中にあって、本書は多くの関係者にとってのニーズを満たすものであろう。また薬学領域の若い学徒には、何か 1 つ生涯を通じた歴史的テーマを持つことが勧められる。それにより自分の立ち位置を確認できるようになるだろう。そのシーズを本書から見つけることができれば幸いである。さらに「くすり」は身近なものであり、本書は多くの人にとって楽しめる内容となっている。

　日本薬史学会が創立されたのは 1954 年 10 月である。2014 年に創立 60 周年を迎え、3 つの事業を企画した。第 1 に、2004 年発行の『日本薬史学会五十周年史』(薬史学雑誌；39 (1))を引き継ぎ、「創立六十周年記念号」(薬史学雑誌；49 (1)) を 2014 年 6 月に発行した。内容には「日本医薬品産業現代史 (1980-2010)」を含む。第 2 に、諸外国、特に近隣諸国の薬史学関連団体との連携強化の一環として、薬史学雑誌などに既収録の論文や報告などをまとめた『韓国薬史学関連論文集』を 2015 年 3 月に発行した。これら 2 つの資料は学会ウェブサイト (http://yakushi.umin.jp) からアクセス可能である。

　第 3 に、この『薬学史事典』の刊行である。その着想は本書「はしがき」に述べられているように 2012 年に遡る。多くの人から待ち望まれたものである。学会として 60 歳の還暦を過ぎての発行となった。だがその分、内容の濃いものになったと思われる。

　本書の編纂には、編集代表の奥田 潤、西川 隆両氏の並々ならぬ努力が注がれている。また 8 名の編集委員、各自の専門領域に基づき各項を担当された 72 人の執筆者を含め、関係各位に深く敬意と謝意を表する。

2016 (平成 28) 年 3 月

日本薬史学会
会長　津谷喜一郎

はしがき

　物質としての薬の化学の歴史には、すでに多くの成書がある。

　本書はそれらを含めずに、日本をはじめ世界主要10ヵ国の薬学・薬剤師の歴史を総論および各論（薬学史・医療史）、年表などにまとめ、わが国初の薬学の歴史事典として出版した。

　執筆者は大部分が日本薬史学会の会員であるが、会員外の著名な日本人、外国人にも執筆をお願いした。ご執筆いただいた各位に厚くお礼申し上げる。

　日本薬史学会（初代会長 朝比奈泰彦氏、第6代現会長 津谷喜一郎氏）は会員が約320名おり、2014年（平成26）に創立60周年を迎えた由緒ある学会である。

　本事典は、編集代表である奥田、西川が2012年（平成24）6月に開かれた日本薬史学会の常任理事会で、「薬学史事典」（仮題）の編集を提案したのが出版の端緒となった。その後、下記8名を加え10名の編集委員によって本書の構想について討議を重ねた。

　本事典の編集・出版が企画された当時の薬科大学（薬学部）における薬史学教育は、憂慮すべき状態にあった。全国74薬科大学において「薬史学」を教えられる教員の少ないことが第一の悩みであった。加えて薬学部の1、2年生に「哲学」や「歴史」の授業が開講されていても、その時間は不足がちな基礎科学の充実に当てられることが少なくなかった。そのため、薬は患者に投与するものでありながら、人文科学系科目の学習は消極的になりやすく、薬学生が薬学の歴史をほとんど学ばずに卒業することが多かった。

　さらに、2012年（平成24）3月からは、新6年制薬学教育を受講した卒業生が新しい薬剤師国家試験を受験したが、その人文科学系問題の出題科目は薬剤師倫理、薬事関係法規・制度、コミュニケーションなどに限られ、薬史学に関する出題は皆無に等しい状況になった。

　そのため、薬学史関係者は薬学の歴史教育に危機感を抱いていたが、2013年（平成25）12月になって、薬学教育モデル・コアカリキュラムが改訂され、「薬学の歴史と未来」の項目が導入された。6年制教育の中で「薬学の歴史」が「社会薬学」と共に取り上げられたことで、これらの教育が開始されるものと期待されている。本事典の出版が偶然なこととはいえ、薬学部における薬史学教育の開始と期を一にしたことは喜ばしい。

　薬学史が薬学生、薬学研究者、薬剤師にとってなぜ必要であるかについては多くのご意見があろうが、私ども編集者らは「薬学の歴史の窓から薬学の将来を展望する」ために薬学の歴史の教育は必須であると考える。また、本事典を通じて、日本の新しい薬学を育てるために、若い読者に薬学を哲学する心が生まれれば望外の幸せである。

　本書の書名について「薬学史事典」とすべきか「薬史学事典」とすべきかについて数多く討議を重ねたが、両者が取扱う領域は重複することが多く、本書はあくまで薬学に関する歴史

（薬学史）を取り扱った解説書であるので「薬学史事典」とした。「薬史学事典」とした場合は、薬史学という科学を取り扱うことになり、日本薬史学会、薬史学雑誌に関する考察も必要となると考えた。

　本事典の英語題名は、薬学史事項を簡潔に説明した辞典（Dictionary）ではなく、薬学史事項の解説事典であるので「Encyclopedia of Pharmaceutical History」とした。

　本事典が薬科大学（薬学部）で薬学史教育を担当される先生方はもちろん、一般の薬系の科目を担当される教員の方々、大学院、学部の学生を始め、薬剤師、医療関係者、製薬企業関係者、さらに薬学の歴史に関心のある社会人、人文科学系の教員の方々、学生諸君に利用していただければ幸いである。

　執筆内容には間違いのないよう注意したつもりであるが、誤りがないとは言えない。読者からご指摘いただきたい。

　悲報であるが、本書制作中に「日本の薬学史」各論において数編の貴重な寄稿をいただいた本学会名誉会員の末廣雅也氏が、本書の発刊を見ずに2015年（平成27）11月24日88歳で亡くなられたのは誠に残念なことである。末廣氏は、わが国薬学に生物系薬学を導入・確立した東京大学薬学部緒方　章、伊藤四十二の両教授に師事した研究者であり、また本学会では永らく常任理事・編集委員会委員長として格調高い「薬史学雑誌」と「薬史レター」の発行に努められた先人であった。ご冥福を心からお祈り申し上げます。

　最後に出版に際し、積極的にご賛同いただいた薬事日報社出版局長河邉秀一氏に感謝申し上げる。また編集作業から出版まで鋭意担当していただいた出版局の小山大輔氏に厚くお礼申し上げる。

2016（平成28）年3月

　　　　　　　　　　　　　　　　　　編集代表　　奥田　潤、西川　隆
　　　　　　　　　　　　　　　　　　編集委員　　荒木二夫、五位野政彦、
　　　　　　　　　　　　　　　　　　　　　　　　小清水敏昌、指田　豊、
　　　　　　　　　　　　　　　　　　　　　　　　鈴木達彦、砂金信義、
　　　　　　　　　　　　　　　　　　　　　　　　宮本法子、Julia Yongue
　　　　　　　　　　　　　　　　　　　　　　　　　　　　　　（五十音順）

目　次

序 ……………………………………………………………………………………………… i
はしがき ……………………………………………………………………………………… ii
編集委員一覧 ………………………………………………………………………………… xii
執筆者一覧 …………………………………………………………………………………… xiii

日本の薬学史　　　　　　　　　　　　　　　　　　　　　　　　　　　　　　1

総　論
1　古代から江戸・明治・大正・昭和まで ………………………………… 西川　隆 …… 3
2　売薬の歴史 ……………………………………………………………… 鈴木 達彦 …… 31
3　薬事制度の歴史 ……………………………………………… 中村　健・近藤 晃司 …… 36
4　製薬学者と薬剤師の養成で始まる薬学教育の歴史 ………… 奥田　潤・西川　隆 …… 54
5　医薬分業の歴史 ……………………………………………… 中村　健・近藤 晃司 …… 68
6　製薬産業の歴史　黎明期から国際化時代の今日まで ………………… 西川　隆 …… 80

各　論
1　神話時代および古代のくすりと医療 …………………………………… 奥田　潤 …… 101
2　推古天皇と「薬日」 ……………………………………………………… 荒木 二夫 …… 103
3　光明皇后の「施薬院」と「悲田院」 …………………………………… 荒木 二夫 …… 104
4　歴史に現われた主な疾病 …………………………………… 奥田　潤・飯田 耕太郎 …… 105
5　漢方と本草学の歴史 …………………………………………………… 小曽戸 洋 …… 108
6　飛鳥時代～奈良時代の薬物事情 ………………………………………… 指田　豊 …… 112
7　鑑真和上と正倉院薬物 …………………………………………………… 指田　豊 …… 114
8　法隆寺の薬師如来像と薬学関係の記録 ………………………………… 奥田　潤 …… 116
9　薬師如来像とその薬壺への祈り ………………………………………… 奥田　潤 …… 118
10　最初の実用的な薬学書『和剤局方』 …………………………………… 鈴木 達彦 …… 121
11　わが国最古の売薬「西大寺豊心丹」 …………………………………… 鈴木 達彦 …… 123
12　現存する最古の売薬「ういろう透頂香」 ……………………………… 鈴木 達彦 …… 124
13　禅僧による医学と有林『福田方』 ……………………………………… 鈴木 達彦 …… 125
14　徳川家康の薬 …………………………………………………………… 指田　豊 …… 126
15　江戸の薬市場・日本橋本町の誕生と発展 …………………… 荻原 通弘・鈴木 達彦 …… 128
16　大坂和漢薬種問屋の誕生と道修町の発展 ……………………………… 宮本 義夫 …… 131
17　江戸時代の主な薬草園 ………………………………………………… 鈴木 達彦 …… 134
18　富山の「反魂丹」と薬業の発祥 ………………………………………… 御影 雅幸 …… 137

19	伊勢の売薬の歴史	加藤　宏明	139
20	人参座と徳川吉宗の薬草栽培	指田　　豊	141
21	島根・大根島における薬用人参栽培の歴史	成田　研一	143
22	幕府の「和薬改会所」と「和薬種六ヶ条」	鈴木　達彦	145
23	幕府の「御定書百箇条」と毒薬	船山　信次	147
24	松岡玄達、小野蘭山の江戸期本草学	鈴木　達彦	149
25	尾張本草学と伊藤圭介	河村　典久	151
26	緒方洪庵の薬箱	髙橋　京子	153
27	江戸時代の病気とくすり	稲垣　裕美	155
28	江戸時代の薬の携帯とその容器	服部　　昭	157
29	乳鉢・薬研など製薬道具の変遷	稲垣　裕美	159
30	C・P・ツュンベリーと水銀製剤	高橋　　文	164
31	オランダ医学導入と春林軒膏薬	鈴木　達彦	166
32	伊吹山と薬草	河村　典久	168
33	木曽御嶽山と百草	小谷　宗次	170
34	印葉図による植物拓本の歴史	河村　典久	173
35	武田長兵衞―初代から6代目まで―	宮本　義夫	175
36	シーボルトを支えた薬剤師ビュルガー	ヴォルフガング・ミヒェル	177
37	医薬学のお雇い外国人　―ポンペとミュルレル―	高橋　　文	179
38	ヘボン伝授の目薬「精錡水」と岸田吟香	西川　　隆	181
39	医薬品広告の歴史	竹原　　潤	182
40	わが国薬学の基礎を築いたゲールツ	西川　　隆	189
41	日本化学の黎明を告げた大阪舎密局	宮崎　啓一	192
42	金沢に創立されたわが国最初の医学所製薬学科とP・スロイス	荒木　二夫	194
43	明治時代の病気とくすり	稲垣　裕美	197
44	コレラ薬　芳香散・沸騰散・石炭酸	荻原　通弘	199
45	医薬品の公定書『日本薬局方』の歴史	五位野政彦	201
46	日本の薬学の父・長井長義	砂金　信義	211
47	薬学・薬事制度の方向性を示した柴田承桂	相見　則郎	214
48	薬学創始者本流の責任を貫いた指導者・下山順一郎	西川　　隆	217
49	水質・食品検査と毒物鑑定を薬学の役割とした丹波敬三	西川　　隆	220
50	医科大学病院の「模範薬局」と丹羽藤吉郎	小清水敏昌	223
51	薬事衛生行政の達識者田原良純	末廣　雅也	226
52	わが国初の私立学校の誕生と藤田正方	五位野政彦	229
53	草創期の京都の薬学教育とルドルフ・レーマン	西野　武志・鈴木　栄樹	231
54	わが国の薬剤官の歴史	堀口　紀博	234
55	最初の薬剤師試験	五位野政彦	238

56	わが国初期の女性薬剤師 岡本直栄	高橋　文	239
57	明治期に誕生した薬学校 名古屋市立大学薬学部	八代　有	242
58	明治期に誕生した薬学校 熊本大学薬学部	小清水 敏昌	244
59	明治期に誕生した薬学校 長崎大学薬学部	中島 憲一郎	246
60	明治期に誕生した薬学校 千葉大学薬学部	小清水 敏昌	248
61	明治期に誕生した薬学校 富山大学薬学部	伏見 裕利	250
62	薬学教育の基礎を築いた恩田重信 医薬分業の確立と薬剤師の養成	恩田 乾次郎	252
63	薬学校や薬剤師会の発展を財政面から支えた福原有信	西川　隆	254
64	製薬業界の近代化に尽くした田邊五兵衛	松本 和男	257
65	薬種問屋から近代的製薬企業の基礎を築いた塩野義三郎	荒木 二夫	259
66	日本薬剤師会の誕生と初代会長正親町実正	西川　隆	261
67	指定医薬品制度や売薬法制定を実現させた池口慶三	西川　隆	263
68	薬界の声を国政に反映させた大口喜六	西川　隆	266
69	「同業者に先んじた商法」を目指した初代藤沢友吉	西川　隆	268
70	三共を興した薬と無縁の実業家塩原又策	砂金 信義	270
71	近代的病院薬局の先駆け・九大病院薬局長酒井甲太郎	小清水 敏昌	272
72	皇居外堀の汚物問題を解決した西崎弘太郎	西川　隆	274
73	世界初の固形肝油ドロップを完成した河合亀太郎	西川　隆	276
74	化粧品の歴史	能﨑 章輔	278
75	開局薬局の業務の変遷	清水 真知	282
76	日本の歴史ある薬局 奥井薬局の歴史	奥井 登美子	288
77	北海道の薬学薬業の歴史	高田 昌彦	292
78	近代的新薬宣伝を実践した最初のMR 二宮昌平	西川　隆	295
79	MRの歴史	小清水 敏昌	297
80	星一によるわが国最初のアルカロイドの製造	三澤 美和	301
81	女子薬学専門学校の新設ラッシュ	宮本 法子	305
82	植物塩基の構造研究をした近藤平三郎	折原　裕	307
83	薬学・薬業の「中興の祖」慶松勝左衛門	西川　隆	309
84	寄生虫王国脱出の原動力、サントニンの生産と市野瀬潜	指田　豊	312
85	天然薬物・地衣類の化学研究の道を拓いた朝比奈泰彦	相見 則郎	314
86	医薬品国産化や薬学教育に功績を残した村山義温	西川　隆	317
87	薬局業務を学問レベルに引き上げた清水藤太郎	川瀬　清・西川　隆	320
88	わが国薬学に薬理学・生化学分野を導入した緒方章	末廣 雅也・西川　隆	322
89	薬事行政を主導した生薬学者・刈米達夫	指田　豊	324
90	含窒素芳香環 N-オキサイドの反応研究をした落合英二	折原　裕	327
91	石館守三 ハンセン病撲滅から薬学を目指す	山田 光男	329
92	天然物化学で世界を主導した津田恭介	末廣 雅也	331

93	生物系薬学の確立に尽くした伊藤四十二	末廣 雅也	333
94	薬学の研究・教育の再構築を主導した宮木高明	川瀬　清・西川　隆	335
95	歓迎された旧日本軍の医薬品放出	西川　隆	337
96	沖縄における薬学・薬業の発祥とその歴史		
	米国統治下における薬業の歴史と変遷	長嶺 順子・金城 保景・新垣 正次・神村 武之	338
97	「七人委員会」答申と医薬品	西川　隆	343
98	臨床薬学の必要性を最初に唱えた久保文苗	小清水 敏昌	345
99	菌類成分の化学から生薬学・天然物化学研究を展開した柴田承二	相見 則郎	348
100	薬学の振興と薬剤師の職能発揮に尽くした高木敬次郎	末廣 雅也	351
101	Takeru Higuchi 教授とわが国薬剤学の発展	小西 良士	353
102	日本における医療薬学教育の変遷	半谷 眞七子	355
103	日本における Drug Information 活動の重要性を唱えた堀岡正義	小清水 敏昌	358
104	薬学の性格を問い続けた辰野高司	竹中 祐典	360
105	薬剤師国家試験の変遷	福島 紀子	362
106	薬剤師の倫理の歴史	川村 和美	366
107	病院薬剤師の歴史と業務の変遷	小清水 敏昌	370
108	学校薬剤師の歴史	宮本 法子	376
109	日本で創薬された画期的な新薬	荒木 二夫・小清水 敏昌	382
110	薬価基準の歴史	横山 亮一・松本 和男	388
111	医薬品の流通業史	孫　一善	393
112	日本のワクチン製剤とワクチン産業の歴史	Julia Yongue	398
113	医薬品再評価の歴史	高橋 春男	403
114	浮田忠之進の研究と水銀農薬規制	河村 典久	407
115	キノホルム薬害に終止符をうった田村善藏の研究成果	吉岡 正則	409
116	薬害の歴史とそれに伴う薬事制度の変遷	齋藤 充生	412
117	北里大学を建学した秦藤樹	八木澤 守正	417
118	内藤記念くすり博物館と内藤豊次	伊藤 恭子	419
119	ソリブジンの薬害を薬理学的に解明した渡部烈の研究成果	小倉 健一郎	421
120	わが国の薬効評価の歴史	津谷 喜一郎・寺岡 章雄	424
121	戦後の医薬品審査の歴史　PMDEC 新設から PMDA スタートの頃	森本 和滋	430
122	医療法で薬剤師を「医療の担い手」と明記させた石井道子	宮本 法子	434
123	中冨記念くすり博物館と久光製薬株式会社	山川 秀機	437
124	PMS の歴史	高橋 春男	439
125	この数十年間のめざましい薬物治療の進歩	三澤 美和	442

日本の医療史 451

各 論

1 大同類聚方 ··· 槇 佐知子 ··· 453
2 医心方 ··· 槇 佐知子 ··· 455
3 『尺素往来』を著した一条兼良 ·· 鈴木 達彦 ··· 459
4 日本漢方の自立を促した田代三喜の医学 ··································· 鈴木 達彦 ··· 460
5 啓迪院と曲直瀬道三 ·· 鈴木 達彦 ··· 461
6 日向の薬学薬業の歴史 ··· 山本 郁男 ··· 462
7 最初に来日した蘭館医カスパル ·· 荒木 二夫 ··· 465
8 和蘭医薬学と長崎 ··· ヴォルフガング・ミヒェル ··· 467
9 古方派医学を推進した後藤艮山と吉益東洞 ································ 鈴木 達彦 ··· 472
10 解剖書『蔵志』と山脇東洋 ··· 鈴木 達彦 ··· 473
11 『解体新書』を著した前野良沢と杉田玄白 ································ 伊藤 恭子 ··· 474
12 麻酔薬「通仙散」と華岡青洲 ·· 村岡 修 ··· 476
13 幕府医学館を主導した多紀元簡と多紀元堅 ································ 鈴木 達彦 ··· 478
14 順天堂と佐藤泰然 ·· 小清水 敏昌 ··· 479
15 適々斉塾と大阪除痘館を設けた緒方洪庵 ··································· 髙橋 京子 ··· 481
16 明治期の衛生行政の確立に尽くした長与専斎 ···························· 田引 勢郎 ··· 484
17 血清療法を確立した細菌学者 北里柴三郎 ································ 砂金 信義 ··· 487
18 アドレナリン、タカジアスターゼを発見した高峰譲吉 ·················· 荒木 二夫 ··· 489
19 蔓延する脚気治療に貢献した高木兼寛と鈴木梅太郎 ··················· 砂金 信義 ··· 491
20 わが国における薬物学の創始者・高橋順太郎 ···························· 荒木 二夫 ··· 493
21 赤痢菌の発見に輝く志賀潔 ··· 牧 純 ··· 494
22 世界初の人工癌を作った山極勝三郎 ··· 砂金 信義 ··· 496
23 日本住血吸虫を発見した桂田富士郎 ··· 砂金 信義 ··· 498
24 世界初の化学療法剤サルバルサンを創製した秦佐八郎 ·················· 八木澤 守正 ··· 499
25 黄熱病研究の犠牲となる野口英世 ··· 牧 純 ··· 501
26 橋本病の発見者・橋本策 ·· 砂金 信義 ··· 503
27 世界の研究者から尊敬された抗生物質研究の先駆者梅澤濱夫 ·········· 八木澤 守正 ··· 504
28 日本における看護の歴史 ·· 田中 幸子 ··· 506

外国の薬学史 509

総 論

1 韓国の薬学史 ··· 沈 昌求 ··· 511

2 中国の薬学史 ································· 小松 かつ子 ···· 517
3 インドの薬学史 ································· 夏目 葉子 ···· 532
4 ドイツの薬学史 ································· 田中 玉美 ···· 543
5 ポーランドの薬学史 ······························· 奥田　潤 ···· 550
6 フランスの薬学史 ································ 辰野 美紀 ···· 557
7 スイスの薬学史 ····················· François Ledermann ···· 566
8 イタリアの薬学史 ································ 鈴木 伸二 ···· 572
9 英国の薬学史 ···································· 柳澤 波香 ···· 582
10 アメリカの薬学史 ··················· Julia Yongue・奥田　潤 ···· 590

　　古代ギリシア・ローマの薬物史 ····················· 岸本 良彦 ···· 600

各論　　　　　　　　　　　　　　　　　　　　　　　奥田　潤　607

1 有史以前の医学・薬学 ······································· 607
2 古代バビロニアの薬学 ······································· 608
3 医学史、薬学史と蛇 ··· 609
4 古代中国の薬学　神農 ······································· 610
5 パピルス・エベルスの頃　エジプト ··························· 611
6 薬学の紋章　ヒュゲェイア像 ································· 613
7 テラ・シギラタ（刻印粘土錠）昔の商標つき薬品 ··············· 614
8 植物学、生薬学の父　テオフラストス ························· 616
9 毒物学者国王　ミトリダテス6世 ····························· 617
10 ヒエラ・ピクラ　聖なる苦味薬：2000年の歴史 ················ 619
11 古代ヨーロッパの万能秘薬　テリアカ ························ 622
12 薬物学者　P・ディオスコリデス ···························· 624
13 古代から中世までの古い薬学書 ······························ 625
14 調剤の実験家　C・ガレノス ································ 629
15 薬学と医学の守護神　ダミアンとコスマス ···················· 631
16 中世の修道院の薬局 ·· 633
17 世界最初の薬局　バグダッド ································ 634
18 アラブの調剤師の進出 ······································ 636
19 ペルシャのガレノス　I・S・アヴィセンナ ··················· 638
20 医薬分業の始まり　フリードリヒ2世 ························· 640
21 世界最初の薬局方　イタリア・フィレンツェ ·················· 642
22 フランス薬剤師のカナダでの活躍　ルイ・エベール ············ 644
23 ヨーロッパ・アメリカの製薬産業史 ·························· 646
24 イギリスの調剤師会　ロンドン ······························ 649
25 病人を治した植民地総督　J・ウィンスロップ ················· 651

- 26 薬剤師としてのキリスト画 ……………………………………………… 653
- 27 薬学王国アメリカ マーシャル薬局 …………………………………… 654
- 28 スウェーデンの薬学者 C・W・シェーレ …………………………… 656
- 29 植民地アメリカにおける最初の病院薬局 ……………………………… 658
- 30 アメリカの最初の薬剤将校 A・クレイギー ………………………… 660
- 31 薬剤師、薬種商のガラス壜「カーボーイ」の秘密 …………………… 662
- 32 紀元前から実験を重ねられた薬学の研究 ……………………………… 664
- 33 シェーカー教徒と薬草 …………………………………………………… 666
- 34 免疫研究から始まった生物学的製剤 …………………………………… 668
- 35 モルフィンの発見者 F・W・A・ザーチュルナー …………………… 670
- 36 アメリカ薬学の父 W・プロクター，Jr. ……………………………… 672
- 37 キニーネの発見 P・J・ペレティエとJ・B・カヴェントゥ ………… 675
- 38 アメリカ薬剤師会の結成 ………………………………………………… 677
- 39 ヨーロッパ薬学とアメリカ薬学の出会い ……………………………… 679
- 40 アメリカ薬学教育の改革 A・B・プレスコット教授 ………………… 681
- 41 アメリカ薬局方 …………………………………………………………… 683
- 42 薬剤の標準化 A・B・リオン教授 …………………………………… 684
- 43 ジャングルの秘密 H・H・ルスビー教授 …………………………… 686
- 44 薬学の発明家 E・S・A・A・リムザン ……………………………… 688
- 45 化学療法の発達 E・F・A・フルノー ………………………………… 690
- 46 抗生物質の発見と耐性菌の出現 ………………………………………… 692

外国の医療史

奥田　潤　697

各論

- 1 古代エジプトの医療 ……………………………………………………… 699
- 2 医療法の原典 ハンムラビ法典（メソポタミア） …………………… 701
- 3 古代ペルーの穿頭術 ……………………………………………………… 703
- 4 原始時代の医療 …………………………………………………………… 704
- 5 ギリシャの医神アスクレピオスへの崇拝とその寺院 ………………… 706
- 6 ギリシャ医療を科学にした医師 ヒポクラテス ……………………… 708
- 7 45世代に影響を及ぼしたC・ガレノスの古典医学 …………………… 710
- 8 中世につくられたヨーロッパとアラブの病院 ………………………… 712
- 9 アラビア医学の創始者 ラーゼス ……………………………………… 714
- 10 古典医学の疫病神 P・A・パラケルスス ……………………………… 716
- 11 真の外科医へ A・パレ ………………………………………………… 718

12　人間の解剖学の創立者　A・ヴェサリウス	720
13　血液循環説を打ち立てた　W・ハーヴェー	722
14　臨床医学の提案者　T・シデナム	724
15　自分のレンズで小動物を観察　A・レーウェンフーク	726
16　病気の解明に病理解剖を始めた　G・B・モルガーニ	728
17　船乗りの病の克服者　J・リンド	730
18　科学的外科学の創立者　J・ハンター	732
19　酸素と燃焼・呼吸を解明した　A・L・ラヴォアジェ	734
20　精神病患者を鎖から解放した　P・ピネル	736
21　黄熱病と闘った医師で愛国者　B・ラッシュ	738
22　天然痘の流行を阻止した　E・ジェンナー	740
23　聴診器の発明　R・T・H・ラエネック	742
24　生理化学者　C・ベルナール	744
25　妊産婦たちの擁護者　I・P・ゼンメルワイス	747
26　痛みの克服と吸入麻酔剤の歴史　歯科医師W・T・G・モートン	749
27　看護婦の養成と活躍　F・ナイチンゲール	752
28　偉大な物理学者・視聴覚専門医　H・L・F・ヘルムホルツ	754
29　細胞病理学の始祖　R・L・C・ウィルヒョー	756
30　医学を変えた化学者　L・パストゥール	758
31　石炭酸による消毒を始めた　外科医J・リスター	762
32　目に見えない光線で命を救った　W・レントゲン	764
33　黄熱病を征服した　W・リードとM・セーラー	767
34　神経組織の地図をつくる　S・ラモン・イ・カハル	770
35　化学療法の創始者　P・エールリッヒ	772
36　消化器生理学とホメオスタシス　W・B・キャノン	775
37　栄養失調とビタミン欠乏症　J・ゴールドバーガー	777
38　ペニシリンの発見　A・フレミング	780
39　糖尿病とインスリン　F・バンティング	784

日本の薬学史・医療史年表	西川　隆・五位野 政彦・近藤 晃司	789
外国の薬学史・医療史年表	奥田　潤・荒木 二夫	832
ノーベル賞受賞者年表　薬学史・医療史関連	奥田　潤・荒木 二夫	845
日本薬学会賞受賞者一覧	西川　隆	851
日本国内の主な薬学関係博物館・資料館一覧		859
事項索引		860
人名索引		874

編集委員一覧

編集代表
奥田　潤　　西川　隆

編集委員
荒木二夫
五位野政彦
小清水敏昌
指田　豊
鈴木達彦
砂金信義
宮本法子
Julia Yongue

執筆者一覧

相見 則郎
千葉大学名誉教授、日本薬史学会常任理事

新垣 正次
第15代沖縄県薬剤師会会長

荒木 二夫
日本薬史学会評議員

飯田 耕太郎
名城大学薬学部教授、日本薬史学会評議員

伊藤 恭子
内藤記念くすり博物館学芸員

稲垣 裕美
内藤記念くすり博物館学芸員

ヴォルフガング・ミヒェル
九州大学名誉教授

奥井 登美子
日本薬史学会評議員、土浦の自然を守る会会長

奥田 潤
名城大学名誉教授、日本薬史学会名誉会員

荻原 通弘
日本薬史学会、日本医史学会

小倉 健一郎
東京薬科大学薬学部准教授 薬物代謝安全性学教室

折原 裕
東京大学大学院薬学系研究科准教授、日本薬史学会常任理事

恩田 乾次郎
株式会社ウイングメディカル代表取締役社長

加藤 宏明
伊勢くすり本舗株式会社代表取締役

神村 武之
第18代沖縄県薬剤師会会長

川瀬 清
東京薬科大学名誉教授・日本薬史学会名誉会員

川村 和美
シップヘルスケアファーマシー東日本(株)教育研修部長

河村 典久
元金城学院大学薬学部教授、日本薬史学会理事

岸本 良彦
明治薬科大学名誉教授、日本薬史学会評議員

金城 保景
第14代沖縄県薬剤師会会長

五位野 政彦
東京海道病院薬剤科主任、日本薬史学会理事

小清水 敏昌
公益財団法人MR認定センター 専務理事、日本薬史学会評議員

小曽戸 洋
北里大学東洋医学研究所医史学研究部 部長、日本薬史学会理事

小谷 宗司
長野県製薬株式会社

小西 良士
帝國製薬株式会社技術顧問

小松 かつ子
富山大学教授、和漢医薬学総合研究所、日本薬史学会評議員

近藤 晃司
株式会社薬事日報社

齋藤 充生
帝京平成大学薬学部薬学科准教授

指田 豊
東京薬科大学名誉教授・日本薬史学会監事

清水 真知
平安堂薬局（株式会社平安堂）、日本薬史学会評議員

沈 昌求
Seoul 大学校名誉教授

鈴木 栄樹
京都薬科大学教授

鈴木 伸二
ファルマコビジランス・コンサルタント

鈴木 達彦
帝京平成大学薬学部講師、日本薬史学会理事

末廣 雅也
日本薬史学会名誉会員

砂金 信義
帝京平成大学薬学部教授、日本薬史学会評議員

孫 一善
東京大学大学院

高田 昌彦
北海道医療大学名誉教授、日本薬史学会理事

髙橋 京子
大阪大学総合学術博物館資料基礎研究系（兼）大学院薬学研究科准教授、日本薬史学会

髙橋 春男
一般財団法人 日本医薬情報センター

髙橋 文
日本薬史学会名誉会員、日本医史学会

竹中 祐典
元日仏薬学会会長、日本薬史学会理事

竹原 潤
株式会社ファーストメディカル代表取締役、日本薬史学会評議員

辰野 美紀
順天堂大学医学部医史学研究室、日本薬史学会理事

田中 玉美
名古屋大学大学院文学研究科　西洋史学研究室大学院生

田中 幸子
東京慈恵会医科大学 医学部看護学科教授

田引 勢郎
日本薬史学会理事

津谷 喜一郎
日本薬史学会会長、東京大学大学院薬学系研究科客員教授

寺岡 章雄
東京大学大学院薬学系研究科医薬政策学大学院研究生

中島 憲一郎
長崎国際大学 副学長

長嶺 順子
元名城大学薬学部助手

中村　健
前日本大学薬学部教授、日本薬史学会評議員

夏目　葉子
名城大学大学院薬学研究科（生薬学教室）大学院生

成田　研一
島根県薬剤師会　江津・邑智支部、日本薬史学会評議員

西川　隆
日本薬史学会常任理事

西野　武志
京都薬科大学名誉・特命教授

能﨑　章輔
株式会社リンバーグ代表取締役

服部　昭
小西製薬株式会社常務

半谷　眞七子
名城大学薬学部准教授

福島　紀子
慶應義塾大学名誉教授、日本薬史学会評議員

伏見　裕利
富山大学和漢医薬学総合研究所附属民族薬物研究センター民族薬物資料館 館長、日本薬史学会評議員

船山　信次
日本薬科大学薬学部、日本薬史学会評議員

堀口　紀博
元陸上自衛隊 衛生学校長

槇　佐知子
日本医史学会、医道顕彰会、古典医学研究家

牧　純
松山大学大学院医療薬学系研究科・同薬学部感染症学教授、日本薬史学会評議員

松本　和男
京都大学化学研究所生体触媒化学研究フェロー、日本薬史学会理事

御影　雅幸
東京農業大学教授、日本薬史学会理事

三澤　美和
星薬科大学名誉教授、日本薬史学会副会長

宮崎　啓一
三栄化工株式会社代表取締役・理事、日本薬史学会評議員

宮本　法子
日本社会薬学会会長、東京薬科大学薬学部客員教授、日本薬史学会理事

宮本　義夫
道修町資料保存会会員、日本薬史学会評議員

村岡　修
近畿大学副学長、日本薬史学会常任理事

森本　和滋
(独)医薬品医療機器総合機構 審査マネジメント部 審査企画課 テクニカルエキスパート、日本薬史学会評議員

八木澤　守正
国際化学療法学会功労会員、米国微生物アカデミー会員、日本薬史学会評議員

八代　有
元名古屋市立大学薬学部教授

山川　秀機
元中冨記念くすり博物館館長

山田　光男
日本薬史学会名誉会員

山本 郁男
前九州保健福祉大学薬学部教授、北陸大学名誉教授

柳澤 波香
日本薬史学会常任理事

横山 亮一
日本薬史学会

吉岡 正則
摂南大学名誉教授、京都国際生命医学研究所長

François Ledermann
元国際薬史学会会長（1999～2005）

Julia Yongue
法政大学経済学部教授、日本薬史学会常任理事

（五十音順）

日本の薬学史

総論 1

古代から江戸・明治・大正・昭和まで

西川　隆

　わが国の「薬」に関する歴史（薬史）は極めて長い。薬史の始まる古代から平成の時代に至るまで約1500年を数える。ここで述べる薬学史とは、自然科学的な「物質」を主体とする薬学の歴史でなく、薬学教育をはじめ薬学を取り巻く医療・薬事・薬業を含む幅広い薬史を意味している。記述した内容は、①薬事制度、②薬学と関連教育、③薬剤師とその業務、④薬種・製薬業に関わる4領域の形成と発展に主眼を置き、その時代ごとの薬史の概略を浮き彫りにするように努めた。

薬史の始まりと古代・飛鳥時代（紀元前〜709年頃）

[概観] 大己貴神（おおなむちのかみ）、少彦名神（すくなひこなのかみ）の二神を薬の祖として始まるわが国の「薬史」は、古代から朝鮮・中国伝来の医術・薬物の強い影響を受けていた。飛鳥時代に制定されたわが国最初の医薬制度とされる「大宝律令」（701年）は、わが国古来の医薬の使用を禁ずるほど唐制度を模倣し、「医疾令」では内薬司などを設けたが、どの程度機能したかは不明な点が多い。

　薬の歴史（薬史）は、洋の東西を問わず人類がたどった道である。人はいつの時代も病から逃れるために「薬」を必要とし、より有効なものを追い求めてきた。古来、病は体内に潜む悪神や悪魔が起こすと考え、それを追い出すために祈りや呪術を用いたが、生活経験の集積と知恵から草根木皮などを利用することが「薬」の発見・発展へとつながった。

　大己貴神（大国主神）は傷ついた白兎に蒲穂で治すことを教えたことが『古事記』に、また少彦名神は酒を医薬とし使用したことが『日本書紀』に記されている。これがわが国における薬に関する最も古い記述で、この二神がわが国の薬祖と言われている。また、中国の伝説上の帝王である神農も医薬の神とされている。

　古代には『風土記』や『延喜式』から、わが国固有の民間薬や医術文化があったと推察される。しかし、わが国の医薬学は、朝鮮中国伝来の医術・薬物に打ち消されてしまうほどの強い影響を受けた。『日本書紀』には大和朝廷誕生後の414年（允恭3）、天皇重病のため新羅から医師金武（こんむ）が来朝、天皇の病を治癒させたと記されている。これが朝鮮医術との最初の出会いである。さらに554年（欽明天皇15）、百済から採薬師の施徳潘量豊（せとくはんりょうぶ）、固徳丁有陀（ことくちょうだ）が来日、薬の専門家として薬物鑑定や薬草採集を行った。これがわが国の「薬」の発展に寄与した最初の記録である。このように早くから朝鮮中国の

影響を受けていた。

　飛鳥時代の593年（推古天皇元）には、難波の荒陵に移建された四天王寺の施薬院で薬草栽培を行ったことや、607年（推古天皇15）に法隆寺の「薬師如来像」が完成し、611年（推古天皇19）には5月5日天皇が百官を率いて大和菟田野に薬猟に行き、この日を「薬日」とし薬猟の恒例日としたことが記録されている。また、701年（大宝元）に完成した「大宝律令」の医薬制度は、わが国医薬制度の始めとされている。しかし、わが国の医薬の使用を禁ずるほど唐制度を模倣し、医薬制度の法律「医疾令」では内薬司や典薬寮を設け、内薬司は天皇と宮廷人の診療と薬種の調合を行い、典薬寮は医事薬事を司り、医師や薬園師の配置や教育を実施したとあるが、どの程度機能していたかは不明な点も多く疑わしいとされている。

奈良・平安時代（710～1191年頃）

[概観] この時代は唐僧・鑑真が麝香などの薬物を携えて来日したほか、中国から多種・多量の「薬種」が到来した。平安時代には京の東市場に薬の専門店が設けられ、和漢薬の売買が始まった。また、最古の医薬書『医心方』などの優れた書が刊行された。しかし、奈良時代から平安時代にかけての医療で用いられた医方はほとんどが中国の摸造であり、使用する薬物はすべて「生薬」であった。

　710年（和銅3）、平城京に遷都し中央集権的国家が誕生した。754年（天平勝宝6）に唐僧・鑑真が来朝、唐招提寺を開いたほか、医薬にも影響を及ぼした。盲目ながら嗅覚で薬物の真贋・精粗を過ちなく行ったとある。鑑真の持参した薬物は麝香、沈香、安息香など数多いが、奈良時代に中国（随・唐）から招来した薬物は、その多くを正倉院宝庫の薬物で知ることができ、『薬種二十一櫃献物帳』（種々薬帳）には麝香（鎮痛・鎮痙）、犀角（解熱・強心）など60品目が書き記されている。

　784年（延暦3）の長岡京や794年（延暦13）の平安京への遷都の頃から、中国宋船の来航で「薬種」も数多く輸入され、医薬は量的にも学術的にも盛んになった。京の東市場には薬の専門店も設けられ、和漢薬（生薬など）の売買も始まった。

　平安時代の医薬に関する記録は799年（延暦18）、大学別当の和気広世が自著『薬経太素』を講じたとあるが、これが薬効を記した最古の医薬書である。さらに編纂された書物には808年（大同3）、平城天皇の勅命で出雲広貞らが『大同類聚方』を撰述、処方の分量はこれに従うよう定めたことから、わが国最初の「薬局方」ではないかとする見方もあるが、偽書ではないかという説もある。918年（延喜18）には深根輔仁が、わが国初の本草書『本草和名』を著し、927年（延長5）に『延喜式』が完成、国産生薬の実情を書き残した。984年（永観2）には当代の名医・丹波康頼が『医心方』を編纂、これが現存するわが国の医薬書中最古のものである。

　優れた医薬書が編纂された平安時代の医療でも難病は医師の手を離れ、陰陽師や僧侶にすがることが多く、『源氏物語』に登場する病人の治療には医師を呼んだ例はなく、すべて僧侶が呼ばれ加持祈祷を行った。また、藤原道長が痢病に苦しむ折りも大赦、加持祈祷、陰陽道が主体で、和気相成・丹波忠明の両名医の出番は少なかった様子が記されている。

　こうした状況にあった奈良から平安時代にかけての医療で使用された医方は、ほとんどが随、唐、宋の摸造であり、薬物はすべて「生薬」であった。

日本の薬学史

鎌倉時代（1185〜1333年）

[概観] 鎌倉時代は戦乱が相次ぎ、刀傷など戦傷を治療する「軍陣外科」（金創医学）が発達した。一方では「僧医」による救療事業が京・鎌倉などの寺院で行われ、それまでは公家など貴族社会への医術に専念していた医療が民間に広まった。この時代には『太平恵民和剤局方』や『頓医抄』、『万安方』など優れた医薬書が登場した。

源平の戦いで平家を倒した源頼朝は、1185年（文治元）鎌倉幕府を開き武家時代が到来した。頼朝没後から1333年（元弘3/正慶2）に鎌倉幕府が滅亡するまでの間も戦乱が続いた。そのため、医薬の学問的発展はほとんど見られなかったが、戦傷を治療する軍陣外科（金創医学）が発達した。その一方で、戦乱による無常観の広まりで仏教が盛んになった。

京では和気・丹波両家が世襲により医を業としていたが、この時代は僧侶以外の渡航が禁止されていたため、新しい宋の医学は僧侶の手で輸入され、「僧医」が誕生した。僧医は布教の一手段として医療を行ったので、救療事業が京や鎌倉をはじめ各地の寺院で行われ、医療が民間にも広まった。

良観房忍性は1259年（正元元）、鎌倉の極楽寺の寺内に療病院や悲田院のほか、病宿、らい宿、薬湯宅などを建て治療に当たった。また、備中の僧で宋に留学した栄西は、帰朝時に茶の種子を持ち帰り栽培し、1214年（建保2）に『喫茶養生記』（上下2巻）を著した。栄西は3代征夷大将軍源実朝が大酔いして苦しんだ折り、良薬と称して茶一盞を献上したところ、将軍の酔いは治癒し、その折に『喫茶養生記』を献上したので、それ以降、茶が広く用いられるようになった。同書には喫茶の人体に与える影響や薬用的効果（「茶を飲めば眠りを少なくする」など）が詳細に論述されていることから、医薬書と位置づけられた。

この時代の医薬書として、宋の陳師文らが1107年（嘉承2）に著した処方集『太平恵民和剤局方』（和剤局方）がわが国に輸入され、鎌倉時代から室町時代にかけて、この書に基づく医療が一世を風靡した。また浄観房性全（梶原性全）が1303年（喜元元）に『頓医抄』（50巻）を、1315年（正和4）に『万安方』（62巻）を著した。この2書は鎌倉時代を代表する大著で、諸薬の効能、諸薬秘伝、調整法などが詳述されており、『医心方』に匹敵すると評されている。『頓医抄』は和文で書かれていたので、普及に大いに役立った。

こうした鎌倉時代の医薬事情のなか、武家階級はお抱えの医師や、この時代に出現した開業医に頼ったが、一般庶民の多くは僧侶の施療にすがり、ともに「生薬」などが用いられていた。しかし、鎌倉時代の代表的な絵巻『春日権現験記』などに見られるように、病気は神仏の祟りや鬼神の仕業によって起こされると考え、最終的には呪術的な力を求めることが少なくなかった。

南北朝・室町時代（1336頃〜1567年）

[概観] この時代は室町幕府が樹立されたが、朝廷は南北朝が並列対立して戦火は止まず、文化は破壊され、医療も壊滅状態にあった。こうしたなかでも医薬書としては当代の代表作で実用書『福田方』が著されたほか、室町時代前期には李朱医学を広めた田代三喜など中国に渡った医師が新しい医学を持って帰朝し活躍した。一方、応仁の乱をはじめ戦火が絶えなかったため、金創医学がさらに発達した。

1333年（元弘3/正慶2）に鎌倉幕府は滅亡し、後醍醐天皇の建武の新政も挫折、足利尊氏は京都に室町幕府を樹立したが、朝廷は南朝（宮方）、北朝（武家方）が並立対立し戦火は止まなかった。文化は破壊され、医療は壊滅状態になっていった。こうした時代であったが、医薬書として僧有隣が貞治年間（1362年頃）に著した『福田方』（12巻）が生薬の実用書となった。この書は当代の代表作で、第一巻には生薬119種について性状、選択法、調整法が和文で略記されており、平安時代の書には記載のなかった唐宋以降の生薬（延胡策など）も記述、収載していた。

　戦火の絶えなかったこの時代は「金創医学」が発達した。応仁の乱（1467～1477年）など多くの戦いで金創（刀傷・槍傷）を負った者は、僧医（陣僧とも呼んだ）が気付け薬や洗浄で手当てした。傷口の消毒には焼酎や蘇芳の浸出液を用い、矢尻の抜き薬、癒薬、膏薬も使用した。血止薬には藤こぶ、ドクダミ、梅干、松茸などが用いられた。名だたる武将は、何人かの陣僧を戦陣に同行させていた。

　室町時代の前期以降、優れた漢方医が登場したのもこの時代の特徴である。その1人が田代三喜である。武州川越の僧医で若くして中国に渡り、12年間「李朱医学」を学んだと伝えられている。三喜は、この医学を鎌倉や下野の間に唱道した。李朱医学は陰陽五行説、五運六気説を根幹とする医学であり、門人で京都の人、曲直瀬道三がいわゆる「道三流」と称して一世を風靡した。子弟門下から多くの名医が輩出し、李朱医学は急速に普及した。

　戦乱のため公家勢力は衰えたが、1480年（文明12）に一条兼良が『尺素往来』を著し、和気・丹波など宮廷医の秘蔵薬物として中国渡来品（人参・大黄・当帰・甘草など）や国産品（山薬・牛膝・牽牛子・紫蘇・苦参・地黄・乾姜など）、さらに製剤用具の薬剪や薬研、薬臼を紹介した。また商工業の中心となっていた京では、『御府文書』によると1460年（長録4）に「座」のなかで「薬種」を販売する者が現れたとあるが、詳細は不明である。地方の城下町、小田原では1519年（永正16）頃から売薬の外郎薬透頂香が登場し、越中富山では「唐人の座」で漢薬類も売られ繁盛していたとある。

安土桃山時代（1568～1600年頃）

[概観]　この時代はキリスト教の伝来により、わが国に「南蛮医学」が伝えられ、アルメイダが豊後府内（大分）に病院を開設した。これが西洋人による西洋医学の始まりで、調剤師も働いていた。南蛮医学はキリスト教の布教色が前面に出過ぎたこともあって、あまり普及しなかった。また、この時代には「金創医学」がさらに発達した。

　安土桃山時代の医薬史上の特徴は、ポルトガル人、スペイン人がキリスト教の布教の手段として「南蛮医学」を伝えたことである。1549年（天文18）にフランシスコ・ザビエルが来日、伝道を始めたが、1557年（弘治3）にルイス・デ・アルメイダ（Luis de Almeida）が豊後府内に病院を開設。これがわが国で西洋人による西洋医学の始まりとされている。

　アルメイダは、外科を得意とする医師で患者は遠近から集まった。当初は洋薬が少ないこともあって精神的な療法も用いられたが、この病院の職員で信者となった日本人パウロ（洗礼名Paulo）は、奥地から薬草を採取して調整し、病院の患者の治療に当たっていたとある。そのことからパウロは、日本で最初の洋式病院で調剤師（薬剤師の前身名）の仕事をした人物であったと考えられている。

　アルメイダは、長崎や京都にも病院を設けて医療に従事したが、日本人で南蛮外科を取り入れたのは栗崎道喜らである。しかし、南蛮医学は創傷、腫瘍の膏薬外科が主体で、用薬も軟膏、硬膏、油剤

が主であったので、一世を風靡することはなかった。加えてアルメイダらの行った南蛮医学はキリスト教の伝道色が強く、かつイエズス会本部では聖職者の医療行為を禁止する規制ができたほか、1587年（天正15）に豊臣秀吉がキリスト教の布教を禁止したこともあって、あまり普及しなかった。それに引き替え、戦乱の相次ぐ時代を反映して「金創医学」がさらに発達した。

　この時代の金創医学で使う薬や治療法は流派で異なっていたが、概して言えば金創が重い場合は「血縛り」を行い、「気付け薬」（興奮剤）を与え、「血止薬」で出血を防ぎ、洗滌で傷を洗い、化膿した場合は切開した。傷が大きい場合は縫合もした。骨折は接ぎ、矢尻や鉄砲玉が入ったときには「抜き薬」（磁石、生栗などを使用）で抜いて「癒薬」で傷を癒した。「血縛り」のときに用いた興奮剤は、黄檗湯や定栄湯を使用した。気付け薬は人参散を用いた。この時代の金創医学は、種々の手立てを施すことができるようになった。

江戸時代（1603〜1867年）

[**概観**] 徳川家康は1603年（慶長8）、江戸に幕府を開き、260余年にわたる戦いのない一見平穏な時代が始まった。しかし、疫病、飢饉、大火、大地震に見舞われ、なかでも庶民が最も恐れたのは死亡率の高い疫病であった。痘瘡（天然痘）、瘡毒（梅毒）、労咳（肺結核）、麻疹（はしか）、風邪（インフルエンザ）、虎狼痢（コレラ）、傷寒（腸チフス）、疫痢（赤痢）などの感染症で多くの死者が出た。こうした江戸時代の前期*には本草・本草学が発達し、中期*は薬草木の国内栽培が奨励され、医薬制度の改革も行われた。後期*はシーボルトの来日で始まる和蘭医薬学の絶頂期で洋薬への転換期が訪れた。

江戸時代前期：1603（慶長8）〜1715年（正徳5）

　徳川幕府は権力を用いて幕藩体制の安定に努める一方、家康は医薬を好み、将軍職を退いた後も本草学発展の先駆けとなった李時珍の『本草綱目』を座右の書とし、駿府で薬草・薬木の栽培を行った。2代、3代、4代、5代など歴代将軍も医薬に関心を持つ将軍が少なくなかった。4代家綱の時代にはバダビヤから薬剤師が薬草木を持参来日した。

本草・本草学時代

　江戸前期（初代家康〜7代家継）は、本草および本草学の時代と名付けられる。2代秀忠、3代家光も家康の医薬に関する政策姿勢をほぼ踏襲したことで、江戸前期は本草および本草学が発展した。本草とは薬物を指し、本草学とは薬物の起源、鑑別、選択、薬効、調製法を論じたものである。本草および本草学は今日では薬学の領域であるが、当時は薬学が独立しておらず医学の一部であった。

　この時代にはすでに木版印刷が流行しており、本草に関する数種の書物が発行された。1608年（慶長13）に曲直瀬玄朔の『薬性能毒』、1681年（天和元）に遠藤元理の『本草弁疑』、1698年（元禄11）に岡本一抱の『広益本草大成』が編纂された。さらに1708年（宝永5）には貝原益軒が『大和本草』で多くの薬物を詳述し、わが国本草学の基を開いた。

＊ ここで示した前期・中期・後期の区分は、一般的な年代区分期間とは必ずしも一致しない。本書での区分期間は薬学史上の特徴などを考慮して区分した。

このほか庶民層で爆発的に読まれたのが、水戸藩医の穂積甫庵が1693年（元禄6）に著した『救民妙薬』である。水戸光圀の命で記された本書は、中風、蛇咬乃薬、痔乃薬、湯火傷などから、最終はくいあわせの事で終わっており、藩内の農民にわかりやすく、熟語、専門用語には説明を加え、振り仮名を打った。

　本草学の発展とともに不可欠なのが薬草類（生薬）である。3代家光は1638年（寛永15）、江戸城の南北に薬草園（北側は高田御薬園、南側は麻布御薬園と称し、麻布御薬園は小石川御薬園に引き継がれた）を開き、大黄、苦参、木通など薬草木の栽培を行った。収穫された薬種は江戸城大奥にも献上された。1640年（寛永17）京都鷹峰にも南北両薬園を開き、産出した薬種は禁裏に進献された。

　4代家綱は幕府財政上の観点から1671年（寛文11）に来日したバダビヤの薬剤師ブラウン（Fans Braun）が持参した薬草木や苗の国内栽培に取り組んだほか、ブラウンが持参した蒸留装置を用いて薬用植物成分の蒸留技術を学んだ。5代綱吉は1680年（延宝8）に長崎、駿府にも薬園を設け、尾張、南部藩など各藩も貞享年間に領地に薬園を設置した。

　また、鎖国下にあったが、1631年（寛永8）以降は、「五カ所商人」（江戸・京・大坂・堺・長崎）を通じて、中国、朝鮮をはじめカンボジア、ベトナム、トンキンなどから長崎に多くの薬種（山帰来、肉桂、大風子、丁子、明礬、人参、胡椒、沈香、麝香、竜脳、縮砂など）が輸入された。長崎に陸揚げされた輸入薬種は五カ所商人が入札し、落札した薬種は大坂の薬種問屋に輸送され、そこから薬種屋仲間が自主的に品質吟味などを行ってから江戸をはじめ諸国へ供給・販売された。輸入薬種の増加に伴い薬種問屋も増え、1715年（正徳5）には幕府の許可を得て江戸本町の薬種問屋24軒が「薬種問屋仲間」を、1722年（享保7）には大坂道修町の薬種屋仲間124名が「薬種中買仲間」として株仲間を公認され、さまざまな特権を得て発展した。

売薬の発展

　売薬が発展したのは貨幣経済が確立した江戸前期頃からである。背景には処方集『和剤局方』の活用と貿易による薬種の増加、流通の発達があった。この時期の売薬は神官、僧侶などが創製し、世人の信用を得るために家伝秘法、神仏の宣託を謳い文句に売られたが、病気への不安と町人階級も経済的に恵まれていたことから、売薬は庶民の間に浸透した。売薬業者も幕府や禁裏（宮中）に売薬や金品を献上して「公許」とか「官許」などの看板を受け、権威を付けて販売した。

　この時代と江戸期を通じての代表的な売薬には、西大寺豊心丹（万病に効く）、地黄煎（腸胃を潤し気血を増す）、外郎透頂香（口中清涼・頭痛・眩暈）、延齢丹（口中清涼剤）、反魂丹（腹痛）、ウルユス（溜飲を下し積気を治す）、奇応丸（気付け・腹痛）、定斎（暑気払い）、万病錦袋円（万病薬）、実母散（婦人病）などがある。また、家康が最初に江戸城町割りを行った日本橋本町で最初に売られた売薬は目薬の五霊膏で盛用された。

　売薬は庶民にとって欠かせない唯一の医療手段となり、幕末に至るまで最盛期を築いた。その間、科学性や倫理性が問われることもなかった。

江戸時代中期：1716（享保元）～1817年（文化14）

　江戸中期の8代吉宗から11代家斉の時代の前半頃までは、殖産興業と医薬制度の改革に取り組んだ時代と総称できる。家光、家綱、綱吉の歴代将軍は薬草木の栽培を奨励したが、必ずしも予期した

成果は得られず、医薬市場では「唐薬」の地位が高いうえに偽物も少なくなかった。

薬草・生薬の国産化政策

　吉宗は、国益の増進を図る目的で医薬政策として薬草・生薬の国産化と価格の安定、贋薬防止を施策とした。1720年（享保5）に本草家の丹羽正伯や阿部将翁、野呂元丈、田村藍水、植村佐平次らを「採薬使」に順次任命して全国各地において採薬を命じ、それを薬園で栽培させた。彼らを中心に国産の薬草・生薬の増産が急ピッチに図られた。

　とりわけ注目すべき成果は日光今市で対馬藩が入手した種子の「朝鮮人参」の栽培に初めて成功し、幕府は1729年（享保14）から本格的な人参栽培に乗り出し、各地で朝鮮人参が官営で栽培・増殖していったことである。そこで幕府は1763年（宝暦13）、江戸神田に和産の「朝鮮人参座」を設け、ここから諸国へ下売され、「お種人参」として庶民にも使用された。

　しかし、国産の薬草・生薬の増加に伴って贋薬や粗悪品の流通が目立つようになり、幕府は薬種取引の統制に乗り出した。1722年（享保7）に「和薬種六ヶ条」を制定し、吟味対象の和薬113種を指定した。以後、これが江戸時代を通じて薬種吟味の基準となり、その吟味機関として同年、「和薬改会所」を江戸・駿府府中・京・大坂・堺の5ヵ所に設置した。全国の和薬種はいずれかの改会所で吟味を受けなければ販売できないことになり、吟味役に江戸では「本町薬種問屋」（24軒）、大坂道修町では「薬種中買仲間」（124名）がそれぞれ幕府の公許を受けた。

　これにより東西2株仲間をはじめとする5ヵ所の株仲間は、和薬の真贋吟味と集荷独占権が与えられ、富みの蓄財には役立ったが、同時に薬草の栽培・流通・販売の各分野に幕府の管理体制が強化されていった。

和蘭（オランダ）書の禁書解除

　吉宗は1720年（享保5）、鎖国下であったが和蘭書の禁書を解除したので、オランダ人を通じて和蘭書を学ぶ気運が高まり、1740年（元文5）頃に野呂元丈が植物学者ドドネウス（Rembertus Dodonaeus）の和蘭語版の抄訳『阿蘭陀草木和解』を著した。1774年（安永3）には杉田玄白らが『解体新書』を著し、蘭方医学の優秀性を実証したことで、漢方から蘭方に方向転換した大槻玄沢はサフラン、ニクズクなどを論じた『六物新志』を著した。また、橋本宗吉が1802年（享和2）に訳述した『内外三方典』では生薬のほか、アンモニア、安息香酸、塩酸など15種の化学薬品とその製造法・処方・治療の三方が紹介された。

　1775年（安永4）に来日した植物学者リンネの高弟ツュンベリー（Carl Peter Thunberg）は、吉雄耕牛、桂川甫周、中川淳庵らに医学・薬学・植物学を教授、この3人が初期の薬学分野の発展に寄与した。吉雄はツュンベリーから教えられた梅毒の水銀水（昇汞）治療法を『紅毛秘事記』に記し、桂川甫周は『和蘭薬撰』でチンキ、エキス、シロップ、エレキシルを初めて紹介したが、刊行されなかった。中川淳庵も『和蘭局方』を著したが、未完に終わった。また、宇田川榛斎が江戸中期から書き始め、江戸後期の入口の1820年（文政3）に著した『和蘭薬鏡』はオランダの薬学書20数種を訳し、わが国で代用できる西洋薬の形状、主治、製剤などを記述して実用化を試みた。

　このようにこの時期に多くの和蘭医薬学に関する訳書が刊行され、これらの訳書が原動力となって、わが国の和蘭医薬学興隆の礎を支えた。その基礎力がシーボルトの来日で始まる江戸後期の和蘭医薬学の絶頂期へと進んでいった。

わが国独自の漢方の勃興

　室町時代から江戸時代初期頃まで全盛を極めた曲直瀬道三派の「後世方医学」(李朱医学)に対抗して「古方医学」が興ってきたのも江戸中期である。

　「後世方医学」は中国医学の摸造で陰陽五行説に基づく観念論的理論が先行し、実際的なものでなかったと見られていたので、「古方医学」は中国漢方の古典である『傷寒論』に戻り、これを基礎に「実試実証」(臨床経験)を積んで治療に当たるべきとするものであった。名古屋玄医、香川修徳、後藤艮山、山脇東洋、吉益東洞らがその思想を広め、実試実証を重視するわが国独自の漢方医学を確立、発展させた。オランダ医学を蘭方と呼ぶのに対し、これを中国古典に源を発していることから「漢方」と呼んだ。

　漢方が用いる方剤は約200種、薬品も約200種で、そのうち常用するものは100種ほどに過ぎず、輸入しなければならない常用薬種は黄苓、桂皮、甘草など9種ほどと少なく、幕府の財政上からも有益であった。

　この古方医学の実試実証を重視する思想が、中国の古い医学の概念的影響から脱出し、後の西洋医学導入・勃興の新気運を誕生させる原因、動機ともなった。

江戸時代後期：1818(文政元)～1867年(慶応3)

　11代家斉の後半から15代慶喜までの江戸後期は、西洋医薬学の絶頂期と言える。この時期は幕末まで約50年と短いが、シーボルト(Philipp Franz von Siebold)の来日以降、和蘭の学術を積極的に取り入れた激動な時代である。

蘭学の絶頂期

　蘭学は1823年(文政6)、オランダ医官シーボルトの来日と、その教えを受けて育った蘭学者を輩出し絶頂期を迎えた。教えを受けた人物に高良斎、高野長英、戸塚静海、伊藤圭介ら多くがいるが、この頃にはオランダ医学を理解できる人物も多く、シーボルトの来日は彼自身の名声を広めるのに役立ったと考えられる。

　シーボルトが教授した医学は、従来の膏薬外科を改めたほか臨床講義を行い、治療に当たっては自らが処方箋を書き、それをシーボルトの要請で来日した和蘭陸軍薬剤官(薬剤師)で哲学博士でもあるビュルゲル(Heinrich Bürger)が調剤・施薬する医薬分業を行ったとある。そのときの処方箋の一部と考えられる20枚が日本に残されている。

　ビュルゲルは、シーボルトの無二の協力者であった。シーボルトが帰国後も14年余滞在して日本産生薬類の収集と、それに関連するコレクションの調査や博物標本の収集、鉱物鑑定、温泉水の化学分析などを行った。その間、高野長英や宇田川榕庵、桂川甫周と親交を重ね、薬学、化学について影響を与えた。この時期の薬学・化学書として宇田川榛斎がわが国最初のまとまった薬物書『遠西医方名物考』を著した。養子の榕庵も1837年(天保8)に近代化学書の始まりである訳書『舎密開宗』を著し、榛斎と榕庵が西洋薬学に目覚めた、わが国化学の開祖であったとされている。

　蘭学が普及するにつれ、江戸で和蘭書や翻訳書などを教科書に用いる蘭学塾が開設され、そこで和蘭医学が習得されていった。大槻玄沢は1786年(天明6)にわが国初の蘭学塾「芝蘭堂」を江戸京橋に

開き、坪井信道も1829年（文政12）江戸深川で「日習堂」を開業した。大坂では緒方洪庵が1838年（天保9）に「適塾」を開き、門人からは橋本左内、福沢諭吉、大村益次郎、大鳥圭介、長与専斎らの逸材が出た。

こうした蘭学の流行に対し、幕府は1840年（天保11）、蘭書翻訳書の流布を取締り、江戸市中の売薬看板にオランダ文字の使用を禁じた。さらに幕府医学所総帥の多紀元堅は「蘭方は夷狄の学で用いるべからず」と幕府に強要した。その結果、医学書の出版はすべて幕府医学館の許可を必要としたが、蘭学興隆の流れを押し止めることはできなかった。

化学・製薬の黎明

1853年（嘉永6）浦賀にペリーが来航し、幕府は鎖国政策の転換を余儀なくされるなか、1857年（安政4）8月、幕府の要請でオランダ海軍二等軍医ポンペ（Pompe van Meedervoort）が長崎の医学伝習所教官として着任、医学教育に当たった。幕府は医官松本良順を監督として長崎に派遣、9月から医学伝習を開始した。ポンペが帰国する文久2年までの5年間に100人超が物理、化学、生理、解剖、病理、内科、眼科、薬剤学について指導を受けた。松本良順、石黒忠悳、司馬凌海、緒方惟準、戸塚文海、長与専斎など、後にわが国医学界の指導者となる人物が育った。

ポンペの帰国後はオランダ陸軍一等軍医ボードウィン（Anthonius F. Bauduin）が医学教育を担当、理化学は同陸軍医官ハラタマ（Koenraad Wolter Gratama）が分析究理所の専任教授となった。貢進生で21歳の長井長義（後にわが国「薬学の父」と言われる）はハラタマの教えを受けに徳島から長崎に来たが、長井の到着1ヵ月後にハラタマは江戸に出発した。そのため、長井の日記には「ハラマタを追って江戸へ赴きたい」と記されており、長崎では初志を貫けなかったことが記されている。

江戸後期のこの時期、化学・製薬に関する具体的な行動や著書も刊行された。江戸城二の丸製薬所で、わが国最初の薬品製造に乗り出したのは、幕府奥医師の伊東玄朴である。玄朴は薬品製造の必要性を強く感じ、1861年（文久元）幕府に嘆願書を出し、二の丸製薬所で21種の無機薬品を製造したとある。しかし、どの程度のものが製造されたかは不明な点が多い。同年、川本幸民が『化学読本』（21巻）を刊行したほか、翌1862年（文久2）には司馬凌海がポンペに学んだキニーネ、モルヒネなどについて『七新薬』で著した。さらに桂川甫周も1867年（慶応3）、キラルデイの『化学全書』の翻訳書『化学入門』（16巻）を刊行するなど近代化学の基礎を記した。

しかし、化学・製薬に関して具体的な薬品製造がどの程度行われたかは疑問な点が多い。書物では化学変化を伴うものを論じてはいるが、理化学的操作を用いる製薬や薬学研究はほとんど行われなかったと見られている。薬学の専門家と言える研究者がいなかったからである。

和蘭（オランダ）医学の普及と洋薬の増加

江戸後期の漢方医学では漢蘭折衷派と呼ばれた華岡青洲が考案した漢方麻酔薬「通仙散」を用いて行った乳がん手術が有名であるが、他方で著名な蘭方医が登場し、1857年（安政4）に江戸神田のお玉が池に建てられた「種痘館」を西洋医学の研究拠点とした。翌1858年（安政5）には13代将軍家定の病に対する漢方医の無力さから、幕府は「蘭方禁止令」を解き、蘭方医の伊東玄朴、戸塚静海らを将軍侍医（奥医師）に処遇したことで、全盛を誇った漢方医学も凋落の陰りが見え始めた。種痘館は1863年（文久3）、「医学所」と改称、ポンペに師事した松本良順が頭取となって1865年（慶応元）から理化学、解剖学、生理学、病理学、「薬剤学」、内科、外科の7科目の西洋医学を始めた。

オランダ医学の普及で西洋薬（洋薬）の需要が増えたのは幕末に近いこの頃からである。大坂道修町の薬種問屋武田家の「代物見分帳」や京都の薬種問屋某家の「正味帳」にも年代が下がるほど洋薬が多数記録されており、特にシーボルト来日以降にその傾向が顕著になっている。1859年（安政6）の日米修好通商条約によって開港された横浜では、開港3年目の1861年（文久元）には薬品類の輸入額が毛製品、綿製品に次いで第3位となった。しかも輸入された洋薬は科学的な根拠を重視した化学物質が主体であるため、生薬を中心としたわが国の「薬」の世界は、大きな転換期を迎えることになった。
　しかし、薬学はまだ医学の一科目に過ぎず、独立した専門分野ではなかった。

明治時代（1868～1912年）

　[概観] 明治新政府は、欧米先進国を模範とする近代国家建設を目指した。薬学薬業分野ではドイツの諸制度を導入して衛生行政機構の確立に向け、「医制」および「薬律」が制定された。大学教育として「製薬学科」が設立されたほか、医制が医薬分業を謳ったことにより各地に薬学校が開校し、薬剤師の業権確立を目指して「日本薬剤師会（日薬）」も誕生した。また、不良薬品取締機関として「司薬場」が設立され、「日本薬局方」も制定された。製薬面では医薬品の国産化を目指して、大阪・東京で製薬事業が興った。

ドイツ医学の導入と「製薬学科」の設置

　医薬制度の近代化はドイツに倣い、新政府は1870年（明治3）、「ドイツ医学」の導入を決定した。翌1871年（明治4）に外人教師としてドイツ人医師で陸軍軍医少佐のミュルレル（Loopold Müller）と同海軍軍医少尉のホフマン（Theodor Hoffman）の2人が来日した。数日後ミュルレルは「純ドイツ式の医学を導入する考えならば、医学と並列独立する薬学の専門家が必要」と進言、文部省は1872年（明治5）ドイツから薬剤師のニーウェルト（Niewerth）を薬学教師として急遽招聘した。

　さらに文部省は、主にホフマンがまとめた答申をもとに1873年（明治6）、わが国薬事制度の原型となる「薬剤取締之法」（28項）を具申した。そのなかで薬舗および薬舗主の明確化、医家の売薬禁止（医薬分業）、司薬場の設置、日本薬局方の編纂、製薬学校の開設など近代化の計画を示し、実行に乗り出した。まず同年6月、欧米の医制を視察し帰朝した長与専斎が「製薬学校設立」の伺を文部省に提出、東京大学薬学部の前身となる「製薬学科」が第一大学区東京医学校に設置された。教育内容は語学、化学、生薬学、製薬学に重点を置き、外国人教師に混じって柴田承桂が最初の日本人教授として教育に当たった。

　そして、1878年（明治11）に第一回卒業生9名（下山順一郎、丹波敬三、丹羽藤吉郎、高橋三郎、吉田 学、三村徳三郎ほか）が誕生した。この卒業生と本科に付設された薬剤師の短期養成を目的とする「別課」卒業生などが中心となって1880年（明治13）4月に「日本薬学会」が創設され、翌年12月に「薬学雑誌」を創刊した。

医制の公布と薬学校の開設

　1874年（明治7）、文部省は「薬剤取締之法」に基づく全国の医薬事情の実態調査を実施した後、医薬制度の根幹となる「医制」を東京・京都・大阪の3府に布達した。医制の目的は、中央集権国家として文部省統括の下に衛生行政機構を確立することにあり、①ドイツ医学を手本に医学教育を確立

し、②近代的薬舗と薬舗主制度を定め、③医薬の職分を明確にして医薬分業制度の実施を謳う、など衛生行政の基礎を築くことであった。

　続いて同省は「薬剤取締之法」に基づき薬品市場における輸入西洋薬（洋薬）の贋薬・不良品取締の中枢機関として同1874年（明治7）東京神田に「司薬場」を設置した。さらに1886年（明治19）には薬品の純度、品質などの基準となる『日本薬局方』を制定し、医薬品の良品確保に努めた。日本薬局方の制定には、オランダ人薬学者で陸軍薬剤官のゲールツ（Anton Johanned Cornelis Geerts）とドイツ人薬学者で医学校製薬学科主任教師のランガルト（Alexander Langgaard）、オランダ人薬学者で東京司薬場教師のエイクマン（Johann Frederik Eijkman）および前製薬学科教授で衛生局員となっていた柴田承桂らの死力を尽くした努力があった。司薬場の開設と日本薬局方の制定が、創成期の薬学・薬学者の国民の健康面に貢献した最初である。

　医制では、医薬分業を行うために将来薬舗を開業する者を奨励したので、内務省は1875年（明治8）に「薬舗開業試験」の実施を布達した。そのため1877年（明治10）以降、薬舗主を養成する教育機関が創設され、1880年（明治13）に藤田正方が東京薬舗学校を設立した。次いで熊本薬学校、大阪薬学校、京都独逸学校付設薬学校、富山薬学校、明治薬学校が開校した。この間、1890年（明治23）には官立の千葉、仙台、岡山、金沢、長崎の各高等中学校医学部に「薬学科」が併設されたが、後に仙台、岡山は廃校となった。こうして誕生した薬舗主、後の薬剤師が欧米で行われているような医師と両輪で医療を担当するよう求められた最初である。

　こうした医制の掲げる医薬分業の実施について薬舗主の福原有信、比留間小六、堀井勘兵衛らが主導して開かれた「東京薬舗協議会」は1887年（明治20）2月13日、東京府医会に対し医薬分業を促す意見書を提出した。この意見書を医会は「議すべきものに非ず」と排却したが、この集会と意見書の交付が薬剤師の医師会を相手にした分業運動の始まりである。

「薬律」制定と医薬分業

　1889年（明治22）には、内務省衛生局長の長与専斎の依頼で柴田承桂がドイツの薬制を参考に草案作成作業を進めてきた法律「薬品営業並薬品取扱規則」（「薬律」と呼ばれる）が公布された。薬律はわが国薬事制度の根幹となった。薬律では薬舗主に変えて「薬剤師」が、薬舗に変えて「薬局」が正式名称となり、薬剤師、薬局、薬種商、製薬者などの業務が明文化された。

　ただ、薬律の附則第43条で薬剤師の医療への参加を求めた医薬分業の実施は、衛生局の要路を占める医界の為政者の主張に押され、薬剤師数の少ないことから直ちに実施するのは不可能と考えた柴田は、附則に「当分の間」という文言を加えることを条件に容認した。1890年（明治23）の統計では全国の医師2万215人に対し、薬剤師は2689人に過ぎなかったからである。柴田から原案の説明を聞いた下山順一郎ら薬剤師の指導者層も「当分の間」を付けて暫定的な意味を表す「附則」を断腸の思いで了承した。しかし、元老院の審議を経て公布された医制は「当分の間」の字句を削除した附則がそのまま残り、医師が自ら診察した患者に行う調剤権は永久に認めることに修正されていた。この修正は長与衛生局長の了承を求めることもないまま、いわば闇打ち的に行われたものであったため、長与は激怒して元老院に抗議したが受け入れられなかった。

　柴田らが怒りの収まらない状態で受け入れた後、「当分の間」の字句削除を巡る問題と、薬剤師を誕生させた第一の理由である医薬分業の実施を求める議論は、当然のように1891年（明治24）の第2回帝国議会以降、政治問題化した。1893年（明治26）に設立された日薬誕生も薬剤師の天職である医

薬分業の実現にあった。この議会論争は大正を経て、戦後昭和まで百年続いた。

売薬と指定医薬品制度が解決

　薬律の施行以降、「売薬」の有効無害方針や薬剤師でなければ取り扱えない「指定医薬品」制度の創設が難航の末に解決をみた。売薬は1877年（明治10）に制定された「売薬規則」の方針である「無効無害」主義が帝国議会で批判されたため、1909年（明治42）衛生局長通牒「効果なき売薬を免許せざる件」により「有効無害」主義へ方針を転換、1914年（大正3）の「売薬法」を制定する近代化につなげた。

　指定医薬品制度は、人体に危険を伴う恐れのある医薬品の販売に関して、薬剤師でなければ販売できない「指定医薬品」を設け、薬事法規上の欠陥を是正するために創設された。この制度は、内務省衛生局技師の池口慶三が欧州の薬事制度を参考に薬律を改正して創設を目指したが、既得権を主張する薬種商とそれに同調する医師や一部議員の強い反対に直面した。こうした状況下、日薬会長の正親町実正（貴族院議員）や長井長義、下山順一郎、丹波敬三、丹羽藤吉郎、田原良純など薬学者と薬剤師会が一丸となって昼夜を問わない努力を傾注した結果、薬律第37条を改正して「薬剤師に非らざれば、指定医薬品を販売又は授与することを得ず」と明記された。この政治活動を通じて正親町とともに貴族院の西園寺公望、大隈重信の説得にあたった最高齢の長井は過労から倒れる事態もあった。

　指定医薬品制度の創設により1908年（明治41）からアンチピリン、ジギタリス、キナ皮、コデイン、石炭酸など71種が指定され、これら指定医薬品の製造・販売を巡る薬剤師の業権が確立された。同時に指定医薬品に関する知識の修学が必須となり、薬剤師の資質向上に結びついた。

　また、この時期に出版された池口と下山の共著による『日本薬制注解』（1911年／明治44）は、薬事行政に関する基本文献となった。

製薬事業が興る

　製薬面では、『日本薬局方』に適合する医薬品の国産化を目指し、1883年（明治16）に官民合資の「大日本製薬会社」が設立された。技師長にはベルリン留学中の長井長義を迎え順調に滑り出した。民間でも1890年（明治23）大阪薬種問屋（田辺五兵衛、武田長兵衛、塩野義三郎）が出資したヨード製剤の国産会社「広業舎」が設立され、製薬事業を始めた。1896年（明治29）には大阪道修町の有力業者（21名）が優良医薬品の国産化を目指し「大阪製薬会社」を設立、広く製薬事業を展開した。

　長井が全面的に技術指導する大日本製薬会社の製造する日本薬局方品は、純良医薬品として市場で歓迎され、不良品の一掃にも貢献した。経営は順調であったが、株主の過剰要求や国策会社に見られる官僚主義の蔓延で経営が悪化、長井は会社を去った。同社は1897年（明治30）大阪製薬株式会社に吸収されて頓挫し、翌1898年（明治31）まったく異なる民間の大日本製薬会社が誕生した。

　関東では1899年（明治32）に塩原又策が横浜で三共商会を設立し、高峰譲吉の発明新薬の消化剤「タカヂアスターゼ」を輸入・発売し、1909年（明治42）には東京品川に大規模工場を新設して同薬の国内製造を開始するなど、製薬事業の興隆に努めた。

　また輸入洋薬は、主に横浜・神戸の外国商館から関東では鳥居徳兵衛、友田嘉兵衛、島田久兵衛を、関西では武田、田辺、塩野義の大問屋を経由して各地に配送されていた。そのなかで塩野義商店は明治42年に自家製造の制酸剤「アンタチヂン」を発売し、薬種問屋が単独で新薬製造に乗り出す先駆けとなった。その後、武田、田辺も独自に製薬事業を始めたが、こうした薬種問屋から製薬企業に発展した例は諸外国にも見られない。

1910年（明治43）にエールリッヒ・ベルトハイム・秦が創製した梅毒治療剤「サルバルサン」がドイツから輸入される頃になると、新薬と呼ばれる洋薬が和漢薬に取って代わり、輸入および国産新薬の宣伝普及に薬剤師のプロパー（MR：Medical Representative の前身）も誕生した。

大正時代から戦中昭和まで（1912～1945年）

[**概観**]　第1次世界大戦勃発により、ドイツからの輸入医薬品に依存していたわが国は大打撃を受けた。政府は欠乏する医薬品の国産化を目指し、衛生試験所を通じて技術指導を行い危機を乗り切った。教育面では薬学校が「専門学校」に昇格し、国産化政策に必要な製薬技術者として、その役割を担った。また、女性の職業教育の世論が高まるにつれ、「女子薬学専門学校」も開校した。医薬分業問題は医師・薬剤師の代表が妥協の分業実施を模索したものの成立しなかったが、市中薬局は「有効無害」の政府方針で国民の簡易治療剤となった「売薬」の製造・販売を通して国民の健康保持に当たった。太平洋戦時下は軍需用医薬品が最優先の統制経済に国民も企業も苦しんだ。

第1次国産化時代

　1914年（大正3）7月の第1次世界大戦勃発は、わが国が医薬品の国産化に向かう契機となった。大戦勃発でドイツ政府の輸出禁止令のため、わが国の輸入は途絶、相場は急騰し医薬品不足で大混乱となった。政府は直ちに必須医薬品確保を目的に「戦時医薬品輸出取締令」を発して在庫品の流出を防ぎ、それとともに暴利の取締り、医薬品の生産奨励策を実施した。

　生産奨励策では、国家施策として交戦国ドイツが所有する特許権の制約を解除する「工業所有権戦時法」の制定を前提に、必須医薬品の製造に必要な技術指導を希望する製薬企業に行った。同時に大戦終結後の経済的反動の危機を補償し、製薬企業設立を容易にして国産化を推進する「染料医薬品製造奨励法」を1915年（大正4）に制定した。特に前者の国産化への技術指導は1914年（大正3）10月、東京・大阪の両衛生試験所に「臨時製薬部」を設置、村山義温、青山新次郎、稲垣武裏ら臨時製薬部が一丸となってアスピリンなど欠乏医薬品の製造検討やモルヒネ、サルバルサンなど必須医薬品の試製成績を官報に公表して製薬会社の技術指導に当たった。このとき役立ったのが東京帝国大学薬学科に蓄積された製薬技術であり、医薬品欠乏の危機を脱する原動力となった。

　衛生試験所が実施した技術指導の成果として、途絶したドイツからの輸入新薬に代わってジギタリスなど「国産代用新薬」が数多く台頭したほか、サルバルサン製造のために第一製薬や万有製薬などが創設され、第一次国産化時代が出現した。しかし、大戦終結後に襲った大不況とともに、品質の優れたドイツ製品の輸入が再開されると国内の弱小企業は経営不振や倒産に見舞われた。なかには「染料医薬品製造奨励法」により設立された保護会社（内国製薬、東洋薬品）も含まれていたが、経営強固な製薬会社は資本を増加したほか、大正製薬、日本新薬、山之内製薬、帝国臓器、大塚製薬、中外製薬などが創立され、製薬産業はその礎を築いた。

妥協的分業を模索

　大正時代の医薬分業問題で注目すべきことは、医師・薬剤師双方の対立が続くなか、妥協的分業案の模索が始まり、膠着状態を打開する動きが具体化したことである。衆議院に議席を持つ綾部惣兵衛

（埼玉）、大口喜六（愛知）、横田孝史（兵庫）の薬剤師3代議士は、内務大臣後藤新平に「政府が斡旋して医師、薬剤師の両当事者を妥協融和すべきである」と説得した。内務次官が仲立ちして日本医師会（日医）会長の北里柴三郎と薬剤師側の長井長義、丹波敬三、池口慶三との妥協案作成が秘密裏に行われ、1918年（大正7）8月、次のような案をまとめた。

①開業医師の調剤は「薬律」附則にある「自ら診療する患者に限り、自宅で薬剤を販売授与」できる現状を維持する
②官公立病院では分業を行う
③多数の患者を収容する医療施設では必ず薬剤師を置く
④1920年（大正9）1月1日から施行する

　しかし北里は、医師会内部の分業反対派を説得できず、妥協は成立しなかった。以後、丹羽藤吉郎ら急進的な考えを持つ日薬幹部は、分業実施を求める議会運動や市民への運動の理解を求める活動を以前にも増して積極的に取り組んだ。日医との対立抗争は激化し、大正末期から昭和の激動期へと突入したが、太平洋戦争中は時局柄、中断した格好となった。

薬学教育が高等教育機関に昇格

　わが国の薬学教育が高等教育機関として充実したのは大正時代に入ってからである。1903年（明治23）、勅令により「専門学校令」が公布され、官公私立の薬学校が明治末期から大正年間に次々に専門学校に昇格、教育内容のレベルアップが図られた。

　専門学校令により最初に昇格したのは官立の金沢（金沢大薬学部）、千葉（千葉大薬学部）、長崎（長崎大薬学部）の医学専門学校薬学科であり、受験生も増えた。次いで私立富山薬学校が1909年（明治42）に県立富山薬学専門学校（以下、薬専、富山大薬学部）に、私立熊本薬学校も翌1910年（明治43）私立九州薬専に昇格（熊本大薬学部）した。また、東京・大阪・京都の3府の私立薬学校も1917年（大正6）に東京薬専（東京薬大）と大阪薬専（後に官立移行、大阪大薬学部）が認可され、1919年（大正8）には京都薬専（京都薬大）が、1923年（大正12）には明治薬専（明治薬大）も認可された。さらに前年の1922年（大正11）には、徳島高等工業に製薬化学科（徳島大薬学部）が新設された。

　こうした薬系の専門学校への昇格や新設は、政府施策の医薬品の国産化奨励という社会情勢から、それまでの主に開局薬剤師養成という薬学校時代の狭い職種にとどまらず、「製薬技術者」の養成という、新しい時代の確固たる役割を担うことになり、製薬企業の製造現場で国産化を支え、受験生も増えた。

　さらに1939年（昭和14）には、京都帝国大学医学部に薬学科が新設された。京都帝大の薬学科新設は、医学部教授会の総意として決定し、その要請を受けて具体的構想を練ったのは、東京帝大薬学科教授の慶松勝左衛門と、後に京都帝大薬学科の初代教授となる高木誠司（薬品分析学）と石黒武雄（無機薬化学）である。慶松らは東京帝大薬学科の学風にとらわれず、関西地区の製薬産業発展のために医薬品研究者、製薬技術者の養成と新薬の総合的研究など製薬化学の充実に力点が置かれた。まさに医薬品の国産化に向けた時局の要請にかなうものであった。この前後に岐阜薬専（1931年創立、以下同じ、岐阜薬大）、名古屋薬専（1935年、名古屋市立大薬学部）、東北薬専（1939年、東北薬大）、星薬専（1941年、星薬大）が設立された。

　また、大正の終わりから昭和初期にかけて女性の職業教育の必要性について世論が高まり、「女性

の職業として薬剤師が最適」という考えが社会的に広まった。こうした世論のなか東京や大阪、神戸で女子の薬学専門学校が相次いで設立され、高等教育を受けて社会進出する女子薬剤師が誕生した。1925年（大正14）帝国女子薬専（大阪薬大）、1930年（昭和5）に東京女子薬専（明治薬大）、昭和女子薬専（昭和薬大）、共立女子薬専（共立薬大、慶大薬学部）、帝国女子医専薬学科（東邦大薬学部）、1931年（昭和6）に東京薬専女子部（東京薬大女子部）、1932年（昭和7）に神戸女子薬専（神戸薬大）が認可され、各校とも狭き門となった。その後、1945年（昭和20）3月に静岡女子薬専（静岡県立大薬学部）が最後の薬専として認可された。

薬剤師法の制定と芝八事件

　大正時代に「薬剤師法」が制定され、初めて法的に薬剤師の身分が確立した。これは1916年（大正5）8月に起きた「芝八事件」が引き金となっていた。「芝八事件」とは無処方箋調剤をめぐり東京・芝区の薬局薬剤師8名が同区医師会幹部から「薬律」違反に問われた告訴事件である。医師会幹部が偽装客を使って薬剤師に「混合販売」させ、これを事実に「無処方箋調剤は薬律違反」と提訴した。混合販売は求めに応じて薬剤師が「調合薬」（普通薬）を販売する方法で、薬局経営は売薬販売と混合販売に依存していた。内務省も1913年（大正2）4月から適法との判断であった。

　芝八事件は1919年（大正8）2月大審院最終判決で全員無罪となったが、混合販売は「薬律第14条違反」と判断され、薬剤師に衝撃を与えた。そこで日薬は、行政判断と矛盾する司法判断を解消するため、「薬律」を改正して身分法の「薬剤師法」と業務法の「薬品法」に分離し、薬品法に「普通薬の混合販売」を織り込み法制化を目指した。だが、薬剤師の台頭を嫌う医師たちは国会審議の過程で混合販売を認めず、「薬品法」は廃案となり、1925年（大正14）3月「薬剤師法」のみが成立した。後味の悪い国会審議であったが、この法律で初めて薬剤師の身分が法的に確立したのである。

　この薬剤師法は、1943年（昭和18）制定の戦時下薬事法に統合されて姿を消したが、1960年（昭和35）の薬事法改正によって再び単独法として復活した。

売薬の法的地位定まる

　売薬は、1909年（明治42）に政府が「無効無害」主義から「有効無害」主義に政策転換したため、「売薬規則」を改正し、1914年（大正3）に「売薬法」が制定された。

　売薬法の原案は、売薬の効き目を確実にする目的で一部の毒薬劇薬の配合を認め、さらに製造は薬剤師に限るとあったため、医師の反対にあった。しかし、日薬会長の丹波敬三、同理事の池口慶三と有力売薬業者の守田治兵衛（寶丹）、高木与兵衛（清心丹）、津村重舎（中将湯）、大木良輔（五臓円）、山崎嘉太郎（毒掃丸）、太田信義（太田胃散）、堀内伊太郎（浅田飴）らが協力して難航の末に成立した。

　売薬法の制定で「売薬営業税」が1923年（大正12）、「売薬印紙税」が1926年（大正15）に廃止された。ここに至り売薬の地位も上がり、大正時代にはますます需要が増え、国民生活に不可欠な簡易治療剤となって盛用された。薬剤師も製造、販売に積極的に関わって国民の健康保持に当たったので、売薬は大いに発展し、全国津々浦々の薬局などに届けられた。

　商工省の調査によると、1920年（大正9）の医家用医薬品と一般売薬の生産額比率は、40対60と売薬の方が多かった。この傾向は1935年（昭和10）頃まで続いたが、この時期は医薬分業が未実施であったので、開局薬剤師にとって売薬の販売は自身の薬学知識を生かせる道であり、売薬が盛用された時期であった。しかし、太平洋戦争中は軍需最優先で売薬も品薄状態が続き、街の薬局から次第に

姿を消していた。

簡易保険健康相談所が処方箋発行

　昭和初期、医薬分業実施の見通しのないなか、街の薬局薬剤師に希望を与え、実施されたのが変則とも言える「簡易保険分業」であった。これは逓信省簡易保険局（簡保）が被保険者向けのサービス業務として全国各地で展開していた「簡易保険健康相談所」から発行される処方箋による調剤で盛んに行われた。処方箋は全国で1932年（昭和7）に100万枚を超え、翌1933年（昭和8）に130万枚にも達した。一般診療所からの処方箋発行がほとんど皆無であった薬局にとって、この簡易保険健康相談所の処方箋調剤は大きな魅力であった。

　1944年（昭和9）には簡易保険健康相談所の数は全国108都市以上で150ヵ所に広がり、利用者は500万人、処方箋数は150万枚に達した。同じ年度の健康保険調剤（政府管掌）の処方箋数が全国でわずか454枚に過ぎないのに比べ、簡保調剤が全国展開していたことがわかる。そして翌1935年（昭和10）に利用者は600万人を超え、処方箋発行枚数も180万枚を記録した。

　こうした状況下、日薬執行部は簡保調剤を分業推進の第一歩と位置づけ、その確立と拡大に全力で取り組んだ。しかし、この簡易保険健康相談所は太平洋戦争の勃発で医療の一元化方針に基づき、1943年（昭和18）に厚生省の所管となって統合され、簡易保険健康相談所は保健所に変わり廃止となった。日薬会長の河合亀太郎は強く存続を要求するものの、医薬兼業の医療体制を是とする厚生省が医薬分業を歴史的に認めていない以上、戦時体制が本格化した健兵健民政策を推し進める時流に勝てず、希望をつないだ簡易保険健康相談所の処方箋調剤も終わりを強いられて幕が引かれた。

戦時下の製薬業界

　1931年（昭和6）満州事変が起きると、政府は再び医薬品の国産奨励政策を打ち出した。背景には世界大戦後に再び市場を輸入外国製品に奪われるものが多くなったという事情があった。そのため政府は翌1932年（昭和7）、「薬事振興調査会」を設置して製薬の研究奨励を中心とする医薬品工業の振興方策を実施した。振興策による政府の助成金制度と製薬企業の努力で、1940年（昭和15）頃にはアスピリン、アミノピリン、アンチピリン、塩酸プロカイン、炭酸クレオソート、テオブロミン、バルビタールなど主要薬品は国産で確保された。また、東京帝国大学薬学科教授朝比奈泰彦、同助教授石館守三らが創薬し、画期的新薬となったビタカンファーのほか、製薬企業の研究所や製造現場の薬学出身者の手により、サルファ剤を筆頭に数々の新薬類が生産され、大手製薬企業は満州・台湾・朝鮮など海外展開も積極的に始めた。

　1941年（昭和16）に太平洋戦争が勃発、「医薬品及び衛生材料生産配給統制規則」が布告されると、生産・価格・配給に統制が及び軍需最優先の統制時代となった。厚生省の指定した重要医薬品127品目は生産許可制となり、配給統制品目は335品目に拡大された。局方品の大部分は統制品となり、新薬類も原材料の統制で民需用の生産は大幅に減退した反面、軍需用の覚醒剤、ブドウ糖、サントニン、サルファ剤、胃腸薬、合成マラリア剤は増産や研究が昼夜を問わず続いた。

　しかし、敗色濃厚となった1944年（昭和19）以降、生産工場が米爆撃機で破壊され急速に生産能力は落ち込み、1945年（昭和20）終戦を迎えた。戦時中に増産された「軍用覚醒剤」は戦後になって軍保有医薬品に混ざって大量に巷に流出した。これが戦後の覚醒剤横行へと結びついた。また、終戦間際には軍医学校の主導による医薬理農の学者・研究者がわが国独自のペニシリンの生産に成功し、この

技術が製薬産業の戦後復興の第一歩となった。

戦後昭和時代（1945～1988年）

[概観] GHQ（連合国軍最高司令部）の占領政策により学制改革が行われ、薬学教育は4年制の新制大学に一元化された。1949年（昭和24）に来日した米国薬剤師協会使節団は、先進国で確立している医薬分業の実施を政府に勧告し、そのなかで職能教育を重視する薬学教育への改革を求めた。製薬産業は医薬品確保が政府の重要政策に組み入れられたため、昭和20年代中頃には復興した。そして欧米企業からの技術導入や新薬の輸入を足場に、1961年（昭和36）の国民皆保険制度の実施で急成長したが、その過程で大量生産、大量使用の構図が「薬害」を生んだ。ポスト成長期から昭和末年までは医薬品の再評価の実施や分業と教育改革も実現の見通しがつき、製薬産業は国際化へ進んだ。

戦後復興期から発展へ（1945～1959年）

1945年（昭和20）8月15日に戦争は終わったものの敗戦は、餓死者が出るほどの食糧難や伝染病の蔓延、急激なインフレーションの発生など国民生活に深刻な危機をもたらした。それに医薬品の極端な不足が加わり、人々の生活は悲惨な状態にあったが、そこから官民一丸となって復興・発展に向かった。

医薬品の暗黒時代

米爆撃機による本土空襲が激しくなった1944年（昭和19）を境に、医薬品の生産は急速に落ち込んだ。主に東京、大阪に集中している製薬会社の被害状況は、生産設備の30～40％が焼失し、米国戦略爆撃調査団報告によると「医薬品、衛生材料はひどい欠乏状態」にあった。医薬品不足は敗戦による混乱と相まって不良・贋造薬が日本各地で氾濫し始め、1945年（昭和20）秋頃から薬剤師会が問題視していた。この窮地を打開するため、GHQは接収していた日本軍の医薬品を放出し、さらにガリオア資金（占領地域救済資金）による政府輸入やララ（アジア救済連盟）物資の医薬品の受け入れを行った。しかし絶対量が少なく、医薬品不足と不良・贋造薬の解消には結びつかなかった。

厚生省が戦後初めて行った1946年（昭和21）度の全国一斉の不良医薬品取締り検査では薬剤師会の警告どおり製薬会社、薬局、病院、診療所など1万569ヵ所のうち、約40％（4192ヵ所）から不良薬が見つかり、不良薬の発見は3869件に達した。殊に市中の薬局、病院からはそれぞれ78％、54％に不良薬が発見され、怒りの声が医療現場と国民の間に高まった。

国会でも衆院予算委員会で「不良医薬品取締り対策に関する要望」を決議、厚生省は薬事監視員を増大した。しかし、1948年（昭和23）以降になると、主薬を全く含まない「贋造薬」が横行する最悪の事態となり、サルファ剤、ビタミン剤、サントニン剤に贋造薬が多かった。

検査に当たった警視庁衛生検査所技師の湯本芳雄は「贋造薬は間接殺人である。厳罰で臨むべきだ」と怒りをぶつけていたが、不良・贋造薬の横行は1949～1950年（昭和24～25）がピークで、1951年（昭和26）に入ると製薬企業の生産も軌道に乗り始め、医薬品の暗黒時代は終わった。

敗戦直後に提出した日薬の建議書

そのような敗戦直後の1945年（昭和20）9月22日、日薬会長近藤平三郎（東大名誉教授）は理事会を開き、11月1日、日薬内に「薬事制度調査会」を設置して戦後の薬事制度をいかにすべきかについて検討を始めた。委員には村山義温（日薬副会長、東京薬専校長）、可児重一（日薬理事）、緒方 章（東大薬学科教授）、石館守三（東大薬学科教授）、高野一夫（高野薬品研究所長）、宮木高明（千葉医大付属薬専教授）など、戦後の日薬、薬学界をリードした23名が選ばれた。検討結果は、翌1946年（昭和21）1月に芦田均厚相に29項目に及ぶ「建議書」として提出した。

主な内容は、薬剤師会の目的を「薬剤師の職能の向上発達を図る」とし、①薬剤師は卒業後、一定期間の実務修得を免許申請の資格とする、②薬局開設権を薬剤師に限定する、③薬学専門学校の修業年数を1年延長し4年とする、④薬科大学を創設し、主に薬学専門学校出身者を入学させて東大、京大薬学科と異なる特色を発揮させる——というものであった。加えて医薬分業の早期実現を求めた。この要求は戦時下の1942年（昭和17）に公布された国民医療法で医師の調剤が原則とされ、処方箋交付義務は完全に空文化されていただけに、当然なものであった。

この建議書は、薬剤師の活用と権限の強化を訴えたのが特徴で、敗戦の混乱と虚脱感からともすれば目標を見失う薬剤師や薬剤師会が進むべき方向を明確に示す指針となった。これら建議書の内容は今日までにほとんどが実現されたが、「薬局の開設権を薬剤師に限定する」の項目だけは達成されていない。

薬学教育は4年制大学で

一方、GHQ公衆衛生福祉局の主導で医学、歯学教育に次いで「薬学教育審議会」が設立され、薬学教育の刷新改善への動きが始まった。GHQから薬学審議会委員長に指名された近藤平三郎は、「薬学教育制度の改革は慎重にしなければならない」と決意して委員の選考に当たったという。

委員には村山義温、緒方 章、高木誠司（京大薬学科教授）、石館守三、寺阪正信（東京薬専女子部校長）、佐伯 孝（明治薬専校長）、村田重夫（星薬専校長）、長田捷二（共立女子薬専校長）、藤田穆（熊本薬専校長）、横田嘉右衛門（富山薬専校長）、石渡三郎（東京薬専教授）など、全国の薬学教育者をはじめ厚生省製薬課長、文部省専門教育課長、日薬理事など20数名が委嘱された。1946年（昭和21）6月GHQで第1回薬学審議会を開催後、たびたびGHQの指示を受けたあとも近藤と村山は文部省と厚生省を交え多くの議論を重ねた。その結果①東大・京大の国立大学、国公私立薬学専門学校は一様に4年制の新制大学に編成する、②新制大学は薬学部または薬科大学とする、③薬剤師国家試験を必須とするなどの実現に意見を集約させた。

他方、この時期に前後してGHQの占領政策を受けて、内閣総理大臣の諮問機関である教育刷新会議（委員長南原 繁東大総長）が1946年（昭和21）12月に学制改革として6・3・3・4年制を決議し、高等教育機関を4年制の「新制大学」に一元化する方向性を示した。

このようにGHQの主導でさまざまな立場から高等教育の学制改革が検討された結果、文部省は1957年（昭和22）から6・3・3・4年制の学校教育を実施、医学、歯学が6年制となったほか、従来の大学および専門学校は4年制の新制大学となった。薬学専門学校は薬科大学あるいは大学薬学部となり、帝国大学（東京、京都）医学部薬学科も同様の新制大学として再出発した。薬剤師国家試験は厚生省により1950年（昭和25）より実施された。

新薬事法の制定

　終戦以来、GHQ はわが国のあらゆる分野にわたり民主化政策を推進した。薬事行政においても戦時下の薬事法を改め、政府は 1948 年（昭和 23）7 月 29 日、民主的な新薬事法を公布した。1943 年（昭和 18）制定の旧薬事法は、戦争の目的達成のため医薬品の生産・配給を縛る官治統制であったので、新薬事法の制定は薬業界全体が待ち望み、医薬品の生産・販売に弾みがつく法改正となった。ただ、薬剤師にとってはそれまで附則で認められていた医師の例外的な調剤権が新薬事法で本則に移され、不満が残った。

　新薬事法は、第 1 条で「この法律は薬事を規制しこれが適正を図ることを目的とする」とし、第 2 条で「薬事とは医薬品、用具または化粧品の製造、調剤、販売または授与及びこれらに関連する事項をいう」と定めた。医薬品については、①公定書に収められているもの、②人または動物の診断、治療、軽減、処置または予防に使用することが目的とされているもの、③人または動物の身体の構造または機能に影響を与えることが目的とされているもの（食品は除く）、④新医薬品とはその化学構造式、組成または適応が一般に知られていないものと定義され、今日の医薬品定義の礎となった。

　新薬事法では、医薬品は安全性より有効性に主眼が置かれていた。その後、この新薬事法は、1960 年（昭和 35）8 月に薬事法と薬剤師法に分離された。

米国薬剤師協会使節団の勧告

　戦後の医薬分業問題は、1949 年（昭和 24）7 月 1 日に来日した米国薬剤師協会使節団の行った「医薬分業実施勧告」を契機に始まった。使節団はパージュ大学薬学部長で同協会会長ジェンキンス（Glenn L. Jenkins）を団長に薬学教育者、病院薬剤師、開局薬剤師など 5 名で、わが国薬事制度について調査するため、GHQ 公衆衛生局長サムス（Crawford F. Sams）准将を通じて、連合国最高司令官マッカーサー（Douglas MacArthur）元帥に招かれて来日した。使節団は帰国までの 1 ヵ月間のうち約 3 週間にわたり、厚生省や関係団体幹部と会見、討議する一方、各地の薬局、病院、薬科大学、製薬会社などを精力的に視察した。

　日本の薬事制度の実情を見極めた使節団は、7 月 30 日報告書をサムスに提出、翌日羽田から帰途についた。報告書は序・緒論・勧告・結論などで構成され、勧告は 45 項目に達していた。結論では「医師の職能は診断し処方することにあり、調剤施薬は薬剤師の職務と考える」と記した医薬分業実施を勧告した。同時に薬学教育を薬剤師の業務に適するよう学課の組替えを求めた。

　使節団勧告は、サムスの主導で「医薬分業法案」として 1951 年（昭和 26）3 月、国会に提出された。法案は、医師の処方箋発行を原則として義務づけており、その内容に日医が強く反対したが、サムスの後ろ楯もあって審議は日薬のペースで進んだ。しかし、審議途中の 5 月 22 日、解任されたマッカーサーに殉じたサムスの辞職直後から日医が優勢に転じ、法案は医師の調剤投与権を認める「骨抜き」となったうえ、実施日も 3 年 6 ヵ月後の 1955 年（昭和 30）1 月 1 日となり、1951 年（昭和 26）6 月 20 日に成立した。

　その後、占領終結が宣言され、GHQ が廃止された翌 1952 年（昭和 27）以降、日医は実施日をさらに 1 年 3 ヵ月延期する分業法の再改正に動き、1954 年（昭和 29）12 月 3 日に改正案が成立、分業は 1956 年（昭和 31）4 月 1 日からの実施となった。しかし、分業法の廃棄を狙う日医は、1955 年（昭和 30）6 月に分業実施の反対運動を始め、医師の処方箋発行義務を大幅に縮める分業法改正案が同年 7

月30日に成立した。審議では医・薬双方が感情むき出しの感情論争の激しい攻防が展開された。それ以降、日薬と日医の対立は修正不可能な状態となり、1956年（昭和31）4月1日を迎えても処方箋は一向に発行されず、不毛な時代が続いた。

製薬産業の動向

【GHQ・政府の支援政策で復興へ】

東京と大阪に集中していた製薬会社の米爆撃機の空襲による罹災は、全工場の30～40％であった。これを他の化学工業系に比較すると軽度から中程度であったと記録されている。そのため医薬品産業は、産業界のなかで戦後の比較的早い時期に生産復興を成し遂げることができたが、そこには1946年（昭和21）のペニシリンの国産化で始まるGHQの保健政策と政府の医薬品生産奨励策があった。

当時、原材料面で最も必要とされ、かつ入手困難なのは燃料の石炭であったが、政府は医薬品を国民生活に欠かせない重要品に指定し、優先的に割り当てたほか、復興資金の融資も優先的に行われた。特に伝染病の予防・治療剤に重点が置かれ、1947年（昭和22）6月以降の厚生省による生産用石炭の割り当て順位から重要品目を見ると、①サルファ剤、②花柳界病（性病）に関する薬剤、③ペニシリン、④細菌製剤（ワクチン）、⑤鼠・昆虫駆除剤（DDTなど）、⑥駆虫剤、⑦消毒剤、⑧解熱剤、⑨鎮痛剤、⑩麻酔剤、⑪その他となっていた。これら重要品目の生産・販売から医薬品業界は復興の足掛かりをつかんだ。

しかし、翌1948年（昭和23）頃になると激しいインフレに襲われ、国内経済は破局的な状況に陥った。そのため1949年（昭和24）以降は、「ドッジライン」による抑制策が実施されたが、同年の医薬品総生産額は310億3100万円（対前年173％増）を記録した。この時点が医薬品産業の復興第一歩と言われた。しかし、その一方ではドッジラインによる抑制策は購買力を低下させ需要の停滞を招き、ビタミン剤など一部の製品で生産過剰となった。それが在庫増につながり、生産抑制の必要性も生じ、製薬業界は一転して不景気に見舞われた。ビタミン剤やブドウ糖注射液、サルファ剤など重要品目では公定価格（統制薬価）を下回る製品が出始めた。加えて物価統制は廃止の方向となり、医薬品の統制価格もほとんどが廃止された。

そのため1950年（昭和25）頃には戦後の価格統制は有名無実となり、厚生省も医薬品の公定価格（統制薬価）に代わる新たな基準価格体系の必要性から全国の取引標準価格となるような価格体系として「薬価基準」を同年9月に誕生させた。これが今日の薬価基準の前身である。

この間、GHQは1948年（昭和23）12月に結核新薬ストレプトマイシンの菌株をわが国の研究者に手渡し、それを用いて国内生産を開始するよう奨励した。ペニシリンに続く2番目の抗生物質生産の奨励であった。これを受けて国内5社が翌1949年（昭和24）4月から生産を開始、政府も「国内生産確保要綱」を決定して製品の国家買上げを行うなど助成し、製薬産業の復興を後押しした。この国産品と米国から輸入されたストマイが結核患者を死の淵から救った。

【特需と技術導入で発展へ】

こうした復興途上にあった製薬業界は、1950年（昭和25）6月25日に勃発した朝鮮動乱による「特需景気」に沸いた。動乱が終結する1953年（昭和28）7月27日まで続いた特需の総額は約27億円に達し、特需は武田、三共、塩野義、田辺、藤沢、山之内、第一、大日本、中外など大手製薬企業の経営を安定させるのに役立った。加えて朝鮮動乱から1955年（昭和30）までの5年間、大手企業は欧米の製薬会社から抗生物質、副腎皮質ホルモン剤、抗結核剤、血圧降下剤、精神安定剤など数多くの新

薬・新製剤の輸入や技術導入品を主力製品に育て、さらにビタミン剤を中心とする大衆保健薬の需要拡大を競いながら急成長を遂げた。1955年（昭和30）の医薬品総生産額は895億円に達した。これは1949年（昭和24）の約3倍増であった。

この間、製薬各社は生産設備を拡充、量産体制を確立し大量販売を目指した。「景品付き販売」などの販売・宣伝競争がラジオ、テレビ、新聞、雑誌を利用して吹き荒れ、「薬の宣伝から解放されるのは寝ている間だけ」と批判も高まった。こうした販売姿勢に対する批判は、1955年（昭和30）に出された「七人委員会」（厚相の諮問機関）の答申にも記載された。そのなかの「景品付き販売」は製薬業界として自粛したものの、大量販売を巡る批判は検討課題として先送りにした。

しかし、量産体制を確立した製薬各社は、医家向け・一般向けの医薬品を問わず、同種同効薬の供給過剰が表面化し流通段階において飽和状態に陥った。そのため病院・診療所・薬局では過当な価格競争が行われ、特に一般向け医薬品では大幅値引きする「乱売」となった。その象徴が1960年（昭和35）2月に東京池袋で起きた乱売事件で社会問題に発展、国会でも取り上げられた。同時に乱売は、薬を乱用する風潮を生んだ。

高度成長期（1960～1973年）から昭和末年（1974～1988年）まで

1955年（昭和30）を境にわが国は復興期から発展・成長期へと歩み始めたが、1960年（昭和35）に高度成長政策を掲げて登場した池田内閣の政策と翌1961年（昭和36）から実施された国民皆保険制度により、医薬品業界ではかつて経験したことのない高度成長時代を迎えた。しかし、この時期は大量販売・大量使用から医薬品の「副作用」問題がクローズアップし、「薬学のあり方」をめぐる議論も起こった。ポスト成長期には「医薬品再評価」の実施や「国際化」の荒波に見舞われた。医薬分業も動き出し、薬学教育では薬剤師が医療面に参画するために「臨床薬学」の導入が強く叫ばれ、これが薬学教育6年制へとつながった。

医療用医薬品の需要拡大と副作用問題

昭和30年代に入ると、製薬業界では各社が積極的に設備投資を行う拡大策に転じた。それに1961年（昭和36）の国民皆保険制度の実施が医家向け（医療用）医薬品の需要を増大したため、さらに各社の拡大傾向が助長された。

皆保険実施前の1960年（昭和35）の医薬品総生産額は1760億円であったが、1965年（昭和40）には4576億円、1970年（昭和45）には1兆253億円と増大し、1960年（昭和35）に比べると、それぞれ2.6倍、5.8倍と驚異的な伸長を見せた。また昭和30年代初頭には生産額で比較すると、医家向けと一般向け医薬品の比率は約半々であったのが、1965年（昭和40）には60対40となった。以後その比率は広がり、1970年（昭和45）には75対25となった。製薬会社の経営方針も一般向け医薬品から医家向け医薬品への転換が続いた。拡大する医家向け医薬品市場では販売競争の激化から起訴、逮捕される「贈収賄事件」も度々起こり、製薬会社の「販売姿勢」と医療機関の癒着ぶりが批判された。

こうした医家向け医薬品の増大について、1970年（昭和45）の医薬品総生産額を薬効別で見ると、抗生物質が1位に浮上し、中枢神経系用薬が2位、それまで首位であったビタミン剤が3位、循環器用薬が4位であった。1965年（昭和40）以降、急増したセファロスポリン系抗生物質の伸長が1位に押し上げた原動力であった。その後も医薬品総生産額は拡大を続け、1975年（昭和50）には1兆7924

億円に達し、医家向けと大衆向けの比率は80対20と拡大した。

その反面、量の拡大によって今まであまり表面化しなかった「副作用問題」がクローズアップし、安全性への関心が高まった。サリドマイドやアンプル入りかぜ薬、キノホルム、クロロキンなどの副作用が「薬害」として社会問題となった。厚生省もこの間、大学病院と国立病院による「副作用モニタリング制度」の実施（昭和42年3月）や「医薬品の製造承認等に関する基本方針」の実施（昭和42年10月）、全医薬品の「副作用報告の義務化」（昭和46年11月）などを通して安全性確保を目指した。この時期に続発した薬による副作用や薬害訴訟が国民に改めて薬のあり方を考えさせる契機となった。

ただ、その一方で基本方針の実施は、医薬品を「医療用」と「一般用」とに明確に区別し、医療用の承認審査を厳格化したが、開局薬剤師は安全性を第一とする作用の弱い一般用しか扱えず、そのうえ処方箋の来ない多くの薬局は、医療用医薬品の情報入手もままならないという状態に陥った。そのため開局薬剤師が薬の専門家であり続けるには医薬分業を実施・推進するしか道はなかった。

この時期は、漢方医学、漢方薬が復活する契機ともなった。漢方薬の穏やかな作用が副作用も少ないと思われ国民への関心が高まり、それに顆粒などの製剤化の進歩と1976年（昭和51）の薬価基準への漢方薬収載が決め手となって、再び医療の最前線に復活した。

「薬学概論」の誕生

また、この時期は「薬学概論」という新しい学問分野の誕生を促した。わが国で最初に「薬学概論」の必要性を認識し実践したのは、千葉大学薬学部教授の宮木高明である。宮木は、1960年（昭和35）に出版された澤瀉久敬の「一つの学問が成立するにはその学問の哲学があるべきであり、その研究が科学概論である」との立場に立った『医学概論』に感銘を受け、その考えに沿った「薬学概論」の講義を同大薬学部で試行した。

折しも1960年代は、国民皆保険制度下の「大量生産」「大量消費」時代で「薬害」が多発し、なかでもサリドマイド奇形は女子学生が多く学んでいる薬学系大学で大きな関心を呼んだ。こうしてこの時期に薬害を薬学の問題として〈いかに考え、いかに対処すべきか〉を考える姿勢が芽生え、千葉大学や東京理科大学薬学部などで〈在るべき薬学の姿〉を学ぶ講義が「薬学概論」として始まった。

そして1970年（昭和45）代には「薬学・薬剤師の使命と役割」に関することや、医療と医薬分業を含めた「薬剤師の保健活動」、さらに「薬剤師倫理規定」などを薬学概論の問題として追求を続け、大学薬学部で必須科目として定着した。その後、薬学概論は発展し、名称も変わり、「薬学と社会」という幅広い概念でカリキュラムに取り入れられ、薬の歴史や薬事制度などから、より薬学と社会の関わりについて検討している。

市販医薬品の再評価

サリドマイド禍などが契機となって、国民の医薬品に対する不信感やさまざまな批判が高まった。その1つに医薬品の「評価法」への疑問があった。医学、薬学の進歩により、昭和40年代初頭から医薬品の有効性を確認する方法として、体内動態試験や二重盲検比較試験が導入されるようになったものの、これら新しい試験法による有効性の確認を行わずに許可された既存の医薬品に対する有効性に疑問が持たれ始めていた。

こうした疑問や不信感が、同じ時期に消費者運動として高まり、古い医薬品を市場に残すか淘汰するかを求め、1970年（昭和45）5月19日の衆院決算委員会では薬効問題について学識経験者による公

聴会が開かれた。7月には決算委員長から医薬品の効能について権威ある機関を設けて早急に検討するよう要望書が提出された。

　これを受けて厚生省は翌1971年（昭和46）7月20日、中央薬事審議会に「医薬品再評価特別部会」を設置し、1967年（昭和42）9月30日以前に承認された2万品目弱の医薬品を対象に、1971年（昭和46）12月から1995年（平成7）3月までの長期間にわたる第一次再評価が開始された。

　製薬各社は、申請品目の有用性を立証するデータを整理・収集するとともに、不足データは新規実験データを加えて新薬申請並みの資料を作成して厚生省に申請した。その都度、審査を終えて同省から公表された再評価結果の大概は、第一次再評価の大部分を占める単味剤（1万8000品目余）の半数以上の医薬品は「有用性が認められた」（カテゴリー1）が、「有用性が認められない」（同3）と判定した約5％の医薬品は製造販売の中止、製品回収などの行政処置が取られた。このほか全体の約40％弱を占めた「承認申請の一部を変更すれば有用性が認められる」（同2）と判定された医薬品は適応症の大幅な削除などが行われたので、主力製品でありながら治療薬として市場性を失う製品も少なくなかった。そのために長期にわたる業績の低迷を余儀なくされた企業もあった。

　再審査制度は、第一次に次いで第二次再評価、新再評価など合計で約2万5900品目余を対象に行われた。第二次、最新評価の結果は概して第一次より厳しい評価となったが、これらの再評価は医薬品の社会的信頼性を得るうえで1つの大きな役割を果たした。

薬局の適正配置と違憲判決

　政府による高度成長政策と国民皆保険の実施により、製薬企業は医療用および一般用医薬品とも量産体制を確立したが、流通面では飽和状態に陥った。当然のように安売り競争へと進んだ。特に一般用医薬品では折から都市部に進出したスーパーマーケットなどの大規模店内に薬局が開設されると、有名ブランドのビタミン剤や胃腸薬を中心に安売りが始まり、街の薬局の経営は圧迫された。

　日薬では、このまま事態が放置されれば、安売り（乱売）が原因となって薬局や薬剤師の職能である適正な医薬品の供給業務が、充分機能しなくなる危険性があると判断して、小売店の偏在・乱設を防止する目的で厚生省に「適正配置」の法律制定を求めた。しかし、厚生省は憲法上の危惧を考え立法化を断念したので、日薬会長で参院議員の高野一夫は、合憲の立場から距離制限の議員立法を決意し、1963年（昭和38）3月に薬局などの適正配置を求めて薬事法改正案を参院に議員提出、7月12日に成立した。その内容は、「適正配置」に関し薬局、一般販売業、薬種商について一定距離を都道府県条例で定め、その距離内に薬局などを新設しようとする場合、知事は許可を与えないことができるというものであった。

　ところが、この法律が施行される直前の1963年（昭和38）6月、広島県福山市のスーパー「角吉」が一般販売業の許可申請を行ったのに対し、広島県知事は翌1964年（昭和39）1月27日、条例に基づき申請を不許可にした。これを不服にスーパー側は、憲法第22条の「職業選択の自由」を侵すとして不許可処分の取り消しを求め、同年4月広島高裁に提訴した。一審はスーパー側に勝訴判決、二審は県側勝訴となったので、スーパー側は最高裁に上告した。

　上告して6年余りの歳月を経た1975年（昭和50）4月30日、最高裁大法廷（村上朝一裁判長）は薬局の距離制限を定めた薬事法第6条第2項、第4項などが職業選択の自由を侵害しているなどを理由に挙げて「憲法違反」であるとの判決を下した。

　この判決は、10年余にわたり薬局経営の実質的な守護神の役割を果たした「薬局等適正配置条例」

が瓦解した歴史的なものであった。しかし、違憲判決に対する薬剤師の受け止めは予想以上に冷静に感じられた。その理由は、前年に「医薬分業元年」と呼ばれた処方箋料の大幅改定が行われ、分業が動き出す気運にあったからである。その意味で違憲判決は、適配条例の上に「あぐら」をかいている薬局薬剤師を目覚めさせ、完全実施に向かう分業に対する自身の足元を見直す契機となった。

臨床薬学の導入を巡る動き

わが国薬学教育の特徴とも言える化学偏重に是正を求めたのは、前述したように1949年（昭和24）に来朝した米国薬剤師協会使節団である。GHQの要請で来日した同使節団は、医薬分業実施を勧告したが、そのなかで薬学教育は「分業を実践できる薬剤師を養成する準備教育でなければならない」と述べ、わが国薬学教育の化学偏重について学課の組替を求めた。

それに対応して、翌1950年（昭和25）に発刊された雑誌「薬局」創刊号で久保文苗（国立久里浜病院薬剤科長）は、薬学教育のなかに「臨床薬学」を導入する必要を訴えた。そのなかで久保は「従来の調剤技術、薬局方を中心とした教育では、薬剤師は病院において重要な職種として取り扱われなくなるだろう。医薬品の実際、すなわち病院で用いられている薬の生体への作用、知識を学び、実際どんな形で使用されているかを学ぶ必要がある」と訴え、臨床薬学の必要性を強調した。

しかし、当時のわが国薬学の方向は、研究開発面の基礎教育に主眼を置き、職能教育に対する認識の低さから、薬学教育の改革はまったくと言っていいほど進展しなかった。1958年（昭和33）に東大、1960年（昭和35）に京大の医学部薬学科がそれぞれ分離独立して「薬学部」に昇格したが、臨床薬学導入に関する本質的な改革議論は高まらないまま推移した。

臨床薬学導入を巡る改革議論が動き出したのは、1967年（昭和42）頃からである。日薬教育委員長に就いた久保がここでも口火を付けた。久保は開局あるいは病院、診療所の調剤所において医薬品に関する専門職として業務に従事する薬剤師に要求される専門知識を「医療薬学」と仮称する構想とそのカリキュラムを発表した。続いて1973年（昭和48）には全国薬科大学長に薬学教育5〜6年制案を示すなど精力的に訴えたが、受験生、特に女子学生の減少を危惧する私立薬系大学の反対が強く、年限延長を受け入れる状況ではなかった。しかし、医療薬学という新しい分野は注目されていた。

こうした動きのなかで同年、北里大学は大学院修士課程で臨床薬学特論の講義を取り入れ、1975年（昭和50）には名城大学が臨床研修主体の薬学専攻科（1年過程）を設置するなど臨床薬学教育を全国に先駆けて実施する動きが認められた。翌1976年（昭和51）に東京薬科大学にも薬学専攻科（1年）が設置された。これらが大学における臨床（医療）薬学教育を本格的に導入した第一歩となった。

さらに1980年（昭和55）には大学基準協会が薬学教育基準のなかで医療薬学の科目が提示されるなど改革議論が進んだ。平成に入ると改革への動きはさらに進展し、日薬・国公私立大学・文部省・厚生省が精力的に議論を重ね、医療薬学の充実と実習の義務化を柱とする薬学教育6年制が2006年（平成18）4月から実施された。

「医薬分業元年」の到来

1874年（明治7）に制度が導入以来、また1956年（昭和31）に分業法が成立以来、長期にわたって停滞していた医薬分業が動くと薬剤師が実感したのは1973年（昭和48）11月である。日医が移動理事会において「5年後に技術料中心の診療報酬の方式に転換し、再診料を5年以内に100点とし、その段階で医薬分業を完全に行う」と決定したからである。日医が5年という年限を限定して医薬分業

の完全実施を組織決定し、公にしたのはこのときが初めてであった。

　厚生大臣は中央社会保険医療協議会の答申を受けて、翌1974年（昭和49）10月1日から医師の処方箋料50点（500円）、薬剤師の調剤基本料200円などを含む緊急値上げを実施した。この改定がいわゆる「分業元年」の足がかりとなった診療報酬の改定である。

　この「分業元年」到来の背景には種々の要因があるが、石館守三日薬会長と武見太郎日医会長の間で行われた歴史的な会談が最も重要な役割を果たした。その会談で武見は「法による強制分業は反対だが、基本的に分業に賛成である。その推進について今後、日医、日薬が協力して行く」ことで意見が一致したのである。また席上、武見から薬剤師の資質向上を求める発言もあったが、石館は日薬として研修を進めているので仕事に参画することで磨かれると応え、了解を求めた。

　ただ、石館の胸中からは開局薬剤師の資質面に対する懸念は去らなかった。石館は分業が単に業務の分離でなく、薬剤師は医療従事者としての能力と自覚を持たねばならないと考えていたからである。このことを石館は常に薬剤師を鼓舞し続けていた。そればかりか分業の進展は、「開局薬剤師がそれまでの商人気質から脱皮し、医療人に相応しい知識と人格を持つことができるかによる」というのが口癖であった。後年、石館が薬剤師研修センターの創立を主導し会長に就いたのも、こうした信念を持っていたからである。

　1974年（昭和49）の「医薬分業元年」以降、秋田、東京、神奈川、長野、香川などでは分業の進展は実感できたが、全国レベルでは目に見える進展はまだほとんどなかった。とはいえ、厚生省が次々に実施した諸政策（薬価差の縮小、第二薬局の規制、分業推進懇談会の発足、分業推進モデル地区事業の開始、薬歴管理指導料の新設、入院時調剤技術基本料100点新設、国立病院の処方箋発行など）により、医薬分業を巡る波乱の昭和時代に一区切りがついた。1998年（平成10）頃には分業率が全国平均で30％に達しようやく定着した。同時に薬剤師に支払われる調剤報酬も増大するなか、今後は分業の質が国民や医師から厳しく問われる時代に入った。

「物質特許」への移行

　昭和50年代に医薬品開発に関わる重大な特許法の改正が行われた。「物質特許」の採用である。この改正は新薬開発に大きな影響をもたらした。

　わが国の特許法が「製造特許」から「物質特許」に変わったのは、1976年（昭和51）1月1日からである。この改正で欧米先進国と同様に物質自体の発明に特許を与えることになったが、製造特許に慣れ親しんできた製薬産業に対し、物質特許による新薬開発への危惧する声も多かった。製造特許時代の製薬企業の開発力は、模倣的医薬品の開発が主体で、既存物質の新製造法や改良製造法を「特許くぐり」的に見つけることで、新薬を発見するのと同じメリットを得ていた。こうした安易さから蓄積された技術が、どれほど物質特許の世界で通用するかの不安であった。その一方、物質特許への移行は開発力を高めるよい機会ととらえる意見も少なくなかった。昭和40年代後半からわが国製薬企業の新薬開発力が確実に高まっていたからである。

　こうした両論のあるなかでの物質特許への移行であったが、1980年（昭和55）以降、わが国製薬企業は予想を超える新薬を誕生させた。たとえば、新規性の高い化学構造を持つ新薬の開発数を見ると、1980年（昭和55）から1990年（平成2）の10年間で米国46、英国12、仏8、日本は25とある。臨床面で革新的な効果をもたらした新薬の開発数も同時期で米国46、英国13、独10、仏21、日本は20を数えるところまで成長した（医薬経済研究機構報告書、1996）。

物質特許の採用は、結果的に製薬産業の研究開発力を高め、数々の「日本発の優れた新薬」を誕生させる原動力となった。また、1988年（昭和63）から実施された「特許回復期間」の導入は、特許の有効期限を延長し、製薬企業の開発意欲を高める役割を果たした。同時に企業の体力も高め、時代は平成へと向かった。

日米MOSS協議と国際化

　わが国の貿易収支は、高度経済成長期が終わった昭和50年代後半から黒字が急速に増加し、対外貿易不均衡が拡大した。その原因として日本の制度そのものに外国製品の輸入を抑制する仕組みがあるのではないかと指摘され、その輸入障壁を取り除いて市場開放を求める声が欧米、特に米国から高まった。

　そして米国から「市場指向型・分野別協議」（MOSS協議）の具体的課題が提案され、その4分野に「医薬品・医療機器」が含まれていた。わが国医薬品産業の貿易収支は例年圧倒的な入超状態にあったが、日本は世界第2位の医薬品市場で米国企業にとって市場への参入をさらに拡大することは大きな魅力であった。ただ、日本独特の制度や商習慣が障害（非関税貿易障壁）となって思い通りに進出するのは困難な状況もあったので、米国政府はMOSS協議で日本政府へ市場開放を求めたのである。

　1985年（昭和60）3月12日から開かれた協議で、米国側は市場開放を求める8項目の要求を提出した。その主なものは、①薬価決定方式の透明化と収載時期の定期化（薬価制度）、②承認審査過程の透明化確保（承認制度）、③医薬品の承認に外国で実施した臨床データの受け入れ（治験制度）であったが、①は年4回の「薬価収載時期」を決め、②では医療用医薬品の承認までの期間を1年6ヵ月とし、③の外国臨床データは受け入れることを決定し、主な障壁は取り除かれた。

　こうした日米MOSS協議の合意事項は、外資企業のわが国における事業展開を容易にし、1985年（昭和60）以降、それまで国内企業と結んでいた委託契約を解消して自社販売体制を確立していった。そのなかで日本企業と外資企業の攻防は一段と活発化した。また、MOSS協議は世界各国の医薬品産業の国際化を促進する結果をもたらした。特に医療用医薬品の承認・審査に関して世界各国の承認制度の整合性を図ろうとする国際的な動きに発展、それがICH誕生に結びつく本格的な国際化時代へと進み、昭和時代は幕を降ろした。

おわりに

　古代から昭和時代が終わり平成の始まるまでのわが国の薬学史について概説した。内容は、①薬事制度、②薬学と関連教育、③薬剤師とその業務、④薬種・製薬業に関わる4領域の形成と発展に主眼を置いて、その時代時代の概略を述べた。

　江戸時代以前は、この4領域のうち薬学に関連する医薬書の発刊や薬種業の出現などが促された時代であった。それが**江戸時代**には本草および本草学の勃興を起点として、4領域に関係する大まかな形が形成され始めた。大坂・江戸の薬種問屋の発展に伴い、幕府の「和薬種六ヶ条」や「和薬改会所」、さらに「御定書百箇条」による毒薬・贋薬の販売禁止など薬事に関する諸制度が設けられた。薬学関連教育ではオランダ人医師や薬剤師、化学者により和蘭医薬学が導入されたが、当時わが国では薬学は医学の一科目に過ぎなかったので、「薬」を専門とする研究者誕生に至らなかった。

　こうした近世までの不完全な4領域が明確な形となったのは、「御一新」の**明治時代**からである。

近代国家を目指した新政府は、欧米先進国を視察した後、薬事制度として「医制」や「薬律」を公布して整備した。薬学教育はドイツ医学の導入により、医学と並立する薬学が大学レベルで始まった。「医制」では先進国で確立された医薬分業の実施を謳ったので、薬剤師を養成する薬学校が各地に創立された。国家試験に合格した者は薬剤師という新しい資格が与えられ、薬を専門に扱い、医師とともに国民の健康を守る職種が誕生した。その職能も「薬律」で法的に規定されたが、肝心の医薬分業が実施されなかったため、その実施を求めて日本薬剤師会が創立された。以後、日薬が職能確立の中心的組織となった。製薬面では制定された『日本薬局方』の収載品目の国産を目指す製薬事業が興った。同時に欧米からの「新薬」と総称される医薬品の輸入や販売と幼稚ながら製造も手掛け、新薬製造への取り組みが始まった。

大正から戦中昭和期では、明治時代に構築された4領域の内容が時代の要請を受けて修正されていった。薬律は「薬事法」となって時代を反映する法的整備が進められ、戦時下では戦争協力の法律となった。医薬分業問題は、大正時代に医薬双方の指導者による妥協的分業を模索したが、妥協は成立せず対立は深まったまま1945年（昭和20）の終戦を迎えた。薬学教育は、高等教育として薬学専門学校に昇格して充実が図られ、政府の医薬品国産化政策の下で、製薬技術者という時代の要請を担った。また、大正末期から昭和初期には女性の職業教育の必要性が叫ばれ、各地に女子薬学専門学校が設立され、いずれも狭き門であった。製薬業の領域では、第1次世界大戦の影響で国産化が進み、製薬会社も数多く誕生したが、大正時代の医薬品生産額（局方品）は1億円にも届かなかった。それが1933年（昭和8）には1億2000万円（同）を超えて以後増加し、1942年（昭和17）は局方品だけで3億円となり、売薬と合わせると4億7000万円に急増した。これは日中戦争と太平洋戦争による軍需最優先の生産に駆り立てられた結果であったが、敗色濃厚となった1944年（昭和19）以降も軍需最優先による3〜4億円の生産を維持し終戦を迎えた。

戦後昭和時代はGHQの占領政策で、4領域の内容には大変革がもたらされた。薬事法は民主化した内容に改正され、1949年（昭和24）来日した米国薬剤師協会使節団は、医薬分業の実施と薬剤師教育への変革を勧告した。分業法は成立したものの医師の強い反対で実施されず、動き出したのは1975年（昭和50）以降である。また、薬学教育の変革は、一様に4年間の新制大学として生まれ変わった。その後、職能教育を重視する「医療薬学」を盛り込むために必要な修業年限の延長問題について長く議論を重ね、6年制実施の見通しがついたのは昭和末期である。製薬業ではGHQの主導によるペニシリンやストレプトマイシンの国産化などで戦後復興の足がかりをつかみ、それに続く欧米からの技術導入期を経て高度経済成長政策、国民皆保険制度や資本自由化の実施により発展した。その間に薬害や販売姿勢への批判、さらに医薬品再評価や特許法改正、日米MOSS協議による国際化の波に直面したが乗り越えた。

平成時代の今日では、医薬分業の実施や薬学教育の改革（6年制）が制度として定着し、薬剤師は「医療法」で法的にも医療人と規定され、医療の第一線で関われるようになった。また、製薬産業は国際化のなかで企業再編も進み体質を強化し、世界第3位の新薬創出国に成長した。

本事典では、4領域それぞれの長い道程に横たわる諸課題への対応と成果の歴史や、時代を反映する歴史的な諸事象をより理解するために、さらに総論2から6および各論において詳述した。

参考文献
1) 清水藤太郎『日本薬学史』南山堂 (1949)

2) 池田松五郎『日本薬業史』薬業時論社 (1929)
3) 岡崎寛蔵『くすりの歴史』講談社 (1976)
4) 天野 宏『薬の歴史』薬事日報社 (2000)
5) 富士川 游『日本医学史要綱 1, 2』東洋文庫 (1974)
6) 鈴木修二「今昔物語集における病者と治療者」日本歴史　1968；243：92-105
7) 鈴木修二「奈良平安時代の病気と医療」歴史読本　1971；16(4)：112-119
8) 奥田 潤「弘治3(1557)年アルメイダが創立した府内(大分)病院とそこで働いた日本人調剤師パウロについて」薬史学雑誌　2006；41(2)：77-80
9) 羽生和子『江戸時代 漢方薬の歴史』清文堂 (2010)
10) 吉岡 信『クスリと社会』薬事日報社 (1981)
11) 日本学士院編『明治前期薬物学史』日本学士院日本科学史刊行会 (1978)
12) 『日本薬剤師会史』日本薬剤師会 (1973)
13) 『日本薬学会百年史』日本薬学会 (1980)
14) 『国立衛生試験所百年史』国立衛生試験所 (1975)
15) 吉田甚吉『薬業経営論』評論社 (1963)
16) 『武田百五十年史』武田薬品工業 (1962)
17) 『田辺製薬三百五年史』田辺製薬 (1983)
18) 『シオノギ百年』塩野義製薬 (1978)
19) 『三共百年史』三共 (2000)
20) 日本薬史学会編『日本医薬品産業史』薬事日報社 (1995)
21) 日本薬史学会編『日本薬史学会五十年史』日本薬学会 (2004)
22) 宮崎正夫「シーボルトの処方箋」薬史学雑誌　1991；26(1)：12-23
23) 長崎大学薬学部編『出島のくすり』九州大学出版会 (2000)
24) 中西 啓『長崎のオランダ医たち』岩波書店 (1975)
25) 長与専斎『松香私志』医歯薬出版・翻刻 (1958)
26) 辰野高司『日本の薬学』薬事日報社 (2001)
27) 山崎幹夫『薬と日本人』吉川弘文館 (1999)
28) 杉原正泰、天野 宏『横浜のくすり文化』有隣堂 (1994)
29) 秋葉保次、中村 健、西川 隆、渡辺 徹『医薬分業の歴史』薬事日報社 (2012)
30) 西川 隆『くすりから見た日本、昭和二十年代の原風景と今日』薬事日報社 (2004)
31) 京都大学百年史編集委員会『京都大学百年史(部局史1)、薬学部』京都大学後援会 (1997)
32) 山川浩司、百瀬和享「薬学教育協議会、文部科学省および厚生労働省が果たした役割の検証」薬史学雑誌　2005；40(2)：81-97
33) 半谷真七子「わが国の臨床薬学教育に関する史的考察(第1報)」薬史学雑誌　2003；38(1)：54-65
34) 赤木佳寿子「薬剤師教育年限延長改革の推進力としての医療薬学」薬史学雑誌　2013；48(1)：30-41
35) 西川 隆『くすりの社会誌』薬事日報社 (2010)

総論 2

売薬の歴史

鈴木　達彦

「売薬」の定義とされるものには医薬分業が示された 1874 年（明治 7）の医制に「丸薬散薬膏薬煉薬等のごとき調剤にして、医家の方箋によらず諸人の需に応じて販売するものを謂う」との記載がある。

このような売薬が広く民衆に広がり、発達したのは江戸時代の頃であり、医制に見られる定義は当時明確な定義がなかった江戸期の売薬の実情を反映したものと言えよう。

定義にも見られるように、販売された薬といっても生薬を単体で売買されたものは通常売薬とは言わない。多くの漢方処方と同様に、いくつかの生薬を配合して散剤や丸剤として調剤されたものであり、江戸期には中国書に見られる処方とは異なる処方構成をもつ家伝薬とされるものが多くみられた。また、江戸期の売薬の特徴として、印籠などの小薬器に入れ携帯したり配置薬としたものがあり、そのため携帯性や安定性を持たせた丸薬や散薬などの剤形のものが多く見られた。

本稿では江戸期の売薬が成立した背景と、その後の売薬制度の展開を中心にして解説したい。

売薬処方のおこり

中世以降、古代律令制下で官医であったものが下野して医療活動を行ったり、中国に渡った僧侶が医療を担い、慈善的に行うことで医療の庶民化がもたらされた。

この頃に中国から導入された医学は、中国の宋代の処方集である『和剤局方』に基づくものである。公家の一条兼良（1402〜1481）の著とされている『尺素往来』には『和剤局方』の処方が見られ、やや時代が下った山科言継（1507〜1579）は求めに応じて調剤したり、贈答用としたとされている。戦乱期になると荘園制の解体が進行するなかで経済的基盤が失われつつあった寺院は、収入源の確保として配合薬を製造し支配階級の求めに応じた。これらは有力な寄進者への贈答物とされる一方、庶民層への施薬として宗教活動に利用された。

『和剤局方』の処方に用いられる生薬には当時入手することが難しいと思われる西域由来のものがあり、麝香や牛黄などといった高貴薬なども用いられており、贈答用としての付加価値があったものと見られる。また、『和剤局方』はもともと薬局で調製して販売することを目的とした処方集であるので、高度な医学知識を必ずしも持ち合わせていなくても利用は可能であったし、丸剤や散剤の処方も多く贈答品としたり、頒布するのに適した剤形のものを採用しやすかったと言える。代表的な寺院の処方である西大寺の豊心丹や唐招提寺の奇効丸などがのちに売薬として製造されるようになる。

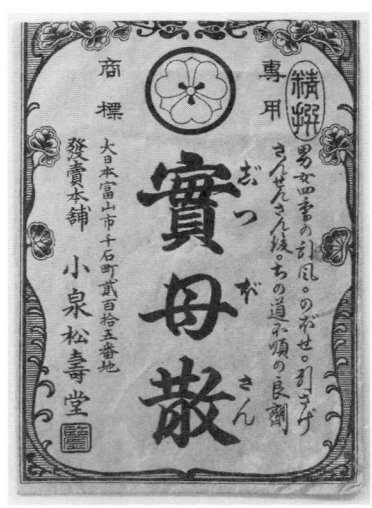

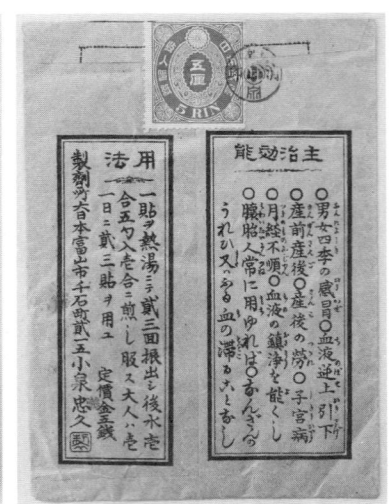

図1　実母散

局方派と金瘡治療

　室町期の医学は前述のように中国の宋医学の影響を強く受けている。宋医学のなかで代表的なものは『和剤局方』に基づく医学で、本書に収載される処方を重視する局方派医学があり、これらはわが国においても広く取り入れられていったと見える。中国に渡った僧侶らにより、また、明代前期の熊宗立の出版物がこの時代から次々と輸入されていったことで、次第に中国医学の知識が蓄積されていったと考えられる。用いる処方も症状にあわせて処方を選ぶといったものばかりではなく、基本的な処方を設定し細かな病証の違いは生薬を加えたり減らしたりする加減方を採用することで、多様な構成をもつ処方を運用するようになっていったと見られる。

　また、室町期には刀傷など軍陣外科を専門とする金瘡医が出現した。気つけ薬、疵洗薬、疵癒薬、血の道薬、膏薬類が発達し、吉益流、永井流、鷹取流などの流派がおこった。金瘡医が用いる処方にも『和剤局方』由来のものがあったが、入手しづらいものなどは代替薬を用いる場合があったり、処方内容が異なるものが見られる。また、民間薬的な和薬も用いられた。金瘡医学では、戦場における創傷を治療するため処方に用いる剤形は散剤や膏薬など携帯しやすいものが採用された。そのほか、剤形としては振り出し薬が用いられるようになった。振り出しは現在で言うところの浸剤に近く、細切した生薬を布袋に包んで熱湯で浸出するもので、事前に調製しておけば簡便に素早く利用することができた。

　室町後期から江戸期までのわが国の医学においては、『和剤局方』の処方を中心にして、加減方の採用など新渡来の医学の導入が進められたことで、多様な構成をもつ処方を用いるようになっていった。また、戦乱期を背景に金瘡医学が発展し、代替薬や和薬などを採用することによって中国にはない独自の処方構成をもつものが生まれた。この時代には金瘡医学をはじめとして多くの流派が生まれ、流派ごとに特徴的な処方が用いられたことで、のちの売薬処方の多様化につながっていったと理解される。さらに、金瘡医学が採用した携帯性に優れた剤形は、売薬に応用される土壌をつくったと言える。

　山田の振出し薬は、濃州山田振薬、松永弾正の振薬とも言われる。松永弾正（久秀、1510〜1577）は京都西岡の人で、1556年（弘治2）大和へ入部、翌年2月室町幕府の伴衆に列し、従4位下、弾正

少弼に任ぜられた戦国の武将である。山田の振出し薬は安栄湯、長栄湯とも言われ、金瘡医学の代表的な処方である。金瘡医のなかには、婦人の産後も腹の疵と同じものとして平時には助産を行うものが出るようになり、山田の振出し薬のような処方も産前産後に用いられ、江戸時代に入っては婦人薬の処方となっていった。江戸時代の代表的な婦人薬、産前産後の売薬である「実母散」は山田の振出し薬の処方構成に近い。

このような金瘡医学における処方から婦人薬への転換がおこったことは、室町後期より続いた戦乱期から江戸時代の安定期へと社会構造の変化があったことも背景にあると見られる。

江戸時代の売薬文化

江戸で最初の売薬とされるのは小田原で眼医者の流れをくむ薬種商の益田氏の分流が、江戸城下町割りの最初であった本町4丁目に住み、敷物の上に並べて売った目薬である「五霊膏」とされる。しかしながら、江戸時代の売薬の特徴は、多様な種類と販売形態を有し、広く民衆に浸透していたことにある。江戸期の安定した社会と市場経済の活性化を背景にしており、特に享保期の殖産興業についての政策による影響が大きい。

寺社薬から売薬化したものの代表は「西大寺豊心丹」である。豊心丹は西大寺の各塔頭でそれぞれ包装され販売された。寺院内での販売のほかに、全国の末寺をはじめその傘下に特定の売捌人を定めて地方での販売が行われた。寺社薬は信仰によりこれを求める人もいたし、参拝を行った折の土産物として買われることも多かったと見られる。江戸時代の代表的な売薬の1つである「万金丹」は、お伊勢参りが普及したことで伊勢路の土産物として全国的に知られる売薬となった。

生薬を配合して売薬の製薬を行うものを合薬屋と言うが、薬種商がこれを兼ねることも多かった。これらの売薬には家伝の処方として秘匿性を持つものもあり、製薬する家の家系や流派の正統性を主張するものから、神仏の加護により処方が享受されたことを謳うものまであった。売薬の処方名を示した看板は金箔が張られるなどして目立つものとなり、引き札という広告もうたれた。小田原の「外郎薬」は古い伝承を持つ家伝薬であるが、宣伝のため歌舞伎の脚本に組み込ませた。市場経済の発展をよりどころとした広告による宣伝効果により、売薬は販路を拡大していった。

売薬の販売は店舗によるものに限らず、行商によっても行われた。ガマの油売りが有名であるが、見世物をして客を寄せ露店で販売する香具師もあった。定斎薬と言われた「延命散」は江戸の市街で販売された。定斎薬が暑気あたりの薬であることから、行商は炎天であっても笠をかぶらなかったとされる。また、「枇杷葉湯」売りも定斎薬と並んで暑気あたりの薬として親しまれた。こちらは京都烏丸の薬店がもととされ、商品の枇杷葉湯をやかんで煎じて一杯ずつ試飲させながら行商するという手法をとった。定斎薬と枇杷葉湯は夏の風物詩として庶民に広まっていった。先述の万金丹に並んで売薬として最も知名度の高かったのは越

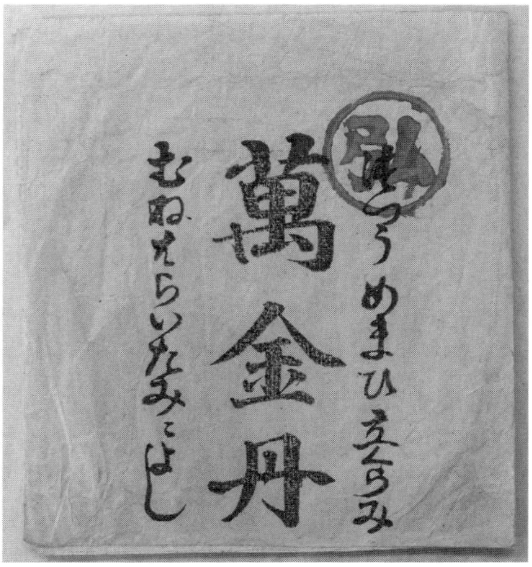

図2　万金丹

中富山の「反魂丹」である。反魂丹の処方名は中国の『和剤局方』にあるが処方構成は異なる。曲直瀬流の丸散処方集である『家伝預薬集』によれば『儒門事親』の妙功十一丸の処方をもとにしたものとされ、別名を麝香丸とした。麝香のほか、黄連、熊胆などを配合した売薬である。売薬行商の発生は中世の修験者である山伏や、布教活動である配札に関連があったとされている。越中立山も修験者の道場として信仰を集めており、その麓にある芦峅寺、岩峅寺の部落の人々が配札檀那廻りを行って布教に努め、護符の配札とともに立山の薬草を配っていたとされる。こうした背景が富山売薬の行商にも影響を与えたと考えられている。また、富山売薬の行商は配置販売の形式を採用した。

　江戸時代は売薬に限らず、医師による医療活動も大いに発展しており、庶民にとって売薬は医師にかかるほどではない症状に用いられるものであった。しかしながら、売薬が多様な販路を持って広く民衆に行き渡ったことで、民衆の健康観、疾病観の形成を促したという側面も認めることができよう。当時の売薬の効能にしばしば見られる疳の虫、疝気、血の道症、気つけといった独特な疾病についての概念が民衆に根付き、薬籠などに入れて携帯したり、配置薬として常備薬にもされ、日常的な健康管理に生かされていったと見られる。このような背景から売薬は安定性、携帯性に有利な丸薬や散薬といったものが好まれ、効能は万病薬的な幅広いものになっていったと考えられる。

　一方で、売薬処方は中国の処方とは異なる独自の構成を持つものが多く、なかには家伝として秘匿性を持つものがあり、神秘性を持たせるために処方の由来に神仏を登場させるものがあった。これを別の側面からみると、その処方の背景にある医学理論が薄れているとも言える。加えて、独特な疾病観から導かれた万能薬的な効能は、明治以降におこる医学の近代化による構造改革が進んだ場では受け入れられないものとなってしまう。

明治期以降の売薬

　明治に入り、新政府は江戸時代に隆盛した売薬が存在することを快く思わず、1870年（明治3）「売薬取締規則」を布告し、売薬の取締りに乗り出した。所管を大学東校とし、神仏や家伝秘方を冠することを禁じ、薬方、用法、効能、定価など詳細に記載した願書を大学東校に提出して免許を受けることを命じた。当時の売薬には洋方もあったが数は少なく、多くは旧来の和漢薬であったが、ドイツ医学重視の方向に進むなか和漢薬は無効視されるようになった。そして、わずか1年半ののち、売薬取締規則は廃止され、売薬検査が文部省の所轄に変わり、さらに、内務省に移るなど、その都度に売薬業者は免許の取り直しをする必要があった。

　1877年（明治10）には「売薬規則」が公布された。売薬は「丸薬、膏薬、煉薬、水薬、散薬、煎薬等家法を以て合剤し販売するもの」と規定され、同時に売薬営業税として一方につき毎年2円が課されることとなった。また、翌年内務省により売薬検査心得書が発達されたが、そこには「有害の方剤は勿論、危険の虞あるものは之を禁じ、無害のものは無能と雖当分之を許可し」とある。先の「売薬取締規則」と姿勢が異なるのは、「売薬取締規則」が「抜群有益」な処方について専売を許可するなど売薬の有益性を重視しているのに対し、「売薬規則」は売薬を無効なものとしていることである。これは和漢薬ばかりでなく、洋薬も含んだ売薬自体を否定的にとらえたものであった。さらに、1882年（明治15）には「売薬印紙税規則」が発布され、定価の10%の税が課せられ、売薬営業税と合わせて二重の課税を受けることになった。

　しかしながら、厳しい政策のなかでも多くの売薬が発売され、民衆に支持されていった。売薬取締

規則が発布され、官許売薬第1号となったのは「守田宝丹」である。守田宝丹は東京池之端の薬舗主の守田治兵衛が申請した売薬であり、アントニウス・ボードウィンの処方をもとにしたとされている。ボードウィンはポンペの後任として1862年（文久2）に長崎養生所に着任したオランダ一等陸軍軍医であり、最新の神経生理学を教授し、物理学、化学等の基礎自然科学分野においてはハラタマを招聘してあたらせた。

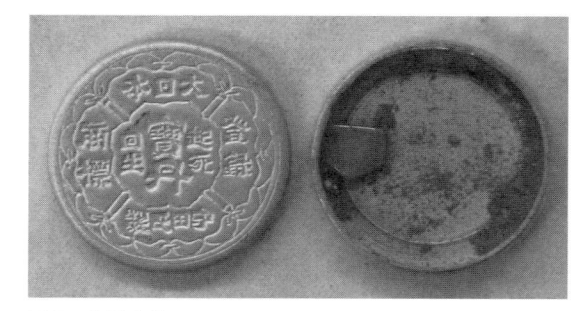

図3　守田宝丹

ボードインは1872年（明治5）に大学東校で講義を行った後、帰国しており、幕末から明治初期にわが国の近代医学化に貢献した。宝丹には中暑、霍乱、中毒、感冒などさまざまな効能があるが、特にコレラの応急薬として明治政府に重用され、西南の役において携行薬とされた。

　明治期の目薬では岸田吟香の「精錡水」が有名である。精錡水はヘボン式ローマ字の創始者であるヘボンの処方とされている。岸田吟香が眼病にかかった折、医師でもあったヘボンに治療を受けた。その後、ヘボンの和英辞書の編集を手伝うことになり、目薬の処方も伝授されたとしている。精錡水は今日の目薬にも用いられる硫酸亜鉛を主成分とした。宝丹と精錡水は明治期の代表的な売薬であり、新聞に広告を載せるなど積極的に販売された。古典落語の「なめる」は宝丹の宣伝のために創作されたものである。守田治兵衛と岸田吟香は、売薬を批判した「売薬論」を書いた福沢諭吉に対して営業妨害、名誉棄損で訴えるなど、売薬の社会的地位の向上に努めた。

　このような状勢のなか、明治政府の売薬政策について疑問を抱くものは薬学者のなかにも現れた。日本薬剤師会第2代会長下山順一郎および3代会長丹波敬三、下山の弟子の池口慶三らは売薬を無効とする制度の改正を望んでいた。こうした薬学先駆者の意見を交え売薬業者も活発な陳情を行い、1914年（大正3）「売薬法」が成立した。「売薬法」では毒薬、劇薬について行政官庁が危害のおそれがないことを認めた場合には配合が許された。また、売薬営業者の資格が限定され、薬剤師、薬剤師を使用するもの、医師でなければ調製し販売することを禁じた。これにより、売薬処方の配合は拡張して内容を改善することが可能になり、薬剤師は売薬の製造、販売に積極的に関わるようになった。

　江戸時代に隆盛した売薬は明治期になると旧時代の産物とみなされ、売薬業者に不利な政策が続いた。ここには西洋薬、特に医師が主導する調剤薬を重視する姿勢があらわれたとみなせる。売薬に対する施策や社会的な要求は時代によって異なり、おそらくは今後も変化していくだろう。今日では売薬はOTC医薬品と称され、セルフメディケーションが推進されている。有効性や安全性の確保や有効な政策が不断に求められることは勿論だが、江戸期の売薬文化を考えるならば、自身の体調を判断する拠りどころとなる健康観や疾病観が大衆のなかに根付く必要があろう。単に臨床検査値などを周知するだけでは不十分なはずである。

参考文献
1) 池田嘯風『日本薬業史』薬業時論社（1929）
2) 宗田 一『日本の名薬』八坂書房（1981）
3) 富士川 游『日本醫學史』（第2版）医事通信社（1974）
4) 清水藤太郎『日本薬学史』（復刻版）南山堂（1971）
5) 西川 隆『くすりの社会誌―人物と時事で読む33話―』薬事日報社（2010）

総論 3

薬事制度の歴史

中村　健・近藤　晃司

はじめに

　近代国家として始動した明治初年以来、薬事制度が多岐にわたり変遷された背景には、社会の変動、急速な科学技術の進展がある。本稿では明治初年より現在まで政府により主導された行政措置等のうち主たる事項約140件を**年表1〜3**に分類した。また、**年表1**について主要な法制度の改変の変遷を**図1**で示した。そして本文では、年表中、特に重要かつその後の動向に大きな影響を与えた事柄、その時代的背景および当該制度を採るに至った経緯を記述した。なお、医薬分業関連制度の詳細な記述は、本書総論5「医薬分業の歴史」(p.68)を参照されたい。

薬事関係制度・法令の制定等の動向

　明治初年以来120年の薬事制度の変遷について、別項で解説する「麻薬、あへん等の特別な規制を受ける薬物」以外のもの、すなわち、医薬品、売薬、医薬部外品、化粧品等の規制の変遷およびこれらのものに係る主要な事象を法令の規制を中心にして本項で以下記述する。その動向、経緯を年次順に示すと**年表1**のとおりである。

近代薬事制度の確立

　明治維新前後、西洋医学の普及に伴い和漢薬に代わり洋薬の需要が増大したが、そのほとんどが輸入に依存していた。しかし、輸入検査体制はなく、贋薬・不良品が横行し、専門従事者は不足し、国民全般の知識も欠如していた。このため、明治政府は不良薬品の取締りと国内薬業の育成を優先課題とした。

売薬の取締りの初期（昭和18年薬事法の統合まで）

　1870年（明治3）、政府は大学東校を所轄として「売薬取締規則」（明治3年12月23日 太布達977）を布達し、当時広く普及していた売薬について有害な売薬の発売禁止、無効無害なものを制限するなど、有効な売薬への奨励等を図ったが、1872年（明治5）大学東校による売薬の取締り所轄の廃止に

より「売薬取締規則」は廃止された。

　1872年（明治5）、文部省に医務課を設置（1873年3月医務局に昇格）し、医事および衛生を所管するとしたが、1875年（明治8）6月、これらの事務を内務省に移管設置（内務省衛生局）した。この体制は1938年（昭和13）の厚生省設置まで続いた。

　文部省医務局は、医薬制度の確立を目指し、1873年（明治6）5月「薬剤取調之法」を太政官に具状（28条からなり、プロシャの薬制に依拠し、その後の薬事に関する諸施策の萌芽となった具状）したが、「医制」法案作成進行中のため布達されなかった。しかし、その規制の内容は「医制」の規制の中に反映された。翌1874年（明治7）8月、「医制」が三府へ布達［東京（8月）、大阪・京都（9月）］され、その内容は、衛生行政の組織、医師の免許と業務、薬舗、薬品、売薬などを網羅した76条からなり、欧米における制度を範に近代的医事衛生制度を導入しようとする先進的なものであったが、今日の法令と言うよりは、衛生行政の方針を示した訓令の性格を有するものと言うことができる。

　1877年（明治10）には「売薬規則」（明治10年1月20日 太布告7）を発布し、売薬業者に免許制を課し、免許期間も5年とするなど、政府は万能薬の淘汰を期したが、当時の売薬の普及状態は無効無害の売薬を淘汰することはできなかった。

　その後、1882年（明治15）、「売薬印紙税規則」（明治15年10月27日 太布告51）を定め、税金による国庫収入が主たる目的でなく衛生上の見地から印紙税を課し、間接的に売薬の抑制を図った。しかし、無効無害主義の実態は1889年（明治22）公布の「薬品営業並薬品取扱規則（薬律）」制定後も依然として続けられ、薬律における法の仕組みも一般医薬品とは別個の体系下で扱われ、無効無害の売薬についても「免許乙の一時的鑑札」が与えられた。この実態は1909年（明治42）に「売薬免許ノ際注意方ノ件」（明治42年4月5日 内衛甲29号衛生局長通牒）により、無効無害主義から有効無害主義へと国の方針が変更されるまで続いた。

　やがて時勢の進行により、規則の不備も多くなり、法文も明瞭でなかったため、1914年（大正3）3月「売薬法」（大正3年3月31日 法14）が公布され、毒薬、劇薬の配合等に関する規定、営業者の資格等が明確にされた（1943年制定の昭和18年薬事法に統合されるまで存続）。なお、1926年（大正15）には売薬印紙税規則は廃止された。また、1932年（昭和7）7月、それまで各府各県で判定されていた「売薬部外品」の取締りが統一され、「売薬部外品取締規則」（昭和7年7月22日 内令25）が定められた。これは現行の医薬部外品制度の前身であるが、1943年（昭和18）制定の昭和18年薬事法において統合された。

明治期の不良洋薬の取締り

　洋薬については、江戸時代末期より、西洋医薬の導入とともに需要が増加し、贋薬不良薬が横行するようになり、政府はその対策として、1874年（明治7）に「贋薬敗薬品取締罰則」（明治7年12月25日 太達番外）を3府に布達し、特に、輸入薬中最も重要かつ高価だったキニーネ塩とヨウ化カリウムの贋薬が多かったことから、罰金刑を課し取締りを講じるなど不良品の取締りに当たった。1876年（明治9）にはこの規制は2品目からさらに20品目が追加された。1880年（明治13）には、前述の不良品の規制及び毒薬劇薬の規則の二法を統合して「薬品取扱規則」（明治13年1月17日 太布告1）を公布し、従来の教導的態度を改め違法に対して重い制裁を科す方針をとり、贋敗不良薬品および毒劇薬の取締りに当たった。

　一方、1874（明治7）年3月、不良不正薬品の防止対策の一環として官営の薬品試験機関である東京

司薬場を設置（設置後間もなく神田和泉町に移転）し、1883年（明治16）には内務省衛生局東京試験所と名称変更され、医薬品の他に食品等についての試験究明に当たり、1887年（明治20）に東京衛生試験所となった。

各種資格・免許制度

薬事に係る専門従事者に関する施策は、1874年（明治7）に制定された「医制」に規定された薬舗の制度に始まる。1875年（明治8）、三府に対して、薬舗開業試験の実施を布達し、開業する者は所定の試験を経て、免許を与えることとした。この試験制度は、その後全国で施行され、1889年（明治22）には「薬剤師試験規則」（明治22年3月27日 内令3）の制定となった。

また、各地において簡単な薬剤の製煉を試みる者が漸次現れたが、多くは輸入品を模造した粗悪品が多く、弊害が多かった。これに対して奨励と同時に取締りを図り、1876年（明治9）「製薬免許手続」（明治9年5月8日 内達乙54）を布達し、司薬場において検査させた。これにより、公許を得た者の製薬人なる階級を形成するに至った。この製薬免許は、国内の製薬業を善導し、製薬企業を興す端緒となったが、薬品の真贋精粗を定めるべき基準が備わっていなかったため、1880年（明治13）10月、内務卿は太政大臣に「日本薬局方選定ノ儀ニ付伺」を提出、同年11月中央衛生会に薬局方の編纂を委ね、審議の末、1886年（明治19）、初版日本薬局方（明治19年6月25日 内令10）を内務省令として公布（収載品目数は470）した。

「薬律」の制定とその後の変遷（戦時期に至るまで）

「薬律」制定と内容

日本薬局方の制定等、薬事制度は逐次整備され、1889年（明治22）、わが国初の近代的薬事法規「薬品営業竝薬品取扱規則（薬律）」（明治22年3月16日 法10）が制定された。「薬律」で特筆すべきは、「薬剤師」の名称が確立したこと、薬剤師による薬局の開設権、調剤権の確立であった。また、医薬品に関し、医薬品の販売をなす者を薬種商、単に薬品を製造し自製の薬品を販売する者を製薬者とし、薬種商・製薬者は地方庁の免許鑑札の制度化、毒劇薬の零売禁止、日本薬局方または外国薬局方収載医薬品の基準不適合品の販売授与の禁止、毒劇薬と他の薬品との区別貯蔵、職業及び使用目的・住所・氏名等を記載し捺印した証書の提出の義務付け、薬品の容器・包紙に一定事項の表示を義務付けた。また、内務大臣は監視員を薬局・薬品を販売または製造する場所に巡視させ取締らせた。本法の施行に伴い、「薬剤師試験規則」（明治22年3月27日 内令3）、「薬品巡視規則」（明治22年3月27日 内令4）、「毒劇薬品目」（明治22年3月27日 内令5）が同時に制定され、「薬品取扱規則」は1890年（明治23）3月に廃止された。

「薬律」制定後の薬事関連制度の主要な変遷

①指定医薬品制度の導入等

薬律制定後の大きな改正として、1907年（明治40）4月、薬品の純度・強度等の品質を保持するため、猛毒又は変敗しやすい薬品であって内務大臣の指定したものは薬剤師又は薬剤師を雇用する薬種商に限って販売授与ができるとする指定医薬品制度を導入した。

②医薬品振興策

1907年（明治40）12月には「何レノ薬局方ニモ記載セザル薬品又ハ製剤取締ニ関スル件」（明治40年12月11日 内令28）が公布され、薬局方外の新薬・新製剤を製造発売又は輸入発売しようとするものは、見本品を添えて地方長官へ届出ることとし、各府県に薬品巡視官と衛生技術員が増員され取締りが強化された。1914年（大正3）、第1次世界大戦勃発により輸入が途絶した。このため政府は臨時薬業調査会を設置し調査研究させ、建議に基づき、国内製薬事業の独立の基礎を確立するため、1915年（大正4）、「染料医薬品製造奨励法」（大正4年6月19日 法19）を制定し、主要医薬品製造業者に補助金制度を設け、研究面では、東京・大阪両衛生試験所に臨時製薬部を設置、医薬品製造法の国産化・代用薬の発見等の調査研究と製薬業者の指導に当たらせた。1930年（昭和5）、政府は国産医薬品の振興奨励のため薬業振興協議会を設け、医師・薬剤師等に国産医薬品使用を奨励した。1932年（昭和7）、医薬品及歯科材料製造研究奨励金交付規則（昭和7年12月14日 内令50）を制定するなど振興策を推進した。

③混合調剤を巡る大審院の判決、薬剤師法の成立

1914～1916年（大正3～5）にかけて、薬剤師の調剤をめぐる「いわゆる混合販売問題」に関する行政と司法の見解の相違は、帝国議会でも審議され、政府は1925年（大正14）、その取扱い規制を「薬品法」と「薬剤師法」の二法案に分割して議会に上程した。しかし、薬品法の規制内容に同意しない日本医師会の反対で、「薬剤師法」（大正14年4月14日 法44）のみが成立し、薬品法は不成立となった。そのため、薬品関係の規制は、引き続き薬律による規制のままとなった。

戦時期前後の各種薬事制度の対応と動向

昭和18年 薬事法の制定（戦時体制における薬事関連法令の統合）

第2次世界大戦前の国際情勢の悪化に伴う医薬品不足に対応するため、1940年（昭和15）、政府は医薬品に関する物資動員計画を設定、重要医薬品の生産拡充計画を実施、医薬品配給統制要綱により5月から重要医薬品の配給統制を実施、1941年（昭和16）に国家総動員法の委任命令である「生活必需物資統制令」（昭和16年4月1日 勅362）に基づき「医薬品及衛生材料生産配給統制規則」（昭和16年5月7日 厚令15）を制定（1947年廃止）し、重要医薬品127品目を生産許可制として重点的生産を行い、同年7月、日本医薬品配給統制株式会社を設立し、地方機関として道府県医薬品卸商組合と医薬品小売商業組合を組織して一貫した統制体制の下で業務に当たらせた。こうした情勢に対応するため、1943年（昭和18）3月、従来の薬律、売薬法、薬剤師法を受け継ぎ、薬事衛生に関する人的物的制度を統合し、麻薬取締規則と売薬部外品取締規則の一部を統合規定し、薬品と売薬を区別した従来の制度を改め、その取扱を一元化した昭和18年薬事法（昭和18年3月12日 法48）を公布した。

旧薬事法（昭和23年薬事法）の制定（占領下での薬事制度）

終戦当時、社会経済情勢が渾沌とする中、戦時体制下で制定された統制色の強い「昭和18年薬事法」は、その改善が喫緊の課題とされ、GHQ指導の下、米国の薬事制度を強く取り入れた旧薬事法（昭和23年7月29日 法197）が1948年（昭和23）7月公布された。構成は、総則、薬剤師、薬事委員会、薬局及び調剤、医薬品、用具及び化粧品、監督、雑則および附則からなる全75条の法律で、従

来規制対象外であった医療用具・化粧品も薬事法の規制の対象とし、医薬部外品は医薬品の一部とされた。

1951年医師法、歯科医師法及び薬事法改正（医薬分業法）の制定

1949年（昭和24）7月に来日した米国薬剤師協会使節団の勧告に始まった医薬分業制度に係る法改正は、議会での論戦、医師会、薬剤師会の政治闘争を経て、1951年（昭和26）6月、「医師法、歯科医師法及び薬剤師法の一部を改正する法律（医薬分業法）」（昭和26年6月20日 法244）として公布された。この法案成立とその後の改正経緯については、本書総論5「医薬分業の歴史」を参照されたい。

現行法（昭和35年薬事法）の制定とその内容

現行法（昭和35年薬事法）の制定時の背景

1948年制定の旧薬事法は、制定後に生じた医薬品の著しい進歩により実情に合わなくなったため、1959年（昭和34）3月、厚生大臣は薬事審議会に対し、「薬剤師、薬局、医薬品製造業、医薬品販売業等現行薬事制度において改善すべき点」について諮問し、1960年2月15日に答申を得、さらに答申事項のみならず法案全般にわたり綿密な再検討を加えた薬事法等の二法案を4月26日に国会提出し、同年7月15日可決成立され、「薬事法」（昭和35年8月10日 法145）、「薬剤師法」（昭和35年8月10日 法146）として公布され、1961年（昭和36）2月1日から施行された。

現行法の規制内容

旧薬事法の中で薬剤師の定義として規定されていた薬剤師の資格に関する事項を「薬剤師法」として独立させ、薬剤師の任務、免許、試験、業務等の規定を設けた。また、薬事法においては、医薬部外品制度を復活させ、医薬品・医薬部外品・化粧品・医療用具の製造販売業・輸入販売業の登録制を許可制に改め、許可基準を整備し、医薬品販売業の登録制を都道府県知事の許可制として許可基準を整備し、医薬品販売業を分け、すべての品目を取扱う「一般販売業者」と厚生大臣が指定した医薬品以外を取扱う「薬種商販売業者」、配置により限定医薬品の販売を行う「配置販売業者」、薬局・医薬品販売業普及が十分でない地域等で限定した品目の販売を行う「特例販売業者」として許可要件規定を設け、医薬品容器・被包への封、医薬品・特定の化粧品・医療用具の直接の容器又は被包への製造番号又は製造記号を記載させる等表示に関する規定の義務付、がん等の特殊疾病用の特定医薬品の広告制限・承認前医薬品の広告禁止等の規定が盛込まれた。

現行法制定後の制度と動向

1963年（昭和38）改正（昭和38年7月12日 法135）（適正配置の規制の改正とその後の推移）

1960年（昭和35）、東京池袋に端を発した医薬品乱売問題を解消するため、行政は1962年（昭和37）、行政指導で薬局の距離制限内規を設け指導したが、指導に限界があり、過当競争は打開されなかった。そのような状況の中、1963年（昭和38）3月、参議院において、議員立法で「薬局の適正配

置規制」および「薬局等に勤務する薬剤師の員数に関する規制」を中心とする薬事法の一部改正案が上程され、同年7月成立した。この薬局等の距離制限を定めた改正は、その後1975年（昭和50）4月30日に最高裁判所での憲法違反判決を受け、同年6月13日法律第37号をもって薬局の適正配置に関する条項の削除と関連項目是正を図る薬事法一部改正が施行され、廃止となった。

1976年（昭和51）改正（昭和51年10月1日 法56）（新医薬品の安全性の強化等の大改正）

1960年に現行薬事法が制定されて以後、改正がほとんど行われずにいたため、サリドマイド副作用問題、スモン副作用問題等に対応する安全性対策は、主として行政指導（「医薬品の製造承認等に関する基本方針について」等）によって対応されてきた。1976年の改正は、それら行政指導で行われてきた新薬承認の厳格化、副作用報告、再評価等の施策を体系化して、医薬品の安全対策を図った薬事法の大改正である。主要改正内容は、法の目的に医薬品の品質、有効性、安全性の確保を明記するとともに、医薬品等の製造又は輸入の承認制、新医薬品の再審査、医薬品の再評価、医薬品の表示事項の厳格化、情報の提供、治験の取扱いの規制の強化等を図った広範に及ぶ改正であった。

医薬品副作用被害救済基金法の制定

前項の1976年（昭和51）の薬事法の大改正と併せて「医薬品副作用被害救済基金法」（昭和54年10月1日 法55）が制定され、副作用被害の迅速な救済を図る医薬品副作用被害救済制度が創設された。本法の制定および前項の薬事法一部改正により、国の薬事行政は衛生警察行政から福祉行政を交えた行政へと転換の舵がきられた。

1983年（昭和58）改正（昭和58年12月2日 法78）（貿易摩擦の解消を図った改正）

わが国と欧米諸外国との貿易摩擦解消の一環としての薬事法の改正で、採られた措置は、認証手続きにおける国内外無差別の法制度的確保、すなわち、外国産品供給者による直接申請、証明取得の可能化等および基準・認証制度の改善であった。

1993年（平成5）改正（平成5年4月28日 法27）（研究開発促進に向けての制度改正）

高齢化による医療ニーズの変化、国際化の進展に対応し、従来の薬務行政である品質、有効性、安全性の確保対策に留まらず、より積極的に医薬品等の研究開発を支援するための体制整備の改正が行われ、希少疾病用医薬品・希少疾病医療用具の研究開発の促進、優先審査、資金の確保、再審査期間の延長、税制上の措置等が講じられた。この改正に併せ、医薬品副作用被害救済基金法は、研究開発促進に向けての基盤整備の改正が行われ、法律名も「医薬品副作用被害救済・研究振興調査機構法」に改められた。

1994年（平成6）改正（平成6年6月29日 法50）（医療用具の審査体制の強化）

心臓ペースメーカー等を始めとした医療用具の迅速な発展にもかかわらず、制定時から改正されていなかった医療用具について、その特質に応じた品質の確保、有効性及び安全性の確保の充実・強化に関する改正が行われた。

1996年（平成8）改正（平成8年6月26日 法104）（医薬品の安全性確保対策の強化）

ソリブジンによる副作用問題、非加熱血液製剤によるHIV感染問題等を契機とする医薬品の治験から承認審査、市販後対策に至るまでの各段階にわたる総合的な医薬品安全確保対策を講じた改正が行われた。製造業者等に対する治験の実施基準の遵守、副作用・感染症等の報告の義務付、市販後調査の実施、厚生大臣の定める基準に適合した資料の提出の義務付、医薬品機構に対する基準の適合性に関する調査の実施、薬局開設者に対する適正使用に必要な情報提供の義務付け、承認前の特例許可制度の創設等の改正が行われた。

2002年（平成14）薬事法一部改正（平成14年7月31日 法96）（承認・許可制度の見直し）

薬事制度の国際的整合性や、科学技術の進展に合わせ、製造・輸入行為に主体をおいた承認・許可制度から製品を流通させる企業の総合的な責任体制に対応した承認・許可制度への抜本的制度改正であり、市場に対する企業責任の明確化、市販後安全対策部門の充実強化、業許可要件・遵守事項の省令化、製造行為と製造販売行為の分離、製造工程に係るアウトソーシングの自由化、医療機器の安全対策の抜本的見直し（クラス分類導入、医療用具から医療機器に呼称変更等）、生物由来製品の安全確保対策の充実、市販後安全対策等が図られた（2005年施行）。

2004年（平成16）独立行政法人医薬品医療機器総合機構の設立

薬害エイズ事件の反省を受け、厚生労働省薬務局を解体し、研究振興部門と規制部門を新機構で統合する仕組みとし、承認審査、研究開発振興、副作用の被害者救済などを1つの独立行政法人に委ねる「独立行政法人医薬品医療機器総合機構法」（平成14年12月20日 法192）が2004年4月に施行された。

2006年（平成18）年改正（平成18年6月14日 法69）（医薬品販売制度の見直し、指定薬物制度の新設）

一般用医薬品のリスクの程度に応じて3区分し、その区分ごとに薬剤師、登録販売者が関与した販売方法を定め、一般用医薬品の販売等の安全性の確保を図る等の改正並びに「違法ドラッグ」と言われ国民の一部に乱用されていた危険な薬物を「指定薬物」として薬事法の規制対象とした改正である。

2006年（平成18）医療法一部改正（平成18年6月21日 法84）（調剤を実施する薬局を「医療提供施設」に位置付け）

「良質な医療を提供する体制の確立を図るための医療法等の一部を改正する法律」（平成18年6月21日 法84）」により、「調剤を実施する薬局」が病院、診療所等と同様に「医療提供施設」として明文化され、併せて関連する薬事法、薬剤師法の一部も改正された。

2006年（平成18）薬剤師法一部改正（平成18年6月21日 法84）（情報の提供の義務付）

前項の医療法の一部改正により、「調剤を実施する薬局」が「医療提供施設」に明文化されたことにより、薬剤師法において、薬剤師の情報提供の義務（薬剤師法第25条の2）が定められた（本書総論5「医薬分業の歴史」参照）。

2013年（平成25）「薬事法等の一部を改正する法律」（平成25年11月27日 法84）改正（法律の題名改正、安全対策の強化、医療機器関連規制の条文分離、再生医療等製品の規制等の改正）

　医薬品、医療機器、再生医療等製品の安全かつ迅速な提供の確保を図るため、添付文書の届出義務の創設、医療機器の登録認証範囲の拡大、再生医療等製品の条件付き承認制度の創設、医療機器等の特性を踏まえた規制を構築する等の改正が行われた。本改正により、薬事法の題名が「医薬品、医療機器等の品質、有効性及び安全性の確保等に関する法律」に改められた（2014年11月25日施行）。

2013年（平成25）「再生医療等の安全性の確保等に関する法律」（平成25年11月27日 法85）の制定

　再生医療等の迅速かつ安全な提供を図るため、再生医療等を提供しようとする者が講ずべき措置を明らかにするとともに、特定細胞加工物の製造の許可等を規定した新法を制定した。

2013年（平成25）「薬事法及び薬剤師法の一部を改正する法律」（平成25年12月13日 法103）（要指導医薬品制度の新設、医薬品情報の提供・指導の強化、特定販売制度の制定）

　一般用医薬品と異なる医薬品の区分として「要指導医薬品」の新設、薬剤師の調剤された医薬品等についての対面による情報提供・必要な薬学的知見に基づく指導の義務化、特定販売制度（インターネットによる販売制度）の規制、リスクによる医薬品区分による医薬品販売制度の見直しの改正等が行われた。また、多発する「危険ドラッグ」対策として、指定薬物の所持の禁止等の規制を強化した改正が行われた。

医薬品産業、医薬品流通、薬局経営に多大な影響を与えた事例の動向

　薬事制度および薬事経済に多大な影響があった行政事項を年代・事項別に記述した。これらを年次順に**年表2**として示した。

1953年（昭和28）9月　独禁法の改正

　私的独占の禁止及び公正取引の確保に関する法律（独禁法）の改正は、医薬品の再販売価格維持契約制度を生み、書籍、新聞と並んで一般用医薬品の価格維持に長期にわたって多大な影響を与えたが、1997年（平成9）に廃止された。

1965年（昭和40）　アンプル入りかぜ薬事件の対応

　アンプル入り内服用かぜ薬の製造販売禁止を中央薬事審議会が答申（1965年5月）したことは、その後の安全対策の契機となり、中央薬事審議会に一般用医薬品特別部会の設置、薬事法に基づく「かぜ薬の製造（輸入）承認基準」制定、一般用医薬品の承認基準制定等の端緒となった。

1967年（昭和42）9月　「医薬品の製造承認等に関する基本方針について」

「医薬品の製造承認等に関する基本方針について」（昭和42年9月13日 薬発第645号厚生省薬務局長通知）は、その後の薬務行政に多大な影響を与えた。ビタミン剤等の薬効問題等が契機となったもので、通達の内容は医療用医薬品と一般用医薬品の分離、品質、有効性、安全性に関する資料を明確にし、それに基づく審査の厳格化、安全対策の強化等であり、これを機に医療用医薬品の使用上の注意の整理・充実化が推進された。こうした医療用医薬品の使用上の注意の充実があって現在の薬歴・服薬指導があるといっても過言ではない。本通達は1979年（昭和54）の薬事法改正の土台ともなった。

薬価基準算定方式の変更

1978年（昭和53）に薬価基準算定方式を統一限定方式から銘柄別収載方式に変更、1992年（平成4）の薬価基準全面改正に際して、従来のバルクライン方式を廃して加重平均値一定価格幅方式（R幅方式）への変更は、医療保険への経済的影響のみならず医薬品流通、研究開発、企業活動等薬事制度にも大きな影響を与えた。

1982年（昭和57）　第二薬局規制

調剤薬局の取扱いについて（昭和57年5月27日 薬発第506号・保発第34号厚生省薬務・保険局長通知）は、その後のいわゆる門前薬局規制に大きな影響を与えた。

2006年（平成18）　薬学教育6年制施行

6年制の導入は、薬学教育コアカリキュラムの変革、質の高い薬剤師の誕生、薬局の業務内容の質的向上、雇用環境の変化等に大きな影響を与えた（本書総論5「医薬分業の歴史」参照）。

2009年（平成21）　医薬品新販売制度施行・登録販売者の誕生

2008年（平成20）から登録販売者試験が実施され、薬剤師以外に一般用医薬品を販売する都道府県認定資格として登録販売者が誕生し、医薬品の販売制度、医薬品流通に多大な影響を与えた。

毒物・劇物・麻薬・覚醒剤・大麻・指定薬物に対する規制の動向

医薬品以外の薬事関係規制対象物質（毒物・劇物、あへん、麻薬、覚醒剤、大麻、指定薬物等）を次の5事項に区分し、それぞれの規制の経緯を記述した。その動向を**年表3**として示した。

毒物・劇物の規制の変遷

初期の毒物劇物の取締

　毒物、劇物の取締りに関する制度が、初めて現れたのは「医制」の規制の中であるが、そのまま実施されることはなく、贋薬の取締りと併行して、1874年（明治7）、「毒物取締」（明治7年9月19日 文布達）として3府に布達され、青酸、阿片等31品目が毒薬として規制された。次いで1877年（明治10）、「毒薬劇薬取扱規則」（明治10年2月19日 内布達20）で、「効力峻劇ニシテ直ニ生命を傷害スルニ足ルベキ物」を毒薬、「性効毒薬ノ如ク強烈ナラザルモ其用量ニ依テ容易ク危害ヲ生ズベキ物」を劇薬として区分が設けられた。当初、毒劇薬取締は全国的に実施されたが、贋敗薬の禁令施行地は3府であったため、1880年（明治13）、両規則を統合し全国を施行地とする「薬品取扱規則」（明治13年1月17日 太布告1）を公布し、薬品を第一類（注意薬）、第二類（毒薬）、第三類（劇薬）に分類し、毒薬・劇薬については、器又は包紙に名称および毒又は劇の字を明記すること等も定められ、近代的規制制度の原型ができあがった。この毒劇薬の規定は薬律にも引き継がれたが、医療用・工業用共に適用されていたため条文によって薬品の概念が異なる不合理を有していた。この不合理を解消するため、1912年（明治45）に「毒物劇物営業取締規則」（明治45年5月10日 内令5）を公布し、毒物、劇物を医薬品から分離させ、別個の法令とし、毒物・劇物の定義、営業者の資格、貯蔵・取扱方法、交付手続・監督の5要素から構成された法令が定められた。この法令において毒物・劇物の定義を「医薬以外の用に供せしめる目的で販売する毒性・劇性の物質で別に指定したものをいう」と定義した。

現行法の制定およびその後の改正の動向

　1947年（昭和22）、日本国憲法施行に伴う措置として、従来の内務省令による規制を法律として「毒物劇物営業取締法」（昭和22年12月18日 法206）として制定した。新たに販売業のほか、製造業、輸入業の規制、事業管理人の必置等が加えられた。その後、1950年（昭和25）、特に毒性の激しい毒物の取扱い、および従来の営業者の許可・届出制に代えて事業所ごとの登録制を敷き、登録の際に基準を設ける等、産業の進展に伴って直面する化学製品における保健衛生上の危害を防止するため、「毒物及び劇物取締法」（昭和25年12月28日 法206）（現行法）を制定した。

現行法制定後の主な改正の動向

　現行法制定後も化学工業の進展など時代の要請を反映して改正が行われ規制対象も制定時と比較して広範に及んでいる。

①1955年（昭和30）改正

　パラチオン（ジエチルパラニトロフエニルチオホスフエイト）等の激しい毒性をもつ農薬の登場に対処して「特定毒物」制度導入による使用、所持の制限、特定毒物研究者の許可等の規制を定めた。

②1964年（昭和39）改正

　シアン化合物等毒物劇物の業務上取扱者に届出義務と流出防止措置を義務付けるなど公害防止条項を導入した。

③1970年（昭和45）改正

　特定毒物以外の毒物・劇物についても運搬・貯蔵その他取扱について技術上の基準を定めた。

④1972年（昭和47）改正

　いわゆる「シンナー遊び」を規制するため、「興奮、幻覚または麻酔の作用を有する毒物又は劇物」、「爆発性のある毒物又は劇物」について正当な理由のない者の所持の禁止が議員立法により法改正された。

あへん、麻薬、覚醒剤、大麻、指定薬物に関する規制の変遷

あへんに関する初期の取締

　「あへん」の取締りは、幕末から行われていたが、1868年（明治元）太政官は府藩県に命じ、阿片煙草の有害なことを論告し、吸引・売買・授与を厳禁した。現在、わが国であへんの吸引の弊害が全く見られないのは、明治初期の厳格な取締りに負うところが大きい。1870年（明治3）「販賣鴉片煙律」（明治3年8月9日　太布達522）「生鴉片取扱規則」（明治3年8月9日　太布達521）を発布、1878年（明治11）「薬用阿片賣買並製造規則」（明治11年8月9日　太布告21）を制定し、薬用阿片はすべて内務省が買い上げ、各司薬場から阿片卸売特許薬舗に払下げる制度とした。あへんは有害であるが薬品として不可欠であるとして正規の用途に使用されるべき薬用あへんの確保も考慮し、1897年（明治30）、「阿片法」（明治30年3月30日　法27）を公布した。さらに1917年（大正6）に製造に関する規制強化を、1919年（大正8）にはあへんの輸出入を明文をもって禁止した。その後、終戦直後、禁止されていたけしの栽培の復活とあへんの輸入方法に関する必要から、1954年（昭和29）「あへん法」（昭和29年4月22日　法71）が制定され、あへんの専売制度が続けられ、現在に至っている。

現行麻薬関係法に至るまでの変遷

①麻薬取締規制の昭和18年薬事法への統合まで

　麻薬一般の規制については、1877年（明治10）「毒薬劇薬取扱規則」、1880年（明治13）「薬品取扱規則」、1889年（明治22）「薬律」において、モルヒネ、エクゴニン、エチルモルヒネ、コデイン、ジヒドロコデイン等を毒薬または劇薬として簡単な規制をしているほか、1920年（大正9）に至るまで特別な法令はなかった。1912年（大正元）の「ヘーグ阿片条約」の締結後、第1次世界大戦後の実施に対応した1920年（大正9）の「モルヒネ、コカイン及其ノ塩類ノ取締ニ関スル件」（大正9年12月6日　内令41）を経て、1930年（昭和5）に「麻薬取締規則」（昭和5年5月19日　内令17）が制定され、麻薬製造・輸出入の規制・コカ樹の栽培許可等の麻薬取締の制度が整備され、1931年（昭和6）に制限条約が締結され、麻薬取締、製造・分配を国際的に統制しようとする機運の高まりにより1934年（昭和9）に一部改正され、麻薬製造の際の品名、数量等の詳細報告、容器・被包の記載事項、慢性中毒性患者の届出等が規定され、取締りは一層強化された。この規制は1943年（昭和18）の薬事法制定（薬事関係法の統合）まで存続した。

②麻薬及び向精神薬取締法の制定までの変遷

　終戦直後のGHQの指令に応じて出された法令を経て、1946年（昭和21）6月、麻薬を一元的に取締る「麻薬取締規則」が制定されたが、1948年（昭和23）、阿片法を含めたすべての麻薬取締を集大成して「麻薬取締法」（昭和23年7月10日　法123）が制定された。しかし、占領下の特殊な事情で制定された同法は独立後の実情に合わない点があり、実態に即した効果的な取締りを行うため、1953年

(昭和28)に「麻薬取締法」(昭和28年3月17日 法14)(現行法)が制定された。新たに麻薬輸出業者を設けて麻薬を輸出する途を開くとともに、従来麻薬として取扱われた家庭麻薬を麻薬の範囲から除外して広く国民医療の用に供する途を開いた。また、取締りに関する事務の一部を都道府県知事に委任し、都道府県でも麻薬取締員を置き、必要な取締りを行わせた。その後、乱用された睡眠薬等は、薬事法における習慣性医薬品への指定で対処していたが、幻覚剤、向精神薬の乱用が世界各国で問題となり、国際的規制を求める動きが高まり、1990年(平成2)になって1971年(昭和46)の向精神薬に関する条約に批准し、麻薬取締法を改正して「麻薬及び向精神薬取締法」として現在に至っている。

覚醒剤に関する取締りの変遷

メタンフェタミン(製剤名ヒロポン)とアンフェタミンは、終戦後、軍の放出、薬局における疲労回復薬としての販売による中毒者の急増は社会問題化された。1949年(昭和24)に薬事法上の劇薬指定、1950年(昭和25)には要指示医薬品の指定によって対処したが、1951年(昭和26)「覚せい剤取締法」(昭和26年6月30日 法252)を制定し、覚醒剤の使用の厳格な制限をはじめ、施用機関の限定、定められた者以外の所持・譲渡・譲受の禁止、研究者の指定等の厳しい施策が実施された。しかし、密造・密売や中毒者の増加は続き、1954年(昭和29)には、密造・密売に対する取締りを強化し(昭和29年6月12日 法177)、1955年(昭和30)には「覚せい剤原料」についても規制の枠を広げた(昭和30年8月20日 法171)。これらの施策により一時期は覚醒剤事犯の減少をみたが、密売ルートの増加、密輸の組織化等によって、依然として事犯は減少せず、現在でも覚醒剤乱用は終息に至っていない。

大麻に関する取締りの変遷

終戦後、GHQの指令に基づき、1947年(昭和22)に「大麻取締規則」(昭和22年4月23日 厚生省・農林省令1)が制定された。この規則は政府がGHQと相談し、日本における大麻の使用は古来よりから衣服原料としての繊維作物として使用され、吸煙、吸食の風習がなかったこと等を説明し、大麻を定義して規制対象を明確にして、繊維並びに種子採取を目的とした場合に限定して大麻草の栽培を認める内容であった。1948年(昭和23)7月に「麻薬取締法」とともに「大麻取締法」(昭和23年7月10日 法124)が公布され、その後の改正を経て現在に至っている。

指定薬物に関する規制

麻薬に指定されていない、合法ドラッグ、脱法ドラッグとも称された「危険ドラッグ」について、近年、乱用が拡大されていることから、2006年(平成18)6月に薬事法一部改正により「指定薬物」に関する規制を新たに設け、指定薬物として指定された薬物については、医療の用途以外に製造、輸入、投与、販売、貯蔵、陳列を禁止し、指定薬物による危害発生の防止を図った。しかし、増加する乱用者による市民への危害の増加等に対処し、2013年(平成25)年に指定薬物の成分指定から一括抱合化した指定を採用して規制強化等を図るとともに、指定薬物による保健衛生上の危害を防止するため、その所持を禁止する措置を講じた改正を行った。さらに2014年(平成26)に指定薬物(危険ドラッグ)の更なる規制の見直しのための改正が行われた。

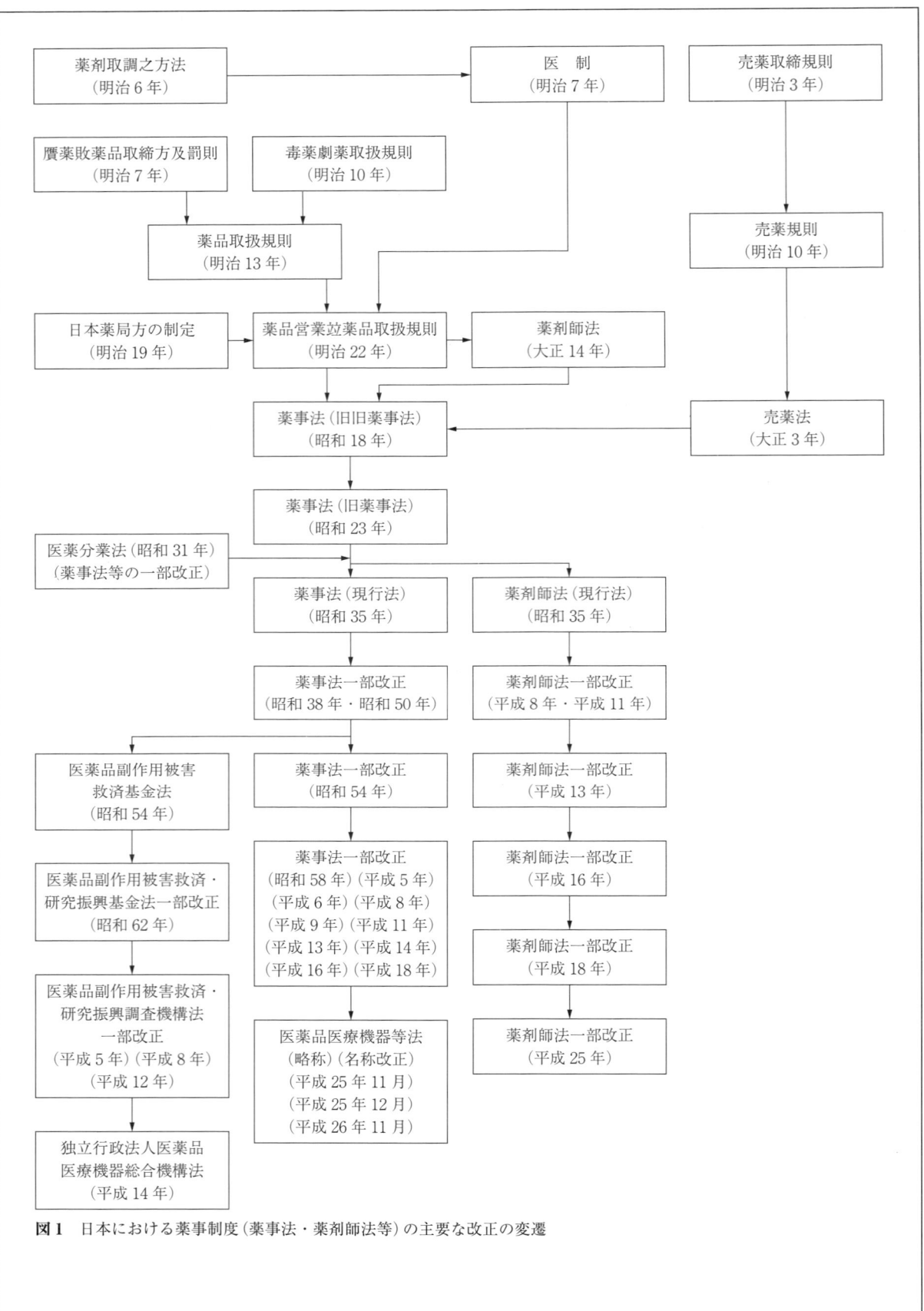

図1 日本における薬事制度(薬事法・薬剤師法等)の主要な改正の変遷

日本の薬学史

48

年表1　薬事関係制度・法令の制定等の変遷

年号	西暦年.月.日	行政・法令の制定・改定・事象
明治 3	1870.12.25	売薬取締規則を布達(1872年7月廃止)
5	1872.2.11	文部省に医務課を設置(薬事制度を取扱う担当課の設置、翌年、医務局に昇格)
6	1873.5.20	文部省、薬剤取調之法 施行方を太政官に具状(薬品検査機関の設置等、医制準備中に付布達されず)
6	1873.6.28	衛生行政事務を文部省から内務省に移管
7	1874.3.27	東京府下に司薬場(国立医薬品食品衛生研究所の前身)設立を布達(国の不良医薬品の試験機関が発足)
7	1874.8.18	医制、三府へ布達〔東京(8月)、大阪・京都(9月)〕(わが国の近代的医事薬事衛生制度導入の萌芽)
7	1874.12.25	贋薬敗薬品取締方罰則を布達
8	1875.3.-	薬舗試験規則を布達(京都府、初めて薬舗開業試験を実施)
8	1875.12.25	薬舗開業試験施行之件を布達(薬剤師国家試験の原点である)
9	1876.5.8	製薬免許手続を布達
10	1877.1.20	売薬規則を布達
11	1878.6.29	医師の薬舗兼業、薬舗の医業兼業を禁止(薬剤師不足のため1884年に医師の薬舗兼業禁止は解除)
13	1880.1.17	薬品取扱規則を布達(毒薬劇薬取扱規則廃止)
13	1880.10.6	日本薬局方選定ノ儀ニ付伺を内務卿が太政大臣へ提出、11.5に中央衛生会へ編纂委任
15	1882.10.27	売薬印紙税規則を発布
19	1886.6.25	初版日本薬局方を公布(1887年7月施行、468品目、1888年9月2品目追加)
22	1889.3.15	薬品営業並薬品取扱規則(薬律)を公布(わが国初の総合薬事法制度の制定)
22	1889.3.27	薬剤師試験規則を公布
22	1889.3.27	薬品巡視規則を公布
22	1889.3.27	毒劇薬品目を指定
36	1903.6.24	痘苗及血清其他細菌学的予防治療品製造取締規則を制定
38	1905.5.25	売薬税法を公布(1926年3月廃止)
40	1907.4.9	薬品営業並薬品取扱規則(薬律)の一部改正(指定医薬品制度の導入)
40	1907.12.11	何レノ薬局方ニモ記載セザル薬品又ハ製剤取締ニ関スル件の公布(いわゆる新薬、新製剤の誕生)
42	1909.4.5	売薬免許ノ際注意方ノ件(無効無害主義から有効無害主義に転換)
大正 2	1913.4.-	内務省、普通薬の混合販売は合法との解釈を通知(神奈川県からの照会に対して)
3	1914.3.31	売薬法を公布(売薬規則廃止)
5	1916.7.-	芝八事件(無処方調剤事件)が発生
8	1919.2.25	大審院が芝八事件の再審上告審に対し判決(調剤の定義固まる)
14	1925.4.14	薬剤師法を公布
昭和 7	1932.7.22	売薬部外品取締規則を制定
13	1938.1.11	厚生省設置・内務省から独立
16	1941.8.1	厚生省、衛生局に薬務課を設置

年号	西暦年.月.日	行政・法令の制定・改定・事象
17	1942.2.25	国民医療法を公布（医事関係法規の統合）
18	1943.3.12	薬事法の制定公布（薬律の廃止、売薬法の統合、日本薬剤師会の強制設立等、売薬部外品取締規則は薬事法に統合、最初に薬事法の名称を付した法律である）
18	1943.3.12	保険医、保険歯科医師及び保険薬剤師の療養担当規程告示
19	1944.3.31	薬局方ニ収載セサル医薬品を指定（薬局売薬20数万方剤を局方外医薬品45剤に圧縮整理）
22	1947.12.24	医薬部外品等取締法を公布
23	1948.7.15	厚生省、薬務局設置
23	1948.7.29	薬事法を公布（医薬品製造業の登録、薬事監視員制度、医薬部外品等取締法廃止）
24	1949.5.25	第1回薬剤師国家試験（学説）施行［実地は7月、合格者数2276人、合格率81.3％］
26	1951.6.20	医師法、歯科医師法及び薬事法の一部を改正する法律（いわゆる医薬分業法）を公布
31	1956.4.1	医師法、歯科医師法及び薬事法の一部を改正する法律（医薬分業法）施行
33	1958.4.10	学校保健法を公布
34	1959.8.21	小児マヒ患者2000人を超え、厚生省、全国に防疫対策指示
35	1960.8.10	薬事法を公布（現行法の公布）
35	1960.8.10	薬剤師法を公布（現行法の公布）
36	1961.6.21	小児マヒ大流行対策として生ワクチン（1300万人分）緊急輸入決定、ソ連から生ワクチン（1000万人分）到着（7.12）
37	1962.5.21	サリドマイド製剤の製造販売の中止勧告
38	1963.7.12	薬事法一部改正公布（薬局等の適正配置規定）（議員立法による）
42	1967.1.12	売血制度廃止（日本血液銀行協会、4月から売血を中止し、保存血製造だけとすることを決定）
45	1970.9.9	キノホルム含有製剤の販売中止を通達（スモン発生の防止）
49	1974.4.15	厚生省薬務局の7課の名称変更
50	1975.4.30	最高裁、薬事法及び都道府県条例による薬局等の適正配置規則を憲法違反と判決
50	1975.6.13	薬事法一部改正（薬局の適正配置条文の削除）
54	1979.10.1	薬事法一部改正を公布（新医薬品の安全性の強化等の大改正）
54	1979.10.1	医薬品副作用被害救済基金法を公布
55	1980.8.16	医薬品の製造管理及び品質管理規則（GMP）を公布
58	1983.12.2	薬事法一部改正を公布（貿易摩擦の解消を図った改正）
平成 5	1993.4.28	「薬事法」及び「医薬品副作用被害救済・研究振興基金法」の一部改正を公布（オーファンドラッグの研究開発促進等）
6	1994.6.29	薬事法の一部改正を公布（医療用具の審査体制の強化）
6	1994.7.1	製造物責任法が制定（医薬品も対象となる）
8	1996.6.26	薬事法、薬剤師等の一部改正法案を公布（安全対策の強化、薬事法に薬局開設者等の医薬品購入者等への情報提供規定、薬剤師法に調剤時の情報提供義務規定）
14	2002.7.31	薬事法の一部を改正する法律を公布（承認・許可制度の見直し）
14	2002.12.20	独立行政法人医薬品医療機器総合機構法の公布
16	2004.5.21	学校教育法等の一部を改正する法律を公布（薬学6年制が決定）
16	2004.6.23	薬剤師法の一部を改正する法律を公布

年号	西暦年.月.日	行政・法令の制定・改定・事象
17	2005.12.15	厚生労働省・医薬品販売制度改正検討会が一般用医薬品をリスクに応じ3分類する最終報告書
18	2006.6.14	薬事法の一部を改正する法律を公布（医薬品販売制度の見直、指定薬物制度の新設）
21	2009.6.1	改正薬事法の完全施行（新たな医薬品販売制度の完全施行）
25	2013.1.11	医薬品ネット販売の権利確認等請求事件で最高裁が原告勝訴とする判決（薬事法の委任の範囲を逸脱した省令）
25	2013.11.27	薬事法等の一部を改正する法律（法律第84号）公布（法律の題名改正（略名　医薬品医療機器等法）、安全対策の強化、医療機器関連規制の条文分離、再生医療等製品の規制等の改正）
25	2013.11.27	再生医療等の安全性の確保等に関する法律（法律第85号）公布
25	2013.12.13	薬事法及び薬剤師法の一部を改正する法律（法律第103号）公布（要指導医薬品制度の新設、医薬品情報の提供・指導の強化、特定販売制度の改正）
26	2014.11.27	医薬品医療機器等法の一部改正（指定薬物等（危険ドラッグ）の規制の見直し等）

年表2　薬事制度・経済に多大な影響を与えた事例の変遷

年号	西暦年.月.日	行政・法令の制定・改定・事象
大正　4	1915.6.19	染料医薬品製造奨励法を公布（国内医薬品製造業者の補助金制度を設け、製薬事業の基礎の確立を図る）
昭和　5	1930.10.-	薬業振興協議会設置
7	1932.12.14	医薬品及歯科材料製造研究奨励金交付規則を制定（国産医薬品の振興推進策）
13	1938.7.9	物品販売価格取締規則を公布（医薬品の公定価格制度の確立）
14	1939.10.18	価格等統制令により全国的に医薬品価格が統制される
16	1941.2.5	医薬品統制規則を公布
16	1941.5.7	医薬品及衛生材料生産配給統制規則を制定
24	1949.9.13	米国薬剤師協会使節団、医薬分業の実施を勧告
28	1953.9.1	私的独占の禁止及び公正取引の確保に関する法律（独禁法）の一部改正施行（医薬品の再販売価格維持契約制度）
39	1964.1.6	武見太郎日本医師会長、日医理事会で医薬分業実施を提唱
39	1964.8.10	医薬品の適正広告基準を公布
40	1965.2.15	アンプル入りかぜ薬に起因する死亡事故発生
40	1965.5.7	アンプル入りかぜ薬製造販売の禁止を答申（中央薬事審議会安全対策特別部会）
42	1967.9.13	「医薬品の製造承認等に関する基本方針について」を通達（医療用とその他の医薬品を区分等）
43	1968.7.24	厚生大臣、医薬品の1物2名称見送りを記者会見で言明
44	1969.9.18	中央薬事審議会に一般用医薬品特別部会を設置
45	1970.8.6	中央薬事審議会、かぜ薬承認基準を答申
45	1970.8.13	薬効問題懇談会　発足
47	1972.1.8	医薬品の使用上の注意を厳重に実施方を通知
47	1972.2.1	調剤報酬で調剤基本料80円新設され実施（薬剤師の業務に初めてメンタルフィーが設定される）
47	1972.3.13	スモン病はキノホルムによる神経障害とスモン調査研究協議会が結論

年号	西暦年.月.日	行政・法令の制定・改定・事象
48	1973.11.21	抗菌製剤と精神神経用剤再評価結果答申（中央薬事審議会が13社27品目の有用性確認根拠無と判定）
49	1974.10.1	診療報酬改定で処方箋料が10点から50点（500円）に一挙引上実施
50	1975.1.24	厚生省、「処方せんの受入れ体制の整備について」通達（第二薬局の規制）
52	1977.9.28	「アミノピリンを含有する医薬品の取扱いについて」通達（経口での使用が禁止）
53	1978.2.1	薬価基準、統一限定方式から銘柄別収載方式に変更・実施
57	1982.5.27	「調剤薬局の取扱いについて」通知（第二薬局規制通達）
57	1982.8.17	老人保健法を公布
60	1985.12.27	医療法の一部改正公布（医療法の中に初めて薬局・薬剤師の字句が記載される）
62	1987.6.1	薬局等構造設備規則の一部改正（試験用機器の拡大、検査センターの利用の容認）
63	1988.4.1	診療報酬で病院薬剤師の技術料が新設（100点業務が新設）・実施
平成 4	1992.4.1	薬価基準の算定方式の変更（バルクライン方式から加重平均方式に変更）・実施
4	1992.7.1	医療法の一部改正公布（医療法の中で薬剤師が医療の担い手として明記される）
5	1993.2.12	厚生省・21世紀の医薬品のあり方に関する懇談会が中間報告（希少疾病用医薬品開発促進・医薬品優先審査等）
5	1993.4.30	厚生省、薬局業務運営ガイドラインを公表
9	1997.12.17	介護保険法を公布（薬剤師業務に在宅医療の導入促進）
13	2001.1.6	省庁再編により厚生省と労働省が統合、厚生労働省となる
14	2002.8.30	厚生労働省が医薬品産業ビジョン最終報告を公表
17	2005.2.10	「薬事法第49条第1項の規定に基づき厚生労働大臣の指定する医薬品」（処方箋医薬品）告示（要指示医薬品制度から処方箋医薬品制度へ）
18	2006.4.-	6年制薬学生入学
18	2006.6.21	良質な医療を提供する体制の確立を図るための医療法等の一部を改正する法律を公布（調剤を実施する薬局を医療提供施設として認める改正）
19	2007.6.26	厚生労働省・登録販売者試験実施ガイドライン報告書（2008年から登録販売者試験実施、2009年6月から登録販売者認定開始）

年表3　毒物劇物、麻薬等規制薬物に対する規制の変遷

年号	西暦年.月.日	行政・法令の制定・改定・事象
明治 3	1870.8.9	販賣鴉片煙律、生鴉片取扱規則を公布
7	1874.9.19	毒物取締を三府へ布達
9	1876.8.21	薬用阿片売買並製造規則を公布
10	1877.2.19	毒薬劇薬取扱規則を布達（毒薬19種、劇薬46種制定）
30	1897.3.30	阿片法を公布
45	1912.5.10	毒物劇物営業取締規則を制定（医療用外の毒薬劇薬を別個に取締）
大正 9	1920.12.6	モルヒネ、コカイン及其ノ塩類ノ取締ニ関スル件を公布
昭和 5	1930.5.19	麻薬取締規則の公布（調剤以外の売買受払簿は5年間保存）
5	1930.12.27	有害避妊用器具取締規則を公布

日本の薬学史

年号	西暦年.月.日	行政・法令の制定・改定・事象
21	1946.6.19	麻薬取締規則を公布
22	1947.4.23	大麻取締規則を公布
22	1947.12.18	毒物劇物営業取締法を制定
23	1948.7.10	麻薬取締法を公布
23	1948.7.10	大麻取締法を公布
25	1950.12.28	毒物及び劇物取締法を公布(現行法の制定)
26	1951.5.1	四エチル鉛危害防止規則制定(特定毒物制度の制定)
26	1951.6.30	覚せい剤取締法制定
28	1953.3.17	麻薬取締法を公布(現行法の制定)
29	1954.4.22	あへん法を公布(現行法の制定)
30	1955.8.12	毒物及び劇物取締法一部改正(特定毒物制度導入)
39	1964.7.10	毒物及び劇物取締法一部改正(公害防止条項導入)
45	1970.8.6	LSD(リゼルギン酸ジエチルアミド及びその塩類)、麻薬を指定する政令の一部を改正する政令で麻薬指定
45	1970.12.25	毒物及び劇物取締法一部改正(運搬・貯蔵等の技術上の基準導入)
46	1971.5.31	有機塩素系殺虫剤の製造中止を指示(DDT、BHC時代終わる)
47	1972.6.26	毒物及び劇物取締法一部改正(興奮・幻覚・麻酔の作用・爆発性のある毒物又は劇物)
48	1973.10.15	覚せい剤取締法の大改正(罰則・覚醒剤原料規制強化等)公布
平成 2	1990.6.19	麻薬取締法等の一部を改正する法律を公布(麻薬取締法を改正し麻薬及び向精神薬取締法として向精神薬を取込)

参考文献

1) 家庭薬統制組合編『家庭薬全書』家庭薬全書刊行会(1944)
2) 高田浩運『薬剤師法・薬事法の解説』時事通信社(1961)
3) 牛丸義留『薬事法詳解』学陽書房(1962)
4) 『国立衛生試験所百年史』国立衛生試験所(1975)
5) 厚生省医務局編『医制百年史』ぎょうせい(1976)
6) 日本薬局方百年史編集委員会編『日本薬局方百年史』日本公定書協会(1987)
7) 厚生省五十年史編集委員会編『厚生省五十年史』厚生問題研究会(1988)
8) 秋葉保次、中村 健、西川 隆、渡辺 徹編『医薬分業の歴史 証言で綴る日本の医薬分業史』薬事日報社(2012)
9) 藤井基之『危険ドラッグとの戦い』薬事日報社(2014)

総論 4

製薬学者と薬剤師の養成で始まる薬学教育の歴史

奥田　潤・西川　隆

西洋薬学教育の導入

　日本の医療は、江戸末期に幕府が漢方医を重用したため、漢方医によってその実権が握られていた。しかし、痘瘡が流行し、西洋から種痘による治療法が導入されたほか、その他の伝染病に対して石炭酸（フェノール）消毒が始まると、漢方医は西洋医薬学を無視できなくなり、新政府は西洋の医療を重視するようになった。それが契機となってわが国に西洋薬学導入の機運が芽生えた。

医学と薬学は車の両輪

　西洋では、医学と薬学は車の両輪のような役目を果していたので、政府は日本に西洋医療を導入するに際して、薬学の導入を図る必要に迫られた。さらに、輸入医薬品の品質を管理するために分析技術が必要となり、フェノールなど簡単な薬物の製造も重要な課題になってきた。
　1865年（慶応元）まで、長崎の精得館（後の長崎医学校）で教えていたオランダ陸軍一等軍医であるボードイン（Anthonius Bauduin）の推薦で、日本における理化学の教育ができる教師として、1866年（慶応2）、オランダ陸軍医官のハラタマ（Koenraad Wouter Gratama）が招聘された。
　ハラタマは理学と医学の両学位をもち、精得館付属の分析究理所を主宰した。江戸幕府はハラタマを江戸開成所に招くことにしたが、1868年（慶応4）に江戸幕府は倒れ不可能となり、同年（明治元）新政府が生まれた。
　大阪府知事 後藤象次郎はボードインを招き、大阪医学校を創立し、近くに舎密局（舎密とはオランダ語で化学を意味する日本語訳）をつくり、そこにハラタマを呼んだ。ハラタマの長崎での後任に、1869年（明治2）、オランダ陸軍薬剤官のゲールツ（Anton Johannes Cornelis Geerts）が着任した。彼は薬学者でわが国の理化学・製薬学教育の創始者となった。後に京都の舎密局で講義を行い、薬品試験法を教え、司薬場開設を提唱した。さらに日本薬局方の編纂に加わり、西洋生薬の日本生薬代替え品の発見に努めた。
　イギリス公使館付医師ウィリス（William Willis）が、官軍の軍人病院（横浜）を任され、会津戦争では負傷兵の手術や創傷の治療に過マンガン酸カリ液による消毒を行った。新政府がウィリスを登用したため、医療はイギリス風に傾いた。そのため、陸・海軍医療の薬局方はイギリス方に従った。ま

た、アメリカ式薬学を太田雄寧が紹介した。

製薬学校設立（現在の東京大学薬学部）

新政府は1870年（明治3）6月、幕府の昌平黌、医学所、開成所をそれぞれ大学本校、東校、南校と改称した。同年10月、相良知安は大学南校のフルベッキ（G.F. Verbeck）の意見も入れ、当時最も進んでいたドイツ式医学を導入することを政府に進言した。これを受けて政府はドイツ医学採用を決定し、ドイツ陸軍一等軍医正少佐のミュルレル（Leopold Müller）およびドイツ海軍軍医少尉のホフマン（Theodor Hoffmann）の両名を招聘した。就任したミュルレルはドイツ薬学の導入も進言し、1872年（明治5）、ドイツからニーウェルト（Niewerth）が来日し、26歳で薬学専任の教師となった。しかし彼は薬剤師でドクトルの資格がなく、薬学教育の任務を辞退、付属病院の薬局整備に従事した。このため、予算の関係からニーウェルトの任期満了まで薬学教師の雇用は見送られた。

1873年（明治6）、欧米視察から帰国した衛生局長の長与専斎は、医学とともに薬学の発達が重要であることから、「製薬学校設立の儀に付伺」の趣意書とミュルレルとホフマンにつくらせたドイツ薬科大学に準ずる「製薬学校規則案」を文部省に提出し、製薬学者と薬剤師の速やかな養成を建議した。長与が提出した製薬学校設立伺書と規則案は直ちに採択された。これが今日の東大薬学部の前身となる「製薬学科」の創立となった。

薬学教育施設の開設、開校の歴史

薬学校通則を公布

1874年（明治7）に制定された「医制」が掲げた医薬分業を推進するため、政府は早急に薬舗主を養成する必要に迫られた。1982年（明治15）、文部省は「薬学校通則」を公布し、各府県に通達した。この通達によって薬学校は甲・乙2種に分けられ、甲種は3年制とし通常の薬学の講義を行い、薬舗主を養成する。乙種は2年制の速成科で、初期の私立の薬学校はいずれも乙種であった。

この薬舗・薬舗主は1989年（明治22）に制定された法律「薬品営業並薬品取扱規則」で薬局・薬剤師と改称された。

日本において、明治初期より第2次世界大戦開始（1941年（昭和16））までに設立され、現在も存続している薬科大学は21大学ある（表1）。

表1に示した21校のうち、最初から大学として発足した東京大学は別にして、その他は私学の薬学校として発足したものが多い。その沿革は校名の改称、一時的な閉校となったものもあるが、私立→公立→国立へ移管（例：富山大学薬学部）した学校もある。多くの薬学校は、1903年（明治36）に公布された「専門学校令」により、1910年（明治43）頃から高等教育機関の薬学専門学校に昇格、薬専と称せられた。戦後の1949年（昭和24）には新制大学設置法により、東京大学と京都大学に医学部薬学科が設置され、薬学専門学校は順次新制の4年制大学となった。

戦後から昭和期末までに設立された25校を表2に示した。

表2末の1984年（昭和59）から2002年（平成14）までの18年間、薬科大学の新設はなかった。その後、政府が規制緩和政策をとり、現在（平成期）までに28薬科大学（薬学部）の新設が認められた。

表1　第2次世界大戦前に設立された薬科大学（現在の大学名）と設立年＊（21校）

開校年	開校時の校名（その後の改称は省略）	現在の大学名
1867年（慶応3）	加賀藩卯辰山養成所舎密局	金沢大学医薬保健研究域薬学系
1873年（明治6）	第一大学区医学校製薬学科	東京大学大学院薬学研究科
1880年（明治13）	東京薬舗学校	東京薬科大学薬学部
1884年（明治17）	京都私立独逸学校（後に別科薬学科）	京都薬科大学
	名古屋薬学校	名古屋市立大学大学院薬学研究科
1885年（明治18）	私立熊本学校	熊本大学大学院医学薬学研究科/薬学教育部・薬学部
1890年（明治23）	第一高等中学校医学部薬学科	千葉大学大学院薬学研究院
	第五高等中学校医学部薬学科	長崎大学大学院医歯薬学総合研究科
1893年（明治26）	共立富山薬学校（私立）	富山大学薬学部
1902年（明治35）	東京薬学専門学校→神田薬学校	明治薬科大学
1904年（明治37）	大阪道修薬学校	大阪薬科大学
1916年（大正5）	私立静岡女子薬学校	静岡県立大学大学院薬学研究科
1922年（大正11）	徳島高等工業学校応用化学科・製薬化学部	徳島大学薬学部
	星製薬商業学校	星薬科大学
1927年（昭和2）	帝国女子医学薬学専門学校	東邦大学薬学部
1930年（昭和5）	昭和女子薬学専門学校	昭和薬科大学
	神戸女子薬学校	神戸薬科大学
1931年（昭和6）	岐阜市立岐阜薬学専門学校	岐阜薬科大学
	共立女子薬学専門学校	慶応義塾大学薬学部
1939年（昭和14）	京都帝国大学医学部薬学科	京都大学大学院薬学研究科
	東北薬学専門学校	東北薬科大学

＊本表は薬学教育協議会50年史（2010）、p.134〜137から作成した。

　ここでは21大学のすべての沿革を書くことはできないため、表1に従い、①最も古い歴史を持つ金沢大学、②最初に大学の薬学部を開設した東京大学、③私立の東京薬科大学、④京都薬科大学、⑤公立の名古屋市立大学薬学部、⑥明薬（歴史）資料館をもつ私立の明治薬科大学についてその沿革を述べる。

金沢大学医薬保健医療域薬学系（現在の大学名）の歴史

　日本において薬学教育を最初に始めたのは金沢大学である。その前身は1867年（慶応3）（明治維新の1年前）、加賀藩卯辰山養成所に製薬所と薬圃が付設された時が創立年とされている。舎密局もあり、硫酸、塩酸、酢酸、雷汞を製造し、高峰譲吉の父で蘭医であった高峰元稑らが薬学関係の化学、植物学、薬剤学を講義した。同校は1870年（明治3）加賀藩医学館製薬所となり1872年（明治5）に閉校となったが、1876年（明治9）に金沢医学所薬局学科として再発足した。

　同校は1879年（明治12）金沢医学校製薬学科となり、1884年（明治17）金沢甲種医学校付設乙種薬学校となり、1887年（明治20）、同校は閉校となった。1889年（明治22）、第四高等中学校医学部薬

表2 第2次世界大戦後から昭和期末までに設立された薬科大学(薬学部)と設立年*(25校)

開校年	開校時の校名(その後の改称は省略)	現在の大学名
1949年(昭和24)	大阪大学医学部薬学科	大阪大学大学院薬学研究科
1950年(昭和25)	九州大学医学部薬学科	九州大学大学院薬学研究院
1952年(昭和27)	日本大学工学部薬学科	日本大学薬学部
1954年(昭和29)	北海道大学医学部薬学科	北海道大学大学院薬学研究院
	右の現校名と同じ	名城大学薬学部
	〃	近畿大学薬学部
1957年(昭和32)	東北大学医学部薬学科	東北大学大学院薬学研究科
1960年(昭和35)	右の現校名と同じ	東京理科大学薬学部
	〃	福岡大学薬学部
	〃	第一薬科大学
1962年(昭和37)	〃	武庫川女子大学薬学部
1964年(昭和39)	〃	北里大学薬学部
	〃	昭和大学薬学部
1969年(昭和44)	岡山大学医学部薬学科	岡山大学薬学部
	広島大学医学部薬学科	広島大学大学院医歯薬学総合研究科
1972年(昭和47)	右の現校名と同じ	神戸学院大学薬学部
	〃	徳島文理大学薬学部
1973年(昭和48)	〃	城西大学薬学部
1974年(昭和49)	〃	北海道薬科大学
	東日本学園大学薬学部	北海道医療大学薬学部
1975年(昭和50)	右の現校名と同じ	北陸大学薬学部
1977年(昭和52)	新潟薬科大学	新潟薬科大学薬学部
	右の現校名と同じ	帝京大学薬学部
1982年(昭和57)	〃	福山大学薬学部
1983年(昭和58)	〃	摂南大学薬学部

*本表は薬学教育協議会50年史(2010)、p.134~137から作成した。

表3 平成期2003年(平成15)から2008年(平成20)までに設立された薬科大学(薬学部)と設立年*(28校)

2003年(平成15)	就実大学薬学部	九州保健福祉大学薬学部	
2004年(平成16)	城西国際大学薬学部 千葉科学大学薬学部 青森大学薬学部	日本薬科大学 武蔵野大学薬学部 徳島文理大学香川薬学部	帝京平成大学薬学部 広島国際大学薬学部
2005年(平成17)	奥羽大学薬学部(福島) 愛知学院大学薬学部	国際医療福祉大学薬学部 同志社女子大学薬学部	金城学院大学薬学部 崇城大学薬学部(熊本)
2006年(平成18)	高崎健康福祉大学薬学部 松山大学薬学部	横浜薬科大学 長崎国際大学薬学部	大阪大谷大学薬学部
2007年(平成19)	岩手医科大学薬学部 姫路獨協大学薬学部	いわき明星大学薬学部 安田女子大学薬学部	兵庫医療大学薬学部
2008年(平成20)	鈴鹿医療科学大学薬学部 (共立薬科大学は慶応義塾大学と2008年に合併、**表1**にも記載)	立命館大学薬学部	

*本表は薬学教育協議会50年史(2010)、p.134~137から作成した。

学科が設置され、1894年（明治27）、第四高等学校医学部薬学科に改称された。1901年（明治34）金沢医学専門学校薬学科に、1923年（大正12）、金沢医科大学付属薬学専門部へ改組された。

1949年（昭和24）、金沢大学薬学部となり現在に至っている。

東京大学大学院薬学研究科（現在の大学名）の歴史

大学として薬学教育施設を最初に開設したのは東京大学である。1873年（明治6）第一大学区医学校製薬学科として開設された。

当時の日本の製薬事情は極めて不満足なものであったことから、政府はまず製薬学者を養成して製薬業を発達させ、日本の薬学を発展させようとした。同校では、翌年ドイツから帰国した柴田承桂が日本人最初の教授となり、製薬学を教えた。ほかに助教として飯盛挺造が物理学を、大井玄洞が製薬学を担任した。外人ではドイツ人薬剤師のハンセン（E. Hansen）、ドイツ人薬学者のマルチン（G. Martin）、ドイツ人で薬学専任教頭のランガルト（A. Langgaard）らが教えた。

ランガルトは、柴田教授がドイツ留学中の池田謙斎、長井長義、松本銈太郎宛てに依頼した、日本の薬学発展に役立つ人材として推薦されたドイツ人薬学者で、初めての製薬学科専任教師であった。1875年（明治8）に27歳で着任したランガルトは学生の期待に応える豊かな学識を持ち、柴田はランガルトと協議して、製薬学科教育課程の体系化に努めた。ランガルトは、本科の無機化学、有機化学、製薬化学と実習を受け持ち、医学校の薬剤学も兼務した。薬剤師のニーウェルトは、病院薬局の組織化や業務内容を整理し任務を終え帰国した。

この製薬学科は予科2年、本科3年の教育課程で本郷の現在地区に移った。1875年（明治8）製薬学科に修業年限2年の「通学生制度」が設置され、1880年（明治13）より「別科」と改称した。別科では実務家・薬舗主の速成が図られたが、1887年（明治20）に廃止され、「選科」が設けられ、薬舗開業免許のあるものの入学が許された。

1877年（明治10）、校名は東京大学となり、医学部製薬学科となった。

1878年（明治11）の医学部製薬学科第1回卒業生は下山順一郎、丹波敬三、丹羽藤吉郎、高橋三郎ら9名であった。1879年（明治12）卒業生は10名、1881年（明治14）卒は9名、1882年（明治15）卒は5名、1883年（明治16）卒は1名となり、「製薬学科廃止」の危機にも直面したが、1886年（明治19）、帝国大学の発足とともに医科大学薬学科として開校した（製薬学科は13年間続いた）。1890年（明治23）には5名卒業したが、その後も卒業生は毎年5名以下で、卒業生がいないときもあり、1906年（明治39）に10名となった。

1919年（大正8）、東京帝国大学医学部薬学科となり、医薬品の国産化策を反映して20名が卒業した。1929年（昭和4）には卒業生は31名となった。1949年（昭和24）、新制の東京大学医学部薬学科となり、1958年（昭和33）に医学部から独立して東京大学薬学部となり、現在に至っている。

東京薬科大学薬学部の歴史

1880年（明治13）、私立の東京薬舗学校（校長：藤田正方）として開校、1883年（明治16）東京薬学校と改称、薬学講習所を合併して、1888年（明治21）私立薬学校となった。校長は東大薬学科教授の下山順一郎が、監事は同丹波敬三が兼務した。1917年（大正6）、東京薬学専門学校となる。1929年

(昭和4)に開校した上野女子薬学校を、1931年(昭和6)に東京薬学専門学校女子部とし、戦後の1949年(昭和24)に東京薬科大学へ昇格、現在に至っている。

京都薬科大学の歴史

1884年(明治17)に開校した京都私立独逸学校(校長:ルドルフ・レーマン、Rudolf Lehamann)は、別科(薬学科)を1886年(明治19)に設置、1892年(明治25)私立京都薬学校と改名、1919年(大正8)京都薬学専門学校となり、1949年(昭和24)京都薬科大学に昇格、現在に至る。

名古屋市立大学大学院薬学研究科の歴史

1884年(明治17)、名古屋薬学校(校長:蔵田信忠)として開校、1890年(明治23)愛知薬学校と改称、1921年(大正10)閉校した。1931年(昭和6)愛知高等薬学校として開校し、1936年(昭和11)名古屋薬学専門学校と改称、戦後の1946年(昭和21)に名古屋市へ移管、名古屋市立薬学専門学校となり、1949年(昭和24)名古屋薬科大学へ昇格、1950年(昭和25)名古屋市立大学薬学部として発足し、現在に至っている。

明治薬科大学の歴史

1902年(明治35)、東京薬学専門学校(校長:恩田重信)として発足したが、薬学専門学校の校名は使用できなくなり、1904年(明治37)神田薬学校と改称、1906年(明治39)に明治薬学校となった。1907年(明治40)、日本初の女子薬学校である東京女子薬学校を併設し、男女共学の先駆けとなった。1922年(大正11)明治薬学専門学校となり、戦後の1949年(昭和24)明治薬科大学となり現在に至っている。明薬資料館が1998年(平成10)に建設され、大原薬業資料、創立者恩田重信関連資料、ディオスコリデスのマテリア・メディカ(薬物誌、ウィーン写本)など多数の資料を所蔵。

明治から第2次世界大戦終了期までの薬学教育の歴史とその背景

表1の薬科大学(薬学部)のうち、明治時代に開校された11校で明治時代にどのようなカリキュラムで薬学教育が行われたのか詳しいことはよくわかっていない。比較的資料が残っている東京大学薬学科の例を中心に述べる。

医学校製薬学科開校

第一大学区(後の東京大学)医学校製薬学科は、上述のように1873年(明治6)に開校された。その4年後、1877年(明治10)のカリキュラムは表4に示した。本科3年間のうち、1、2年は講義、3年は製薬、薬物試験、薬局調剤の実地実習が行われた。

当時は上述のランガルト、マルチン、コルシエリ(Korchely)、エイクマン(Eijkmann)の外国人教

表4 東京大学医科大学製薬学本科のカリキュラム、1877年（明治10）

第1学年	物理学、薬用植物学、鉱物学、化学、無機化学、顕微鏡学
第2学年	物理学、化学、薬品学、製薬学、定性分析、有機化学、薬品学、製薬化学、定量分析
第3学年	製薬実地演習、薬物試験実地演習、薬局調剤実地演習

表5 帝国大学医科大学薬学科のカリキュラム、1887年（明治20）

第1学年	製薬化学、植物解剖学、薬用植物学、調剤学、有機体考究法、実地調剤、植物学実習、薬局方使用法実習
第2学年	実地調剤、生薬学、裁判化学、衛生化学、植物学実習、薬局方使用法実習、製薬術実習、顕微鏡検査
第3学年	実地調剤、薬剤師規則、顕微鏡検査、裁判化学実習、衛生化学実習、製薬術実習、薬用植物分析法実習

師が教育に当たった。

1874年（明治7）に「医制」が公布され、薬舗主（薬剤師）が免許制となった。しかし、薬剤師の数は少なく、医師による調剤の慣習を変えるのは困難で、1883年（明治16）に医師の薬舗兼業を認める「訓令」により医薬分業は実現しなかった。

1880年（明治13）、製薬学科卒業生と通学生制度修了生が中心となって薬学会が設立された。1892年（明治25）に日本薬学会と改称され、初代会頭に長井長義が就任した。13年遅れて1893年（明治26）には医薬分業実施を求めて日本薬剤師会が創立された。

廃止の運命まぬかれる

当時日本には製薬企業も未発達で東京大学製薬学科は、卒業生の就職先も軍病院などに限られ、困難な状況にあった。そのため1878年（明治11）から1886年（明治19）までの間、卒業生がいない年もあり、卒業生総数は34名で、平均すると1年間約4名という少なさであった。そのため製薬学科は廃止の運命に見舞われたが、1886年（明治19）の学制改革による帝国大学設立時に医科大学薬学科として復活した。復活には助教授丹羽藤吉郎の奔走があったと記録されている。下山順一郎（生薬学）、丹波敬三（衛生化学）、丹羽藤吉郎（調剤学）が各科目を担当した。

1887年（明治20）のカリキュラムを表5に示した。教授2（下山・丹波）、助教授1（丹羽）で各科目を分担した。

1881年（明治14）、内務省に「日本薬局方」の編集委員会がつくられ、エイクマン、ゲールツ、ランガルト、柴田承桂、永松東海らが委員となり、1886年（明治19）「第1版日本薬局方」が制定され、**表5**に示したように1、2年生の教材として授業で使用された。

1887年（明治20）のカリキュラム（**表4**）に比べ、10年後の**表5**のカリキュラムは薬局方、裁判化学、衛生化学が加わり改善された。

1889年（明治22）、「薬品営業並薬品取扱規則」（薬律と言われる）が制定されたとき、1884年（明治17）の「訓令」が踏襲され、「薬律」附則43条において医師が自ら薬を調剤することを認めたため、医薬分業は実質的に無効となった。このため、薬学校の経営は苦しくなり廃校となったものが多かったが、1893年（明治26）には帝国大学令改正により講座制が実施され、帝国大学医科大学薬学科は3講座3教授となった。第1講座（生薬学）下山、第2講座（衛生裁判化学）丹波、第3講座（薬化学）長

表6　帝国大学医科大学薬学科のカリキュラム、1908年（明治41）

第1学年	無機薬化学、有機薬化学、薬用植物学、植物解剖学、裁判化学、薬品製造学、定性分析実習、定量分析実習、薬局方化学薬品試験法実習、無機薬化学実習、植物学実習並顕微鏡用法
第2学年	有機薬化学、生薬学、衛生化学、調剤学、薬品製造学、有機薬化学実習、生薬学顕微鏡的実習、薬局方生薬品試験法実習、裁判化学衛生化学実習、調剤学実習
第3学年	・生薬学専修科目 　和漢製薬学、粉末生薬学、植物化学、生薬学実習（普通生薬及粉末生薬）、植物化学実習 ・衛生裁判化学専修科目 　裁判化学、衛生化学、裁判化学実習、衛生化学実習 ・薬化学専修科目 　動植物成分考究法、動植物成分考究法実習、新薬合成法実習、有機体構造研究法実習、元素分析及び分子量測定法実習 ・薬品製造学専修科目 　薬品製造学、無機性薬品製造法実習、有機性薬品製造法実習、ガレヌス薬製造法実習、設計及び製図

井となった。

1907年（明治40）、14年ぶりに薬学科に「薬品製造学」講座が増設され、4講座となった。教授は、助教授の丹羽藤吉郎が就いた。講座の新設に伴い、改正された1908年（明治41）のカリキュラム（表6）を示す。改正の要点は「専修科制度」を設けたことである。1学年、2学年は従前どおりであるが、3学年は4講座に基づく生薬学専修科目、衛生裁判化学専修科目、薬化学専修科目、薬品製造学専修科目が設けられ、ようやく研究が行われるようになった。

また丹羽は、1908年（明治41）医科大学付属医院の初代薬局長に補された。丹羽は本務の薬品製造学講座担任のかたわら薬局長の任務にも励み、1911年（明治44）、丹羽の設計によるブロック建築の薬局が落成し、帝国大学模範薬局の門標を掲げた。

1912年（明治45）、教授下山順一郎が急逝、新世代への転換期を迎えた。

1917年（大正6）、丹羽の主唱で（第1回官公立）病院薬局長（薬剤部長）会議（協議会）が開催された。京都医科大学病院、九州医科大学病院、日本赤十字病院など全国28病院の薬局長らが参加し、投薬瓶の消毒、調剤用水の選択などについて協議した。

本格的な研究体制へ

1919年（大正8）、学制改革により帝国大学は東京帝国大学となり、医学部薬学科となった。教授も新世代へと一新された。同年の各科目の教授は朝比奈泰彦（生薬学）、服部健三（衛生化学）、慶松勝左衛門（薬品製造学）、近藤平三郎（薬化学）が担当し、1929年（昭和4）から講座担当教授として緒方 章（臓器薬品化学）が揃い5講座となり、本格的な薬学研究が行われるようになった。

当時のカリキュラムを表7に示したが、改正の要点は専修科の内容を更新して「特別講義」を設けたことであった。カリキュラムのうち、講義時間以外はすべて実習時間に振り向けられた。また「特別研究実習」は全部の学科課程を修めた者のみに出席が許され、衛生・裁判化学、薬化学、生薬学、薬品製造学の4学科中1学科を選択して研修することができた。試験は毎学期の終了時に学説と実習について行われたが、薬化学（無機）、薬用植物学、薬品試験法、生薬学、裁判化学の試験に合格した者でなければ、薬化学（有機）、植物化学、衛生化学、調剤学、薬品製造学の受験は許さないなど、

表7　東京帝国大学医学部薬学科のカリキュラム、1919年（大正8）

講義（第1年、第2年）	薬化学（無機）、薬化学（有機）、薬用植物学、薬品試験法、生薬学、植物化学、衛生化学、裁判化学、薬品製造学（無機）、薬品製造学（有機）、放射能化学、製薬機械工学、調剤学、
実習（第1年、第2年）	化学分析（定性定量）実習、薬品試験法実習、薬用植物学実習、衛生及裁判化学実習，薬化学（無機・有機）実習、生薬学実習、薬品製造学実習、調剤学実習、特別研究実習
特別講義（第3年）	薬化学特別講義、裁判化学・衛生化学特別講義、生薬学・植物化学特別講義、薬品製造学特別講義、調剤学実習、特別研究実習

　東京帝国大学医学部薬学科となった大正期から教育内容は更新され、厳しいものとなった。

　その一方で薬学生への講義は、薬物の化学面が強調される教育となった。カリキュラム（表6）に示すように、例えば薬理学は医科大学で開講されていたので、薬学科で開講することができず、化学中心となり、製薬化学、裁判化学、衛生化学のように化学の名を付けて開講された。

専門学校令施行

　1903年（明治36）年に専門学校令が施行され、大正・昭和初期になっていくつかの薬学校は薬学専門学校に昇格し、数校の女子薬学校も女子薬学専門学校になった。そのため、開局薬局の経営は安定化し、製薬企業も薬学専門学校卒業生を採用するようになり、薬学専門学校の経営も安定化した。同時に専門学校の教授には東京帝大薬学科の助手クラスが就任したので、教育内容も「ミニ帝大」化していく傾向にあった。

京都帝大に薬学科新設

　1939年（昭和14）、京都帝国大学の医学部に薬学科が設立され、生薬学（刈米達夫）、薬品分析学（高木誠司）、薬品製造学（高橋西蔵）、有機薬化学（富田眞雄）、無機薬化学（石黒武雄）の5講座が設けられた。京大薬学科の新設は、医学部教授会の新設賛同を得たのち、1936年（昭和11）に京大森島庫太名誉教授から東大薬学科教授慶松勝左衛門へ協力要請があり、これに応え慶松は「医薬品の国産化という時局の要請に応えるため、アカデミックな東大薬学科の学風にとらわれず、関西の立地条件から有能な薬学研究者、製薬技術者の養成と新薬の研究など製薬産業に役立つ実質主義に力点」を置いた。東大と異なり、薬化学は有機薬化学と無機薬化学の2講座に分かれ、衛生裁判化学講座がないなど製薬に向けた特徴ある布陣であった。

　東京大学は、政府の医薬品国産化政策の下で、1926年（大正15）から定員が20名から35名に増員された。1929年（昭和4）頃から卒業生は毎年30名を超えた。1941年（昭和16）には薬品分析化学講座（石館守三教授）が設置され6講座となった。学生の卒業は、大戦のため12月となり、1942年（昭和17）から終戦を挟む1947年（昭和22）から9月に変わった。

表8　薬学教育基準の薬学カリキュラム（大学基準教会決定）、1950年（昭和25）

教養課程	数学、物理学（実験を含む）、化学（同）、生物学（同）
専門課程	必修すべき科目 1）化学（無機化学、有機化学、理論化学）、2）生理学及び解剖学、3）生化学（醗酵化学）、4）薬品分析学、5）生薬学（薬用植物学）及び生薬化学、6）薬品化学（無機薬品化学、有機薬品化学、機械工学）、7）衛生化学・公衆衛生学（微生物学、免疫学を含む）、8）薬剤学（調剤学及び製剤学）、9）生物検定法、10）薬剤及び経営論、1）～9）は実験を含む 他に選択科目（略）

戦後の薬学教育改革と新制大学

　1945年（昭和20）8月、日本はアメリカを主力とする連合国軍に降伏、第2次世界大戦は終結した。大戦の間、日本は薬学の研究面、特に抗生物質、ホルモン、抗ヒスタミン剤、化学療法剤の開発に遅れをとり、その回復に農学部、理学部出身者の援助を得た。

　占領軍の連合国最高司令部（GHQ；General Headquaters）は、戦後日本の教育制度を改革するため、1949年（昭和24）に6・3・3・4の学制を施行した。これによって、すべての専門学校は新制大学になり、東京および京都の両帝国大学医学部薬学科も同列の4年大学となった。その教育理念は「良き一般市民を育成する」ことで、教養課程と専門課程からなり、カリキュラムは大学基準協会によって薬学教育基準が1950年（昭和25）に表8に示したように発表された。

　1958年（昭和33）には、東京大学医学部薬学科が医学部より独立し薬学部となった。2年後、京都大学薬学科も薬学部となった。薬学部となった以上複数科制をとるべきとの意見が出され、同年薬学部設置基準を改正、薬剤学科、製薬学科、衛生薬学科の3学科案が示された。

　一方、私立薬科大学では薬学科、製薬学科の2学科制、または薬学科、製薬学科、衛生薬学科の3学科制に賛成するところもあった。学科制は学生の定員増につながり、関係講座の増設ができたが、卒業生は薬剤師国家試験に対応しなければならず、この薬学部設置基準（案）は基本法が文部省に承認されず、公式の設立には至らなかった。

　東京大学では、1963年（昭和38）に製薬学科ができ、薬学科と製薬学科の2科の卒業生は69名となった。その後、製薬学科の卒業生が減少し、1997年（平成9）からは再び薬学科（81名）のみとなった。

　薬学で教職の資格をもつには博士の学位をもつことが要件であった。薬学専門学校は薬学博士の学位を授与することができず、薬科大学の教員は東大と京大の薬学（科）部の出身者および同大専科修了者で占められたが、新制私立薬科大学でも大学院博士課程の設置により、博士号を授与できるようになり、母校出身の教授を選出できるようになった。

薬学教育協議会の活躍とその歴史

　薬学教育は広範囲にわたっていることから、4年間で学生が履修することは不可能になってきた。1958年（昭和33）、東京大学の柴田承二教授の主導により、薬学教育の充実・改善・発展に寄与する目的で「薬学教育協議会」が設立された。最初は任意団体であったが、その後は一般社団法人（代表理事：望月正隆）として運営され、2010年（平成22）に50周年を迎えた。

表 9　薬学教育基準（財）大学基準協会、1980 年（昭和 55）

薬学教育の目的		「薬学教育は、薬学に関する基礎および応用の科学ならびに技術を履修させ、薬学に関連する社会的使命を正しく遂行しうる人材を養成することを目的とする。」
基礎薬学分野	有機化学系	有機化学、天然物化学、反応有機化学、合成有機化学、錯体化学、無機化学、構造有機化学、生物有機化学
	物理化学系	分析化学、物理化学、放射化学、機器分析学、生物物理化学、物性物理化学
	生物学系	生化学、機能形態学、薬用植物学、微生物化学、免疫学、病理学、病態生理学、病態生化学、組織化学
応用薬学分野	製薬学系	生薬学、薬品製造学、医薬品化学、化学工学、製剤学、品質管理学、生物医薬品学、医薬品試験法、生物学的試験法
	医療薬学系	薬剤学、製剤学、薬理学、臨床医学概論、薬物治療学、病院薬学概論、医薬品管理学、薬物代謝・薬物速度論、放射薬品学、臨床化学
	衛生薬学系	衛生化学、毒性学、食品衛生学、環境化学概論、裁判化学、衛生試験法
	応用共通系	日本薬局方、薬事関係法規、薬学概論、医薬品情報科学、医薬品概論

薬学教育の実務実習は原則履修するものとする。

協議会の定款によると、次の団体から選出された会員（社員と呼ぶ）によって構成される。
1) 国・公・私立大学の薬学系学部または薬系大学院の中から各大学の代表者（73 校 74 薬学部）
2) 薬学教育に関連する団体の代表者 1 名
　国公立大学薬学部（科長・学長）会議、㈳日本私立薬科大学協会、㈳日本薬剤師会、㈳日本病院薬剤師会、㈶日本薬剤師研修センター、㈳日本薬学会、大阪医薬品協会、㈳東京医薬品工業協会、日本薬学図書館協議会、薬剤師認定制度認証機構および学識経験者 5 名よりなる。

本協議会は次の事業を行うと規定されている。
1) 薬学教育に関する調査・研究・評価
2) 薬学教育カリキュラムの検討
3) 薬学教育者研修会（薬学教育者ワークショップ）の実施
4) 薬学系学部または学科学生の病院・薬局実務実習の円滑な実施のための調整
5) 薬学系学部または学科卒業生および薬学系大学院修了者の就職動向調査
6) 薬学系学部または学科教科担当者会議の開催
7) その他、本法人の目的を達成するために必要な事業

　過去 50 年の間に、本協議会は歴代の会長が中心になり、日本の薬学教育を理論、実践の両面からリードして今日に至っている（第 2 代会長　伊藤四十二、以下野上　寿、高木敬次郎、田村善蔵、宮崎利夫、辻　章夫、井村伸正、望月正隆に引き継がれている）。
　1965 年（昭和 40）には大学基準協会が薬学教育基準の制定改正に着手したのを受けて、本協議会においても討議が行われ、その基準案が 1979 年（昭和 54）に高木敬次郎会長から大学基準協会へ答申された。大学基準協会は翌年、表 9 に示した教育基準を発表した。
　この頃から「医療薬学」という言葉が公式に使用されることになった。
　2001 年（平成 13）8 月に日本私立薬科大学協会薬剤師養成カリキュラム検討委員会から「薬学教育

表10 薬剤師国家試験出題基準の改正（1994年（平成6）改正）
（薬剤師国家試験改善検討委員会、1994）

基本的考え方：医療法の基本理念を実現するための薬剤師の養成を目指す

平成7年までの試験科目		平成8年以降の改正試験科目	
薬理学	30問	基礎薬学分野	60問
薬剤学	65問	医療薬学	120問
衛生化学・公衆衛生学	45問	衛生薬学	40問
薬事関係法規	15問	薬事関係法・制度	20問
出題数計	155問	出題数計	240問

平成8年の薬剤師国家試験より適用

モデル・カリキュラム（案）」が、また同年9月には国公立大学薬学部長会議教育部会から「薬学教育モデル・コアカリキュラム（案）」が作成提示された。これら両案の統合作業を行うため、同年12月に日本薬学会が主催する薬学教育カリキュラムを検討する協議会（座長：市川 厚）が発足した。同協議会は上記2案について検討し、2002年（平成14）4月に「薬学教育モデル・コアカリキュラム」および「薬学教育実務実習・卒業実習カリキュラム」を作成した。本カリキュラムを参考にして各薬科大学（薬学部）において独自に教育方法および到達度を評価し、このカリキュラムの完成によって薬学教育6年制への流れが加速された。

2003年（平成15）、第159回国会において薬学教育を6年制として、薬剤師国家試験の受験資格に最低6ヵ月の実務実習を義務づける学校教育法および薬剤師法の改正案が可決、公布された。そして2006年（平成18）から新しい薬学教育がスタートし、2012年（平成24）に6年制の新卒業生が誕生した。

6年制の目的は、従来のいわゆるproducts oriented薬学教育のみならず、延長された2年間でpatient oriented薬学教育を実施することであった。本協議会は事業4（前掲）を行い、薬剤師国家試験を受験するために必要な学生の病院・薬局実習を行う指導薬剤師のワークショップが全国的に行われ、学生には共用試験が実施され、実習の円滑化が図られた。

一方、多くの国公私立大学薬学系では4年＋2年（大学院）の6年制を目指した教育を実施しているところもあり、本協議会が果す役割は今後も重要となると考えられる。

また今後は患者中心の薬学を発展させるために、人文・社会科目の6年間内の教育の充実を目指して、人間性豊かな薬剤師・研究者を育てる模索が欠かせないであろう。

薬剤師国家試験（国試）の歴史

薬剤師国家試験は、1949年（昭和24）に第1回が実施された。当時は学説試験と実地試験が2日間にわたって行われた。実地試験は調剤とキャピラリーを用いた融点測定などの実技試験が行われたが、やがて筆記試験のみとなり、1985年（昭和60）になって出題基準が策定され、以後概ね5年ごとに見直しが行われることになった。

1985年（昭和60）の秋の国家試験科目は、薬理学、薬剤学、衛生化学、公衆衛生学、薬事関係法規、日本薬局方であった。1992年（平成4）に医療法が改正され、加えて医薬分業の進展により薬剤師国家試験が見直され、1996年（平成8）より試験科目が変更された（表10右側）。

2012年（平成24）3月に実施された、6年制卒業者に対する新しい薬剤師国家試験では表11のよう

表11 新薬剤師国家試験問題数、2012年（平成24）

科目	必須問題	一般問題 薬学理論問題	一般問題 薬学実践問題	出題問数
物理・化学・生物	15問	30問	15問（複合問題）	60問
衛生	10問	20問	10問（複合問題）	40問
薬理	15問	15問	10問（複合問題）	40問
薬剤	15問	15問	10問（複合問題）	40問
病態・薬物治療	15問	15問	10問（複合問題）	40問
法規・制度・倫理	10問	10問	10問（複合問題）	30問
実務	10問	―	20問（単問）+ 65問（複合問題）	95問
出題数計	90問	105問	150問	345問

に345問が出題された。このように新薬剤師国家試験は、問題数科目数ともに従来より大幅に増加し、7科目345問となった。また合格基準は①全問題の得点が65％以上、②一般問題は各科目の得点がそれぞれ35％以上、③必須問題については全必須問題の得点が70％以上で各科目の得点がそれぞれ50％以上であることとなった。

薬剤師国家試験の新卒者の成績は、第84回（平成11年）から第94回（平成21年）までは80％台であったが、第99回（平成26年）の成績では、新6年生の全国平均が70.49％となり大幅に下落した。薬科大学設置の規制緩和により薬科大学（薬学部）は74校になり、学生の質の低下を招いたものと考えられる。

まとめ

1867年（慶応3）に金沢大学薬学部の前身の舎密局に、さらに1873年（明治6）に東京大学の前身第一大学区医学校に製薬学科がそれぞれ開校されてから、2014年（平成26）で148年と142年になる。第一大学区の製薬学科は13年後には薬学科となった。

一方、当時の政府の働きかけもあり、明治時代には多くの薬学校が開校して薬舗主（薬剤師）の養成が始まったが、製薬産業の発達はままならず、加えて不完全な医薬分業で医師が自ら調剤できたため、学生は集まらず、製薬学科は廃止の危機に直面し、廃校となる薬学校も多かった。

その後、製薬産業も発達し、薬局も経営できるようになり、また国民の衛生知識も進んだため、「専門学校令」により薬学校における教育の質的向上が求められ、大正初期に次々と高等教育機関である専門学校に昇格、大戦後は4年制の薬科大学（薬学部）となった。

4年制大学となって教育の内容も無機・有機薬化学、生薬学、衛生化学、薬品分析化学、調剤学のほか臓器薬品化学、薬理学、生理・解剖学なども加わって多様となった。一方、科目が増加するにつれて分科制が進み、薬学科、製薬学科、衛生薬学科と増えた。2006年（平成18）からは臨床薬学が加わって6年制となり、開局薬局、病院実習が必須化され、新しい国家試験に合格した卒業生が2012

年(平成24)に6年制の薬剤師となった。一方、国公立と一部の私立の薬学部では従来の4年制＋大学院2年の教育が並立して行われている。

今日では薬剤師、薬学研究者に人間性豊かな、問題解決力と研究心を持つことが要求されており、基礎薬学、臨床薬学のほか、患者のために人文社会系の教養科目の充実が必要になっている。

哲学、倫理、宗教、歴史、教育、社会、法律、経済、コミュニケーションなどの人文社会系の科目は、薬剤師倫理規定、薬史学、薬学教育、社会薬学、薬事法、薬業経済学としてすでに薬剤師、薬学研究者に親しみが深く、薬事法は130年近く、薬史学は60年の歴史を持っている。薬史学については各薬科大学に明治薬科大学、星薬科大学のように、その大学の歴史を含めた薬史学資料館(室)の設立が望まれる。これらの学問を「人文社会薬学」として再構築し、薬剤師は教養を広め、絶えず変動して行く社会に対応して行く必要がある。

そのために哲学的思考が基礎となることは言うまでもない。したがって、今後は「基礎応用薬学」に加えて「人文社会薬学」を薬学の主要な柱とする心構えが重要となろう。前者は「ディジタル薬学」ということもできるし、後者は「アナログ薬学」と呼ぶことができる。薬史学を含め広義のサイエンスとして「人文社会薬学」を再構築するためには、そのリーダー・教育者を育てねばならない。そのためには6年制薬剤師の何人かを4年制の博士課程学生として育てる教育制度を定着させねばならず、保守的な考えを斬新的な考えに切り換えて行くことが必須となる。

参考文献
1) 岡崎寛蔵『くすりの歴史』講談社 (1976)
2) 根本曾代子『日本の薬学』南山堂 (1981)
3) 『東京大学百年史(部局史二)薬学部』(1987)
4) 『京都大学百年史(部局史編一)薬学部』(1997)
5) 山川浩司「薬学教育100年の史的考察」薬史学雑誌　1994；29(3)：446-462
6) 山川浩司「20世紀日本の薬学の概観と21世紀の展望」薬史学雑誌　2004；39(1)：36-65
7) 山川浩司「薬学教育」薬史学雑誌　2004；39(1)：125-134
8) 日本薬学会『日本薬学会百年史』(1980)
9) 日本薬剤師会『創立百年記念日本薬剤師会史』(1994)
10) 日本病院薬剤師会『日本病院薬剤師会五十年史』(2007)
11) 薬学教育協議会『薬学教育協議会50年史』(2010)
12) 江田美沙子「新しい薬剤師国家試験について」ファルマシア　2012；48(2)：144

総論 5

医薬分業の歴史

中村　健・近藤　晃司

はじめに

　日本における「医薬分業制度」の導入は、1874年（明治7）に発布された「医制」に医薬分業に関する規定が盛込まれたことに始まる。その後、1889年（明治22）公布の「薬品営業並薬品取扱規則」（薬律）において初めて医薬分業制度が法制化されたが、同時に、附則第43条で医師の医薬兼業が認められたため、以後約100年にわたり医薬兼業の医療体制が続くことになった。これは、明治時代に至るまで、医師の診療と投薬は不可分であり、伝統的に薬は医師が処方、投薬するものとされ、診療行為に対する対価も含めて薬代として支払うという慣習が根強かったこと、そして当時、調剤を担う薬舗主の絶対数が少なかったことに起因する。

　処方箋発行枚数を指標に医薬分業進展状況を考察すると、1974年（昭和49）を境に徐々に増加し、診療報酬・調剤報酬における物（薬）と技術の分離が確立された。その後、さまざまな国の政策的支援もあり、1992〜1993年（平成4〜5）頃から急増、2014年（平成26）には処方箋発行枚数は7億7558万枚を超え、医薬分業率（処方箋受取率）は68.7％に達した。以下に記述するこの間の歴史は、日本における薬剤師の職能確立の歴史と不可分である。

明治期〜第2次世界大戦前における医薬分業

医薬分業の萌芽

　医師が処方し、薬剤師が薬局で調剤するという西欧で生まれた「医薬分業」の考え方は、明治初年、西洋医学の本格的な導入に伴い日本に導入された。1869年（明治2）、明治政府は、日本の医療制度のモデルとして、当時"世界に冠絶した"ドイツ医学を採用する方針を定めた。1871年（明治4）8月、ドイツから軍医であるミュルレル（Benjamin Karl Leopold Müller）とホフマン（Theodor Eduard Hoffmann）が医学教師として東校に着任し、学則をドイツ方式に改革し、薬学科設置、薬剤師養成を提唱し、その後わが国の医学はドイツを手本とすることとなり、薬学もその影響を強く受けた。

　当時、診療と投薬を分ける概念に乏しく、伝統的に医師が薬の処方と投薬を兼ねていた。ミュルレルらは、「医制」の起草に際し、「日本の医業の隆盛を期すには、薬学の研究を併せ行い、医学と薬学

を併立して行わなければ立派な医制は確立できない」とした。また、洋薬の輸入検査体制はなく、贋薬・不良品が横行していたことから、文部省が薬品取締制度確立のため、大学東校のドイツ人教師に諮問し、1873年（明治6）5月に、太政官に具状した「薬剤取調之法」第10項で記された「従来、医家ヨリ薬品ヲ賣ルヲ禁止シ、医家ノ書記セル方書ヲ薬舗ニ送ルベシ…」の記述は、政府文書として最初の医薬分業思考の表明であった。

1874年（明治7）、日本初の統一された近代的な医事・薬事制度として「医制」（明治7年8月18日文部省ヨリ東京、（翌9月）京都大阪三府へ布達）が発布され、第21条「医師タル者ハ自ラ薬ヲヒサクコトヲ禁ス。医師ハ処方書ヲ病家ニ附与シ…」、第34条「調薬ハ薬舗主、薬舗手代及ヒ薬舗見習ニ非サレハ之ヲ許サス」の条文が設けられ、医薬分業実施を掲げたが、欧州の医薬制度を翻訳したもので、薬舗数の少ない状況では直ちに実施するには無理があった。そのため薬舗開業試験を実施するが、医師の医薬兼業が認められていることから受験者は増えず、内務省は1878年（明治11）6月、医師の薬舗兼業、薬舗の医業兼業禁止の通達を東京府に発して分業推進を試みるが、薬舗数不足は続き、ついに1884年（明治17）に医師の薬舗兼業解禁（薬舗数不足のため、医制の原則が実現可能な時期まで兼業を承認）を訓令した。

1889年（明治22）、「薬品営業竝薬品取扱規則（薬律）」（明治22年3月16日 法律第10号）が発布された。なお、この間の薬剤師と医師間並びに帝国議会における闘争経緯をはじめ、本稿では割愛せざるを得なかった事項は『医薬分業の歴史　証言で綴る日本の医薬分業史』（薬事日報社）に詳述している。初めて法制化された「薬律」は、医薬分業に関し第1条で「薬剤師トハ薬局ヲ開設シ、医師ノ処方箋ニ據リ薬剤ヲ調合スル者ヲ言フ…」と定め、薬剤師の職能を明確化したが、附則43条において「医師ハ自ラ診療スル患者ノ処方ニ限リ…自宅ニ於テ薬剤ヲ調合シ販売授与スルコトヲ得」という医師の医薬兼業が明記され、以後約100年続く医師の医薬兼業の医療体制の法的根拠となり、この条文を削除して医薬分業を実現することが薬剤師の悲願となった。

この薬律により、医制で定められた「薬舗」は「薬局」に、「薬舗主」は「薬剤師」に改称された。また、同年3月に「薬剤師試験規則」も公布され、1890年（明治23）5月に第1回薬剤師試験（学説と実地）が施行された。この年の統計では薬剤師数は2689人で全国の新・旧（無試験）医師数4万215人に対して極めて過少であった。

薬剤師活動の組織化（日本薬剤師会の発足）と帝国議会活動

1877年（明治10）頃から、免許薬舗による業権確立を組織活動により達成しようとする組織化が始まった。1887年（明治20）に東京薬舗協議会を開き、東京府医会に対し分業促進を建議。この主導的役割を担ったのが福原有信である。福原は1872年（明治5）日本初の洋風調剤薬局資生堂（現在の資生堂の前身）を東京銀座に創設、2階には松本良順が回陽医院を開設し、処方箋調剤を実施する経営を始めた人物で、第3代日本薬剤師会会長も務めた。1890年（明治23）4月には、各地の会の連合組織として日本薬剤師連合会が結成された。同年7月、第1回衆議院選挙が実施され、11月に第1回帝国議会が招集。下山順一郎ら日本薬剤師連合会の首脳は、薬律附則第43条の改廃のみに限定した改正案の第2回帝国議会での上程を求めて請願運動を行ったが、議会解散により不成立となり、これに続く請願も失敗に終わった。業権確立の第一目標である医薬分業の実施を求めて、各地域団体の集合体である日本薬剤師連合会を個人を構成単位とする全国組織に改組することとし、日本薬剤師会

（以下、「日薬」と略す）が1893年（明治26）6月11日に設立され、薬剤師の約3分の1が加入し、初代会長（総理）には正親町実正（伯爵、貴族院議員、薬剤師）が就任した。以後、日薬は分業運動の中枢機関として、その使命を担い分業に理解を持つ議員を動かし、薬律改正案を度々帝国議会に提出するが成就することなく、日薬内部においても医薬分業の推進方法を巡り急進派と漸進派の対立が深まった。漸進的考えを持つ下山順一郎・丹波敬三両日薬会長の後を受けて誕生した急進派の丹羽藤吉郎会長率いる日薬執行部は、議会運動をはじめ医薬分業の必要性を国民に訴える講演会の開催や小冊子を配布するなど市民への一般宣伝も積極的に行った。この宣伝が医師会を強く刺激し、この活動に呼応するため1916年（大正5）11月10日に医師会の全国組織である大日本医師会が結成され、日薬と日医の対決姿勢が鮮明となった。

調合販売問題と薬剤師法の制定

　1914〜1916年（大正3〜5）にかけて、全国各地で無処方箋調剤による混合販売（調合販売）が問題となった。その象徴的な事例が、1916年（大正5）7月東京府芝区に起こった、いわゆる「芝八事件」である。医・薬双方が最後まで争った大審院判決では、被告の薬剤師8人全員の無実が確定して結審したが、無処方箋調剤は薬律違反となり、薬剤師に大きな痛手を与えた。内務省は、混合販売の行政と司法の判断の違いを正すため、薬律を薬剤師法と薬品法に分離することを決め、両法案を第50帝国議会に提出した。薬品法案第10条に混合販売に関する条項があり、これを医師らは無処方箋による調剤と捉え、業権の侵害として反対し、大口喜六ら薬系議員と医系議員との間で激しい論戦となり、1925年（大正14）3月25日に薬品法は審議未了、薬剤師法（大正14年4月14日　法律第44号）のみが成立した。この薬剤師法の成立により、薬剤師の資格とその業務内容が法的に認められた。日薬も1926年（大正15）11月6日に公法人として再出発し、その活動の社会的な認知を、この薬剤師法によってさらに前進させた。

医師の処方箋交付義務の法制化と簡保健康相談所が果たした役割

　1933年（昭和8）の医師法一部改正に伴い、医師法施行規則第9条第2項の「医師の処方箋交付義務」規定が、妥協による骨抜きではあるが、初めて明文化された。

　また、1927年（昭和2）1月から実施された健康保険の薬剤給付においては、日薬は当初から医薬分業制度の採用を政府に求めたが、実現されなかった。

　一般診療所からの処方箋発行がほとんど皆無であった当時、変則的ではあるが医薬分業が実施されていたのは、逓信省簡易保険局（簡保）が被保険者向けのサービス事業として全国各地で展開していた簡保健康相談所から発行される処方箋による調剤で、処方箋は全国で1932年（昭和7）に100万枚を超え、翌1933年（昭和8）には130万枚にも達した。簡保健康相談所は1922年（大正11）9月から始まった無料の健康相談所で、診断の結果、治療の必要があれば処方箋を発行する方式を採用していた。1934年（昭和9）には全国108都市以上で150ヵ所に広がり、利用者は500万人、処方箋数は150万枚に達した。同年度の健康保険調剤（政府管掌）の処方箋数が全国でわずか454枚に過ぎないのに比べ、簡保調剤がいかに大きく全国展開していたことがわかる。さらに1935年（昭和10）には利用者は600万人を超え、処方箋発行枚数も180万枚を記録した。調剤料金は普通薬1日1剤10銭が大半

であったが、1936年（昭和11）4月に日薬は逓信省簡易保険局長と契約を結び、全国統一料金を決めた。道府県薬は会営薬局を設置するなどし、河合亀太郎会長以下の日薬執行部は、簡保調剤の振興に努めた。しかし、太平洋戦争の勃発による医療の一元化方針に基づき、1943年（昭和18）に厚生省所管となって統合され、簡保健康相談所は保健所に代わり廃止となった。以上の経緯のとおり、簡保健康相談所が果たした医薬分業への役割は大きいものであった。

太平洋戦争勃発と薬事制度の統合（薬事法の制定）

1942年（昭和17）2月に国民医療法（昭和17年2月25日 法律第70号）が公布され、医師法や歯科医師法などの関係法規すべてを統合し、医師の処方箋発行義務規定については、医師の調剤が原則、医師の処方箋交付は例外となり、処方箋交付義務は完全に空文化した。一方、1943年（昭和18）3月、薬律、薬剤師法、売薬法を統合して、薬事法（昭和18年3月12日 法律第48号）が公布された。医薬分業関連条文は、第15条と附則第47条で規定された。特に附則第47条では、従来の薬剤師法（大正14年 法律第44号）の規定がそのまま踏襲された。

占領期の薬事法制定（1948年）とGHQ勧告（1950年）から
医薬分業法の制定・実施（1956年）と薬事二法の制定（1960年）まで

占領期の薬事法における医薬分業の規定

1945年（昭和20）8月の終戦により、連合国最高司令官総司令部（GHQ）は、あらゆる分野にわたり民主化政策を推進し、薬事行政においても戦時下の薬事法を全面的に改め、民主的な新薬事法の立法化を厚生省に命じた。薬事面では、1948年（昭和23）7月、薬剤師制度、薬局制度、医薬品・化粧品および医療用品の規制をすべて統括した薬事法（昭和23年7月29日 法律第197号）が公布された。同法においては、医薬分業に関する条文は旧法（昭和18年法）を踏襲したものの、附則で認めていた医師の調剤規定を本則第22条中の但し書に移された。いつの日か削除されるべき性質の附則が本則に移り、結果として現在まで但し書が存在することとなった。

GHQの医薬分業勧告と医薬分業法の成立経緯、施行延長など

1949年（昭和24）7月1日に来日した米国薬剤師協会使節団は、約1ヵ月間にわたり日本の薬事制度を調査し、45項目に及ぶ報告書をマッカーサー元帥に提出した。そのなかで薬剤師が渇望している医薬分業の実施を強く勧告したが、その一方で、分業を実現するには薬剤師の職能を基盤とする有能な薬剤師の養成が重要で、薬科大学の教育目的は「薬化学者の養成でなく、薬剤師の養成にある」と指摘した。また、この医師の調剤投薬を原則禁止する、いわゆる法律による強制分業の実施を含む勧告は戦後の分業運動の端緒となった。日本に医薬分業制度を導入することを強く推進していたGHQ公衆衛生福祉局長サムス（Crawford F. Sams）准将は、1950年（昭和25）4月4日、厚生大臣に医薬分業問題を審議する調査会の設置を指示した。これを受け、厚生省が設置した臨時診療報酬調査会は、医と薬を分離するため、医師の診療報酬を物と技術に分離することが可能か審議し、全会一致

で可と評決した。臨時医薬制度調査会では、法による強制医薬分業の是非を審議し賛成多数で是と評決し、1951年（昭和26）2月28日、「法改正による医薬分業を昭和28年から実施する」旨を答申した。厚生省は臨時医薬制度調査会の答申を受けて同年3月24日、医薬分業法案を国会に上程した。日本薬剤師協会は、全国薬剤師大会を決行し、全国から薬剤師約2500人が参集し、医薬分業法案即時可決を求め決議、5月16日には約3000人が参集した医薬分業達成要望国民大会を開催、5月21日には全国都道府県薬剤師協会から薬剤師約8000人が参集して都内をデモ行進した。国会では、政府原案を分業は時期尚早とする医系議員の策動により、医師の処方箋交付義務規定と医師の調剤行為に対する制限緩和と施行日の2年延長を盛込む一部修正がなされ、6月2日に参院本会議で可決。参議院先議後、衆院に回付され6月5日に可決し、「医師法、歯科医師法及び薬剤師法の一部を改正する法律（医薬分業法）」（昭和26年6月20日 法律第244号）として公布された。施行日を1955年（昭和30）からと延長し、さらに「患者又は現に看護に当たっている者が特にその医師又は歯科医師から薬剤の交付を受けることを希望する旨を申し出た場合」のように医師の処方箋交付規定と医師の調剤行為の制限緩和を織り込む骨抜きの内容であった。

　1954年（昭和29）4月、医師会側が分業延期法案を議員立法で国会に上程し、継続審議後の11月の臨時国会で、「1年3ヵ月延長して昭和31年4月1日から実施する」改正を11月29日の参議院厚生委員会で決議した。この動きに薬剤師協会は反発し、同日、全国から薬剤師約8000人が集結した医薬分業実施期成全国薬剤師総決起大会を開催し、医薬分業実施延期反対を決議し、大会終了後、都心をデモ行進して厚生省、国会、各政党に陳情した。しかし、衆議院は1956年（昭和31）4月1日に施行延期した分業延期法を可決させた。

医薬分業を巡る日医・日薬の闘争の激化

　日医は、1955年（昭和30）7月、分業法のさらなる実質骨抜きを政界に働きかけ、医師出身の民主党議員大石武一が中心となってまとめた修正案（大石案）が衆院に提出された。大石案は7月16日衆院社労委で審議が始められたが、医・薬双方の質疑は感情論に発展、全国の薬剤師も憤激し、約5000人の薬剤師・薬学生が参集した医薬分業貫徹全国薬剤師総決起大会を開催して抗議決議を行い、この時期に誕生した医薬分業実施期成全国青年行動隊（青年行動隊）も加わり、必死の反対運動を展開した。見かねた民主、自由、社会3党は23日に共同修正案をまとめたが、大石案と同様に、医師の処方箋発行義務を縮小した骨抜きで、衆議院の野沢清人、参議院の高野一夫の両薬剤師議員の反対も空しく7月25日に衆院可決、30日に参院可決され、「医師法、歯科医師法及び薬事法の一部を改正する法律」（昭和30年8月8日 法律第145号）（いわゆる「医薬分業法」）が公布され、1956年（昭和31）4月1日より医薬分業法は施行されることとなった。この改正による但し書きは、医師法第22条、歯科医師法第21条、薬剤師法第19条として、現行法にもそのまま踏襲されて今日に至っている。骨抜きになった医薬分業の実態としては、1957年（昭和32）に日本薬剤師協会が集計した施行後1年間の全国の処方箋発行枚数は7939枚であった。

新医療費体系（物と技術の分離）における診療報酬・調剤報酬制度

　一方、臨時診療報酬制度調査会の答申による技術と物の分離の方針「新医療費体系」案について、

厚生省は 1954 年（昭和 29）、中央社会保険医療協議会（中医協）に諮問した。それまでは医師の治療手段の大半を診察と投薬が占めていたことから、医師の診療報酬は診察・処方を含む投薬に係る一切の経費を包括した薬治料として定められ、薬治料から薬品代金を除いたものが医師の技術料とされていた。新医療費体系では、医薬分業を念頭に置き、薬治料を診療技術料と薬品代を分離する「物と技術の分離」を目的としていた。当時、薬治料とは薬価 15 円以下の場合は、技術料を含め 20 円、15 円を超える場合は、15 円またはその端数を増すごとに薬価に 2 点（20 円）を技術料として加算したものであり、医療費増嵩の要因ともされていた。医薬分業法施行までに中医協答申を得られなかったため、薬治料および調剤料について最小限必要な点数改正を行うという暫定措置が取られた。1957 年（昭和 32）12 月、ようやく中医協は新医療費体系について答申した。1958 年（昭和 33）、「健康保険法の規定による療養に要する費用の額の算定方法」（昭和 33 年 6 月 30 日 厚生省告示第 177 号）が告示され、1959 年（昭和 34）4 月 1 日に新医療費体系が実施された。この新医療費体系により、甲・乙診療報酬点数表（現在は甲乙一本化）、調剤報酬点数表が制定され、今日の医師の処方料（処方箋料と処方料の区別は未確立）、保険薬局の調剤報酬の原型が制定された。医科診療報酬点数表は、甲表・乙表の 2 種があり、甲表（主として病院）で院内の場合：薬品代＋調剤料、院外処方箋の場合：点数無（無料）、乙表（主として診療所）では院内の場合：薬品代＋調剤料＋処方料、院外処方箋の場合：処方料（院内処方の処方料と同額）であった。調剤報酬算定法はそれ以前を踏襲し、調剤報酬点数表：薬品代＋調剤料とされた。当時は、散剤、水剤など計量調剤が主体であり調剤報酬も計量調剤を主体に構成されていたため、調剤料は自家製剤を基本に定められており、既製製剤の調剤は「その半額」とされていた。

新医療費体系下、薬事二法が制定されても医薬分業は進展せず

池袋の医薬品乱売に端を発した乱売問題は全国的に広がり、薬局の適正配置および適正販売を求める薬局関係者の声は極めて高くなり、厚生省は薬事制度調査特別部会の審議も踏まえ、それまでの統括された薬事法を薬剤師の身分と業務に関する規制を薬剤師法に、薬局等の販売業務および医薬品等の製造等に関する規制を薬事法に分離した法律改正を行うこととし、1960 年（昭和 35）、薬事法（昭和 35 年 8 月 10 日 法律第 145 号）、薬剤師法（昭和 35 年 8 月 10 日 法律第 146 号）として公布し、1961 年（昭和 36）2 月 1 日に施行された。しかし、当時、大衆薬市場の増大、製薬産業の復興期にあって、医薬分業は遅々として進まず 1960 年（昭和 35）の保険処方箋枚数は、全国で 106 万 8063 枚であった。

国民皆保険制度実施(1961 年)～「分業元年」(1974 年)まで

国民皆保険と日医・日薬の対立の氷解、歯科協定処方の全国展開

1961 年（昭和 36）4 月、国民皆保険体制が全面的に実施された。これを機に、日本薬剤師協会の申し入れにより、日本医師会、日本歯科医師会が、医療制度合理化達成および処方箋発行推進のため三者は協力する旨を文書にして署名した。「三志会」を「三師会」と改称し、三者協調を図り、日医と日薬の明治以来の対立関係を解消し、協調関係に転換された。同年 7 月、調剤報酬算定表も大幅に改定され、現行の調剤報酬の基本骨格が定まり、11 月の診療報酬改定で、処方箋料（交付 1 回に付 5 点）

が新設された。次いで1965年（昭和40）、日歯と日薬の間で、鎮痛剤、サルファ剤、抗生物質、ビタミン剤など99処方の歯科協定処方を締結し、1967年（昭和42）には295品に及ぶ改定を行った。歯科協定処方は汎用される歯科処方をパターン化して処方箋発行と応需の簡略化を図ったもので、処方箋応需の経験者の医薬分業応需体制の促進に役立った。この歯科協定処方は、処方箋発行がほとんど進まなかった当時、医薬分業推進に果たした役割は大きい。

国民医療費の抜本対策としての医薬分業推進

国民皆保険により、国民医療費は急速に増大した。1960年（昭和35）に4095億円であった国民医療費は、1965年（昭和40）には1兆1224億円と1兆円を突破し、国家財政にとって大きな負担となり、政府管掌健康保険制度は国鉄、米（食品販売管理制度）とともに「3K赤字」と呼ばれるようになった。国会では、健康保険制度および診療報酬体系の抜本的な改革が重大な政治課題となった。日薬は、政府、自民党に対し医薬分業の推進を訴え続けた。一方、1968年（昭和43）7月、武見太郎日医会長が、医師会による調剤センター設置構想を発表。これに対し、日薬は、9月、自由民主党医療基本問題調査会（鈴木善幸会長）に対し、医薬分業に関する意見書を提出した。自民党医療基本問題調査会は、10月、医療制度改革の検討項目として、医薬分業の推進を取り上げることを決定。1969年（昭和44）5月、自民党の国民医療大綱において、「おおむね5年後には全国的規模において医薬分業が実施されることを目標とする」と基本方針が盛り込まれた。1970年（昭和45）10月、石館守三が日薬会長（第19代）に就任すると、望月正作、水野睦郎、吉田俊らを中心に基本方針協議会を立ち上げ、答申させ、法改正による強制分業ではなく、対話協調を中心として医薬分業を目指すことにした。

「医薬分業元年」前後の薬局をめぐる状況

医薬分業の急速な進展はなかったものの、三師の協調路線は、歯科分業の進展、調剤報酬におけるメンタルフィーとしての調剤基本料の導入、医薬品の製造承認等に関する基本方針制定後における数々の薬事行政の改善は医薬分業推進の環境整備を整えていた。そして、1973年（昭和48）5月21日、石館守三日薬会長は日本医師会館に武見太郎日医会長を訪問、医療保険制度改革について意見交換するとともに、医薬分業について懇談した。その時、武見は、法による強制分業には反対だが、基本的に医薬分業については賛成であると表明。その推進について、日医、日薬が協力することで意見の一致をみた。同年11月16日、日医は理事会において機関決定を行った。医師の報酬は物に依存することから完全に脱却し、技術に重点を置くべきとする政策の転換を行い、処方箋料を5年以内に100点とし、その段階で医薬分業を完全に行うとするとした。さらに同年12月5日、日医は厚生大臣に要望書を送り、基本的な診療報酬の改定を望むとして、「今回の改定は向う5年間の診療報酬体系の前進方向の出発点になるものであり、差し当たっての目標を医薬分業に置くものとする」ことを表明した。1974年（昭和49）は、原油値上りに伴う世界的な石油ショックによる物価高騰に直面していた年であり、2月と10月の2回の医療費改定が行われ、医師の処方箋交付手数料は、前年まで5点（50円）であったものが、2月には10点（100円）、10月から一気に50点（500円）に引き上げられた。これをきっかけに、1874年に制度導入から100年目にして、停滞していた医薬分業が動きを始めた。この医療費改定による医薬分業の胎動を薬局関係者は「医薬分業元年」として、その動きを慶び享受した。

1974年～現在までの医薬分業の進展期

　1974年（昭和49）（いわゆる分業元年）以後、現在（2014年）までの40年間の動向は、それまでの100年間の動向と比較にならない進展をみせた。すなわち、社会保障の充実に伴って毎年1兆円ずつ増大する国民医療費の抑制対策として、適正な医薬分業を推進しようとする国の施策と、それに対応する薬局・薬剤師の質的向上を目指す日薬の各々の施策が同時に複雑に絡み進展された。したがって、本項では、この間の動向を次の4区分に分けて概説する。

医薬分業の進展と薬剤比率の増大への対応

　1974年（昭和49）、処方箋受付枚数は1年間で730万枚だった。処方箋料大幅引き上げにより、医療機関の院外処方箋発行は進展を見せ始め、1975年（昭和50）には1415万枚と1年間で約2倍になり、5年後の1980年（昭和55）には5600万枚に達した。一方、老人医療費などの増大と薬剤比率の増加について、その要因を医師優遇税制や薬漬け医療とする批判に反発して、1978年（昭和53）6月、日医は7月3日～9日までの1週間を「処方箋発行強調週間」として、一斉に処方箋を発行する「1週間分業」を指令した。しかし、新規に処方箋を発行した医療機関は438施設、処方箋枚数は約1万枚強であったことおよび日薬の全国的な応需体制もあって、全国的にも混乱はなかった。

第二薬局の台頭と抑制策

　処方箋料が50点に引き上げられたことから、医療機関開設者もしくは関係者が経営するいわゆる「第二薬局」が台頭するようになった。分業進展初期の過渡期段階では、既存薬局の調剤応需体制の整備とも関連して、第二薬局主導、医師主導型といえる状況であったが、医療費抑制、薬剤師職能発揮のためにも、本来の任意分業が望ましいため、1982年（昭和57）に「調剤薬局の取扱いについて」（昭和57年5月27日 薬発第506号・保発第34号厚生省薬務・保険局長連名通知）を通達し、医療機関と経済的、機能的、構造的に同一と認められるものについては保険薬局として認めないとした。

薬価政策と医薬分業

　患者自己負担率引上げ策などにもかかわらず、医療費は増大し続け、1978年（昭和53）には10兆円を超えた。背景には国民医療費の40％以上を占める薬剤費の増大があった。その要因として、医薬品使用量が多すぎ「薬漬け」だとする批判が集中した。その原因としては、薬価基準価格が実勢価格を正確に反映していないため、薬価差益が大きく、薬価差益は潜在技術料として医療機関経営の重要な原資となっていたことにある。1976年（昭和51）、薬価と実勢価格の乖離の原因の1つである「統一限定収載方式」から「銘柄別薬価収載方式」に改め、1978年（昭和53）2月に薬価改定が行われ、薬価は5.8％引き下げられた。1981年（昭和56）6月には、薬価の18.6％の大幅引き下げ（抗生物質（内用）平均45.2％・（注射）22.0％、酵素製剤（内用）26.4％引き下げを含む）が実施された。1984年16.6％、1988年10.2％、1990年9.2％と引き下げが続いた。1992年（平成4）に薬価差益を生む薬価算定法「90％バルクライン法（低価格の方から販売量を累積し、全販売量の90％に当たる実販売価格を

薬価とする）」から「加重平均値一定価格幅方式（R幅方式）」に改められて以降、薬価差益は縮小傾向に入り、医療機関の薬価差益離れが進み、医療機関の処方箋発行が促進した。

基準薬局制度の導入

1990年（平成2）4月、日薬は、都道府県薬剤師会認定「基準薬局制度」を発足させた。この制度は、基準の認定による面分業を目指す薬局の質の底上げを狙うとともに、医療機関の門前など、医療機関に近接する特定の薬局への院外処方箋の集中に対する対策であった。

国の積極的医薬分業支援の展開

モデル地区事業の推進

1984年（昭和59年）8月、健康保険法等一部改正案の参議院の附帯決議で、「医薬分業については、その基盤づくりに努め、モデル地区による試行など具体的推進を図ること」とされ、医薬分業推進モデル地区事業が全国8地区で1985～1987年度（昭和60～62年度）まで3年間実施され、その後、医薬分業推進基盤事業、医薬分業定着促進事業として、計11年にわたる医薬分業推進長期事業として基盤を作った。

医療法中の薬局の位置づけ

1985年（昭和60）、第1次医療法改正（昭和60年12月27日 法律第109号）において、医療計画の記載事項として「医療機関と薬局の相互機能および業務の連携」が盛り込まれ、初めて医療法に「薬局」の文字が登場することとなった。

病院薬剤師の技術料評価

1984年（昭和59）の調剤技術基本料の新設および1988年（昭和63）の改定で、いわゆる100点業務が新設されたことは、それまで外来の処方箋調剤に追われていた病院・診療所の薬剤師業務の変化を迫るものであり、医薬分業における開局薬剤師と病院薬剤師相互間の障害を軽減するものであった。すなわち、1984年（昭和59）3月の診療報酬改定で、病院薬剤師の調剤技術料として初めて入院患者に対して調剤を行った場合に「調剤技術基本料5点（月）」が点数化され、外来に加え入院でも調剤技術料が認められることとなった。さらに、1988年（昭和63）6月の診療報酬改定では、薬剤師が2人以上配置されている医療機関で入院患者に対する服薬指導を行うなどの病棟業務を行った場合における技術料として、「調剤技術基本料月1回100点」（いわゆる100点業務）が新設された。この100点業務はその後改定が加えられ、薬剤管理指導料として600点に引き上げられ、病院薬剤師の病棟業務の柱となっており、このことが、病院における処方箋発行の原動力ともなっている。

薬歴の点数化

1986年（昭和61）、調剤報酬改定で「薬剤服用歴管理指導料（処方箋受付1回につき5点）」、いわゆる「薬歴」が点数化された。この点数化は調剤報酬に、初めてインテリジェンス・フィー又はメンタ

ルフィーと呼ばれる業務が点数化された始まりであり、以後、重複投薬・相互作用防止加算（1994年）、服薬情報提供料（1996年）などの情報関連技術料が点数化された。

国立病院の処方箋発行促進策

1989年（平成元年）3月、厚生省は、全国国立病院院長会議で院外処方箋率30％程度に高めるとともに薬剤師の病棟業務の充実を指示した。この国立病院の処方箋発行およびその受け入れ体制の整備はその後、全国大病院の処方箋発行に大きな影響を与えた。

FAX分業の展開

国立名古屋病院が院外処方箋発行に際し、愛知県薬剤師会と協議し、FAXを設置し、患者が自身の希望する薬局へFAXで処方箋を送信し、薬剤を受け取るというFAX分業が実施された。このFAX分業は全国的な広がりをみせ、患者の利便だけでなく、門前分業（点分業）から面分業への展開、また、かかりつけ薬局との連携などの利点をもたらした。

薬剤師の資質の向上策（日本薬剤師研修センター設立）

1989年（平成元年）6月、分業時代の薬剤師の教育、資質の向上および人材の育成の必要性から、財団法人日本薬剤師研修センターを設立し、薬剤師の生涯教育、各種研修事業などを実施して薬剤師の資質の向上に努めた。

薬剤師を医療の担い手として位置づけ

1992年（平成4）、第2次医療法改正（平成4年7月1日 法律第89号）において、医療法に「医療の基本理念」が盛り込まれ、薬剤師は、医師、歯科医師、看護師とともに「医療の担い手」として明記された。

薬局業務運営ガイドライン策定

1993年（平成5）4月、厚生省は「薬局業務運営ガイドライン」（平成5年4月30日 薬発第408号厚生省薬務局長通知別紙）を策定した。このガイドラインは地域格差、薬局間の格差も大きくなり始めたため、薬局に対して体制整備を求めたガイドラインとして、また、適正な医薬分業推進のための各都道府県の監視指導体制の強化にも役立った。

在宅医療への参加

1994年（平成6）、在宅医療を対象とした診療報酬改定が行われた。この診療報酬・調剤報酬改定において、開局薬剤師および病院薬剤師に対して、在宅において行う服薬指導や保管指導などの業務に「訪問薬剤管理指導料」の算定が認められ、薬局における調剤業務の範囲拡大の中で、高齢者医療などでの連携に対応した。2000年（平成12）に介護保険制度が施行され、薬剤師の介護支援専門員（ケアマネジャー）の受験資格、薬局には居宅介護支援事業者としての資格取得は薬局の在宅医療への参加に大きな原動力となっている。

国立病院の処方箋発行推進政策に拍車

1995年（平成7年）、厚生省が国立病院のモデル病院に対し、院外処方箋の発行率70％を目標とするよう通達したことにより、国立病院の院外処方箋発行は急速に進み、他の公的病院、医療法人医療機関にも影響を与え、病院の処方箋発行に拍車をかけた。

医薬品情報提供の義務化

1996年（平成8）、薬事法等の一部を改正する法律（平成8年6月28日 法律第104号）により薬剤師法第25条の2（情報の提供）が新設され、1997年（平成9）4月1日から調剤時の情報の提供義務が施行された。医薬品の適正使用、安全確保に関する情報の提供業務が、薬剤師の責任であり義務であることが、法令上初めて明記された。この改正は、医薬分業に携わる薬剤師に与えた影響は大きい。

地域医療の確保対策としての薬局の連携（医療提供施設として評価）

2006年（平成18）、「良質な医療を提供する体制の確立を図るための医療法等の一部を改正する法律」（平成18年6月21日法律第84号）が公布され、地域医療の確保対策の一環として、医療法第1条の2に、地域医療提供施設の連携に関する規定が設けられた。同条文において、「調剤を実施する薬局」が「医療提供施設」と位置づけられた。このことは、調剤を実施する薬局が医療提供施設であると法的に明記されたことで、薬局薬剤師が医療関係者である認識は深まった。

後発医薬品の使用促進

2008年（平成20）、調剤報酬改定等において、薬剤費節減のための後発医薬品使用促進策として、保険処方箋様式の一部変更が行われた。この変更は、先発医薬品の処方に係らず、処方箋での後発品への変更不可の指示がない場合にかぎり、薬剤師が患者の同意を前提に先発品から後発品への処方変更（代替調剤）が認められ、併せて後発医薬品の銘柄変更、後発品の分割調剤も可能となった。この薬剤師による処方薬の変更の権利は、今後の長期処方の取扱い、代替医薬品の取扱いなど、薬剤師の調剤業務の裁量の範囲に大きな影響を与えよう。

薬事法にも調剤された薬剤について情報の提供・指導の義務化

2014年（平成26）6月施行の「薬事法及び薬剤師法の一部を改正する法律」（平成25年12月13日法律第103号）改正により、従来、薬剤師法だけで規制されていた「調剤された薬剤」について、改正法では薬局開設者に販売・授与に従事する薬剤師に情報の提供・指導（薬学的知見に基づく指導）させることが義務化された。薬局・薬剤師の調剤のあり方、責任を明確にされた改正であり、医薬分業の質的向上に果たす役割として極めて重要と位置づけられる。

この年、医薬分業による薬局調剤医療費は、国民医療費の17.8％を占め、7兆1118億円（2013年）であり、歯科診療医療費よりも多い。また、処方箋受取率67％（2013年度）は、処方箋発行実施可能限界値に近い最高比率に近づいている。

おわりに

　本項は、明治初年に医薬分業制度が導入されて以来140年間の歴史的変遷を記したものである。とりわけ、いわゆる医薬分業元年以降の目まぐるしい各種の施策の展開とそれに伴う日薬などの動向を中心に記述したが、その全貌を記述することは紙面の関係上困難を極めた。しかしながら、重要な動向はすべて記述されたものと確信する。なお、詳細は『医薬分業の歴史　証言で綴る日本の医薬分業史』を参照されたい。本項の記述が今後の医薬分業の進展と薬学教育・研究の一助となることを期待するものである。

参考文献

1) 秋葉保次、中村 健、西川 隆、渡辺 徹 編『医薬分業の歴史　証言で綴る日本の医薬分業史』薬事日報社（2012）
2) 『創立八十年記念日本薬剤師会史』日本薬剤師会（1973）
3) 『創立百年記念日本薬剤師会史』日本薬剤師会（1993）
4) 『創立百二十年記念日本薬剤師会史』日本薬剤師会（2014）
5) 厚生省医務局編『医制百年史』ぎょうせい（1976）
6) 東京大学医学部創立百年記念会『東京大学医学部百年史』東京大学出版会（1967）
7) 池松重行『医薬制度論と分業運動史』医薬法令刊行会（1932）
8) 中村 健『保険調剤論』薬事日報社（1992）

総論 6

製薬産業の歴史
黎明期から国際化時代の今日まで

西川　隆

　わが国の製薬産業の歴史は明治期に始まる。その夜明けを告げたのは、明治政府の日本薬局方収載品の国産化政策と大阪道修町の薬種問屋有志が始めた黎明期の製薬事業である。それを起点にして第1次世界大戦による大正期の国産化時代、それに続く昭和期の満州事変に始まる戦時下の飛躍と統制時代を経て、1945年（昭和20）の敗戦後の復興・高度成長時代、さらに世界第3位の新薬創出国となった平成期の国際化時代までの概略を記述する。

製薬産業誕生への歩み

明治新政府の構想

　明治新政府は、欧米先進国を模範とする近代国家建設を目指し、医薬制度の近代化はドイツに倣い「ドイツ医学」の導入を決定した。しかし西洋医学を取り入れていくうえでの課題は、良質な西洋薬（洋薬）をいかに確保するかであった。

　この時期、わが国で洋薬の製造は行われておらず、すべて輸入に頼っていたが、日本人の無知につけ込み、贋薬・不良薬が横行し、悪徳商人による被害も多発した。そのため政府は、オランダ人薬学者ゲールツ（Anton Johanned Cornelis Geerts）の建議により、公の検査試験機関「司薬場」を1874年（明治7）に東京に設置した。次いで京都・大阪に開設し、間もなく京都を廃止したが、代わって長崎・横浜に設置して薬品検査を開始した。しかし司薬場で良否の試験を始めたものの、わが国にはまだ欧米諸国にある「薬局方」のような統一的な薬品の規格がなく混乱をもたらし、外交問題に発展することも起こった。

　そのため、1880年（明治13）に衛生局長・長与専斎は、柴田承桂、永松東海、高木兼寛に加え、ゲールツ、エイクマン（Johann Frederik Eijkman）、ランガルト（Alexander Langgaard）ら外国人薬学者などお雇い教師に日本薬局方編纂委員を委嘱、5年の歳月を費やして1886年（明治19）6月、東洋で最初の「第1版日本薬局方」（468品目収載）を制定・公布した。この間、長与は日本薬局方の制定後には「この局方に適合する薬品を製造し、商権が日本にあるようにしなければならない。それには国庫補助によりわが国独自の製薬会社を設立するしかない」（松香私志）と考えていた。この構想を実現するため、長与は内務卿の山田顕義ら政府要人の同意を得て、会社設立の趣旨などを規定した

命令書を作成し、東西薬業者の賛成を得て資本金10万円が集まり、政府も10万円出資して1883年（明治16）5月、日本薬局方に適合する医薬品の国産化を目指す官民合資の「大日本製薬会社」（東京市京橋区）を設立した。技師長にベルリン留学中の長井長義を迎え、社長に新田忠純男爵が就いた。

新会社は、長井の指導のもとでガレヌス製剤なども製造したが、局方品の製造販売は順調に滑り出し、贋薬・不良品は駆逐される方向に向かった。

東西民間企業の製薬事業への動き

民間でも1890年（明治23）に大阪薬種問屋（田辺五兵衛、武田長兵衛、塩野義三郎）の出資したヨードの国産会社「広業舎」が設立され、製薬事業を始めた。1896年（明治29）には道修町の有力業者（設立発起人は日野九郎兵衛以下21人）が低価格で優良医薬品の国産化を目指す「大阪製薬会社」を設立、製薬事業を展開した。このほか石浜豊蔵、石津作治郎らもガレヌス製剤や化学薬品の生産を始めた。

こうしたなか技師長に長井を迎えて順調に経営を進めていた大日本製薬会社は、株主の過剰な要求や国策会社に見られる官僚主義の蔓延により経営が悪化、組織を合資会社に切り替えるなどの処置で経営危機を乗り越えようとしたが叶わなかった。1897年（明治30）には継続不能に陥り、経営をすべて大阪製薬会社に委ねることになった。そして翌1898年（明治31）11月、大阪製薬会社は大日本製薬合資会社の名称、商標権、機器計器など一切を買い取り、新生の民間企業として「大日本製薬会社」が誕生した。

関東では1899年（明治32）に貿易商の塩原又策ら3名が三共商会を設立し、在米中の高峰譲吉の同意を得て消化剤タカヂアスターゼを発売、1909年（明治42）には東京品川に大規模工場を新設し、わが国製薬事業の興隆に努めた。また輸入洋薬は、主に横浜・神戸の外国商館から関東では鳥居徳兵衛、友田嘉兵衛、島田久兵衛、関西では武田、田辺、塩野義の大問屋を経由して各地に配送されていたが、塩野義商店は1909年（明治42）に自家製造の制酸剤アンタチヂンを発売、洋薬製造に乗り出した。武田長兵衛商店、田辺五兵衛商店も洋薬製造を準備していた。

こうして小規模ながら、いわゆる洋薬の国産化が始まった。そして1910年（明治43）にエールリッヒ・ベルトハイム・秦の創製した駆梅薬サルバルサンがドイツ・ヘキスト社から輸入される頃になると、新薬と呼ばれる洋薬が生薬を主体とする和漢薬に取って代わり、それ以後、輸入および国産新薬の宣伝普及のため薬剤師のプロパー（MRの前身）も誕生した。

第1次世界大戦と製薬界

輸入医薬品の途絶と東西薬業家の建議

明治中期に興ったわが国の医薬品国産化への萌芽は、日清・日露戦争に勝利したものの、大きく開花することもなかった。むしろ両戦役による国力の消耗が大きかったこともあって、欧州特にドイツからの輸入洋薬の種類や量が著しく増加した。

こうした折りの1914年（大正3）7月28日、第1次世界大戦が勃発し、翌8月にわが国も連合国軍としてドイツに宣戦布告した。当時、わが国の医薬品は敵国となったドイツからの輸入が総輸入薬の70％近くを占めていたので、開戦と同時にドイツ政府の輸出全面禁止策により大打撃を受けた。開戦

以後はドイツから一品の医薬品も輸入されなかった。

　そのため国内の医薬品は日ごとに品薄状態となって高騰し、医療面にも支障を招きかねない深刻な事態に陥った。政府は応急策として国産品による自給自足体制を進め、まず8月27日に「戦時医薬品輸出取締令」を公布、ヨード製剤、血清類、肝油、ガーゼ、人参など20品目余を除き、輸出を制限して在庫品を確保した。違反者には懲役や罰金を課した。

　また薬業者も素早く行動し、11月26日に大阪（武田、田辺、塩野義）と東京（塩原、鳥居、友田ら）の薬業代表者が医薬品の欠乏と価格対策を検討する「薬業調査会」の設置を首相大隈重信（内相兼務）に建議した。同時にわが国医薬品工業が未発達状態にあるのは「人的、経済的、技術的すべての面で欧米に劣っているからであり、特に大規模工業化に向かうには政府による保護援助策が必要である」と訴えた。

臨時薬業調査会が対応を決める

　輸入の途絶は、国内需要を完全に国産医薬品で賄わなければならず、生産奨励の政府施策として2つのことが必要であった。1つは、ドイツへの宣戦布告による特許権の解除を前提とする技術指導であり、2つは、大戦後に発生する経済的反動の危機を保証して製薬企業の設立を容易にすることであった。

　政府は12月4日、医薬品の需要・供給と製薬企業の奨励に関する事項を検討する「臨時薬業調査会」を設けた。委員長のほか委員28人で構成され、委員は政府、医学、薬学・薬業、工学、理学から選ばれた。

[臨時薬業調査会委員]（＊は薬学・薬業関係者）
委　員　長：下岡忠二（内務次官）
民　間　委　員：三宅 秀、鈴木孝之助、高橋三郎＊、高松豊三＊、宇野 朗
実　業　家＊：福原有信、塩原又策、田辺五兵衛、武田長兵衛、塩野義三郎、日野九郎兵衛、友田嘉平
大　　　学：長井長義＊、林 春雄、丹波敬三＊、丹羽藤吉郎＊、朝比奈泰彦＊、井上仁吉
陸　軍　省：近藤平三郎＊
外　務　省：坂田重次郎
大　蔵　省：菅原通敬
農　商　務　省：長岡 実
内　務　省：中川 望、山田準次郎、池口慶三＊、野田忠広
衛生試験所：田原良純＊、平山松治＊

　臨時薬業調査会は、政府の取るべき施策として、①衛生試験所内に「製薬部」を設けること、②医薬品の国内製造を奨励する「法律」を制定することを求めた。

　これを受けて政府は直ちに医薬品生産を奨励する国策として主に技術的指導を行う目的で東京・大阪の両衛生試験所に「臨時製薬部」を正式に設置した。臨時製薬部の設置をめぐっては、正式に設置決定前の1914年（大正3）10月に衛生試験所長の田原良純が内務省衛生局長中川 望に要求して実現していた。またその人選も田原が技術部門の強化を図るため、東大薬学科教授・朝比奈泰彦の推薦で朝比奈の助手を務めていた村山義温（後に東京薬大学長）を招き、主導的役割を担わせた。ここではドイツへの宣戦布告による特許権の解除を前提に「欠乏医薬品」の製造法を研究するほか「必須医薬

品」の試製を行い、それらの成績を官報に逐次公表して積極的に国内生産の指導と奨励に当った。両衛生試験所で試製に当たった主な品目は次のものであった。

東京衛生試験所

クレオソート、グアヤコール、石炭酸、クレゾール、サリチル酸、モルヒネ、コデイン、ヘロイン、アトロピン、キニーネ、バルビタール、フェナセチンなど約27品目

大阪衛生試験所

クロラール、クロロホルム、タンニン酸、ザロール、クエン酸、サントニン、蒼鉛塩類、サルバルサン、ブローム塩類、テオブロミンなど約21品目

試製が終わり官報に試製に関する詳細なデータが公表・登載された時点で、その製品を民間企業に譲渡あるいは製造指導して製薬振興に役立たせた結果、医薬品不足は解消に向かい、衛生試験所の薬学技術が第一次国産化時代到来の原動力となった。

染料医薬品製造奨励法と工業所有権戦時法の制定

医薬品の国産化のために、もう1つの重要な政府政策として翌1915年(大正4)6月公布の「染料医薬品製造奨励法」がある。その狙いは政府が推奨する「製薬指定医薬品」(主にタール系医薬品およびアルカロイド)を製造する製薬企業に対する損失補償と、払込株金の8%に達するまでの利益配当保証を10年間供与して、国内生産を奨励するものであった。

この法律の成立には、衆院では薬剤師の綾部惣兵衛議員(埼玉県)が委員長を務め、同じく薬剤師の横田孝史議員(兵庫県)が委員として尽力した。この法律の保護規定を受けて、同年11月に内国製薬(資本金100万円)と東洋薬品(資本金50万円)が設立され、前者はアミノピリン、石炭酸、麻薬類などを、後者はアスピリンやアンチピリンなどの製造を始めた。また同時期に国内生産に欠かせない原料価格を引き下げるため、輸入原料の関税引き下げ(コカ葉、セメンシナ、白檀など)も行われ、政府は製薬に便宜を図った。

染料医薬品製造奨励法で指定された主な「製薬指定医薬品」には次の品目がある。
①アセトアニリド、石炭酸、サリチル酸、アンチピリン、抱水クロラール、クレゾール、フォルマリン、グリセリン、グアヤコール、クレオソートなど
②アルカロイド類とその化合物・誘導体など

さらに政府は1917年(大正6)7月、交戦国が所有する特許権を消失させると同時に、製造者に対する権利を保証するために「工業所有権戦時法」を公布した。これにより輸入品に代替する新薬の国産化が容易となり、両衛生試験所や製薬企業の試製研究や国産化が促進された。

製薬企業の新設拡張が相次ぐ

政府の国産化奨励施策を足場に製薬会社の新設や拡張が相次いだ。東京・大阪だけでも新設会社は

表1　第1次世界大戦中の主な国産代替新薬

外国品		代替国産品
鎮静催眠剤	（ブロムラール）	カルモチン（武田）、ブロバリン（日本新薬）
	（アダリン）	ドルミン（塩野義）
局所麻酔剤	（アネステジン）	ノボロフォルム（武田）
	（ノボカイン）	バンカイン（万有）、ネオカイン（塩野義）、アロカイン（大日本）
	（オルトホルム）	ビオホルム（塩野義）
梅毒治療剤	（サルバルサン）	アーセミン（第一）、タンバルサン（国産製薬所）、エーラミゾール（万有）、アルサミノール（三共）、サビオール（日本新薬）
	（ネオサルバルサン）	ネオアーミセン（第一）、ネオスチバルサン（万有）、ネオアルサミノール（三共）
殺菌剤（コラルゴール）		コロイド銀（塩野義）、銀エレクロイド（塩野義）
補血栄養強壮剤（フェラトーゼ）		プルトーゼ（藤沢）
強心剤（ヂガーレン）		ヂギタミン（塩野義）、バンギタール（三共）
乳酸菌製剤（インテスチフェルミン）		ビオフェルミン（ビオフェルミン）

20社を超えた。大正製薬、広貫堂、佐藤製薬、第一製薬、万有製薬、ビオフェルミン、ニチバン、日本新薬、山之内製薬、森下製薬、大塚製薬、中外製薬、マルホなどが創立された。既設の武田、田辺、塩野義、三共、藤沢、大日本、星の各製薬社は製薬部門を拡張したほか、三共や星製薬など資本金100万円以上の製薬企業も出現した。

　この時期の特徴は、「工業所有権戦時法」施行により、短期間で輸入新薬の「国産代替新薬」（**表1**）が数多く台頭したことである。

　大戦中に創立され、これらの代替新薬の国産化に成功した製薬会社のうち、第一製薬と万有製薬の設立はサルバルサン（梅毒治療剤）の国産化にあった。サルバルサンは当時、梅毒患者は100万人を超えると言われていただけに、臨時薬業調査会でも国産化すべき主要医薬品の1つに挙げられており、大阪衛生試験所においてすでに試製を終えていた。第一製薬のアーセミン、万有のエーラミゾールは、アルサミノール（三共）、タンバルサン（国産製薬所：武田、塩野義、田辺の出資会社）、サビオール（日本新薬）とともに、いち早く工業生産に成功した。これらは慶松勝左衛門、岩垂亨、鈴木梅太郎、丹波敬三、久原躬弦（京都帝大化学研究所）がそれぞれ個別に合成に成功し、製品化されたものであった。こうしたサルバルサンの国産化は、わが国における有機合成化学の創始であり、その後の新薬研究が飛躍的に発展する原動力となった。

　また阿片アルカロイドの国産化も衛生試験所の試験研究で可能となったので、1917年（大正6）8月に阿片法の一部改正が行われ、「製薬用阿片売下に関する件」が公布された。これにより売下を受ける会社として星製薬、大日本製薬、ラジウム製薬、三共の4社が指定を受け、麻薬製造を開始した。当時モルヒネ製剤は高騰しており、それに伴う高収益により指定4社の業績は伸長した。この指定特権は他社の羨望の的となった。

　さらに製薬各社は国産代替新薬の上市のほか、衛生試験所の指導や独自の技術で国産化を進めた医薬品のなかには国内の欠乏を補ったばかりなく、海外へ輸出されたものも少なくなかった。カフェイン、サルバルサン、ブローム塩類、アロカイン、サリチル酸とその誘導体などがその代表である。殊にサルバルサンは1919年（大正8）、当時まだ生産されていなかった米国に対し、三共の技術陣によ

表2 化学工場製産品の生産額(1909～1920年：単位：千円)
(農商務大臣官房統計課編：大正9年工場統計表)

年次	医薬	売薬	合計	対比
1909年(明治42)			7,166	100
1914年(大正3)			19,902	278
1919年(大正8)	15,809	23,566	39,375	550
1920年(大正9)	20,007	31,219	51,226	715
1920年(大正9)	主な府県別生産額			占有率％
東京	11,357	5,268	16,625	32.5
大阪	7,089	11,773	18,862	36.8
京都	354	149	503	
神奈川	74	36	110	
兵庫	405		405	
千葉	154		154	
栃木		497	497	
奈良		33	33	
三重	46	766	812	
愛知	78	841	919	
滋賀		1,646	1,646	3.2
富山		6,933	6,933	13.5
山口	56		56	
和歌山	372	700	1,072	
徳島		537	537	
香川		1,711	1,711	3.3

る技術援助も行われた。

第1次世界大戦中の医薬品生産額

　政府の国産化政策により、第1次大戦終結後の1918年(大正7)から1920年(大正9)頃までの医薬品生産額(医薬・売薬)は著しい伸びを示した。農商務大臣官房統計課編『日本帝国統計年鑑』の「大正9年工場統計表」によると、1909年(明治42)を100とすると1914年(大正3)は278、1919年(大正8)550、1920年(大正9)は715と伸長、医薬品産業は大戦を契機に飛躍した。

　この時期の医薬(今日でいう医療用医薬品)と売薬(一般用医薬品)の生産額比率は、医薬より売薬が大きく、この傾向は50対50となる1960年(昭和35)頃まで続いた。また1920年の府県別の医薬・売薬の生産額は、合計ではトップが大阪、次いで東京、富山の順。東京は医薬が売薬より大きく、大阪では売薬が大で、富山はすべて売薬なのが特色である(表2)。

　大戦終結後1年余りは好景気であったが、1920年(大正9)の戦後不況は日本経済に打撃を与えた。

表3 大正時代の主な国産新薬類

分類	製品名(企業名)
ビタミンB₁剤	ヴィタミノール(田辺)、スペルゾン(武田)、パラヌトリン(塩野義)
ヘモグロビン製剤など	体素(大正)、ポリタミン(大五栄養)
カルシウム剤	カルシウム注(ラジウム)、クロールカルシウム(武田)
神経痛・リウマチ剤	テトロドトキシン(三共)、シノメニン(塩野義)、ラルギン(日本新薬)、サロメチール(東京田辺)、ロイマロン(万有)、カンポリヂン(山之内)
ホルモン剤	ボスミン(第一)、チラーヂン(帝国臓器)
鎮咳去痰剤	セキサノール(大日本)、フスタギン(藤永・三共)、ファトシン(塩野義)

それに1923年(大正12)の関東大震災が加わり、産業界は慢性的な大不況時代に入った。製薬業界も製品価格が暴騰し、取引は不振を極めるなか1922年(大正11)頃から戦後復興を遂げたドイツの医薬品が、マルク相場の下落を背景に再びわが国への輸出を始めた。「国産代替新薬」(表1)やその他の国内製造品のなかには、再開された輸入ドイツ製品に品質面や舶来品尊重の国民感情から市場を奪われるものも少なくなく、業界の混乱と不況は激しさを増した。

そのため経営基盤の軟弱さか放漫経営からか企業倒産が頻発した。大戦中の「染料医薬品製造奨励法」により設立された内国製薬(後に三共に合併)、東洋製薬(後の日本酢酸)の2つの国策会社も破綻するなど製薬業界の自然淘汰が進んだ。

それでも医薬品生産額は、大戦終了時(1920年)の5100万円余に比べ、1924年(大正13)は7700万円余で約1.5倍、翌1925年も7000万円余で約1.4倍に伸長した。この間、大正時代には数は少ないが、代替新薬とは言い切れないわが国独自の新薬・新製剤も登場(表3)するなど、製薬産業は比較的安定した状態で昭和期に移行した。

満州事変から太平洋戦争下の製薬産業

医薬品の第2次国産化奨励策

1931年(昭和6)9月、満州事変の勃発でインフレが国民生活を襲ったが、工業生産は活気を呈した。1930年(昭和5)頃から始まった「国産奨励運動」を受けて、政府は医薬品の国産化奨励策を再び掲げた。第2次国産化時代の到来である。翌1932年(昭和7)には「薬事振興調査会」を設置して研究助成金を交付する重要医薬品22品目(アスピリン、アミノピリン、バルビタールなど)を指定し、それらの国産化を図る基礎研究や生産方法に取り組む研究者を助成した。

大正時代以降、わが国の医薬品産業は医薬品の国産化に努めた結果、この時期に至って重要医薬品(主として局方品)は、ほぼ国産で自給できるまでになった。重要医薬品の国産・輸入(金額)比率をみると、1923年(大正12)には国産医薬品が48.8%であったものが、1930年(昭和5)に80.5%、1935年(昭和10)には85%までに伸長し、輸入医薬品は15%に減少した。

また局方品以外の、いわゆる新薬類においても外国産新薬と、これに代わるべく製造された国産「代替新薬」との比率は、1914年(大正3)が16%、1924年(大正13)40%、1931年(昭和6)49%、1934年(昭和9)には56%と推移し、代替とはいえ国産新薬が第1次世界大戦を転機に増加した。な

かでも1935年（昭和10）前後からは、少数ながら画期的新薬としてわが国独自の強心剤ビタカンファー（武田）やサルファ剤（第一、山之内、塩野義、田辺）、エフェドリン（大日本）、ビタミンB_1注射剤（武田、塩野義）、卵胞ホルモン、男性・女性ホルモン剤などの臓器薬品剤（帝国臓器、武田、三共）などの国産新薬も登場した。

こうしたなか、国内の医薬品生産額は1933年（昭和8）以降、1億円を突破し、輸入薬は2000万円余に止まり、政府の国産奨励策が実った。その結果、1940年（昭和15）頃には生産額は2億円近くに伸び、国内における医薬品生産の地盤も固まった。

それに伴って製薬会社の宣伝・販売活動は活発化し、プロパー（MRの前身）の数も増えた。そればかりでなく多くの薬学専門学校卒業の薬剤師が製薬企業に就職し、医薬品の研究開発・製造・学術・販売・管理など各部門での活躍が目立つようになった。

朝鮮・台湾・中国大陸などへの進出

1935年（昭和10）頃は、いわゆる「大陸景気」の時代であった。大陸における軍事的、政治的行動の影響で軍人・民間人を問わず国内からの移住者が増えるに従って医薬品の需要は大幅に増加した。特に満州国の建国後は、大手製薬各社が天津や大連、上海など主要都市に営業拠点を開設したほか、満州国法人の株式会社を設立して現地工場で生産を始めるなど、製造から販売まで活発な事業展開を行った。当時、わが国の領土であった朝鮮や台湾にも同じように積極的に進出した。

1940年（昭和15）頃の大手製薬会社の販売高は、日本内地が70％弱、外地（朝鮮・台湾・満州など）が30％強と記録されており、海外市場への進出・拡大が活発に展開されていた。しかし1941年（昭和16）の太平洋戦争突入後は、ビルマ・ジャワ・ボルネオなど南方への進出を含め外地における事業所や工場の生産活動は、軍中央や現地民政部の要請によるものが圧倒的に多くなり、各社とも犠牲を払っての戦時協力の側面もあったという。これら各社の海外資産は敗戦により喪失し、財政面の悪化は戦後の復興を遅らせる経営危機の遠因となった。

統制経済の拡充と軍需優先の生産

大陸での戦局が拡大する1940年（昭和15）に国内では医薬品の「公定価格」（製造業者の販売価格、卸売価格、小売価格）が決められ、価格統制や配給統制が始まった。翌1941年（昭和16）5月には国民に戦時協力を求める「国家総動員法」に基づき、厚生省令による「医薬品及び衛生材料生産配給統制規制」（統制規則）が定められ、統制時代に入った。

太平洋戦争の始まる1941年（昭和16）の5月には、価格と配給の統制に加え、生産にも統制が及んだ。厚生省指定の重要医薬品127品目は生産許可制となり、統制が一段と強化された。統制規則を実施する機関として配給面は「日本医薬品配給統制株式会社」（社長塩野義三郎・塩野義商店社長）が、また生産面は「日本医薬品生産統制株式会社」（社長竹田義蔵・武田長兵衛商店専務）が当たった。後者の生産統制会社は、個々の製薬会社に原料資材の割り当てを行い、それによって生産された医薬品を一手に買い取った後、前者の販売統制会社がこれを買い受けて、各地の小売店や病院などへ引き渡すというシステムであった。このため従来からの卸販売業者の機能は完全に喪失し、統制会社の取次機関に過ぎなくなった。

その一方で大手製薬会社は1940年（昭和15）頃から「軍管理工場」に指定され、軍の監督下に置かれた。戦火の拡大とともに軍用医薬品の需要は増大したが、原材料・電力・燃料の不足や従業員の召集による人手不足などで生産は増大する需要に応えられず、その分だけ民需を削減する結果になり、民需用医薬品は危機的な品不足状態が続いた。それでも製薬会社は軍需品の生産に追いやられ、特に覚醒剤、睡眠剤、抗マラリア剤、サルファ剤、ホルモン剤、解熱鎮痛剤、ビタミン剤、胃腸薬が軍管理の下で生産が強要されていった。

　敗色の兆しが色濃く表れた1944年（昭和19）1月には医薬品の生産・配給を一元化する目的で、従来からの両統制会社と業界6団体を統合した「医薬品統制会社」（社長慶松勝左衛門・前東大薬学科教授）が発足した。空前の大規模な機能を有する組織力を持つ統制会社であった。

　この新会社は、厚生省指示で原料資材を各製薬会社に割当配給し、その会社の生産した医薬品を統制会社に供出した後、同省の承認を得て全国の配給下部機関へ供給・販売するのが任務で、官僚統制が一段と強まった。

　しかし米空軍機の本土空襲による生産設備やストック品の焼失などで、新会社の機能が崩壊するなか1945年（昭和20）8月15日の終戦を迎えた。それでも軍需用として生産され、旧日本軍が保有する1億円を超える膨大な量の医薬品や衛生材料が残っていたので、同社はこれをGHQ（連合国軍総司令部）命令で病院や診療所に配給したほか、1946年（昭和21）2月に戦災者向け「医薬品バザー」を東京日本橋の三越などで開いたのち、8月に解散した。〈——放出医薬品は干天に慈雨のように歓迎された。医療救済に役立ち、民政安定の一助となった〉と評価された。

戦争末期、わが国独自のペニシリン誕生

　わが国独自のペニシリン（碧素と呼ばれた）が軍主導の「碧素委員会」により生産されたのは、太平洋戦争末期の1944年（昭和19）から翌1945年（昭和20）にかけてである。

　研究の出発点となったのは、潜水艦で運ばれてきたドイツ医学雑誌に掲載されていたベルリン大学薬理学教授M・キーゼ（Manfred Kiese）の総説「カビ・細菌より得られた抗菌性物質による化学療法」であった。この雑誌は文部省の長井維理科学官（わが国「薬学の父」と言われている長井長義の子息）から陸軍軍医少佐の稲垣克彦に手渡されたもので、総説には軍陣医学で重大な感染症である「ガス壊疽、破傷風、敗血症などの原因菌の発育をペニシリンが阻止した」と記されていた。

　稲垣ら軍医学校側は医学・薬学・理学・農学の研究者に呼びかけ、ペニシリン生産を目標とする組織化に乗り出し、1944年（昭和19）2月1日に第1回「碧素委員会」を開き、大学教授や研究者20名余が集まった。稲垣が委員会の運営を担当、技術面は東大伝染病研究所（伝研）助教授の梅澤濱夫が指導的役割を担った。薬学からは東大伝研教授の浅野三千三と薬学科教授の落合英二、秋谷七郎、石館守三が参加した。石館はペニシリンの合成は不可能でないと意欲を燃やし、浅野は地衣植物から抽出した37種に及ぶ構造既知物質の抗菌作用や、下等植物あるいは微生物の生産物、さらにその関連物質を数多く合成し、抗菌作用を報告するなど積極的に取り組んだ。しかしペニシリンまたは他の抗菌物質の発見には至らなかった。

　同年9月1日、東大農学部教授の藪田貞治郎はペニシリンを産生する菌株を報告、10月30日の第6回委員会で梅沢からの報告でペニシリンの完成が確認された。直ちに量産計画に入り、森永製菓と万有製薬に菌株が渡され、12月23日の第7回委員会では森永がペニシリン培養液を、万有はペニシ

リンのアンプルを提出した。

翌24日には精製不十分であったが、最初のペニシリンが稲垣のいる陸軍軍医学校に届けられた。当時の生産量や使用先など詳細な記録は残されていないが、すべて軍に収められ、その一部は戦場や東京大空襲、広島の原爆投下による火傷に使用されたと記録されている。この時の森永製菓と万有製薬の技術が、戦後の製薬産業の復興の牽引となった。

戦後昭和の製薬産業

政府の優遇政策に支えられた復興期

焼け跡から再建・復興へ急速に進む

敗戦直後の医薬品産業は、他の産業と同様に瀕死の状態にあった。米国戦略爆撃調査団は「医薬品、医療材料はひどい欠乏状態にあり、国民の健康は危殆に陥っている」と報告していた。一方、1946年（昭和21）8月に報告された薬事統計調査では、本土空襲による医薬品産業の被害は他の化学工業系に比べて経度から中程度であったが、三共、第一製薬、山之内製薬など東京の製薬会社の被害は大きかったと記録されている。

敗戦後、GHQの統治下にあった日本政府は1946年（昭和21）1月、医薬品を国民生活に欠かせない「現下の緊要なる民生物質」と位置づけた。これにより医薬品は政府の復興・増産政策に組み込まれ、製薬企業は政府が重点品目と指定したペニシリン、サルファ剤、ワクチンなどから生産を開始、再建への足がかりを掴んだ。

大手製薬企業に対する金融機関の融資にも復興のために優遇措置が適応され、1947年（昭和22）からは融資順位の昇格や重要医薬品の製造に対する復興金融公庫の融資が認められた。その結果、日本銀行の斡旋で1950年（昭和25）末頃までに復興金融公庫などから総額30億円を超える融資を受け、東西の大手製薬企業は資本を増強して再建の見通しが立ち復興へと進んだ。

こうした政府の医薬品産業復興策の下、1949年（昭和24）頃には原材料の入手も容易となり、重要医薬品を含め大手企業の生産は急速に回復した。注射用ビタミンB_1、同C、注射用ブドウ糖、サルファ剤などは早くも生産過剰の兆しも見え始め、統制による公定価格と市場における取引価格との間にかなりの乖離が認められ、統制価格制度は有名無実となった。1949年（昭和24）当時は、政府の物価統制は漸次廃止の方向と決まり、医薬品の統制価格もほとんどが廃止され、機能しなくなっていた。そのため統制価格を廃止し、1950年（昭和25）9月に全国の取引標準となる価格体系として「薬価基準」が登場した。この時の薬価基準が「品目表」と「基準価格表」という2つの性格を備えた現在の薬価基準制度に生まれ変わるのは、1957年（昭和32）以降である。

GHQ支援で2抗生物質が復興を牽引

ペニシリン：戦争末期の技術が生きる

戦後の混乱と困窮のなか、GHQのバックアップによりペニシリン生産会社が、変則的とも言える形で生産体制を整え復興へ歩み始めた。占領下で必然的に起こってくる性病から自分たちの将兵を守る意味もあってGHQはペニシリン生産を特別に支援した。このとき役立ったのが、上述した戦争末

期にわが国独自のペニシリン生産に成功した技術である。

この技術を基に早くも1946年（昭和21）6月から10月にかけて万有製薬、森永薬品、わかもと製薬、八洲化学、明治製菓など8社が厚生省からペニシリンの製造・販売の認可を受けた。

厚生省認可の第1号ペニシリンは、1946年6月に発売された万有製薬製3万単位167本であるが、このうち75本はGHQの方針で「性病用」としてRAA（特殊慰安施設協会）診療所などに割り当てられた。その後もしばらくの間は発売されたペニシリンのうち40％ほどが性病用に割り当てられ、東大病院でも配給された420本のうち150本は性病用と決められていた。ペニシリンが肺炎の特効薬と思っていた医薬関係者は、こうしたGHQの配分に大いに驚かされたという。

[**大量生産法の指導**] さらに翌1947年（昭和22）中に製造申請を厚生省に提出した企業は合計で70社を超えた。製薬専業企業ばかりでなく三菱化成、台湾製糖、東洋レーヨンなどさまざまな分野の巨大企業が参入した。そして1946年11月にはGHQの要請でテキサス大学微生物学のJ・フォスター（Jackson W. Foster）教授が来日し、同教授からペニシリンのタンク培養による大量生産に適した菌株（Q-176株）の譲渡と、それを使用した製造技術の指導が行われた。

その結果、翌1947年（昭和22）以降、大型タンクによる増産が進み、1948年（昭和23）の生産量は国内医療に必要なペニシリン量をまかなえる生産体制が整い自由販売となった。翌1949年（昭和24）には韓国向けの輸出も行われ、戦後3年で米国、英国に次いで世界第3位のペニシリン生産大国になった。その年の医薬品総生産額313億3900万円余のうち、ペニシリン生産額は32億2240万円で10.3％を占め、ペニシリン時代を迎えた。

その一方で生産過剰に見舞われ、1947年夏頃からペニシリンの公定価格や市場価格は急落した。1948年頃には利益を上げている会社は10社余りに過ぎないと言われるほどペニシリン生産会社は経営危機に陥った。そして生産量・使用量とも飽和状態に達したと見られた1956年（昭和31）5月に東大法学部教授のペニシリンショック死事件が発生するに及び、国民の「ペニシリン信仰」は一気に冷めた。それ以降、需要は年ごとに減り、ペニシリン時代は終息に向かった。台湾製糖など参入企業はペニシリン生産から手を引き、本業に戻っていった。

[**新潟県でも生産に乗り出す**] こうしたペニシリン生産をめぐる推移は、東京・大阪の大資本企業を主としたものであったが、地方でも、例えば新潟県白根市の品川製薬が1946年（昭和21）6月から生産を始めていた。その発端は碧素委員会委員であった東大伝研教授細谷省吾の研究室が新潟医大細菌学教室に疎開してきた折に、同教室助教授の宮村定男（後に教授）が細谷からペニシリン研究への誘いを受けたことに始まる。宮村は戦争末期の1945年（昭和20）に臨床実験に耐えるペニシリン生産に成功し、細谷を通じて碧素委員会で報告されたという。

この技術が基礎となって1946年に品川電機（真空管を製造していた軍需産業）が後押しして6月から表面培養による小規模生産に乗り出し、12月には国家検定にも合格し市場に提供できるまでになっていた。1948年（昭和23）の月間生産量は国内で3指に数えられたと記されている。ただそれを裏付ける記録は残されていない。その後、タンク培養による大量生産時代に入ったため、資金面から対応できず、1950年（昭和25）にペニシリン生産から手を引き、地方におけるペニシリン生産の牽引力とはならなかった（熊谷大輔『品川製薬株式会社回想集』1998）という記述が残されている。

ストレプトマイシン：結核に効果を示す最初の新薬

結核亡国と言われた日本で、結核に効果を発揮する最初の新薬として登場したストレプトマイシン（以下、ストマイ）もペニシリンと同様に、その導入から工業生産までGHQと政府の強力な支援体制

があった。1948年（昭和23）12月、GHQは発見者のS・A・ワックスマン（Selman A. Waksman）教授から空輸されたストマイの菌株を厚生省予防衛生研究所部長の梅澤濱夫に手交、これを用いて日本の製薬企業がストマイの生産を開始すると言明。さらに研究用ストマイを米国から輸入すると約束した。

　1949年（昭和24）3月、研究用ストマイ200キロがガリオア資金で輸入され、5月から臨床試験用として東大、慶大などに配布された。11月には1400キロの大量輸入が行われ、明治製菓、協和発酵などが販売権を獲得、結核療養所などへ提供した。製品は米国メルク社製の1グラムバイアル瓶入りで、この白色粉末が長い間結核に苦しんでいた結核患者とその家族の期待に見事に応えた。

　［政府の国産化政策］ストマイ国産化の動きは、研究用200キロが緊急輸入された時期から活発化した。政府も結核撲滅対策の一環として1949年（昭和24）6月、大蔵省は工業生産の準備に入る明治製菓、協和発酵、日研化学研究所、日本生物化学研究所、島根化学の5社に対し、設備奨励金3億6000万円を特別融資した。さらに同年9月22日の閣議では年産3000キロ（患者7万5000人分）を第一次目標として資金・資材の確保を図り、製品は国家買上げを行うなどの助成を実施するストマイの「国内生産確保要綱」を決定した。

　こうした政府方針のもとで生産5社は1950年（昭和25）4月、厚生省の認可を受けて生産を開始、7月に明治製菓のストマイ1グラム1000本が国家検定に合格し、国産第1号として発売、すべて国家買上げされた。国家買上げは1951年（昭和26）12月まで毎月行われたが、買上げ数の約半数は常に明治製菓の製品で占められていたので「ストマイは明治」とさえ言われた。事実、当初は明治製菓以外の生産能力は低く、5社による生産量は設備・技術面などの不備から1950年と1951年の2年間で計2200キロ余りに過ぎず、当初予定した生産量を確保できなかった。

　結核対策の遅れを憂慮する政府は、国内需要を満たすため大量のストマイを輸入し、これを小分け・製品化して需要に応じた。小分け作業に当たったのが製薬12社（武田、三共、塩野義、田辺、大日本、万有、第一、藤沢、山之内、鳥居、小野、中村滝）であった。これら企業の多くはストマイ製造に必要な高度な発酵技術と培養タンクなど大規模設備を持ち得ない製薬専業企業であったが、ストマイの安定供給に大きく貢献した。

　［花形の輸出品となる］その後、国産と輸入ストマイで安定供給の見通しがついた厚生省は、1952年（昭和27）2月より統制販売（配給）を止め、自由販売に踏み切った。自由販売になると市場では米・メルク社製の輸入ストマイに人気が集中し、品質改良の遅れた国産品は敬遠されるという予想外の事態が発生した。そのため厚生省は8月に輸入を一時中止し、国産5社に生産調整を依頼した。しかし1953年（昭和28）に入ると生産が軌道に乗り、生産調整も効かず、ストマイ業界は生産過剰と価格下落に悩まされた。一時は経営危機に直面したが、打開策として中国・東南アジアへの輸出振興策が浮上、昭和30年代前半までは数少ないわが国の花形輸出医薬品となって業界は安定した。

　こうしてストマイは政府の結核政策の下で、続いて登場したパス（田辺製薬が1950年5月発売）、ヒドラジッド（第一製薬が1954年7月発売）とともにわが国の結核病克服に大きく貢献し、製薬産業の戦後復興の一翼を果たした。

朝鮮戦争特需で経営安定

　政府政策として優遇措置を受けた医薬品産業、特に大手製薬企業は1949年（昭和24）頃には再建され、医薬品生産額も310億円余（対前年173％増）を記録、この時点で業界では医薬品産業は復興したと言われた。

しかし1949年頃の世相は「ドッジ・ライン」によるインフレ収束策の影響で、国民生活の切り下げと企業の合理化によるコスト引き下げが強行され、必然的に国内の購買力は低下し需要の停滞を招くデフレ不況に陥っていた。需要の停滞は医薬品も同様であり、生産が軌道に乗っていたビタミン剤やサルファ剤などは生産過剰となり、それが在庫増から生産抑制へと進み、一転して製薬業界は不景気に襲われた。労働争議は激しさを増し、大幅な人員整理が実施された。三共の1320人を最多に、大日本製薬370人、田辺製薬と藤沢薬品の各270人、わかもと製薬226人にも達した。

　こうしたドッジ・ラインの実施による合理化と安定化の効果に関しての功罪のどちらが大きかったのか、その評価も定まらない1950年（昭和25）6月に勃発した朝鮮戦争がもたらした「特需景気」に製薬業界は沸いた。戦争終結までの4年間で医薬品特需の総額は27億円に上った。特需品目は戦闘による創傷、感染症、手術に欠かせない抗生物資、サルファ剤、ワクチン類、消毒液、麻酔剤、血液製剤、麻薬、DDT、衛生材料などが主体であった。特需品は低価格を要求され低マージンであったが、〈特需は医薬品業界に復興の誘い水〉となって一気に製薬企業を安定させた。

新薬の技術導入で成長へ

　特需などで経営基盤を安定させた後、大手製薬企業が一気に成長した要因は、欧米からの新薬の輸入と技術導入であった。単一為替レートが1ドル360円と決まると、1950年（昭和25）に三共が米国パーク・デービス社とクロラムフェニコールの国内の一手販売契約を締結した。それを皮切りに武田薬品が米国レダリー社のオーレオマイシンと、田辺製薬が米国ファイザー社のテラマイシンと提携し、米国製の抗生物質がわが国に進出した。

　さらに翌1951年（昭和26）に「外資法」が改正（制限緩和）されると、欧米で開発した治療効果の高い抗生物質、サルファ剤、副腎皮質ホルモン剤、精神安定剤、降圧剤などの技術導入契約が次々に大蔵省の認可を受け、国内で製造を始めた。一方、この時期の米国製薬企業は、米国における独占体制が確立されつつあった。そのため、わが国製薬企業との技術導入契約に際して極めて強い姿勢で臨み、日本企業に示したロイヤルティーは8〜15％という高さであった。また、同一の技術や特許であるにもかかわらず、複数の企業が競い合うという事態も度々見られた。その結果、本来は特許の使用権が譲渡契約される場合は独占的であるはずなのに、複数の企業が同一特許を非独占的に使用する事態も発生した。加えて契約競争のあまりロイヤルティーなどの契約条件も競り上がる結果を招いた。そのため、医薬関連のロイヤルティーは、他産業に比べると割高であると指摘された。

　8〜15％という高いロイヤルティーに悩まされながらも、技術導入契約は1955年（昭和30）までに30件を超えるラッシュ振りで、華々しい「新薬ブーム時代」の幕開けとなった。

　これら1950年以降に登場した新薬は欧米諸国の「物質文明」の成果であり、日本人のそれまでの疾病構造を一変させるほどの影響をもたらした。不治の病と恐れられた結核をはじめ各種感染症や関節リウマチ、喘息、栄養障害、循環器障害、胃腸障害など多くの疾患に悩む人々に対し、それまでの薬剤とは比較にならない効果を発揮した。またこの時期の新薬は戦勝国・米国からのものが圧倒的に多かったのは、第2次大戦中から膨大な研究費を投入した成果であり、終戦の1945年（昭和20）頃からの10年間に新薬を次々に誕生させた。特にペニシリン、ストレプトマイシン、オーレオマイシン、クロロマイセチン、ハイドロコーチゾン、テラマイシン、エリスロマイシン、トランキライザーは「奇跡の新薬」と呼ばれた。

　これら新薬をいち早く導入して臨床現場に届けると同時に、ビタミン剤を中心とする大衆保健薬の

需要拡大により、製薬産業は急成長した。1955年（昭和30）の医薬品総生産額は895億円に達し、1949年（昭和24）の3倍に増加した。この成長の過程で民間ラジオ・テレビを使ったビタミン剤やサルファ剤、抗生物質、結核薬などの過剰な宣伝・広告と「景品付き販売」などの販売姿勢が「七人委員会」答申で強く批判される経緯もあった。

欧米新薬導入で拡大した高度成長時代

需要を急増させた皆保険制度

池田内閣の政策により、1960年（昭和35）からの約10年間は、かつて経験したことのない高度成長時代であった。製薬業界では技術革新と新しいマーケティング技術が導入され、積極的な設備投資と相まって拡大路線に転じていた。加えて翌1961年（昭和36）4月から国民皆保険制度が実施された。この時期、製薬各社が拡大した第一の理由は、皆保険制度により患者の受診率が大幅に向上したことと、制限されていた抗生物質など高薬価薬剤の使用制限が緩和されたことから、医家向け（医療用）医薬品の需要が急増したこと。第二は、高度経済成長がもたらした生活レベルの向上が国民の健康志向を高め、ビタミン剤など大衆向け（一般用）医薬品の需要を大きく喚起したことがある。

皆保険実施前年の1960年の医薬品総生産額は1760億円であったのが、実施後は年々増加し10年後の1970年（昭和45）には1兆253億円と5.8倍に達した。その間、1965年（昭和40）には4000億円を超え、米国に次ぐ世界第2位の医薬品大国になった。製薬各社の売上高も皆保険実施前後で比較すると急成長している（表4）。

表4　昭和30年と40年の売上高比較（単位：100万円）

企業	30年(A)	40年(B)	B/A
武田	13,334	98,734	7.4
三共	6976	32,577	4.7
塩野義	5828	30,859	5.3
田辺	3251	38,329	9.9
第一	3031	15,668	5.2
大日本	2333	8647	3.7
藤沢	2285	16,010	7
山之内	1697	14,252	8.4
中外	1464	13,150	9
萬有	1411	10,843	7.7
エーザイ	1177	123,336	10.5
吉富	855	8999	10.5
計	43,642	294,406	6.8

資料：有価証券報告書

皆保険制度実施後に拡大が顕著なのは医療用医薬品であった。医薬品総生産額に占める医療用と一般用医薬品の比率は、1950年代初頭頃は半々であったが、1965年は60対40、さらに1970年には75対25と開いた。製薬会社の経営方針も医療用医薬品重視への転換が行われた。また1兆円産業へと成長した1970年の医薬品総生産額を薬効群別にみると、この年に初めて抗生物質が1位となり、2位は中枢神経系用剤、3位はそれまで過去12年間首位にあったビタミン剤、4位がその他の代謝性医薬品となった。この上位4分類で医薬品全体の生産額の2分の1を占め、これに次ぐ5位消化器官用薬、6位循環器官用薬、7位外皮用薬を加えた7分類で全体の4分の3を占めていた。

この時期は、抗生物質や中枢神経系用剤、循環器用薬、腫瘍治療薬などで新医薬品の発売が相次いで行われた。なかでも1965年以降に抗生物質市場を制し、急速にシェアを拡大したセフェム系抗生物質の伸長（1975年以降は全抗生物質のうち80％前後を占めた）は著しいものがあった。

薬害発生で承認審査の厳格化など諸政策を実施

販売競争が激化しつつあった1961年（昭和36）にサリドマイド事件（胎児に四肢欠損などの障害発症）が発生し、1965年（昭和40）にもアンプル入りかぜ薬事件（ショック死）が起こった。さらにクロロキン事件（網膜症発症）、キノホルム事件（スモン病発症）と薬害が続発した。厚生省はいずれも販売中止の措置を取ったが、最初に起こったサリドマイド事件とアンプル風邪薬を契機に、折から高まっていた消費者運動の関心は、薬の安全性に向けられた。国会でも緩い承認審査基準や販売規制、医家向医薬品と大衆向医薬品の区分の不明確、さらに同種同効薬の氾濫など医薬品のあり方について各方面で活発な議論が行われた。

こうした声に応える形で厚生省は1967年（昭和42）10月、「医薬品の製造承認等に関する基本方針」を実施した。これにより医薬品を「医療用」と「一般用」に分け、特に医療用医薬品の承認審査を厳格化し、薬効評価には進歩した医学・薬学の試験法を取り入れた。また、新たに認可された新医薬品には一定期間の副作用報告を義務づけた。

基本方針の実施で医療用医薬品の製造承認審査が厳格になると、それ以前の基準で承認された医薬品で市場に流通しているものを残すのか、淘汰するのかの再検討が必要となった。厚生省は1967年9月以前に承認された医薬品の「再評価」を1971年（昭和46）から第一次再評価、さらに第二次再評価、新再評価などを長期間にわたり実施した。これにより既存医薬品の承認の取り消しや、適応症の大幅な削除が行われた。そのため主力製品でありながら治療薬として市場性を失う製品も少なくなく、長期にわたる業績の低迷を強いられる大手企業も出現した。医薬品再評価は製薬産業にとって一大試練であったが、その反面では医薬品に対する国民の不信感を取り除く一因となった。

さらに1982年（昭和57）3月、「医薬品の安全性に関する非臨床試験の実施の基準」（Good Laboratory Practice：GLP）が実施された。これにより医療用医薬品には毒性試験、発がん性試験、催奇形性試験などの非臨床試験の実施を義務づけ、その成績を承認申請資料として臨床試験成績とともに提出することなり安全性問題は前進した。

体質の転換期到来とその象徴

求められた販売姿勢の適正化

1970年（昭和45）以降の10年間は、急成長した製薬業界の持つ体質の転換期でもあった。その1つの象徴が販売姿勢の適正化である。拡大した医療用医薬品市場で「現品添付」という変則的な形のオマケ販売が始まったのは、1969年（昭和44）頃からで、その傾向は販売競争が激化するにつれ、年を追って激しさを増した。

添付販売は、製薬会社にとって販売価格を直接下げることで「薬価調査」に反映されて「薬価基準価格」が下がるよりも、生産過剰気味であった同じ製品を現物添付して販売した方がメリットは大きかった。また医療機関も現物の添付分を患者に投与し、それを保険請求することで実質的な利益を得ていたので、添付販売は両者に好都合であった。添付対象品は販売競争の激しかったビタミンB_1剤、抗生物質、アミノ酸製剤、消炎酵素剤、神経精神用薬などであった。

しかし、添付販売は医師による医薬品の過剰投与を生み、それが医療保険における財政の悪化や薬

剤費の増加に結びつくほか、薬害発生の温床になっているとマスコミや国会でも大きく取り上げられた。このため中央社会保険医療協議会（中医協）は健保財政面から弊害の多い添付販売した品目を薬価基準から削除するよう建議した。

これを受けて厚生省も添付販売を廃止するようたびたび「販売姿勢の適正化」を求める薬務局長通達を発したが、なかなか守られず、ついに1970年（昭和45）12月、中医協の建議を受け「添付販売品目の薬価基準削除」を製薬業界に伝え、販売の適正化を強く求めた。日本製薬団体連合会も「12月24日を期して一斉に添付は全廃する」ことを決定、社会的批判の多かった添付商法はようやく沈静化した。しかし、実際には1974年（昭和49）にフランス系外資企業の日本法人の5品目が削除（5ヵ月間）されてから終息に向かったのが実情であった。

添付禁止後、にわかにクローズアップされたのが「薬価差」問題であった。この解消を目指す厚生省は全品目・全包装を対象とする厳格な「薬価調査」を実施、これにより製薬業界は薬価の循環的低下を来す「冬の時代」に突入した。このため、製薬各社は販売姿勢の良否が薬価調査を通じて基準価格（薬価）に待ったなしで連動する薬価政策の下で、販売姿勢の適正化の努力に努めた。そして、「薬価差」は個々の医薬品ごとに薬価を設定する「銘柄別収載」により縮小へと向かった。

この時期ほど薬価政策が企業経営に多大な影響を与えると実感した時代はなかったが、実質的に既収載医薬品の「薬価差」が縮小に向かったのは、「薬価差」の元凶と言われた「バルクライン方式」から「加重平均値一定価格幅方式」に薬価算定方式が変更された1991年（平成3）以降である。

このほか製薬業界は1976年（昭和51）に「医療用医薬品プロモーションに関する倫理コード」を作成し、1984年（昭和59）には「医療用医薬品製造業公正競争規約」を施行するなど販売姿勢の適正化を推進した。またプロパーの資質向上を求める動きも活発化し、1980年（昭和55）からは業界を挙げて教育研修制度を開始した。この動きは1997年（平成9）の資格認定制度までつながり、プロパーという名称はMR（Medical Representative：医薬情報担当者）となり、医薬情報活動を通して医療の一翼を担う役割を果たす職種と位置づけられた。

自社開発品で海外出進を目指す

転換期を迎えた製薬産業のもう1つの変革は、1970年（昭和45）頃から世界に通用する日本発の創薬研究へ本格的に動き出したことである。わが国製薬企業は国民皆保険制度のお蔭で拡大したものの、欧米製薬会社が開発した有用性の高い多種多様な新薬を導入して日本市場で販売することが主体で、いわば「商社的機能」が日本企業の活動の中心であった。また開発と言っても多くの場合、欧米企業が開発した新薬の特許くぐり的なモデファイコンパウンドが中心であった。しかし、これらは戦後の瀕死状態から生産・開発を始めた、わが国医薬品産業の避けて通れない過程であった。

こうした過程を通じて研究開発力をわずかずつ貯えたわが国の製薬企業は、1970年代以降、本格的な研究開発の道を歩き出した。それが徐々に開花して数は少ないものの、海外市場に進出を始めた。その主なものは止血剤トランスアミン（1965年・第一）、意識障害改善剤ニコリン（1970年・武田）、抗生剤セファメジン（1971年・藤沢）、消化性潰瘍治療剤アルサルミン（1971年・中外）、Ca拮抗剤ヘルベッサー（1977年・田辺）などが海外出進の先駆けとなった。

さらに1980年代には抗生剤ジョサマイシン（1980年・山之内）、ニューキノロン剤タリビット（1985年・第一）、消化性潰瘍治療剤ガスター（1986年・山之内）、前立腺がん治療剤リュープリン（1989年・武田）などの大型製品が海外出進を果たし、現地に合弁会社や子会社を設立して製造や販売も手

掛けた。海外進出した新薬や企業は少ないとはいえ、確実に前進した。

製薬業界では1990年（平成2）を「海外進出元年」と位置づけ、それ以後国際化への動きが本格化していった。

医薬品産業の国際化時代と今日

国際化を促した主な要因

わが国製薬産業の国際化は、1990年（平成2）が「海外進出元年」と位置づけられているように極めて遅かった。その原因の1つは、世界で通用する新薬を数多く持たなかったからである。事実、1980（昭和55）年代までは国内企業の中で、海外進出に成功した新薬を開発した会社は少なく、また開発に成功した新薬もそれほど多くなかった。もう1つの原因は、国民皆保険制度による医薬品需要の増大により、国内市場だけに依存していても経営的に安定し、成長が可能であったからである。

こうした国内向きの体質が1990年の「海外進出元年」以降、海外進出に果敢に取り組むようになった背景には、薬価基準価格の慢性的引き下げという要因のほか、次の3つの社会的要求が次々に訪れ、その都度体質の変革に迫られたことが挙げられる。

第一の社会的要求は、1976年（昭和51）から実施された資本の完全自由化であり、第二は特許法改正がある。特に1976年から実施された「製造特許」から「物質特許」への改正は、従来の「特許くぐり的」発想の開発に終止符を打ち、先進国と同等の開発力を持たなければならなかった。事実、こうした環境に置かれた後、徐々にわが国製薬企業から世界に通用する新薬の創出が増加し始めた。

第三は、1985年（昭和60）からスタートした米国要請のMOSS（Market Oriented Sector Selective）協議がもたらした影響がある。わが国の一層の市場開放を求める同協議の主な論点は、①薬価制度（薬価決定方式の不透明性）、②承認制度（承認審査過程の不透明性）、③治験制度（外国の臨床データの国内審査での不受理）の改善であったが、1985年以降、これら3制度は段階的に改正され、米国の要求する非関税貿易障壁が取り除かれた結果、外資系企業の日本での活動と進出はより一層容易となった。

その動きが最初に目立ったのは、外資系企業がそれまで国内企業と結んでいた委託販売契約を次々に解消し、自社販売体制に移行していったことである。その皮切りは1985年に日本チバガイギー社が藤沢薬品と武田薬品の両社と交わしていた委託販売契約を解消して自販体制を確立した後、平成に入ると一気に拍車がかかり、国内企業は契約解消により多くの大手企業で販売減に見舞われた。さらにわが国製薬企業の万有製薬、中外製薬など数社は外資資本の傘下に入った。

こうした外資の巨大資本による買収への危機感と新薬開発に要する巨額な研究費を捻出する必要性などが、わが国の製薬企業を再編（アステラス製薬、大日本住友製薬、第一三共、田辺三菱製薬などの誕生）に導くと同時に、こうした動向が海外進出を一層促進させ、国際化に向かう要因ともなった。

特にMOSS協議がもたらした③の治験制度の改正は、医療用医薬品の世界各国の承認制度の整合性を図ろうとする国際的動きとなり、これが日米EU医薬品規制調和国際会議（ICH：International Conference on Harmonisation of Technical Requirements for Registration of Pharmaceutical for Human Use）へ発展、海外進出を促進させた。

海外展開の3段階

国際化を進める、わが国製薬企業の行った海外展開は次の3段階に分類される。

第1段階：自社開発品の導出契約

第1段階は、海外の製薬企業とライセンス契約を結び、ロイヤルティー収入を得るほか、国内生産の原末を輸出するというパターンである。またライセンス契約の管理や海外市場の情報を得るため、ニューヨークやロンドンに事務所を開設する段階である。こうした段階の国際化が海外進出の第一歩として実施されたが、低リスクであるだけに低利益でもあった。

この段階は独自の新薬を海外企業とライセンス契約を結んでも、主な販売拠点は日本の国内市場であったので、いわば「国内向けの国際化」であった。1970年（昭和45）代から1985年（昭和60）頃までは、このパターンが主流であったが、1982年（昭和57）以降は年間20品目前後を海外企業にライセンスアウトするに至り、世界に通用する自社開発品の創製が相次いでいる。

第2段階：輸出から合弁会社と子会社の設立

1985年（昭和60）以降になると第2段階に入った。この段階でわが国製薬企業は欧米企業と現地で合弁会社を設立し、販売や製造にも携わりながら国際化を進める「海外向け国際化」を展開した。「海外進出元年」と言われる1990年（平成2）以降、わが国製薬企業の対外直接投資額は増加し、積極的に海外展開を行った。1985年のプラザ合意による円高基調が追い風となって武田薬品、藤沢薬品、三共、山之内製薬、エーザイなど海外進出に積極的な企業は1989年（平成元）以降、欧州や米国に多くの合弁会社や子会社を設立した。

特に生産拠点として原料（バルク）工場を海外に建設し、そこで生産した原料を欧米に輸出したほか、日本に逆輸入するアイルランドにおける武田や山之内、藤沢などの顕著な展開もあった。

アジアへは1960年代から塩野義や三共などが台湾へ進出したが、1990年以降は各社の生産・販売拠点づくりが急速に始まった。殊に中国への直接投資が増え、合弁会社の設立が活発化した。2011年（平成23）の調査（矢野経済研究所）では、わが国製薬企業のアジアでの拠点数は全体の40％弱に達し、欧・米に比べて多くなった。

第3段階：一貫体制（製造・販売・研究開発）の構築

わが国の製薬企業のなかで、海外展開の第3段階と言える自社による一貫体制（製造・販売・研究開発）を欧州・米国・アジアにおいて完全に確立したところは未だ少ない。

「製造」に関しては欧米、アジアに多くの製造拠点を設立しているが、「販売」については欧・米・アジアにおいて自社販売体制を完全に確立したと言える企業はまだ少数である。その確立には進出地域に合わせた巨大な流通網の構築と、医療機関への適切な情報提供を継続的に行うことが不可欠であるため、それらに関する経験と技術の蓄積がまだ不足していることが要因となっている。ただ、近年は自社MRによるディテール活動を行っている企業も増加傾向にある。

「研究開発」に関する海外展開には各社の特徴が現われている。「研究」面では、1987年（昭和62）にエーザイが探索研究所（ボストン）を設立したのに続き、1990年代には山之内製薬、エーザイ、藤沢薬品、第一製薬、三菱ウェルファーマなどが基礎研究所を大学の研究機関やバイオベンチャーの多い

表5　わが国製薬企業による最近の大型企業買収

年	企業	買収先	金額(億ドル)	領域
2007	エーザイ	MGI(米)	3900	がん
2008	武田	ミレニアム(米)	7900	がん
2008	第一三共	ランバクシー(印)	5000	後発品
2008	塩野義	サイエル(米)	1500	肥満など
2010	アステラス	OSI Pharmaceuticals(米)	4000	がん、糖尿病、肥満

研究環境に恵まれた英国や米国の同じ地域に設立する事例が目立った。研究領域は主に「がん」や「生活習慣病」、それに2000年(平成12)代には「抗体医薬」が加わったが、研究戦略の変更や予期した成果が得られないなどの理由から閉鎖する研究所も少なくなかった。

近年は、海外に自社研究所を設立するよりも、「がん」など特定の専門領域を研究する企業を対象に投資するか、買収する傾向が増えている。企業買収であれば、新薬シーズや最新技術、あるいは市場での成果をより早く取得できる期待があるからである。こうした戦略に基づいて行われたわが国製薬企業の2010年(平成22)頃までの大型企業買収を(表5)に示したが、期待されたシーズや技術、市場が得られないため、失敗した企業買収もあった。

臨床開発＝治験を意味する「開発」面の海外発展は、わが国製薬企業が海外市場向けに有望な新薬を創出させた1970年代後半頃から始まった。当初は国内で承認を得た後に、海外のライセンス契約先である欧米企業が臨床開発を実施する形で行っていた。その当時、臨床試験に関する基準は米国、ドイツ、英国、日本などのほか、WHOでも定められていたが、国別に相違があった。そのため他国で医薬品を製造販売するには、それぞれの国の治験実施基準や規制内容に従って実施した非臨床試験と臨床試験の成績を規制当局に提出して認可を受けなければならなかった。

そのため開発力のある国や地域が同じ研究の重複を避けることで、開発の効率化を図る気運が高まった。その結果、1980年代からの日米MOSS協議などの検討を経て、臨床試験などさまざまな成績の相互受け入れを促進する目的で、1990年代に入ると医薬品開発に積極的な日本、米国、欧州連合(EU)の規制当局と製薬企業の代表が、同じテーブルで検討する国際会議ICHへ発展した。

ここでの検討結果は1997年(平成9)、ICH-GCP(ICH-E6)として集大成された。わが国もそれを受け入れ、厚生省は国際水準のGCP(Good Clinical Practice：医薬品の臨床試験の実施に関する基準)を同年10月に公布、翌1998年(平成10)4月から完全実施した。

それ以降、わが国製薬企業は、海外の臨床開発を国内と同時に進行するか、海外を先行させて先に承認を取得するケースが増えた。特に国内の治験環境の整備遅れ、たとえばGCPの求める「倫理性」「科学性」「信頼性」について改善すべき余地が多くの面で残されていることから、GCP実施後約10数年は「治験の空洞化現象」と言われるほど、海外での臨床開発を先行させ承認を得る場合が目立った。当初は海外の開発業務受託機関(CRO)に任せるケースが多かったが、海外ネットワークを構築するなど経験を積むにつれ、自社の臨床開発体制を強化していった。

海外展開の成果

以上のようなさまざまな海外展開の結果、わが国の製薬企業の総売上高に対する海外売上高の占め

表6 製薬企業の海外売上比率(%)

企業名	2001年	2006年	2008年	2010年	2012年
武田	34.7	49.3	54.8	49.2	52.8
アステラス	(a)	48.9	48.6	44.3	46.1
エーザイ	46.2	60.9	60.8	52.2	40.4
第一三共	(b)	38.4	44.3	50.6	48.8
大日本住友	(c)	NA	8.4	40.1	36.9
塩野義	NA	13.0	23.9	37.0	34.5
協和発酵キリン	14.9	18.1	19.3	20.6	21.8
田辺三菱	(d)	9.7	8.5	—	11.4
参天	9.3	13.3	12.8	16.5	15.4

註)海外売上が10%未満の場合、有価証券報告書への記載義務がない
(a)山之内 39.8、藤沢 44.1　(b)第一 22.0、三共 21.4　(c)大日本、住友 NA　(d)田辺 1.00、三菱ウェルファーマ 19.9

表7 世界売上ランク100位に占める日本オリジンの製品(2012年)

順位	製品名	適応
5	クレストール	脂質異常症治療薬
14	エビリファイ	抗精神神経薬
32	オルメテック	降圧薬
35	ブロプレス	降圧薬
44	ベルケイド	抗悪性治療薬
49	リュープリン	抗悪性治療薬
50	パリエット	消化性潰瘍治療薬
56	プログラフ	免疫抑制薬
58	タルセパ	抗悪性治療薬
75	ベシケア	排尿障害治療薬
78	アクトス	糖尿病治療薬
83	アリセプト	認知症治療薬
84	ジレニア	多発性硬化症治療薬
96	タケプロン	消化性潰瘍治療薬

出典：CSDユート・ブレーン調査の「世界の大型医薬品売上高ランキング2012」をもとに作成

る割合は、企業によっては国内売上高の減少という要因もあって、武田薬品やエーザイ、第一三共のように50%を超える企業もあり、成果は確実に上がっている(表6)。こうした実績を裏づけるように、近年のわが国製薬企業は国際的に通用する新薬を次々に誕生させている。2012年(平成24)の調査では、世界売上ランク100位に占める日本オリジンの製品が14製品(表7)に達し、米国、スイスに次ぐ世界第3位の新薬創出国となっている。

こうした海外展開の成果から政府は新薬創出競争力を一層強化するため、医療分野の研究開発の司令塔機能(いわゆる日本版NIH)などの創設やさまざまな政策を通して製薬産業をバックアップして

いる。資源の乏しいわが国にとって日本発の革新的医薬品創出が期待されている製薬産業は、今日では経済成長を推進する国家戦略に組み込まれている重要な産業に位置づけられている。

結び

わが国の製薬産業の歴史として、黎明期の明治期から国際化時代の平成まで130年余りの歩みを概説した。その歴史的歩みは、いつの時代も医薬品が国民生活の必需品であることから、医薬品産業は政府の医療政策の影響を強く受けてきた。そして、時々の意向や期待に供給面から応えることで成長・発展してきたのが歴史の流れであった。

とりわけ大きな歴史的節目として直面したのが、①明治期のドイツ医学導入で不可欠となる西洋医薬品の製造への対応、②第1次世界大戦でドイツからの輸入医薬品途絶による国産化への対応、③敗戦時、医薬品を「現下の緊要なる民生物質」として組み入れられた復興・増産への対応、④欧米新薬の技術導入への対応、⑤国民皆保険制度実施によりもたらされた「大量生産」「大量使用」の非難への対応、⑥弱肉強食の国際化時代への対応――などの難題であった。こうした難題を時に政府支援に支えられ、時に自力で解決し、徐々にではあったが、確実に製薬産業としての実力をつけてきた。

今日では、資源の乏しいわが国にとって製薬産業は有用性の高い新薬の創出を通じて経済成長を推進する分野として期待され、国家的戦略に組み込まれている。わが国の製薬産業がその期待に応える能力を有していることは歴史からくみ取れるものの、より実効性を高めるためには、アカデミアや日本医療研究開発機構（AMED）など産学官による連携を強めることが必須であると考えられている。

参考文献

1) 池田松五郎『日本薬業史』薬業時論社（1929）
2) 三ツ橋邦治郎編『大阪製薬業史』大阪製薬同業組合（1943）
3) 『大日本製薬60年史』大日本製薬株式会社（1957）
4) 吉田甚吉『薬業経営論』評論社（1962）
5) 日本薬史学会『日本製薬産業史』薬事日報社（1995）
6) 長谷川 古『医薬品』日本経済評論社（1986）
7) 西川 隆『くすりから見た日本～昭和20年代の原風景と今日』薬事日報社（2004）
8) 『三共百年史』三共株式会社（2000）
9) 『MR100年史』MR認定センター（2012）
10) 『日本の新薬史』薬業時報社（1965）
11) 日本製薬工業協会「製薬産業の国際化の現状」（1993）
12) 西川 隆「わが国主要製薬企業の国際展開(1)(2)」薬事日報（2003年4月25日、4月28日）
13) 厚生省編『医療用具医薬品、日米MOSS協議共同リポート』薬事日報社（1987）
14) ジュリア・ヨング「日本の医薬品産業の国際化（1980～2010）」薬史学雑誌 2014；49（1）：77-83
15) 「薬事ハンドブック」じほう（1990、1993、1994、1995）
16) 矢野経済研究所「製薬企業の海外進出に関する調査結果2011年」
17) ジュリア・ヨング「新薬開発をめぐる企業と行政―治験を中心に―」『企業と現代の資本主義』、工藤 章、井原 基（編）ミネルヴァ書房（2008）
18) 日本製薬工業協会「てきすとぶっく製薬産業2014-2015」（2014）
19) 日本製薬工業協会「DATA BOOK 2014」（2014）

各論 1

神話時代および古代のくすりと医療

奥田　潤

　この日本列島へ人間が北方から南方から4万〜3万年前、旧石器時代に移り住んだと考えられている。2万4000年以前には、現在の埼玉県の岩宿(いわじゅく)遺跡から石器が発見されている。1万8000年以前の化石人骨が沖縄県八重瀬町で発見され、港川人と命名されている。また、1万4000年以前の化石人骨が静岡県浜北市(現在の浜松市浜北区)で見つかり、浜北人と呼ばれている。

　縄文時代(1万2000年以前〜紀元前4世紀)には縄文土器がつくられ、貝塚ができ、人間同士が武器を用いて戦うことも少なく、クルミ、ドングリを主食とし、狩猟・採取による不安定な生活が続き、動物を追って移動した。縄文人の人口は10〜30万人と推定され、成人した大人の死亡年齢は40歳ぐらいと考えられている。がんや結核はほとんどなく、骨折など外傷が多かった。部落の長老が僧侶、医師、薬剤師を兼任し、仲間が怪我をしたときは呪文を唱え、知り得た粘土や薬草を用いて治療したものと思われる。

　弥生時代(紀元前4世紀〜紀元3世紀後半)には水稲耕作が本格化し、北海道と九州に鉄器がもたらされ、九州に青銅器も移入された。

　古墳時代(紀元3世紀後半〜592年頃)においては、2世紀後半に卑弥呼が邪馬台国の女王になり、3世紀後半にヤマト政権が成立、538年(宣化3)[一説には552年(欽明13)]に仏教が伝来した。

　日本の古典とされる『古事記』(序と3巻)は、712年(和銅5)に太安万侶(おおのやすまろ)が編集、執筆した。『日本書紀』30巻は舎人親王(とねりしんのう)が720年(養老4)に完成した。この2書に日本の神話が書かれている。それらによると神話の医療は高皇産霊神(たかみむすびのかみ)(別名：神産巣日神(かんむすびのかみ))にはじまり、大己貴命(おおなむちのみこと)(別名：大国主命(おおくにぬしのみこと))が少彦名命(すくなひこなのみこと)と心を一にし、国を治め病気を治したという。

　「大己貴命と因幡(いなば)の白兎」の次の説話は、蒲黄(ほおう)(がまの花粉)と赤貝、蛤が薬として用いられた最古の記録である。

大己貴命と因幡の白兎

　『古事記』に記述された動物逸話。稲羽の素兎とも書く。

　隠岐島の兎が因幡(島根県)に渡るためにワニを騙して、兎の一族とワニの一族のどちらが多いか比べようと言って、ワニの一族を海に並ばせ、その上を踏んで海を渡った。ところがワニは騙されたことを怒って兎の皮を剥いだ。そこを大己貴命の兄、八十神(やそがみ)たちが通りがかり、兎に海水を浴びせ風にあたれと言ったので、その通りにすると体中がヒリヒリと痛んだ。後から来た大己貴命はからだを真水で洗い、蒲黄を散らしてその上に転がれば元通りになると教えた。兎は元の白兎に戻って大己貴

命にお礼を述べ、八上比売がきっとあなたを夫に選びますと告げた。八上比売を妻にしようとしていた八十神たちは伯耆の国の赤猪狩に大己貴命を誘い出し、真赤に焼いた大石を大己貴命めがけて突き落としたので命は死んでしまった。母の御祖命は悲嘆にくれ、高皇産霊神に祈った。神は𧏛貝比売と蛤比売に赤貝を遣わし、蛤を火傷の薬として用い手当をしたので、大己貴命は息を吹き返したという。その他、古代のくすりの話として次の2話が伝えられている。

徐福と天台烏薬

中国の秦の始皇帝本記によると紀元前219年、方士であった徐福は、皇帝の命令で不老不死の薬を求めて童男童女3000人を従え山東省から船出したが、行方が知れず再び帰らなかったという。徐福は日本の新宮市に上陸し家来と住民のために働いた。紀州侯徳川頼宣が建立した墓碑が残り、徐福が不老不死の薬として教えた天台烏薬も傍らに植えられている。毎年9月1日に「徐福会」がある。その他日本各地20ヵ所以上に徐福の織物、紙すき、捕鯨の先進文化について種々の説話が伝えられている。

田道間守と薬用植物の輸入

『古事記』、『日本書紀』によれば第11代垂仁天皇は、田道間守を常世の国（外国）に遣わし「時じくの香の木の実」を求めさせた。田道間守は常世の国へ行き、その実のなる木を手に入れて10年ぶりに帰国したが、天皇は崩御された後であった。田道間守はその木を御陵のほとりに植え、狂い死にしてしまった。しかし、その木は何であったか不明であるが、この物語は薬用植物を輸入した最古の記録である。

4世紀の中頃奈良盆地の南部の豪族を中心として大和朝廷が生まれ、国土の大半を統一し、九州をおさえ、新羅、百済を通じて朝鮮医学との交流が始まった。当時の第19代允恭天皇は病弱であったが即位した。このとき414年、新羅王から貢物が届き、その代表が金武で医薬に精しく、天皇の持病もすっかり治ったので、恩賞をいただいて帰国した。第21代雄略天皇は459年（雄略天皇3）、百済に優秀な医者の派遣を要請する。それに応じて高麗から徳来が来日し、帰化して難波に住み薬師と呼ばれた。第29代欽明天皇14年（553年）に百済から使いが来て、帰国時に医、暦、易などの博士や、これらの学問に関する書籍、薬物を求められた。翌年百済から易博士施徳王道良、暦博士固徳王保孫、医博士奈率王有陵陀が来日する。一緒に採薬師施徳藩量豊、固徳丁有陀らが来日した。これは、薬の専門家と薬物渡来の最初の記録である。同時に医書も持ち込まれた。欽明天皇は562年、大伴狭手彦が呉王照淵の孫、智聡をともなって帰国、内外典、薬書、明堂図など164巻を献上する。明堂図とは鍼灸の壺のありかを示す人体図である。智聡の子善那使主は、孝徳天皇の645年（大化元）に初めて牛乳を搾って献上した。

推古天皇の時代、607年（推古天皇15）に法隆寺が建立され、747年（天平19）の法隆寺の資材帳には麝香など生薬14種、白檀香など香料9種の薬物が記されている。

参考文献
1) 岡崎寛蔵『くすりの歴史』講談社（1976）
2) 上田正昭編『日本古代史大辞典』大和書房（2006）
3) 吉川弘文館編集部編『日本古代史年表』吉川弘文館（2006）

日本の薬学史

各論 2 推古天皇と「薬日（くすりひ）」

荒木　二夫

　第33代推古天皇は、欽明天皇の第2女であり、用明天皇の同母妹である。幼名は額田部皇女（ぬかたべのひめみこ）と呼ばれた。18歳で敏達（びたつ）天皇の皇后となられたが、34歳のときに天皇が崩御され、その後を継がれた崇峻天皇は、大臣馬子宿禰のため弑（しい）せられ皇位は空いた。群臣が上奏文を奉り再三要請したので皇位を継ぎ、推古天皇として即位された。時は西暦592年、39歳であった。推古天皇は、用明天皇の第2子で甥に当たる聖徳太子を皇太子とされ、国政をすべて任された。

　『日本書紀』によると、611年（推古天皇19）夏5月5日、百官を伴って大和の菟田野に薬猟（くすりがり）を行った。諸臣は冠位に応じた色の服で夜明け前に藤原の池のほとりに集合し、曙とともに出発した。薬草や鹿の若角などを採取し、薬用に供したのである。この薬猟は5月5日の恒例行事となり、この日を「薬日」とされた。

　この故事にちなみ、全国医薬品小売商業組合連合会（医薬全商連）は、1987年（昭和62）に、薬の効用をPRする目的で、5月5日を「薬の日」と定めた。

　少し年代が下がって、668年（天智天皇7）5月5日に天皇は近江・蒲生野に狩に出られた。大海人皇子以下、諸王、内臣および群臣はみなことごとくお供した大イベントであった。このとき読まれたとされるのが、『万葉集』に見られる有名な次の歌である。

　　　　あかねさす紫野行き標野（しめの）行き　野守は見ずや君が袖振る
　　　　　　　　　　　　　　　　　　　　　　　　額田王（万葉集巻1〜20）

　　　　むらさきのにほへる妹を憎くあらば　人妻ゆえにわれ恋ひめやも
　　　　　　　　　　　　　　　　　　　　　　　　大海人皇子（万葉集巻1〜21）

参考文献
1) 宇治谷猛『全現代語訳　日本書紀（下）、推古天皇記』講談社（1988）
2) 宇治谷猛『全現代語訳　日本書紀（下）、天智天皇記』講談社（1988）

各論 3　光明皇后の「施薬院」と「悲田院」

荒木　二夫

　聖徳太子は、第31代用明天皇の第2子で、幼時より聡明、学問に秀で多数の伝記が残されている。叔母に当たる第33代推古天皇の即位に伴い皇太子に任命され、すべての国政を任された。聖徳太子は、深く仏法を敬い、593年（推古天皇元）、難波に日本最古の官寺・四天王寺の建立を始められた。四天王寺には、施薬院、療病院、悲田院、敬田院の四箇院がおかれた。施薬院・療病院は、現在の薬局・病院に相当し、悲田院は、貧窮病者や孤児の収容施設、敬田院は、寺院の施設そのものと言われている。

　その後、聖武天皇の時代となった730年（天平2）4月、光明皇后職に初めて「施薬院（やくいん、または、せやくいん）」を設けたことが、『続日本紀』に見られる。その経費として、皇后宮職の封戸と太政大臣家（藤原不比等家・光明皇后の実家）の封戸の収入のうち、庸[*1]の品物を代価として薬草を買い取り、毎年これを施薬院に進上させることとした。施薬院とセットとして悲田院が設けられたと伝えられているが、その場所は現在の奈良市の法華寺とも興福寺とも言われている。

　平安京への遷都に伴い、施薬院、悲田院ともに移され、別当、院使、主典、医師などの職制も定められたが、藤原氏の介入などで衰退するようになったとされている。

　2014年（平成26）7月、京都市埋蔵文化財研究所は、JR京都駅の300メートルほど南側、左京九条遺跡の調査で平安時代の施薬院、悲田院に関する木簡17点が出土したと発表した。それによると、815年（弘仁6）3月10日付の木簡からは、入所者、死者数や氏名などを台帳で管理していたことがわかり、荷札木簡には、武蔵国から「蜀椒[*2] 1斗[*3]」、「猪脂大2斗」、讃岐から「白米5斗」、「六物○○丸」と墨書されていた。山椒は、胃腸薬・虫下し・鎮痛薬として、猪脂は、あかぎれ・火傷などの塗り薬として使用されていたようである。京都大大学院の西山良平教授は、「寛平8年（896）の太政官文書では、『施薬院が仕事を怠っている』と批判されているが、少なくとも平安初期のこの頃は、きちんと運営されていたことがわかる」と述べている。

参考文献
1) 宇治谷猛『日本書紀（下）全現代語訳、推古天皇記（p.87）』講談社（1988）
2) 宇治谷猛『続日本紀（上）全現代語訳、聖武天皇記（p.315）』講談社（1992）
3) 中日新聞（2014年7月3日34面）

---

*1　庸＝1年に10日の徭役に従うことのできない者がその代わりに物を納めた。
*2　山椒の1種
*3　7リットル強

各論 4　歴史に現われた主な疾病

奥田　潤・飯田耕太郎

　古代においては、部落の長老は、現代の僧侶、医師、薬剤師の三職を兼任しており、部落民の数は少なく、かけがえのない仲間が病気になったり、怪我をしたときは、長老が呪文を唱え、経験から知り得た薬効のある草根木皮、鉱物などを用いて治療に当たった。日本には古来、自然崇拝のアニミズムの神教のみが存在したが、偶像崇拝の仏教が日本に伝わったのは、538年（宣化3）［一説には552年（欽明13）］と言われ、韓国、中国からの人の交流が増えるに連れて、伝染病が日本に持ち込まれた。以下、年代順に疾病名を記載する。

奈良時代（710～793年）

　日本で最も古く735～737年（天平7～天平9）に流行した疾病は痘瘡（天然痘）で、790年（延暦9）にも流行した。当時、衣の裳裾を引くように流行したので、裳瘡と言われた。痘瘡流行の記録は中国で481年、フランス、イタリアでは570年、メッカで571年と言われているので、中国で流行して255年後に日本で流行したことになる。当時の日本人にとって恐ろしい病気であったと思われる。また、麻疹（はしか）は737年に流行した。

平安時代（794～1184年）

　平安時代の約390年間に痘瘡が9回も流行したと言われる（19回流行したという説がある）。また、赤痢（2回）、疫疾（5回）、咳逆病（風邪？）（2回）、麻疹（1回）も流行した。

鎌倉時代（1185～1332年）

　痘瘡（4回）、三日病（風疹）（3回）、麻疹（1回）が流行した。

室町時代（1333～1572年）

　痘瘡（1回）、疫病（5回）、三日病（2回）、黴毒（1回）が流行した。

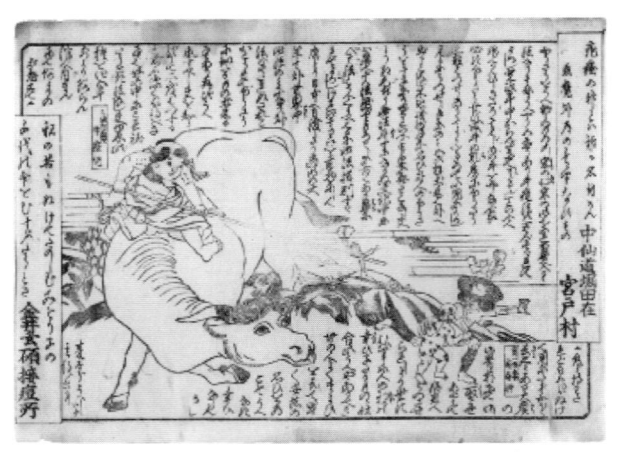

図　牛痘接種の引札（広告）　嘉永3年（1850）、24×33
中仙道宮戸村の金井玄碩接種所で出された。種痘をすることで子供の尊い命が救われるとある。最後に短歌「親の苦をぬけて楽しむみどりの子の千代の命を結ぶ尊さ」が添えられている（内藤記念くすり博物館所蔵）。

安土桃山時代（1573〜1614年）

痘瘡、麻疹が各1回流行した。

江戸時代（1615〜1867年）

江戸時代の252年間に病気はますます多様化し、従来日本で経験しなかった流行病が現れた。痘瘡は8回も大流行したが、その他にも虎列刺（コレラ、暴瀉病）（3〜4回）、麻疹10回、風疹1回、咳逆病が11回流行した。白米を食べるようになって脚気（ビタミンB_1欠乏症）（2回）が流行し、「江戸患ひ」とも称した。その他、腸チフス（6回）、赤痢？（1回）も現れ、多くの人々が死亡した。

明治時代（1868〜1911年）

1885年（明治18）に種痘規則が制定され、1895年（明治28）に牛痘菌製造所ができ、痘瘡の撲滅が進んだが3回流行した。一方、コレラは6回も流行し、猛威をふるい、1879年（明治12）に死亡者は10万5984人、1886年（明治19）には10万8450人、1895年（明治28）には4万154人となった。その他、外国との交流が進み、発疹チフス（1回）、猩紅熱（1回）、回帰熱（2回）、ペスト（2回）が流行した。明治に入って統計学が普及し、1910年（明治43）には死因の1、2、3位が結核、肺炎、脳血管疾患の順となった。1894年（明治27）に北里柴三郎がペスト菌を、1897年（明治30）に志賀潔が赤痢菌を発見した。

大正時代（1912〜1925年）

1919年（大正8）にインフルエンザ（スペイン風邪）の大流行があり、死亡者が15万人となった。

日本の薬学史

昭和時代（1926～1988 年）

　1945 年（昭和 20）の太平洋戦争終結までに 320 万人、広島の原爆で 14 万人、長崎の原爆で 7 万人が死亡した。その後、原爆後遺症（白血病）が発生した。1953 年（昭和 28）に水俣病の第 1 号患者が認定され、公害病としてイタイイタイ病（143 人が死亡）、四日市大気汚染（80 人が死亡）が発生した。また、食害として森永ヒ素ミルク事件（幼児を中心に 133 人が死亡）、カネミ油症事件（132 人が死亡）が発生した。薬害としてサリドマイド、スモンなどの事件が発生した。1962 年（昭和 37）には A2 型ウイルスによる流行性感冒が広がり、死者は 5868 人になった。主要な死因として、結核が減少した後は脳血管疾患、悪性新生物、肺炎、心疾患が 1、2、3、4 位を占めた。

平成時代（1989 年～　）

　1981 年（昭和 56）にエイズが日本に広がり、1995 年（平成 7）にはエイズ患者 1154 人、HIV 患者 3452 人、死者 540 人と報告された。イレッサによる死亡者は 1996 年（平成 8）に 438 人で、水俣病による死亡者は 1995 年（平成 7）には累計 1196 人となった。新潟阿賀野川水銀中毒は、水俣病の経験を生かせず死亡者は 300 人となった。また、2005 年（平成 17）にアスベストによる死者が 599 人となった。

　1994 年（平成 6）にはサリン事件により 5000 人が被害を受け、19 人が死亡した。なお、2003 年（平成 15）の主要死因の順位は悪性新生物（がん）、心疾患、脳血管疾患、肺炎が 1、2、3、4 位を占めている。

　今後、新興、再興感染症に対する対策を怠ることなく、薬害、公害、食害の被害は、現場の責任者の倫理教育を確立することが必要であろう。

　疾病は、病気、疾患とも言われ、現在では患者が自覚する不快感、痛み、脱力感などの症状と原因、徴候、経過から客観的に証明される臨床病像からなる異常な機能的変化、または器質的変化を言うようになった。また個体あるいは身体の一部が何らかの原因に対して起こす生体反応の総和とも考えられている。

　これらの新しい病気に対応するため、新しい知識、技術が必要となる。

　疾患の種類は原因別に、遺伝子、代謝性疾患、感染症、腫瘍などに分類され、臓器別に、循環器、呼吸器、消化器、リンパ血液、神経、筋関節結合織、感覚器、泌尿器、生殖器に分類される。

　WHO 憲章では「健康は、単に病気でない虚弱でないことではなく、身体的、精神的および社会的に完全に良好である」と定義されている。

参考文献
1) 富士川 游『日本医学史』日新書院（1941）
2) 奥田 潤、飯田耕太郎「日本史に現われた主な疾病年表の作成」薬史学雑誌　2005；40（2）：137-146
3) 木村伯子（分担執筆 "疾患"）『医学大辞典』医学書院（2003）

各論 5

漢方と本草学の歴史

小曽戸　洋

日本の漢方の歴史

　漢方の歴史は長い。古代中国に発した伝統医学は朝鮮半島から日本など東アジア諸国に広がり、固有の展開をみた。「漢方」とは日本人が中国医学を指して作った語である。漢とは中国の代名詞。方とは方技・方術・医方のことで、医学を意味する。元来は『傷寒論』の医方（古医方）を言い、幕末頃から使われ出したものと思われる。わが国における大陸文化の導入は、6世紀頃までは主に朝鮮半島経由で行われていた。医薬書の伝来も仏教伝来と時を同じくした。7世紀以降、遣隋使・遣唐使による中国との正式交流開始に伴い、医学文化が直接、大量に輸入されるようになった。

平安時代から室町時代

　平安時代には日本独自の文化意識が萌芽し、日本でも医学書が編纂されるようになった。9世紀には『大同類聚方』や『金蘭方』が編纂されたが失伝した。984年（永観2）には日本現存最古の医書『医心方』が完成した。そこに使われた資料のほとんどは中国からの輸入医書であるが、その取捨選択には日本の風土、嗜好が反映されている。鎌倉時代には宋の医学書が伝えられ、従来の宮廷医による隋唐医学に代わり、禅宗の僧医たちが新しい宋医学の担い手となった。鎌倉時代に僧医によって作られた『頓医抄』『万安方』や南北朝時代の『福田方』といった医学全書はその成果と言える。
　室町時代には明朝となった中国との交流が活発になり、明に留学し帰朝した医師たちが医学界をリードするようになる。南北朝末の竹田昌慶を皮切りに、月湖・田代三喜・坂浄運・半井明親・吉田意安といった名医らがいた。彼らは当時最新の明医学を盛んに導入し、普及に努めた。その機運の高まりのなかで、1528年（大永8・亨禄元）、日本で初めて医学書が印刷出版された。それは熊宗立の編纂した明医書『医書大全』を復刻したもので、医書の印刷出版は中国に遅れること500年であった。さらに70年後、豊臣秀吉の二度にわたる朝鮮出兵によって、朝鮮から活字印刷の技術が伝えられ、これによって金元・明を中心とした多量の医薬書が出版、広く普及するようになった。
　室町末期から安土桃山時代に活躍した名医に、曲直瀬道三がいる。田代三喜に医を学び、宋・金元・明の医書を独自の手法によって整理し、『啓迪集』をはじめとする多くの医書を著述し、後輩の啓蒙・育成に尽力した。道三の医学理論のベースは明の医書を介するところの金元医学にある。この曲直瀬流医学は、江戸前期に隆盛をきわめ、中期を経て末期に及んだ。この流派を、のちに興った古方派に対して、後世方派と称している。

日本の薬学史

江戸時代

　17世紀後半、江戸中期以降の日本漢方界は、『傷寒論』を最大評価し、そこに医学の理想を求めようとする流派によって大勢が占められるようになった。漢の時代に作られた『傷寒論』の精神に帰れと説くこの学派を古方派と呼ぶ。中国では宋代に『傷寒論』が再評価され、さらに明から清にかけて、復古と称し『傷寒論』に理想を求める一学風が生じた。『傷寒論』を自己流に解析し、『傷寒論』中の自説に合う部分を張仲景の旧文とし、合わない部分を王叔和や後人の竄入として排除するやや過激なグループである。日本の古方派はこれに触発されたのである。この古方派に属する人々として、名古屋玄医・後藤艮山・香川修庵・内藤希哲・山脇東洋・吉益東洞などの名医がいるが、それぞれ違った観点に立っていた。吉益東洞はなかでも最も際立った考えをもった医家であった。

　東洞は、病気はすべて1つの毒に由来し、その毒の所在によって種々の病態が発現するのだと説いた（万病一毒説）。また、薬というものはすべて毒である、毒をもって毒を制するのだと主張し、いきおい攻撃的な治療法を行った。それで治らずに死亡するのは天命で、医師のあずかるところではないと断じ（天命説）、当時の医学界で論争を巻き起こした。東洞は陰陽五行説など中国自然哲学の概念を否定。『傷寒論』の文章を完膚なきまでに割裂して『類聚方』や『薬徴』を編述し、最左翼の古方派となった。日本的な証の概念、主義はこの時点で形成されたと言える。その一刀両断の医論は江戸後半の医界を風靡し、現代の日本漢方に絶大な影響を及ぼすこととなった。東洞の跡を継いだ南涯は、父の過激とも言える医説を修正する方向に向かい、気血水説によって病理と治療の説明を行った。南涯の医説もまた現代漢方の強い背景をなしている。

　中国人が論理性、いわば抽象的理屈を尊んだのに対し、日本人は実用性・具体性を優先した。これは医学も同じである。古方派が極端な主義に走ったこともあって、処方の有効性を第一義とし、臨床に役立つものなら各派の良所を享受するという、柔軟な姿勢をとる人々も現れた。こういった立場の人々を折衷派と称している。和田東郭などは代表的人物で、今日でもその臨床手腕は高く評価されている。蘭学との折衷をはかった人も少なくない。華岡青洲はその筆頭で、生薬の麻酔剤を開発し、世界で初めて乳がんの摘出手術に成功したことは有名である。明治前期の漢方界において著しい活躍をなした浅田宗伯（**写真1**）もその学術は折衷派に属するものと言えよう。宗伯は幕末明治の漢方界の巨頭として最後の舞台の主役を務めた。臨床家としての業績に今日学ぶべきものは多い。

　江戸後期には、従来の身勝手な文献解釈に対する批判、反省のもとに考証学派という学派も興り、幕末に頂点をきわめた。考証学派は清朝考証学の学風を継承し、医学の分野に導入して漢方古典を文献学的・客観的に解明、整理しようとするものであった。多紀元簡・元堅父子をはじめとする江戸医学館の人々が中心で、伊沢蘭軒・渋江抽斎・小島宝素・森立之らの医学者がいる。考証学派の業績は明治以降、本家の中国に紹介され、今日でも高い評価を受けている。

　以上、後世方派・古方派・折衷派・考証学派について述べたが、これらは必ずしも明確に区別しうるものではない。後世方は金元医学に依拠するとされるが、金元医学は張仲景の古方を軽視した

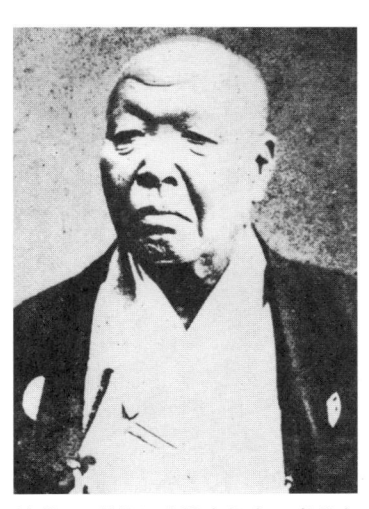

写真1 現代日本漢方処方の素地を作った浅田宗伯

わけではない。古方派は吉益東洞でさえも『傷寒論』、『金匱要略』以外の薬物を使用した。折衷派とは臨床上、種々の学派の医方を受容した医家たちの総称であり、一方、考証学派とは机上の研究において文献考証の手法を導入した医家たちを指す。折衷派と考証学派は観点の異なる位置づけであり、両者の区別はしがたい。日本漢方の特徴を、「方証相対」を重視し、病因への言及を回避した特定の学派に限定する必要はない。江戸時代の日本医学は、中国（清朝）を凌駕するほど幅広かったのである。

明治時代以降

　明治時代となってから、西洋化・富国強兵を目指す新政府は、漢方医学廃絶の方針を選択し、1895年（明治28）、国会第8議会において漢医継続願は否決。これによって漢方は極端に衰退し、学問的にはほとんど断絶の状態となった。しかし法律と西洋医学は漢方の有用性を完全に否定し、抹殺し去ることはできなかった。ごく一部の人々によって民間レベルで伝えられた漢方は、和田啓十郎の『医界の鉄椎』（1910）、さらに湯本求真の『皇漢医学』（1927）などの著述が引き金の1つとなって、昭和になって漢方は次第に脚光を浴びるようになった。戦前戦後を通じ、漢方に関する研究団体、教育機関が組織され、漢方復興の活動が精力的になされた。関東では奥田謙蔵・大塚敬節・矢数道明、関西では細野史郎ほかが主導者となって尽力した。1938年（昭和13）には東亜医学協会、さらに戦後1950年（昭和25）には日本東洋医学会が設立。1970年代からは、大学や公的研究機関に東洋医学の研究・診療部門が相次いで開設され、漢方の科学的研究も各方面の学会において多数発表されるようになった。1976年（昭和51）には漢方エキス剤が薬価基準に収載され、診療保険に適用。漢方の復権は確実なものとなった。国際学会もしばしば開催され、日本東洋医学会は多数の会員を擁する医学会に急成長し、1991年（平成3）には日本医学会に加盟。漢方は現代医療の一端を担う公認の医学となった。

日本の本草学の歴史

　中国や日本などの漢字文化圏における伝統薬物学を「本草」と言う。あるいは和漢薬（生薬）そのものや、それについて記述した書籍をいう場合もある。広義には、天然物学、物産学、博物学も意味する。本草で言う薬とは、単に病気の治療薬のみならず、人間や物質に対して作用するあらゆる物質を包含するからである。

　中国伝統医学（漢方）の基本が『黄帝内経』などの医経（医学理論）と『傷寒論』などの経方（処方運用学）にあることは言うまでもない。しかし、いくら医論・医方書に精通しようとも、薬剤の現物がなければ湯液治療は始まらない。薬物を得るには本草学の知識が必須である。中国では『神農本草経』に端を発し、梁代に『本草経集注』、唐代に『新修本草』、宋代に『証類本草』といった本草書が作られた。日本でも漢薬を国産品に同定する必要から、古くは平安時代、深根輔仁の『本草和名』（918頃）を皮切りに、源順の『和名類聚抄』（931頃）などの本草書や辞書の編纂が試みられた。鎌倉時代には惟宗具俊の『本草色葉鈔』（1284）がある。

日本独自の本草学の発展

　江戸時代に入ると、明から渡来した『本草綱目』の強い影響のもとに、日本独自の本草学（博物学）

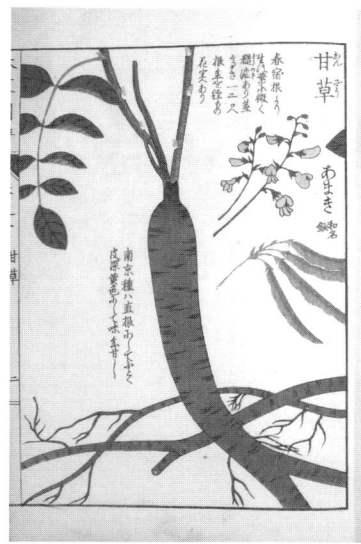

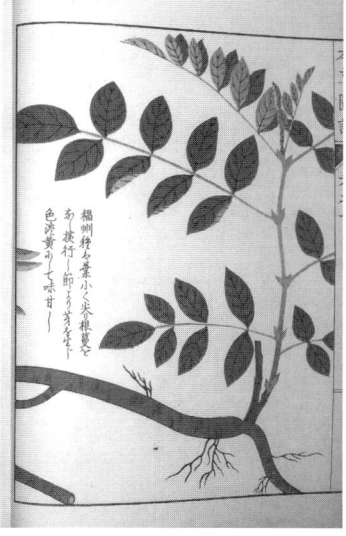

写真2 日本本草学の極致『本草図譜』

が著しい発展を遂げた。『本草綱目』渡来以前、曲直瀬道三は『薬性能毒』(1566)や『宜禁本草』(16世紀後半)を著しており、養子の曲直瀬玄朔は道三の『薬性能毒』を新渡来の『本草綱目』によって改定出版した(1608)。寛文以降には名古屋玄医の『閲甫食物本草』(1669)、向井元升の『庖厨備用本草』(1671)、下津玄知の『図解本草』(1680)、遠藤元理の『本草弁疑』(1681)、稲生若水の『炮炙全書』(1689)、人見必大の『本朝食鑑』(1692)、岡本一抱の『広益本草大成(和語本草綱目)』(1698)、貝原益軒の『大和本草』(1708)、香月牛山の『巻懐食鏡』(1716)や『薬籠本草』(1727)、松岡玄達の『用薬須知』(1726)や『食療正要』(男定庵補・1769)、香川修庵の『一本堂薬選』(1731)、吉益東洞の『薬徴』(1771)、松平君山の『本草正譌』(1776)、宇治田泰亮の『古方薬説』(1795)、小野蘭山の『本草綱目啓蒙』(1805)、小野蕙畝の『飲膳摘要』(1806)や『救荒本草啓蒙』(1841)、多紀元簡の『薬性提要』(1807)、岩崎灌園の『本草図譜』(1828)、内藤尚賢の『古方薬品考』(1840)、山田業広の『薬性古義』(1849)、前田利保の『本草通串』(1852)、森立之の『本草経考注』(1857)、浅田宗伯の『古方薬議』(1861)ほかがある。それぞれに、後世方、古方、物産学、形態学、考証学など、背景とする学問は異なるが、江戸の本草書には、養生に主眼を置いた食物本草に類する本草書が多い。

　江戸後期の本草家としては特に小野蘭山(1729〜1810)が著名である。京都の人で、松岡玄達の門人。1799年(寛政11)に幕府に召されて江戸に出、医学館で本草を講じ、諸国を巡って採薬調査を行った。また飯沼慾斎・山本亡羊・岩崎灌園ほか多くの弟子を育成するなど、日本の本草学発展に寄与した。江戸時代には博物学の範囲を超えた百科辞典も作られた。大坂の医師で法橋の官位にあった寺島良安(1652〜？)の『和漢三才図会』105巻81冊がそれである。

　江戸時代最大の植物図鑑『本草図譜』(**写真2**)には極彩色の2000種に及ぶ精密な植物図が収められるが、それがために印刷出版は困難を究め、1922年(大正11)に至ってようやく全冊の木版刊行をみた。その頃にはすでに植物学は牧野富太郎らに活躍の舞台は移っていた。

参考文献
1) 小曽戸 洋『新版漢方の歴史』大修館書店(2014)

各論 6

飛鳥時代〜奈良時代の薬物事情

指田　豊

　古代の日本は、当時高度の文化を持っていた隣国の中国から制度、文化、技術などの導入に力を注いだ。医学も同様で、5世紀には中国医学が朝鮮半島から医師を通じて導入された。7世紀になると遣隋使、遣唐使の制度が確立し中国医学が急速に日本に広がった。

日本古来の薬物療法、和方

　『古事記』（712年・和銅5）に赤裸にされたウサギを蒲黄（ガマの花粉）で治す話が登場するように、日本には和方とも言うべき日本固有の医療があった。安部真貞、出雲広貞が編纂した『大同類聚方』（808年・大同3）は当時知られていた和方を集めたもので、391の薬物が漢名ではなく和名で記され、これも日本名で書かれた各種の病気に対する地方、神社、個人の家に伝わる治療法が集められており、和方が広く使われていたことがわかる。

　しかしプリミティブな和方に比べて、『傷寒論』、『金匱要略』などを基礎とした中国医学はよく整理され、系統的であったので医師たちは中国医学で病気の治療に当たるようになった。

大宝律令と和方の衰退

　701年（大宝元）に朝廷は唐の統治制度に倣って「大宝律令」を制定した。この律令で日本の医学は中国医学とし、医生、薬園生のテキストとして中国の本草書、『神農本草経集注』（500年頃）を使うことが定められた。なお、テキストは後に勅撰で書かれた唐の公式な薬物書とも言える『新修本草』（659年・唐暦では顕慶4）に代わった。これで日本の医学の主流は中国医学になり、和方はほとんど顧みられなくなった。

　1988年（昭和63）に藤原宮（694〜710年・持統8〜和銅3）の西面南門の遺構から薬物の名前が漢字で書かれた木簡が多数出土した。葛根（クズ）、桔梗（キキョウ）、芎窮（センキュウ）、桂心（シナモン類）、牛膝（イノコズチ）、蛇床子（オカゼリ）、車前子（オオバコ）、大戟（基原諸説あり）、地黄（ジオウ）、知母（ハナスゲ）、当帰（トウキ）、獨活（基原諸説あり）、杜仲（トチュウ）、人参（オタネニンジン）、栢実（コノテガシワ）、白芷（カラビャクシ）、白朮（オケラ）、防風（トウスケボウフウ）、夜干（ヒオウギ）など、ほとんどが現在の漢方処方の重要な生薬である。また、多くは外来の薬物である。

　これらの薬物は中国、朝鮮半島から輸入し、国内でも導入した種苗の栽培、中国産と同一あるいは近縁植物の探索と採集によって調達された。

この時代の日本の薬草の生育状況は『風土記』に見ることができる。『風土記』は全国を統一した朝廷が地方統制の指針とするために元明天皇の詔（713年・和銅6）により各国の地名、産物、土地の肥沃の状況、伝承されている事柄などをまとめたものである。

　現在、風土記の中では最も遅くに完成した『出雲国風土記』（733年・天平5）がほぼ完全な形で残り、『播磨国風土記』（715年・霊亀元頃）、『肥前国風土記』（732年・天平4頃）、『常陸国風土記』（721年・養老5）、『豊後国風土記』（730年・天平2頃）が一部欠損した状態で残っている。このうち、薬草として『播磨国風土記』に黄連（オウレン）、葛（クズ）、梔（クチナシ）、升麻（サラシナショウマ）、獨活（ウドか）、人参（ツリガネニンジンか）、白朮（オケラ）が、『常陸国風土記』に茯苓（マツホドの菌核）と茯神（茯苓の中をマツの根が貫通しているもの）が載っているだけであるが、『出雲国風土記』には地方ごとにそこに産する植物が載せてあり、合計115種の植物が記載されている。植物名はすべて漢名であり、読み方や特徴、用途が書かれていないので漢名だけからどのような植物か推定するしかないが、ほぼ半数が薬用植物で、多くは現在でも使われている薬物名と同じである。

　以下に主な植物を記す。（　　）内は妥当と思われる現在の植物名である。

日本に自生する植物

　黄精（ナルコユリ）、葛根（クズ）、桔梗（キキョウ）、苦参（クララ）、瞿麦（カワラナデシコ）、玄参（ゴマノハグサ）、柴胡（ミシマサイコ）、細辛（ウスバサイシン）、紫草（ムラサキ）、升麻（サラシナショウマ）、蜀椒（サンショウ）、莎（ハマスゲ）、石葦（ヒトツバ）、赤箭（オニノヤガラ）、前胡（ノダケ）、桑（ヤマクワ）、薯蕷（ヤマノイモ）、楊梅（ヤマモモ）、当帰（ミヤマトウキ）、南天燭（ナンテン）、百合（ユリの仲間）、白芷（ヨロイグサ）、白朮（オケラ）、茯苓（マツホド）、附子（トリカブト類）、蘗（キハダ）、茅（チガヤ）、龍胆（リンドウ）。

外国原産植物

　黄芩（コガネバナ）、高良姜（コウリョウキョウ）、芍薬（シャクヤク）、獨活（基原諸説あり→ウド）、杜仲（トチュウ→マユミの仲間）、人参（オタネニンジン→ツリガネニンジン）、貝母（アミガサユリ）、栢（コノテガシワ）、牡丹（ボタン）、蓮翹（レンギョウ、オトギリソウ）。

　外国原産植物の中には高良姜のように熱帯産のもの、黄芩、獨活、杜仲、人参のようにこの時代にはまだ渡来していないものもある。これらは→で示した植物で代用されたものと思われる。

　この時代、日本の医学は中国医学に準じ、ここに登場する薬物もほとんど中国医学で用いるものである。中国医学は江戸時代に臨床経験を積んで日本独特の医学、すなわち漢方医学に発展した。一方、和方は医師の手から離れて、民間薬として人々の間で伝承されて使われてきた。

参考文献
1) 奈良国立文化財研究所『飛鳥・藤原宮発掘調査出土木簡概報（九）』(1989)
2) 伊田喜光、根本幸夫監修、横浜薬科大学漢方和漢薬調査研究センター編『古代出雲の薬草文化』出帆新社 (2000)

各論 7

鑑真和上と正倉院薬物

指田 豊

鑑真和上の持参した薬物

　753年（天平勝宝5）に唐の高僧、鑑真和上が聖武天皇の懇願を受けて日本に渡来した。鑑真は日本への渡航を6回試みたが、鑑真の出国を惜しむ弟子の密告、遭難などにより5回は失敗、6回目に鹿児島県に到着した。そのときの年齢は65歳、すでに失明していた。彼は医学の知識も豊富で、日本で病人の治療も行っている。渡来時にどのような薬物を持参したかは不明であるが、第2回渡来時743年（天宝2）の携行品リストが残っている。このときは長江を出た途端に難破している。

　そのリストは以下のようなものであった。漢方で使う生薬は少なく、ほとんどが香木、香りのある草で、練り香の材料と思われるものが多い。

　阿魏（アギの樹脂、悪臭）、安息香（アンソクコウノキの樹脂）、甘松香（カンショウコウの根）、薫陸香（樹脂であるが基原には諸説ある）、麝香（ジャコウジカの雄の腺分泌物）、沈香（ジンコウジュの樹脂を堆積した材）、青木香（現在はウマノスズクサの根とされるが香りが無い）、桟香（水に沈まない沈香）、詹糖香（カナクギノキの抽出物）、零陵香（モロコシソウの茎葉）、龍脳香（リュウノウジュの樹脂）、畢鉢（ヒハツの根茎と根）、胡椒（コショウの果実）、呵梨勒（ミロバランの果実、香りはない）、甲香（巻貝の蓋、練り香の保留剤）、石蜜（固化した蜂蜜、または氷砂糖）、蔗糖（砂糖）、蜂蜜（トウヨウミツバチの集めた蜜）、甘蔗（サトウキビの茎）。石蜜以下は練り香に配合したものと思われる。

　鑑真は日本で多くの病人の治療に当たっており、6回目の渡来時にはかなりの薬物を携えてきたものと思われる。正倉院の薬物のいくつかは鑑真和上の持参品ではないかと考える研究者もいる。

正倉院の薬物

　奈良の正倉院には756年（天平勝宝8）の聖武天皇の四十九日に、天皇の遺愛品とともに献納した薬物が保存されており、その品目と量は献納目録である『種々薬帳』に記載されている。これらの薬物は実際に使うことを考えており、虫害、黴害を防ぐためにしばしば曝涼されているために、墳墓などから偶然見つかった副葬品の薬物などと比べて保存状態が極めてよい。しかも曝涼とともに検量が行われており、保存状況が記録に残っている。このようなものは世界に例がない。

　近年の朝比奈泰彦らによる第1次（1948〜49年・昭和23〜24）、柴田承二らによる第2次（1994〜95年・平成6〜7）の2回の学術調査で『種々薬帳』に記載されている60種の薬物（**表1、2**）のうち、

表1 現存する『種々薬帳』の薬物と基原

1	麝香(ジャコウジカ分泌嚢)	4	犀角器(インドサイの角)	6	蕤核(ヘンカクボクの核)
7	小草(イヌキケマンの全草)	8	畢撥(ヒハツの根茎と根)	9	胡椒(コショウの果実)
10	寒水石(方解石)	12	奄麻羅(ユカンの果実)	13	黒黄連(ヒガシコオウレンの根茎)
17	理石(繊維石膏)	19	太一禹餘粮(褐鉄鉱塊)	20	龍骨(化石鹿の角とその他の化石)
22	白龍骨(主に化石鹿の四肢の骨)	23	龍角(化石鹿の角)	24	五色龍歯(ナウマンゾウの歯の化石)
25	似龍骨石(珪化木)	26	雷丸(ライガンの菌核)	27	鬼臼(マルバタマノカンザシの根茎)
29	紫鑛(ラックカイガラムシ)	30	赤石脂(カオリン化した白雲母)	31	鍾乳床(鍾乳石)
32	檳榔子(ビンロウジュの種子)	34	巴豆(ハズの種子)	35	無食子(カシの一種の虫瘤)
36	厚朴(フジバシデの樹皮)	37	遠志(イトヒメハギの根)	38	訶梨勒(ミロバランの果実)
39	桂心(シナモン類の樹皮)	40	芫花(フジモドキのつぼみ)	41	人参(オタネニンジンの根と根茎)
42	大黄(ダイオウの根茎)	43	臈蜜(トウヨウミツバチの蠟)	44	甘草(カンゾウ類の根茎)
45	芒硝(硫酸マグネシウム)	48	胡同律(植物の樹脂であるが不明)	53	雲母粉(雲母の粉)
55	戎塩(粗製食塩)	60	冶葛(コウフンの根)		

表2 亡失した『種々薬帳』の薬物

2	犀角	3	犀角	5	朴硝	11	阿麻勒	14	元青
15	青箱草	16	白皮	18	禹余粮	21	五色龍骨	28	青石脂
33	宍縦容	46	蔗糖	47	紫雪	49	石塩	50	猬皮
51	新羅羊脂	52	防葵	54	密陀僧	56	金石陵	57	石水氷
58	内薬	59	狼毒						

　表1の38種が現存し、そのうちの37種の基原が明らかにされた。番号は『種々薬帳』に書かれた順番を示す。このほか、『種々薬帳』外の薬物や香木類も保存されている。たとえば「蘭奢待」という雅号が付けられた沈香などである。

　実物があることにより当時の薬物の基原が明確になっただけではなく、いろいろなことが明らかになった。たとえば、「芒硝」は現在、含水硫酸ナトリウムとされているが、正倉院のものは硫酸マグネシウムであった。また、人参や甘草のサポニンは1300年を経ても分解されずに残っており、現在でも使える含量であった。

　薬物の残存量はいろいろで、蔗糖は最も早く消失している。繁用される薬物である胡椒、桂心、甘草、大黄もほとんど残っていない。興味深いのは猛毒で知られる冶葛がほとんど残っていないことである。793年(延暦12)の検量ではほぼそのまま残っていたが、その後いつの間にか消費されていた。一方、解毒作用があるとされる犀角は犀角器以外は消失し、同じく解毒薬で知られる紫雪もなくなっている。冶葛が暗殺に使われ、犀角や紫雪が暗殺を恐れた為政者に使われたという小説のような構図が浮かんでくる。

参考文献
1) 柴田承二監修『図説正倉院薬物』中央公論新社(2000)
2) 王　勇『おん目の雫ぬぐはばや　鑑真和上新伝』農山漁村文化協会(2002)
3) 柴田承二、指田 豊「正倉院の薬物と厚朴」ファルマシア　2010；46(4)：322-327

各論 8

法隆寺の薬師如来像と薬学関係の記録

奥田　潤

　法隆寺は奈良県生駒郡斑鳩町に現存する日本最古の寺であり、聖徳宗の総本山である。飛鳥時代の607年（推古15）、聖徳太子と推古天皇が寺と本尊（釈迦三尊像）を作ったことが開創と言われる。飛鳥時代の姿を現在に伝える世界最古の木造建築で、1993年（平成5）に、ユネスコ世界文化遺産に日本で初めて登録された。"日本人の心の古里"とも言われる。

　薬学関係の現存所蔵物としては、国宝3像、重要文化財（重文）4像の薬師如来像がある。また、医薬の調剤法の古典である『医薬調剤古抄』があり、亡失した薬物14種、薫香料9種の記録がある。

現存薬師如来7像

　金堂　　　：薬師如来坐像（国宝、銅造、鍍金、光背記録より607年、薬壺ナシ）
　西円堂　　：薬師如来坐像（国宝、脱活乾漆造、漆泊、平安時代、薬壺（後補）アリ）
　大講堂　　：薬師如来両脇侍像（国宝、木造、漆泊、平安時代、薬壺（当初か後補か不明）アリ）
　大宝観院　：薬師如来像伝峯胎内仏（重文、銅造、鍍金、飛鳥～奈良時代、薬壺ナシ）
　新堂　　　：薬師如来両脇侍像（重文、木造、漆泊、平安時代、薬壺アリ）
　伝法堂　　：薬師如来像（重文、木造、漆泊、平安時代、薬壺アリ）
　食堂　　　：薬師如来像（重文、塑像、漆泊、奈良時代、薬壺ナシ）

　国宝の薬師如来像が3像もある寺は法隆寺以外になく、日本にある国宝14像のその他の11像は、各寺1像であり、そのことからも法隆寺は別格であることがわかる。法隆寺金堂第10号壁に焼損した薬師浄土変相図がある。薬師如来7像のうち4像は左手に薬壺を持つ。

医薬調剤古抄

　本書は正倉院の薬物奉納から600年後の鎌倉末期～室町初期（1275～1392年）頃に書かれたもので、1987年（昭和62）頃、法隆寺の管長（現長老）であった高田良信が寺内の昭和資料所の調査所で見出したものと言われる。

　本書の紙背には33の声明が書かれ、その内容から興福寺より法隆寺へ移入されたものと考えられている。法量は縦約30センチ、長さは長短があるが50センチ弱の紙（19枚）に書かれ、全部で6.7メートルある。

日本の薬学史

本書の書名は無名であったが、1932～1933年（昭和7～8）頃、故佐伯良謙管主によって『医薬調剤古抄』と名づけられた。

　本書の史的考察を行った田中稔によれば、本書中に「忠景」の名があり、『医心方』の著者である丹波康頼の11代目に当たり、したがって本書の成立の上限は鎌倉時代後期と考えられると述べている。本書を解読した槇佐知子によると、本書は理論6、鍼灸25、瀉血2、薬方65、その他6の項目より成り、「訶梨勒丸」については『医心方』に書かれていない炮製法が細部にわたって書かれているという。

　本書は薬物調剤法集であるが、その主な薬物は次の通りである。

　補小腸薬、補胃薬、瀉胃薬、随四季薬、訶梨勒丸、茯苓丸、心気湯、麝香丸、麻子散橘皮湯、生肉散、補心円、麻皮散、快気湯、九龍骨、妊婦痢治方、耆婆方、露宿丸、僧方、徳貞常方、附子丸、脚気ノ薬、魚目ノ薬、鼻血不止第一薬、喘息灸、龍骨丸

　本書は柴田承二の監修により、貴志豊和らの努力で、B5判（56頁）の同名の解説小本として1997年（平成9）廣川書店から出版されている。

亡失した所蔵薬物薫香料の記録

　747年（天平19）の法隆寺の古文書「法隆寺伽藍縁起ならびに流記資材帳」によれば、法隆寺所蔵のものとして、薬物、薫香料が保存されていたことが記録されている。しかし、これらの薬物、薫香料は現存していない。

　薬物名：麝香、鬱金香、甲香、香附子、詹唐香、金石陵、五色竜骨、紫雪、桂心、鬼臼、冶葛、芒硝、無食子、甘草

　薫香料：薫陸香、沈水香（沈香）、青木香、白檀香、丁子香、安息香、甘松香、楓香、蘇合香

参考文献
1) 奥田　潤、伊東史朗「薬師如来像の薬器（壺）」薬史学雑誌　1997；33（2）：235-254
2) 文化庁「国宝重要文化財大全3、4-彫刻、別巻」毎日新聞社（1997～2000）
3) 柴田承二監修『法隆寺所蔵 医薬調剤古抄』廣川書店（1997）
4) 法隆寺伽藍縁起ならびに流記資材帳（747）
5) 岡崎寛蔵『くすりの歴史』講談社（1976）

各論 9 薬師如来像とその薬壺への祈り

奥田　潤

薬師如来像

　釈迦がインドで仏教の悟りを開いたのが紀元前500年頃と言われ、弟子たちによって、釈迦の死後、釈迦の偶像が多くつくられた。

　仏像のなかでも悟りを開いたと言われる最高位の4大如来は、釈迦如来、阿弥陀如来、薬師如来と大日如来である。薬学にとって最も関係の深い薬師如来は、病人を治し、東方の浄瑠璃世界の教主で、現世利益をもたらす如来である。一方、釈迦如来、阿弥陀如来は死後来世の幸福をもたらす仏である。

　薬師如来本願経（薬師経）は、インドで書かれた教典で、4～8世紀の間に5種の中国語訳が現れた。薬師経には十二の所願が書かれ、第六願は諸根具足、第七願には除病安楽と説いている。不空（705～774）の『薬師如来念誦儀軌』説には、薬師如来立像は通俗仏と同じ右手施無畏（不安を除去する）、左手与願（願いを叶える）の印相をもち、左手に薬壺をもつ相をとると書かれている。仏像が日本に紹介されたのは538年（宣化3）［一説には552年（欽明13）］で、百済の聖明王が仏像と教典を献上し公式に仏教が伝えられた。

　薬師如来は中国や韓国では広く信仰されなかった。しかし、日本では多くの人々が薬師如来を信ずるようになった。

日本の薬師如来像と薬壺

　薬師如来像は中国や韓国では壁画、金銅像、石像が多いのに、日本では薬師如来像は木造が多いが、金銅像、石像、壁画（図像）もある。

　最も古い薬師如来像は、金銅像で法隆寺金堂（奈良）のものが7世紀につくられた。木像では法輪寺（奈良）のもので、いずれも止利という中国人が製作したと言われている。また、もう1つの古い美しい金銅像は薬師寺（奈良）のものがあるが、これら3者は薬壺を持っていない。薬師如来像は、その脇侍として像の右側に日光菩薩、左側に月光菩薩を配し、その外側は護法神である四天王、さらに眷属として薬師如来の十二の大願に応じて現れる十二神将が仕えている。

　現存する薬師如来像で重要文化財（重文）として登録されている彫刻像は約250あるが、その中に国宝14像が含まれている。これらの多くは、奈良時代（645～793年）と平安時代（794～1184年）の作が多い。そのうち約191像は薬壺を持っているが塊で、中には何も入っていない。

日本の薬学史

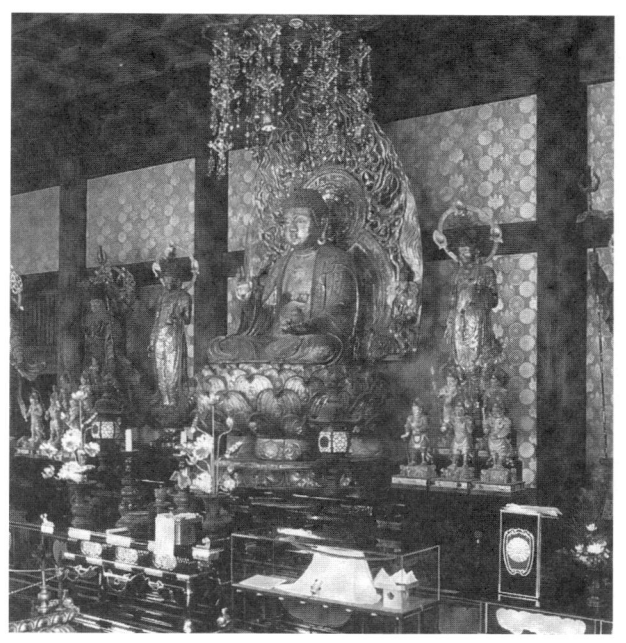

写真1　周防国分寺薬師如来像
周防国分寺（山口県防府市）の薬師如来像は、重要文化財で、左手に薬壺を持ち、日光・月光菩薩、四天王、十二神将像によって守られている。

　醍醐寺（京都）に913年（延喜13）につくられた国宝の木造薬師如来像（176.5センチ）がある。その薬壺は当初（如来像と同時につくられた）のものと言われ、7つの線が縦に彫り込まれている。古い薬師如来像は、薬壺を持っていないが、不空の『念誦儀軌』以後、約半数の薬師如来像に後補と称して薬壺を持たせるようになった。平安時代に痘瘡が9回も流行し、多くの薬師如来像がつくられた。

周防国分寺の薬師如来像（重文）の薬壺の内蔵物

　ごく最近、山口県防府市の周防国分寺金堂の解体修理が行われ、1997年（平成9）9月に本尊の薬師如来像が所持する薬壺に例外として内蔵物が存在することが判明した。同寺は室町時代（1417年・応永24）に焼損し、その後薬師如来像（高さ195.1センチ）が新しく作製された（**写真1**）。薬壺の蓋の裏に、今から315年前の1699年（元禄12）10月12日と日付が記載されている。また、絹の3角巾に220グラムの供物（穀類、生薬類、鉱物類）を入れ薬壺の中へ納め、木製の小五輪塔も添えて木釘で封がしてあった。薬壺は高さ18センチ、直径13センチで薬師如来坐像の左手の掌の上に置いてある。薬壺本体は明るい青い色に塗られ、縦に12本の筋が金で画かれ、壺の内側は金箔が張られている（**写真2**）。

穀類

　籾のついた米（温帯性ジャポニカ）、外皮のついた大麦、小麦、大豆、小豆の5種が入っていた。これらの種子はいずれも発芽しなかった。1699年（元禄12）秋、周防国分寺地区は嵐により大被害を受けた。そこで人々は薬壺の中に五穀を入れ、翌年以降の豊作を祈ったと思われる。

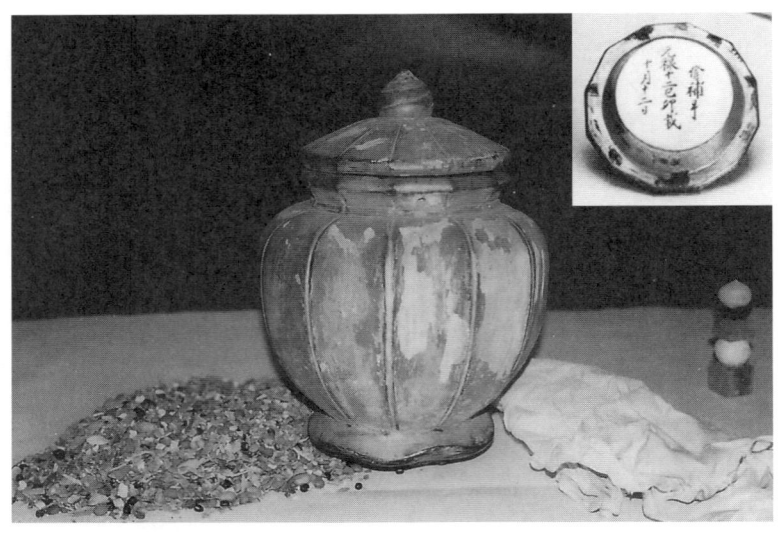

写真 2　周防国分寺薬師如来像の薬壺と内蔵物
（元禄 12（1699）年 10 月 12 日銘）

生薬類

　5種の薬用植物（生薬）類については、組織標本を作製し、光学顕微鏡、走査電子顕微鏡を用いて精査した。石菖根、菖蒲根はいずれも芳香精油嚢を持ち、人参、丁子、白檀は韓国、インド、東南アジアからの輸入品と考えられた。

　人参は強壮、強精、興奮作用を持ち、丁子は健胃作用があり、オイゲノールを含み、防腐剤としても用い、白檀は線香の材料であり、淋病の薬でもある。したがって、住民は病気の治療と健康を願って5種の生薬を薬壺に納入したと思われた。

鉱物類

　鉱物の元素分析は蛍光X線元素分析機などを用いて分析した。

　白水晶は硅素が100％、極めて純度の高い水晶であることが判明した。紫色ガラス、青色ガラスは元素分析と比重、屈折率測定の結果、古い鉛ガラスであることが判明した。また球状石灰石は温泉噴出部に見られるものが納入されたと考えられた。純度は低いが銀箔、金箔も見出され、いずれも御利益を願って納入したものと思われる。

参考文献

1) 奥田 潤、久田陽一、奥田和代、川村智子、野呂征男、宮田雄史「周防国分寺薬師如来像の薬壺の内蔵物」薬史学雑誌　1998；33（1）：49-62
2) Jun Okuda, Yukio Noro, Shiro Ito：Yakushi Buddha (Buddha of Healing) and Its Medicinal Container in Japan. Pharmacy in History (Madison) 1999；41 (No. 3)：102-109
3) Jun Okuda, Yukio Noro, Shiro Ito：Les Pots de Médicament de Yakushi Bouddha au Japon. Revue d'Histoire de la Pharmacie, LIII　2005；345：7-32
4) 奥田 潤「薬師如来像とその薬壺と日本人の祈り」、『くすりの小箱』（湯之上隆、久木田直江編）、南山堂（2011）

各論 10

最初の実用的な薬学書『和剤局方』

鈴木　達彦

　『太平恵民和剤局方』（和剤局方）は中国において、北宋時代の大観年間（1107～1110年）に初版が出版された処方集で、世界で最初の国定薬局方として薬学史の分野では重要視されている。今日の日本においては、漢方製剤および売薬の主要な原典として重要な地位を占めており、医療用漢方製剤の中に引用されている処方は、『傷寒論』、『金匱要略』に次いで多い。

　『和剤局方』は、宋の徽宗の勅命によって選ばれた国定処方集である。北宋の諸帝は医療に関心を寄せるものが多く、医方書の方面でも、太宗の『太平聖恵方』、『神医普救方』、仁宗の『慶暦善救方』、『簡要済衆方』、神宗の『太医局方』、徽宗の『和剤局方』、『聖済総録』など幾多の方書が勅選された。それらの医方書の中で、最も広く用いられたのが『和剤局方』で、その中の多くの処方は元、明を経た現代でもなお活用されており、日本でも鎌倉時代から室町時代にかけて『和剤局方』に基づく医療が一世を風靡した。

『和剤局方』の成立と変遷

　最初の『和剤局方』は北宋の終わりに近い大観年間（1107～1110年）に陳師文、裴宗元、陳承らが勅を受けて校正刊行した『校正太平恵民和剤局方5巻』で、師文らの上表によると、徽宗の崇寧中（1102～1106年）に7ヵ所に薬局を置き、「和剤恵民局」と名づけ、方薬を製造して一般に発売させ、また収買薬材所を置いて偽薬がはびこっているのを管理することが行われた。その薬局で調製される方薬の処方はすでに印刷されて広く頒布されていたものの、坊間の処方を集めたものなので校訂を経ておらず、薬味の脱漏や分量の誤謬が少なくない。そこで師文らがこれを上申し、命を受けて校正にあたることになり、書監の秘文や公私の衆本を渉猟して誤謬を正し、遺逸を補い、重複を削ってこの書を完成した、と記している。

　また、『和剤局方』の前身に相当するものの存在が知られている。1076年（熙寧9）、開封に熟薬所（薬局）が開局され、元豊年間（1078～1085年）に神宗は天下の名医に詔して得効の秘方を上進させ、これを太医局で効験を確かめたうえで『太医局方13巻』を編纂し、この処方集をもとに先の薬局で調製販売した。『太医局方』は今日見ることができないため『和剤局方』との関係は明らかにすることができないが、薬局方と国定薬局の関係はすでに元豊年間から始まっている。

　大観年間に『和剤局方』の初版本が出て以来、南宋でたびたび増訂された。最初の増訂は紹興年間（1131～1162年）に編纂された『増広校正和剤局方』である。本書の完本は現存しないが、日本の宮内庁書陵部に2～4巻が残されている。その次は1208年（嘉定元）に許洪が作った附注本で、処方の薬

味の各々に本草による注を加えたほか、諸局の名方を増添し、『指南総論 3 巻』と『図経本草』が添付された。嘉定年間以後、宝慶年間（1225～1227 年）および淳祐年間（1241～1252 年）にも改訂増補が行われ、南宋末（1279 年）まで至っている。

『和剤局方』は初版から数えて 150 年間、前身の『太医局方』まで含めると 200 年間、増補改訂されながら生き続けた薬局方であると言うことができる。

鎌倉時代以降

鎌倉時代から室町末期に至るまで、日本の伝統医学は『和剤局方』を中心に展開しており、江戸時代の売薬の起源をたどると『和剤局方』に収載される処方に由来するものが多い。だが、『和剤局方』は前述のように長期間において増補改訂が繰り返されて数多くの版本が生じ、粗悪なものも多かったと見られる。

8 代将軍吉宗は、薬事行政に関し数多くの画期的な政策を打ち出しているが、1732 年（享保 17）の『和剤局方』の校刊もその 1 つである。本書は町医師の野呂元丈が所有していた『増広太平恵民和剤局方』という版本をもとに、いくつかの版本と校勘して整理された。官刻するにあたって野呂本が基本とされたのは、大観方、紹興方、宝慶方などに処方の区分がなされているものであったことや、図入りの図経本草薬性総論、指南総論、炮製総論などが附されており、実用書として価値が高いと判断されたためと推測される。

『和剤局方』に準拠した治療する医学を局方派と言うが、後の時代には批判されることもあった。『和剤局方』に対する批判を明確に示したのは金元医学の大家、朱丹渓の『局方発揮』である。ここでは、患者の症状を考察して処方をつくるのではなく、『和剤局方』に収載されるもののなかから処方を選ぶ局方派の姿勢や、『和剤局方』では辛味性や芳香性生薬を多用していることが批判の対象となっている。『和剤局方』の辛味性、芳香性生薬の多くは西域由来のものである。また、丸剤や散剤の処方が多く、でき合いの処方が多いということは、前述のように薬局での調製、販売を目指したものであり、同様に西域で発達した製剤を導入した結果でもある。

朱丹渓ら金元医学の立場は伝統的な中国医学に根差したものであるので、『局方発揮』に見られるような批判がなされるのであるが、今日『和剤局方』を評価するうえでは、薬事行政との関係や、西域医学の影響についても考慮する必要がある。

参考文献
1) 岡西為人『中国医書本草考、第 9 節和剤局方』南大阪印刷センター（1974）
2) 宮下三郎「宋元の医療」、『宋元時代の科学技術史』（藪内 清編）、京都大学人文科学研究所（1967）

わが国最古の売薬「西大寺豊心丹」

各論 11

鈴木　達彦

　豊心丹は、西大寺薬とも言われる合薬処方である。本処方の由来には、鎌倉中期の西大寺中興の祖である叡尊（1201〜1290）がもたらしたとの説が伝わるが、明確な事跡は確認されていない。おそらくは寺院への信仰を土台とした仮託と考えられる。しかしながら、中世の医療において、主たる担い手となったのは僧侶であったと考えられる。当時の僧侶は入宋をするなどして中国の知識を吸収するなかで、宋代の医学に関しても触れる機会があったと見られる。宋代の禅僧は医学を兼ねるという風潮も後押しして、わが国でも僧侶が医療行為を行うことがあった。豊心丹もこのような流れの中で成立した処方とみられ、はじめは西大寺における施薬として始まったと考えられ、医療が庶民化するきっかけとなった処方である。

　当時、僧医によって導入された医学は、『和剤局方』を中心にしたものだったと考えられている。豊心丹の別名を沈麝丹と言うが、『和剤局方』巻3一切気には「神仙沈麝円」として木香、沈香、麝香、血竭、辰砂、没薬、甘草を配合した処方が載る。沈麝円の名は一条兼良の『尺素往来』や『太平記』にも記載が見られるので、南北朝時代から室町時代には『和剤局方』を起源とした処方が一部の階層で用いられていたと見ることができる。

　一方、豊心丹として伝わるものは金瘡書などに散見するが、『和剤局方』の沈麝円とはやや処方が異なる。エーザイ内藤記念くすり博物館に所蔵される曲直瀬流の丸散処方集と見られる『玄朔常合置方又万聞書』には初代曲直瀬道三と2代目道三玄朔の処方として2種類の豊心丹を載せる。初代道三の豊心丹は人参、沈香、木香、白檀、檳榔、畢撥、丁子、縮砂、川芎、桔梗、竜脳、樟脳、甘草、麝香、藿香、茶を配合している。また、玄朔の処方には正月に製造する旨の記載がある。人参はしかり、沈香、麝香、白檀といった生薬は非常に高価な生薬である。

　このような高貴薬を配合した豊心丹は、寺院への信仰ばかりでなく当時の民衆には貴重な薬として珍重されたであろう。

　前述の2代目道三の処方の記載にもあるように、豊心丹は毎年正月に製薬の儀式が行われ製造された。はじめ施薬とされていたが、後に西大寺で販売されるようになった。元禄期の東大寺大仏殿の再興の折には、開眼供養の行事に集まった多くの人々が土産品として豊心丹を買い求めたため、製造が間に合わずに売り切れとなったとも伝えられている。豊心丹は、医薬業の民衆化とともに寺院の施薬から売薬へと展開した代表的な処方である。豊心丹と同様に寺院による施薬を由来としている売薬に、唐招提寺の奇効丸がある。奇効丸も沈香や麝香などを含んだ豊心丹に近い処方と見られる。

参考文献
1) 宗田 一『日本の名薬　売薬の文化史』八坂書房（1981）

各論 12

現存する最古の売薬「ういろう透頂香」

鈴木 達彦

　蒸し菓子として有名なういろう（外郎）だが、小田原に古くから連綿と続いた売薬でもある。「ういろう」という奇異な名称は、中国の官位の名称が由来となったものである。

　諸説あるが、帰化人の陳延祐を由来とするものが有力である。元朝に仕えていた陳延祐は礼部員外郎という官職にあり、元朝が滅び、明朝になったとき（1368年）に来日したとされる。延祐の子に大年宗奇がおり、応永期のはじめ医術の腕をかわれ、室町幕府に召された。延祐は1404年（応永11）に明に渡り、薬方を持ち帰ったと言われる。京都外郎家とされる帰化人の家系は、以来室町幕府に重用された。延祐の子、月海常祐、またその子、祖田は、幕医、または薬種貿易方として室町幕府に仕えた。帰化人としての立場を生かして、医師、薬商人として活躍し、あるいは幕府の外交にも寄与したと見られる。当時の公卿の日記類には京都外郎家の医療活動が見える。なかでも、4代目とされる祖田の記載は多く、このほか五山派の僧侶との交流がうかがえる。

　現在ういろう薬を販売するのは小田原外郎家である。小田原外郎家の由来には、鎌倉初期の大覚禅師とするものや、京都外郎家の直系にあたるとするものがあるが、確証に乏しく京都側の史料にも見られない。小田原外郎家の始祖、定治（藤右衛門）は、後北条家の北条氏綱に取り入って小田原に入ったと見られる。今日のういろう薬のパッケージにも「外郎藤右衛門」と書かれている。京都外郎家が室町幕府の没落で野に下り、その後途絶えてしまうのに対して、小田原外郎家は販路を広げて発展し今日まで連綿とつないでいる。

　ういろうの別名を透頂香（とうちんこう）という。その名の通り、芳香性生薬を含んだ処方で、はじめは公卿が冠のなかに入れて、頭髪の臭気を去る目的の香料であり、後に薬用に転用されたとされている。今日のういろう薬の構成生薬は、麝香、桂皮、丁子、畢撥、甘草、竜脳、人参、ホウ砂、薄荷脳、阿仙薬、縮砂であり、胸腹痛、食中毒、消化不良、下痢、溜飲、悪心嘔吐、食欲不振、便秘、胃回虫症、乗物の酔い、眩暈、気鬱、疲労、気付、咳、痰のつかえ、心悸亢進、強壮、声の嗄れ、などさまざまな効能を載せる。江戸時代の丸散処方集『家伝預薬集』の異本である『刪補家伝預薬集』（1778年、鈴木定寛序）には「外郎透頂香」の処方が載る。本書に載るういろう薬の構成生薬は、阿仙薬、丁子、甘草、白檀、石膏、ホウ砂、竜脳、麝香にくず粉と黄柏の黒焼きを入れ胡桃の油で丸剤に製したものである。効能は、「一切頭痛、めまいたちくらみ、升気、歯の痛みに付けて妙なり」としている。

参考文献
1) 宗田 一『日本の名薬　売薬の文化史』八坂書房（1981）

各論 13 禅僧による医学と有林『福田方』

鈴木　達彦

　鎌倉期に入り武士に政権が移ると、医学の担い手は貴族社会の宮廷医から高度な医学知識を身に付けた僧侶へと移っていった。鎌倉時代から室町時代の医学については、僧医による活動を無視することはできない。

　初期には『喫茶養生記』を著した明庵栄西（みょうあんようさい）(1141〜1215)がいる。それまでの主要な養生法である服気（呼吸法）、導引、房中術や、丹薬思想といったものから、茶や桑による養生法を説いた。茶や桑の効用は当時最新の中国書に典拠があるとされている。『喫茶養生記』以降、わが国で喫茶が広まった。

　鎌倉在住の僧、梶原性全（かじわらしょうぜん）は宋医学の文献に精通し、『頓医抄』、『万安方』を著した。『頓医抄』(1302〜1304)は『太平聖恵方』などを引用しながら、内容を咀嚼して平易な仮名交じり文で書かれ、民衆医療の供する目的で著された。一方、『万安方』(1313〜1316、初稿)は『聖済総録』をいち早く取り入れており、家学を子孫に伝授するのを目的として漢文体で書かれた。

　梶原性全に続いて、南北朝時代の代表的な医書、『福田方』を著したのは有林（有隣）である。有林は洛陽隠士（らくよういんし）、壺隠庵（こいんあん）と称したが、経歴は諸説がある。『福田方』は有林の名を冠し『有林福田方』ともされる。本書の成立は1363年（貞治2）頃とされるが、15世紀前半くらいまで降るという説もある。『素問』、『霊枢』、『難経』といった基礎的な中国医書から最新のものまで多くの引用がある。『傷寒論』は成無已の『注解傷寒論』が用いられた。引用回数が多いものは、『和剤局方』であり、『千金方』がこれに続く。そのほか宋代の医書では、『太平聖恵方』、『御薬院方』、『三因極一病症方論』、『易簡方』、『簡易方』、『済生方』などがあり、元代の医書としては、『世医得効方』が引用されている。また、六朝時代の成立とされている、現在では佚書となっているものから引用したものも多く、なかには『医心方』にも引用されない『小品方』の文章も見られるなど、医学文献上の価値も高い。

　本書は全12巻で、平易な仮名交じり文で記載される。巻1は「諸薬炮炙論」から始まり、生薬の具体的な調製法が書かれる。各科では病証と適用する薬方が示され、灸穴についての記載もある。前述のように、さまざまな中国書からの引用からなっているが、なかには「私曰」として有林自身の見解と見られる記載も多い。この期において、盛んに大陸の医学が導入され、僧医らが最新の医学を吸収していったことがうかがわれる。

参考文献
1) 小曽戸 洋『漢方の歴史―中国・日本の伝統医学』（初版）大修館書店 (1999)
2) 小曽戸 洋『日本漢方典籍辞典』（初版）大修館書店 (1999)
3) 小曽戸 洋「『福田方』組成文献の解析」日本医史学雑誌　1987；33(1)：31-33

各論 14

徳川家康の薬

指田 豊

　徳川家康（1542～1616）は1603年（慶長8）、征夷大将軍に補せられ江戸幕府を開いた。
　背中のできもの（癰）と腸内寄生虫のサナダムシ（寸白）に悩まされ、瘧疾（マラリア様疾患）を患ったりしたが、壮健で、精力も旺盛で19人の側室に19人の子供を産ませた。最後の子供、市姫は66歳のときに授かったものである。
　このように壮健でありながら、健康に関しては非常に気を使った。これは若いときから健康で長生きをしなければ天下を取れないという思いがあったためであろう。
　そのために健康維持には人一倍心がけていた。水練や早朝の鷹狩りなどで身体を鍛え、出陣のときは御笠間薬と呼ばれる熱中症予防薬を笠の裏にしのばせた。煙草は吸わず、食事は玄米と大豆味噌など質素なもので、季節外れのもの、加熱しないものは食べなかった。側室は健康第一で選ばれ、性病の感染を恐れて遊女とは遊ばなかったと言われている。

家康と薬

　薬に関する関心も深く、よく勉強し、医師顔負けの知識を持っていた。優れた侍医を何人も抱えながら、医師らの意見を聞かず、自分の判断で薬を飲むこともしばしばだった。家来が病気になると自分の薬を薦めるので、陰で「御医師家康」と呼ばれていた。
　中国の李時珍の『本草綱目』（1596）を発行後11年後の1607年（慶長12）にすでに所持していた。これは林羅山が長崎で購入して献上したものである。本書は当時使われていた薬物を知る基本的な書である。また、家康は薬を自ら調剤していた。その参考とした書物は『和剤局方』である。この書は北宋時代の首都、開封の官営薬局の製剤の規範として1107～1110年に陳師文らが編纂したもので、297の処方が収められている。その後、処方の増補が行われ、1151年（久安7・仁平元）に788処方を載せた『太平恵民和剤局方』が刊行された。家康が使用したのは『太平恵民和剤局方』であろう。この書は江戸時代の各種の売薬のアイデア集でもあった。
　家康が製剤に使った薬物と製剤道具の種類は家康の死後、駿府城に残されていた莫大な財宝や道具類をいわゆる御三家に分与した遺産分与目録、『駿府御分物御道具帳』に詳しく書かれている。その中の「御薬種之帳」には116種の薬物が記載されている。その一部を以下に記す。

| 阿膠 | 阿仙薬 | 安息香 | 淫羊藿 | 烏薬 | 延胡索 | 黄芩 | 雄黄 |
| 膃肭臍 | 甘松香 | 甘草 | 莞花 | 牛黄 | 虎骨 | 呉茱萸 | 五味子 |

日本の薬学史

五霊脂	犀角	山茱萸	酸棗仁	磁石	麝香	升麻	鍾乳石
辰砂	水銀	青黛	石膏	石斛	川芎	蒼朮	大黄
大腹子	大麻	丹	丹参	知母	丁香	猪苓	天麻
杜仲	肉桂	乳香	人参	貝母	巴豆	白及	白檀
白附子	巴戟天	檳榔子	覆盆子	附子	硼砂	芒硝	母丁香
麻黄	木香	没薬	益智	雷丸	竜骨	零陵香	連翹

　これらの薬物は3世紀初めに発行された『傷寒雑病論』を基本にして江戸後期に発展した漢方に用いるものも多いが、漢方ではほとんど使わないものも多い。たとえば、雄黄（硫化砒素）、水銀、丹（鉛丹、鉛の酸化物）、芫花、巴戟天、巴豆のような有毒なもの、膃肭臍（オットセイの陰茎と睾丸）、虎骨（虎のすねの骨）、五霊脂（コウモリの糞）のような動物由来のものなどである。安息香、甘松香、乳香、白檀、没薬、零陵香などは、むしろ練り香などの「香」の材料である。

　「御薬種之道具」には薬研、薬臼、乳鉢、篩、匙、天秤、薬瓶、薬包紙、薬箪笥などの製薬道具が記録されている。これらの製薬道具は久能山東照宮宝物殿に保存されている。

家康の常備薬

　家康が常備していた薬剤には万病圓、銀波丹、烏犀圓、蘇合圓、寒食散、八味丸、紫雪などがある。このうち八味丸は現在でも重要な漢方薬で高齢者の虚弱、夜間頻尿、腰から下の痛み、高血糖、白内障に効果がある。家康は八味丸に膃肭臍を加えて飲んでいた。烏犀圓は現在売られているものは牛黄、当帰などの十数種の薬材の製剤で、虚弱体質、疲労、胃腸虚弱などに使うが、家康のものは『太平恵民和剤局方』収載のもので58種の薬材から成り、有毒な水銀、雄黄、附子を含んでいる。万病圓と銀波丹は家康の創作でいずれも水銀を含んでいる。水銀は神仙思想ではこれを飲むと仙人になると信じられていた。また砒素はヨーロッパで少量は変質薬として体質を変えて強壮にすると考えられていた。家康の処方も毒物も少量なら強壮作用があると信じて作られたものであろう。

　蘇合圓は蘇合香、乳香などを含む下痢止め、寒食散は5種の鉱物から成る強壮薬である。

　紫雪は『千金翼方』（682）に載る処方で、大量の黄金と芒消、硝石などの7種の鉱物薬、水牛角、羚羊角、麝香などの動物薬、沈香、甘草、升麻など6種の植物薬から成る製剤で、紫色で雪のように口の中で溶けるので、この名がある。高熱、失神、うわごと、痙攣などの激しい症状に使い、解毒薬と信じられていた。家康は周りのものには風邪薬といって飲んでいたが、常に毒を盛られて暗殺されることを心配していた家康の最も重視した薬である。

　家康の死因は胃がんと考えられるが、家康は腹の塊を寸白と考えて駆虫作用のある万病圓を飲んでいた。末期のがんにはさすがの家康の薬も役に立たなかったが、75歳という寿命は当時としては非常に長く、家康の健康維持のための日ごろの養生の結果と言える。

参考文献
1) 徳川博物館『家康の遺産 駿府御分物』（1993）
2) 篠田達明『徳川将軍家十五代のカルテ』新潮社（2005）
3) 孫思邈『千金翼方』山西科学技術出版社（2010）

各論 15

江戸の薬市場・日本橋本町の誕生と発展

荻原　通弘・鈴木　達彦

　日本橋本町は江戸時代薬種問屋発祥の地である。徳川家康が1590年（天正18）8月に江戸入府し、直ちに江戸城の普請と江戸の町造りの土木工事に着手したことから始まる。

本町の町割

　蔵米や諸物資を江戸城まで搬入するため道三堀を開削し、下総行徳の塩を江戸に運ぶため小名木川の開削も行った。小石川方面から流れてきた川が、鎌倉河岸から南に向き、大橋（後の常盤橋）を通って日本橋方面に流れ海に入った。この大橋を土橋から木橋に架け替え、大橋から浅草方面への区画を整理し町割りが作られていった。この橋（常盤橋）から東の方に本町を作り、一丁目から四丁目を置いた。本町を中心に南北と東側に町割りを作った。これが「本町の町割」と言われるもので、江戸市街地の最初の計画的な造成である。

　江戸市街の標準的な町割りは、四十丈（約120メートル）ずつに区画し、そのうち道幅四丈を引き、残った三十六丈（六十間）四方を一町とした。それを縦・横十二丈ずつ三条に区切り、中心の十二丈四方は空地とした。

目薬「五霊膏」

　この本町四丁目南側に、小田原の薬種商・益田友嘉が小屋を作り、敷物の上に目薬「五霊膏」を並べて売り出した。益田は目医者の流れで、北条氏が豊臣秀吉に滅ぼされ、没落した益田は江戸に出てきてこの本町に店を開いたという。ちょうどその当時江戸城の建設で、近在から手伝普請の人足たちが集められ、荷重な労働のため栄養不足となり鳥目になった。この時目薬「五霊膏」がよく売れて繁盛し、巨利を得てここに家を作り定住した。これが本町での薬種商の元祖と伝えられている。

　『秘伝薬方集』（1657）によれば五霊膏は「竜脳3朱、ホー砂3朱、熊胆3朱、炉甘石2朱を細末とし、別に芍薬、阿仙薬、防風各1両、黄連10両を和し、水を天目に2杯入れ、煎じ詰めてその汁で前の細末を練る」とあり、ねり薬の目薬で相当しみて痛かったようである。

薬種問屋の町・本町三丁目

　江戸の町割ができて薬屋も段々多くなってきた。いつ頃から江戸の薬種問屋ができ、組合を作った

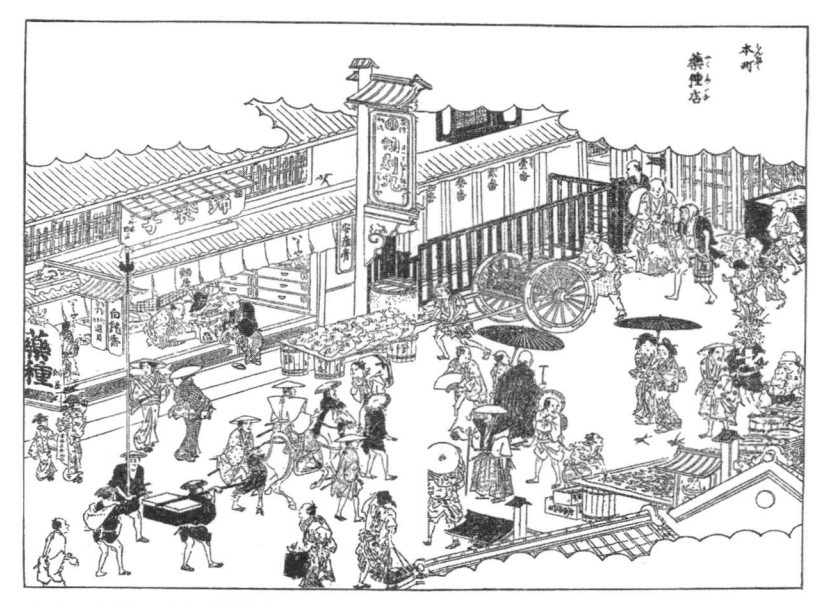

図　江戸時代の本町薬種問屋

のかは明らかではないが、「薬種問屋の儀、恐れながら御入国以来、本町三丁目壱町に限り住宅は残らず薬種を致し、性合真偽を糺し仲間連綿に相続仕り候儀、全く御上様の御仁恵を蒙り奉り候云々」（御国恩仲間古實）と書かれたように、幕府は本町三丁目を薬種問屋の町と指定するに至った。本町は江戸時代から明治初年まで関東の薬種卸商の中心地となった。

江戸の発展と本町

　大消費都市江戸は次第に商品取引が発展して、尾張屋・伊勢屋・近江屋などの屋号が示すとおり、各地からの出店や、移住して店を構えるものが増えていった。商品は、古くから富山の売薬商人のような行商人により、交通不便な地方にまで運ばれていったが、江戸や大坂の大商人もその出身の多くは行商から身を起こしたという。

　流通経路が整えられて問屋・仲買・小売など業態の区分がはっきりしたのは寛文から元禄期（1661～1703年）と言われている。

　江戸の町政には町年寄役所を置き、町年寄は奉行を補佐し町民と直接交渉し市政にあたった。江戸の三町年寄、樽屋藤左衛門・奈良屋市右衛門・喜多村弥之助はいずれも本町に住んでいた。江戸の総本町の意味でこう呼ばれたと解され、本町には後に江戸を代表する豪商の多くが住んだ。

薬種組合の結成と和薬改会所

　医薬品の店には生薬類を扱う薬種商（木薬屋）と売り薬（既成の方剤）を製造販売する売薬店があった。商店が次第に増加していったので統制のため同業者が集まって「仲間」と称する自治組織を作った。しかし次第に仲間が強くなり弊害が多くなったため、薬種屋・呉服屋など20種の商人に対し仲間を禁止した（1657年・明暦3）。しかし、幕府は経済上の理由から仲間を公認し利用することになっ

た。米油、綿、酒、紙などとともに薬種も含め10種を「十組問屋」と称し組合結成を認めることとなった。

薬種屋は1715年（正徳5）に24人の問屋株が公認され、毎年「冥加金」と称する問屋税を上納した。薬種問屋の増加に伴いニセ薬も多くなり、薬の真贋良否の判定基準を定める必要性が出てきた。江戸に大坂、堺、京都、駿府の薬種問屋も集め、1722年（享保7）に本草学者丹羽正伯を中心に会議を開き『和薬種六ヶ条』という薬局方を取り決めた。

その結果として、幕府は江戸、大坂、堺、駿府に「和薬改会所」という薬の検査所を設け、国産品はすべて公認の薬種問屋仲間を経て、改会所で手数料を取り検査の上、取引を許した。この『和薬種六ヶ条』は和薬類の基準として明治時代になるまで尊重された。和薬改会所が1738年（元文3）に廃止されると、ニセ薬・毒薬が横行した。幕府はこれに対し死罪やさらし首などの厳罰をもって対処した。薬種問屋組合は改会所の再興をたびたび願い出て、ようやく1808年（文化5）に復活した。

十組問屋

巨大な消費都市江戸の物資は、江戸周辺だけでは賄いきれず天下の台所の大坂から廻船で運ばれた。初期には大阪の廻船問屋が大坂と江戸の間の海上輸送を引き受けていたが、次第に事故やもめごとが増加し、荷主の損失も甚大であった。江戸の荷主大坂屋伊兵衛が首唱して廻船問屋の非行に対処するため、荷主の江戸諸問屋の団結を協議し、1697年（元禄10）に薬種をはじめ22種類の取扱品を十組に分け十組問屋が結成された。

この十組問屋の栄枯盛衰を経て1841年（天保12）の「天保の改革」で中断後、1851年（嘉永4）の「問屋組合再興令」による復活を経て、物流史で大きな足跡を残し、明治維新を迎えた。

参考文献
1) 東京薬事協会百年史編纂委員会『百年史』東京薬事協会（1987）
2) 東京薬事協会『百十年史』（1994）
3) 東京薬貿協会『本町薬事年表』（1965）

各論 16

大坂和漢薬種問屋の誕生と道修町の発展

宮本　義夫

道修町の形成

道修町1丁目辺りは上町台地とその西方の「大坂低地」であったが、大坂城築城に伴い東横堀の形も整って低地も埋め立てられ、堺筋周辺や伏見町などに住居ができはじめた。

薬種屋仲間の集住地

道修町の北隣の伏見町ではすでに天正年間（1573〜1591年）加賀の斉藤氏が秀吉に従って大坂に移住し、唐産の茶番御用を勤め、舶来品取り扱いの業を始めていた。舶来品のうち反物を扱うものは伏見町に居住し、唐薬種などを扱うものは「伏見町東横堀」に移り「唐薬問屋」と称したが、唐薬種を仕入れるとともに国産種の取り扱いをする薬種屋が漸次道修町・平野町・淡路町周辺に集まってきたものと思われる。

1658年（明暦4）7月4日付けの文書は道修町の薬種屋33人が連判し「薬種御改め指し上げ申す一札」として御公儀様へ出した文書の控え帳である。これによって1658年（明暦4）に道修町に薬種屋仲間が存在し、自主的に似せ薬などの販売規制などの取締りを行っていたことが示されている。

道修町薬種仲買仲間が株仲間として公認

「株仲間」とは江戸時代江戸・京都・大坂などで幕府・諸藩において認可された独占的な同業の商工業者の集団である。「株」とは株仲間の固定的・排他的な営業権を意味する。株仲間には「お願い株」（独占的営業を目的として冥加金を払い公儀に認めてもらうもの）と「御免株」（外国貿易品の統制や取り締まり、あるいは公儀に尽くした功労の御恵によるものなどで、冥加金は払わないもの）がある。

1722年（享保7）に薬種仲買仲間124軒は「株仲間」として幕府から認可された。道修町薬種中買仲間株は薬種の取り扱いという公の目的のためとする「御免株」である。

和薬改会所の設置

認可に先立ち、幕府は唐薬種に比べ贋薬の多い国産の薬種の調査を行い、江戸・駿府・大坂・堺・京都の薬種屋を江戸に呼び集め、「和薬種の見分け方」について御殿医師・本草学者である丹羽正伯

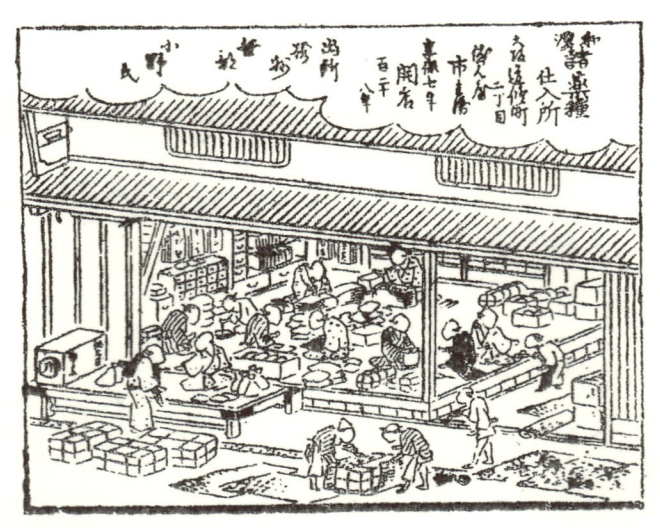

図　道修町の薬種問屋

の指導の下に講習会を開いた。その後「和薬改会所」を設置し、講習を受けた薬種屋が交代で会所において、在方より集まる薬種の基原（薬種の基となる植物・鉱物・動物や産地・形状・良否）などについて鑑定を行うように取り決めた。「大坂の会所」は1723年（享保8）に淡路町1丁目に設置されたが、1738年（元文3）に役目を終了し廃止された。

薬種商の軒数

　この頃の薬種商の軒数は、1722年（享保7）の『仲間最初書』によると、下記のとおりである。
- 諸薬種を吟味し諸国へ積み出す商人　およそ110軒（道修町薬種中買仲間124軒のこと）
- 道修町およびその他の町で薬種小売あるいは他の商業と兼業　およそ700軒
- 国々の産出和薬を仕入れ大坂諸問屋へ納入している商人　町中に多くあり、その数は数え難い
　このように、薬種仲買、問屋、小売などで1000軒近くの薬種業者があった。

薬種中買仲間の役割

　124軒の薬種中買仲間は、1722年（享保7）以来、株仲間解散となる1872年（明治5）まで150年余にわたり結束して全国の薬種流通の中心地である道修町の機能を支え続けていくが、その大きな役割は次のようなものであった。鎖国のため唯一の貿易港であった長崎に着いた「唐薬種」はまず江戸・京・大坂・堺・長崎の入札権を持つ「五ヶ所本商人」が「目利き」をした上で「落札」し、櫃や箱詰めに詰め直して大坂へ送る。
　大坂へ届いた荷物は薬種問屋が薬種中買仲間へ売り出しを申し入れる。連絡を受けた薬種中買仲間は、次のような取引を行っていた。
- 櫃・箱の一部を開封し中身の薬種の品質を吟味する（手本荷物）。
- 売り出された薬種を希望する薬種中買仲間は一堂に会し値段の「入札」を行う。
- 薬種中買仲間の代表者は入札値段の平均値を算出し薬種問屋と交渉する。交渉が成立すればその価

格で取引となる（直組）。
- 次は「荷の計量」（正味廻し）である。三方（五ヶ所商人、唐薬問屋、薬種中買仲間）立会いの下に一櫃の中の薬種の重さを計量し平均値を算出し「正味」を決める。
- 薬種中買は希望する櫃数を唐薬問屋へ注文し買い取る。
- この間に「手目入れ」とか「足し目」とかの薬種問屋や本商人の利潤につながる特別な加算・減算が行われる。
- 薬種中買仲間は希望する櫃数を買い取り、開封・選別して袋に小分けして（込め薬）大坂市中や全国各地の取引先に売り捌く。

このようにして品質の吟味された薬種が正確な入れ目で日本全国に統一価格で流通することになる。薬種は全国の医師により、また合剤を製造する合薬屋によって末端の医療分野に供給される。

江戸時代はいわゆる鎖国の時代で、海外の薬種は主に中国船あるいはオランダ船により長崎に入ってくるものが中心であったが、万能薬として賞用された朝鮮人参や黄芩、遠志等の朝鮮薬種は対馬藩を介して直接大坂に入ってきていて、対州藩邸（天満11町に上屋敷と下屋敷があった）において取引されていた。

少彦名神社勧請と伊勢講

道修町では薬種中買仲間は、大切な人命に関わる薬種の取り扱いは神の御加護によって間違いなく遂行できるように祈念しながら仕事に励んできた。

1722年（享保7）に道修町薬種中買仲間が株仲間として公認され、その11年後の1733年（享保18）、仲間内の有志が集まって「伊勢講」を結成し、伊勢神宮に毎年参拝するようになった。

当時は、唐薬種だけではなく、国産の和薬種も道修町の流通網に乗って全国に供給されていたため、1780年（安永9）、わが国の医薬の神である少彦名命の分霊を京都・五条天神からお迎えし、薬種中買仲間の寄り合い所（現在の少彦名神社の位置）にお祀りをしている。

参考文献
1) 渡辺祥子『著近世大坂薬種の取引構造と社会集団』清文堂（2006）
2) 羽生和子『江戸時代、漢方薬の歴史』清文堂（2010）
3) 本庄栄治郎、宮本又次編『武田百八十年史』武田薬品工業株式会社（1962）
4) 三島佑一『薬の大阪道修町―今むかし』和泉書院（2006）

各論 17

江戸時代の主な薬草園

鈴木　達彦

　今日の薬科大学では教育研究に必要な施設として薬草園（薬用植物園）の設置が義務づけられている。多くの医薬品は植物を由来としており、薬学生にとって薬草園における教育は有意義である。

　わが国の薬草園の嚆矢は飛鳥時代のものとされている。701年（大宝元）に大宝律令が定められ、宮内省典薬寮に薬園師および薬戸が置かれた。大宝律令は唐制に基づいたものであるため、薬草園の実質的な運営があったことを確証するものではないが、遡ること天武天皇の時代に薬師寺が建立された折、附属して薬草園が設けられたという説があり、薬草園に対する関心は当時高まりを見せていたとうかがえる。奈良朝においては、平城宮の南方に薬草園があったことが『続日本紀』に記載されており、薬用植物についての知識と需要の高まりとともに、栽培も広がっていったと見える。安土桃山時代には宣教師の進言を受け、織田信長が伊吹山に薬草園を設けたことは広く知られている。

江戸幕府の薬草園

　江戸時代の初頭、『本草綱目』がわが国に導入され、徳川家康にも献上された。本書がもたらされたことにより、わが国の本草学ならびに博物学は大いに進展した。2代将軍秀忠は、花癖があり、園芸植物の栽培を進めたとされており、近世初期のわが国の薬草園に、鑑賞的な要素が見られることの要因とされている。

　3代将軍家光の頃、1638年（寛永15）、江戸城の南北に薬草園が開園された。薬草園設置の目的は生薬の真偽鑑別が主たるものであったと見られる。薬草園は当時、薬園、または御薬園と言われ、南北の薬園に置かれた園監には、平安期以来の医家の家系である和気氏の流れを汲む半井驢庵の門人から山下宗琢と、曲直瀬道三の家系である今大路玄鑑の門人から池田道陸がそれぞれ選ばれた。続いて1640年（寛永17）には京都鷹峰にやはり南北に薬園が開かれ、北は半井驢庵の医生土岐茅庵、南は曲直瀬流の藤林道寿が主宰した。江戸幕府の御薬園で栽培されていた生薬の一部は、幕府御用の薬種として納入され毎年、通常12月に官医に下付けされていた。その他の幕府の薬草園としては駒場御薬園、駿府御薬園、久能山御薬園などがある。

北御薬園

　江戸の南北の御薬園のうち、北側の薬園は高田御薬園、大塚御薬園、または目白北御薬園と称せられた。面積は1万8000坪、その位置は現在の音羽護国寺の境内に相当するとされている。北御薬園

は5代将軍綱吉の頃、護国寺の建立に伴い廃止され、薬用植物の多くは南御薬園に移された。

南御薬園

南側の薬園は、麻布御薬園、麻布南御薬園、または目黒御薬園と称された。麻布御薬園の面積は1万6000坪であり、現在の位置でいうと広尾光林寺の右隣にあったとされている。その後、南薬園は1684年（貞享元）白金御殿地の拡張のため小石川御殿地内に移転し、小石川御薬園に引き継がれた。

小石川御薬園

小石川御殿は舘林藩主松平徳松の下屋敷で、白山御殿とも呼ばれた。初代の園監となったのは、麻布御薬園の移転に伴い移ってきた木下同円である。小石川御薬園は8代将軍吉宗の頃、1721年（享保6）に御殿地のすべてが薬園添地となって拡張され、総坪数は4万4800坪となった。東西に分けられ、東が新規御薬園として岡田安忠、西が芥川小野寺の預かりとなった。

1722年（享保7）に町医師小川笙船による貧民救済の施設の設立の請願があり、岡田預かりの東側の御薬園内に小石川養生所が設立された。小石川御薬園は明治維新後、一旦は文部省の直轄となったが、1875年（明治8）に小石川植物園と改称され、1877年（明治10）に帝国大学直轄の植物園となり、現在では東京大学大学院理学系研究科の附属施設となっている。

江戸時代中期以降の薬草園

吉宗の治世においては文武が奨励され、殖産興業、国産化の奨励がされた。薬用植物においても人参の栽培化に代表されるように和薬種の開発が進められた。薬草園もこの時代に増えていき、諸藩に設置されたものから民間のものまで、ほぼ全国に広がっていった。

また、幕府は国内各地で産出する薬用植物の調査、採集を目的として採薬使を派遣した。採薬使には丹羽正伯、野呂元丈、松井重康、阿部将翁、植村佐平次らが選ばれ、この中には民間からの登用もあった。また、生薬の鑑別の指針を立てるため、京都より本草家の松岡恕庵を招き、和薬種の流通を整備した。寛政の頃になると、松岡恕庵の門下の小野蘭山も江戸に召され、躋寿館での講義や薬園の管理にあたった。寛政には官園産の薬種苗の頒布が許され、栽培が大いに盛んになった。

長崎御薬園

1680年（延宝8）に長崎奉行川口摂津守が唐船持渡之薬草木を栽培するために小島郷内十禅寺跡に開設したのがはじめとされる。土地柄、気候が温暖で亜熱帯性植物の栽培に適し、これらの植物の国内での栽培を試みるにあたり、一旦長崎御薬園にて栽培したものを各地の薬園に移植した。

尾張藩の御薬園

諸藩に設置された薬草園のなかで最も早く設立されたのが尾張藩の御薬園と見られる。1652年（承

応元）頃に幕府の影響を受けて開設され、1684年（貞享元）には改修と増設が確認される。以後、南部藩、会津藩、熊本藩と藩営の薬草園が広まっていった。

南部藩の御薬園

1715年（正徳5）、南部藩藩主南部利幹により設立された。享保年間には種々の薬用植物を栽培したとされている。幕末に至って廃止され南部伯爵家の別邸となった。本園が廃止になった後、藩医八角又新によって1861年（文久元）日進堂が設立され、薬園も設けられた。

会津藩の御薬園

会津松平家3代松平正容により旧来あった庭園のそばに薬園が開かれたのが始まりとされる。享保年間に人参を栽培した結果、良好だったため藩内の適地に栽培させ、のちに国産として専売の方法が設けられた。1795年（寛政7）本草家佐藤成裕を招き、人参、附子、甘蔗等の栽培が奨励されており、国益の増進に寄与する薬用植物の中央試験場のようなものだったと見られる。

熊本藩の御薬園

8代藩主細川重賢は自らも本草を研究し、藩内各所に薬園を開いた。その中でも規模が大きく、中央薬園として設けられたのは、1756年（宝暦6）に開園された蕃滋園である。医員の下村周伯、古庄養谷、江村宗因を薬園兼帯として、薬園方役人におかれた藤井源兵衛正稠が管理した。同年創設された医学寮再春館で行われた本草の教育にも利用されたと見られる。

私設の薬草園

採薬使としても活躍した阿部将翁や植村佐平次らの本草家は私設の薬草園を設けた。名古屋の本草家である水谷豊文の薬園には2000種の植物が栽培されていたという。享保年間、薬種商の桐山太右衛門は下総国千葉郡小金原に薬草園を開いた。

参考文献
1) 上田三平『改訂増補日本薬園史の研究』渡辺書店 (1972)
2) 水野瑞夫、遠藤正治、小池富雄「尾張藩初期の御深井御薬園について」岐阜薬科大学紀要　1996；45：48-63

各論 18

富山の「反魂丹」と薬業の発祥

御影　雅幸

富山売薬と「反魂丹」

　「反魂丹」は富山売薬を代表する家庭薬。原処方は中国の金元四大家の1人である張従正が著した『儒門事親』(1220頃)に収載されている、麝香をはじめとする20余種の生薬からなる丸剤「妙功十一丸」とされる。本処方をもとに、曲直瀬玄朔(1549～1632)が「延寿反魂丹」を創作し、これをもとに全国でさまざまな内容の反魂丹が作られたと考えられる。処方内容は弟子の岡本玄冶が著した『増補家伝預薬集』(1710)に収載されている。

　富山売薬に関連した反魂丹の由来には諸説がある。概ね、岡山藩の医師万代常閑(万代家11代)が富山藩関係者に製造方法を伝授し、2代目藩主の前田正甫公がその優れた効能を認め、薬種商の松井源右衛門に製造させ、全国に配置薬として広めたという内容である。正甫公が参勤交代で江戸城に上がった折りに、然る大名の腹痛を反魂丹で治したことをきっかけに、諸大名からその配布を乞われたとする逸話も広く語られているが、正甫公に関する内容を裏づける史料はない。一方、藩が売薬に積極的に関わった多数の史料が残されており、「反魂丹売り」や「反魂丹役所」など、反魂丹は富山売薬の代名詞ともなった。売薬(配置)事業は正甫公の時代にはまだ小規模であったと考えられ、全国的に名が知られるようになったのは18世紀の中頃からである。反魂丹やその類似薬は岡山藩をはじめ各地で製造販売されていたが、他の地方では次第に廃れた。富山売薬が成功した裏には、藩の制度上の支援のみならず関係者のさまざまな努力工夫があった。

　富山売薬の特徴は「先用後利」である。まず得意先に無料で薬を配置し、その後定期的に家庭訪問し、使用された薬の代金のみを回収し、再び各家庭の事情に合わせた薬を追加する方法である。その際の詳細を記録した懸場帳を作成したことも特徴で、これがあれば各家庭の健康状態や集金状況がわかることから、別人が訪問しても商売が成立したため、しばしば売買の対象となった。また、反魂丹のみならず、消費者の要望に応えて他地域産の家庭薬(合薬)などさまざまな配置薬を製造した。1755年(宝暦5)の懸場帳が現存している。

富山売薬の特徴と変遷

　上記のように現在の富山県を中心とした売薬が成功した理由はさまざま考えられるが、その素地として、過酷な北陸の自然に培われた質素で勤勉で働き者の県民性のほか、山岳(立山)信仰が挙げられている。先用後利の形態は、全国へ布教した際に持参した御札や薬の配布に共通性が見られるとい

う。また、配置販売従事者は実に勤勉で、後継者を寺子屋に通わせるなど教育熱心であったと同時に、配置先での仲間の団結、土地の有力者への計らいなども長く継続した理由である。加えて、各家庭への紙風船や版画などのお土産も特筆すべきで、それらを題材にして利用者とのコミュニケーションを計るとともに、マスコミなどなかった時代にニュース伝達者としての役割も担った。さらに、時代によっては、配置先県の利益のために当該県の特産物を他県で販売するといったことも行うなどして、各県における配置権の確保にも努めた。製丸機など製剤具の改良にも目覚ましいものがあった。

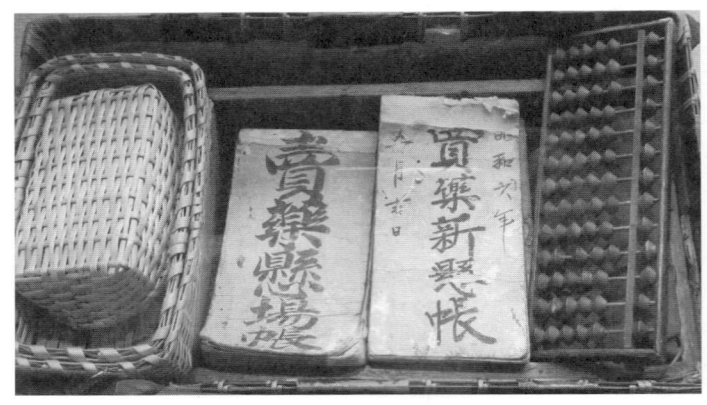

写真　懸場帳は行商用柳行李の最上段に入れられていた
（富山県民会館分館 薬種商の館 金岡邸展示品）

　配置薬販売は富山県以外にも奈良県や佐賀県などでも行われてきたが、以上に述べたような点で、富山県が総合的に勝っていたと言える。往時（幕末期）には4500人ほどの行商従事者がいた。明治になって西洋医学が取り入れられると同時に西洋薬も配置されるようになった。配置は国内に限らず、近隣のアジア諸国のほか、ハワイやメキシコにまで進出した。戦後も消費者の要望に応えつつ、清涼剤、かぜ薬、パップ剤、ビタミン剤、駆虫薬、ドリンク剤など、配置内容が多様に変化して現在に至っている。

　一方で、国際規格としてのGMP（医薬品及び医薬部外品の製造管理及び品質管理の基準）に関する省令により、零細な配置薬製造企業が資本不足で対処できずに廃業したため、家庭薬工場が激減した。また、昨今の高齢化や核家族化により配置薬の回収が困難になり、さらなる改善が模索されている。最近ではモンゴル、タイ、ミャンマーなどへの配置など、新たな展開が始まっている。

　「反魂丹」の元の処方とされる「妙功十一丸」の原料は、麝香、黒牽牛、胡黄連、丁香（丁字）、木香、黄芩、黄連、乳香、陳皮、青皮、大黄、雄黄、鶴虱、荊三稜、甘草、熊胆、白丁香、赤小豆、沈香、広茂、雷丸、軽粉、巴豆、蕎、麺、朱砂で、「延寿反魂丹」は以上に枳殻、地母、莪朮を加え、沈香、広茂、雷丸、軽粉、巴豆を抜いた内容である。『富山反魂丹旧記』に記載がある反魂丹は「延寿反魂丹」に龍脳、連翹、縮砂を加え、地母と莪朮を抜いたもので、富山藩の反魂丹の特徴は龍脳を含有することである。反魂丹の処方内容は薬事法上や配合生薬の入手困難などから時代とともに変化し、現在市販される反魂丹はメーカーによって構成生薬が異なるが、概ね、黄連、黄柏、センブリ、ゲンチアナなどの苦味生薬を主体とした胃腸薬となっている。

参考文献
1) 高岡高等商業学校編『富山売薬業史史料集』(1935)
2) 富山市売薬資料館編集『富山の薬—反魂丹』富山市教育委員会 (2003)
3) 大橋清信「富山売薬の歩み」『富山県薬剤師会創会111年史』富山県薬剤師会 (2001)
4) 富山市民文化事業団「富山売薬」昭和62年度文化ゼミナール講義録 (1990)
5) 岡山県立図書館ホームページ (www.libnet.pref.okayama.jp/mmhp/kyodo/person/mandai/mandai.htm)

各論 19 　伊勢の売薬の歴史

加藤　宏明

　現在、伝統薬・家伝薬と呼ばれ、置き薬としても親しまれてきた売薬は、江戸時代には、各地で製薬と行商が組織化され、全国の庶民にまで広く行き渡っていた。売薬で有名な薬として、役行者の「陀羅尼助」、陳外郎の「透頂香」、越中富山の「反魂丹」、伊勢の「萬金丹」などがある。江戸時代には、越中（富山）・近江（滋賀）・大和（奈良）・備中（岡山）・田代（佐賀）などで売薬が組織化され、数多くの薬がつくられ、配置行商が営まれていく。

　それに対し、道中お守りや土産として庶民が買い求め、全国的に有名になった薬がある。その1つとして、伊勢の「萬金丹」が挙げられる。

萬金丹の起源

　伊勢の「萬金丹」の起源は、室町時代中期にさかのぼる。平治の乱で敗れた源義朝の第一の郎党であった鎌田右兵衛政清の子孫が尾張国野間から朝熊岳金剛證寺に属して野間姓を名乗り、1713年（正徳3）の野間家の由緒書によると、野間家の祖は1397年（応永4）と言われ、祖先は宗祐と称し、佛地禅師東岳大和尚に従って、虚空蔵菩薩の夢想を受けて萬金丹を練りだしたとしている。

　萬金丹は腹ぐすりとして食あたり、水あたりによい薬草を丸めて作った丸薬で、薬籠などに入れて携帯できる常備薬である。処方は時代で変わっているが『和漢三才図会』には、現存する萬金丹と同様の阿仙薬を使用した薬であると紹介している。

お伊勢参りと伊勢みやげ

　江戸時代に入り、参勤交代で街道が整備され、経済的にも安定期に入ると、庶民が旅に出る文化が生まれる。村や町ごとに講中ができ「伊勢参宮」が隆盛をきわめた江戸中期頃、全国各地から年間数十万から百万人が伊勢に詣でたと記録されている。代参として積立金で代表者が旅に出るのであるから、村や町に残る講員の人数分だけのみやげが必要になる。

　伊勢のみやげには、暦に萬金丹、白粉（薬用名は軽粉）に生姜糖など、いずれも体積ばらず軽量で、持ち運びに便利で、そして分配できるもの。毎年数十万人という参拝客のほとんどが村の人々にお土産を配るのであるから、萬金丹も相当数の用意が必要であった。

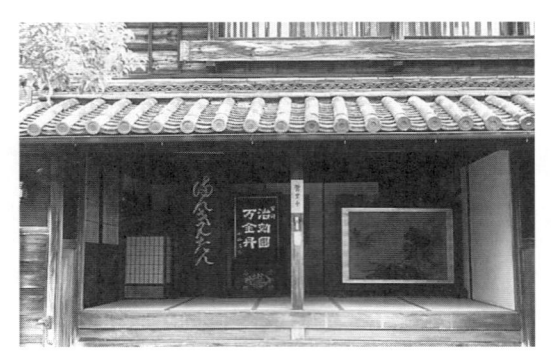

写真1　小西萬金丹の店舗（現在はまちかど博物館）

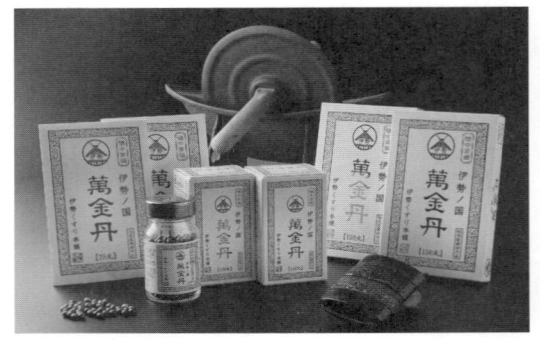

写真2　伊勢の「萬金丹」（現在の商品写真）

萬金丹のまがいものも出る

　伊勢で萬金丹の製造所も増え、「野間・霊方萬金丹」、「小西神仙萬金丹」、「秋田教方萬金丹」など、数軒が軒を並べて販売していたが、まがいものを販売するところも増えた。野間家は因幡少掾、小西家は大和大掾などの称号を賜って、「官許」と金看板に掲げ、まがいものの排除に躍起になった。

　海陸道順達日記には、金剛證寺の萬金丹に関する記述があり「今諸国へ売り広めし事、すでに行き届かざる処もなきよう繁昌の茶店なり。案内喜助の語られしは、ここなる萬金丹屋にて、毎年大年（大晦日）1日に売る事すでに千両代の萬金丹をぞうりけるよし」と江戸後期には盛隆を極めた。

根強い人気の萬金丹

　明治期に入り、売薬の規制が厳しくなり、次第に衰退していく。伊勢路の街道には、昭和初期までは少なくとも20社150種類もの売薬が残っていたが、そのほとんどが戦後のGMPなどの薬事関連法規による規制で廃業を余儀なくされた。伊勢の萬金丹も例外ではないが、現在も根強く伊勢神宮の参道で製造販売を続けている。

参考文献
1) 伊藤長次郎編『三重縣薬業史』ミエ薬報社（1940）
2) 寺島良安『和漢三才図会』中外出版社（1902）
3) 野村可通『伊勢の古市夜話』三重県郷土資料刊行会（1976）
4) 間宮忠夫編『伊勢市の民俗』財団法人伊勢文化会議所
5) 宗田 一『日本の名薬』八坂書房（2001）
6) 鈴木 昶『日本の伝承薬』薬事日報社（2005）
7) 神崎宣武『江戸の旅文化』岩波新書（2004）
8) 金森敦子『伊勢詣と江戸の旅』文藝春秋（2004）
9) 笹井秀山著、佐藤利夫編『海陸道順達日記』法政大学出版局（1991）

各論 20　人参座と徳川吉宗の薬草栽培

指田　豊

　徳川吉宗は1684年（貞亨元）に徳川御三家の1つ、紀州藩第2代藩主、徳川光貞の四男として生まれた。ところが兄3人が歿し、1705年（宝永2）に藩主を継ぐことになった。
　幕府では6代将軍、家宣、幼い7代将軍、家継が病没して、家康の曾孫に当たる吉宗が、家継の後見人を経て8代将軍となった。将軍になった吉宗は幼い前将軍の側にいて権勢をふるった役人を追放するなどして幕府内の人心を掌握し、華麗な儀式などを簡素化し、幕府の厳しい財政の立て直しに心を砕いた。その1つが農作物および人参をはじめとする外国産生薬の基原植物の導入と栽培の奨励であった。漢方に使う生薬の多くは外国産で、入手するのに多額の資金が必要なので、薬草の国内生産は急務であった。そのため、吉宗は採薬使を日本各地に派遣して日本の薬草を調査させるとともに各地に薬園を置き、薬草の収集と栽培試験を行った。現在、東京大学の付属施設になっている、いわゆる小石川植物園も元は幕府の薬園で小石川御薬園と呼ばれた。

徳川幕府と人参座

　人参はウコギ科の植物で、明治以降に日本で一般化した野菜の人参（セリ科）と区別するために薬用人参、朝鮮人参などと呼ばれるが、薬の世界では昔から単に人参と呼んでいる。基原植物の名前はオタネニンジンである。これは江戸時代、幕府から御種をいただいて栽培したことに由来する。
　人参は強壮薬として有名で強壮、健胃、抗疲労薬として、胃腸の衰弱、疲労、体力低下などに応用し、免疫賦活作用もある。病気で早世する人の多い江戸時代、人参はあこがれの強壮薬であった。
　人参は種子から収穫までに5〜6年かかること、その間、畑に屋根を掛けて半日陰にする必要があること、また一回栽培した土地は厭地現象のためにしばらく栽培できないことなどのために現在でも高い生薬で、500グラムが1万5000円から3万円ほどする。しかし、吉宗の頃はそんなものではなかった。1斤（600グラム）が銀1貫440匁（約240万円）という記録がある。
　徳川幕府は1639年（寛永16）以降、次第に鎖国政策を進め、長崎でのオランダ、中国との交易とともに対馬藩による朝鮮との交易だけが認められていた。対馬藩の主な目的は生糸と人参の輸入であった。1674年（延宝2）には江戸に人参を専売する幕府公認の場所、すなわち人参座を設け、盛況であった。しかし、朝鮮の人参は野生品を採集したもので、度重なる採集により資源が枯渇し、輸入量が減るとともに価格も高騰した。そのために輸入の代価として日本の銀がどんどん海外に流出した。1710年（宝永7）には人参座は廃止された。
　代わって1735年（享保20）に長崎を通じて輸入される唐人参を扱う唐人参座が江戸、京、大阪に置

かれた。

　一方、吉宗は日本からの銀の流出を防ぐために日本での栽培を考えた。対馬藩からオタネニンジンの苗と種子を入手し、まず小石川薬園で栽培を試みたが成功せず、1729年（享保14）に寒冷な日光・今市で栽培を試み、1738（元文3）年にはかなりの種子が採れたので、幕府は有料で配布し、栽培法も公開して、栽培を奨励した。1746年（延享3）にはこの種子から育った人参が発売され、1763年（宝暦13）から1787年（天明7）まで江戸にこの和人参を扱う座が置かれた。

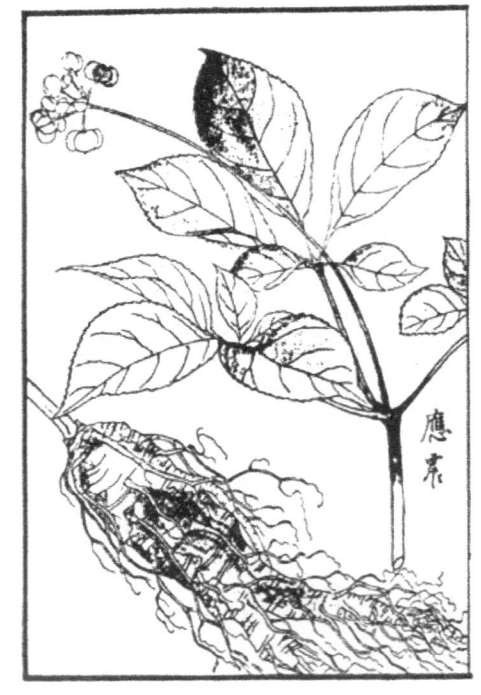

図　人参
出典：内藤尚賢『古方薬品考』(1840)

吉宗と薬用植物

　吉宗が日本に導入した薬用植物はオタネニンジンの他、サンシュユ（偽果は山茱萸）、コガネバナ（根は黄芩）、ツルドクダミ（根は何首烏）、チョウセンゴミシ（果実は五味子）、サンザシ（偽果は山樝子）、フウ（樹脂は楓香脂）など多数ある。これらの多くはまず小石川御薬園で栽培された。たとえば、コガネバナは小石川御薬園の記録に「朝鮮の黄芩　享保11年預かり」とある。現在の小石川植物園で最も古い木はサネブトナツメ（種子は酸棗仁）でこれは植物園の文書に1727年（享保12）に中国から輸入されたものと記録されており、これも吉宗によってもたらされたものであろう。チョウセンゴミシは名前の通り朝鮮産の植物で、果実は強壮作用があるとされる。ところが、明治になるとこの植物が北海道から本州中部の山地に自生していることがわかった。江戸に近い山梨、長野にも多い。優秀な採薬師が各地を調査していたはずなのになぜ見つからなかったのか不思議である。ツルドクダミは中国産で、現在は帰化植物として各地にみられる。これも強壮剤とされ、吉宗が各大名に栽培を薦めたが、効果がないので放棄されたものが増えたためであるといううがった説がある。

　吉宗は農産物の日本での増殖にも熱心であった。サツマイモ（甘藷）が飢饉のときに役に立つと考えて小石川御薬園で青木昆陽に栽培試験をさせたことはよく知られている。また、中国からの輸入に頼っている砂糖の国産化を考えてサトウキビの栽培も行った。吉宗のサトウキビ栽培の奨励で高松藩、次いで徳島藩が製糖に乗り出した。使う植物は熱帯、亜熱帯で育つサトウキビとは異なり、四国でも栽培可能なチクトウ（竹糖）と呼ばれる茎の細い品種であった。粗糖の精製には日本酒の技術を応用して粗糖を麻袋に入れ重石をかけて糖蜜を除いた。こうしてとれた砂糖はまろやかな甘味がある。これが和三盆である。

　吉宗は幕府の財政を立て直した名君であるが、その財源は結局は農民の年貢の増加で賄われたので、吉宗統治の末期には百姓一揆が多発した。

参考文献
1) 辻 達也『人物叢書　徳川吉宗』吉川弘文館 (1958)

各論 21

島根・大根島における薬用人参栽培の歴史

成田　研一

松江藩の薬用人参栽培

　わが国の薬用人参の栽培は、8代将軍吉宗のとき、1720年（享保5）以降に始まった栽培が次第に各地へ広がり、松江藩では1760年（宝暦10）に窮乏した財政改善を目的として江戸青山の藩邸で始められた。この試みは頓挫し、1773年（安永2）に国元での栽培が始められたが、「いやしり（連作障害）」となり、衰微した。1803年（享和3）、藩は小村茂重に人参畑勤務を命じ、小村は1804年（文化元）に日光に行き、栽培法、加工法の指導を受けて帰国、古志原（現在の松江市内）で

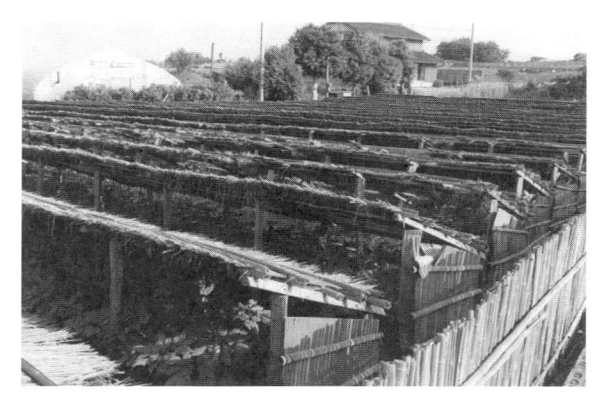

写真　大根島雲州人参の小屋掛け風景

御手畑（藩直営）での栽培を開始した。これが「雲州人参」の始めとされている。

　人参の生産は順調に推移し、1813年（文化10）頃、松江寺町の誓願寺南に人参方役所が移転、新築され、その門跡が今も当地に残っている。さらに1822年（文政5）頃から始まった清国との取引が増加し、1828年（文政11）、三瓶山麓に、天保の初め頃（1830年〜）大根島に御手畑が開設された。こうして出雲は日光、会津とともに三大生産地に数えられるようになり、雲州人参の名が確立された。

　人参には連作障害があり、播種5年後に堀上げ、30年の休作とされ、増産のためには広大な耕地が必要で、藩内各地に適地が求められた。現在の松江市内に始まり、出雲市、郡部へと広がり、西の果て三瓶山麓、東の果て大根島に到って、ともに火山灰地質で栽培の適地であった両地が幕末の頃は大生産地として藩の人参生産を支えた。

　三瓶の「人参畑」には盗掘に困ったことを示すお触書も残されており、離島である大根島はその点でも適地であった。1833年（天保4）からの飢饉で、諸藩の多くが事業を中止した時期に松江藩は生産を督励して継続した。1843年（天保14）から清国への輸出が順調に推移、藩財政に大きく貢献し、幕末期に英国製鉄艦など、軍艦二隻を購入したのも人参方の利益によるとされている。

　明治維新後、大蔵省の指示により1873年（明治6）に払い下げられ、10社以上の民営の人参会社が県内に設立された。ただ、好不況や海外情勢などにより大きく価格の変動する対外貿易品であり、収益が不安定で投機性が高いこと、また広大な転作地用地が必要なこと、栽培に手間、人手が多くかか

ることで、藩直営時代のような強制的な運用ができず、県内の多くの人参会社は破綻し、大正期以降（1912年〜）は大根島だけが存続することになった。

大根島の人参栽培

　大根島は『出雲国風土記』に「栲島」（現在の大根島）、「蜈蚣島」（現在の江島）と記載され、戦国時代、1542年（天文11）の合戦の文書には「大根島」の記述があるが、島名の由縁は詳らかではない。中海の孤島で火山灰の肥沃な土質であり、『出雲国風土記』に茅、莎、齊頭蒿、蕗などの薬草名の記載がある。河川がなく水田がほとんどないため、江戸時代には米の年貢が納められない地域であった。天保のはじめころ御手畑500畑、面積5町6反余り（約5.6ヘクタール）が設けられた大根島においても、民営化後は景況による浮沈が大きかった。1873年（明治6）民営化の後、盛んに栽培されたが、1881年（明治14）のデフレで急激な退潮、1887年（明治20）に景気が上向くと、最盛期の1892年（明治25）頃には全島民の3割から4割の人々が人参栽培に従事したとされている。その後、1894年（明治27）に勃発した日清戦争により清国が輸入禁止と浮沈を繰り返した。復興後、1913年（大正2）の作付面積は550反（約55ヘクタール）と記されている。

雲州人参とその品質

　大根島産の薬用人参は、伝統的に「雲州人参」として、多くは輸出用に紅参（加熱修治：せいろで蒸した後に熱風乾燥）に製剤化され、手法は幕藩時代には厳重に秘匿されていた。形態の比較として『八束町誌』(1992)に朝鮮半島産は「高麗人参として頭が大きく、胴長く、太い足が二、三本」、日本国内は「福島もの（会津参）は頭小、胴短く」、「長野物も頭が小さく胴の短いものが多い」、「島根雲州参（大根島人参）は頭太く胴長大で高麗人参に匹敵するものとして定評あり…」と記されている。

大根島・雲州人参の現況

　1945年（昭和20）に太平洋戦争が終結した後は一時途絶えたが、朝鮮戦争（1950年・昭和25〜）で高麗産が枯渇し、終結後（1953年・昭和28）に人参好況となった。大根島では『八束町誌』(1992)に人参栽培戸数約400戸（総農家数の約50％）、栽培面積約80ヘクタールとなっている。しかし、その後為替相場の急激な変動、中国産人参の台頭、栽培農家の高齢化により次第に衰退し、2002年（平成14）に80戸、2011年（平成23）には9戸に減少した。現在は小屋掛けの景観維持、人参方の再現などで地域起こしの試み、再興が図られている。

　県内の人参栽培地の多くは市街地化、宅地化によってその景観が失われているが、三瓶山麓「人参畑」と大根島には往時の地形が保たれている。

参考文献
1) 小村 弌『出雲国朝鮮人参史の研究』八坂書房（1999）
2) 中國地域社會研究會編『大根島―生態と課題』関書院（1956）
3) 八束町教育委員会『八束町誌』(1992)
4) 松江市誌編纂委員会『松江市誌』(1990)

各論 22

幕府の「和薬改会所」と「和薬種六ヶ条」

鈴木　達彦

　ヨーロッパでは比較的早く薬局が生まれていたのに対して、中国伝統医学においては医師が本草学の知識を持ち、生薬の鑑別を行い調剤することが一般に行われていた。これにはさまざまな理由が考えられるが、1つには投与剤形が簡便であったことが挙げられよう。ヨーロッパの伝統医学では、生薬の蒸留を行ったり、多数の生薬を組み合わせて、糖や蜜などを加えて製剤とするような複雑な工程が多いが、漢方では湯液で行われることが多く、生薬を数種から十数種混和させ、患者に煎じさせることで済ませられる。中国宋代の「和剤恵民局」などの事例を除けば、医師が薬剤師の役割を兼ねていた。

江戸時代の薬事行政

　江戸時代に入ると医療は庶民の間にも普及し始め、生薬をそのまま販売する生薬屋のほかに生薬を修治したり丸薬や散剤として販売する成薬店ができる。これにより、売薬処方はすそ野を広げたが、同時に薬剤師が不在である流通形態では贋薬や品質の悪い薬が横行する事態となっていった。一方、売薬が広く利用されることで生薬を頻繁に輸入することになり、経済を次第に圧迫していった。

　8代将軍吉宗は、薬事行政に関し数多くの画期的な政策を打ち出した。薬用人参の国内生産に取り組ませ、和薬と称される国内産生薬の増産、流通を推進させ、生薬の流通から経済の立て直しを図った。和薬の調査、増産に向け、1720年（享保5）諸国に採薬使を派遣し、薬草を調査させた。中心人物は民間から登用された丹羽正伯である。正伯は伊勢の生まれで、名は貞機、字は哲夫。山脇玄修、並河天民、稲生若水の門人であり、『用薬須知』を著した松岡玄達とは稲生若水の同門である。

　さらに、幕府は1722年（享保7）には現在流通のある和薬の調査のために、江戸、大坂、京都、堺、駿府（静岡）の5ヵ所の薬種問屋仲間の代表者を江戸に召集させた。招集された面々は、江戸が本町薬種問屋仲間24名、桐山太右衛門、大坂が伏見屋市佐衛門、福島屋吉兵衛、京都が升屋庄兵衛、泉屋藤兵衛、堺が小西弥左衛門、小西清左衛門、駿府が小西仁左衛門、小西源左衛門である。

　江戸の桐山太右衛門は幕府の採薬使に随行し調査に協力した功績により本町薬種問屋の株仲間となった。このとき江戸に和薬改会所が設置されることが知られ、和薬の検査開始に伴い検査対象品目などについての会議が行われた。このときの中心になったのが、採薬使として調査を行っていた丹羽正伯である。

　江戸に和薬改会所が設置されたのち、大坂、京都、堺、駿府にも設置され、5ヵ所の和薬改会所で和薬の検査を行うこととなった。

和薬改会所と和薬種六ヶ条

　検査品目などについては丹羽正伯の調査結果や意向が反映されたものと見られるが、1721年（享保6）には松岡玄達、大坂の儒医の古林見宜（3代目古林見宜）らが江戸に召集され、学術的な見解が得られ、和薬種六ヶ条として検査の基準が定められた。和薬種六ヶ条については、1722年（享保7）に典薬頭の今大路玄耆らも校閲を行ったとされる。このように、和薬を検査させる機関である和薬改会所と、その検査基準である和薬種六ヶ条は丹羽正伯を中心に同時進行で設置、制定された。

　和薬種六ヶ条では6つの項目に国産の生薬を分類し、流通の基準を示している。

1. 「唯今迄取出し不申候故通用無之候得共向後通用可致和薬（今まで生産しなかったので市場になかったが、今後流通にのせる和薬）」
　和連翹、和辛夷、和細辛、和白及、和柏子仁など
2. 「近キ比より間々取出し候得トモ彌多ク取出し通用可致和薬（近年、時に生産することがあったが、今後は多く流通する和薬）」
　和白芷、和木香、和苦楝子、和鍾乳石、和菊花など
3. 「真物ニテ無之候間向後通用可相止和薬（本物ではないので流通を禁止する和薬）」
　和馬藺花（ばりんか）、和白鮮皮、和鼈甲、和天竺黄、和白薇など
4. 「真物ニテ無之候得唯今迄ノ通リ先通用可致和薬（本物ではないが、今まで通り流通を認める和薬）」
　和枳実、河原柴胡、ウド羌活、ウド獨活、和防風など
5. 「唯今迄名ヲ誤リ来候間向後名ヲ改通用可致和薬（薬名が誤っていたので、薬名を改めて流通させる和薬）」
　和沙参、和つる沙参、松浦肉桂、和土細辛など
6. 「他物雑リ有之候間向後相改通用可致和薬（混じりものがあるので改めて流通にのせる和薬）」
　和桑寄生、和青蒿

　和薬種六ヶ条により定められた検査項目は、後年刊行された松岡玄達の『用薬須知』に一致する部分があり、項目の立案にあたって松岡玄達、および稲生若水門下としての見解が反映されているとみられる。

　諸国より問屋に到着した和薬は、原則和薬改会所で検査されることとなり、少数の場合は改会所に持ち込まれ、多数のものは改会所より出張して検査された。持ち込まれた和薬は、検査手数料として改料が徴収され、焼き印、または紙札と合印を押された。和薬改会所を通らない和薬は流通させてはならないこととなり、問屋仲間は薬品検査権と和薬取引の独占権を手に入れた。

　和薬改会所と和薬種六ヶ条の制定により、薬種屋の検査の知識の高まりがもたらされ、16年後の1738年（元文3）に改会所は廃止された。和薬の流通は自由競争となり、贋薬については、新たに罰則規定が設けられた。しかし、1808年（文化5）には江戸大伝馬町に改会所が再興された。

参考文献
1) 清水藤太郎『日本薬学史』（復刻版）南山堂（1971）
2) 宗田 一「日本の売薬(51)」医薬ジャーナル　1981；17(3)：131-134

各論 23　幕府の「御定書百箇条」と毒薬

船山　信次

御定書百箇条と江戸幕府の刑罰の目的

　1742年（寛保2）、8代将軍徳川吉宗（1684～1751：在位 1716～1745）が『公事方御定書』上下巻を制定した。ただし、その法文の最終的確定は1754年（宝暦4）のことと言い、ここに上巻81条、下巻103条からなる「御定書」法文の最終的確定となった。

　そのうちの下巻は刑罰を定めたもので、後述のように、武士や僧侶などに対する例外はあったものの、一応の刑罰体系は組織立てられていた。下巻は「御定書百箇条」とも称される。よって、以下これを「御定書百箇条」と呼ぶ。

　その刑罰体系には2種のものがあった。1つは「通例之御仕置」で普通刑罰体系、もう1つは、「盗賊御仕置段取」で特別刑罰体系である。そして、刑の重い順に前者には「磔（はりつけ）―獄門―死罪―遠島（えんとう）―重追放（おもきついほう）―中追放（なかのついほう）―軽追放（かるきついほう）―江戸十里四方追放―江戸払（ばらい）―所払（ところばらい）―手鎖（てじょう）―急度叱（きっとしかり）・叱」があり、後者には「入墨重敲（いれずみおもきたたき）―入墨敲―入墨―重敲―敲」がある。

　前者においては、過料もよく用いられたが、納付困難な場合は手鎖に代替されたと言う。また、後者は主として盗犯およびこれに準ずる財産罪に対するものであるが、同時に盗犯における累犯処罰の体系でもあった。盗犯では、初犯敲、再犯入墨、三犯死罪というのが基本である。また、これら2つの体系はいずれも、刑を加重・減軽するときは一等・二等というように「等」を単位に上下する。そして、一等重いというときは一段上げ、一等軽くというときは二段下げることになっていた。すなわち、遠島から一等重くというのは死罪であるが、一等軽くというのは、重追放ではなく、中追放となる。さらに、幕府では刑罰を広義で御仕置と総称するが、狭義では普通刑罰体系では所払以上、特別刑罰体系では敲（たたき）以上を御仕置といい、それより軽い刑は御咎（おとがめ）と呼んだ。

　犯罪の違法性を表現するとき、「不届（ふとどき）」とは御仕置の場合に限り、御咎のときは「不埒（ふらち）」、「不束（ふつつか）」、「不念（ぶねん）」などと称する。

　一方、武士に対する刑罰には、斬罪（ざんざい）、切腹、遠島、永預（ながあずけ）、追放、改易（かいえき）、扶持召放（ふちめしはなち）、高召上（たかめしあげ）、預（あずけ）、閉門、逼塞（ひっそく）、押込（おしこめ）、遠慮などがあった。また、僧侶に対しては、俗界法（国法）上の犯罪には俗的領主が刑罰を科すが、特別なものとして、追院、退院、一宗構（いっしゅうかまえ）、一派構、閉門、逼塞、遠慮などがあった。

　江戸幕府における刑罰の目的には3つあり、それらは端的に言えば、威嚇・排害・復讐である。すなわち、まずは一般人が処刑を見聞きして懲りるのを狙い、そして、刑罰によって社会の有害分子を排除し、さらには、被害者の満足を顧慮したものであった。

御定書百箇条と毒との関係

　たとえば殺人の罪と刑については細かく定められていて、殺人は大きく「通例の人殺」と「品替り候人殺」とに分けられていた。前者がいわば単純殺人であり、喧嘩口論の結果、一方が死んだというような場合である。その刑は「下手人」と呼ぶ死刑であった。

　下手人とは加害者のことを指すが、この時代には、その刑も下手人と称した。そして、1人死ねば、誰か1人が下手人の刑を受けるのが原則であった。1人の死を1人の死刑で償うのである。心中をし損じて一方が生き残れば、その者は下手人となったから、この場合も普通殺人罪に準じたのである。これに対して、後者の「品替り候人殺」は、殺人の相手が主人や親族など客体が特別である場合や、方法が毒殺（毒飼）や辻斬りなど行為の態様が特別なものを言う。通常、その刑は下手人より重くなっていた。

　なお、「御定書百箇条」の第六十六には、「毒薬並ににせ薬種売御仕置の事」として、「毒薬売候もの引廻の上　獄門」とある。獄門とは、斬首のあと、切った首を晒したもので、打首に止めるものより重い刑であった。なお、打首にも、死体を将軍などの刀の様者に供することができる死罪と、斬首後死骸が取捨となった下手人とがあった。

　この時代で毒殺に使ったと考えられる主な毒薬はトリカブトや今でいう亜砒酸であろう。前者はキンポウゲ科の宿根草で、その花が雅楽を奏する人たちの鳳凰の形をしたかぶり物（鳥兜）に形が似ていることによる命名である。極めて多くの種類がユーラシア大陸を横断してヨーロッパまで分布しており、ヨーロッパにおいてもその花の形から monkshood（修道士の頭巾）という名前の毒草として著名である。わが国ではアイヌ民族が古来、矢毒として使用してきた歴史がある。その塊根は附子や烏頭と称し、漢方処方でも重要な生薬であるが、その毒性は極めて強く、極少量の服用で命に関わる。主たる有毒成分はアルカロイド類のアコニチン（aconitine）である。

　一方、亜砒酸（三酸化砒素、As_2O_3）の方は砒石を焼いて製造された。砒石は島根県大田市の銀山である「石見銀山」で銀とともに多く採取されたので、亜砒酸のことを石見銀山と称した。強い毒性を有し、主に殺鼠剤として使用されたが、特異な臭いや色、味がないことから、かつてその検出法がなかった時代には毒殺にも多用された。

参考文献
1) 平松義郎『江戸の罪と罰』平凡社（2010）
2) 清水藤太郎『日本薬學史』南山堂（1949）

| 各論 24 | 松岡玄達、小野蘭山の
江戸期本草学 |

鈴木　達彦

　松岡玄達と小野蘭山は、江戸期の本草学における代表的な人物である。師弟関係にある両者は、医師としてよりも、本草学者、博物学者としての活動が注目される。両者のみならず、江戸期における本草学者は、その後の日本漢方の発展に多大な貢献をもたらした。

　当時のわが国の医学は、『傷寒論』を取り入れた古方派に限らず、中国医学、あるいは新渡来の医学を受容し、独自の歴史を刻み始めていた。同じように薬物学である本草学においても、明の李時珍による『本草綱目』が1607年（慶長12）に林羅山により中国から導入されたとされており、以後その解釈に努力が注がれた。生薬の効能についての追求はもちろん、記載された生薬が本来どのようなものであるのか、中国で通用している生薬の名称である、いわゆる漢名と、日本で通用している和名とは、どのような関係があるかなど、わが国ならではの問題が生じており、一面では博物学的な観点も求められていた。

　このような問題もあって、中国の医学書を運用するに際し、生薬を適正に使用するためには、本草学の発展が不可欠であったと言うことができる。

松岡玄達と『用薬須知』

　松岡玄達は1668年（寛文8）京都に生まれる。字は成章、通称は恕庵、号は怡顔斎という。本草学者として著名な松岡玄達だが、はじめ山崎闇斎、伊藤仁斎に儒を、浅井周伯に医を学んでいる。その後、本草を稲生若水に学んだ。儒学を学んだところ、『詩経』にある植物の名称の理解に苦しみ、本草学を学んだと伝わっている。

　松岡玄達の代表的な著作に『用薬須知』がある。『用薬須知』は正、後、続編の3編からなり、正編は1726年（享保11）刊、後編は1759年（宝暦9）刊、続編は1776年（安永5）刊である。このうち、玄達の生前に刊行されたのは正編のみで、以後は死後門人による刊行である。『用薬須知』の収載薬物は320種であり、『本草綱目』が1800以上の薬物を収載するのに対して、かなり品目を絞っている。自序には「日用医治に切なる」としており、医療の面で実用的な薬物を選別したと考えられる。その内容をみると、生薬の品質や形状についての記述が中心となっていて、生薬の和名や地方名を挙げ、同じ生薬であっても産地別に考察されている。これには文献的な研究もさながら、各地方から生薬を取り寄せ、実際に見聞する必要があったと思われ、玄達の事物にそくした実証的な学問の傾向が見て取れる。

　一方で、『本草綱目』をはじめ、通常の本草書には薬効や用途が記されるが、『用薬須知』には基本

的にはその類の記載はない。この点について、『用薬須知』は博物学に偏っているという評価もあるが、前述のようにわが国の医学の水準の高まりに合わせて、本草学にも適正な生薬を用いる必要性が生まれていたということは理解すべきであろう。『用薬須知』以外にも玄達の著作はすこぶる多い。没後刊行されたものに、食物本草書の『食療正要』や人参の鑑別、栽培法などを載せた『広参品』などがある。

小野蘭山と『本草綱目啓蒙』

　松岡玄達の博識ぶりは東西に知られ、玄達の門をたたく医家は多くあったとされる。そうした門人の中でも、玄達の学問を受け継ぎ、大きく進展させた人物のなかに小野蘭山がいる。小野蘭山は名は職博、字は以文と言い、1729年（享保14）京都に生まれた。松岡玄達の最晩年の門人の1人である。

　小野蘭山の代表的な著作である『本草綱目啓蒙』は、師の松岡玄達の『用薬須知』に比べて、基原植物の形態についての記述が格段に増えている。また、産地ごとの生薬についての考証は、玄達の姿勢を引き継いでいるほか、さらに生薬の地方独特の呼び名を豊富に記している。これには、国産の生薬の価値を見出すなかで、地方での取り扱いを把握するために、生薬の地方名を整理する必要があったと思われ、ここに玄達から引き継いだ実学的な学問の影響を見ることができる。

　『本草綱目啓蒙』は、蘭山が晩年に幕府の命で就任した江戸医学館において『本草綱目』を講義した内容をまとめたものと考えられている。そのため、構成は『本草綱目』に近いものとなっている。蘭山による江戸医学館の本草学の講義は一通りし終えるまで2年半を要したとされている。蘭山が江戸医学館に就任した時は、すでに70歳を超えていたが、この職に就くことで、生薬の採集の目的で、諸国に赴く機会を得ることができたと考えられる。

　当時の江戸幕府においては、人の移動は管理されていたので、本草家といっても自由に野山を散策し、植物を収集しながら諸国を旅するのは難しい状況だったとみえる。そうしたなか、蘭山は計6回の採薬の行程を重ね、それぞれについて採薬記をまとめている。師の玄達をも成しえなかった広域にわたる採薬の機会を得て、蘭山はさらに植物の知識を得ることができたと見える。蘭山が就任した江戸医学館には、すでに薬園が附設されていたが、蘭山の採薬の功績もあり、本郷と四谷にも設けられ薬園で栽培する植物は大きく数を増やしたと考えられている。

　『本草綱目啓蒙』の中の、植物の形態についての記載は、歴代の本草書にない綿密さがあり、蘭山の講義を理解するためには薬園の標本植物は重要な役割を持っていたと見られ、高い水準の教育・研究がなされたと考えられる。

参考文献
1) 小曽戸 洋『日本漢方典籍辞典』大修館書店 (1999)
2) 杉本つとむ編『小野蘭山　本草綱目啓蒙―本文・研究・索引』早稲田大学出版部 (1974)

各論 25

尾張本草学と伊藤圭介

河村　典久

　伊藤圭介は1803年（享和3）1月27日、名古屋呉服町で父・西山元道、母・多喜の間に生まれた。名は舜民、のち清民、字は戴尭、のち圭介と改めた。号には十二花楼、花繞書屋、修養堂、錦窠などがある。1820年（文政3）尾張藩の免許を得て医業を開業した。その後、尾張本草学の第一人者で西洋の知識も取り入れた水谷豊文の門に入り、1821年（文政4）京都に出て本草学者・山本亡羊との交流を深めた。

　吉雄常三に蘭学を学び、伊藤圭介はその後1826年（文政9）3月に江戸参府途中のシーボルト（Franz von Siebold）に熱田の宮で水谷豊文、伊藤圭介の兄・大河内存真とともに面会し、知鯉鮒（現在の知立）まで随伴して博物学を学び、江戸参府帰途においても面会した。その折、長崎での遊学を勧められて翌年10月に名古屋を出て長崎に向かった。このときの道中日記は『瓊浦游紀』として残っている。長崎からの帰り、シーボルトからツンベリー（C. P. Thunberg）の著書『日本植物誌 Flora Japonica』を譲られ、のちにこれを訳述して『泰西本草名疏』として刊行した。

嘗百社の結成とその活動

　尾張本草学の開祖と言われる三村森軒は、1723年（享保8）に日本最初のアサガオ専書『朝顔明鑑鈔』を著し、その後木曽の全域を廻って採薬し、これが後の嘗百社の活動の先駆であった。森軒に次いで松平君山のもとで水谷豊文の父や大河内重昌が学んだ。

　「嘗百社」は大河内存真の命名による尾張の博物家の会で、江戸の「赭鞭会」と並んで著名であるが、尾張本草学は伊藤圭介の師である水谷豊文を中心に結成され、石田済菴、大窪太兵衛、大河内存真らが本草会を継承して「7の日」に各人宅持ち回りで会合するようになった。嘗百社の初回の博物会は1827年（文政10）3月15日に伊藤圭介宅の「修養堂」で開き、その後ほぼ毎年1回定期的に集会して種々の物品や採集した標本類を持ち寄り、相互に鑑定するなどの実証的研究に力を注いだ。豊文の死後、伊藤圭介は嘗百社の中心的役割を担い、たびたび薬品会を開いて学問の研鑽に努めた。

　新しく蘭学の導入で新しい動きがあり、吉田雀巣庵、大窪昌章、神谷三園らが加わり、1858年（安政5）には伊藤圭介の別荘として名古屋袋町に内外の植物を栽培した薬草園「旭園」を開設し、時々旭園において1866年（慶応2）まで嘗百社の博物会を開いた。

　嘗百社の会員の活動では特に採薬は活発に行われ、1805年（文化2）から1863年（文久3）にわたって越前国白山、近江国伊吹山、伊勢国菰野山、犬山近辺など35回の採薬行を行っている。このうち、大窪昌章、水谷豊文は特にシダ類に興味を示し、トウゴクシダ（東谷山）、フジシダ（犬山市の尾張富

士)、ホングウシダ（犬山市の本宮山）などを採集して命名し、現在も和名として残っている。動物では大河内存真が日本で最小のハッチョウトンボを1826年（文政9）にシーボルトに贈った資料の中で紹介し、尾張の矢田鉄砲場八丁目において発見してその命名を記録している。また尾張博物家のお家芸に、印葉図の作成がある。印葉図は一種の植物の拓本で、嘗百社の独壇場であり、大窪昌章や水谷豊文、伊藤圭介はその名手として知られ多くの印葉図を残している（印葉図については本書日本の薬学史各論34「印葉図による植物拓本の歴史」を参照のこと）。

　1838年（天保9）5月の江戸城西ノ丸焼失による再建のため幕府から木曽の檜を献納するように命ぜられ、伊藤圭介は檀の調達に関して、材木伐採作業の監督役と尾張藩役人の病気治療のために随行した。このとき幕府から川路三左衛門（聖謨）との出会いがあった。1861年（文久元）9月に幕府より「蕃書調所」に出役を命ぜられて上京した。嘗百社の活動はその後も続いたが、伊藤圭介が上京した後の1862年（文久2）3月25日の圭介の別宅「旭園」での開催には、大河内存真とともに欠席し、発足当時からの会員は次第に減少して若い世代へと移り、嘗百社は往年の活力を失ったまま明治維新を迎えた。その間、会員は少なくとも47名を超えた。

交友社との合併

　1882年（明治15）に三重県に誕生した博物研究会「交友社」の初回は7月2日桑名浄土寺で開かれ、1889年（明治22）になって嘗百社と合併して「嘗百交友社」となった。合併時頃の会員は伊勢の国出身の36名で、同年8月1日に伊藤圭介を招いて桑名眺憩楼で「伊藤錦窠翁招聘博物会」が開かれた。嘗百交友社は、伊藤圭介を師とする朝明郡川北村の丹波修治らを中心として、年に2回ほど開催された。博物会は第31回（1902年（明治35）11月）まで続き、ほぼ毎回数点ではあるが伊藤圭介の出品があった。

　伊藤圭介は、1871年（明治4）69歳で文部省へ出仕を命ぜられ、以後東京での生活が始まった。1877年（明治10）に第1回内国勧業博覧会開催により審査官を任ぜられ、また、東京大学理学部員外教授となって植物園において植物取り調べを担当した。1888年（明治21）にわが国最初の理学博士の称号を受けた。そして1901年（明治34）1月20日に99歳で逝去した。

参考文献
1)『生誕二百年記念・伊藤圭介の生涯とその業績』名古屋市東山植物園（2003）
2) 磯野直秀・田中 誠「尾張の嘗百社とその周辺」慶應義塾大学日吉紀要・自然科学　2010；47：15-39
3) 圭介文書研究会編『伊藤圭介日記第一集・瓊浦游紀』名古屋市東山植物園（1995）
4) 浅井平一郎『北勢博物会の明星　丹波修治先生傳』（1956）

各論
26

緒方洪庵の薬箱

髙橋　京子

　緒方洪庵（1810～1863、名：章、字：公裁、号：適々斎または華陰）は、江戸・幕末期の大坂に適塾を開設（1838年）し、蘭学の第一人者ならびに蘭方医として、人材の育成や西洋医学の導入に貢献した。天然痘治療に尽力し、日本の近代医学の祖と言われる。適塾には、洪庵が往診に用いたとされる大型の携帯用薬箱が残され、40歳頃まで使用していたと考えられている。

洪庵の薬箱とその現況

　本薬箱は、内箱と外箱から成る。内箱最上部には上蓋があり、蓋を外すと薬瓶収納のマス目状の仕切りが組まれ、ガラス製薬瓶が5本残されている。最上部以外の収納スペースは5段の引出となっている（以下、2～6段目と表記）。2～5段目の引出には10種の丸薬名と57種の生薬名が記載された薬袋が収納されていた。薬袋は2重に貼り合わせた和紙を袋状にして作られ、基本的に一種の薬名が記されている。記載名は、2字の生薬名、生薬の略名、または洪庵の便宜上の表記と考えられる。多くの薬袋に実体物が現存しており、文書資料とともに洪庵の知識や治療観を考察できる重要な学術資料である。

　薬箱の現況について、まず2段目は、健胃丸、伸氣丸、沃汞丸、阿魏丸、下腹丸、鳩汞丸、和胸丸、将鹼丸、實葱丸および芫菁丸と製剤名（丸薬）が記載された薬袋10袋中、7袋に製剤（3～407粒）が残存した。丸の形状は球または回転楕円体状で、色は赤褐色～黒褐色～黒灰色を呈し、計量により均一性が高い製剤であることが確認されている。3段目上段は右側から、葵葉、葵花、亜麻、冬葵、活矢、幾那、蘭苔、格倫、亜兒、桂枝、加斯、攝綿が、同様に下段は、遠志、良姜、茴香、茛根、肉蔲、縮砂、罌粟、甘草、乾姜、撤尓、雙鸞、健質の順に収納されている。いずれも、乾燥した植物片で、それぞれ樹皮、頭花、葉、花、根由来が判別できる性状を呈している。桂枝は、不揃いに砕断された赤褐色の樹皮小片で、断面検鏡による組織学的形態からクスノキ科 *Cinnamomum* 属由来植物（Cinnamomi Cortex）であることが確認されている。攝綿は褐色で、長卵形の花蕾5.33グラムを確認した。1997年（平成9）に本試料から、2.9%のsantoninが検出され、キク科 *Artemisia cina*（シナ花、セメンシナ）と同定されている。現在、広範に使用される甘草もglycyrrhizin, liquiritinの存在から、マメ科のGlycyrrhizae Radixとされる。4段目は、茜根の薬袋以外の21袋に内容物を確認した。引出・上段は、乾葡、角石、杜子、鹿角、薄苛、玫瑰、橙葉、七葉、蘇葉、朴屈、縝草、下段は杏仁、蜀羊、水梅、伏苓、香附、茜根、桔梗、山午、野艾、葵根、将軍である。薬用部は、果実・種子、葉・茎、花、樹皮、全草、菌核、根茎・根由来の多様な性状を呈した。角石、鹿角は非植物性である。将軍は

暗褐色を呈した根または根茎に由来する植物片だが、組織学的形態観察や分析化学的品質評価により大黄であることは報告されている。5段目は薬箱中、最大容積の薬袋が収納され、引出・上段に加密、旃那、芍薬、土茯、蒲公、精麦、橙皮、下段は芍薬、蒲公、麦門、接花、實莶、茅根、半夏である。特に芍薬・蒲公英は2袋ずつあり、使用量や頻度が高い薬物と考えられる。加密および半夏／蜀葵の薬袋は空だった。蒲公は蒲公英、蒲公英根、蒲公草と称され、根または全草を薬用部とするが、薬袋には褐色の植物片が存在した。芍薬は3～10ミリ程度の大きさで、茶褐色の地下部由来片であった。旃那は、被針形の葉・葉柄および細枝の切片で、淡灰黄色～暗褐色を呈し、組織学的および成分組成の検討から Sennae Folium と確認されている。収納薬物に関する基原種の同定は、医療文化財のため非破壊的解析が原則で、調査には限界がある。本稿は科学的根拠を有する物のみ言及した。薬袋に記載された文字情報から推察する基原については米田該典氏著の『洪庵のくすり箱』を参照されたい。

蘭方医療とのかかわり

　江戸期の伝統的薬物は主に漢方薬であったが、18世紀に欧州で急速に発展した医薬学の知識書が舶載でもたらされた。19世紀前半に日本で刊行された蘭方薬書の多くはオランダ語の書物がベースになっている。『内外三方法典』（橋本宗吉：1802）や『和蘭薬鏡』（宇田川榛斎：1820）、『遠西医方名物考』（宇田川榛斎・榕菴：1822）などが例として挙げられる。また、長崎に駐在したオランダ商館付きの医師の存在は若者たちに実践的情報をもたらした。洪庵は27歳のときに長崎遊学の機会を得たが、大坂・江戸の蘭学修業時代に身に着けた語学力を駆使し蘭方治療の技能を研いた。薬箱（3～5段目）に記載・収納された生薬名（57種）を和蘭局方［1835年頃、適塾記念会所蔵　緒方公裁訳（写本）］収載生薬と比較すると、活矢、幾那、蘭苔、桂枝、加斯、茴香、茛根、肉蔲、罌粟、甘草、乾姜、撒尓、雙鸞、健質、杜子、鹿角、薄苛、玫瑰、橙葉、朴屈、纈草、蜀羊、水梅、将軍、加密、旃那、蒲公、橙皮、接花、實莶の30種が挙げられる。すなわち、使用薬物の過半数が蘭方由来で、蘭方・漢方薬併用治療を実践していたことが数値的に示唆できる。

　一方、液剤、軟膏、エキス剤など多様化する製剤の入手は容易でなく、施療を実現するには、原料生薬の入手や蘭方薬の製剤技術が重要となる。丸薬の製造について、洪庵が1838年（天保9）に著した『適々斎薬室膠柱方』（森文庫所蔵の写本）に、健胃丸（竜胆または当薬、縮砂、木香）、伸氣丸（亜鉛華、橙葉、纈草、桂枝）、鳩汞丸（甘汞、失鳩答、大黄）、和胸丸（海葱、金硫黄、甘草）、實葱丸（海葱、ジギタリス、甘汞、面粉、桂枝、乾姜）、莞菁丸（芫菁、竜脳、面粉、甘草）に関する構成生薬の記載が残る。適塾内には現在の薬局や調剤室に相当する部屋の存在を推察できる間取り図や製薬用具は残されていない。しかし、適塾が近世の生薬流通の拠点・道修町に隣接しており、蘭方医療で独自に使用する薬物入手に最適な立地環境にあったことは間違いない。

参考文献
1) 藤野恒三郎監修『緒方洪庵と適塾』適塾記念会 (1980)
2) 梅渓 昇『緒方洪庵と適塾』大阪大学出版会 (2008)
3) 髙橋京子他「『緒方洪庵の薬箱（大阪大所蔵）』に収納された生薬資料：現況の可視化」薬史学雑誌　2013；48：140-150
4) 米田該典『洪庵のくすり箱』大阪大学出版会 (2001)
5) 緒方公裁（洪庵）訳（写本）『和蘭局方』適塾記念会所蔵 (1835頃)
6) 古西義麿「適々斎薬室膠柱方—村上医家史料館蔵品を中心に—」日本医史学雑誌　2006；52：130-131

各論 27

江戸時代の病気とくすり

稲垣　裕美

江戸時代の生活環境と寿命

　江戸時代は飢饉や水害などの災害は発生したが戦乱がない時代が続き、人々の生活は比較的安定していた。米や換金作物の栽培による食生活の充実、木綿の衣服の普及、瓦葺きの建物などは、人々の健康を維持したり向上させるのに役立った。衛生状態については都市と地方では大きな差があり、一概には言えないが飲用水は井戸水が主であった。下水道はなく、排泄物は農地の肥料として利用された。生活面では、入浴は風呂屋へ行くか、たらいで行水をつかったが石鹸の利用はなかった。洗髪は月に一度程度ふのりなどを用い、歯は塩や砂、房楊枝で磨いた。建物は木造で通気性はよいが、台所や囲炉裏で発生した煙は室内にこもりがちであった。

　『日本人の病歴』によれば、このような生活環境下で江戸時代後期の100年間の平均死亡年齢は男女とも約28歳とされる。乳幼児の死亡率を考慮して21歳以上の平均死亡年齢を見れば、男女とも約60歳とされる。乳幼児は飢饉や感染症などにより亡くなることが多かった。

江戸時代に知られていた病気―感染症と生活習慣病―

　江戸時代に流行した疱瘡（天然痘）、麻疹（はしか）などの感染症は、経験的に一度かかれば二度とかからないということが知られていた。はやり風は現在のインフルエンザと考えられ、江戸時代には20回以上流行し、それぞれに「お駒風」などの名前がつけられた。瘧はマラリアのことで、江戸時代には比較的症状の穏やかな型が流行し、治療薬のキナ皮は海外から大量に輸入された。労咳は肺結核のことで、江戸時代にはすでに感染することが経験的に知られていた。海外から伝来した梅毒は性感染症であり、母子感染も多かった。コレラは症状が激烈なアジア型が流行し、すぐ死に至ることから「三日ころり」と呼ばれた。当時は病原菌の存在が知られておらず、解熱薬の使用や食物による体調管理など、対症療法に留まっていた。橋本伯寿が『断毒論』で疱瘡や麻疹の流行時の患者の隔離や交通の遮断をすべきと述べたが、実際に検証するまでは至らなかった。

　感染症以外の病気で当時知られていた病名としては、中風（卒中風）、疝気、癪、食傷、霍乱、溜飲、腎虚、腎張り、りん病、消渇、血の道、脚気などがある。「癌」はもともと皮膚の悪性腫瘍を指した言葉であり、「乳岩」のように「岩」や「巌」などの文字でも表された。当時は診断技術がないため、消化器のがんも、炎症や潰瘍もまとめて「膈噎」と呼ばれるなど、現在とは命名の基準が異なっていた。「虫」と呼ばれた病気は、実際の寄生虫症のほか、原因がわからない各種の病気も含まれた。

病気の治療は、血管やホルモン分泌などの体の仕組み、栄養素の存在などが知られていなかったため、漢方薬や針灸、市販の薬による治療や民間療法などの経験的知識により対処するに留まっていた。

病気の治療

　病気になった場合は、都市部であれば医師や鍼灸師の治療を受け、薬屋で薬を購入することが可能であったが、地域によっては医師や薬屋もなく、配置売薬の薬や民間薬に頼る場合が多かった。また脚気のように、白米摂取の多い都市部を離れて雑穀米や小豆などビタミンB_1を含む食物を摂取し、栄養状態を改善すれば治ることもあった。家庭での灸治療や温泉での湯治も行われた。江戸時代後期には『救民妙薬』や『普及類方』がまとめられ、民間療法の手本とされた。

薬の販売

　一般の市販薬は売薬と呼ばれ、室町時代頃に盛んになった。当時は寺院において庶民への施薬が行われ、同時に有力者へ薬が寄進された。後にこれらの薬は寺院や門前の薬屋で販売され、荘園寺社領を失った寺院の収入源とされた。江戸時代には街道が整備され、薬は旅に持参するだけでなく、伊勢参りなどの旅の土産としても重宝された。

　薬の販売については、薬屋や本屋などでの店頭販売だけでなく、行商人による販売も行われた。行商人には市内を巡回して販売する業者と配置売薬の業者があった。

江戸の薬

　江戸時代の医師の処方は中国の『傷寒論』などの古典的医学書を基礎とし、市販の薬は宋代の公定処方集『太平恵民和剤局方』を元にしたものが多いとされる。現存する製品や広告類、『江戸買物独案内』などの買物案内書などから薬の名称や用途はわかるが、処方は秘伝とされ、現在では詳細がわからなくなったものが多い。

　代表的な薬としては奇応丸、外郎透頂香、反魂丹、万金丹、実母散、定斎、一粒金丹、井上御目洗薬などが挙げられる。このほか、疳の虫の薬とされた孫太郎虫や赤蛙、夏の暑気当たりに効くとされた枇杷葉湯、各種黒焼き、ガマの油などの民間薬など、多種多様の薬が売られていた。内藤記念くすり博物館が収蔵する上記以外の江戸時代の薬の資料としては、片仮名の名前の薬の第1号とされるウルユスのほか、敬震丹、紫雪、神教丸、人参三臓円、万病感応丸、熊胆丸、蛮紅華湯、首より上の薬、五龍円、紫金錠などがある。

参考文献
1) 富士川 游『日本医学史』裳華房 (1904)
2) 宗田 一『日本の名薬』八坂書房 (1993)
3) 立川昭二『日本人の病歴』中央公論社 (1976)

各論 28

江戸時代の薬の携帯とその容器

服 部 昭

　『古事記』に大穴牟遅神（おおなむちのかみ）が旅立つ際に、背中に袋を背負って行く場面があるが、ここには、旅行用具などが入っていると解説している。薬もその１つになったのではないかと思われる。旅といえば、薬の携帯は古来、お決まりの携帯品であった。

　お江戸参りだけでなく、逆に都会から各地の社寺詣、お伊勢参りで、庶民には旅の機会をもたらし、外出する用事の増加とともに、薬の携帯は一般化してゆく。旅への誘いは1660年（万治3）の浅井了意『東海道名所記』、1797年（寛政9）の秋里離島『東海道名所図会』、そして1802年（享和2）の十返舎一九『東海道中膝栗毛』が、庶民の前に現れて、浮き浮きさせた。

　文献に現れる明らかな薬の携帯は、江戸時代のつい先ごろ、『尺素往来』からであるが、これを受けて、江戸時代における薬の携帯の実態を取り上げてゆく。

薬を持ち歩く習慣

　『尺素往来』（伝一条兼良作）は江戸時代によく読まれた書物であるが、成立したのは江戸時代直前、室町時代の頃と言われている。この書は手紙の文例集であり、当時の生活の実態を反映して、暮らしの様子を具体的に取り上げているのが特徴である。この書の中に、外出時には救急用の薬を持っていくことを奨めている文章がある。この考え方は、後の印籠の薬につながっていく。

　江戸時代の数々の道中記、随筆の中には旅行中の薬の使用の場が出てきて、持参した薬の使用はしばしば出てくる。『東海道中膝栗毛』は江戸時代後半であるが、道中たびたび薬を使う場面は出てくる、また、出発にあたり、薬を餞別にもらうのは１つの習慣になっていた。

　江戸時代の代表的な旅行案内書である八隅蘆庵の『旅行用心集』（1810年）には、道中に持ち合わせたい薬を羅列している。この種の旅行案内の本がこの時期に刊行されることが、江戸の人々の旅に熱心な様子を物語る。『旅行用心集』には旅に行く準備から、道中の注意事項、宿で泊まるときの留意点、さらに名所旧跡の紹介などを丁寧に書いてある。その注意事項の中には次のような文がある。

○道中にて相客の中など、薬種、妙薬等の下直（安価、安っぽい）なるものをすすむるとも、堅く断りてもとむるべからず。もし途中にて入用あらば、そのところの薬種屋にてととのうべし。

　本書にて道中所持すべき薬については、次のものを挙げている。
1. 熊胆、奇応丸、返魂丹（これらは癪または、腹痛、食傷、霍乱にいい）
2. 五苓散、胡椒（水変わり、水飲むとき）

3. 延齢丹、蘇合円（気付けによし）
4. 三黄湯（のぼせ、大便けつしやすし、そのおり振り出して用いる）
5. 切りもぐさ（湿らぬようにして貯える）
6. 備急円（大食傷にて吐きも、下しもせざるとき、しかし、大方は熊の胆、奇応丸、反魂丹にて吐しゃはある）
7. 油薬、白竜膏、梅花膏（切り傷、腫れ物、毒虫さされによし）

　これらのほかは、面々のあひ薬あるものなれば勝手次第たるべし。また道中にては、薬種屋にて調えれば、大概急用は足るべし。

薬の携帯と印籠

　長旅の場合、薬の入れ物は紙包みして油紙で上包みし、胴乱など大型の入れ物を推奨している。ここでは、日ごろの外出時を対象にする。

印籠

　正装して出かけるときは、印籠の出番である。印籠は江戸時代とともに出現する。安土桃山時代の華麗な蒔絵の流行が、贅沢な印籠という薬容器を生み出した。命を預かる薬の容器であるからこそ、このような立派な容器を生み出したという。印籠は帯に吊るして、中に分け薬を入れるのであるが、実は薬は案外入らない。実際の江戸時代の記録などには、外出時の緊急事態、あるいは救急場面に直面して、印籠から薬物を取り出して、患者に与える場面はある。本人が保健のために服用するケースは少ない。印籠は薬を入れる場所が数個に分かれているのが特徴で、薬は分類して入れる。普通は丸剤、粉薬が主であるが、時には内用の練り薬も詰めた。印籠は、薬容器としての実用品から、次第に華美になり、容器の性格から離れて服飾品に変貌して、18世紀には印籠の薬容器の用途は激減する。

　それでは印籠の後、薬を何に入れたか。

印籠のあとの携帯容器

　印籠は、意外と使用には不便であった。一方、薬種屋での売薬販売がどんどん普及して、紙包にて、薬が販売されるようになると、表示が明確になり使用に便利になる。印籠では薬物をバラで入れるので、このようなことは望めなかった。この売薬包装品は、そのまま火打ち袋や財布など懐中に入れる袋に収められるようになる。腰にぶら下げるのは、タバコの道具が主流になる。印籠のぶら下げが減るのは巾着切り（筆者注：いわゆるスリ）の横行を挙げる説もある。

　このように懐中に入れるのは和服スタイルの独特の方式で、和服には欧米人の服装のようにポケットのないのが1つの欠点でもあった。江戸時代の終わり、洋服の渡来は、ポケットの渡来でもあり、薬の携帯にも変化をもたらした。

参考文献
1）服部 昭『印籠と薬—江戸時代の薬と包装』風詠社（2010）
2）水谷修次郎『印籠の研究「水谷コレクション」』私家版（1988）

各論 29

乳鉢・薬研など製薬道具の変遷

稲垣　裕美

　日本の製薬道具は当初から製薬専用だったわけではなく、香や茶などの製造道具と共用であったり、農具から転用されたものと考えられ、その変遷を系統立ててたどることは難いが、清水藤太郎著『日本薬学史』と内藤記念くすり博物館の収蔵資料を中心に道具ごとに近世までの製薬道具の概要をまとめる。

中国と日本における剤形

　中国医学における基本的な剤形は煎剤で、それ以外の剤形として丸、散、丹（型による成型）、膏、導（坐薬）、熨（罨法剤）などがある。

製薬道具の歩み

片手切り、両手切り、生薬切断機

　片手切りは包丁とまな板が一体化した形状で、咬咀、片手盤、差込とも呼ばれる。1666年（寛文6）の『訓蒙図彙』には「鍘」という名前で「くすりをきざみ鍘薬刀なり。鍘は木を切り草を具すなり」と説明されており、2つの包丁穴のある角台と包丁が描かれている。1690年（元禄3）の『人倫訓蒙図彙』の薬種商の図にも同様の形状の道具が見える。1789年（寛政元）の『頭書増補訓蒙図彙』では穴の数が3つである。

　同館の収蔵資料の多くは包丁穴が1つで、木を輪切りにした円柱状の台であるが、このようなタイプのものがいつ頃現れたかは不明である。このほか、台の側面に包丁がついた形状の片手切りがあり、これをオシギリとも呼ぶ。両手切りは両手盤とも言い、湾曲した刃の上に重しを載せてその重量を利用して生薬を押し砕く道具である。1918年（大正7）の『売薬製剤備考』に図の記載がある。生薬切断機は動力で刃のついた棒を上下させて臼の中の生薬を切断するもので、昭和初期に実母散の製造に用いられた。

薬研

　薬研は舟型の器部分に生薬を入れ、車輪状の刃の中央に挿入した取手の棒を前後に動かして生薬を

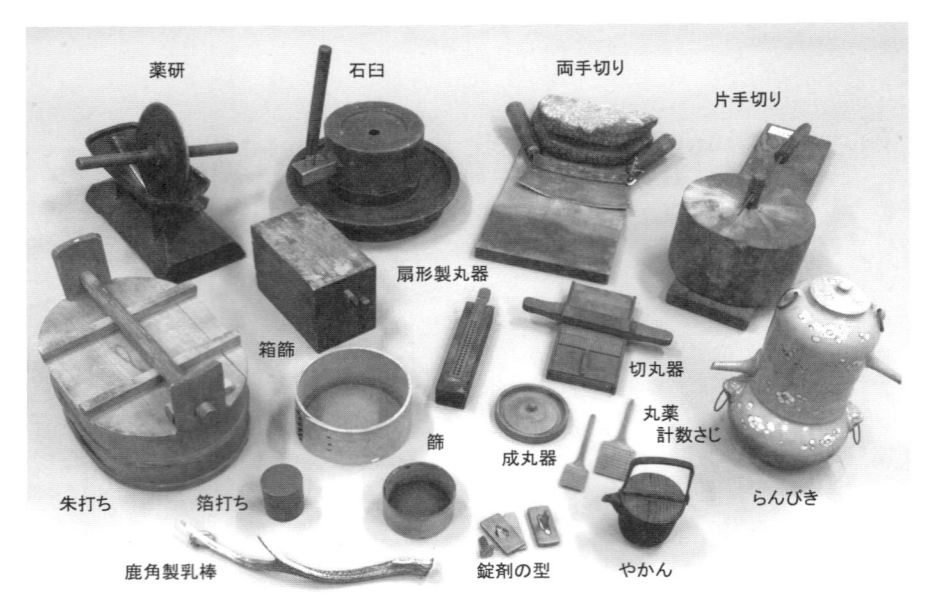

写真1 内藤記念くすり博物館収蔵の製薬道具

細かく切断する道具である。中国の後漢～六朝時代の陶製明器（ミニチュアの副葬品）にも見られ、唐代には茶葉の粉砕に用いられたとされる。『訓蒙図彙』では「碾」という名前で「俗にいう薬研、薬碾なり。輾と同じく本は穀を治すの具なり」と説明されている。1690年（元禄3）の『人倫訓蒙図彙』には香煎師の図に描かれ、香の製造にも用いられていたことがわかる。1713年（正徳3）の『倭漢三才図会』の薬碾の項には中国の『三才図会』を引用して後漢の崔亮が最初に石製の碾を作ったと書かれている。明代の『天工開物』では朱の製造に用いられた大型の薬研状の装置が描かれている。江戸時代の『都風俗化粧伝』には、女性が化粧品や香料の自家製造のために薬研を用いる図が記載されている。日本でも近代以降は粉末化した原薬が売られるようになったが、1918年（大正7）の『売薬製剤備考』にまだ使用器具として薬研が記載されている。

同館では金属製、木製、陶製の薬研を収蔵している。海外の資料では、彫刻が施されたネパール製（刃は欠損）、足で操作する台湾製の薬研がある。このほか「大明正徳年製」の文字が入った陶製の薬研がある。

石臼、人車製薬機

臼には擂るための臼「碾」と搗くための臼「碓(がい)」がある。これらも中国の後漢～六朝時代の陶製明器にみられる。『日本書紀』には、610年（推古天皇18）に僧・曇徴が碾碓を作ったという記載があるが、その形状は不明である。日本では戦国時代に火薬や茶の製造により石臼が発展し、江戸時代には穀物の粉砕に用いられたとされ、散薬や丸薬の製造にも役立ったと考えられている。

同館で収蔵する臼はすべて石製で、木枠がついたものもある。「人車製薬機」は滋賀県栗東市の和中散本舗に現存するものの複製で、大人2名が直径約4メートルの木製の輪の内側を歩くと連動した歯車が直径約50センチ、高さ70センチの臼を動かす装置である。和中散本舗では固有の名称はなく、同館では人力で動かすことから仮に「人車製薬機」と呼ぶ。この動力装置の形状は、1719年（享

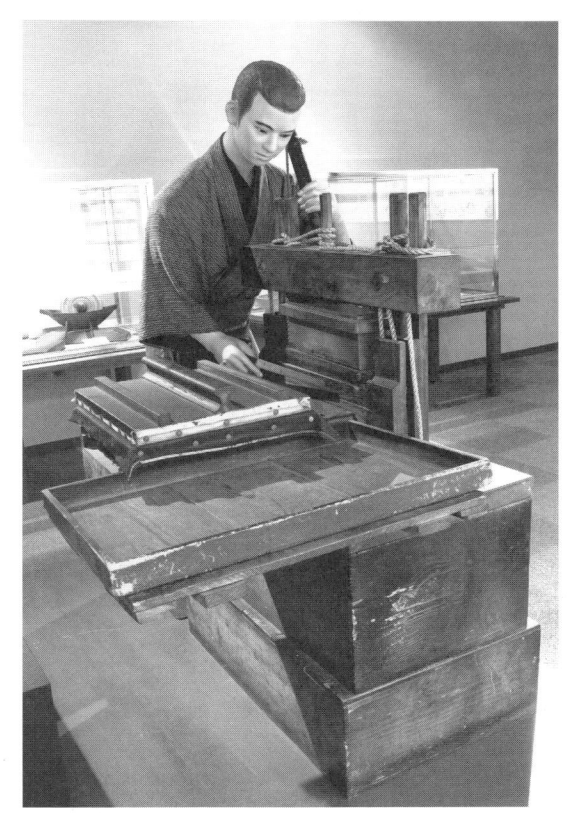

写真2 押出式製丸機

保4)の『唐土訓蒙図彙(もろこし)』中の水車で臼を動かす中国の装置・水磑(すいろう)に似ている。

篩(ふるい)

製薬工程で用いられる篩には、円形のものと蓋のついたものがある。蓋つきの箱篩は貴重な生薬を飛散させないように、蓋をした箱の中で細かな目の篩を前後に動かして粉をふるう。同館では両方の型の篩を収蔵している。

乳鉢と乳棒、こね鉢

明治時代以前は製薬には木製の目のないすり鉢と、木製、鹿角製、水晶製などの乳棒を用いた。鹿角製乳棒は、鹿茸(ろくじょう)(生薬となる若い柔らかい角)ではなく、成長した硬い角を利用した。こね鉢は粉末化した生薬を蜂蜜や寒梅粉と混ぜ合わせるものである。生薬をすくう際には竹を斜めに切ったさじなどを用いた。膏薬製造には乾燥させないように蓋付きのこね鉢を用いた。同館では上記の資料を収蔵している。

扇形製丸器、宇津式製丸器、成丸器、押出式製丸機、錠剤の型、切丸器

　扇形製丸器はシタマスとも呼ばれ、20個程度の穴が開いた金属製の棒状の器具である。台座に固定し、こねた状態の薬剤を穴に押し込んだ後、器具を台座から取り外して扇形に開くと粗く成形された丸薬ができあがる。宇津式製丸器は、穴の開いた上部の板と突起のある下部の板から成り、上部の板の穴にこねた薬剤を入れ、下部の板を重ねると突起が丸薬を穴から押し出す仕組みとなっている。粗く製造された丸薬は、成丸器で丸められた。

　押出式製丸機は人力で動かして丸薬を大量生産する機械である。線香の製造機を参考に作られたとされ、明治中期にはすでに富山で用いられていた。こねた薬剤を金属の箱に入れ、圧力をかけると箱に開いた20～30個の穴から薬剤が少しずつ押し出される。これを包丁で切って板上に並べ、切り出された薬剤が数百個できた段階で別の板を使って一斉に丸める仕組みである。この機械は、丸薬師が箱に入れて持ち運び、丸薬の製造を請け負った店で組み立てて用いた。

　切丸器は溝を掘った金属製の板が台に取り付けられ、その上にこねた薬剤をヒモ状にして置いて溝のついた棒を前後させると、台と棒の溝の間で丸く形作られる仕組みである。1909年（明治42）の医療器具カタログ『医療及化学器械実価表』や1948年（昭和23）の『錠剤調整法』に図入りで記載があり、明治時代から戦後まで使われていたと思われる。同館では上記の資料を収蔵している。

　これ以外の成形の道具としては、こねた薬剤を四角形に切り分ける敬震丹の製造道具や、落雁のように割って服用する石黒家の大きめの錠剤の型がある。石黒家は1670年（寛文10）創業の加賀藩の秘薬・紫雪、奢婆万病円、烏犀円を販売していた老舗の薬屋・希清軒である。

箔つけ、朱打ち

　箔つけは薬剤の保存性を高めるために、金箔や銀箔、あるいは朱で丸薬の表面を覆うための器具である。器具の中に丸薬と箔を入れて蓋をし、激しく動かして箔をまぶしつける。朱打ちは蓋のついた桶状の器具で、箔の代わりに朱を用いる。同館では両方の型を収蔵する。

丸薬計数さじ

　丸薬計数さじは、丸薬を薬包紙に包んだり袋に入れる場合に用いるさじである。数え間違いを防ぐため、さじの表面に必要な個数の丸薬が収まるくぼみが設けられている。同館では金属製、木製のものを収蔵している。1856年（安政3）の『兼葭堂雑録』には、計数さじは清の李勇卿が発明したと書かれている。

薬缶、土瓶、重煎器

　薬を煎じるのには薬缶、土瓶、土鍋などが用いられた。1681年（天和元）の『本草弁疑』では、生薬の中には金属と反応して薬効が減じるものがあるが、日本ではさほど厳密に実施されていないと言及されている。明治時代以降は二段式の薬煎器が用いられた。湯を張った一回り大きな器に薬剤入りの器を入れる重煎器は、薬剤が冷めにくく、高貴な方へ薬を持参するのに用いた。同館では上記の資料

を収蔵している。

らんびき

　らんびきは蘭方医学とともに伝来した蒸留器で、日本では陶製や金属製のものが作られた。らんびきは、下から沸騰槽、蒸留槽、冷却槽に分かれ、沸騰槽で沸かした湯の蒸気が蒸留槽の薬草の揮発成分とともに冷却槽下部に達すると、冷却槽上部に入れられた水により冷やされて結露し、内側壁面をつたって蒸留槽の口から滴り落ちる仕組みとなっている。冷却槽の温まった水は冷却槽下部の口から排出し、上部の蓋を外して水を補充する。オランダ語の"Alambique"がなまって「らんびき」と呼ばれるようになったとされ、漢字では「蘭引」の文字が当てられた。製薬以外の利用法としては、女性が火鉢の上にらんびきを乗せ、ノイバラを用いて化粧水の製造に用いていたとされる。同館では、陶製のほか、銅製のらんびきおよび西洋のガラス製の蒸留器を収蔵している。

その他の製薬道具

　同館の収蔵資料で漢方薬や民間薬の製造器具としては、犀角や一角の歯牙などを削るのに用いた鮫皮製削り器、生の根茎をすりおろす薬おろし器、生薬を燃えない程度に炭化させる黒焼き製造釜がある。近代以降の製薬道具には、坐剤製造器、浸煎剤器、展膏器、軟膏充填機がある。外国製のものではヨーロッパやアフリカ、アジアで用いられた金属製や木製の乳鉢・乳棒、タイ製打錠器、アメリカ製の粉砕器などがある。このほか、原薬生産の道具として京都・井上清七薬房の炉甘石焼成具を収蔵している。

丸薬製造の隆盛

　日本では江戸時代に街道や海運が整備され、伊勢参りなど庶民でも旅行できるようになった。『印籠と薬』によれば丸薬は服用量がわかりやすく携帯や保存に便利であったため、売薬に丸薬が多かったとされる。ここから丸薬の製造道具も効率よく製造できるよう発展したと考えられる。

参考文献
1) 清水藤太郎『日本薬学史』(復刻版) 南山堂 (1971)
2) 丸山清康訳註『全訳傷寒論』明徳出版社 (1971)
3) 難波恒雄・津田喜典編集『生薬学概論』南江堂 (1990)
4) 宗田 一『日本製剤技術史の研究』薬事日報社 (1965)
5) 三輪重雄『臼』法政大学出版局 (2001)
6) 三輪重雄『粉』法政大学出版局 (2005)
7) 服部 昭『印籠と薬』風詠社 (2010)

各論 30

C・P・ツュンベリーと水銀製剤

高橋　文

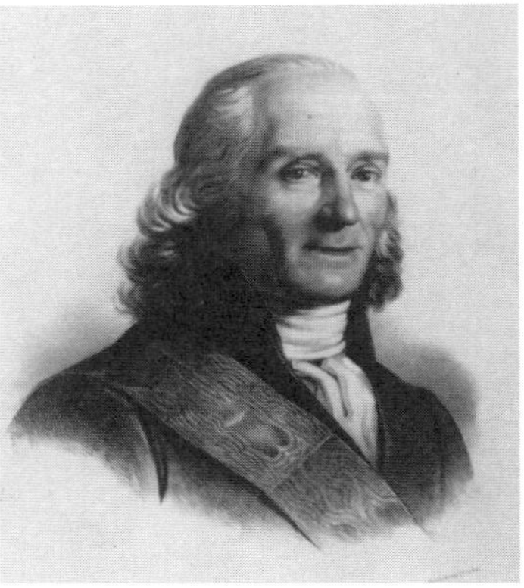

　スウェーデンの医師・植物学者ツュンベリー（Carl Peter Thunberg：1743～1828）は、オランダ商館付医師として1775年（安永4）に来日、約16ヵ月滞在して、江戸参府の旅に随行、翌1776年（安永5）12月に帰国の途についた。彼は博物学者カール・フォン・リンネ（Carl von Linné：1707～1778）の弟子であり、ウプサラ大学で9年間学んだ後、医学研鑽のためにパリへ留学、その途上のアムステルダムで会ったリンネの友人、ビュルマン教授父子の世話で日本への旅が決定される。

　鎖国下の日本への入国を許されていたオランダで、東インド会社の職に就き、南アフリカに3年間滞在後、バタフィア経由で来日した。来日の主目的は日本の博物、特に植物の調査・研究であり、積極的に日本人と交流して、通詞や医師らに西洋の学術を教えるかたわら、日本の博物のみならず日本に関する情報の調査・蒐集にも努めた。

図　C・P・ツュンベリー
（シーボルト記念館蔵）

　1779年（安永8）にスウェーデン帰国後は、リンネの後継者としてウプサラ大学医学・植物学教授となり、また学長、王立科学アカデミー会長などの要職にも就いた。1784年（天明4）刊行の『日本植物誌』は、日本の植物をリンネの植物分類法と命名法によって記載しており、これによって日本植物誌の近代化はなされたとされている。また、1788～1793年刊行の4巻からなる『ヨーロッパ・アフリカ・アジア旅行記』は、全3巻および4巻前半は日本に関する記述である。

ツュンベリーが日本で教えた医療

　この旅行記の江戸滞在や日本の章では、日本に関して多くのことを記載しているが、またツュンベリーの眼で医療レベルが低かったと述べる日本で、通詞や医師に懸命に西洋の医療を教える様子が描かれている。これらツュンベリーが教えた医療の中に、20世紀の医学者もその有用性を評価する梅毒に対する水銀水の内用療法がある。

　梅毒は16世紀初め、ヨーロッパから中国を経て日本へ侵入して以来、国内で急速な広がりを見せたと言われている。ツュンベリーは旅行記のほかに手紙や講演でも、日本における梅毒の状況を述べており、当時日本では血液浄化の煎じ薬で病気を抑えていたこと、オランダ外科医から流涎療法を聞いていたが正しく使うことはできなかったこと、そこでツュンベリーが教えた水銀水による治療法を

感謝と喜びをもって受け入れ、彼の教えにより大勢の患者を治療したと綴っている。流涎療法とは17〜19世紀半ばまでヨーロッパを中心に行われた性病の治療法で、中毒症状の唾液分泌が増え涎を流すまで、水銀水を投与するという危険な方法である。これに対して治療用薬剤は実験により安全性が確立され、最大の効果があり、単純で経済性のあるものとすべきと主張するライデンの医師・ファン・スウィーテンは、年月をかけて多くの臨床試験を重ね、その有用性を確認した水銀水を開発、1754年にそれを公表し、1755年以降ヨーロッパ中に広まったとされている。ツュンベリーが教えたのはまさにこの水銀水の内用療法である。

これを長崎でツュンベリーから教わった通詞の1人に吉雄耕牛がおり、その写本『紅毛秘事記』に、この水銀水の由来、組成、用量・用法、最高用量等々を詳細に記載している。そこでこの水銀水の用量をグラム換算して計算すると、本剤は0.104%の昇汞液であり、その1回量は昇汞0.0156グラム、1日量0.0312グラム、そして最高用量として昇汞1回量0.0312グラム、1日量0.0624グラムと規定している。

その後、ヨーロッパでは0.1%昇汞液がファン・スウィーテン水と呼ばれるようになり、1830年代から1930年代まで各国の薬局方に収載されて主要医薬品としての地位を占めるようになった。

水銀製剤と薬局方

日本ではヨーロッパ公表21年後の1775年（安永4）、ツュンベリーによりもたらされたこの水銀製剤は、蘭方医により次々と伝承されていった。1886年（明治19）に日本薬局方初版が公布されたが、ここにはファン・スウィーテン水の名称での収載はない。しかし、丸剤などの剤形で駆梅用昇汞の内用は初版から第五改正薬局方まで収載されており、その極量は第三改正版以降は1回0.02グラム、1日0.06グラムと規定され、ファン・スウィーテンの最高用量をそのまま引き継いでいる（第2次世界大戦後に刊行された第六改正日本薬局方（1951年）以降はすでにペニシリンが市場にあり、昇汞は消毒剤としてのみ収載、利用されている）。

このような医師としてのツュンベリーの日本医療への貢献も、高く評価されるべきであろう。

参考文献
1) 高橋 文「ツュンベリー」、ミヒェル・鳥井・川嶌編『九州の蘭学』思文閣(2009)
2) 高橋 文「18世紀西洋の医学・薬学を日本へ導入したツュンベリー」日本薬史学雑誌　2013；48(2)：103-106

各論 31 オランダ医学導入と春林軒膏薬

鈴木　達彦

　華岡青洲は漢方医学とオランダ医学を取り入れた漢蘭折衷の医学を掲げ、先駆して全身麻酔下における乳がん手術を行った医師として著名である。華岡青洲の父の直道は南蛮流外科の岩永正徳につき、自身は京都遊学時にオランダ医学のカスパル流の大和見立についたとされている。手術の成功には麻酔薬が必要なことはもちろんだが、抗生物質はなく、消毒薬も十全ではなかった当時の外科では、手術創の対処や腫物などの化膿性疾患に膏薬（外用薬）は不可欠であったと考えられる。青洲の用いた膏薬は家塾の名前をとって春林軒膏薬と言われる。

春林軒膏薬の特徴

　春林軒膏薬は『春林軒膏方』、『膏方便覧』、『貼膏攷』といった門下による口授本にまとめられ、資料間に共通するのは14種類の膏薬を重要視するところである。14種の膏薬には特殊な名称がつけられ（大玄膏、大赤膏、青蛇膏、白雲膏、左突膏、右撃膏、前衝膏、後衝膏、摧兇膏、決勝膏、破敵膏、先鋒膏、中黄膏、游奕膏）、また、別名としてカタカナ表記された蘭方の処方名も記されている。配合される生薬は外国産の生薬もあれば伝統的な漢薬もある。

　華岡青洲が春林軒膏薬をつくるにあたり参考にした書の1つに青木紘嗣の『外科撮要』（1768）が挙げられる。本書は癰疽、金瘡と呼ばれた漢方の外科の領域で培われた処方と、オランダ医学の処方の両者を収載している。『外科撮要』の膏薬と春林軒膏薬が一致もしくは近似するものは、大玄膏、大赤膏、決勝膏、破敵膏、後衝膏、左突膏、紫雲膏、仙人膏の8処方がある。

　一方で、華岡青洲はカスパル流の影響を受けたとされる。カスパル（Caspal Shambergen）は、1649年（慶安2）に来日した外科医であり、外科の医術や膏薬処方を伝え、その後わが国の蘭方の主要な流派を形成した。ただ、青洲の乳がん手術の成功とは約150年の開きがあり、この間には新たな医学書の導入やオランダ語の翻訳の精度も上がり、青洲が学んだオランダ医学の水準は初期のものとは異なるとみられる。

　武田科学振興財団杏雨書屋に所蔵される『阿蘭陀加須波留伝膏薬方』（杏6795）は青洲の門人、井澤元民が1801年（享和元）に華岡塾で写したものである。カスパル流の写本は無数にあるが、青洲が直接参考とした資料は本書に近いものと推測される。

　『阿蘭陀加須波留伝膏薬方』の処方と春林軒膏薬を比較すると、青蛇膏、右撃膏、摧兇膏、インクエントルーダの4処方が近似しており、オランダ流の処方構成および名称が本書から引用された可能性が高いと見られる。

日本の薬学史

14種の特殊な膏薬名

　青洲の春林軒膏薬には14種の特殊な名称がつけられた膏薬があるが、それらの名称はその他の膏薬の処方集はおろか、青洲が関係するものを除いては日中のいかなる医学書にもみることができない。これについて青洲は、李衛公の14陣に基づいたもので、その兵法を知れば膏薬の運用法も理解できると記している。李衛公とは中国の唐代の太宗につかえた軍師とされる李靖である。

　李靖の兵法を伝える代表的なものに『武経七書』にまとめられた『李衛公問対』があるが、ここには14陣についての記載がない。青洲が言明する14陣を載せるのは、茅元儀が編纂した明代の兵法全書『武備志』が引用する李靖十二辰陣である。十二辰陣は十二支の方角の12陣に加えて、中央陣、そして敵をかく乱させる游突軍の14の陣がある。それぞれの陣には陣名がつけられており、これらが春林軒膏薬の14種の膏薬名に一致している。

ヨーロッパ医学との違い

　江戸期におけるヨーロッパ医学の導入は、当初、主に外科の領域で進んだ。これにはさまざまな要因が考えられるが、漢方とヨーロッパ医学の性質の違いから考察すると、漢方が気にかたよった医学であるのに対し、ヨーロッパ医学は体液論に基づいているということである。

　体液論では、ある体液が過剰になってバランスを崩したときに病気になり、治癒には吐瀉や排尿などで過剰な体液を排出することが必要と考える。外科では膿を排出する過程がこれにあたる。ヨーロッパの伝統医学で秀逸なのは無理に体液を排出させるのではなく、からだが体液を排出しやすい状態に促す過程を設けるところである。これを体液の熟成、煮熟（pepsis）とする。化膿性疾患に対して初期は押し薬や散し薬で化膿を抑える。やや進むと、一転して膿を充分に煮熟させる膿ませ薬を用いて排出しやすい状態まで化膿させ、その後に排出薬を用いて膿を排出させる。膿が出た後は傷口をふさぐ癒し薬を用いる。

　こうした観点から李靖十二辰陣と青洲の膏薬について考えると、十二辰陣の前面にあたる膏薬は、化膿を散らしたり膿を煮熟させたりする初期段階の膏薬であり、続いて、陣の東（左）側は、膿の煮熟を促し十分な煮熟の後に排出させる、膿ませ薬や排出薬である。陣の西（右）側から後方は、乾かして癒すものであり、膿を排出させた後に用いる癒し薬である。化膿の段階に合わせて十二辰陣の前方から後方に向かって膏薬を配置してあることから、青洲は時々刻々と変わる戦況に合わせる兵法とオランダ医学の膏薬療法の理論を重ね合わせていたと見られる。

参考文献
1) 宗田 一『日本の名薬　売薬の文化史』八坂書房（1981）

各論 32

伊吹山と薬草

河村　典久

　岐阜県と滋賀県の境界に位置していて、標高1377メートルの伊吹山北尾根は岐阜県と滋賀県、福井県と石川県の県境の山並みとして続いている。冬期は日本海から吹き抜ける寒冷な季節風が影響し、積雪量が多い地域である。地質は古生代（約3億年前）に形成された石灰岩層を主として構成されている。伊吹山の石灰岩は、古くは漆塗りの原材料に用いる消石灰として1661年（万治4・寛文元）頃には開発されていたが、近代はコンクリート・セメント需要の急増により大量に採掘されてきた。

薬草の宝庫

　このような気象や地質から、伊吹山に特徴的な植物が多く、石灰岩を好む植物や、亜高山性の植物も多くみられる。中でも伊吹山周辺だけに自生しているコイブキアザミ、イブキアザミ、ルリトラノオ、イブキコゴメグサ、イブキレイジンソウ、コバノミミナグサ、イブキヒメヤマザミ、イブキハタザオ、イブキタンポポの特産固有種がみられる。また、「イブキ…」と名のつく植物も多く、上記のほかにもイブキジャコウソウ、イブキスミレ、イブキトラノオ、イブキフウロ、イブキトリカブトといった20種以上の植物が自生している。全山石灰岩からなる立地から、イチョウシダ、クモノスシダ、ヒメフウロ、イワツクバネウツギ、イブキコゴメグサ、キバナハタザオ、クサボタンなど好石灰岩性植物や、イブキトリカブト、オオカニコウモリ、オオヨモギ、スミレサイシン、ザゼンソウ、ハクサンカメバヒキオカコシ、ミヤマイラクサ、エゾユズリハ、ハイイヌガヤ、タムシバなど白山から続く奥美濃の山並みを通って北方系の日本海側要素の植物の多様性を生み、維持されてきたと考えられる。イブキトラノオ、メタカラコウ、マルバダケブキ、ニッコウキスゲ、サンカヨウ、キオン、コキンバイ、ノビネチドリなど山頂部の高山植物、または亜高山性植物として、イブキフウロ、エゾフウロ、グンナイフウロ、ハクサンフウロ、キンバイソウ、イワシモツケ、ヒメイズイ、イブキソモソモなど分布の西南限となっている種や、ギンバイソウ、ミカエリソウ、カキノハグサなど南方要素の植物など、伊吹山は現在でも薬草の宝庫として知られている所以である。

「さざれ石」や日本武尊伝説

　伊吹山の呼称には「膽吹山」、「伊服岐能山」、「夷服岳」、「伊布貴」、「伊福貴」、「五十葺」、「異吹」、「意布貴」、「伊夫岐」、「伊服岐山」など実に沢山ある。伊吹山が歴史上での初見は古事記であるが、山頂に日本武尊の伝説を記念して石像が建立されている。伝説によると、日本武尊が東征から当時

の都である大和の国に帰る途中、伊吹山の魔物を征伐するために来てみると、伊吹山を幾重にも大蛇が取り巻いていた。そこで日本武尊は大蛇を跨いで通り抜けようとしたとき、毒気に当たって高熱を出して倒れてしまった、養生をし、やっとの思いで泉にたどり着き喉を潤し、その後、日本武尊は正気を取り戻し、岐阜県の養老を通り、三重県の能褒野で一羽の白鳥となり大和に帰っていった、ということである。

伊吹山東山麓の春日村にあり、日本の国歌「君が代」にも詠まれる石灰質角礫岩の「さざれ石」が採掘されている。この「さざれ石」は、石灰石が長い年月に雨水で溶解され、粘着力の強い乳状液が小石を凝結し巨岩となり苔むしたもので、石には実に多くの植物が着生しており、その種類は80種にも達するという。

280種の薬草と「伊吹百草」

伊吹山は、古くから薬草の山として知られ、伊吹山に生育する植物約1300種のうち約280種が薬用植物である。艾、当帰、川芎が「伊吹三大薬草」とされており、この地域では、薬草に親しんで生活し、採取して出荷し、栽培に取り組んできた。特に、ヨモギを用いた「伊吹もぐさ」は、大宝律令（701年）以来医薬品とされ、江戸時代末期の山麓では、もぐさを取り扱う店も5、6軒あったと記録されている。さらに多くの植物を配合して「伊吹百草」の名で百草茶や入浴剤などが周辺の山麓で生産されていた。

1568年（永禄11）には、織田信長がポルトガルの宣教師フランソワー・カブラルに、伊吹山に50町四方の土地を与えて薬草園を作らせ、ヨーロッパから約3000種の薬草を移植したという伝承もある。

本草学者の採薬記

また、多くの本草学者による採薬記が記録されている。尾張本草学・嘗百社社員の大窪昌章の『伊吹山採薬記』、小栗曽吉は伊藤圭介を伊吹山に同行して「コバイモ」のあることを教示している。1852年（嘉永5）4月20日には嘗百社社友吉田平九郎、富永武太夫らも曽吉とともに伊吹山で、1831年（天保2）6月4日から10日にかけて大窪昌章と相原駒吉が採薬している。1808年（文化5）水谷豊文、1822年（文政5）山本榕室、1844年（弘化元）飯沼慾斎、1852年（嘉永5）伊藤圭介ら、1881年（明治14）矢田部良吉、牧野富太郎らも採薬に訪れている。

このような状況の下、1918年（大正7）に滋賀県は「薬草採集取締規則」を設けて薬草の保護に当たり、28種の薬草の採集を禁止。翌1919年（大正8）、内務省、史跡名勝天然物保存法により伊吹山の伊吹薬草の採集を禁止している。

参考文献
1) 井上好章「伊吹の植物について―特別展『薬草のふるさと伊吹』の調査研究の1コマより―」慾斎研究会だより　1998：80：2-7
2) 水野瑞夫「伊吹山の薬草・植物年表」慾斎研究会だより　1996：73：2-7

各論 33

木曽御嶽山と百草

小谷　宗次

　長野県木曽郡には古くから伝承薬として「百草」が伝わっている。その発祥は江戸時代後期の1849年（嘉永2）とされており、百草はその製法を山岳宗教の修験者の教えとされている。

　当時木曽郡は尾張藩の直轄地であり、自生する豊富な薬草に着目し多くの本草学者を派遣させ調査にあたらせた記録があるなど「尾張藩の薬箱」的な位置づけであったことをうかがわせる。その調査の対象は地域に伝わる民間薬ではなく、中国の本草書に基づく多様な生薬が対象で、その採取や調査の記録が木曽郡の各所で実施されたことが記されている。これらは漢方薬などの配剤に資するための原料が多い。

　百草は修験者の教えとされているが、これは漢方薬と関連の深い生薬配合の製剤として完成されたものであり、その発祥には尾張本草学が大きく関わっているとかねてから考えていた。当時の尾張本草学と霊山御嶽信仰のつながりを百草の発祥を介して、地元に伝わる伝承や記録を整理してみた。

尾張の薬箱

　木曽は早くから薬草の宝庫として知られ、1639年（寛永16）には尾張藩が木曽の薬草を江戸の御薬園に送ったという記録もあり、1720年（享保5）になると、幕臣の丹羽正伯が全国の産物調査のために木曽に入り薬草を採取した記録もある。三村森軒は尾張本草学者の中では、最初に木曽に入った学者である。本草学の書物に精通し、薬草の研究や栽培に力を注いだ人物で、三村は1740年（元文5）に御嶽山麓を自ら調査・採取を行い、観察地域と生育する薬草の分布や地元における薬の利用など詳細な記録を『薬草見分信州木曽山道中記』に残している。

　1754年（宝暦4）には、木曽代官山村家が尾張藩の命を受け薬種取扱人となり、敷地内に広大な薬園を造成させ、薬草の栽培も主要な任務となった。代官山村家は岩郷村（現在の木曽町の一部）の庄屋児野九郎次を木曽薬種取扱方に命じ、薬草の加工方法と相場を各村に通知し、薬草採取を行わせた。児野九郎次に命じ、年々その相場を定めて買い取りに努めさせた薬草は主として漢方医学において用いられる薬材であり、下記の種が記録に残されている。

　羌活、独活、附子、前胡、黄連、升麻、茜根、白朮、半夏、細辛、赤五味子、天南星、車前子、芍薬、桃仁、牛蒡子、菟糸子、土通草、木通、弟切草、牡丹皮、桑白皮、竹節、秦皮、沙参、弦人参、白根人参、黄耆、香薷、牛膝、商陸、龍胆、当薬龍胆、伏苓、遠志、桔梗、山帰来、皂莢、金銀花、依蘭苔、野菊花、など約五十余種。

これらは当時の尾張藩で需要があり、流通があり、その中で木曽郡に生育していたものの種と考えられる。この中には、木曽で用いられていた民間薬のゲンノショウコ、キハダ、センブリなどは含まれていない。これらの記録から、当時の木曽の中では民間薬のレベルを超えて、本草学に基づく生薬の知見が広く行き渡っていたことも想像できる。

木曽御嶽の開山

　一方、百草の発祥に大きな要因を与えた御嶽山の信仰に関する歴史があり、これについて要略を記す。

　御嶽は長野県と岐阜県との県境にまたがる標高3000メートル超の独立峰である。その雄大な山容は人の心を魅了し、古来より神仏を祭礼する信仰の山とされてきた。祀る山神は、医薬の神と国土経営である少彦名命と大己貴命の二神であり、創始由来はつまびらかでないが、文武天皇の時代、702年（大宝2）に信濃国司高根道基が創建したと伝えられている。

　地方的霊場の域を出なかった御嶽が全国的な霊場として広く日本国中の信者から崇敬されるようになったのは、天明年間に現れた覚明行者と普寛行者の2人の熱烈な布教による結果である。

　覚明行者は尾張国春井郡田楽村の人と言われ、1785年（天明5）に木曽を訪れ、黒沢登山道の改修に努め、従来は限られた道者しか登拝できなかった御嶽に、簡単に水行を行っただけで一般の人たちも登山できるように改めた。普寛行者は1792年（寛政4）、王滝口に登山道を開き、江戸市中を中心に関東地方に御嶽信仰の普及を図り、講社の結集に努めた。

　この両行者によって御嶽信仰は全国的に広がり、その後、有力な行者が相ついで現れ、この信仰によって病苦が救われることが信頼され御嶽講社が各地に結成された。

御嶽信仰の中から生まれた百草

　百草発祥の口伝には諸説あるが、その一説によると普寛行者は、王滝口登山道を開くのに5年の年月を費やしたが、その登山道が完成したとき、最も協力した王滝村の小谷吉右衛門に対し次のような告げがあった。「余は今後諸国を行脚して布教し御嶽信者を増すが故、余の碑を建ててそれを守ってもらいたい。そうすれば今後生活に苦しむことはないであろう。これがお礼である。しかし、多数協力してくれた村人達には何もお礼するものがない。せめて霊薬百草の製法が今後役に立てば幸いである」と。百草の製造は困難を極め、完成まで長い年月を要した。

　長野県製薬株式会社にある「百草元祖の碑」によれば「嘉永2年、胡桃沢弥七と小谷文七が普寛行者の遺法を共に謀りて百草を作るに初まる」（要約）と記されているが、これは村人が永年辛苦して頑張りとおし百草を製造し、その薬効が少彦名命を祀る御嶽信仰に完全融合し、信者に伝播した時点であるという説もある。

本草学と山嶽信仰との融合

　百草に関する初期の処方は記録されていないため、口伝などを頼りに想像するしかない。主薬であり、また基薬に用いられたのは「黄柏エキス」である。山岳信仰の導者の多くは奈良の大峰山で修業

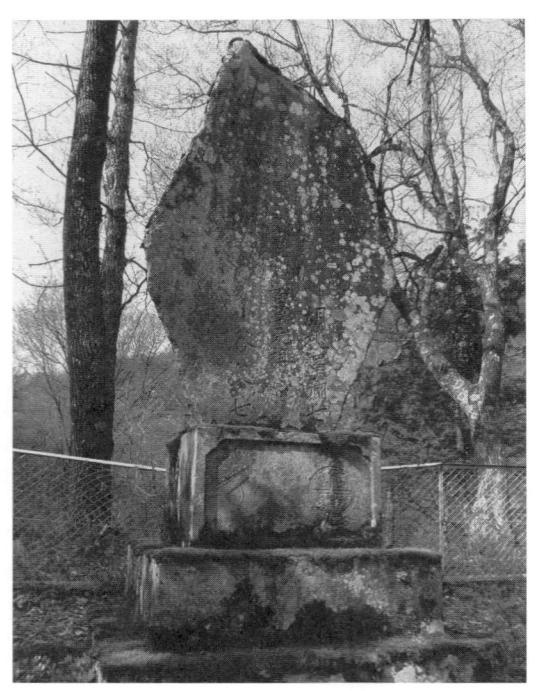

写真 百草元祖の碑

を行っている。ここに伝わる陀羅尼助の製法がルーツであることは容易に想像がつく。ただ異なるのは、初期の百草はこれに数種の生薬を配剤したことにある。製法として考えられるのは、オウバクを軟エキスまで単独に製し、これに多くの生薬から抽出したエキスを混合し、さらに濃縮を行い、最終的に竹皮に延ばし小判形に製したものと思われる。

配合した生薬は、口伝によると「御嶽五夢草」と言われる。これは5種を厳密に指定したものではなく、その後の文献では次のような生薬の名称が出てくる。なお、カッコ内は筆者の解釈である。駒草（コマクサ）、御山人参（シシウド）、天狗の髭（サルオガセ）、開闢草（イワツメクサ）、当薬（センブリ）、弟切草（オトギリソウ）、御肉（オニク）、當薬（トウヤクリンドウ）、黄連（オウレン）、黄芩（コガネバナ）。

その多くは御嶽山の高山植物であるが、漢方で用いられる基原植物も含まれる。推察すると修験者の指導をそのまま形にしたのではなく、当時村民の一部にも普及があった本草学の知見を多く取り入れた製剤であったことも見てとれる。

御嶽山を含む木曽地域では、前述したように生薬に関して幅広く調査研究、採取などが行われてきた。当時のくすりの概念としては伝承を超えた新しい知識が普及していた。誤認も多々あったが、これらの環境から医薬の神を祀る御嶽信仰と本草学の知識が融合し百草という製剤が誕生したと考える。

参考文献
1) 三村森軒『薬草見分信州木曽山道中記』（1740）
2) 水谷豊文『木曽採薬記』（1804-1818）
3) 小倉為助『木曽産草花根皮類記録』（1882）
4) 長野県製薬株式会社『長野県製薬50年史』
5) 信濃生薬研究会『信州の民間薬』医療タイムス社（1971）

各論 34　印葉図による植物拓本の歴史

河村　典久

　物の形を残す、これは文明が始まったときから人類の永遠の願望である。現在では写真として、より正確にまた画像処理により立体的にその形を残すことができるようになった。しかし、これらの技術がなかった時代でも壁画などにその形を描き、その動きまでを表現して記録を残している。身近に存在する植物は、さまざまな形を有し、その形を簡便に残す方法として柔らかい粘土に押し付けて縄文土器として縄目などを見ることができるので、その歴史は古い。

　紙の出現により植物の形をインクを用いて写し取る方法がヨーロッパで開発され、1740年代になってドイツの植物学者・クニフォフ（Kniphof, Johann Hieronymus：1704～1763）により『植物印葉図譜 (Johann Hieronymus Kniphofii Botanica in Originali seu Herbarium vivum)』全12巻が1764年に刊行された。現在ほど発達していなかった印刷技術の1つとしてみなされていたもので、植物の図を大量にしかも忠実に印刷するためにこの方法が利用されることになった。そしてこの技術がまれに見る

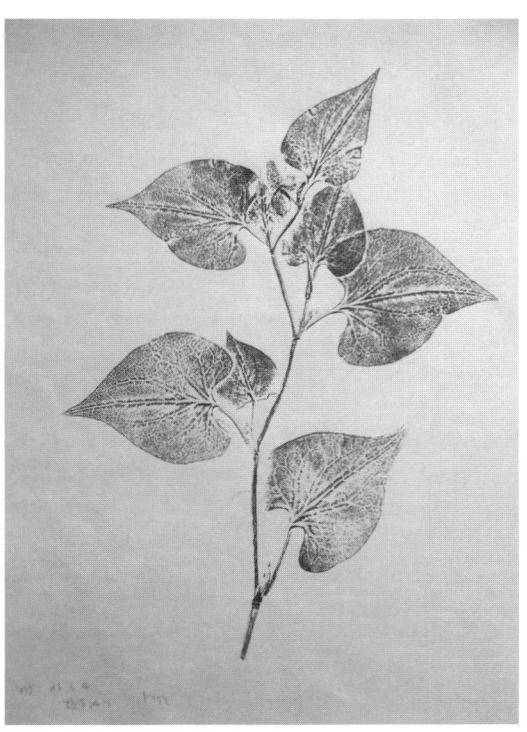

図　印葉図『ドクダミ』

「植物図譜」として発行されることになったものである。

　また同様の図譜は、フランスにおいても1874年にキュザン（M.L. Cusin：1824～1901）により『フランス植物標本図譜（Herbier de la Flore Francaise）』全25巻が刊行された。この技術を現在再現してみると、1つの植物から写し取ることが出来る写し絵の枚数は十数枚と思われることから、発行部数は多く見積もってみても100部以内であろうと思われる。

　1820年代になってクニフォフ『植物印葉図譜』第2版全10巻がわが国に紹介された。ある時期、伊藤圭介の手元にあった図譜を主に尾張本草学の『嘗百社』の中で紹介されて社員の中で研究されるに至った。現在6種類の写本が各地に残されており、宇田川榕庵は1822年（文政5）に写本を、丹波修治、飯沼慾斎そして伊藤圭介自身もその写本を作成している。この図譜の元本は現在その所在は不明であるが、写本から見るとヨーロッパの植物が1000枚の図譜として含まれていたと想像される。

　嘗百社の水谷豊文、伊藤圭介、大窪昌章、丹波修治らは、多くの印葉図を残している。水谷豊文は武田科学振興財団・杏雨書屋蔵『本草綱目紀聞』全60巻に、伊藤圭介は国立国会図書館蔵『植物図説雑纂』全254冊をはじめ、名古屋大学付属図書館蔵の『錦窠植物図説』全144冊、名古屋市東山植物園蔵の『植物図説雑纂1～4』4冊などに、大窪昌章は大東京記念文庫蔵の『（大窪先生）眞影本草』、『（大窪翁）眞影本草』などに、丹波修治は『本草眞影・巻十一』などにと多くの印葉図を残している。

　印葉図は植物拓本で、眞影、肉摺り、搨写図などと呼ばれており、その手法の1つには、拓本のように植物標本に紙を載せて上から凹凸を浮き上がらせる「関接法」（拓）がある。伊藤圭介は腊葉標本から印葉図を作っているものが見られることから、間接法によるものも作成している。間接法によって得られる図は反転されることなく見た目の通りに写し取ることが可能であるので、碑文などを墨で汚すこともなく広く用いられている。

　その他、印を押すように、スタンプインクをつけて紙に押す（捺）がある。田中芳男は、たとえば蓮根の輪切り標本のようにこの方法を用いており、「搨写図（とうしゃず）」と命名している。

　版画のように植物標本に直接インクなどの色素を載せて紙に写し取る直接法（摺り）がある。クニフォフ『植物印葉図譜』をはじめ、現在残されている印葉図のほとんどは直接法によるもので、表面の模様を正確に写し取るには直接法に勝るものはないが、植物標本は墨により保存できなくなることや、反転して蔓の巻き方が逆になってしまう難点がある。同様な手法によるものに「魚拓」があるが、わが国に現存する最も古い魚拓は1839年（天保10）の江戸錦糸堀の鮒の魚拓（摺り型）で、植物印葉図はそれより20年ほど早くわが国に紹介されたことから、印葉図の手法が魚に応用されたものであると推測される。

参考文献
1) 河村典久「わが国の印葉図譜について」慾斎研究会だより　1992；59：1-7
2) 河村典久「キニホフ『植物印葉図譜』について」慾斎研究会だより　1995；69：1-7
3) 河村典久「キニホフ『植物印葉図譜』の写本」伊藤圭介日記（錦窠翁日記　明治12年4月～7月）　2014；20：217-234

各論 35

武田長兵衞
―初代から6代目まで―

宮本　義夫

初代

　江戸時代中期の1781年（天明元）に武田薬品工業の前身が創業された。初代長兵衛は大和の薬井村竹田徳兵衞家（屋号：近江屋）の6代目徳兵衞の二男として生まれ幼名は長三郎といった。14歳のとき道修町に丁稚奉公に出た。24歳で通い番頭となり、当時の習慣に従い長兵衞と改名、28歳で代判の任務に当たった。30歳で薬種中買仲間株を譲り受け、1781年（天明元）6月、32歳で道修町で薬種中買商として創業した。屋号は「近江屋長兵衞」略して『近長』とも呼ばれた。

　最初の店舗は拡張前の堺筋と道修町の西南角で、現在は車道になっている。初代長兵衞は若くして一統の信任を得て、35有余年にわたり家業に努め、1821年（文政4）72歳で永眠した。

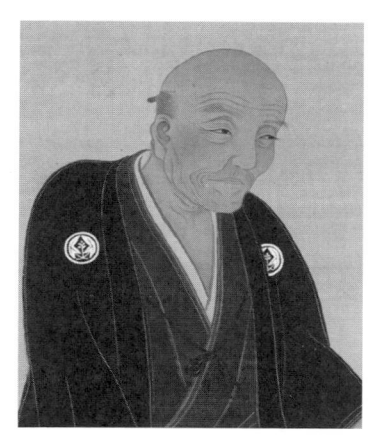

図　武田長兵衞（初代）

2代

　2代目長兵衞は薬種中買商の傍ら金融業や貸家業も営んでいた。41歳で死亡するが、時勢に応じて多角経営に努め、近江屋長兵衞家の発展を実現した。

3代

　3代目長兵衞は養子であった。そのために30歳になって代判を解かれ直判となり、1856年（安政3）に「一統申合之事」「十ヶ年倹約之事」などの家訓を残し、幕末の騒然とした世相の中、家業経営のため倹約始末を旨とした。1858年（安政5）にコレラが全国的に流行し、親戚や別家にも罹患者が出た。3代目長兵衞は翌年病床に伏し、34歳で他界した。

4代

　明治維新を迎えたのは4代目長兵衞が25歳のときである。1871年（明治4）5月、戸籍法改正によ

り「近江屋」長兵衛から「武田」姓を名乗り、「武田長兵衛」と名乗ることになった。翌年4月に株仲間は解散した。彼は同業者に先んじて洋薬の直接買い入れに手を染め、新しい薬種商組合組織の一員として堅実な活動を続け、また薬品類の手直しにも力を入れ、今日につながる発展の基礎を築いた。

5代

　1904年（明治37）12月に長男（幼名：重太郎）が5代目長兵衛を相続したころは日露戦争の最中で家業は次第に発展し、1907年（明治40）に試験部を創設、1914年（大正3）には専属工場（内林製薬所）での増産に努めるとともに、研究部と製薬所を創設し1922年（大正11）にこれらを一体化して武田化学薬品株式会社を創立。1925年（大正14）には武田長兵衛商店を統合して株式会社武田長兵衛商店として営業・生産・研究・試験の各部門に適材を配し、大きな発展を続けた。1943年（昭和18）に社名を武田薬品工業株式会社と改称し家督を長男に譲り隠居し、「和敬」と名乗った。

　5代目は必要な事業研究には巨費を惜しまず、また文化的事業にも浄財を分かち多くの事績を残し、1959年（昭和34）8月4日90歳で逝去した。

6代

　6代目長兵衛は5代目長兵衛の長男である。1943年（昭和18）に社長に就任し、6代目長兵衛を襲名した。在任中は経営の多角化・近代化を推進し1954年（昭和29）発売のビタミンB_1主薬製剤（アリナミン等）の成功で業界トップに押し上げた。1974年（昭和49）、創業以来初めて武田家以外の者（従弟の小西新兵衛）に社長を譲り、自身は会長に就任した。6代目の長男彰郎（当時副社長）が社長就任とともに7代目を襲名する予定であったが、就任予定の前年1980年（昭和55）2月に急逝した（6代目長兵衛も同年に死亡）。

　会長の小西新兵衛は6代目の三男國男を後継者に指名し、國夫は1993年（平成5）に社長に就任した。國男は理念として「健康と健やかな生活への貢献」を掲げ、グローバル市場で勝ち残れる医薬主体の研究開発型国際企業への構築を表明し、在任中に1兆円企業に育て上げたが、『武田長兵衛』は襲名しなかった。2003年（平成15）6月に社長を長谷川閑史に譲り自身は会長に就いた。「世襲には興味がないけど『家』とは、強いていえば『今まで蓄積してきた歴史』を代表するものだろう」とは國男の弁である。

参考文献
1) 本庄栄治郎、宮本又次編『武田百八十年史』武田薬品工業株式会社 (1962)
2) 三島祐一『船場道修町　薬・商い・学の町』人文書院 (2006)
3) フリー百科事典『ウィキペディア』
4) 武田國男『落ちこぼれタケダを変える』日本経済新聞社 (2005)

各論 36

シーボルトを支えた薬剤師ビュルガー

ヴォルフガング・ミヒェル

　1822年（文政5）に日本についての総合的な調査を行うために来日した医師・博物学者シーボルト（Philipp Franz von Siebold：1796～1866）の助手を務め、1828年（文政11）から後任者としてシーボルトの活動を引き継いだ薬剤師ハインリッヒ・ビュルガー（Heinrich Bürger：1806～1858）の功績は十分に認識されているとは言いがたい。

　ビュルガーは、ドイツ・ハーメルンのユダヤ人商人の家に生まれた。父サムエルが死去した1821年にゲッティンゲン大学に入学し、翌年10月に数学科から天文学科に転じたが、関連資料に見られる博士の学位を、いつどこで取得したかは不明である。学業を終えたビュルガーは将来の見通しが立たなかったためか、1824年の英蘭協約で再び安定を取り戻したオランダ領東インドに渡航し、薬剤師として働くことになった。オランダでは、1803年から1804年にかけて法律に基づく薬剤師検定試験が導入されたが、植民地における薬剤師養成の制度化は容易ではなかった。ビュルガーはバタビア（現在のジャカルタ）の軍事病院（Militair Hospitaal）の見習い薬剤師として採用され、1825年1月14日に三等薬剤師（apotheker 3e klasse）に昇進した。当時、シーボルトから助手派遣の要請を受けていた東インド政庁は、この大卒の若き薬剤師が日本での自然史研究の最適任者であると考え、ビュルガーは同年7月1日に、同じくシーボルトの助手として日本に派遣されることになった画家フィレニューフェ（Carel Hubert de Villeneuve）とともに長崎へ向けて出港した。

　シーボルトはビュルガーの幅広い知識を認め、特に物理学、化学および鉱物の調査を任せた。また、出島商館長ステュルレルの1826年（文政9）の江戸参府にあたり、シーボルトの熱心な働きかけにより、ビュルガーも書記官として随行することを許された。シーボルトの参府日記には、ビュルガーの調査活動に関する数々の記述が見られる。江戸到着後は、例年の如く蘭学者や蘭癖大名が本石町のオランダ宿を訪れ、珍品を鑑賞したり、紅毛人との交流を楽しんでいた。訪問客の一人である渡辺崋山のスケッチが、当時の雰囲気や黒髪巻き毛の「ビュルゲル」の姿を生き生きと伝えている（図）。

　1827年（文政10）にビュルガーは、東インド政庁の指示で一旦バタビアへ戻ったが、その翌年にシーボルトの後任者として再び来日し、鉱

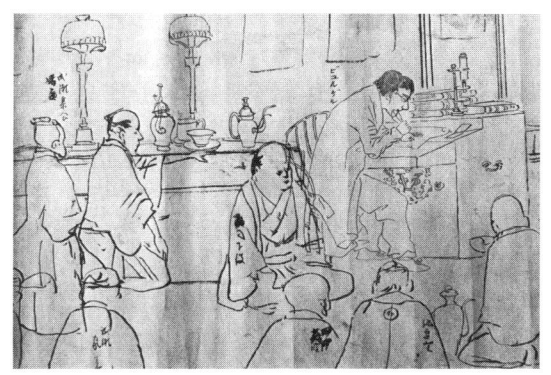

図　渡辺崋山「ビュルゲル対談図」1826年（文政9）
（西尾市糟谷縫右衛門家旧蔵、Masuzo Ueno (1975) より転載、微修正あり）

物および動植物の標本収集を行った。1832年（天保3）には再びバタビアへ呼び戻され、茶樹栽培検査、道路建設、スマトラ島の調査にあたった。その仕事を終えた1834年（天保5）に、ビュルガーはもう1年間日本での調査研究を行ったが、給料が半分に減額されたので、継続の要求には応じずジャワ島に移り住んだ。1843年6月末に退職後、商業活動で生計を立て、徐々にバタビアでの社会的地位を築き上げ、1855年には名字をBurgerに変更し、オランダ国籍を取得した。その3年後、インドラマユ地方で死去した。

　ビュルガーは上述の道路建設でオランダ獅子勲章を授与されたが、調査研究の成果である標本や原稿などはすべてシーボルトらに差し出しており、彼自身の業績として正当に評価されることはなかった。日本滞在中、ビュルガーは4回もライデン国立自然史博物館へ膨大な量の標本を送り、その多くは、国立自然史博物館館長テミンク、館員シュレーゲル、デ・ハーンがシーボルトとともにまとめた『日本動物誌』（1833～1850年分冊刊行）に盛り込まれた。ビュルガーが収集した植物はオランダ、ドイツ、イタリア、フランス、イギリスなどにも届いていた。彼が採集した標本がなければ『日本動物誌』も『日本植物誌』も成立しなかった。

　また、ドイツ・ルール大学に所蔵されているビュルガーの報告は、日本の自然地理学、岩石・鉱物・鉱床、銅鉱の採掘と精錬のほか、雲仙、阿蘇栃木（とちのき）、霧島、嬉野の温泉水分析など多岐に渡っており、豊富な知識と文章力がうかがえる。温泉水分析の一部はシーボルト著『NIPPON』にビュルガーの研究成果として紹介されているが、資料や標本を含めビュルガーによる報告の多くがあたかもシーボルトだけの業績のようになってしまった。また、朝鮮、日本の地理、宗教などに関する草稿も残されており、これらはシーボルトのための単なる浄写だった可能性もあるが、『NIPPON』の成立過程においてビュルガーが果たした役割の検証は今後の課題の一つである。

参考文献

1) M. J. van Steenis-Kruseman：Heinrich Bürger (?1806–1858), explorer in Japan and Sumatra *Blumea – tijdschrift voor de systematiek en de geografie der planten* 1962；11（2）：495-504
2) Masuzo Ueno：A Japanese Portrait of Heinrich Bürger. *Zoologische Mededelingen* 1975；(10)：91-93
3) 大沢眞澄「シーボルト収集の日本産鉱物・岩石および薬物類標本ならびに考古資料について」、『新・シーボルト研究第Ⅰ巻　自然科学・医学篇』（石山禎一・杳沢宣賢・宮坂正英・向井　晃編）、八坂書房（2003）
4) 石山禎一・杳沢宣賢・宮坂正英・向井　晃編『新・シーボルト研究第Ⅰ巻　自然科学・医学篇』八坂書房（2003）
5) 加藤僖重『牧野標本館所蔵のシーボルトコレクション』思文閣出版（2003）
6) 山口隆男「シーボルトと日本の自然史研究」、『新・シーボルト研究第Ⅰ巻　自然科学・医学篇』（石山禎一・杳沢宣賢・宮坂正英・向井　晃編）、八坂書房（2003）

各論 37

医薬学のお雇い外国人
— ポンペとミュルレル —

高橋　文

　幕末から明治初期にかけて、政府や民間の各機関や個人に雇われた来日西洋人をいわゆる「お雇い外国人」と呼んでいる。彼らは多様な分野で日本の近代化の発足に大きな貢献を成し遂げた。ここでは医薬学分野において医師として招聘・雇用され、さまざまな影響を及ぼしたオランダ人ポンペとドイツ人ミュルレルについて記述する。

ポンペ・ファン・メーデルフォールト
（Johannes Lydius Catherius Pompe van Meerdervoort, 1829〜1908）

　ポンペは、幕府が海防のために実施した第二次海軍伝習のオランダ人教官の1人として、1857年（安政4）に長崎に招聘された海軍軍医で、医学領域でのお雇い外国人第1号である。

　彼は1829年5月に今のベルギー領ブルージュに軍人の子として生まれた（翌年、ベルギーはオランダから独立）。1846年から3年間ユトレヒトの軍医学校で医学を修め、1849年に三等軍医となる。1851年にはスマトラ、モルッカ、ニューギニアに赴いて医療に従事する一方、癩などの研究をした。1855年夏にオランダへ帰り、1856年に二等軍医になり、翌1857年2月には蘭領インドに向かい、同年9月に28歳で長崎に到着した。

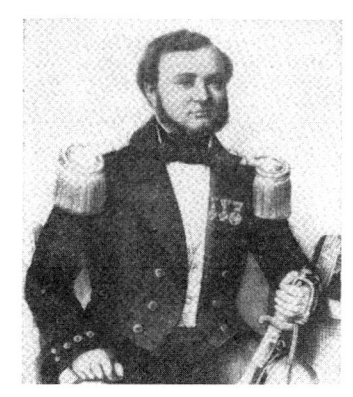

写真1　ポンペ（慶應義塾大学北里記念図書館蔵）
出典：石橋長英、小川鼎三『お雇い外国人―医学』鹿島出版会（1969）

　長崎での海軍伝習は1年で中止となるが、ポンペはその後も長崎に留まった。1857年（安政4）11月から長崎奉行所の西役所で彼は日本人に医学を講じはじめた。動植物学、物理学、化学などの基礎課程から解剖学、生理学、さらに臨床の諸科を独りで教授し、全課程を5年間で学習させた。教授科目には「薬学」も含まれていた。ポンペのオランダ語の講義は長崎のオランダ通詞が翻訳して学生に教え、不正確な訳については松本良順が協力した。ポンペ・松本のコンビで日本最初の系統だった医学教育が長崎で緒についたのである。1858年、ポンペは医学生に臨床医学を教える場としての病院設置の必要性を説き、1861年（文久元）にようやく「小島養生所」と呼ぶ病院が設立され、あわせて数多くの患者を治療した。1858年（安政5）夏、日本ではコレラが大流行したが、彼はその治療に多大の功績をあげた。また、天然痘の予防にも尽力し、牛痘苗を大量に作成して全国に流布した。

　病院設立の翌1862年（文久2）、ポンペは長崎を発って帰国の途についた。そのとき幕府は伊東玄

伯、林研海の両医官のほか7名の日本人を随伴渡航させ、オランダ留学を命じた。ポンペはオランダに帰国後、1864年にハーグで開業、その年に結婚、その間日本人留学生の世話などをしている。1908年10月ブラッセルにおいて逝去。享年79歳。彼の著書『日本における五年』の和訳に『ポンペ日本滞在見聞記』がある。

ミュルレル・レオポルド (Müller Benjamin Carl Leopold, 1824~1893)

　ミュルレルは、1869年（明治2）にドイツ医学採用を決めた政府の方針によって、1871年（明治4）内科医のホフマンとともに最初に来日したドイツ人外科医である。彼は1842年から2年間ボン大学に学び、その王立医科大学の外科部生としてベルリン大学に入った。1847年に卒業してベルリン大学病院の王立シャリテの普通医官となり、外科学博士の学位を取得。さらに産科と法医学の専門知識も身につけた。1848年に軍医となり、1853年にベルリンのフリードリヒ・ウィルヘルム軍医学校の講師、1855年にシャリテ病院の上医となり、眼科医の資格を得た。1856年からハイチ国の軍医として招かれ、12年間同国の軍隊ならびに陸軍病院の総監督を務めた。1870年の普仏戦争では第4戦地病院長として従軍。1871年5月に軍医生に昇進した。

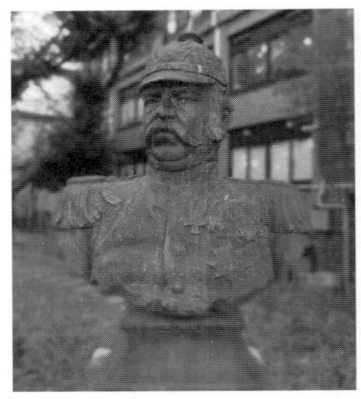

写真2　東京大学本郷キャンパス構内のミュルレル胸像

　同年8月47歳で来日、初代文部卿の直属となり「大学東校」の全権を委ねられた。彼はわが国に組織的な近代医学教育の路線を敷き、その後の日本医学の性格をほぼ作り上げた。医学では解剖学・外科・婦人科・眼科を担当したが、「薬学」にも造詣が深かった。彼はドイツにおける薬学の例を示し「薬学は医学から独立した科学であり、医師、医学者が立ち入る領域ではない。日本に伝わる医薬兼業の習慣は直ちに正さなければならない。純ドイツ式の医学を輸入するのであれば専門家を招聘して薬学教育を行うのが急務である」と政府要人たちに主張した。1873年（明治6）6月に就任した2代目文部省医務局長与専斎はこの主張に耳を傾け、直ちに行動を起こした。文部省は1873年、第一大学医学校に「製薬学科の設置」を布告、9月に開校、今日の東京大学薬学部の出発点である。

　こうしたなか彼は任期3年を終え、1875年（明治8）11月、ホフマンとともに帰国の途についた。帰国後の1876年に廃兵院の院長、1887年に陸軍第一病院の院長となる。1893年9月にベルリンにて死去。69歳。

　彼の功績を記念するため1895年（明治28）10月13日に現在の東京大学薬学部の敷地に彼の胸像が建造された。プロシア陸軍将校（軍医生）の礼装で、ヘルメットをかぶったブロンズ像である。ところが1959年（昭和34）に何者かに盗まれたので、コンクリートの複製像に彩色して据え付けていたが、破損してきたためブロンズ像に復元され、同年6月に修復除幕式が行われ、現在に至っている。

参考文献
1) 石橋長英・小川鼎三『お雇い外国人—医学』鹿島出版会 (1969)
2) ユネスコ東アジア文化研究センター編『資料御雇外国人』小学館 (1975)
3) 根本曽代子『日本の薬学』南山堂 (1981)
4) 西川 隆『くすりの社会誌』薬事日報社 (2010)

各論 38　ヘボン伝授の目薬「精錡水」と岸田吟香

西川　隆

　米国人の宣教師で医師のヘボン（James Curtis Hepburn）が来日したのは、1859年（安政6）5月に締結された日米修好通商条約で横浜が開港された直後の10月17日である。ヘボンは、日本で最初のローマ字による和英辞典を編纂したことで知られているが、医療活動を積極的に行い、日本で初めての「液体目薬」を伝えた。医療活動は横浜居留地39番館の施療所で行い、「門前市を為す。殊に眼病患者多い」（太田久好編『横浜沿革史』、1892）と記されているほど隆盛を極めた。ヘボンは白内障には手術を施し、また点眼水としてアトロピンや硝酸銀、硫酸亜鉛など西洋薬を用いて治療に当たった（記録者不明『米利堅平本常用方』、1870）ため、優れた治療効果を発揮、その名を知られていた。

　一方、わが国ジャーナリストの祖で明治の先駆者の1人、岸田吟香（1833～1905）は31歳のとき、眼病（風眼）を患い、江戸市中の医師の治療では快方に向かわなかった。そこで1864年（元治元）4月、幕府の洋書調所に務める同郷人の箕作秋坪の勧めで、横浜のヘボンを受診した。受診の結果は、吟香自身の『目薬精錡水功験書』（1875）には「液体目薬を1～2滴点眼されると夕方に痒みを覚え、翌朝、両瞼に目脂が出たので、冷水で洗うとすっきりし、7日間の治療で1ヵ月余り苦しんだ眼病が治癒した。治療費は取らなかった」と目薬の効き目とヘボンへの感謝の気持ちを書き残している。

　当時、ヘボンは日本人との会話に不便を感じ和英辞典の編纂にあたっていたので、吟香は恩返しの積りで助手となり、1864年（元治元）6月にヘボン館内に移り住み、朝は診療、夜は辞典編纂を手伝った。和英辞書『和英語林集成』は丸3年を要して完成、吟香はヘボンのもとを去ることにした。ヘボンは3年間の労をねぎらい、吟香に「ヘボンの目薬」の処方と製法を記した書状を渡した。その目薬が吟香の眼病を治癒させた点眼薬で、成分は「硫酸亜鉛」と記されていた。硫酸亜鉛は収斂作用により炎症を抑え、今日でも点眼薬の基本薬剤の1つである。吟香は早速、ヘボン直伝の目薬の製造を始め、1867年（慶応3）に「精錡水」と名付けて発売、新聞で積極的に宣伝した。そして1875年（明治8）9月、東京銀座2丁目に「精錡水調合所楽善堂薬舗」を開設、本格的な販売に乗り出し繁盛した。

　その後、1880年（明治13）目の不自由な人に社会事業の「訓盲院」を設立したほか、薬界では東京売薬業組合頭取や日本薬学会編集委員などを務め活躍した。また、福沢諭吉の「時事新報」での売薬批判に対し、1882年（明治15）11月売薬業者の一員として「営業妨害、名誉棄損」で訴えたことでも名を残した。1896年（明治29）勲六等瑞宝章。72歳で病没。

参考文献
1) 杉原正泰、天野宏『横浜のくすり文化』有隣堂（1994）
2) 西川 隆『くすりの社会誌』薬事日報社（2010）

各論 39

医薬品広告の歴史

竹原　潤

江戸時代の薬の広告

美しい薬の広告看板

　江戸時代、広告の手段として最も効果があり、かつ幅広く利用されてきたのは看板である。売薬を扱う店が豪華な看板を作成し、それを「柱看板」（立看板）、「置看板」、「掛看板」（軒看板）、「屋根看板」、「袋看板」などとして掲示した。このような豪華な看板は売薬業者特有のもので、文字には金箔、銀箔、台には漆塗を用いたものもあった。当時、薬の有効性を客観的に証明し、公表する方法がなかったため、看板を用いることで民衆に知らせ商品に対する信頼性を増したと考えられる。

　立看板は軒に2本の柱を建て、そこに看板を取り付けた。京都や大阪では道幅が狭いためあまり活用されず、主に江戸において発達した看板である。置看板は店の正面に置いて、通りからよく見えるようにしたものである。掛看板は軒につるして用い、屋根看板は店の屋根の上に作ったものである。

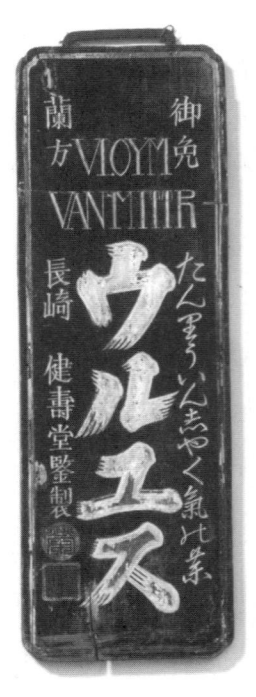

写真1　ウルユスの看板（内藤記念くすり博物館所蔵）

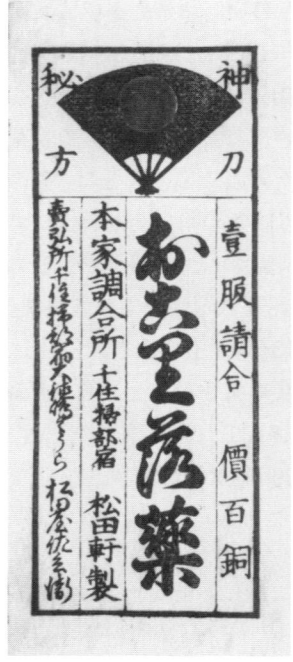

写真2　おこり落薬の袋看板（内藤記念くすり博物館所蔵）

日本の薬学史

また、生薬の袋をかたどった紙製の袋看板をいうものもあった。

蘭学の輸入に伴い、看板に洋名やアルファベットが用いられるようになった。そのなかでユニークなものの代表は、1812 年（文化 9）に大阪松尾健寿堂より発売された「ウルユス」である。ウルユスは蘭語ではなく「空ス」を崩してできたものであると言われている。これらの看板の利用は宣伝の手段が少なかった時代の工夫とも言える。

売薬は江戸時代に大きく発展したがさらに享保以来、幕府は医薬の生産を奨励し、1729 年（享保 14）に医官丹羽正伯に「異寶丹」、「通中散」の二方を作らせ、販売には幕府自らこれを「町触」として次のように広告した。

「異寶丹　通中散　右の薬　望の者は丹羽正伯方へ罷越相求むべく候。此旨町中へ申聞けべき旨町奉行所より仰渡され候間、町々残らざる様に年番名主中より申し遣はさるべく候以上。　二月」。

1830 年（文政 13）には 6 種の売薬を幕府が町触で広告した。これらの方法は新聞・雑誌などの宣伝媒体がない時代において非常に効果的であり、売薬は民衆に浸透していった。

工夫をこらした薬の広告

売薬の宣伝には当時流行した戯作を利用するものもいた。戯作とは、18 世紀後半頃から江戸で流行った読み物のことである。小説家山東京傳は 1801 年（享和元）「読書丸」を発売し、自著『御誂染長壽小紋』に「読書丸　一方代一匁五分、気根を強くし、物覚えをよくし、退屈して気分悪いとき用いれば速効あり」と広告した。また 1803 年（享和 3）には「小児無病丸」、文化に入って「大極上奇応丸」を発売し、自著の奥付に広告した。滝沢馬琴は 1823 年（文政 6）に「家伝神女湯」、「精製奇応丸」、「熊膽黒丸子」、「婦人つき蟲の妙薬」を、式亭山馬は「延壽丹」、「金勢丹」などを自著に広告した。

他に、広告の手段としては、「引札」が利用された。引札は客の目を引くために手間暇のかかった錦絵風のものなど工夫されたものもあった。引札は江戸時代の元禄期から始まり、文化・文政期に増加したと言われる。一般に引札と呼ばれたのは大正の初期までであり、その後は「ちらし」と呼ばれた。

新聞広告の台頭

1846 年（元治元）には岸田吟香が浜田彦蔵と共同で、わが国最初の日本語による新聞「海外新聞」を創刊した。海外新聞は、当時外国のニュース、話題の記事を分類、編集し、さらに外国人が出す案内を引札（ちらし広告）として掲載した。1866 年（慶応 2）4 月の海外新聞に薬品商アレン、医師バダール、商品ブローカーのホールという外国人の 3 件の広告が掲載されており、これが日本最初の新聞広告とされている。

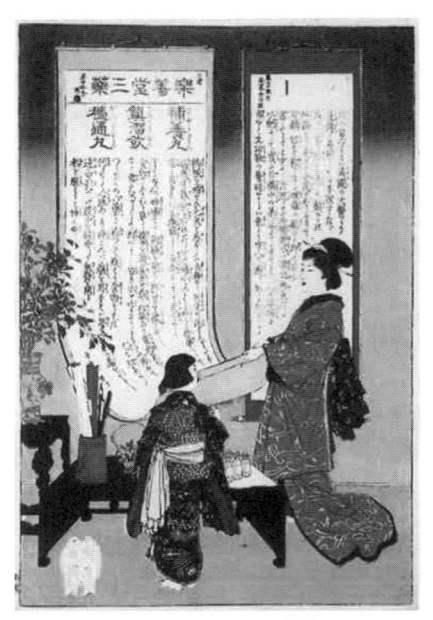

写真3 「精錡水・楽善堂三薬」広告（鮮斎永濯画）
（内藤記念くすり博物館所蔵）

明治時代の薬の広告

広告代理店の草分けは東も西も売薬業者

　1869年（明治2）に新聞紙印行条例が公布され、1870年（明治3）、日本最初の日刊紙「横浜毎日新聞」が創刊、翌年には「新聞雑誌」が創刊された。
　守田治兵衛は1871年（明治4）新聞雑誌5月第1号に「寶丹」の広告を次のように掲載した。

　「報告・東京池之端仲町ニ堺屋守田治兵衛トテ九代連續セル藥舗アリ此家ニ近来一種ノ奇藥ヲ發明ス諸病ニ効アルヲ以テ是ヲ寶丹ト號ス頗簡便ニテシテ實ニ稀代ノ良劑ナリ今年正月大學東校ヘ藥法ノ瞼査ヲ願テ第イ一番ノ免許ヲ受ケシヨリ愈コレヲ貴重モノ日ニ盛ナリト云カヽル買藥スラ原ソノ發明ノ効ニヨリテ大ニ幸福ヲ得シナルベシ」。

　1871年（明治4）には岸田吟香が横浜毎日新聞に「精錡水」の広告を掲載した。吟香は1875年（明治8）10月29日から11月3日までの6日間にわたり読売新聞に連載広告を行ったり、守田治兵衛の「寶丹」とタイアップ広告などを掲載している。ヘボン式ローマ字で知られるヘボンより「精錡水」の販売権を得た岸田吟香は1877年（明治10）東京銀座に「薬善堂薬房」を開設した。その後「精錡水」をはじめとする売薬の広告を行った。薬善堂の売薬はほかに漢方水飴「ジュンパイロ」、薬用石鹸「薬シャボン」、小児薬「キンドル散」などがあった。
　1878年（明治11）頃、吟香は薬善堂のとなりに「広告引札屋」という看板を掲げ、広告取次所を創業した。これは日本最初の広告代理店と言われている。なお、岸田吟香は「麗子微笑」で有名な画家、岸田劉生の父であり幕末から明治末期にかけて活躍した日本の新聞創生期の記者であり、実業家でも

ある。岸田吟香は、のちに「電通」の創業者である光永星郎の起業にも関わった。

一方、大阪では、大阪道修町に隣接する平野町に「金水堂」という売薬商があった。「金水堂」を営む福井健造は、1893年（明治26）に自ら営む売薬業の傍ら広告取次業を始めた。この「金水堂」は主に道修町の製薬業者の広告の取り次ぎを行った。この「金水堂」は大阪道修町の武田や塩野義などの有力製薬業者の広告を取り扱うようになり、やがて本業となった。この「金水堂」は1961年（昭和36）に京華社など14社の広告代理店と統合し、現在は「大広」となった。

明治期前半の薬広告の中心は新聞広告であったが、これらの広告の発展には広告取次所の存在は無視できない。しかも、これらの広告取次所を売薬業者が始めたことは特記すべき点である。

1877年（明治10）以前の新聞広告は書籍・銀行・会社の設立・郵便などの広告が多く、薬品類の広告はそれらに混じって掲載された。福沢諭吉は1877年（明治10）の「時事新報」に「商人に告るの文」として新聞広告の必要性を提唱したが、これを境に新聞広告の利用価値が社会に認識され、同時に新聞購読層が拡大された。新聞広告に医薬品の広告が次第に多くなったのもこの頃からである。

1879年（明治12）1月25日の朝日新聞（大阪）創刊号は1枚二つ折りの表裏4ページ建てであったが、その最終面下3分の2に「稟告」という名の広告欄が設けられ、「官許奇妙水」、「万病感応丸」など12の売薬の広告のみが掲載されている。朝日新聞の広告は売薬広告からスタートした。「官許」の文字は1870年（明治3）の売薬取締規則公布により薬方、効能、効果が許可制となったことによる。

1882年（明治15）から1885年（明治18）の朝日新聞業種別広告掲載量をみると、1884年（明治17）まで売薬の広告掲載量は1位であり、1885年（明治18）には書籍に抜かれ2位となっているもののその広告量の多さがわかる。明治時代の広告の中心が売薬であったことが理解できる。

日清戦争が与えた影響

1894年（明治27）の日清戦争の勃発は医薬品業界、広告業界にも大きな影響を与えた。日清戦争の影響で医薬品市場が急騰し、富国強兵政策がもたらした好景気は新聞広告を増大させた。1899年（明治32）3月、三共商店は日本で最初の新薬「タカヂアスターゼ」を発売、1903年（明治36）1月に時事新報に発売宣伝広告を掲載した。これは日刊紙に掲載された新薬最初の広告である。

1904年（明治37）の日露戦争前後では広告主の変動があったが、業種として多かったのはやはり売薬業者であった。大阪朝日新聞の1904年（明治37）6月の広告掲載量をみると、日露戦争の最中であるため大阪市報効会の戦争募金受領広告がトップを占めるものの売薬の広告量が多い。明治末期、活発な広告活動を行ったものを挙げると丹平商会「毎月丸」、「健脳丸」、「心臓丸」、山崎太陽堂「脳丸」、「胃宝」、津村順天堂「ヘルプ」、「童丸」、小西久兵衛「次亜燐」、三共商会「タカヂアスターゼ」、「グリコナール錠」、丸美屋「ミツワ肝油ドロップス」、弘済堂「アドラ」、山田安民堂「ロート目薬」、和光堂「シッカロール」などであり、洋名の医薬品や新薬類の広告が目立っている。

大正時代の薬の広告

第1次世界大戦の勃発

1914年（大正3）7月、第1次世界大戦が勃発し、翌8月には日本も連合軍に加盟して参戦、わが国

の経済は一時的に混乱に陥った。しかしながら、連合軍からの軍需品の受注、ヨーロッパからアジア諸国への輸入途絶による影響もあり、広告業界の市場は拡大した。1915年（大正4）の後半は戦争景気に沸き、飛躍的にこの業界は発展を遂げた。

当時、わが国は医薬品のほとんどを主としてドイツからの輸入に依存していたため、医薬品産業は直接影響を受け、品不足と高騰を招いた。政府は取り急ぎ国産品による自給自足体制を進め、1914年（大正3）8月、医薬品の輸出規制を行い、12月には内務省に臨時薬業調査会を設置し、医薬品の需給調節および自給対策を図った。

大正期前半は、前述のように社会、経済、国際情勢が激変した時代であったが、戦争景気の影響を受け、広告の申込件数が急増、新聞広告においては希望の半分も掲載されないような状態が続いたが、新聞社側は活字を小さくするなどして収容力を高めた。当時の医薬品広告で目立ったものは森下の「仁丹」である。海外へも進出した仁丹はそれを誇示した大きな広告を出した。他にこの時期の新製品としては、星製薬の「ホシ胃腸薬」、武田長兵衛商店の「ビオフェルミン」、日本新薬の「ブロバリン」、藤沢友吉商店の「ブルトーゼ」、荒川長太郎商店の「ノーシン」、三共の「オリザニン」、近江兄弟社の「メンソレータム」、田辺元三郎商店の「サロメチール」、和田商店の「ワダカルシューム」などが挙げられる。

製薬企業が広告の主役に

大阪朝日新聞の1922年（大正11）3月の「広告単価帳」には、広告主の出稿行数による単価が記載されているが、それによると関西では塩野義、武田長兵衛、関東では三共、星製薬が上位に名を連ねている。1924年（大正13）の広告シェアを比較してみると、売薬のシェアが高く、大阪朝日新聞における売薬広告の構成比は20.8%、大阪毎日新聞の売薬構成比は20.8%と他産業に比べて高い。

大正末期の広告主を網羅した『広告主名鑑』（新聞社之新聞社編、1926年12月刊）によると、医薬品業者の広告媒体の主流は新聞であったことが記されている。また、大手広告代理店である金水堂、京華社の売薬および医薬品の広告主、広告商品、年間新聞広告費をみると、森下博薬房の「仁丹」、津村順天堂の「中将湯」、三共の「タカヂアスターゼ」、藤沢友吉商店の「樟脳」などが上位を占めている。

昭和時代の薬の広告

広告の主役はやはり医薬品

大正末期から昭和初期にかけての日本経済は関東大震災の影響から慢性的に停滞していたうえに、1927年（昭和2）の蔵相失言から金融恐慌が始まった。

1928年（昭和3）の大阪朝日新聞、東京朝日新聞の広告主別行数をみると、出版業界と並び武田長兵衛、森下薬房など医薬品業界のシェアは高い。出版業界は一時的にシェアを伸ばすがやはり広告のトップは医薬品広告が占めていた。当時目立ったのは武田の「ポリタミン」、「ビオフェルミン」、三共の「オリザニン」、藤沢の「ブルトーゼ」などであった。その他、「わかもと」、「エビオス」、「ミツワ肝油ドロップ」、「仁丹」、「メンソレータム」、「サロメチール」なども見られた。

戦時下の医薬品広告

　1939年(昭和14)9月、ドイツ軍は国境を越えポーランドに侵入、第2次世界大戦が始まった。1941年(昭和16)12月8日には、真珠湾攻撃により太平洋戦争の幕が切って落とされた。国家総動員法に基づいて公布された新聞事業令により新聞、広告業界も整理統合が進み、統制されることとなった。その結果、広告の紙面は激減することになり、広告の内容も戦争を応援するものに変化した。

　1944年(昭和19)には処方整理実施要項が制定され、「売薬」は「家庭薬」に改称された。

戦後の医薬品広告

　戦時中、あらゆる報道を統制していた新聞紙法がGHQの指令で廃止されて、新聞、雑誌などの業界は活気を取り戻し始める。また、ラジオの民放が1951年(昭和26)から始まり、新聞、雑誌一辺倒であった広告業界に変化が見られ始めた。これに先立って1949年(昭和24)に「医薬品適正広告基準」が制定されている。

　医薬品業界最初のラジオスポンサーは三共で「ラジオ・ドクター宮田重雄」である。

　1950年(昭和25)の主な広告は山之内製薬の避妊薬「サンシーゼリー」、武田薬品のビタミン剤「強力メタボリン錠」、藤永薬品の抗結核薬「パスモリン」、明治製菓の「ペニシリン」、三共の「オリザニン」、藤沢薬品の鎮痛剤「ドローラン」などで広告電通賞にも選ばれている。

　1953年(昭和28)8月にはテレビ民放が開局する。これによりさらに宣伝媒体は広がり、視覚、聴覚に訴えるものとなる。同年8月18日の日本テレビ開局日のスポンサーをみると大正製薬が「テレビ浮世亭」を提供している。

ラジオ、テレビが広告媒体の主役に

　戦後の復興により製薬業界は高度成長に乗り、医薬品の広告は絶頂期を迎える。特にビタミン剤、保健薬、肝臓薬が全盛を迎えた。ビタミン剤は武田薬品の「アリナミン」の開発を契機に、田辺製薬の「ベストン」、藤沢薬品の「ノイビタ」、塩野義製薬の「ジセタミン」などが開発され、その販売競争は激化した。昭和20年代後半に誕生したラジオ、テレビなどのマスメディアの広告の効果でこれらの医薬品は大量に使用されることとなった。

　1964年(昭和39)の医薬品の宣伝媒体をみるとテレビ、ラジオなどの新しい宣伝媒体がほぼ50%を占めており、新聞が主体であった大正末期とは大きく異なる。テレビやラジオなどのマスメディアによる宣伝方式はこれまでの文字による広告とは異なり、映像や音声、テーマソングやキャッチフレーズなどが国民に支持されて急速に浸透していった。

　この年は大正製薬の「ファイトでいこうリポビタンD」、エーザイの「丈夫で長持ちユベロン」、興和新薬コルゲンコーワの「おめえ、ヘソねえじゃねえか」などのキャッチコピーが世の中の話題となった。1960年(昭和35)の広告電通賞には三共の「ルル」、「三共胃腸薬」、池田模範堂「ムヒ」、興和新薬の「コルゲンコーワS」、「キューピーコーワ」、塩野義の「ポポンS」などが選ばれている。

　1960年(昭和35)、日本製薬団体連合会は「医薬品広告に関する自粛要項」を定めて、行き過ぎた広告を自粛する自主基準を規定している。また、1964年(昭和39)には「医薬品等の適正広告基準」が全

面改正されている。

医薬品業界に対する厳しい目

　昭和40年代は、医薬品業界がサリドマイドをはじめとする薬害や医薬品の過剰な宣伝、濫用に対して社会的批判を浴びることとなった。1967年（昭和42）に医薬品適正広告基準が一部改正され、主として医療用に使用される医薬品については、一般誌による広告はできなくなった。また、1970年（昭和45）には薬務局長名で、大衆薬の広告について、医薬品の過度の消費、濫用助長を促すような内容の広告宣伝を自粛することを要望した。なお、この年の広告電通賞は三共の「ルルゴールド」、中外製薬の「新グロンサン錠」などが選ばれている。

平成の薬の広告

インターネットの普及による新たな媒体の台頭

　昭和後半から平成に入り、広告媒体は大きく変化した。これまで広告の主流であった新聞、雑誌、ラジオ、テレビに加え、デジタルが生活に大きく関わってきた。平成初期はまさにインターネットの時代であり、各社のウェブサイトが企業や商品の広告媒体として活用されることとなった。また近年ではパソコンに加えスマートフォンやタブレットが普及し、さまざまなアプリを通してのプロモーションが可能となった。さらにフェイスブックなどのSNS（ソーシャルネットワーキングサービス）は広告のカタチを大きく変えるきっかけとなっている。平成以降のメディアのデジタル化に加え、通信業界、ゲーム業界、健康産業の台頭で広告の様相は大きく変化した。

　2009年（平成21）から6年間の総合広告電通賞を見ても製薬の広告は見当たらない。また、製薬企業の広告は企業イメージ広告や疾病啓発広告に大きく変化した。テレビなどで見ることができる広告は感冒薬、胃腸薬、鎮痛剤、胃腸薬などであるがその存在感は低下している。

　医薬品は人々の健康に直接関わる社会的に重要な産業である。広告は企業にとって極めて大切なものであると同時に近年急速に普及しているSNSなどの活用については今後、ますます倫理観をもって向き合うことが求められている。

参考文献
1) 青木允夫『くすり看板』内藤記念くすり博物館 (1986)
2) 清水藤太郎『日本薬学史』南山堂 (1949)
3) 野尻佳与子『くすり広告』内藤記念くすり博物館 (1995)
4) 根本昭二郎『広告人物語』丸善 (1994)
5) 大広『大広百年史』(1994)
6) 三共株式会社『三共八十年史』(1979)

各論 40

わが国薬学の基礎を築いたゲールツ

西川　隆

　明治新政府のお雇い外国人教師として来日し、身命を賭けて黎明期のわが国薬学の基礎を築いた人物にオランダ人の薬剤師ゲールツ（Anton Johannes Cornelis Geerts）がいる。わが国政府の招きに応じて来日したのは、1869年（明治2）28歳のときである。ゲールツは1843年3月24日、オランダのオウデンデイクの薬業家に生まれた。ユトレヒト大学薬学部を卒業した後、陸軍薬剤官となり、陸軍軍医学校教官に就いていたが、オランダ国王から日本政府の招きに応ずる許しを得て来日した。

医薬品検査所「司薬場」の創設に尽力

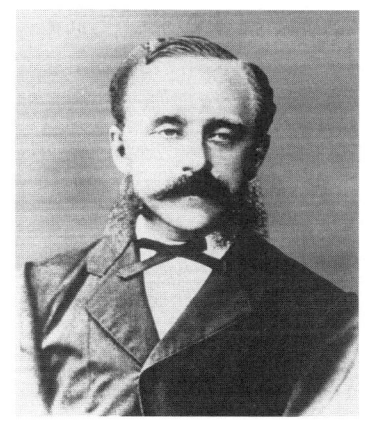

写真1　ゲールツ

　来日の目的は、長崎医学校教授として化学や自然科学の講義を通して西洋の薬学教育を行うことにあったが、1873年（明治6）1月、長崎税関の依頼で輸入薬品の鑑別試験を行ったところ、その試験結果は彼を驚かせた。日本人が西洋薬品に関する知識を持たないために不良品や贋造品が多かったからである。ゲールツは試験結果を長崎県税関長に提出、そのなかで次のように現状の改善を強く訴えた。この意見書がわが国の不良医薬品取締機関として「司薬場」創設の第一歩となった。

> 輸入薬品には不良品あるいは贋造薬品が多い。不良薬品の横行は日本国民の健康に悪影響を及ぼす重大問題である。薬品監視の実施と薬品試験所を早急に設置する必要がある。創設する際には協力を惜しまない。

　長崎税関長はこの意見書を政府に取り継ぎ、文部省は9月14日、太政大臣三条実に「司薬場設置に関する伺書」を提出した。この伺書に対し10月5日「聴許」の知らせが届いた。
　当時、文部省医務局長には、ゲールツと長崎医学校長時代から親交のある長与専斎が就任していた。長与はゲールツに上京を促したが長崎病院に入院中であったので、ドイツ人薬剤師マルチン（G. Martin）と契約を結び準備を進め、翌1874年（明治7）3月27日、わが国最初の薬品検査所の中枢機関となる東京司薬場を創設、8月に本庁舎が神田和泉町に落成した。10月には回復したゲールツが東京に来て長与の顧問となった。

東京司薬場に続いて1875年（明治8）に京都司薬場が設立され、ゲールツは監督（教師）として赴任したが閉鎖されたため、1877年（明治10）5月に新設立の横浜司薬所に移った。横浜時代のゲールツは、最も贋物の多いキニーネやヨードカリを中心に自ら輸入薬品の検査・鑑別に当たり撲滅を図った。そのかたわら彼のもとで働く門人たちに贋薬の鑑別検査や製薬学の実地指導も行い、彼らは化学者や薬学者、技術者へと成長していった。ゲールツが訴えて創設に関わった司薬場は、官制機関として実施する医薬品の試験・検査などを通じて黎明期の薬学の基礎を築き、時を経て国立衛生試験所から今日の国立医薬品食品衛生研究所へと至っている。

日本薬局方の起草に尽くす

　ゲールツのもう1つの功績は、薬品試験の基準となる「日本薬局方」の編纂に特選起草委員として原案作成に貢献したことである。司薬場を開設して輸入薬品の検査に乗り出したものの、まだわが国にはその品質や規格など良否を判定する一定の基準がなかった。そのためさまざまな国の基準を用いて検査を行うことで思わぬ混乱が日常的に生じていた。

　こうした事態を解消するため、長与は1880年（明治13）10月、内務卿松方正義に「薬局方」制定の必要性を建議した。直ちに太政官は中央衛生会に日本薬局方の編纂を依頼、翌1881年（明治14）1月に委員が任命された。特選起草委員として外国人はゲールツのほか、オランダ人で東京司薬場監督のエイクマン（Johann Frederik Eijkmann）とドイツ人で東大医学部製薬学教師のランガルト（Alexander Langgaard）らが選ばれた。日本人は柴田承桂がただ1人選ばれ、原案作成に当たった。柴田は明治政府の第1回留学生としてベルリン大学で化学を修得後、東大薬学科の初代日本人教授となり、下山順一郎、丹羽藤吉郎、丹波敬三ら第1回卒業生9名を送り出した、わが国最初の薬学者である。

　薬局方の原案作成作業は、最新のオランダ薬局方やドイツ薬局方、アメリカ薬局方を参考にして起草委員全員が理解できるドイツ語でゲールツらが心血を注ぎ作成した。それを今度は柴田が1人で日本語に直すという難作業を繰り返し、遂に1886年（明治19）6月25日、「第一版日本薬局方」が内務省令により公布された。

　しかしゲールツは、公布された「日本薬局方」の実物を見ることはできなかった。公布3年前の1883年（明治16）8月30日、横浜の自宅で腸チフスに罹り、すでに世を去っていたからである。40歳の若さで亡くなるまでの最後の6年間を横浜で過ごしたが、日本人女性の妻（山口きわ）と6人の幼い娘が残された。政府は彼の功績を称えて勲四等に叙し、旭日小綬章を贈った。

長与専斎・石館守三らが功績を称える

　長与専斎は自著『松香私志』（医歯薬出版、1958翻刻）のなかで、その功績を称えてこう述べている。

> 　司薬場創設に参画し、薬品改良に尽くした功労を忘れてはならない。わが国最初の理化学・薬学教授を任じ、後に司薬場の教師として長崎・京都・横浜と歴任、わが国にあること15年、理化学・薬学の発達はこの人によるところが極めて多い。

　そして長与はゲールツ亡き後の遺族を援助して生活を守り、1891年（明治24）8月30日の八回忌に

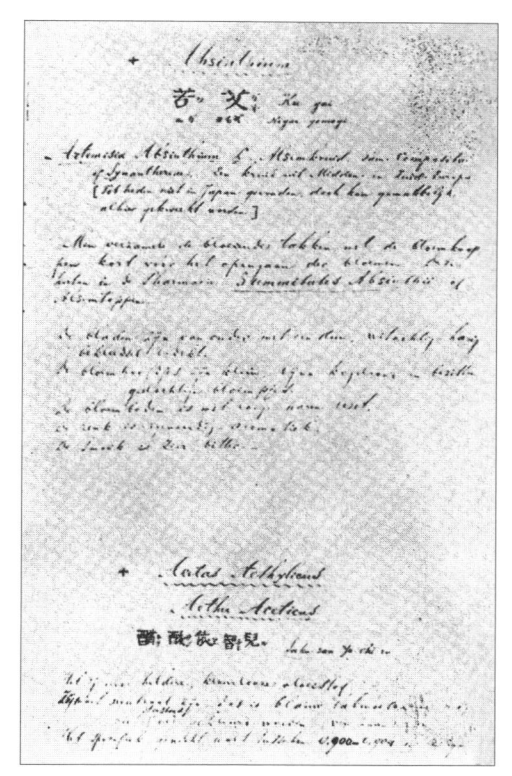

写真2　ゲールツの日本薬局方蘭文草案の一部　　写真3　ゲールツ夫妻の墓碑銘

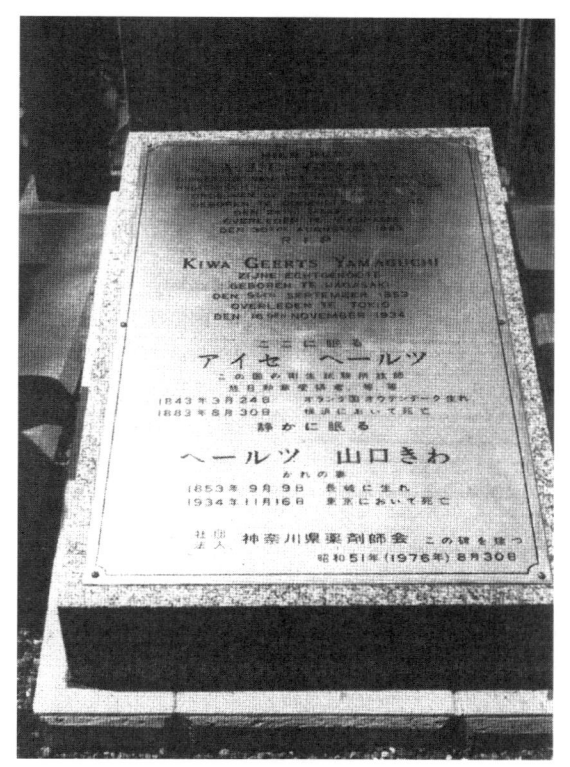

は、自らが発起人となり東京・上野谷中の天王寺墓地に「ゲールツの顕彰碑」を建立、恩義を忘れなかった。この顕彰碑は、国立医薬品食品衛生研究所に移転され今に至っている。また1976年（昭和51）4月には日本薬剤師会長石館守三がオランダ・ハーグ市を訪れ、オランダ薬剤師会長に対し、ゲールツの功績を記した小冊子"Pharmacist. A.J.C. Geerts and his achievements"を贈呈、改めて敬意を表した。まさに「わが国薬学の基礎をつくった外人薬剤師」と呼ばれるのに相応しいオランダ人薬剤師として、わが国薬剤師の尊敬を集めている。ゲールツの墓地は横浜の外人墓地にあり、夫人とともに眠っている。横には神奈川県薬剤師会が夫妻に捧げた墓碑銘がある。

文献
1) 清水藤太郎訳「ゲールツ先生伝記」薬局　1964；15（8、9）
2) 根本曾代子「ヘールツ先生没後100周年の回想」薬史学雑誌　1982；17（2）
3) 東衛会『国立衛生試験所百年史』(1975)
4) 西川 隆『くすりの社会誌』薬事日報社 (2010)

各論 41

日本化学の黎明を告げた大阪舎密局

宮崎　啓一

　大阪舎密局（舎密局と略称する）は、1869年（明治2）5月に化学技術の研究・教育および勧業を目的とし、官営・公営の日本最初の理化学専門の高等教育機関として開校した。その教育は理化学を中心とする西欧式近代教育を本格的に導入し、実地教育を主とする大学形態のものであった。

　日本の近代化学発祥の地と言える舎密局は大阪城の西側、現在の大阪府庁の南側の位置に開設され、後に日本の化学を世界レベルに押し上げる礎となった。「舎密」はフランス語由来のオランダ語の chemie（化学）に起因し、宇田川榕菴（1798〜1846）の著書『舎密開宗』が先例となっている。

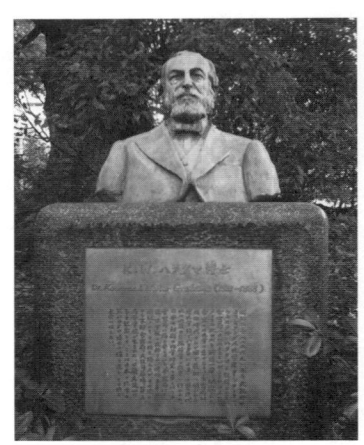

写真1　K.W. ハラタマ像
（大阪市中央区大手前3丁目1）

教頭に科学者ハラタマを迎える

　1868年（明治元）、明治政府は当時遷都計画のあった大阪に新しい教育機関を開設し、その教頭として長崎医学校前身の精得館の理化学専門外国人講師であったオランダ人科学者ハラタマ（Koenraad Wolter Gratama：1831〜1888）を迎え、幕府が果たせなかった本格的な理化学教育を実現しようとしたのが舎密局であった。舎密局においてハラタマは物理学および化学の講義を担当した。舎密局での講義録は『舎密局開講之説』、『理化新説』、『物理日記』および『化学日記』などとして出版された。さらには化学の講義実験および学生実験もなされた。

　舎密局の聴講生であった高峰譲吉は後年タカジアスターゼを発見し、世界で初めてアドレナリンの単離に成功する。舎密局の助手を勤めた村橋次郎は、後に「味の素®」を発見する池田菊苗を指導した。

　1870年（明治3）10月、舎密局でハラタマに学び、助手として出仕した明石博高により設立され、同年12月に開所したのが京都舎密局である。

京都大学の源流となる

　その後、舎密局は大阪理学校（1870年（明治3）5月）へと名称変更がなされ、1870年（明治3）10月、大阪洋学校（1869年（明治2）9月）とともに大学管轄となり、大阪開成所（1869年（明治3）10月）に改組され、同分局理学所となった。その後、1872年（明治5）8月の学制頒布に伴い、大阪における舎密

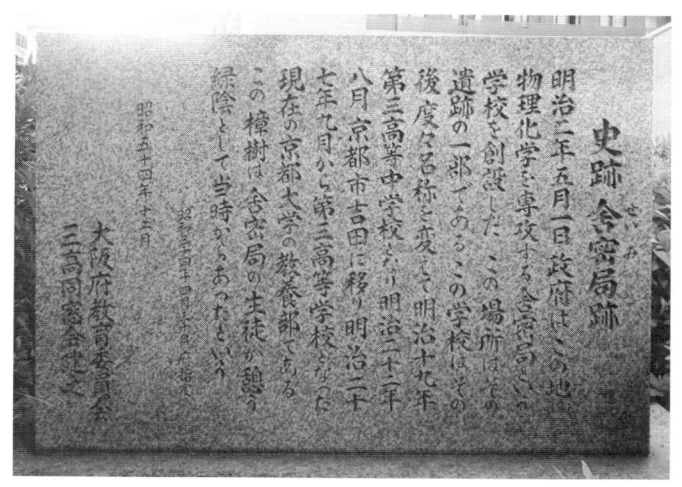

写真2 史跡　舎密局跡
（大阪市中央区大手町3丁目1）

局の以来の理化学専門教育は廃止となり、人も物も四散する運命にあった。残された施設は、高等普通教育の第四大学区第一番中学となり、幾多の校名の変遷を経て、大阪から京都の地に移り、旧制第三高等中学校（1889年（明治22）9月）となり、1894年（明治27）6月、旧制第三高等学校（京都大学の前身）の源流となった。

　舎密局は短命には終わったものの、それは日本の化学の黎明を告げる歴史のひとこまとして永く記憶されることになる。

参考・引用文献
1) 京都大学百年史編集委員会【総説編】［第1編：総説］、『京都大学百年史 総説編』京都大学後援会（1998）
2) 藤田英夫『大阪舎密局の史的展開—京都大学の源流—』思文閣出版（1995）
3) 公益社団法人有機合成化学協会関西支部「舎密局（せいみきょく）とは」(http://www.soc-kansai.org/seimikyoku/)
4) 芝 哲夫「特集　科学風土記—沖縄から北海道まで—大阪舎密局とハラタマ」化学と教育　1996；44(1)：16-17
5) 芝 哲夫「ニュース　第18回化学会館化学史資料展示（3月1日〜8月中旬）　舎密局とハラタマ」化学史研究　2000；27：77-79
6) ウィキペディア（舎密局：http://ja.wikipedia.org/wiki/%E8%88%8E%E5%AF%86%E5%B1%80)

各論 42

金沢に創立されたわが国最初の医学所製薬学科とP・スロイス

荒木 二夫

卯辰山養生所に「製薬所」を設置

　加賀藩・前田家では、福沢諭吉の『西洋事情』に啓発されて社会事業の必要性を認識し、1867年（慶応3）、金沢の東北側に「卯辰山養生所」を設立、西洋式の治療と医学教育を始めた。この療養所には、病院、医学校、製薬所が設けられた。病院には、外来診察室、病室、調合所（薬局）、料理所、浴場、精神病棟等が設けられ、医学校は寄宿舎付であった。製薬所には、調合所で使用する医薬品を製造する舎密局、雷管の起爆剤やシアン酸水銀を製造する雷鴻局、醋酸を製造する醋酸局、工作担当の普請局が設置され、後背地には薬園、橙園、竹園が開かれている大がかりなものであった。

　舎密局綜理として京都、江戸で西洋医学、舎密学を学んだ高峰元稑（高峰譲吉の父。明治後、精一と改名）が運営にあたり、硫酸、塩酸、シロップ、チンキ、エキスなど、当時としては画期的な新薬類を製造するとともに、化学、植物学、薬剤学が講じられていた。

　この舎密局を以て、金沢大学薬学部の始まりとされている。

スロイスの来日と医・薬・化学教育

　翌1868年（慶応4）は、明治元年と改元され、新政府は医学振興を奨励した。藩は、1870年（明治3）に養生所を貧病院に改組して貧民・牢舎の病人の治療に当たらせ、医学校、製薬所の機能を移して金沢市内大手町の家老・津田玄蕃邸跡に医学教育の殿堂となる「医学館」を開設した（**写真1**）。翌1871年（明治4）4月に蘭人医師・スロイス（Pieter Jacob Adrian Sluys：1833〜1913）が夫人同伴で着任し、活気を呈してきた。

　スロイス（当時は「斯魯斯」と表記、**写真2**）は、オランダ・ユトレヒト陸軍軍医学校卒の一等軍医で、3年間の雇い入れ契約で来日した。居宅は金沢城大手門前の洋館で門番が守り、外出には数名の騎馬サムライが護衛したという。VIP待遇であ

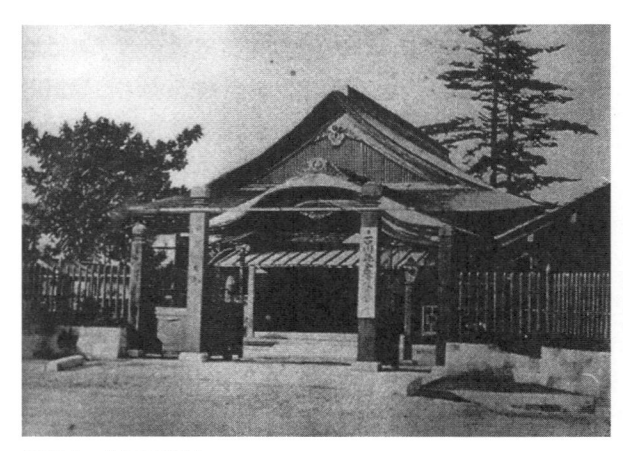

写真1 金沢医学館

日本の薬学史

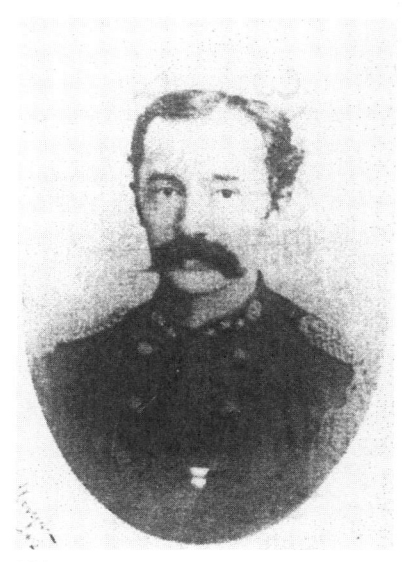

写真2 オランダ陸軍軍服姿のスロイス

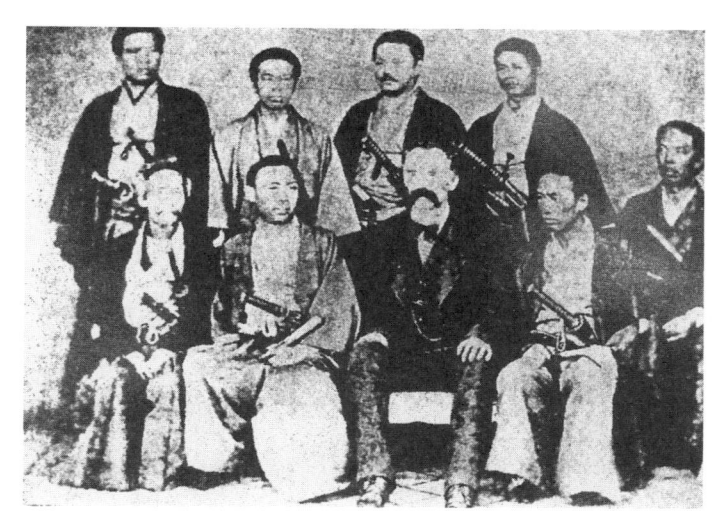

写真3 スロイスと日本人教官
後列左より、伍堂卓爾、松田壬作、馬場健吉、横井三柳、伏田 幹
前列左より、津田淳三、大田美濃里、スロイス、田中信吾

る。スロイスは、医学修学期間を5年間として授業科目を大幅に増加し、自らの担当科目は、理化学、動物学、植物学、健康学、解剖学、生理学、病理学、薬剤学、内科学、外科学、軍人外科及び実験と多岐にわたった。授業は口述通訳によるもので、通訳は、先にオランダに留学していた武谷俊三（後に原田と改姓）、馬場健吉、伍堂卓爾の3名が教授兼務で担当した。日本人教官は全員和服で、頭の丁髷はないが腰には脇差を帯びている（**写真3**）。

スロイスは、午前8時から10時まで講義をし、終わると病院で診察、治療に当たり午後4時には退出した。彼の化学講義については、第1回の学生であった藤本純吉、藤井貞義が聴講、筆記した講義記録が現存し、その内容を板垣英治・金沢大学名誉教授が研究を進め報告している。

スロイスの化学（舎密学）の講義は、1867年にロンドンで出版されたW・A・ミラー（W.A. Miller）の化学のテキスト「Elements of Chemistry」をもとに行われていた。たとえば、元素標目（元素表）では、非鑛属元素として、酸素O、水素H、窒素N、炭素C、塩素Cl、燐Pなどを挙げている。鑛属では、カリウムK、ナトリウムNa、カルシウムCa、亜鉛Zn、鉄Fe、銅Cuはもちろんウラニウム U、インジウム In、タリウム Tl などをあげ、各々の元素記号、和合量（原子量）、価数（原子価）はほぼ現在のままのものを示している。また、水の分子式はH_2Oで表し、塩素酸カリの熱分解反応は"$2KClO_3 = 2KCl + 3O_2$"と現代の教科書にみられる化学反応で表わされていること、さらにダルトンの原子説、ケクレの分子モデル、気体の性質からアボガドロ説の説明がなされていることなど、その当時のヨーロッパの最新化学を講義していたことが明らかにされている。

わが国の明治初期の物理・化学は、1869年（明治2）に大阪の舎密局で講義したハラタマ、翌1870年（明治3）に引き継いだリッテルの講義記録が残されており、従来この2人により新式化学が初めて系統的に講義されたものと言われていた。しかし、その内容は、水の分子式をHOと記すなど、1857年のオランダのファン・デン・ブレックのテキストに基づくもので、一世代前の遅れたものであった。明治初期に地方都市、金沢において、スロイスによる最新の講義が行われていたことに注目したい。

スロイス夫人は、植物学に詳しく、学生に講義をしたこともあるという。この件については、微笑

ましい後日談がある。スロイスが金沢在任中に生まれた男の子は帰国後、立派に成長してオランダ東洋艦隊司令官となり、1910年（明治43）に来日した。その際、出生地の金沢に寄り、金沢医学専門学校を訪れ、父の教え子、高安右人校長（高安病の発見者）の案内で彼の母が愛用していた『オーデマンの植物図譜』を見て大いに喜び、その図譜の表紙裏面に「この本の中に父と母を認めることは私にとって非常な喜びです」とオランダ語で書き付けたという。この本は、今も金沢大学に保存されている。

金沢における近代薬学教育の始め

　さて、スロイスは「欧州においては薬剤師が医師と相併んで保健の責に任じている。希望者があれば薬学の大義を教授しよう」と薬剤師の必要性を語り、将来日本においても医学と並行して薬学が重要になると予言した。その奨めにより希望した2、3名に対して薬学の講義をした。ここ金沢において、近代薬学教育が組織体として発足したのであった。ただし、この学生らは、その後医学に転じたと伝えられている。

　1871年（明治4）7月、患者が増加して手狭になったことから、医学館から舎密局を分離し「理化学校」が兼六園内に設立された。当時の舎密学、理化学は、現在の薬学を意味していた。しかし、同時期には廃藩置県の大改革の嵐が吹き荒れており、藩諸学校廃止令により1872年（明治5）4月をもって医学校、理化学校などは閉鎖されることとなった。医学館は、従来の建物、器材を借用して私立の金沢病院として診療と教育にあたり、薬学はその「医学所製薬学科」として病院薬局内に命脈を保持した。その後、県の補助を得られるようになり、1874年（明治7）には、堤是清ほか数名の薬学専修志願者が入所している。

　スロイスは1874年（明治7）に契約期間終了により帰国し、翌年蘭医ホルトマンが着任した。1875年（明治8）には県立となり、翌年8月には診療（金沢病院）と教育（医学所）に制度的にも分離し、薬学教育は「金沢医学所薬局学科」として再発足した。1879年（明治12）には、「金沢医学校製薬学科」と改称した。講義は、普通植物学、物理学、無機化学、有機化学、薬用植物学、普通動物学、分析学、毒物学、製薬学、調剤学の10科目で、実習は、調剤実地演習、生薬学、製薬学、分析学の実地演習の4科目であったが、2、3年後には科目の増減が行われている。修業年限は、2.5年で、半年ごとに進級試験を行い、希望者にはさらに半年の補習をした。1879年（明治12）5月には、堤是清ら3名の卒業生を出した。最初の薬学終了者である堤是清は医学校助教諭としてとどまり、その後、金沢の薬学教育に大いに貢献した。

参考文献
1) 三浦孝次『加賀藩の秘薬—秘薬の探求とその解明—』石川県薬剤師協会 "加賀藩の秘薬" 刊行会 (1967)
2) 金沢大学50年史編纂委員会編『金沢大学50年史（部局編 pp.482-485. 708-710）』金沢大学創立50周年記念事業後援会 (2001)
3) 山嶋哲盛『明治金澤の蘭方医たち』慧文社 (2005)
4) 藤本純吉筆記『スロイス舎密学巻乃1、2』金沢市立玉川図書館蔵
5) 藤井貞為筆記『スロイス舎密学』金沢市立玉川図書館蔵
6) 板垣英治「『舎密性現象ハ必ズ「モレキュレ」ノ「フォリュムレ」ヲ以テ徴スベシ』明治4年に金沢藩御雇蘭人医師、P.J.スロイスが行った化学講義」日本海域研究　2003 ; 34 : 1-15
7) 板垣英治「スロイスとホルトマンの最新化学の講義」北陸医史　2005 ; 26 (1) : 73-77

各論 43

明治時代の病気とくすり

稲垣　裕美

明治政府の医薬政策と公衆衛生

　明治時代は、政府による医薬の統制の黎明期であった。政府は富国強兵政策を中心にさまざまな施策を推し進め、近代国家の建設を目指した。医薬の分野では1869年（明治2）にドイツ医学を採用し、医療制度や医学・薬学教育、衛生行政に関する規定を定めた「医制」を制定し、内務省医務局や衛生局を中心に国民衛生の向上を目指した。大学での医学・薬学教育を開始し、医師・薬剤師を国家資格とした。また『日本薬局方』を制定し、薬剤の品質取締りを実施した。

　このような施策が行われるなか、国民の生活がとりわけ大きく変化したのは公衆衛生の分野である。江戸時代以前は、疱瘡や麻疹などの感染症が限られた地域内だけで流行したが、江戸時代にコレラが海外より伝播した際には、街道に沿って長崎から江戸まで流行地が拡大した。明治以降は、さらに鉄道やバスなどの公共交通機関が発達し、諸外国との交流も盛んとなり、海外の感染症であったペストやチフスなどが国内各地で発生した。1884年（明治17）にはコッホ（Robert Koch）がコレラ菌を発見して病原菌の存在が明らかとなり、下水の整備など感染症の予防対策が重要視されるようになった。

　明治初期のコレラの流行時には、不衛生な箇所の巡視と改善が実施され、対外的には「検疫」による防疫活動を展開した。明治半ばにペストが神戸で流行した際には、ペストの伝播防止のため交通を遮断し、消毒を実施した。明治半ばから下水道の整備が始められ、ペストを媒介するネズミや赤痢の原因とされたハエ、マラリアを媒介する蚊の駆除などが行われた。都市部への人口集中が進み、軍隊、官営工場、学校に多くの若者が集まって大規模な集団生活が行われるようになると、感染対策が徹底されていない集団内では結核が流行した。罹患して帰省した若者は故郷の町村での結核の蔓延を招いた。

　当時は上記のような感染症による死亡と乳幼児の死亡が多く、1891～1898年（明治24～31）の平均寿命は男女とも40代前半であった。

病院の薬

　明治初期には医師の大半を漢方医が占めたが、西洋医学を修めた医師が漸次主流となり、西洋医学の大学病院や私立病院の設立、個人の開業医による病医院の開設が行われた。当時病院で使用された西洋薬にはチンキ剤やシロップ剤、注射剤などがあり、従来の漢方医学ではあまり見られない剤形の薬があった。病院では手術も行われるようになり、麻酔剤や消毒剤なども各種用いられた。当時の日

本では薬剤師の数は少なく、調剤は漢方医学の慣習にならい、医師が担当していた。

市販の薬

　江戸時代には、医師の処方薬も市販薬も、毒薬や偽薬の取締りがあるにすぎなかったが、明治政府は近代化を急ぎ、1870年（明治3）に「売薬取締規則」を発令し、効能や用法、定価の記載を義務づけることなどを定め、認可を受けた薬は「官許」と謳うことができた。しかし、この検査は西洋医学に基づいたものであり、売薬は無害無効で生活の不必要品とみなされた。政府は1877年（明治10）、新たに「売薬規則」を公布し、売薬営業税を処方1方につき年2円の税を課した。売薬業者は、製造する売薬本舗と小売販売する請売業者および取次する売薬問屋に分かれ、処方数を減らして税負担を軽減させた。政府は続けて1882年（明治15）から1926年（大正15）まで「売薬印紙税」を課した。この税は配置売薬業者ら売薬業者が製造した薬に対して定価の「一割」を税とし、売れ残った製品の分まで税金を納める重税であったため、配置売薬は衰退した。

　その一方で売薬規則下で最初に認可された「宝丹」を始め、「精錡水」、「征露丸」（後に正露丸と改称）、「太田胃散」、「仁丹」、「龍角散」、「浅田飴」、「中将湯」、「命の母」などの薬や、滋養強壮を目的とした「次亜燐」、「眼鏡肝油」などが盛んに販売された。

　「宝丹」は1871年（明治4）に東京上野・守田治兵衛方で販売された薬で、現在でいう通信販売や新聞広告、ちらしなどを用いた宣伝を展開した。能筆家であった治兵衛の独特の書体で書かれた看板は評判が高かった。「精錡水」はわが国の液体目薬第1号であり、実業家・岸田吟香がアメリカ人宣教師で医師のヘボン（James Curtis Hepburn）より処方を得た。新聞記者でもあった吟香は、新聞の記事中に精錡水の宣伝文句を織り交ぜるなどさまざまな宣伝技術を駆使して販売を推進した。「仁丹」は口中清涼剤で、新聞広告を始め、野立て看板やイルミネーション広告塔など斬新な手法で宣伝活動を行った。「中将湯」はホーロー看板のほか、画家・高畠華宵の美しい挿絵を添えた新聞広告が評判となった。

　明治時代には石炭酸、アスピリンなどが輸入されたが、次第に国産品が製造されるようになった。

　上記の明治時代の病気とくすりの概観は清水藤太郎著『日本薬学史』を参考とし、個々の病気や薬は内藤記念くすり博物館の資料と図録『くすりの夜明け―近代の薬品と看護―』を中心にまとめた。

参考文献
1) 清水藤太郎『日本薬学史』（復刻版）南山堂（1971）
2) 立川昭二『病気の社会史 文明に探る病因』日本放送出版協会（1986）
3) 安保則夫『ミナト神戸 コレラ・ペスト・スラム』学芸出版社（1989）
4) 山本俊一『日本コレラ史』東京大学出版会（1982）
5) 財団法人印刷局朝陽会『医制八十年史』厚生省医務局（1955）
6) 石坂哲夫監修、稲垣裕美編『くすりの夜明け―近代の薬品と看護―』内藤記念くすり博物館（2008）

各論 44

コレラ薬

芳香散・沸騰散・石炭酸

荻原　通弘

　コレラは幕末の1822年（文政5）に日本で初めて流行した。1858年（安政5）には長崎に入港の米国船から流行が始まり、九州一円より関西方面を経て東海道を北上して江戸に入り、江戸の町で大流行した。江戸での死者は数万人と推定されているが、もっと多いとの説もあり詳細は不明である。

　明治に入り1879年（明治12）、1882年（明治15）、1886年（明治19）、1890年（明治23）に流行し、特に1879年（明治12）と1886年（明治19）は10万人を超える死亡者がでるほどの猛威を振るった。

　コレラの発病原因は、コッホ（Robert Koch）が1883年（明治16）にコレラ菌を発見するまで感染経路がわからず、患者の便や吐瀉物から感染すると考える「コンタギオン説」と臭気の漂うよどんだ空気から感染すると考える「ミアスマ説」とがあった。予防対策もこの2説に沿って行われた。

コレラの大流行と明治前期の予防薬

　1879年（明治12）発行の『新板虎列刺合戦絵入くどき』には、この時代のコレラ予防法に関する情報が軽快なくどき節の口調で書かれている。その中で功能験なきものとして、枇杷葉湯・返魂丹・和中散・紫雪・烏犀圓・守田宝丹などを挙げ、期待のもたれる薬として、石炭酸・薄荷油・茴香油・アルコール・キナ・テリアカ・炭酸ソーダ・酒石酸などを挙げている。

　幕末から明治前期にかけてコレラの予防薬として注目され、期待された薬として芳香散・沸騰散および石炭酸を挙げることができる。

　「芳香散」は1858年（安政5）江戸でのコレラ大流行の際、幕府の奥医師で蘭方医の伊東玄朴・戸塚静海らが案出し、幕府推奨の薬として宣伝された。当時の錦絵には「触書」の写しをのせ、庶民に芳香散やコレラの予防法を啓蒙したものが残されている。処方内容は桂枝・益智・乾姜である。もとより芳香散で予防できるわけもなかった。この薬は、明治初期のコレラに関する錦絵や薬の見立て番付には登場しなくなり、姿を消したと思われた。ところが、日本薬局方の初版（1886年）に形を少し変えて収載された。すなわち益智を縮砂に変え、桂皮末・縮砂末・生薑末各等分となっている。第3改正薬局方でさらに縮砂は小豆蔲に改められ、第6改正まで収載されてきた。

　「沸騰散」はペリーが来航した際、日本人が初めて口にしたと伝えられる。1868年（慶応4）出版の『陣中手療治』にその処方が記載されており、その用法はコレラにかかり「嘔吐」が甚だしく他の薬剤が飲めないときに使うと書かれている。日本薬局方には初版より第6改正版まで収載されてきた。効能としては清涼緩下の効があり、消化不良に与え、また悪味があって嘔吐しやすい散剤の賦形薬として甚だ適していると記されている。この薬剤は沸騰散の名称よりも、清涼飲料水のラムネとして親し

まれ、1877年（明治10）頃には、コレラの予防に役立つと新聞に書かれ、大流行したことが当時の錦絵からうかがえる。

「石炭酸」は、桑田衡平がウェーゼス編の『袖珍薬説』の翻訳をし

表　沸騰散の処方

陣中手療治		日本薬局方初版		第5改正日本薬局方	
炭酸曹達	12匁	重炭酸ナトリウム	10分	重炭酸ソーダ	2.0g
酒石酸曹達	24匁	酒石酸	9分	酒石酸	1.5g
酒石酸	7匁	白糖	19分		

た際、この本にはなかった石炭酸を、他の薬剤書から引いてきてわざわざ付録として一章を設けている。その中で「右石炭酸ハ近来諸家実験ノ効功本條ニ載スルガ如シ余亦屢試ルニ投所輙應ス他ニ譲ル可ラザル良剤ナリ惜ムベシ今譯スル元書中之ヲ載セズ故ニ千八百六十五年刊行ノ「ウェリン」氏薬剤書撮取シ譯メ以テ斯ニ付載シ刀圭ノ神益ヲ計ルモ亦管見ノ議ヲ免レズ」と記しているから、おそらくわが国に石炭酸を紹介した最初の記述であろう。

石炭酸の国産化

　明治期に入り、西洋の薬品はその種類・量ともに著しく増加し、輸入量も増えたが、1877年（明治10）以前は輸入薬品の取引はまだ少額であったという。

　石炭酸も当初は50ポンド、100ポンド位ずつ輸入していたが、1877年（明治10）のコレラ流行の際には、一時に10万ポンドを輸入し、価格も1ポンド28円に高騰した。そのため明治政府は、純良西洋薬を輸入するための検査体制の確立を急ぎつつ、内務省衛生局で急きょ石炭酸の国産化に乗り出した。1877年（明治10）に衛生局製薬所が設立され、1879年（明治12）には製造法を確立し量産が可能となった。この年のコレラ大流行に際し、ここで製造された消毒薬石炭酸は、各地からの相次ぐ要求に応え、販売価格の抑制に寄与した。ちなみに、大阪商法会議所作成の『輸入出品実際調』（1879年6・12月、1880年6・12月）によると、石炭酸は輸入量では2位の15万ポンド、輸入価格は1ポンド1円66銭7厘であり、いかに流行時における洋薬輸入商の儲けが大きかったかがわかる。

　1877年（明治10）のコレラ流行時に出された「コレラ病予防心得」別冊では、8種類の消毒薬のうち6種類が石炭酸のみで作られ、溶液・蒸気・水など剤形別に使用法が示されている。1890年（明治23）の「伝染病予防心得書」では、より安価で効果もある生石灰・昇汞水・クロール石灰（晒粉）や100℃以上の蒸気・煮沸などの薬剤や手法も加わった。1897年（明治30）の「伝染病予防法6条による清潔方法消毒法」では、蒸気・煮沸・焼却・薬物の4種類の消毒法が示され、石炭酸は薬物消毒法の1つという位置づけに変わった。

　日本薬局方では初版から収載されてきたが、第8改正版（この版ではフェノールの名称）をもって削除され、消毒剤としての使命を終えた。

参考文献
1) 池田松五郎『日本薬業史』薬業時論社（1929）
2) 森本寛三郎『武田百八十年史』（1962）
3) 公文類聚（明治17年（1884）2月29日）
　　○内務省衛生局旧製薬所作業費ニ係ル収支完結方ヲ上申ス
　　○衛生局旧製薬所作業費欠額ノ原因説明

各論 45

医薬品の公定書『日本薬局方』の歴史

五位野　政彦

日本薬局方とは

日本薬局方(にほんやっきょくほう)は、わが国の医薬品の性状及び品質の適正を図るため、薬事・食品衛生審議会の意見を聴いて厚生労働大臣が定める医薬品の規格基準書である。これは医薬品、医療機器等の品質、有効性及び安全性の確保等に関する法律（昭和35年8月10日　法律145号）第41条で規定されている。また同法第2条では、医薬品の定義として「日本薬局方に収められているもの」としている。

このように薬局方は、医薬品の規格と試験法を記載した公定書であり、同法第41条第2項において少なくとも10年ごとに改正するように定められている。

明治19年以前のわが国の薬局方

わが国で最初に西洋式の意味での局方の名をもつものとして大槻玄沢の『六物新志』(1788)のなかに「和蘭局方」の語が見られる。また中川淳庵の『和蘭局方』(1852)の存在が伝えられている。これらは当時のオランダ都市薬局方の日本語訳を意味している。

1871年（明治4）、陸軍軍医石黒忠悳(いしぐろただのり)はオランダおよび英国の薬局方を規範に『軍医寮局方』（軍医寮：当時の軍病院の呼称）を作成した。縦3寸6分（10.9センチ）、横2寸6分（7.9センチ）、54丁（108頁）という小サイズの和装本には130製剤を収載している。緒言には「日々多く用いるものを収載し、製剤と一緒に（この本を）置いて置き、用量に過不足ないようにすること」ことを目的としている旨が書かれている。これがわが国独自の薬局方の始まりである。翌1872年（明治5）には海軍省が設置され、前田清則、奥山虎炳らが『官版薬局方（海軍軍医寮局方）』を編纂した。こちらは英国薬局方をもとに330製剤を収載している。この2冊はいずれも軍内部での使用を目的としたものであり、一般の病院での使用を目的としたものではなかった。また、現在の薬局方にある「品質の適正（検査）」に関する項目はなく、軍病院内の院内医薬品集としての性質をもっていた。

日本薬局方制定までのみちのり

近世日本の鎖国下において洋薬の輸入地は長崎だけであった。1859年（安政6）に神奈川が開港され多くの薬品が輸入され始めると、粗悪品・贋造品が多く見られるようになってきた。そのために医薬品検査の必要性が高まり、司薬局（後に司薬場：現在の国立医薬品食品衛生研究所）が1873年（明

表　日本薬局方の発令年、収載品目数と主な変更内容

改正	発令年月日	収載品目数	主要事項
軍医寮局方	1871年（明治4）発行	130	英国、オランダ局方によるわが国最初の西洋式の薬局方
海軍	1872年（明治5）発行	330	英国薬局方をもとに編纂
第一版（初版）	1886年（明治19）6月25日	468	わが国最初の公定書としての薬局方
第二改正	1891年（明治24）5月20日	445	巻末記載の製剤に関する規定をドイツ式ラテン名に従って本文中に挿入記載
第三改正	1906年（明治39）7月2日	703	陸海軍でも常用する薬品を掲載。薬品名をカタカナで表記（丁幾：チンキなどは継続）
第四改正	1920年（大正9）12月15日	684	第1次世界大戦により国産医薬品を重視。注射剤を収載
第五改正	1932年（昭和7）6月25日	657	生物試験法として毒力試験法、細菌における効力試験法の採用。修正ブリュッセル協定（1929年）（国際毒劇薬協約）について配慮
国民医薬品集	1948年（昭和23）9月21日	362	米国のNational Formularyを参考に編纂
第六改正	1951年（昭和26）3月1日	634	それまでのドイツ式の編集を改め、米局方（USP）に準拠して編纂。縦書き、文語体を横書き口語体へ変更。製剤の一般規定を製剤総則として一括記載
第七改正	1961年（昭和36）4月1日	1227	国民医薬品集を局方第二部として合併。各製剤の記述を、(1) 定義、(2) 製法、(3) 以下に製剤に関する事項、最後に貯法という順序に改訂
第八改正	1971年（昭和46）4月1日	1131	一般試験法に輸液用プラスチック容器試験を定義
第九改正	1976年（昭和51）4月1日	1046	製剤総則第2条にGMPの精神を明記
第十改正	1981年（昭和56）4月1日	1016	収載品目名からラテン名略名を廃止、英語名を記載
第十一改正	1986年（昭和61）3月28日	1066	一般試験法に蛍光光度法、電気滴定法を収載。収載品目ですべての倍散に％を表示。新規収載品目は原則としてINN名
第十二改正	1991年（平成3）3月25日	1221	収載品目名は日本名、英語名とし生薬以外のラテン名を廃止。化学名は原則としてIUPAC命名法。従来の「付録」を「参考情報」と改訂
第十三改正	1996年（平成8）3月13日	1292	通則、一般試験法、試薬、試液において三極ハーモナイゼーションを考慮。通則の単位を国際単位系と整合。試薬、試液の名称をIUPAC、JISに準じたものに変更
第十四改正	2001年（平成13）3月30日	1328	日抗基廃止にともない抗生物質を収載。一般試験法の電気滴定法を滴定終点検出法に、吸光度測定法を紫外可視吸光度測定法に改訂
第十五改正	2006年（平成18）3月31日	1483	三薬局方での調和合意規定した事項についてはその旨の記載を開始。漢方エキス製剤収載、収載品名を欧米語の順にならって、活性本体部分を先に書き、塩などを後に書く語順で記載（例：リン酸コデイン→コデインリン酸塩）
第十六改正	2011年（平成23）3月24日	1764	薬学教育6年制開始後最初の薬局方。製剤総則を臨床現場に即した内容へ変更

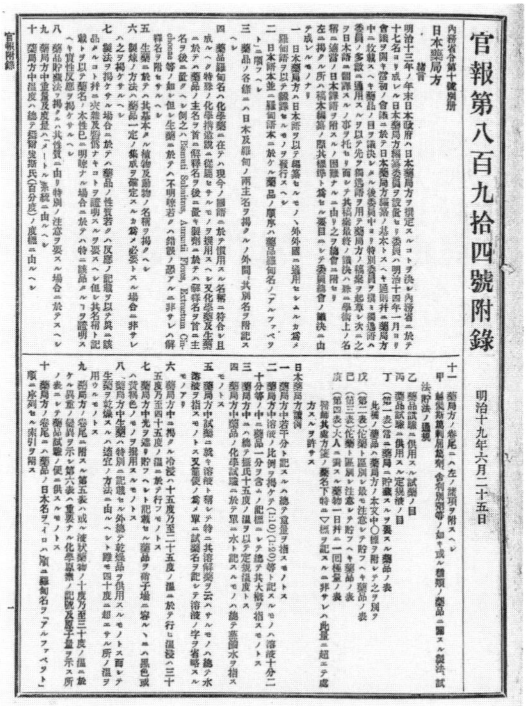

図 1　初版日本薬局方（官報　明治 19 年 6 月 25 日　第 894 号付録）
（国立国会図書館デジタルコレクション）

治 6) に設立された。また、医薬品検査においてその品質の適正性を規定する公定書、すなわち薬局方の制定が求められた。

　当時の医薬品を取締りにあたっていた衛生局長の長与専斎は、薬局方の制定に向けて建議書を作成した。この建議書に基づき 1880 年（明治 13）10 月 6 日、内務卿松方正義は太政大臣三條實美に「日本薬局方選定ノ儀ニ付伺」を提出した。その内容の要旨は次の 3 点である。

1. わが国には薬局方がなく、内容の異なる複数の外国の薬局方を参照しなければならない。
2. 名称が同一でも成分が異なる、あるいは逆に成分が同一であるのに名称が異なる薬品が市中に出ている。
3. 輸入薬の検査において、その良否を判断する方法が外国のものに頼ることは残念である。

　この伺い書に対して、同年 11 月 5 日に太政官から承認の旨が伝えられ、また同日、中央衛生会（現在の薬事・食品衛生審議会）に薬局方選定を委託することが決められた。

　それ以前にも 1877 年（明治 10）にオランダ人薬学者のゲールツ（Anton Johannes Cornelis Geerts）によるオランダ語による薬局方草案が作成されていた。しかし内容をもっと簡易にするという理由もあり、新規に 1881 年（明治 14）1 月に日本薬局方編集総裁細川潤次郎および 14 名の委員（日本人 9 人、ドイツ人 2 人、オランダ人 3 人）が任命され、日本薬局方の編集に着手した。

　この薬局方は 1885 年（明治 18）年 10 月に 468 品目を収載して完成し、翌 1886 年（明治 19）年 6 月 25 日に内務省令で発布、1887 年（明治 20）7 月 1 日から施行された。これは官報に掲載されて一般に公布するという形式をとっており、以降 5 局まで続けられていた。後に改正されていくものと区別するために、この版は『第一版日本薬局方』または『初版日本薬局方』と呼ばれている。

各論 45　医薬品の公定書『日本薬局方』の歴史

203

軍薬局方

この日本薬局方とは別に、陸軍内では独自の薬局方として『陸軍薬局方』が編纂され、また改正されながら第2次大戦終了時まで使用された。

第二改正以降第五改正までの日本薬局方

第二改正日本薬局方

1889年（明治22）に「薬品営業並薬品取扱規則」（「薬律」）が制定され、薬剤師や製薬者などの薬事制度が法律によって明確に定められた。この時代は衛生試験所の法制化（1887年・明治20）、2つの薬学校（現在の東京薬科大学）の合併による私立薬学校の設立（1888年・明治21）、第一から第五までの高等中学校医学部への薬学科設置（1890年・明治23）など、近代薬学を整える環境が作られつつある状況下にあった。

この「薬律」では、日本薬局方に記載された医薬品は局方適合品でなければ販売できないこと（26条）、薬局方に記載されていない新規医薬品は衛生試験所の検査を受けなければ販売できないこと（27条）などを定めており、日本薬局方がわが国の医薬品の中心とするべき公定書であることが明確に定められた。

しかしながら、初版薬局方は収載品目が少ないこと、また実情に合わない検査方法などがあることが表面化した。また、薬品の品質が維持される一方、流通面でのトラブル（品不足、価格高騰）がみられた。医薬品を取り巻くこれらの環境は、追補のみでは対応できなくなってきたため、薬局方の根本的な改正を行うこととした。この改正作業は2年7ヵ月という短期間で日本人のみで行われ、その結果「改正日本薬局方」が1891年（明治24）5月に公布され、翌年1月から施行された。

収載品は、それまでのオランダ式のラテン語表記からドイツ式ラテン名のアルファベット順に変更して掲載された。製剤に関する規定も本文中に挿入された。

本版の発行時には『改正日本薬局方』という名前であったが、その後の改正版と区別するために、第1回目の改正版であっても『第二改正日本薬局方』（二局）と呼ばれている。その後、この順で改正の番号が順次振られて現在に至っている。また、次回改正までの移行時期に追補（追加）が発行されるシステムも2局から始まっている。

第三改正日本薬局方

2局では洋薬であっても日本語表記に漢字を用いている（例：古埿乙涅；コデイン）。この表記法は近代化が進んでいたわが国において、読み書きいずれにも問題が生じていた。1900年（明治33）に制定された日本薬局方調査会による追加収載では一部の薬品名にカタカナが使用された。

20世紀初頭は、欧州では現在も使用されている医薬品の創製、またわが国では医薬品国産化の動きがみられる時代であり、近代薬学に対応した薬局方が求められていた。

この状況を踏まえた第三改正日本薬局方が1906年（明治39）7月に公布された。

3局はわが国近代薬局方の原典と言える内容である。医薬品の日本語名はすべてカタカナ表記で統

一した。ただし丁幾：チンキ、越幾斯：エキス、舎利別：シロップはその漢字表記を残している。また、陸軍薬局方との収載品目の相違の解消を目指し消毒薬や衛生材料の、さらに諸外国において繁用する薬品も収載している。生薬の粉砕度の規定、化学薬品試験に融点の採用も行われた。

初版、2局はラテン語版の日本薬局方を発行しているが、3局ではラテン語版は発行されず、英訳日本薬局方が日本薬学会によって発行された。英訳版の発行は現在の16局まで継続されている。

第四改正日本薬局方

明治時代末には輸入医薬品の増加、また日本国内では製薬産業の発達がみられてきた。1914年（大正3）の第1次世界大戦の勃発により、欧州からわが国への医薬品の輸入が途絶える状況となった。その結果、旧来の薬局方規定に適合する医薬品が輸入されなくなり、医薬品流通の混乱がみられた。政府は医薬品の需給調整と自給対策を図り、国内製薬産業の急速な成長を促した。医薬品の国産化や注射剤の普及も認められる状況で第四改正日本薬局方が1920年（大正9）12月に公布された。

第五改正日本薬局方

1923年（大正12）の関東大震災、1929年（昭和4）の大恐慌など政治経済が混乱していた時代であっても、政府の保護育成政策により化学工業のいくつかの分野において発展がみられていた。こうした状況のなか、国産の新薬を薬局方に収載することを主眼とした薬局方の改正が行われ、1932（昭和7）年6月25日に第五改正日本薬局方が公布された。

5局では、初めて「生物試験法」として動物を用いた「毒力試験法」および細菌に対する「効力試験法」が採用された。また、1929年（昭和4）に批准された国際毒劇薬協約（ブリュッセル協定）の関連条項も考慮された記載内容になっている。

5局は、日中戦争から第2次世界大戦までの大きな変化の時代に、約20年間という長期間にわたってわが国の医薬品の品質維持に貢献した。しかし第2次世界大戦終了後、戦勝国アメリカの新しい概念のもとに編纂された第六改正日本薬局方にその座を譲った。

日本準薬局方

日本薬学会創立五十周年記念事業の1つとして1930年（昭和5）に『日本準薬局方』が編纂された。この編集の狙いは、「日本薬局方に随伴し之を補佐して薬学及び医学の急速なる発達に順応し、徒に理論に偏せず実用を本旨とし以て医薬の進歩に資する」としている。これは法規に基づく公定書の追補ではなく、日本薬学会が独自に作成したものである。附録として、調剤に関する事項を含む「日本薬学会薬剤部長会決議事項」が掲載されている。

植民地等における日本薬局方

下関条約（1895年）以降、植民地政策を拡大させた日本政府は、現地にも日本と同様の衛生制度の確立を図った。薬局方の分野では第五改正日本薬局方漢文訳本の発行（1933年）や朝鮮漢薬局方の原

案 (1940 年) があり、また満州国薬局方 (1939 年) も編纂された。

第 2 次世界大戦終了と第六改正日本薬局方

第六改正日本薬局方

　第 2 次世界大戦終了後の 1956 年 (昭和 31)、慶松勝左衛門 (薬局方調査会長) は、薬局方の改正を図り、翌 1957 年 (昭和 32) 5 月から緒方章新会長のもとで討議が開始された。5 局まではドイツの薬局方の編纂方式に準じていたが、6 局編纂の方針として、1947 年に発行された第 13 改正米国薬局方 (USP XIII) を参考とすることになった。これは化学物質そのものを重要視したものから、医薬品を使用する国民に向けたもの、すなわち「医療薬学」の方向性をもったものへの転換となった。米国占領下という理由から米国薬局方を重視しなければならなかった事情はあったが、この転換は戦後の日本薬学の進む道を大きく変えた。第 2 次大戦後の物資難の状況であったが、東京・京都の両帝大や東京および大阪の両衛生試験所 (1949 年に国立衛生試験所に改組：現国立医薬品食品衛生研究所)、国立予防衛生研究所 (現国立感染症研究所)、各製薬会社などから 120 名の専門家の参加により、1950 年 (昭和 25) 10 月に完成、1951 年 (昭和 26) に厚生省告示として公布された。

　6 局の収載医薬品の 3 分の 1 は新医薬品となり、5 局収載品の 3 分の 1 が削除され、その一部が後述の「国民医薬品集」に収載された。また 5 局まではラテン名のアルファベット順縦書きという構成であったが、日本名の五十音順の横書きに記載順序を改めた。一般試験法も拡大され、限定主義から制定主義に変わった。

国民医薬品集

　国民医薬品集 (1 国) は、日本薬局方第二部 (7 局から 14 局まで存在) の前身に相当するものである。1948 年 (昭和 23) 公布の薬事法 (昭和 23 年 法律第 197 号) により制定され、同年 9 月 21 日に公布された。この国民医薬品集は、6 局発行を前に米国の National Formulary を参考に編纂され、日本薬局方を補足する意味をもっていた。収載された 362 品目は、①日本薬局方に収載される前提にある、②薬局方からは削除されているが使用頻度が高い、③重要度が低いが広く使用されている、④漢方処方中にしばしば使用される生薬、⑤薬局製剤から構成されている。またこれらにも試験法があり、それぞれ薬局方の試験法を準用するものとなった。

　6 局編纂の調査が終了したのち、471 品目を収載した第二改正国民医薬品集 (2 国) が 1950 年 (昭和 25) に公布された。

琉球薬局方

　1945 年 (昭和 20) から 1972 年 (昭和 47) まで米国の統治下に置かれていた沖縄では、本土法を見本として新薬事法を 1954 年 (昭和 29) に制定した。その第 26 条に基づき、琉球政府薬務課が 6 局を参考にした『琉球薬局方 (「琉局」「R.P.」)』を編纂、1959 年 (昭和 34) に琉球政府社会局が発行した。

第七改正以降の日本薬局方

第七改正日本薬局方

　6局は米国占領下での編集であり、米国薬局方の内容を変更して日本独自の事項を載せることはいろいろな意味で難しい状況であった。この7局では「もはや戦後ではない」（1956年『経済白書』）という流行語にみられるように、薬局方においてもわが国独自のものを収載すべく編集が行われ、1961年（昭和36）4月1日に厚生省告示として公布された。

　「通則」において日局医薬品と化学的純物質を表現で区別することを規定したのはこの改正からである。また、主成分の含量規定、力価などはなるべく国際薬局方に統一（cc→ml，γ（1000分の1mg）→μg，ppmの採用）した。また通則の「生薬」にまとめていた事項について、「生薬総則」を新設した。「一般試験法」に強熱残量試験法、赤外部吸収スペクトル測定法、比重測定法、ろ紙クロマトグラフ法など、現在でもなじみのある試験法が規定されている。

第八改正日本薬局方

　8局は1971年（昭和46）4月1日に厚生省告示された。昭和40年代は公害問題、医薬品や食品添加物の有害性に関する問題が重要視された時代である。そのため8局の編纂に際してサリドマイド事件などの経験を考慮して、医薬品の試験規格にとどまらず、医薬品全般にわたった参考事項を収載して、薬局方を医薬関係者が広く活用できるものにすることを考慮した。その結果、通則、製剤総則、生薬総則などを大幅に改正したものとなった。また、一般試験法には新試験法が積極的に採用された。

　発がん性や毒性が社会問題として取り上げられたシクラミン酸ナトリウム（チクロ）やアセトアニリドなどが削除された。しかし、キノホルムはその当時因果関係がまだ不明であったとされ、また医療現場で汎用されていたこともあり収載が継続された。

第九改正日本薬局方

　1963年に米国で制定されたGMP（Good Manufacturing Practice）は、わが国でも1976年（昭和51）4月から「医薬品の製造及び品質管理に関する基準」として実施された。また1971年からは「医薬品再評価制度」が開始された。こうした医薬品をとりまく環境のなか、1976年（昭和51）4月1日に9局が厚生省告示された。

　「一般試験法」では吸光度比法、原子吸光光度法、輸液用ゴム栓試験法が追加された。また「生薬総則」では全形生薬、切断生薬および粉末生薬を定義した。「製剤総則」第2条ではGMPの精神を盛り込んでいる。

第十改正日本薬局方

　10局は1981年（昭和56）4月1日に厚生省告示された。1979年（昭和54）10月の薬事法の改正により医薬品再評価制度が正式に法制化され、以前は不要であった局方収載医薬品の製造についても厚生

大臣の承認が必要になったため、すべての医薬品について用法・用量、効能・効果などの記載が義務づけられた。この用法用量は局方記載の常用量とは一致しない場合があるため、10局では常用量の記載を削除した。また「医薬品各条」において、ラテン名略名を記載していたが、これを廃止して英語名を記載することとなった。

「一般試験法」ではアンモニウム試験法、液体クロマトグラフ法、含量均一性試験、重量偏差試験、溶出試験法が追加された。

第十一改正日本薬局方

1982年（昭和57）制定の「医薬品の安全性試験の実施に関する基準（GLP）」と「新医薬品申請のための基礎ならびに臨床試験の指針」は、医薬品の有効性および安全性の確保を一層図るものとなった。日本薬局方もこれらに加え、国際協調の考えを促進しつつ改正作業を進め、1986年（昭和61）3月28日に11局として厚生省告示した。

「一般試験法」において、蛍光光度法と電気滴定法を新規に収載。また液体クロマトグラフ法、ガスクロマトグラフ法、薄層クロマトグラフ法に改定を行った。収載品名では1種類しか収載していない倍散においても％を表記したほか、「インシュリン」を「インスリン」と表記するなどの変更を行った。また新規収載品目は原則としてINN（国際一般的名称）とした。

第十二改正日本薬局方

12局は1991年（平成3）3月25日に厚生省告示された。「通則」では「直ちに」の定義を定め、また極量の規定を削除した。新剤形としてエアゾール剤、液剤の2剤を新設した。

生薬関係を除き収載名においてラテン名を廃止した。また、化学名を原則としてIUPAC命名法にならって記載し、CAS番号を記載した。生薬の性状が全般にわたって改正されている。

第十三改正日本薬局方

1990年に発足したICH（日米EU医薬品規制調和国際会議）に代表されるようにわが国でも医薬品の承認における国際調和の重要性が認識されるようになった。そのため、1996年（平成8）3月13日に厚生省告示された13局では、「通則」において単位を国際単位系：SI単位系：と整合させるなど、英語名の規定、通則、一般試験法、試薬、試液などにおいて三極ハーモナイゼーションが考慮されることとなった。

また、従来「付録」としていたものをUSP（米国薬局方）のGENERAL INFORMATIONにならって「参考情報」と改め、医薬品の品質確保のための必要な、また参考となる事項や試験法を掲載した。

「製剤総則」では含量均一試験、重量偏差性試験を大幅に変更した。

「一般試験法」では崩壊試験法、溶出試験法の改定、新収載した試験法として有機体炭素試験法、制酸力試験法、消化力試験法、微生物限度試験法（12局第2追補）がある。またプラスチック容器試験法を（I）参考情報「プラスチック製医薬品容器」、（II）一般試験法「プラスチック製医薬品容器試験法」とした。試薬、試液の名称もIUPAC、JISに準じた名称に変更した。

第十四改正日本薬局方

2001年（平成13）の省庁再編後、同年3月30日に告示された14局は新生厚生労働省による初めての日本薬局方改正である。1999年（平成11）に中央薬事審議会は薬事・食品衛生審議会へと組織変更されたため、日本薬局方調査会の12調査委員会のうち、名称等委員会および医薬品添加物委員会は、医薬品名称調査会局方名称分科会および医薬品添加物調査会に改変され、この新組織で審議を行った。

抗生物質は日本薬局方でなく日本抗生物質医薬品基準（日抗基）で規定されていたが、2002年（平成14）の全面廃止に伴い、一般試験法および収載品目として新規に収載した。

また、国際単位系との整合のため「重量」の表現を「質量」に改めた。

「一般試験法」では電気滴定法を滴定終点検出法に、吸光度測定法を紫外可視吸光度測定法に改めた。

第十五改正日本薬局方

2006年（平成18）3月31日に告示された15局は、「薬局方の国際標準化」に向けた動きを反映した内容となっている。「一般試験法」ならびに「医薬品各条」において、三薬局方での調和合意に基づき規定した事項についてはその旨の記載が開始された。

また、収載名の大きな変更が行われた。わが国では伝統的に化学名を塩、塩化物、エステルなどの名称を先に書き、活性本体部分は後に書く方法が行われていた。しかし15局からは欧米語の順にならって、活性本体部分を先に書き、塩などを後に書く語順で記載されることが正式名となった（例：リン酸コデイン→コデインリン酸塩）。また、漢方エキス製剤6種が収載された。

7局から続いていた第一部、第二部の区別を廃止した。

第十六改正日本薬局方

2011年（平成23）年に告示された16局は薬学教育6年制開始後最初、また2009年（平成21）の改正薬事法施行後最初の薬局方である。

16局では製剤総則の大きな改定を行った。具体的には製剤総則を製剤通則と製剤各条に分け、さらに製剤各条の内容を現在の臨床現場に即した内容に改正した。

水に関する条項（通則、一般試験法、収載品ほか）の改正を行った。また、生薬等についての成分含量測定法の改正を行っている。試薬、試液について15局で収載品名を変更したのにならい、一部名称の変更とJIS廃止試薬について規格案を作成している。

その他

記念切手の発行

日本薬局方100周年を記念した記念切手（額面60円）が、1986年（昭和61）6月25日に発行されている（発行枚数：2500万枚）。

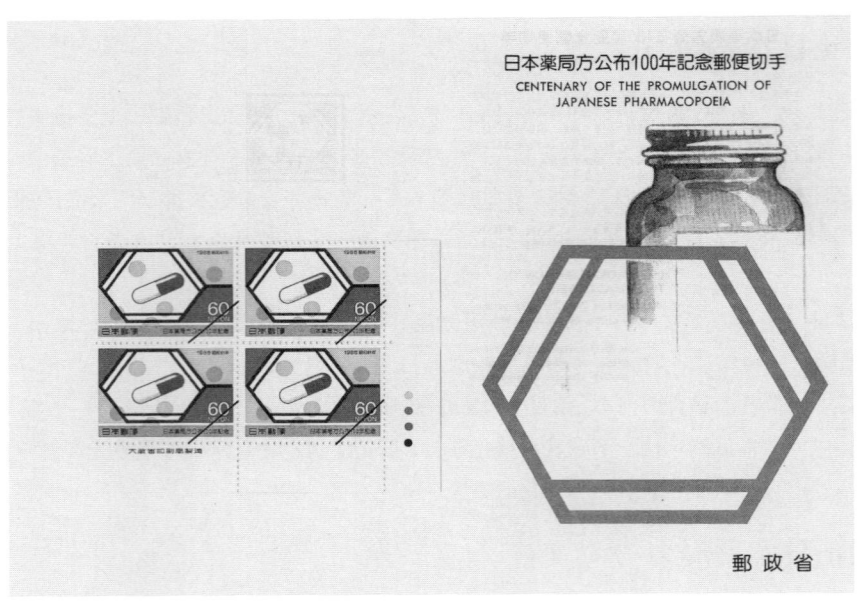

図2 日本薬局方公布100年記念郵便切手

記念行事

日本薬局方公布五十年記念式典（1936年）、公布七十五年記念式典（1961年）、公布百年記念式典（1986年）が開催されており、それぞれ五十年史、七十五年史、百年史が刊行されている。

最後に

日本薬局方は3つの世紀にわたってわが国の医薬品の管理、品質保全の基準であり続けた。また、その明確であり実用的な基準は国民の医療と公衆衛生に貢献してきた。これらはわが国の薬学の先達が行ってきた不断の苦労と努力の上に成り立つものである。今後も薬剤師、薬学者は日本薬局方の改定と変化と進歩を進めていくことであろう。

参考文献

1) 日本薬局方公布五十年記念祝賀会、斉藤喩逸『日本薬局方五十年史』（1926）
2) 日本薬局方百年史編集委員会『日本薬局方百年史』日本公定書協会（1987）
3) 『十六改正日本薬局方解説書』廣川書店（2011）
4) 日本薬学会百年史編纂委員会『日本薬学会百年史』日本薬学会（1982）
5) 清水藤太郎『日本薬学史』南山堂（1949）
6) 沖縄薬業史編纂委員会『沖縄薬業史』薬業時報社（1972）
7) 『琉球薬局方』琉球政府社会局（1959）
8) 清水藤太郎「日本薬局方史（1）」薬局　1961；12（5）：697-700
9) 清水藤太郎「日本薬局方史（2）」薬局　1961；12（6）：909-918
10) PMDA ウェブサイト：http://www.pmda.go.jp/kyokuhou/pdf/jpdata/jphistory.pdf（2014.9.1 22:00（JST）アクセス）

各論 46

日本の薬学の父・長井長義

砂金　信義

　日本薬学の礎を築き、薬学の始祖と称される長井長義は、1845年（弘化2）に現在の徳島市に生まれた。幕末の激動の中で成長し、明治の文明開化の先駆けとなり、大正、昭和の日本発展の一翼を担う生涯を送った。この間の長井の活躍の場は、薬学教育に留まらず、衛生行政、製薬企業、女子教育と広範であり、その業績は多大であった。

　阿波の国徳島藩の御殿医の家系に長子として生まれ、医師になるべく宿命にあった長井は、父琳章から漢方の知識を教え込まれながら成長し、元服（20歳）の頃には父の代診を務めるまでになる。しかし、長井の興味は、医学よりも植物や化学へと移り、藩から借り受けた当時の日本唯一の化学書である「舎密開宗」に没頭した。21歳のときに医学修行を名目に長崎に留学するが、日本最初の写真家である上野彦馬の写真館に寄寓して写真技術を学んだ。上野は、化学の教育にも情熱をもち、弟子たちに実験第一主義の方針で教育に当たった。何より化学物質を扱い、化学反応により現像する写真術は、当時の最先端化学の実践の場であった。ここでの実験第一主義の教えは、長井の教育と研究の生涯に大きな影響を与えた。鎖国政策をとっていた日本の唯一の海外との窓口であった長崎には多くの若者が集まり、長井は多くの人々と出会い、感化を受けた。日記には亀山社中を結成した坂本龍馬との出会いも綴られている。

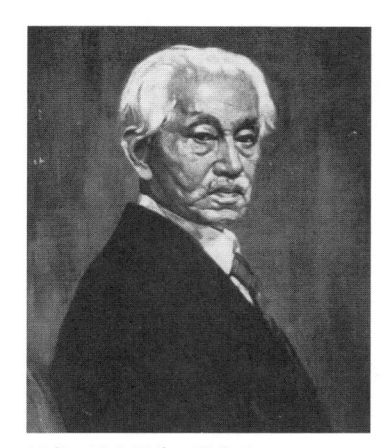

写真　長井長義の肖像画

ドイツ留学時代

　長井は藩命により長崎での留学を終えて徳島に戻るが、間もなく大政奉還がなされて江戸から名を変えた東京に新政府が置かれ、年号も明治と改められて維新が開幕した。日本の近代化を目指して新たな制度が打ち出され、医学教育では大学東校（現在の東京大学医学部）が設置された。1869年（明治2）、長井24歳のときに藩から派遣されて大学東校に入学し、大学少寮長心得に任命されて入寮中の学生を監督・指導する学生生活を送った。そのようなとき、近代化の人材育成を目的にヨーロッパとアメリカに留学生を派遣することを決めた政府の方針に応じた長井は第1回海外留学生として選抜され、ドイツに派遣されることになった。長井は、予定していた船便に乗り遅れ、同行するはずであった留学仲間とは別途に米国経由でドイツに向かった。サンフランシスコに渡り、鉄道でニュー

ヨーク、そして船でイギリスに渡り、長い日月をかけて1871年（明治4）5月にベルリンに到着した。

　ベルリンに到着後、下宿先で食事のマナーを始めとする生活習慣、文化、芸術、宗教を教わり、1年後（1872年）にベルリン大学に入学した。医学修学を目的とした留学であったが、政府に願いを提出して化学研究を認められていた。当初はドイツ語が十分ではなく、戸惑いを感じる毎日であったが、植物学や化学の講義を聞いたり、化学実験に参加したりして過ごしていた。当時の化学研究の第一人者であったホフマン教授の研究室で長崎留学時の友人と再会し、勇気づけられてホフマン研究室に入室し、実験第一主義の理念に基づく化学研究を開始した。これが恩師ホフマン（August Wilhelm von Hofmann）教授との出会いで、長井30歳のときであった。与えられたテーマは、丁字油からオイゲノールを抽出し、さらに誘導体を作成することであった。これを成し遂げ、次いでバニラ豆からバニリンを分離し、オイゲノールを経由したバニリン合成にも成功した。勤勉さとその技術の高さが認められて34歳のときにホフマン教授の助手に取り立てられ、その後も精力的に研究を進めた。1891年（明治24）、36歳のときにこれまでの業績によりベルリン大学から学位記Doktor der Philosophieが授与され、ベルリン大学助手に任用されて教育者の道を歩み始めた。恩師ホフマン教授は、ドイツにおける化学者として地位を確立しつつあった長井のドイツ残留を画策し、ドイツ女性との結婚を奨めていた。38歳のときにホフマン教授の恩師であるリービッヒ教授の銅像の除幕式へ出席するための旅で、後に伴侶となるドイツ女性シューマッハ・テレーゼと出会うことになる。

薬学教育への貢献

　その頃の日本においては輸入の不良医薬品がはびこり、医療を危ういものとしていた。そこで、薬の専門家の育成のための薬学の教育機関の開設と純良な医薬品を国産するための製薬企業の設立が準備されており、薬学の教育者と製薬の技術指導者が必要とされていた。これらの要望を満たすために、長井の帰国が待望されていたが、懇願に応えて帰国するのは1884年（明治17）のことであった。13年ぶりに帰国した長井は、帝国大学教授、内務省御用掛、衛生局東京試験所長、中央衛生会委員に任じられ、薬学教育および医療行政に当たり、さらに製薬企業の製薬長として局方医薬品の製造も指導した。

　帝国大学において、医学部製薬学科では「薬化学」、理学部では「化学」の講義を担当した。長井の教育の根源は、恩師ホフマン教授から受け継いだ"erst Mensch sein"の教えであり、専門家となるにはその専門以外の学問も学ばなければならないとするものであった。専門教育の面では上野彦馬とホフマン教授の理念を受け継ぎ実験第一主義を貫いた。薬学の教育に当たって、薬学は、薬効学（マテリア・メディカ）、製薬学（ファルマチア）、薬舗（アポテーキ）からなり、製薬学は薬の創成を、薬効学ではその効果の確認を、薬補では実際の配剤を取り扱うもので、これらを学ぶことが薬学者の義務であるとして、これまで薬学の土壌がなかった日本に薬学の学問範囲と義務を明示した、また、これらの考えのもとに薬を取り扱う薬剤師を薬の専門家としてとらえ、医薬分業の立場を支持した。薬学のための専門学校設立を図るべく政府に働きかけ、東京以外の地で後に国立大学薬学部となる薬学専門学校の誕生にも尽力した。

薬学者としての業績

　帰国後、課せられた多くの重責を兼務するかたわら研究も行った。帰国後間もない1885年（明治

18)に麻黄から有効成分を単離・構造決定してエフェドリンと命名し、気管支ぜんそく薬、エフェドリン「ナガヰ」として販売された。その後も生薬から有効成分を抽出して、日本における天然物化学の礎を築き、また、抽出、単離した有効成分をもとに化学的に新たな医薬品を開発する合成化学の研究にも情熱を傾け、瞳孔拡散薬ミドリアチンや局所麻酔薬アロカインを創成した。

　日本薬学会は、1880年（明治13）に帝国大学医学部製薬学科の教員と学生の勉強会を発端として発足した東京薬学会を前身としている。長井は、帰国後間もなく東京薬学会の名誉会員に推薦され、1888年（明治21）には初代会頭に就任した。その就任演説で「日本の薬学はこれまで外国の発明や新説に学び、世界の知識を取り入れてきたが、日本の薬学も独立して新しい独自の研究を行い、世界の薬学と共に進歩を図らねばならない」と日本薬学会の進むべき道を示した。爾来、1929年（昭和4）に没するまで42年の長い間継続して会頭を務め、薬学会の指導に当たった。

　薬局方は、医薬品の性状、品質、使用法などを記載する公定書であるが、日本においては、1880年（明治13）から制定準備が始まり、長井も最終段階の編纂に参画した。帰国した2年後の1886年（明治19）に、日本薬局方が初めて公布された。薬局方は医薬品の進歩につれて改訂されるが、長井は、日本薬局方調査会長として前後30年にわたりその改訂に尽力した。

　官民で設立した大日本製薬会社の技術指導者となった長井は、自らがベルリンで調達した製薬機械を使って日本薬局方に収載されるすべての医薬品の製造に取り組んだ。その成果もあって不良医薬品は次第に日本から姿を消していった。製造した化学品は、医薬品だけではなく、香水やコールドクリームなど多種類に及んだ。長井が調達した蒸留缶と銅製濾過器は、現在の大日本住友製薬に所蔵されており、日本化学会化学遺産に認定されている。

女子教育への貢献と長井記念館

　長井の教育は、薬学の分野にとどまらず女子教育にも及んだ。ドイツ留学時にベルリン大学で女子学生や助手として働く女性を目の当たりにして「日本においても女子教育が必須である」という信念に結びついたものであった。キリスト教団体雙葉会による高等女学校の設立に傾注し、日本女子大の開学にあたっては教授として自然科学教育にあたり、丹下ウメや鈴木ひでるなど多くの女性科学者を育てた。女子教育についてはドイツから嫁いだテレーゼ夫人の尽力も大きいものであった。

　長井は1929年（昭和4）に没するが、遺族は日本薬学会に旧長井邸の敷地や軽井沢の土地を寄贈するなど貢献している。東京渋谷にある旧長井邸の敷地には日本薬学会長井記念館が建てられ、薬学会事務所が置かれた。1991年（平成3）には老朽化した会館を改築し、日本薬学会長井記念館新館が建造されている。会館1階には長井の胸像と由来書が提示されており、関連の資料を所蔵する長井長義記念室も設置されている。地下2階には長井夫人の名を冠したレストラン「テレーゼ」もある。

参考文献
1) 金尾清造『長井長義伝』日本薬学会（1960）
2) 渋谷雅之『薬学と薬理学の分野における長井の役割と重要性について―特に日本において―』日本薬学会（2003）
3) 飯沼信子『長井長義とテレーゼ～日本薬学の開祖』水曜社（2012）

各論 47

薬学・薬事制度の方向性を示した柴田承桂

相見　則郎

　柴田承桂は1849年（嘉永2）尾張藩藩医（蘭方外科医）永坂周二の次男として生まれたが、幼い頃に同じく藩医であった柴田龍渓の養嗣子となり、柴田家を継ぐこととなる。藩校明倫堂に学ぶ。洋学に秀で、才能が認められていた。1870年（明治3）に明治政府は旧幕府の開成所と医学所を、それぞれ「大学南校」と「大学東校」に改組した。「大学南校」は現在の東京大学の文学部、理学部、法学部の前身、「大学東校」は同医学部の前身である。柴田は尾張藩の貢進生として推薦を受け「大学南校」に入学した。同年10月、政府が第1次海外留学生を選抜した際に選に入り、有機化学の世界第一人者、ベルリン大学ホフマン（August Wilhelm Hofmann）教授のもとに留学する。少し遅れて徳島藩貢進生の長井長義もこの研究室に加わった。

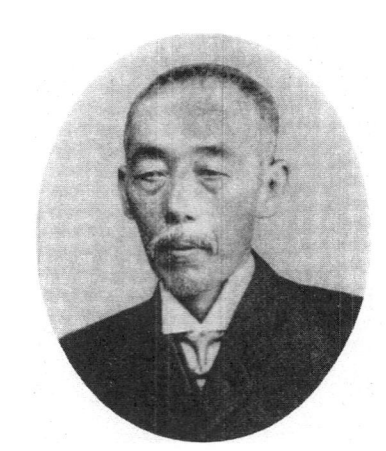

写真1　柴田承桂

化学研究を基礎とする薬学を提唱

　1872年（明治5）、右大臣岩倉具視を団長とする欧米文化視察団がベルリンを訪れた。このとき、一行の中にいた文部少丞長与専斎と留学生の柴田が互いを知ることとなる。長与は、病人個人を対象とする「医学」とは異なり集団で生活する人々の健康を守る学問分野、「衛生学」の必要性を説いた。柴田はこれに共感し、留学期間の後半は専門分野の有機化学研究を盟友の長井長義に委ね、衛生学の権威、ミュンヘン大学、ペッテンコーファー（Max Joseph Pettenkofer）教授の研究室で学ぶこととなる。ペッテンコーファーは、自身、胆汁酸、馬尿酸、クレアチンなどの研究を行ってきたが、その実験手法が生活環境の改善に利用できることに気づき、大気中および水中二酸化炭素定量法を確立し、水道水の水質調査研究を行っていた。柴田は、これこそが日本の近代化に今必要なことと感じ、確固とした化学研究の基盤を持つ薬学こそがそれにあたるべきことと考えた。この考えは後年柴田が著した論文「薬学の運命如何」にうかがうことができる。下にその一部を抜粋する。

　　蓋シ吾藥學ト醫學ト其淵源ヲ同フシテ人體ノ疾病ヲ救濟スルノ目的ニ出テ醫學ハ其實ヲ勉メ藥學ハ其手立テタル物質、即チ藥品ヲ供給スルノ任ヲ負擔シタリ。然ルニ近世學術知識ノ進歩スルヤ人皆謂ヘラク各箇人ノ疾病ヲ療スルハ下手已ニ遲クシテ其成功狹小ナリ。宜シク

全郷全國ノ人民ヲ擧ケテ其健康ヲ増進シ其疾病ヲ豫制セシメサル可ラスト是レ衛生學ノ大ニ振起シテ爾後益社會最大重要ノ學業ト爲ルヘキ所以ナリ。然ルニ目下衛生學ハ殆ト醫學専修者ノ獨占スル所トナリ吾薬學ハ狭隘ナル療病時代ニ在テノミ薬物ナル手立テヲ供給シタレドモ盛大ナル衛生ノ世ニ至テハ殆ト袖手傍觀實ト手立テトヲ拌セテ醫家ニ黙與セントスルノ状ナリ。衛生上ニ於テ手立テタルモノハ大氣、飲水、住屋、食物ヲ始メ、人民日常ノ要品ニシテ、猶ホ疾病ノ際之ホ療スルノ薬品アル如ク、健康ノ際ニ之ヲ保持スルノ手立ヲタルモノナリ。故ニ此等ノ物件ヲ精査究明スルハ實ニ薬學家適當ノ業ニヨリ豪ヤ侘人ニ譲與スルノ理由ナキナリ」（薬學雑誌、38、128〜139（1885）より）

日本薬局方の制定

　留学生活を終えた柴田は1874年（明治7）帰国、24歳の若さで、発足したばかりの東京大学薬学部の前身、第一大学区医学校製薬学科教授となった。しかし1878年（明治11）3月、製薬学科第1回卒業生を送り出し、そのうちの3名を助手として研究、教育に当たらせることとし、柴田自身は29歳の若さで教授の職を辞した。

　身軽になった柴田が次に行ったことは、内務省御用係として衛生行政に参画し日本薬局方の制定を行うことだった。1880年（明治13）10月衛生局長長与専斎の建議に基づいて内務卿松方正義が太政官に伺書を提出した後5年余りの年月をかけて行われた事業で、記念すべき第一版日本薬局方は1886年（明治19）6月に完成、公布された。現行日本薬局方の巻頭に置かれている日本薬局方沿革略記によると、原文作成はドイツのゲールツ（オランダ語読みではヘールツ）（A.J.C. Geerts）、ランガルト（A. Langgaard）、オランダのエイクマン（J. F. Eijkmann）、など、公定書作成先進国の専門家と日本の柴田承桂の手によって行われた。手順として、初めの計画ではオランダ語、実際にはドイツ語で稿本をつくり、検討した後最終的に日本語の正本にするという順序を踏んだようである。このとき柴田承桂の存在がいかに大きいものであったか想像に難くない。収載医薬品は有機化合物のほかに、無機化合物、石薬、処方薬など多岐にわたるものであったことから、有機化学、無機化学から鉱物学などに通じている必要があり、その内容を正しくドイツ語稿本に盛り込み、最終的には内容形式とも瑕瑾の許されない公定書にまとめ上げる事業は、専門家グループ中の唯一の日本人で、有機化学、衛生学他幅広い学識を有し、語学に堪能な柴田承桂がいて初めて達成できた大事業だったろう。

薬律の制定

　もう1つ柴田承桂が心血を注いだのは薬律の制定である。1874年（明治7）に公布された「医律」には、「調薬は薬舗主、薬舗手代、薬舗見習に非ざれば之を許さず」の文言があるにもかかわらず医師が当然のように調薬を行っていた。柴田は医学と薬学が並進の関係にあるそれぞれ独立した領域であり、調薬の権利は当然薬剤師にあるという医薬分業の理念を新しく制定しようとする薬律に取り込もうとした。しかし、医師の数に比べて薬剤師数が絶対的に不足していることから「当分」の字の入った附則をつけることで容認せざるを得なかった。ところが、最終的に元老院の議を経て1889年（明治22）公布された薬律には「当分の間」の文言すらなく、医師の調剤権を永久に認めるものとなって

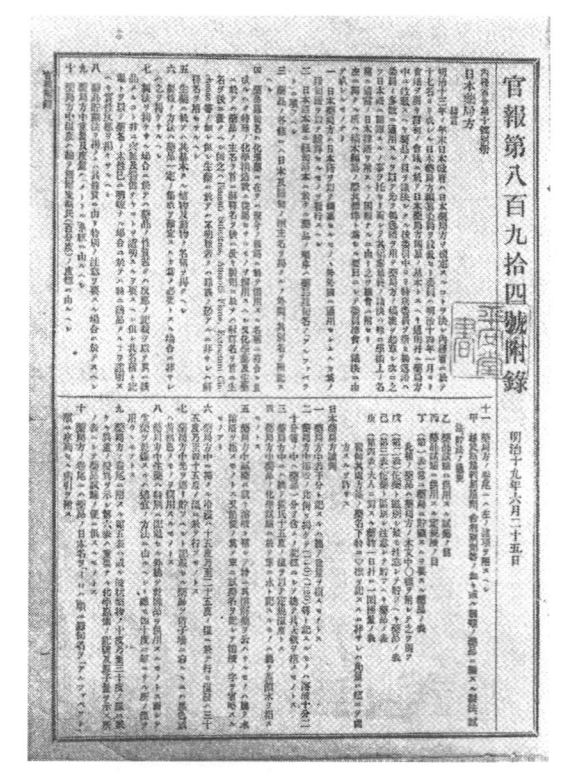

写真2 第一版日本薬局方の官報（清水藤太郎氏蔵）　　**写真3** 官報告示された「薬品営業並薬品取扱規則」（薬律）

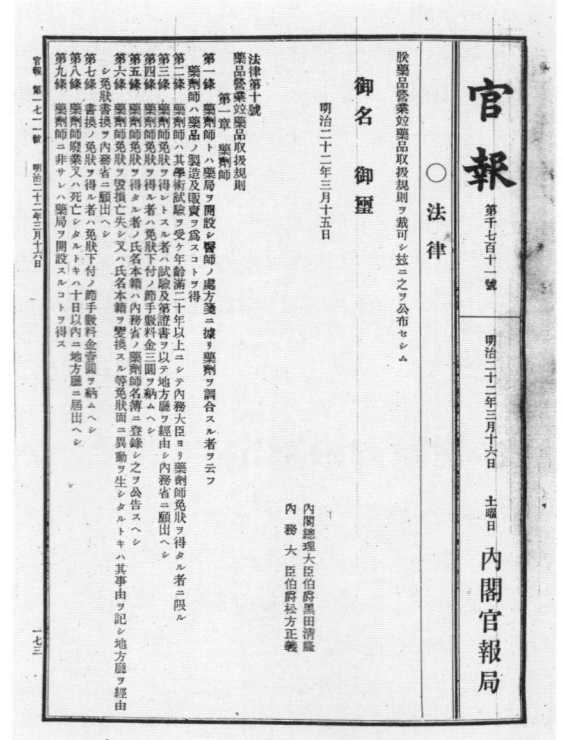

いた。終始変わらず柴田の後ろ盾だった衛生局長の長与専斎が激怒して元老院に抗議したという。これが容れられなかったことを機に、柴田承桂は40歳の若さですべての公的な活動から身を引いた。

官職にある期間は極めて短かったものの、著書、編書多数を著し、日本薬局方、薬律の制定などに著功のあった柴田に対し、1903年（明治36）に薬学博士の学位が与えられ、晩年宮内庁より御紋章付き銀杯が下賜された。

著書・訳書

- 丹波敬三、高橋秀松、柴田承桂訳『普通植物学』（1981）
- 柴田承桂訳『述顕微鏡用法』（1882）
- 分担　柴田承桂『太古史』百科全書（文部省刊行）
- 柴田承桂訳述『衛生概論』（1879～1882）、ほか多数

参考文献
1) 西川 隆『くすりの社会誌―人物で読む33話―』薬事日報社（2010）
2) 武田 博編著『日本洋学人名辞典』柏書房（1990）
3) 矢数道明「尾州藩医柴田承桂翁とその家系について」漢方の臨床　1996；43（4）：737-739
4) 山科樵作「堯礎 柴田承桂先生（1）」薬局　1954；4（5）：456-458

各論 48

薬学創始者本流の責任を貫いた指導者・下山順一郎

西川　隆

　わが国薬学の創始者である下山順一郎は、東京大学薬学科教授と東京薬学校長（現在の東京薬科大学）、さらに2度にわたり日本薬剤師会会長の3重職を兼務した明治期を代表する薬学・薬業の指導者である。下山は1853年（嘉永6）2月16日、愛知県犬山に生まれた。1870年（明治3）に犬山藩貢進生として大学南校に入学後、1873年（明治6）に東京大学医科大学製薬学科に転学し、1878年（明治11）に第一回生として首席で卒業した。

写真　下山順一郎

製薬学科教授への道

　医科大学製薬学科を卒業後、下山は同級の丹波敬三、丹羽藤吉郎と大学に残った。「製薬局雇、日給35銭也」という辞令をみて落胆を禁じ得なかったが、製薬学科「別科」（薬剤師養成機関）の指導に熱心に当たった。1880年（明治13）製薬学科助教授となり、1883年（明治16）ドイツ・ストラスブルグ大学に官費留学を命じられた。生薬学の権威フルッキガー教授のもとで研鑽を積み、「日本産モチゴメ澱粉の化学的研究」および「キナアルカロイドの定量法」の論文で、1887年（明治20）6月ドクトルフィロソフィーの学位を得て帰国。翌7月に同級の丹波敬三と教授に昇格、9月からの新学期で生薬学、薬用植物、製薬化学を担当した。

　下山は、留学みやげの植物標本を教材にした授業と植物採集に努めるかたわら、1888年（明治21）刊のドイツ薬学雑誌に論文を寄稿し、また翌1889年（明治22）から植物成分の研究成績を「帝国大学医科大学紀要」（独文）に毎号精力的に発表した。その反響で1892年（明治25）にロシア国立博物館名誉会員、翌1893年（明治26）には米国フィラデルフィア薬科大学名誉教授の推薦を受けた。その間、日本薬局方調査委員、薬剤師試験委員などに任命された。

　下山の学問的思考は、洋薬に無批判に飛びつくことなく、むしろそうした傾向を戒め「長い間、東洋人の治療に貢献してきた生薬（和漢薬）を一概に捨てるべきでない。先進国では化学合成に並行して生薬の化学的研究が進んでいる。生薬成分の有効成分を化学的に解明して薬学発展に寄与すべきである」との姿勢で、わが国の生薬学と薬学の方向性を示した。

　1893年（明治26）に帝国大学官制が公布され、医科大学薬学科は三講座三教授と決まり、下山は第一講座担当教授（生薬学）となった。第二講座（衛生・裁判化学）は丹波敬三、第三講座（薬化学）は長

井長義が教授に就いた。以後、この三教授が中心となって、わが国の薬学と薬業界を牽引していくことになる。

これより前の1888年（明治21）にわが国初の学位令が公布された。法・医・文・理・工の各大学教授に学位が贈られることになり、下山には医学博士が推薦された。しかし下山はこれを返上した。その理由は「薬学科は医科大学に所属しているが、学問の上では薬学は医学と同様、独立した自然科学の一分科である。薬学博士なら戴くが、前例をつくる医学博士はお返しする」というものであった。10年後の1899年（明治32）「薬学博士制定」が公布され、下山は長井長義、丹波、田原良純（東京衛生試験所長）とともにわが国最初の薬学博士が授与された。

医薬分業に備え薬剤師の養成に尽くす

ドイツ留学から帰国早々の下山は、先進国で実施している医薬分業を目の当たりにした経験から、日本でも「医制」が掲げた医薬分業の実施に備えて有能な薬剤師養成機関の設立に強い意欲を示し、急逝した藤田正方が1880年（明治13）に創立した東京薬学校に薬学講習会を合併させた。そして1888年（明治21）から35歳の下山が東京薬学校長を兼務し、丹波敬三も監督（副校長格）となって組織・教授内容を強化した新たな東京薬科大学の前身が誕生した。

教員の多くは大学薬学科と兼務のため授業は早朝6時から始まり、また夜間を利用して下山は生薬学と薬用植物学を、丹波は薬品鑑定などを教えながら校務に当たり、医薬分業実施に備える薬剤師の養成に積極的に尽くした。

その頃、下山の考えていた医薬分業論（「薬学雑誌」第96号、1890）は次のような内容であった。

> 医師は調剤などの知識が十分でなく、医薬兼業により投薬を誤る可能性がある。分業になれば医師、薬剤師それぞれの行為に責任を持つことになる。処方に過失があれば薬剤師が質すことができ、薬剤師が調剤を誤れば医師から厳重な注意を受けることができる。兼業ならばそれらの誤用が表にでない。
>
> 薬律は「最も美挙なり」と評価するが、医師に調剤権を認めているのは問題である。医師は医薬兼業の弊害を知らなければならない。医師が兼業を固守して分業を他日に実行する方針とするなら、仁術の良心に悖る。日本は欧米に比べ国民の文化レベルが低く、薬品調剤が厳正でなくても受入れられている。頗る了解に苦しむものなりと思う。
>
> 分業を行うのであれば、薬剤師は学術面の修得が欠かせない。薬剤師は自ら学術知識を磨き、分業の必要性を学術面、経済面から一般の人々に納得してもらうことが不可欠である。

この下山の分業論が基本となって、以後明治、大正、昭和の3代にわたる分業闘争の理論的バックボーンとなった。

さらに下山は薬剤師会の活動にも積極的であった。薬学校長兼務の1888年（明治21）に東京薬剤師会の初代会長に選任され、年を追って活動は強まった。毎月の例会は欠かさず議長を務め、盟友丹波の支援を受けながら会内の統一や意見の調整に当たった。会長を辞任した後も一理事待遇として薬剤師会を支え、分業問題の講演や地方薬剤師会の全国統一などに取り組み、日本薬剤師会が1893年（明治26）に創立される礎をつくった。

日薬会長として業権の確立を実現

　1899年（明治32）4月には請われて第2代日本薬剤師会長に就任したが、その直前の3月3日、医薬分業を求める薬律改正案が第13帝国議会で否決される事態が起こった。これは衆院議員前川槙造らから議員提出された「薬律」付則第43条の改正案（内務大臣は時期を図り、適当と認める地において漸次医師の調剤を禁止する）が、本会議で賛成53、反対115の予想外の大差で否決され、全国の薬剤師に衝撃を与えた。それ以降、下山（2代）、福原有信（3代）、下山（4代）と続く歴代会長は、1912年（明治45）の第28議会までの13年間、医師の反対が強く先行きの見えない医薬分業に関する議会運動を中絶した。

　この間、下山は医薬分業問題から実利的問題の解決を優先する戦略に舵を切り、約9年を費やして1907年（明治40）3月、指定医薬品制度を創設する「薬律改正案」を成立させた。反対する薬種商、医師、政治家に対し、下山、池口を先頭に長井長義、正親町実正、丹波敬三、福原有信、田原良純など薬剤師会・薬学会一丸となって説得に当たる血の滲む努力の結果であった。翌1908年（明治41）1月から「指定医薬品」制度が実施され、アンチピリン、ジギタリス、キナ皮、燐酸コデイン、石炭酸など71種が指定された。下山・池口が指定医薬品制度の制定を強く求めた理由は、「指定医薬品制度を設けて指定医薬品を増やすことで、わが国の主要医薬品の品質を高め、その主要医薬品は薬剤師のみが販売、授与できると規定し、薬剤師の地位と業権の強化」を確立することにあった。

　指定医薬品制度が実施されたのを機に下山は日薬会長を辞任したが、1909年（明治42）4月の総会で再び会長に選ばれた。二度目の勤めとなる第4代会長時代は、日薬を社団法人に改組したほか、分業問題、新薬と売薬の区別などについて取り組んでいたが、その矢先の1912年（明治45）2月12日、重度の脳出血で急逝、享年59であった。糖尿病を患いながらも大学教授、薬学校校長、日薬会長という三職在任中の悲報に薬学薬業界は大きな衝撃を受けた。勲功により従三位勲二等に叙され、旭日重光章が贈られた。

　このように下山は生涯を通じて育英の職にあったが、わが国薬学創始者本流の責任を貫き、当初は皆無であった薬学書の著述に精魂を傾ける一方、大学教授にとどまらず、薬学校校長として丹波とともに実務を重んじる薬剤師の育成に心を砕いた。また約11年に及ぶ日薬会長時代は、誕生から間もない薬剤師の業権拡大と確立のために大学教授の枠を越えて尽力し、常に薬学の隆盛と実学を身につけさせる薬剤師の指導を忘れなかった。性格は、気は強いものの人の話に耳を傾け、多くの人を魅了したが、長井長義（薬化学教授）とは両雄並び立たずの譬え通り、協調し難い側面もあったという。

　愛知県犬山市にある犬山城の丘の麓に下山順一郎の顕彰碑が建てられている。

参考文献
1）東京大学編『東京大学百年史』東大出版会（1987）
2）日本薬剤師会編『日本薬剤師会史』日本薬剤師会（1973）
3）東京薬科大学編『東京薬科大学百三十年』東京薬科大学（2011）
4）緒方 章『一粒の麦』廣川書店（1960）
5）根本曾代子『下山順一郎先生伝』廣川書店（1994）

各論 49

水質・食品検査と毒物鑑定を薬学の役割とした丹波敬三

西川　隆

　未だ方向性が定まっていない創生期のわが国薬学の役割として、いち早く水質・食品検査と毒物鑑定を取り入れたのが丹波敬三である。1854年（安政元）1月28日、現在の神戸市元町の蘭方医の三男として生まれた。幕府海軍操錬所で蘭学を学び、17歳で上京、1872年（明治5）第一大学区医学校に入学したが、翌年医学校に製薬学科（東大薬学部の前身）が開設されたため薬学に転じ、第一期生として1878年（明治11）に卒業した。

衛生化学の先駆者となった東大時代

　製薬学科卒業後は、同期の下山順一郎、丹羽藤吉郎と製薬学科「別課」（薬剤師の短期養成機関）で後進の指導に当たっていたが、

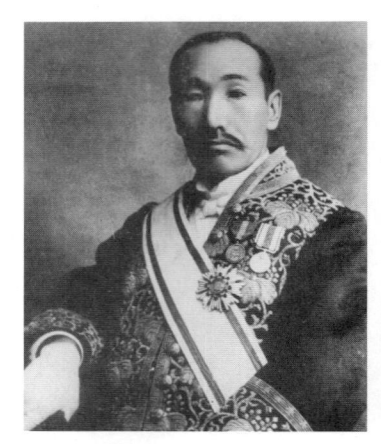

写真　丹波敬三

1881年（明治14）、27歳のとき製薬学科（本科）助教授に昇進、この年に医学科チーゲル教授の講義を訳し、『衛生・裁判化学』を著した。これが動機となって薬学の必須科目に衛生化学・裁判化学を加えるよう大学当局に進言、自らこの道の先駆者となった。

　1884年（明治17）、ドイツ・バイエルンのエルランゲン大学に私費留学。A・ヒルゲル教授に師事し、衛生・裁判化学の研究に励む。論文「青酸塩類と無毒青酸塩類を裁判化学的に区別する方法」を提出、翌年ドクトルフィロソフィーの学位を受けた。さらにベルリン府の衛生局助手となり、地下に埋められた上下水道の水質検査など実地研修の技術も習得した。その後、ブダペスト大学で衛生化学を学び、さらに下山が留学中のストラスブルグ大学で製薬化学を聴講し、2人で欧州の薬学教育や薬事制度を視察して1887年（明治20）年6月に帰国した。その年、下山とともに薬学科教授となり、自らが進言して誕生した「衛生・裁判化学」を担当した。

　その一方、1889年（明治22）に東京始審裁判所嘱託として裁判化学の毒物鑑定が犯罪捜査に欠かせない証拠となる重要な役割を実証するなど、薬学の幅広い応用分野を政府に示し、誕生から間もない薬学の振興に努めた。

　1893年（明治26）に薬学科は3講座3教授制となり、第2講座の衛生・裁判化学教授となった。1899年（明治32）には薬学博士号を下山、長井長義（薬化学教授）、田原良純（初代衛生試験所長）とともに授与された後、1904年（明治37）に欧米の薬学・衛生事情の視察目的で外遊。帰国後は日本薬局方調査主査委員、大蔵省醸造試験所評議員を委託され、政府が清酒の防腐剤としてサリチル酸を公

日本の薬学史

認したのも丹波の指示によるものである。これによりわが国酒造家のサリチル酸を防腐剤として使用する動きが一層促進されたばかりでなく、主に輸入や時には採算を度外視した不経済な製造法に頼っていたサリチル酸の国産化への改良研究に製造業の間で拍車がかかった。大阪の田辺五兵衛商店や東京の三共では石炭酸からの高圧法（シュミット法）によるサリチル酸国産化を軌道に乗せ、その時代の社会的要望に応えた。

　第1次世界大戦で医薬品の輸入が途絶した折りには、政府の臨時薬業調査会委員として国産化に貢献した。また病院長青山胤通の要望に応え付属病院で使用する駆梅薬サルバルサンの製造研究に着手、助手服部健三（後の衛生・裁判化学教授）の寝食を忘れた献身的な協力で2ヵ月後の1915年（大正4）に試製に成功した。自分の名前にちなんでタンバルサンと命名し、効力・毒性試験とも輸入品に遜色のないことがわかり民間企業（国産製薬所：武田、塩野義、田辺の出資会社）で製造発売した。

　発売後は付属病院などで使用されたが、1917年（大正6）2月東京芝・浜離宮で開かれた皇族懇談会において丹波はサルバルサンを取り上げ講演したが、その席で熱心にメモをとる久邇宮家の姫様（後の昭和天皇の皇后）の姿があったという。

　当時の梅毒患者は悲惨なものがあり、絶えず進行し遂には脳・神経梅毒となり、また先天性梅毒の原因となって当事者の一生に被害をもたらすのみならず、親子二代に及ぶのが特徴であった。その感染の温床は全国各地の遊郭であった。患者数は数百万人と言われ、社会問題になっていただけにサルバルサンの国産化成功はビッグニュースであり、後の昭和天皇の皇后がメモをとるほど熱心に聞いていたことも理解できるエピソードであった。

　ちなみにこの時期にサルバルサンの国産化に成功したのは丹波・服部のほか、慶松勝左衛門、岩垂亨、鈴木梅太郎、久原躬弦が別個に製品化する快挙を遂げた。

　丹波は、その後1918年（大正7）に63歳で東大教授を退官、正三位勲一等瑞宝章が贈られた。

学制改革と私立薬学校長時代

　丹波は、薬学の創始者として薬剤師の養成や業権の確立にも積極的に関わった。1888年（明治21）から私立薬学校（東京薬科大学の前身）監督として情熱を注ぎ、兼務のため校長の下山と早朝や夜間を利用して校務に当たり、1912年（明治45）に下山が急逝した後は校長に就いた。

　校長時代に遭遇した難題の1つは、1913年（大正2）9月に公布された文部省令「学校教育制度改正」への対応があった。これは薬学校に対し文部省が1918年（大正7）までに専門学校レベルへの引き上げを迫り、薬剤師試験の受験資格も専門学校以上の学歴者と定める学制改革であった。薬剤師の資質向上は歓迎するものの、専門学校への昇格は教授陣の強化や設備面の拡充など難題が横たわっていたが、1917年（大正6）に文部省の認可を得た。同時に専門学校卒業生には無試験で薬剤師免許証が与えられる特典（指定書）が私学で最初に交付された。

　しかし、その一方で1921年（大正10）以降、永久に受験の機会を失うと見られる全国の約3000名に及ぶ薬学校出身者に薬業界から同情が集まった。丹波は進退に迷うこれらの人々の救済に温情と熱意をもって尽力し、東京、大阪などで定期的に薬学講習会を開き補習教育を行った。その結果、多くの試験合格者を出し社会に役立たせると同時に、人情家学者の名を馳せた。

　また薬剤師会での活動も1889年（明治22）から東京薬剤師会役員として下山とともに活動した。1893年（明治26）6月に日本薬剤師会が創立され、下山の第2代、第4代会長時代には理事として支

えた。下山の急逝後、1912年（大正元）に第5代日薬会長に就いたが、当初から医薬分業運動を巡る漸進・急進両派の対立が表面化する難しい局面にあった。

日薬会長時代は漸進路線を歩む

　漸進派の下山路線を継承する日薬会長丹波に対し、丹羽藤吉郎らの急進派は「薬律」を改正して分業を遂行せよとの主張を繰り返していた。丹波は先行きの読めない分業一本槍路線を避けて実現可能な現実路線を歩み、まず薬剤師の業権拡大のため政府に建議書（警察薬剤師の設置、薬剤師業に対する営業税の免除など）を提出、会内をまとめる努力を続けた。

　また、1914年（大正3）3月の「売薬法」公布により売薬の無害有効が確認されたことで、簡易治療薬の地位を獲得したが、その影には丹波の尽力があった。売薬法原案に盛り込まれた、①一定範囲の毒劇薬配合を認め効果を高める、②売薬の調整資格者を薬剤師に限定する――ことに対し、医師の反対は強く審議は難航した。この折り丹波は帝大教授の裃を脱いで有力売薬業者を料亭に招き、売薬法公布の狙いは「売薬の地位を向上させることで、売薬印紙税の撤廃が容易になる」と説明し、広告スポンサーとして日刊新聞へ政府原案を支持するよう訴え同意を得た。その結果、新聞は一部医師の横暴振りを批判して政府原案支持の世論を喚起し、原案修正は最小限にとどまり成立した。

　こうしたなか、日薬会内では急進派を支持する声が一段と高まっていた。1914年（大正3）4月の代議員会では「速やかに医薬分業に関する議会運動を行うこと」の議案が提出され、激しい質疑の末、17対75の大差で議決されたため、丹波漸進派執行部は退陣した。辞任に際し丹波は「代議員会では会長が同意しないにも拘わらず、国会に分業法提出の決議をした。自分はその折衝に当る確信がない」と心情を述べ、約4年の会長職に幕を引いた。日薬会長は急進派の丹羽藤吉郎が就いた。

　日薬を去った後は、東京薬学校長として薬学専門学校に昇格させほか、中央衛生会委員、薬局方調査委員などの立場から薬学・薬剤師の向上に尽力した。丹波は生涯を通して公的行動では常に下山と進退を共にしたが、遥かに長寿を全うし1927年（昭和2）10月19日、東京薬学専門学校校長在任中に74歳で死去した。帝国大学教授でありながら稀に見る庶民性と温情さをもち、加えて社交性に富む人柄は多くの薬学薬業人に慕われた。

　　　　参考文献
　　　　1）東京大学編『東京大学百年史（部局史2）』東大出版会（1987）
　　　　2）日本薬剤師会編『日本薬剤師会史』日本薬剤師会（1973）
　　　　3）東京薬科大学編『東京薬科大学百三十年』東京薬科大学（2011）

各論 50

医科大学病院の「模範薬局」と丹羽藤吉郎

小清水　敏昌

　丹羽藤吉郎（1856～1930）は、明治時代に東京大学薬学科教授でありながら医薬分業に奔走し日本薬剤師会長を三度も務めた薬学者。1856年（安政3）2月に佐賀藩（現在の佐賀県）で生まれた。東京大学の前身である大学南校に入学し、ドイツ語科で学んだが医科大学製薬科へ転校。1878年（明治11）東京大学医科大学製薬学科を卒業（第1回生）。卒業後、助手として大学に残り学士号の「製薬士」授与。そののち助教授、教授と進んだ。

　当時の明治政府は医学教育や国民の保健衛生面を整備するため、西洋医学の導入、とりわけドイツ医学に倣った医学教育を進めていた。ドイツ本国では医薬分業が実施されていたため、医師と薬剤師の役割が明確であったので、その制度導入運動の指導者でもあった。

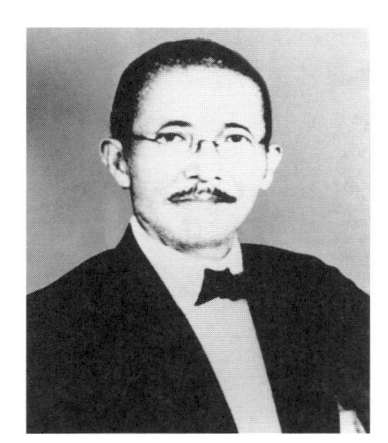

写真　丹羽藤吉郎

わが国薬学・薬剤師に対する貢献と「模範薬局」

　1886年（明治19）3月の「帝国大学令」によって製薬学科が廃止と決まった。理由は応募学生や在校生がこの頃は皆無のためであった。これを聞いた当時助教授だった丹羽は単身で時の文部大臣森有礼に直談判をして、わが国に薬学がいかに必要かを力説し納得させた。その結果、廃止は撤回され再び帝国大学医科大学薬学科（学士号：薬学士）となり、今日に至るまで続いている。当時31歳の丹羽の行動がなかったら、わが国の薬学や薬剤師の存在はかなり遅れたことであろう。

　丹羽は薬局長を兼務していたので、付属医院の薬局を1890年（明治23）5月に「模範薬局」とした。この理由は、薬律（薬品営業竝（並）薬品取扱規則）が公布（明治22年3月15日）された。その直後に、地方病院の薬局長が開局者の指導者として医薬分業の受け入れ体制を整備するためには医科大学の薬局が「模範」とならなければならないと丹羽は考えたからである。そして、1890年（明治23）7月には全国公私立病院薬局長会議を東大で開催し、参加した薬局長たちに檄を飛ばし、薬局の整備、調剤の方法などを協議した。

　薬律により、従来からの免許薬舗は「薬局」に、免許薬舗主は「薬剤師」に改称され、施行は翌1890年（明治23）3月1日からであった。薬律は、1925年（大正14）には「薬剤師法」に、1943年（昭和18）には「薬事法」に改変されている。ところがこの薬律には、医師の調剤権を認めた条文（附則第43条）

があり、真の分業にはならなかった。丹羽は大反対で全国の薬剤師に呼びかけ、先頭に立ってこの条文の撤廃運動を起こし、以後百年も続く泥沼のような医師と薬剤師との闘争が繰り返し展開されることになる。この頃、医師3万8000人に対して薬剤師は1700人と登録されており、人数が少ない状況ではあった。

当時の医科大学医院の薬局長は、1908年（明治41）の文部省の勅令（第142号）に、「薬局長は総長監督の下に於いて医院薬局の事務を掌理す」と定められ、医院とは独立しており医院長の下ではなく総長の直接監督下にある大学附属機関の責任者だった。その責任者として丹羽が同附属医院初代薬局長に補された。丹羽は附属病院の混雑する出入口に付設される薬局形態をやめて、諸施設の完備した独立体制とする意見を附属医院兼任の医科大学長青山胤通と総長浜尾に訴え続けた。単なる処方調剤にとどまらず、薬品の安全性を確保するための品質試験や適正な薬品管理、製剤などを行う一方、研修生の育成のための実習室、講堂、図書室などを配置した薬局の建設を要望し同意を得た。

そして、丹羽の設計による薬局が1910年（明治43）6月に外来患者診療棟に隣接し、当時としては威容を誇った独立の建物の薬局を完成させている。

医薬分業の実現に注いだ生涯

1893年（明治26）6月11日に日本薬剤師会が創立された。その後、医薬分業のための運動を全国的に展開し、何度も国会へ法案を提出するも医師会側の反対にあってなかなか運動の成果が実らなかった。1893年（明治26）9月に丹羽が属している帝国大学に講座制が設置され、「医科大学」を含め法・工・文・理の5分科大学に講座の種類と数が公布された。医科大学の薬学科では丹羽は第3講座で有機化学担当とされた。しかし、薬学振興の目的からわが国有機化学の第一人者で当時薬学科講師であった長井長義を薬学に迎えるため、丹羽は教授ポストを進んで長井に譲り、自身は助教授で調剤学を担当し、薬局長を兼任した。

1896年（明治29）2月に丹羽は全国の病院薬剤師に呼びかけ病院薬剤師協議会を開催したところ、多くの薬局長が参加した。1899年（明治32）に行われた薬剤師国家試験受験者数は204名で合格者は32名であった。また、東京帝国大学医科大学薬学科の卒業生は再びゼロで、1890年（明治23）に5人が卒業後、13年間における卒業生はわずか合計で21人のみ。薬学生や薬剤師の人数が極めて少数だった。

帝大教授に就任

日清戦争が1894年（明治27）に勃発したため丹羽の留学が遅れたが、1900年（明治33）ベルリン大学に3年ほど留学し製造化学を学んだ。当時の帝国大学医科大学の教授になるためには留学が必要であった。帰国後の1903年（明治36）12月に学位令に基づき薬学博士の学位を授与された。1907年（明治40）4月に東京帝国大学教授に就任し、薬学科として4番目に開設された薬品製造講座を担当したが、翌1908年（明治41）6月から同附属医院初代薬局長にも補され、両任務を怠りなく務めた。その後、1914年（大正3）7月に第1次世界大戦が勃発し、わが国は日英同盟からドイツに対して宣戦布告をした。しかし、ドイツから多くの医薬品を輸入していたわが国はその確保が困難となった。そのため、独自で薬品の開発・製造することの使命は薬学者として荷が重かった。しかし、丹羽はインジゴ

合成開発やカフェイン製造の工業化に成功している。

日薬会長として

そうしたなかで、1914年（大正3）年5月の日本薬剤師会総会で第6代会長に選出された。その後、1927年（昭和2）2月まで連続して会長に選ばれている。1929年（昭和4）2月には日本薬剤師会総会で第9代会長に再選され、3度目の就任であった。3月には第56回帝国議会に医薬分業の実施に関する請願書（全国都市で3万1000人の著名）を提出し衆議院の請願委員会で満場一致で採択されたが、医師会側の猛烈な反対工作により結果的に審議未了となってしまった。この反動のためか、翌1930年（昭和5）3月12日に会長職のまま逝去、享年75歳であった。生涯を医薬分業に注いだ薬学者であった。

参考文献
1) 秋葉保次、中村 健、西川 隆、渡辺 徹『医薬分業の歴史』薬事日報社 (2013)
2) 堀岡正義、薬局　1971；2 (6)：779
3) 根本曾代子「丹羽藤吉郎先生の有機化学重視の先見性」ファルマシア　1983；19 (11)：1189
4) 安江政一、ファルマシア　1979；15 (2)：158
5) 『創立120年記念 日本薬剤師会史』日本薬剤師会 (2014)

各論 51

薬事衛生行政の達識者 田原良純

末廣 雅也

　ふぐ毒「テトロドトキシン」の発見と明治大正期の衛生試験所長として医薬品の第1次国産化時代の幕開けに尽くした田原良純は、1855年（安政2）7月5日、佐賀藩士の長男として生まれた。1871年（明治4）16歳の時、明治新政府の英才公募の選に入り、佐賀藩の貢進生として東京開成学校ドイツ学科で理化学と鉱山学を修めたのち、1876年（明治9）に東京大学医科大学製薬学科に転学、1881年（明治14）に卒業（第3回生）した。

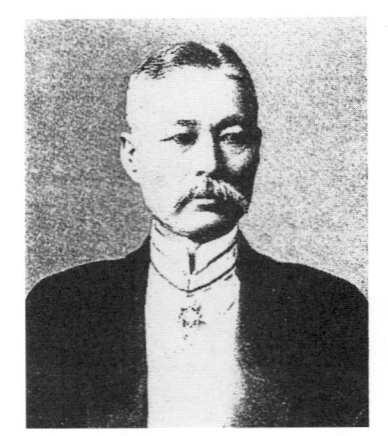

写真　田原良純

テトロドトキシンの発見

　卒業後、その年に内務省衛生局に入り、東京司薬場（1883年東京試験所となる）に勤務した。その頃の東京司薬場は、マルチン（Georg Martin）、エイクマン（Johan Frederik Eijkmann）ら外国人指導者の長期にわたる指導で役割や方向性も定まりつつあった。田原は2年間、エイクマンから直接指導を受け、薬品試験と食品の栄養化学分析を手掛け、わが国の食品衛生検査の先駆けとなった。

　1883年（明治16）5月、東京試験所検明部長に昇進、食品・水・空気など衛生化学面の試験に取り組む一方、1年3ヵ月務めた同所長時代の長井長義の漢薬牡丹皮成分「ペオノール」の研究に協力しながら、ふぐ毒成分の研究に着手した。

　1885年（明治18）秋に長井が退官した後、1887年（明治20）4月に東京衛生試験所長に就任、それ以降1922年（大正11）に辞任するまで35年間にわたり所長を務めた。

　その間、1890年（明治23）ドイツに3年間留学し、「ペオノール」の構造決定と合成を完成させた後、欧州の衛生事業を視察した。帰国後は各種衛生試験の調査研究に没頭し、これら業績により1899年（明治32）薬学博士を授与された。田原は、所員の指導にも熱意をもって当たり、多くの優れた部下たちを大成させた教育者でもあり、また施設の拡充や庁舎の増改築にも積極的に取り組み、東京衛生試験所の声値を高めた。

　所長時代の業績は、ふぐ毒素の研究や木材乾留の研究・指導、国民の栄養に関する研究など広範にわたっている。殊にふぐ毒のテトロドトキシンを発見・分離し、その創製に成功したことは有名である。その業績により1921年（大正10）帝国学士院の桂公爵記念賞を受賞し、1924年（大正13）には帝国学士院会員となった。田原がふぐ毒研究に着手した理由には社会的要因があった。今日と違って、

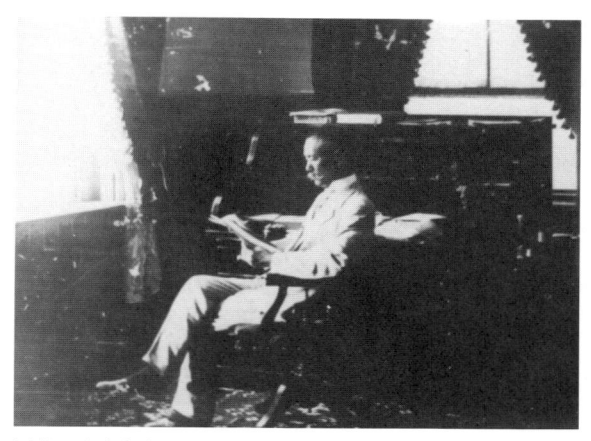

写真　東京衛生試験所所長室における田原良純

ふぐは江戸時代から1935年（昭和10）頃までは大衆魚だった。それだけにふぐ毒による中毒死亡事故は江戸・明治期から各地で多発し、〈ふぐは喰いたし命は惜しい〉と怖れられていた。こうした背景が田原をふぐ毒研究に向かわせたのである。

　田原のふぐ毒に関する化学的研究は、テトロドトキシンと命名した37ページに及ぶ大論文を掲載する1909年（明治42）の『薬学雑誌』を最後として姿を消したが、その製造権を獲得した三共から1913年（大正2）、鎮痙剤として発売された。鎮痙・鎮痙掻痒・鎮静充血などの効果とともに、モルヒネ、アトロピン、クラーレなどの短所を補う薬剤として使用された。その後、テトロドトキシンの複雑な篭形立体構造が、東大教授津田恭介（後に文化勲章を受章する）らのグループから初めて報告されたのは1964年（昭和39）4月、京都で開催された国際天然物化学会議であった。

第1次大戦下の医薬品国産化を指揮

　さらに田原の特筆すべき功績は、東京試験所長としてわが国医薬品の国産化の幕開けに指導力を発揮、未発達であった製薬産業の発展に寄与したことである。1914年（大正3）に欧州で勃発した第1次世界大戦に、わが国もドイツに宣戦布告したため、ドイツからの輸入医薬品が途絶、国内は医薬品不足の危機が薬業界、医療界を襲った。

　この直前の話だが、ドイツに宣戦布告する11日前の8月12日、田原に内務省衛生局長中川望から「事変に際し医薬品の需給方」について密かに意見を求められた。田原は時局を的確に捉えて以下の回答をした。「ドイツからの輸入が途絶え、イギリス、スイスからも途絶えれば、長くて4～5ヵ月しか支えられない。衛生試験所の中に臨時製薬所を設立して重要医薬品を製造することが重要である。欠乏して医療上困るのは石炭酸、麦角エキス、塩酸コカイン、燐酸コデイン、塩酸モルヒネ、グァヤコール、クロロホルム、サントニン、クレオソート、サルバルサンなど20品目である」と。

　田原の回答を基に内務大臣若杉礼次郎は、東京・大阪の両衛生試験所に臨時製薬部を設置し、重要医薬品の製造法の調査試験を命じた。田原と大阪衛生試験所長平山松治は緊急性の高い重要医薬品の中から原料入手が可能なものを選び、直ちに準備に入った。

　ドイツへの宣戦布告後は、ドイツからは一品も輸入されず、国内価格は高騰、連合医師会は「薬品の高騰は薬業者が利益を上げる悪辣な手段を弄している」と非難する始末であった。そこで大阪（武

田長兵衛、田辺五兵衛、塩野義三郎）と東京（塩原又策、鳥居徳兵衛、友田嘉兵衛ら）の薬業者代表は、1914年（大正3）11月「医薬品の欠乏と価格対策を検討する薬業調査会の設置」を首相大隈重信に進言、政府は12月7日「臨時製薬調査会」を設置し、薬学・薬業、医学、工学、理学から28名の委員を選んだ。委員には田原、平山が加わり、衛生試験所に「臨時製薬部」を新設して重要医薬品の自給・国産化に乗り出した。

　田原は、臨時製薬部技師として東大薬学科助手の村山義温を迎えて、第一線で重要医薬品の試製研究に当たらせた。その成績は官報に公示され、それを基に民間薬業者への技術指導と生産奨励が行われ、国内の製薬熱は一気に高まり危機を乗り越えた。ここに第一次国産化時代が到来、これを契機にわが国製薬産業が発展した。

　田原は、衛試所長のかたわら中央衛生会委員、日本薬局方調査会委員、日本薬学会副会頭などを歴任。温厚な性格と相まって衛生行政の達識者として内務省、文部省にとって掛け替えのない重鎮であったが、病気のため1922年（大正11）に退官した。正三位勲二等旭日重光章が贈られた。1935年（昭和10）6月31日、81歳の人生に幕を下ろした。

参考文献
1) 東衛会『国立衛生試験所百年史』（1975）
2) 日本薬学会『日本薬学会百年史』（1980）
3) 池田松五郎『日本薬業史』薬業時論社（1929）
4) 三共株式会社『三共百年史』（2000）
5) 西川 隆『くすりの社会誌』薬事日報社（2010）

各論 52

わが国初の私立薬学校の誕生と藤田正方

五位野　政彦

出生と医師への道

藤田正方は1846年（弘化3）9月12日に越前丸岡藩（現在の福井県坂井市）の藩医の家に生まれた。

藤田の生まれた当時の福井は、近代化を進める進取の気性を持つ土地柄であった。藩校で漢学を学んだ後、藤田は金沢の蘭医黒川良安から蘭学を学んだ。1868年（明治元）に22歳で医学校（現在の東京大学医学部）に入学、英国人ウィリス（William Willis）の教育を受けて1872年（明治4）に卒業、医師となった。卒業後は文部十三等出仕。権少助教となっている。

1872年（明治5）に東京・神田で医院を開業したが、そのかたわら同年8月東校（前述の医学校から改称）に復帰し、翌年から第一大学区医学校製薬学教場（現在の東京大学薬学部）の学生監として薬学教育に従事した。

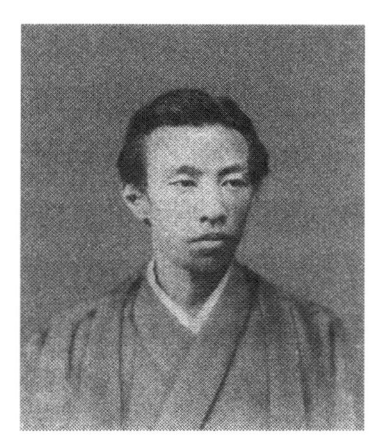

写真　藤田正方

ミュルレルと薬学教育

このころ、ドイツ人医師ミュルレル（Leopold Müller）とホフマン（Theodor Eduard Hoffmann）によるドイツ医学の導入がはじまるが、特にミュルレルは薬学の重要性をわが国の医政者や医療関係者に進言していた。藤田とミュルレルが一緒にいたのは1873〜1874年（明治6〜7）の間と短いが、藤田はこの間にミュルレルを通じて欧州で実践されている近代薬学の重要性を認識した。

1874年（明治7）、藤田は、新規に設立された東京府病院に異動、6月からは同院生徒教授方として生徒の教育を兼務した。藤田は病院における医薬品の使用、管理のかたわら、医学と両輪の薬学をいかにわが国に根付かせるか、また薬舗主の養成をどのように行うかを考え続けていた。

その結論として自宅で自らの医院を開業しながら薬舗開業試験受験生のための薬学指導を始めた。これには当時の東京大学医学部製薬学科の学生数が本科と別科あわせて各期20名ほどが限度であり、日本各地から薬舗主を志して上京する多くの者がその前途を絶たれているという背景もあった。

日本最初の私立薬学教育機関創立

　しかし、多忙の中では個人で教育を継続することは困難であったので、藤田は1880年（明治13）に薬学校の開校準備を開始した。これには東京大学医学部製薬学科調剤学担任の勝山忠雄や、藤田の公正無私な教育方針を知った東京府下の有力薬業家である福原有信、雨宮綾太郎、森嶋松兵衛、竹内久兵衛らによる物心両面にわたる協力があった。

　翌1881年（明治14）1月、藤田は「私立東京薬舗学校開業上申書」を提出し、日本最初の私立薬学校である東京薬舗学校（現在の東京薬科大学）を本所亀沢町（現在の東京都墨田区）に開校した。生徒数は少なかったものの、1884年（明治17）の第1回卒業生17名は全員が薬舗開業試験に合格することができた。同校は1883年（明治16）に、校名を東京薬学校と改称した。

　薬学教育の更なる充実を図る決意をもった藤田は、1886年（明治19）1月、文部省二等属待遇の官職を勇退して薬学校校長の職務に専念、同年には東京薬学校附属試薬所を設置し、飲料水、薬品、食品の試験依頼が多く寄せられた。

早すぎる死と私立薬学校

　明治時代にはコレラなどの集団感染が数年ごとに発生し、1886年（明治19）のコレラ集団感染発生時にも藤田は自ら医師として患者の治療に当たっていた。しかし9月4日にコレラに罹患し、9月9日午後4時30分に死去した。享年40歳は当時としても短い命であったばかりでなく、藤田の死はまだ揺籃期の近代薬学教育にとって大きな痛手となった。

　彼の死後、東京薬学校は医科大学製薬学科教授下山順一郎を校長に、同丹波敬三を監事に迎えて、同時期に設立された薬学講習所と合併して私立薬学校と改組して存続した。藤田が求めた「実学の薬剤師の養成」という理想は私立薬学校の発展とともに実現されることとなった。

　藤田は温情な性格であり、職員との交流も深かった。琴古流尺八の趣味をもっていたと伝えられている。東京都台東区にある谷中墓地には、死後23回忌の際に建立された顕彰碑がある。

藤田正方の著書

　藤田の著作のうち代表的なものに下記がある。

- 『筆算知方』成美館、島村利助（1872）
- 『理学新論』大和屋喜兵衛（1873）
- 『東京府病院薬局法』島村利助（1880）
- 『簡明物理学』衛生社（1884）
- 『日本薬局方訓解』東明書院（1886）

参考文献

1) 川瀬 清「日本における薬剤師教育の祖・藤田正方をめぐって」薬史学雑誌　2009；44：114
2) 川瀬 清、宮本法子、小倉 豊「東京薬舗学校創始者・藤田正方（続）」薬史学雑誌　2010；45：155
3) 川瀬 清「藤田正方と日本薬学会」ファルマシア　1980；16（7）：661-662
4) 東京薬科大学九十年史編纂委員会『東京薬科大学九十年史』東京薬科大学（1970）
5) 国立国会図書館近代デジタルライブラリー：http://kindai.ndl.go.jp/，2014.9.1　21:00（JST）アクセス

各論 53	草創期の京都の薬学教育と ルドルフ・レーマン

西野　武志・鈴木　栄樹

　1868年（明治元）に成立した明治政府は、新生日本の建設にあたり、ドイツを規範としたさまざまな制度を取り入れることを決定した。1873年（明治6）には東京医学校に製薬学科が設置され、日本における薬学教育が正式にスタートした。しかし、当時は漢方医と和漢薬種屋が一般的で、ドイツ式の薬学教育を国内に定着させるのは容易なことではなく、政府は「薬剤取調方法」（医薬品取り扱いの規範）を制定するなどして新しい医薬制度の普及を図った。さらに1874年（明治7）、政府は日本初の総合的な医療制度「医制」を発布した。「医制」は全76条で構成されており、医薬分業制度を謳ったほか、司薬場の設置や売薬の免許制度などについて定めていたが、社会情勢に混乱を与えないよう、東京・大阪・京都の府から徐々に実施された。

　その中でドイツ人のルドルフ・レーマン（Rudolf Lehmann：1842～1914）が1869年（明治2）に来日したが、この年は前年に続く明治天皇の2度目の東幸により、事実上の東京遷都がなされた年であった。また、その後、公家たちもそのほとんどが次々と東京に移っていき、皇族・公家への依存度が高かった京都経済の繁栄は急速に失われていった。京都府はこれに対して明治天皇が京都復興のために特別のご配慮によって下賜された基金をもとにして欧米文化を輸入して新しい教育・文化の建設を図って近代的な殖産興業の道を開き、維新に相応しい日本の出発について広く全国にその先鞭をつけた。

R・レーマンの生い立ちと来日

　レーマンは1842年（天保13）10月15日にバルト海に近い北ドイツのオルデンブルク（Oldenburg：「古い城」を意味する）に生まれ、父のアドルフ・レーマンは控訴院一等判事であった。レーマンは高等学校卒業後、西南ドイツのカールスールエ（Karlsruhe）の工業大学（Technische Hochschule）の土木工学科で河海工業と土木工学を専攻し、卒業後はオランダのロッテルダム造船所に勤務したと述べられている。

　1869年（明治2）に27歳で単身渡日し、大阪川口の居留地で貿易商の兄カールが経営していたレーマン・ハルトマン会社（Lehmann, Hartmann & Co., Ltd.）に勤め、その事業に協力した。彼の日本での初仕事は、輸入の鋼板を組み立てて3艘の鋼板製の川蒸気船を建造したことで、淀川水域で伏見、大阪間の船運に役立った。これはわが国最初の鋼鉄船であることが知られている。このことは明治工業史造船篇に詳しい。

　レーマンの故郷オルデンブルクは現在のニーダーザクセン州の北部に位置する内陸の港町である。

ヴェーゼル川の支流であるフンテ川などの河川や運河が流れ、その点では大阪との共通性があり、レーマン兄弟を惹きつけたのかもしれない。

京都の角倉洋学所（欧学舎）へ

　当時、京都府の権大参事（後の第2代京都府知事）であった槇村正直（1834～1896）は、京都府顧問の蘭学者山本覚馬や医師明石博高の献策を容れて西欧の文化を取り入れ、殖産興業を図るため外人教師を迎えて語学教育を行うことになり、レーマンが来日した翌年の1870年（明治3）11月に京都に迎えられた。すなわち、レーマンは京都市河原町二条の角倉邸に設けられた角倉洋学所に語学教師および建築技師として京都府雇となった。角倉洋学所は翌1871年（明治4）元長州藩屋敷に置かれていた勧業場内に移転、名称も欧学舎と改められ、独逸学校を開校し、さらに英語学なども開校された。ともあれこの当時は未だ攘夷的思想も多分に残っていたので、学校の門口には竹矢来を設け警察官が警護し、かつ外人教師の出入には幾人かが護衛として付き添ったと言われる。

　欧学舎は1873年（明治6）に現在の京都府庁所在地に新築・移転し、欧学舎独逸学校と改められ、独逸学校に医学予備科を設けて医学志望者にドイツ語を教えたが、1879年（明治12）に京都医学校に合併されて廃校となり、独逸学校の廃止とともにレーマンは解雇された。この独逸学校が今日の京都府立医科大学の基礎となった。こうしてレーマンは解職後も1881年（明治14）12月の任期満了まで京都に留まり、1882年（明治15）2月に東京に移住した。

レーマン会と京都私立独逸学校の発足

　明治以後、日本の近代化には多くの外国人による支援や協力があった。そうした御雇外国人に対する当時の日本人の好悪にも、自ずとさまざまな幅があった。レーマンの場合、その人柄は温厚篤実で徳望が高く、また教育にもすこぶる熱心かつ親切であったので、その膝下から多くの有為な人材が育った。

　レーマンは1882年（明治15）に東京に移住したが、彼の薫陶を受けた門人らによって1つの会が結成され、彼の入洛などの際に会合を持ち師恩に報いた。この会が「レーマン会」と呼ばれるもので、中川重麗・原口隆造・下河辺光行・栗生光謙・上田勝行・小泉俊太郎・雨森菊太郎・喜多川義比・香山晋次郎らの人々がこの会に集まった。彼らは1850年代から60年代初めにかけての生まれで、当時は30歳前後の少壮気鋭の人材として、その多くは療病院や医学校などの京都府の機関に関係していた。

　レーマン会の人々を中心に18名を発起人として、180名から寄付金を集め、1884（明治17）年4月15日に京都薬科大学の濫觴である京都私立独逸学校（京都市富小路夷川下ル鍛冶屋町）が開設された（京都薬科大学の創立）。独逸学校の就業年限は、正確な資料を欠いているものの、2年間と推測されている。同校にはドイツ語を教授する本科のほかに、物理学・化学・植物学などの薬学関連の教育を行う別科が併置され、前者では15、16歳前後の生徒が、後者では17、18歳前後の生徒が京都府下や滋賀・大阪などの近県をはじめ、福井県・愛媛県さらに遠くは山口県、佐賀県、鹿児島県からも集まっていた。

薬学教育の開始

　京都私立独逸学校（初代校主はレーマン会の中川重麗：京都薬科大学の前身）は、ドイツ語を教授する本科のほかに、別科において薬学関連の教科を教えていた。しかし、間もなく1886年（明治19）8月に小西源次郎ほか13名が連署して「薬学科」の付設を請願した。これに対して学校側もその要望を容れ、同年10月15日から薬学科を設置し、講義内容も高めて生徒を募集した結果、63名の生徒が集まった。

　当時の科目は、数学・物理学・化学・植物学・動物学・生薬学・金石学・薬物学・調剤学の9つであり、府立療病院や医学校に勤務していた上田勝行、栗生光謙、喜多川義比らレーマン会のメンバーや山岡景命（数学）が本職と兼任で教鞭をとっていた。

　このように京都私立独逸学校に薬学科が設置され薬学教育が開始された背景として、1874年（明治7）に発布された「医制」が薬舗主（薬剤師の前身）の資格や免許試験について規定したことから、各地で薬舗主養成のための薬学校を設立する動きが始まっており、そのため文部省は1882年（明治15）に「薬学校通則」を布告、薬学校について規定するとともに、各地での薬学校設立を促した時代の要請を受けたものと言える。

レーマン家の家族と墓所

　レーマンは1877年（明治10）頃に京都で由緒ある日本婦人木田ベン（Ben）を娶って妻とし、5男1女をもうけた。次男のアドルフ（Adolph）以外はいずれもドイツで教育されたが、アドルフはレーマンの後継者として両親の膝下で教育中、不幸にも1911年（明治44）2月、第一高等学校在学中に腸チフスを患い22歳の若さで死去した。

　墓所は財団法人東京都公園協会が管理する東京都豊島区の雑司ヶ谷霊園にあり（**写真**）、墓石の南面に上から次男のアドルフ、レーマン本人、妻ベン（日本人）の順にそれぞれ出生地、生年月日と死亡地および死亡年月日が刻まれ、その下段にヨハネ伝8章の31.32の聖句がドイツ語で刻まれている。右側には法名を刻んだベン夫人の墓が別に建てられ、一対の献燈がある。なお、本墓所は京都薬科大学創立120周年の2004年（平成16）7月（この年はくしくもルドルフ・レーマン没後90年でもある）に、東京都から墓地承継の許可が京都薬科大学に下り、それを記念した「R.レーマンの顕彰碑」が墓所の左側に建てられている。

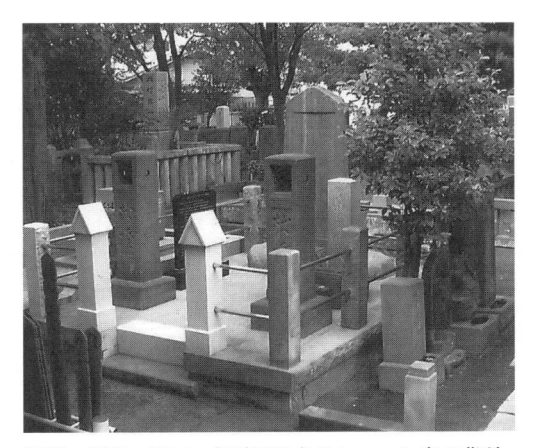

写真　東京・雑司ヶ谷霊園にあるレーマン家の墓所

参考文献
1) 京都薬科大学八十年史編纂委員会『京都薬科大学八十年史』京都薬科大学（1964）
2) 京都薬科大学百年史編纂委員会『京都薬科大学百年史』京都薬科大学（1985）
3) 創立120周年記念誌編集委員会『京都薬科大学創立120周年記念誌』京都薬科大学（2005）
4) 鈴木栄樹『京薬のあゆみとともに』学校法人京都薬科大学（2005）

各論 54

わが国の薬剤官の歴史

堀口　紀博

薬剤官とは

　現在、自衛隊では「薬剤師である自衛官」を薬剤官と称する。旧軍では薬剤師である軍人を薬剤官と称した。明治以降、薬剤官を「司薬医官」「剤官」などとする表記がある。

薬剤官の業務内容

　わが国の軍関係病院の開設は1868年（明治元）山下門内の兵隊仮病院が最初と思われる。

　1870年（明治3）に陸軍病院・海軍病院が開設されている。1871年（明治4）に軍医療付属本病院（軍事病院；東京）および大阪、熊本、仙台にそれぞれ兵団病院が開設された。

　1870年（明治3）の大阪軍事病院規則書には、「司薬医官は製薬薬湯包帯製造薬剤の出入を司る」とされ、薬剤官の業務は調製剤およびそれらの管理であった。

　1871年（明治4）、軍医療章程中の薬局定則（薬局との表記はこれが初出）では、調剤の時間、司薬生の出勤時間および業務（浸剤煎剤等の製薬）、入院患者および外来患者の投薬日（夫々偶数日と奇数日）、投薬日数等調剤に関する事項が定められている。

　1873年（明治6）、軍医部職務章程規則第2条「薬剤官の職務の大旨」によれば「薬物並医科百般器械の精粗を点検し及びその出納を監視す」とあり、調製剤のみならず医療用機器の保守管理、出納帳簿についても薬剤官の職務とされている。

　薬剤業務の内容は処方の疑義紹介、医薬品の在庫管理、調剤者の印の必要性、毒薬猛毒の保管場所の指定、薬袋に記すべき事項（患者名、用法）、外用薬には赤または青色の札を貼る等が示されている。薬局業務の基本はすでにこの時期に定まっていると思われる。また、薬剤師法第1条で示す薬剤師の任務、「調剤」「医薬品等の供給」「薬事行政」はこれら薬剤官の職務を継承しているものと思われる。

薬剤官の所属機関の変遷

　1875年（明治8）陸軍本病院（東京）鎮台病院（6ヵ所）があり、各病院は3課制で第1、2課は医官、第3課は薬剤官が責任者である。

　陸軍本病院の第3課長は薬剤監または薬剤正であり、課員は剤官である。薬剤監の任務は『薬剤庫』

に薬剤を保管し、「器械庫」に医療機器を保管することである。薬剤係と器械係は薬剤官の任務である。

鎮台病院の第3課長は剤官であり、本病院と同じく薬剤係と器械係に分かれ「薬室」と『器械室』が設置されていた。第3課の任務は薬剤の鑑定、製造であり、剤官の職務は薬物の調整、器械の貯蓄、修理、分配等と規定されていた。

1876年（明治9）軍医部は「軍医」と「薬剤官」の2課制になった。

1879年（明治12）陸軍軍医本部の本部長は軍医総監であり、次長は軍医監と薬剤監の2名で、庶務課および薬剤課の2課制であった。

1880年（明治13）陸軍軍医本部は中央機関として「軍医本部」「陸軍本病院」「鎮台病院」「屯営病室」の4部からなり、部長は軍医総監、次長は軍医監、薬剤監各1名であり、薬剤監は薬剤及び器械に関する一切の事務を行うとされた。庶務課と薬剤課の2課制であり、薬剤課長は一、二等薬剤正、課員は剤官、剤官副・補である。

1886年（明治19）陸軍軍医本部は陸軍省医務局と改称され、次長は軍医監のみとなり、薬剤監は廃止され、第1課、2課、3課制になり、第3課は薬剤課である。

1890年（明治23）第3課が廃止され、衛生課と医事課に改編された。

1896年（明治29）から1898年（明治31）にかけ中央衛生材料廠が創設された。その理由は日清戦争（1894年7月～1895年3月；8ヵ月間）勝利により、外地に補給された膨大な医療関係の機器、医薬品などが使用されることなく日本に送還されており、これらの再利用および管理のための組織（補給廠）が必要となったからである。補給廠の創設に伴い、医療用器資材の保管、補給体制の整備、医療用機資材の世界的な情報収集、研究開発業務等の任務がさらに付与された。

1898年（明治31）中央衛生材料廠は衛生材料本廠・衛生材料支廠に改称された。本廠だけでは管理しきれない大量の医療用品があったと考えられる。

1899年（明治32）衛生材料廠に改編し、日露戦争（1904年2月～1905年9月；19ヵ月）に備えたものと思われる。

なお、明治期の陸軍の病院総数は台湾、朝鮮半島等を含め84ヵ所であった。

薬剤官の階級の変遷

1873年（明治6）の薬剤官階級区分は薬剤監（大佐相当）を長として、一等薬剤正（中佐相当）二等薬剤正（少佐相当）、剤官一等二等（大尉相当）、剤官副一等二等（中尉相当）剤官補（少尉相当）である。

1885年（明治18）フランスの制度に倣っていた薬剤官の階級相当を、軍医とは制度を変えるべきとの意見、またドイツの制度によれば、薬剤官は軍人ではなく軍属であることから、薬剤官の階級を下げることが決定された。その結果、薬剤監（少佐相当）一等薬剤正（大尉相当）二等薬剤正（中尉相当）三等薬剤正（少尉相当）へとそれぞれ格下げされた。

1902年（明治35）薬剤官の階級相当は陸軍一等薬剤正（大佐相当）二等薬剤正（中佐相当）三等薬剤正（少佐相当）へと格上げされた。薬剤官は大学卒業者であり、少佐相当が最高階級だと優秀な者が志願しなくなり、最高階級の薬剤監の職務である衛生材料廠長が少佐では他（獣医官等）との比較でも不都合であるとの理由からであった。漸次大佐相当官に格上げされた。このことも日露戦争への備えであろう。

大東亜戦争敗戦時（1945年・昭和20年）の薬剤官の最高位は陸軍衛生材料廠長であり、陸軍薬剤中

将　田口文太が廠長であった。なお、医官の最高位も陸軍軍医中将と薬剤官と同等であった。

衛生補給廠の戦後

　1950年（昭和25）8月10日警察予備隊が創設された。1951年（昭和26）11月薬剤官の所属部として、衛生管理補給処総監部医務室（東京都江東区越中島部隊）が創設された。所長は三等警察正、高城美文である。

　1952年（昭和27）警察予備隊　立川補給廠衛生資材補給所が創設され、初代所長は二等警察正久保英太郎であった。久保英太郎は衛生補給処編成時の初代処長および一等陸佐として第7代処長にもなっている。

　1954年（昭和29）陸上自衛隊創隊時、衛生補給処が編成された。

　初代処長は前記の久保英太郎、第2代処長は一等陸佐村上千春である。村上千春は第6代処長にもなっている。これらは自衛隊創設時の変則的な出来事である。

　1963年（昭和38）衛生補給処は旧軍ゆかりの地である用賀駐屯地（東京都世田谷区）に移駐し、現在に至っている。第5代処長増田美保以降第20代処長奥村友一まで、薬剤官の最上位階級は陸将補であった。

　1998年（平成10）、陸上自衛隊の組織改編により中央補給処である衛生補給処は関東補給処の一機関、用賀支処として改編され、薬剤官ポストの最高上位階級は支処長の一等陸佐に格下げになった。

　2014年（平成26）8月1日現在、第6代用賀支処長は川口智久一等陸佐である。

現在の薬剤官の職域

　薬剤幹部自衛官としての採用ではあるが、旧軍のような薬剤将校ではなく、一般自衛官としての教育、処遇を受ける。そのため、一般幹部と同様にその職域は指揮官、幕僚、教官、研究員の4区分の中で補職される。指揮官職として衛生隊長だけではなく、後方支援連隊長として、師団全般の支援部隊長にも補職される薬剤官も現れている。また、自衛隊の最高司令部である、陸海空各幕僚監部の衛生行政全般および薬剤行政を司っている。その業務内容は医薬品、医療用機器、消耗品、部隊衛生装備品などの供給（補給）計画（予算獲得、調達要求、仕様書作成）の作成、緊急事態対処計画（地震、災害派遣、鳥インフルエンザ等対処、PKO、国際緊急援助等）作成など、多岐にわたる。

　医薬品などの供給業務組織として、関東補給用賀支処、補給統制本部衛生部などがあり、病院（陸上8病院、海上5病院、航空3病院）内では、衛生資材部の3課（薬剤課、臨床薬剤課、資材課）での勤務および一部総務部長などの一般職への補職もある。なお、現在の自衛隊の薬剤官の総数は265名（平成25年8月1日現在）、自衛官の現員数は約22万4000名である。

薬剤官の歴史概説

　薬剤官の歴史をみると、薬剤師の業務が明治の初期から病院における調製剤のみでなく、医療用機器全般の管理、開発などにわたっていることがわかる。薬剤師法第1条の任務にその精神は受け継がれ、病院における調製剤のみならず、医療用機器の承認は薬事法に規定されている。さらに薬事行政

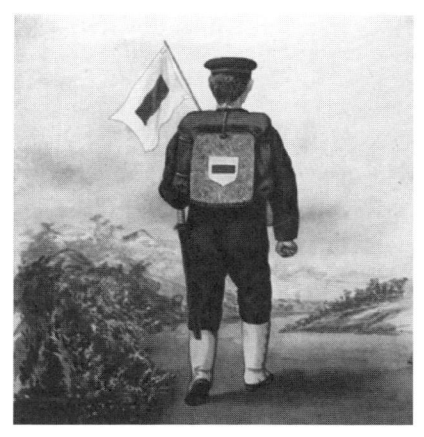

写真1　赤一文字の医療背嚢

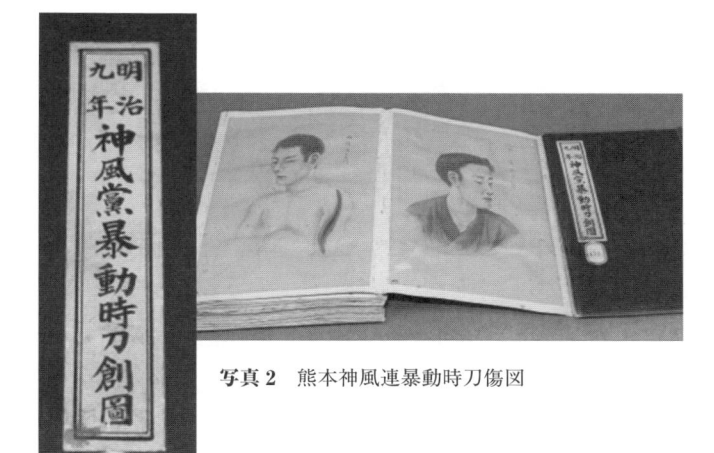

写真2　熊本神風連暴動時刀傷図

に関することまでもが任務に規定されている。これらすべての薬剤師の任務を完全に行っているのは現状においては自衛隊の薬剤官のみであろう。なお、明治期の資料はあるものの、大正、昭和の資料については、大東亜戦争の敗戦により多くのものが消失している。

陸上自衛隊衛生学校彰古館（東京都世田谷区）

「赤一文字の医療背嚢」「現存する最古のX線装置」「乃木大将のX線写真」「熊本神風連暴動時刀傷図」「八甲田山遭難生存者の凍傷図」「日露戦争時のロシア兵習志野捕虜収容所写真集」など、明治初期から現在に至るわが国の軍陣医学関係の貴重な史料が所蔵されている。

なお、著者は薬剤官として初めて、陸上自衛隊衛生学校長（第28代、平成18年3月）を拝命した。

参考文献
1) 堀口紀博「明治時代の陸軍制度史に見る薬剤官」薬史学雑誌　2008；43(1)：67-78
2) 『防衛ハンドブック2014』朝雲新聞社（2014）
3) 『彰古館』防衛ホーム新聞社（2009）

各論 55 最初の薬剤師試験

五位野　政彦

　薬剤師の名称は、1889年（明治22）制定の「薬品営業並薬品取扱規則」（薬律：明治22年 法律第10号）第1条で定められた。薬剤師試験は第2条に規定されており、その試験規則は内務省令（明治22年3月2日 内務省令第3号）で定められた。

　第1回の薬剤師試験は1890年（明治23）に東京（学説試験6月1日～2日、実地試験5～6日：芝愛宕医術開業試験所）、大阪（学説試験6月1日～2日、実地試験6～7、9～10日の4日間：大阪衛生試験所）でそれぞれ実施された。この薬剤師試験は学説試験と実地試験に分かれており、学説試験は物理学、化学、植物学、生薬学、製薬化学の5科目、実地試験は分析術、薬品鑑定、薬物精煉、調剤術の4科目であった。東京、大阪それぞれ別の試験問題が出題された。

　第1回東京薬剤師試験では出願者24人に対して受験者14人、合格者は6人（松家儀輔、井上熊南、森徳治、藤田土用六郎、室賀祐彌太、金田一眞輔）であった。第1回大阪薬剤師試験では、出願者13人に対して受験者2人、合格者2人（浦喜三郎、小林龜松）であった。

　同年秋にはそれぞれ第2回試験が行われ、東京では12人、大阪では1人の合格者があった。当時の薬剤師試験は現在のような通算の回数（例：2014年3月は第99回）ではなく、年別ならびに会場別に1回、2回とカウントしていった。

　薬律第47条で本試験規則は1890年（明治23）3月1日からの施行と定められている。薬律第46条では、医科大学薬学科（現在の東京大学薬学部）の卒業者は試験免除で薬剤師免状を得ることが可能であるとしており、また同44条には薬舗開業免状（医制58条：1876年（明治9））を取得しているものは薬剤師とみなす旨が規定されている。同年2月29日の段階で全国に薬舗開業免状所持者が2552名おり、薬律による薬剤師試験実施前であっても、4月上旬の段階で医制により2573人の「学士」（医科大学薬学科卒業者）、「得業」、「試験」（薬舗開業試験合格者）による薬剤師が存在していた。

参考文献
1) 官報、明治2084号、1890年（明治23）6月12日
2) 官報、明治2087号、1890年（明治23）6月16日
3) 薬学雑誌　1890；100：417-420
4) 薬学雑誌　1890；98：279-283
5) 薬剤誌　1890；15：279-281

各論 56

わが国初期の女性薬剤師
岡本直栄

高橋　文

　1886年（明治19）の「大日本薬業新誌」に「女子薬舗免状を賜る　福井県の岡本直栄女は兼て東京薬学校に通学し居しが旧臘東京府庁を経て内務郷より学術試験の上其免状を下付せらる」の記述がある。1885年（明治18）12月に薬舗免状を得たと記される女性、岡本直栄については資料が乏しくはっきりした薬剤師像が描けないが、知り得た範囲で綴る。

明治期の薬剤師制度

　江戸時代は、薬種業の開設に特別な規定はなかった。明治維新後、政府は欧米先進国の制度に範をとって諸施策を導入し、衛生行政制度を築いていった。薬剤師制度については、1874年（明治7）「医制」（1875年「改正医制」）に「調薬は薬舗主、薬舗手代及び薬舗見習に非されは之を許さす…」として初めて調薬する者を規定している。1875年（明治8）内務省布達の「薬舗開業試験施行の件」は、「自今

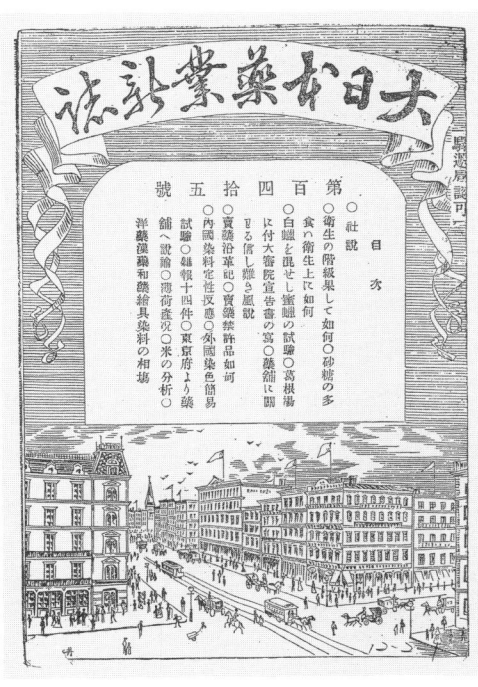

図1　明治19年の「大日本薬業新誌」

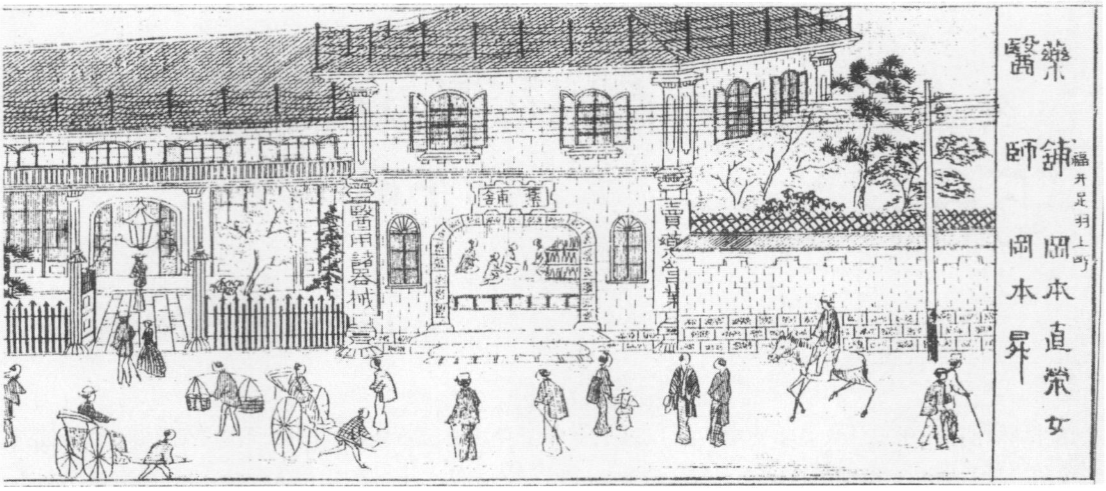

図2　福井県下商工便覧(1887年)

新に薬舗開業せんと欲するもの及ひ従来薬舗の子弟父兄の業を相続して薬舗主たらんことを欲するものは左の試験を経て免状を受くへき事、…」として薬舗開業試験による免状交付を規定している。
　1889年(明治22)、近代薬事法規の原点と言われる「薬品営業並薬品取扱規則」(法律第10号または薬律とも呼ばれる)は「第一章　薬剤師　第一条　薬剤師とは薬局を開設し医師の処方箋に拠り薬剤を調合する者を云う　第二条　薬剤師は其学術試験を受け年齢二十年以上にして内務大臣より薬剤師免状を得たる者に限る…第44条　此規則施行以前に於て内務省より薬舗開業免状を受けたる者は薬剤師たるの効を有す　第47条　此規則は明治23年3月1日より施行す」とあり、1890年(明治23)6月に東京、大阪で第1回薬剤師試験(学説・実地試験)が施行、受験者16名中合格者8名で女性はいない。
　薬舗開業免状所持者は、希望すればこの1890年(明治23)3月1日以降に授与された薬剤師免状に書き換えることができた。1889年(明治22)7月までに薬舗開業免状を得た者は1749人いたとされるが、うち大半は薬剤師免状に書き換えたであろうという説(佐野十九一)と、1890年(明治23)2月29日時点で薬舗開業免状所持者は2537人(小林九一調査)であるが、改名などの特別の理由がなければ薬剤師免状に書き換えることはなかったとする説がある。

東京薬学校と岡本直栄

　越前丸岡出身の医師、藤田正方は文部省属官であった1880年(明治13)に東京本所の自宅で薬舗開業試験受験生のための修業年限2年の教育を開始、東京薬舗学校と称したが、1883年(明治16)に神田に移転、東京薬学校と校名を変更した。現在の東京薬科大学の前身である。東京薬学校は1884年(明治17)に第1回卒業生を出しているが、岡本は1885年(明治18)秋期に第二回生として卒業、同年9月の薬舗開業試験に臨んだと考えられる。1909年(明治42)刊の『日本杏林要覧』薬剤師籍によれば、岡本は18年11月の試験により免状取得となっており、女性では筆頭に位置する。
　では、彼女は薬剤師免状への書き換えを願い出たのであろうか。おそらく書き換えなかったと考えられる。もし書き換えていたとすれば、『日本杏林要覧』による年月は18年11月ではなく、23年3

月以降であるはずだからである。たとえば、薬剤師免状100号の亀島清太郎は、1888年（明治21）10月の薬舗開業試験に合格、その免状を1890年（明治23）3月以降に書き換え申請して、同年9月25日に100号の薬剤師免状を授与されている。

岡本直栄とその生涯

　岡本直栄は1870年（明治3）、福井県足羽上町（現在の左内町）に父岡本静我、母ゆうの長女として出生、家は和田やと呼ばれる江戸時代から続く老舗の薬種屋であった。4歳下の弟（寅之助）、15歳下の妹（小石）、そして数人の妹がいた。母親ゆうの実家、専照寺は真宗三門徒派の本山であり、その裏方は戦前まで代々皇室より輿入れしたという。

　このように、社会的にも経済的にも恵まれた環境で育った岡本は、1883年（明治16）または1884年（明治17）（14歳または15歳）で上京、東京薬学校に入学した。薬舗の将来を見越した両親の先見性と岡本の聡明さによるものであろう。その東京薬学校を卒業して岡本は東京で薬舗開業試験を受け、免状を下付され、そして福井へ帰郷して家業の薬舗を継ぎ、ほどなく結婚したと思われる。

　『福井県下商工便覧』（1887）には「薬舗岡本直栄女、医師岡本昇」として近代的な店構えの薬舗の絵が載っている。しかし岡本は若くして離婚している。そして明治・大正・昭和と薬剤師として家業を守り続け、1941年（昭和16）、71歳で逝去した（足羽上町の家は、1945年7月の米軍機による爆撃でことごとく灰塵に帰し、和田やの痕跡をうかがうものは何もない）。

おわりに

　1980年（昭和55）刊行の『日本薬学会百年史』の年表および1994年（平成6）刊行の『日本薬剤師会史』の年表には1885年（明治18）、「12月女性薬舗主第1号誕生」とある。1890年（明治23）3月1日から薬舗開業免状は薬剤師免状に書き換えられたが、内務省保管の薬剤師登録簿は関東大震災で消失したという。そこに記されていた女性薬剤師第1号は知る由もないが、2014年（平成26）の論文で「山形県初の女性薬剤師松田りつは1907年（明治40）年3月26日第4813号を以って薬剤師名簿に登録」とある。

　女性薬舗主第1号である岡本直栄が女性薬剤師第1号であると決めることはできないが、女性の社会進出が極めて稀な明治期に才能と環境に恵まれ、薬学校に学び、生涯を生家の薬種商の薬剤師として貫き通した岡本直栄は、女性薬剤師のパイオニアと言うべき人物であることは確かである。

参考文献
1) 高橋 文・小林桂子「『岡本直栄』断片―日本における初期女性薬剤師の軌跡」薬史学雑誌　2005；40（1）：52-61
2) 工藤・宮地・松田・小形「山形県初の女性薬剤師松田りつについて」河北の歴史と文化　2014；10：66-67

各論 57

明治期に誕生した薬学校
名古屋市立大学薬学部

八代　有

　名古屋市立大学薬学部の前身となる私立名古屋薬学校は、1884年（明治17）6月に名古屋の中心地に設立された。その後、愛知薬学校、愛知高等薬学校、名古屋薬学専門学校、名古屋市立薬学専門学校、名古屋薬科大学と数回に及ぶ名称変更や校舎移転を重ね、1950年（昭和25）4月に旧制名古屋女子医科大学と合併して現在地に誕生した。

薬学校創立時代

　名古屋市立大学薬学部の歴史は1875年（明治8）、薬種商の小島喜八が名古屋薬学校の創立準備に取り組んだときに始まるが、愛知県議会で設立案が否決されるなど曲折の後、1884年（明治17）6月、名古屋製薬株式会社技師長の蔵田信忠を校長に迎え発足した。1886年（明治19）には中区丸の内に移転したものの、生徒数はわずか30～40名に過ぎず、学校経営は困難に直面したが、1888年（明治21）3月に第1回卒業生5名を送り出した。

　1890年（明治23）6月には愛知薬学校（校長：高田重孝）と改称して校舎も移転した。教員は陸軍の現役薬剤官を講師に迎え、施設も整備され始めたが、1894年（明治27）の日清戦争勃発で講師のほとんどが応召した。そのため休講の危機に直面したが、翌年小野瓢郎校長のもとで再興した。生徒数も次第に増え、校舎が狭くなったので移転（現在の熱田区伝馬町）した。その間、同窓会が結成され、最初の校友会雑誌も発刊した。

　その後、校運は隆盛に向かい、1903年（明治36）に4回目の発展移転（栄の角地・現在の三越東南）を行った。新校舎は実験室や教室が増築されて整備が図られたほか、講師陣の充実も進み、生徒数は200名を超えた。1911年（明治44）には「愛薬会」（愛知薬学校出身者薬剤師会）が発足、開校以来卒業生は1500名に達した。しかし1913年（大正2）の文部省令「薬剤師試験規則」の改正により、受験資格が薬学専門学校卒業者以上となるため、1921年（大正10）以降、旧薬学校出身者は永久に受験資格を失うことになった。そのため同年7月、専門学校昇格も思うに任せず、愛知薬学校は廃校という事態に陥った。この時期、東京・京都・大阪の私立薬学校はそれぞれ専門学校昇格を実現していた。

薬専昇格と名古屋市への移管

　こうしたなか、愛薬会は薬学専門学校創立を目指し、1931年（昭和6）に男女共学の愛知高等薬学校（校長：加藤直三郎）を開校、第1回入学式を挙行した。しかし10月に届いた文部大臣の許可は各

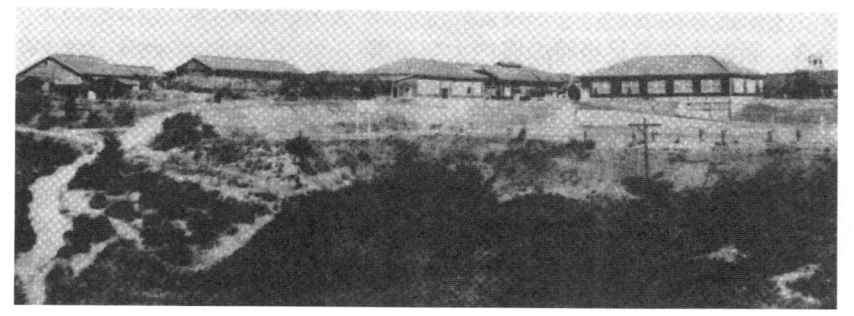

写真 戦災を免れた名薬専全景
出典:『名古屋市立大学薬学部百年』(名古屋市立大学薬友会, 1985)

種学校であったことから、開校早々にして専門学校への昇格運動が燃え上がり、父兄の間にも広がった。翌年9月、校長に柳沢秀吉(名古屋医科大学病院薬局長)を迎えて、教授陣の強化や設備の充実を図り、1935年(昭和10)に念願の昇格が認可され、翌年4月に名古屋薬学専門学校(校長:高畠 清)がスタートした。在校生は編入が認められた。

薬剤師国家試験合格率や当時行われていた私立薬専の学力試験成績も常に上位に位置していたこともあって受験生は増加し、校勢は順調に発展した。太平洋戦争下の1944年(昭和19)内藤多喜夫教授(大正13年東京大学薬学科卒業)が校長に就任、今後の学校運営をめぐり学内や名古屋市関係者と協議を重ねた結果、充実した学園を維持継続するには名古屋市への移管が良策であるとの結論に達した。幸い米爆撃機による名古屋大空襲にも戦災を受けず、校舎は昔のままで終戦を迎えたので、1946年(昭和21)4月、名古屋市への移管が正式に決まった。

1947年(昭和22)3月にはGHQの主導による教育制度改革が行われ、6・3・3・4制の新学校教育体系が実施され、それまでの専門学校は在学生の卒業をもって廃止され、新しい制度の4年制新制大学に生まれ変わった。1949年(昭和24)2月に名古屋薬科大学(学長:内藤多喜夫)として認可(入学定員80名)された。名古屋薬学専門学校は1951年(昭和26)3月の卒業生で幕を閉じた(2105名)。

名古屋市立大学薬学部時代

新制大学として発足間もない1949年(昭和24)10月、名古屋薬科大学は旧制名古屋女子医科大学との統合が名古屋市議会で議決され、翌1950年4月に名古屋市立大学(医・薬)が正式に誕生した。初代薬学部長には移管や統合に尽力した内藤多喜夫が就任した。内藤は、吐天の俳号をもつ名高い俳人でもあった。

1953年(昭和28)3月に第1回卒業生59名(うち女子7名)を送り出した。その後、1961年(昭和36)に大学院薬学研究科修士課程が設置され、1966年(昭和41)には同博士課程が発足した。そして1984年(昭和59)6月には薬学部創立100周年を迎え、薬友会館も完成し、創立100周年記念式典が盛大に催された。平成に入ると薬学部校舎が、2013年(平成25)7月全面改築、臨床薬学系部門の充実が進められ、6年制時代を迎えた。

参考文献
1) 八代 有「名古屋市立大学薬学部115年」薬史学雑誌 2004; 39(1): 171-176
2) 『名古屋市立大学薬学部百年』名古屋市立大学薬友会(1985)

各論 58

明治期に誕生した薬学校
熊本大学薬学部

小清水　敏昌

　1870年（明治3）に明治政府は金沢、岡山、新潟に病院を設立し医学校を付設した。熊本では同年10月に開院した「古城治療所」に蘭医マンスフェルトを招聘し、医学所および病院として医学教育を始めた。翌1871年（明治4）7月の廃藩置県と同時に大学（後の文部省）に移され「医学校兼病院」となった。しかし、外国人による治療行為などが誤解を呼び病院は衰退していった。そこで、地元有志で「公立通町病院」として運営しようとしたが、県当局は1876年（明治9）8月14日、それとは別に県立の熊本医学校を文部省に上申し、同年8月31日に認可された。なお、この「公立通町病院」は1877年（明治10）に勃発した西南戦争で全焼した。

　熊本県立医学校が設立されたものの、政府は財政上の理由から1887年（明治20）に「勅令」第48号を発し、各府県立医学校への地方税の支出を禁じた。その結果、地方での多くの医学校が経営難から廃校になり、熊本県立医学校も1888年（明治21）3月で廃校となった。

　薬学校については、私学の熊本薬学校として1885年（明治18）3月に創立された。当時の教室は12坪、生徒控室4坪、計16坪というごく小さな規模であった。熊本の場合は有志家や事業家からの資金で運用されていたが、生徒数が増えるにともない、薬学校を移転し教室や教材等を拡大した。その後、校舎の老朽化、設備や学校をさらに拡張することなど学校運営を巡って多額の資金が必要になったため、地元の事業家などが広く九州各県をはじめ大阪や東京まで呼びかけて資金を集め、大いに援助した。その一方、熊本県以外からの学生が増えてきたこともあり、1908年（明治41）4月からは校名を私立九州薬学校と改称した。2年後に文部省へ申請した薬学専門学校設立が1910年（明治43）1

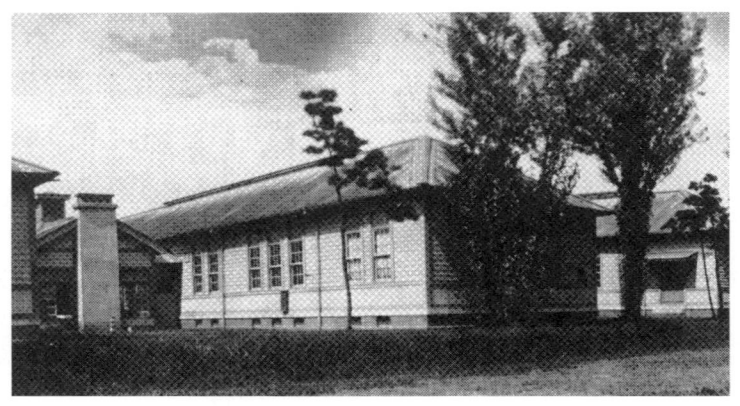

写真1　熊本薬学専門学校実験室（昭和16年頃）
出典：『熊薬百年史』熊薬百周年記念事業会（1986）

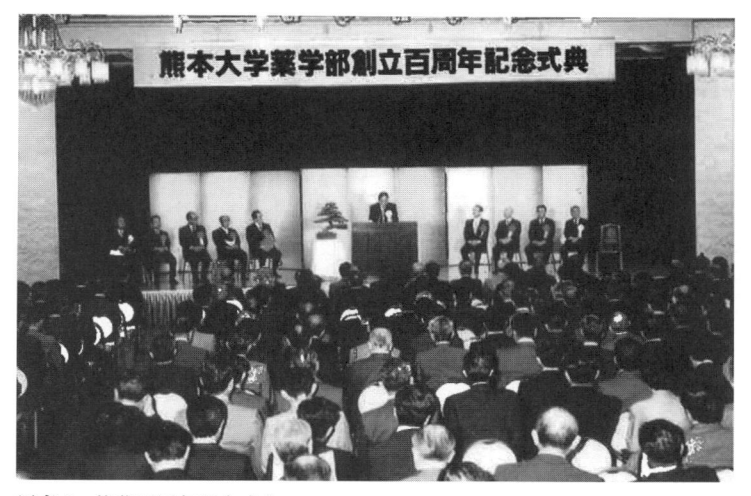

写真2 熊薬百周年記念式典
出典:『熊薬百年史』熊薬百周年記念事業会(1986)

月に認可され、同年4月1日より校名を私立九州薬学専門学校と改めた。日本薬学会はこれを祝して4月4、5日に第30回総会ならびに学術講演会を同校で開催した。このときの会頭は長井長義であった。1913年(大正2)10月には第1回卒業生48名が巣立った。その後、私立九州薬学専門学校は1925年(大正14)1月に官立(文部省直轄学校)に移管され熊本薬学専門学校となった。大学の沿革によると、この年を大学の創立年としている。

太平洋戦争後の1949年(昭和24)5月、「国立大学設置法」により総合大学として熊本大学が設立され薬学部のほか5学部が設置された。すなわち熊本大学は、旧制熊本医科大学と旧制第五高等学校が母体となって、当時の熊本市所在の6校の旧制諸学校(熊本薬学専門学校、熊本医科大学、熊本師範学校、第五高等学校、熊本高等工業学校、熊本青年師範学校)を包括して誕生した。

1985年(昭和60)に熊本大学薬学部創立百周年を記念し、同年11月2日に記念式典・祝賀会を挙行した。

参考文献
1) 神谷昭典『日本近代医学のあけぼの―維新政権と医学教育』医療図書出版社(1979)
2) 小山鷹二「明治期における熊本の薬学教育」薬史学雑誌 1998;33:115
3) 日本薬学会編『日本薬学会百年史年表』(1980)

各論 59

明治期に誕生した薬学校
長崎大学薬学部

中島　憲一郎

長崎における医学・薬学の歴史は、1823年（文政6）にシーボルトが和蘭医官として着任したときに始まる。シーボルトの下には和蘭陸軍薬剤官でジャワ病院の2等薬剤師ビュルゲルがいて1834年（天保5）まで、その後任として日本での科学研究を主宰した。さらに長崎での薬学の基礎は1869年（明治2）に長崎医学校予科教師として来日した和蘭の薬学者ゲールツが築いた。その後、明治政府により1886年（明治19）帝国大学・中学校令が公布され、1889年（明治22）に長崎高等中学校医学科に加えて薬学科の併置が決まり、翌1890年（明治23）には定員100名の薬学科が誕生した。このときが長崎大学薬学部の創立としている。

創立・成長期（1890～1923）

初代の薬学科主任は、池口慶三が招聘され、1890年（明治23）9月の第1回入学試験を得て16名が入学した。教科目は英語、動植物学、鉱物学、物理学、化学、分析、生薬学、製薬学、調剤学、薬局方、体操であった。授業は小島郷佐古校舎と浦上の施療病院（後の県立長崎病院）で行われたが、1892年（明治25）には新校舎も落成した。

1918年（大正7）には、1903年（明治36）に公布された専門学校令が改正され、官立医学専門学校規定により学科は医学科と薬学科となり、薬学科の修業年数は3年となった。校舎も1923年（大正12）に木造2階建ての700坪の新校舎が完成した。

発展・再興期（1923～1990）

長崎医学専門学校は、1923年（大正12）の勅令により長崎医科大学に昇格、医学科は大学に昇格したが、薬学科は専門学校のまま残り、1949年（昭和24）まで長崎医科大学付属専門部（教授7、助教授4）として継続された。1925年（大正14）には約1000坪の薬草園を設置し、実験室も増設された。専門部時代は軍国時代であったが、1930年（昭和5）には学友誌『グロビ』を刊行した。創刊号は小沢敏夫助教授の「シーボルトの江戸滞在」という文献の訳文が掲載された。毎号、随筆、学術論文、クラブ活動など多彩な内容であったが、1940年（昭和15）11号で終わった。

薬学専門部時代の最大の悲劇は、原爆による被災であった。一瞬にして焼土と化し、校舎、図書、実験器具などすべてを失った。杉浦　孝教授は薬草園で被爆死亡、清水美徳教授は被爆負傷し、山下次郎教授は附属病院入院中に被爆死亡した。生徒や事務職員からも多くの犠牲者が出た。授業は佐賀

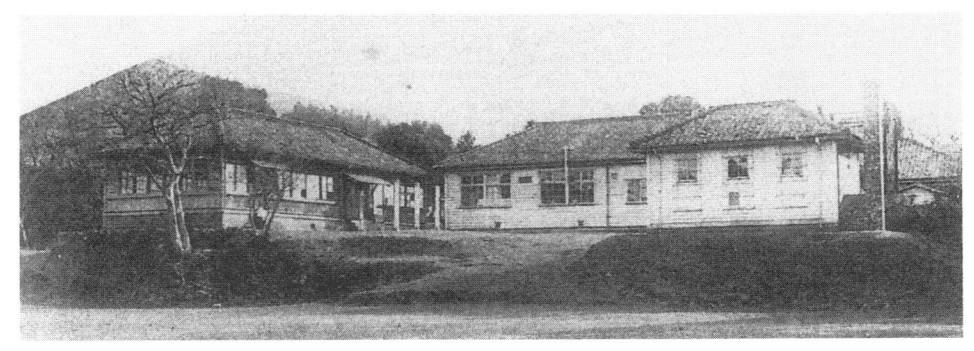

写真 長崎医学専門学校薬学科校舎全景

市の青年学校校舎跡に疎開して再開し、1947年（昭和22）には諫早市に移り、200名近い生徒たちの生活は、戦後の食糧事情の悪化に加え校舎など設備や資材は極端に不足状態にあり、大変な苦労が強いられた。

　この時期、新学制が発令され、専門学校は新制大学に昇格することになり、文部省による資格査定が行われたが、原爆により丸裸となった薬学専門部は幾多の紆余曲折を経て、1948年（昭和23）8月、薬学専門部として存続が決まった。そして1949年（昭和24）5月新制長崎大学として発足、薬学専門部は長崎大学薬学部として、8月に第1回入学生45名を迎え入れた。初代薬学部長には川上登喜二教授が就任した。薬学専門部は1951年（昭和26）に58名の卒業生を送り出して幕を降ろした。

　新制の長崎大学薬学部は、教養課程は大村校舎（元長崎師範学校女子部）と長崎校舎（元長崎経済専門学校の一部）で分断して行ったが、1950年（昭和25）3月専門課程に入るに際し、長崎市西山の経済学部教室の一部を借りて、ここで専門課程を始めた。その後、1969年（昭和44）5月に文教町の現薬学部校舎が竣工、移転し現在に至っている。

　その間、1956年（昭和31）に専攻科が設置され、1965年（昭和40）4月には大学院薬学研究科（修士課程）が設置された。1967年（昭和42）には製薬化学科が増設され、従来からの薬学科と2学科80名となり、1986年（昭和61）には博士課程の医療薬科学専攻が設置された。博士課程の設置により、2学科13講座の薬学部を大講座制に改組し、薬科学1専攻、4大講座とした。1999年（平成11）4月薬学研究科に臨床薬学専攻（博士前後期）を設置、医療薬科学専攻を薬科学専攻と改称した。2002年（平成14）4月薬学研究科を医歯薬学総合研究科に改組した。2006年（平成18）4月には薬科学科（4年制）と薬学科（6年制）を設置した。

　1990年（平成2）6月には長崎大学薬学部創立百周年を迎え、秋に盛大な記念式典を挙行した。2015年（平成27）6月には創立125周年を迎えた。

参考文献
1) 中島憲一郎「長崎大学薬学部の歴史」薬史学雑誌　2004；39（1）：153-155
2)『長崎大学薬学部百年史』(1990)

各論 60

明治期に誕生した薬学校
千葉大学薬学部

小清水　敏昌

　明治政府の教育制度が徐々に整備されていったなか、1874年（明治7）7月に地元有志による病院（共立病院）が千葉町（現在の千葉神社付近）にできた。2年後の1876年（明治9）10月に公立千葉病院と改称され（明治15年に県立千葉医学校および付属病院となる）、医学教場が付設され医学教育が始まった。1986年（明治19）文部省は「帝国大学令・中学校令」を布告し、翌1987年（明治20）9月に県立千葉医学校は官立に移管され第一高等中学校医学部となり、この本部は東京に置かれたが、医学部は千葉にあった。

　薬学校については、1890年（明治23）に第一高等中学校医学部に薬学科が設置されたのが薬学部の始まりであった。当時の薬学科の修業年限は3年で入学資格は中学卒であった。語学教育は特徴的で、英語が必須でありドイツ語は随意科目。当時の医学校ではドイツ語が必須だったにもかかわらず、千葉では独特の校風があった。

　1901年（明治34）に千葉医学専門学校と改称され医学科と薬学科の体制となった。2年後の1903年（明治36）に文部省は「専門学校令」を布告したため、千葉、金沢、長崎などの各医学専門学校は官立の専門学校となった。1918年（大正7）3月、薬学科新校舎が完成し8棟36室の規模であった。竣工時は折しも薬学科創立30周年に当たったため、同年5月盛大に新築祝賀式が行われた。この校舎は矢作地区へ移転するまで50年余使われ、ここで学んだ学生には想い出深い。

　その後、1922年（大正11）の文部省の官立医科大学官制によって翌1923年（大正12）、従来の医学専門学校の名称がなくなり千葉医科大学と変更とされ、薬学も千葉医科大学付属薬学専門部となった。太平洋戦争が始まり、1941年（昭和16）には修業期限が2年6ヵ月に短縮され、学徒動員として県内各地の軍需工場などへと駆り出されていった。1945年（昭和20）7月7日、千葉市は大空襲を受け基礎医学教室や付属病院の大半は焼失したが、薬学校舎は学生らの懸命な消火活動で被災を免れた。

　終戦を迎え、1949年（昭和24）に「国立大学設置法」によって新制の国立大学が69校に上り、千葉医科大学付属薬学専門部も千葉大学薬学部（初代学部長：宮木高明）として発足した。1989年（平成元）に千葉大学薬学部は創立百周年を迎え、同年7月に記念式典・祝賀会が挙行された。その際、記念事業として後援会が百周年記念館を建立し薬学部に寄付した。これを機に、同窓会を発展的に解消し1991年（平成3）に千葉大学薬友会が創設され、現在でも活発に活動している。

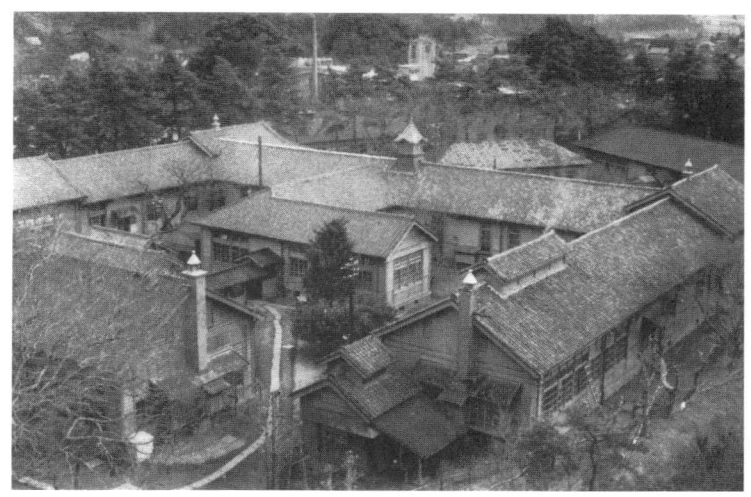

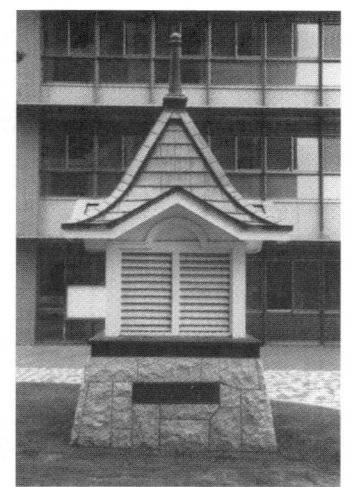

写真　千葉大学薬学部の「屋根飾り」
（左：1935年当時の猪之鼻学舎、右：現在の旧猪之鼻学舎屋根飾り）
出典：千葉大学医薬系総合研究棟Ⅱ完成記念内覧会配布資料（2011）

薬学部のシンボル「屋根飾り」

　千葉大学薬学部にとっては「屋根飾り」がシンボルの1つである。1890年（明治23）に千葉医学専門学校に薬学科が併設され、その後、薬学科新校舎の造営のため1917年（大正6）8月に起工され翌年3月完成した。このときに新校舎の屋根に当時としてはモダンな形の小さな塔を設置した。これを「屋根飾り」と称して、現在でも脈々と守られている。

　左の写真は1935年（昭和10）当時の薬学科の校舎の全景であるが、中央付近の屋根に小さな塔が見える。『千葉大薬学部百年史』には「薬学新教室」の写真が載っており中央の校舎の屋根に「屋根飾り」が確認できる。通学した多くの学生はこれを見上げ、学び舎のシンボルとして思い出深い学生生活を過ごしたことであろう。

　右は、現在のもので、「旧猪之鼻学舎屋根飾り」として千葉大学亥鼻キャンパスの医療系総合研究棟のⅡ期棟前に展示されている。ここに至るまでには色々な経緯があり、千葉大学医薬系総合研究棟Ⅱ完成記念内覧会配布資料によると「1966年3月に薬学部は亥鼻キャンパスから西千葉キャンパスに移転した。猪之鼻学舎屋根飾りは、猪之鼻学舎取り壊しに際し、同窓生による猪之鼻学舎記念会が発足し、1985年に西千葉キャンパス薬学部敷地内に移設された。2011年9月薬学部の亥鼻キャンパス完全移転に伴い再び亥鼻キャンパスのⅡ期棟前に設置された」とある。

参考文献
1)「日本薬史学会五十年史」薬史学雑誌　2004；39（1）：156
2) 千葉大学医学部ホームページ（http://www.m.chiba-u.ac.jp/index.html）
3) 日本薬学会編『日本薬学会百年史年表』（1980）
4) 千葉大学医薬系総合研究棟Ⅱ完成記念内覧会配布資料（2011）

各論 61

明治期に誕生した薬学校
富山大学薬学部

伏見　裕利

　富山大学薬学部はその前身校の「共立富山薬学校」として、1893年（明治26）年8月3日、富山市梅沢町に創設されたことに始まる。その後、富山市立富山薬学校、富山市立富山薬業学校、富山県立薬業学校、富山県立薬学専門学校、そして官立富山薬学専門学校へと次第に教育程度は高度化していった。戦後、昭和24年の学制改革により国立富山大学薬学部へと転換することになり、さらに富山医科薬科大学薬学部、そして平成17年の三大学統合により富山大学薬学部として再編され、現在に至っている。

薬学校、薬業学校時代

　明治初期の富山売薬業界は洋医への転換と洋薬の採用という政府の方針で、苦しい立場に立たされており、さらに売薬取締規制が施行され、効能や検査など取締りが厳しくなった。その中で、売薬をさらに改善するために必要な技術を養う学校が必要であると訴えたのが1873年（明治6）である。1893年（明治26）5月19日薬学校設立発起人会が開かれ、8月3日私立薬学校設立認可を受け、共立富山薬学校の創立となった。広貫堂社長・邨沢金広氏を校長に迎え、入学生は本科25名、速成科15名であった。しかし経営困難から、共立富山薬学校は市への移管運動が行われ、1897年（明治30）11月1日に富山市立富山薬学校が開校した。その後、市政を圧迫したため運営が困難となり県知事の認可のもと、1900年（明治33）5月2日に富山市立富山薬業学校が開校した。その中で1899年（明治32）の大火によって学校の機能は失われ、転々と間借りをしての教育であった。この状況下、1907年（明治40）富山県立薬業学校へと移管された。

富山県立薬学専門学校時代

　1893年（明治26）共立富山薬学校が創立されて以来16年、私学教育の難しさや、生徒募集難、明治32年の校舎類焼、それに続く廃校の危機など数々の窮地に陥った中で、県薬業界の協力・支援、学校当局や官界の努力によって、苦難を乗り越え、県立薬業学校へと幅を拡げることができた。

　さらに1910年（明治43）4月に、全国に先駆けて、専門学校令による薬学専門学校を県立とし、富山県立薬学専門学校を開校した。これには富山市立薬業学校卒業生で、東京帝大医学部薬学科の長井長義教授の下で助手となった金尾清造氏が深く関わっている。

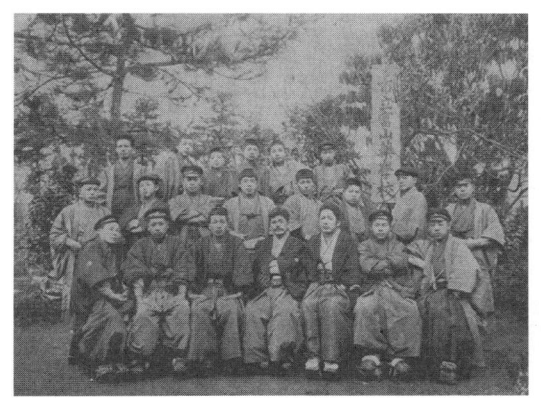

写真1　富山薬学校卒業記念 1899年（明治32年）2月
前列中央は日野五七郎校長

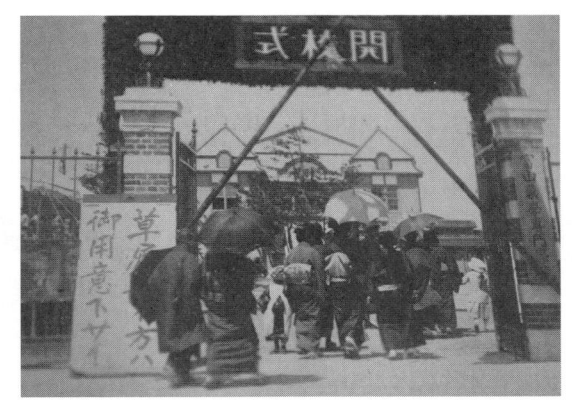

写真2　富山薬学専門学校開校式　1920年（大正9）12月

官立富山薬学専門学校時代

　1910年（明治43）12月4日に行われた県立富山薬業専門学校の開校式で、東京帝大の長井長義教授は祝辞を述べている。そして1921年（大正10）に富山市の郊外、奥田村に日本で唯一の官立富山薬学専門学校が誕生している。校長は小野瓢郎氏、生徒数91名。

富山大学薬学部～富山医科薬科大学薬学部～富山大学薬学部

　1945年（昭和20）8月1日、大戦でアメリカB-29の大空襲をうけ、全校舎は炎上壊滅し、一切を灰燼に帰した。この学校の復興に、当時横田嘉右衛門校長が率先陣頭に立ち、卒業生、官・経済界が協力して復興の大事業を果たした。また、戦後の教育改革に基づき、学校教育法による新制大学制定の結果、1949年（昭和24）年5月31日に富山大学薬学部となった。その後、国の方針で1県1医科大学構想が打ち出され、1975年（昭和50）10月に、薬学部と和漢薬研究所（現在の和漢医薬学総合研究所）、医学部を組み合わせた富山ならではの富山医科薬科大学薬学部が開学の運びとなった。さらに2005年（平成17）の三大学統合により、富山大学薬学部として再編され、現在に至っている。

　この間、1992年（平成4）に創立百周年を迎えている。薬学研究資料館前には、当時富山医科薬科大学山崎高應学長の筆による「温故知新」と書かれた石碑が、創立百周年記念事業後援会から寄贈されている。2014年（平成26）には、創立120周年記念事業（会長：今中常雄教授）を挙行した。

同窓会のあゆみ

　1917年（大正6）官立移管に伴い、1918年（大正7）4月に同窓会設立の運びとなり、1950年（昭和25）の総会で、同窓会の名称を「富山薬窓会」とした。現在の会員数は約1万人である。会報の名称は「遠久朶」で、2015年（平成27）2月時点で第92号を数える。

参考文献
1)『富山大学薬学部七十五年史』(1965)
2)『富山医科薬科大学薬学部百年史』(1992)

各論 62

薬学教育の基礎を築いた恩田重信
医薬分業の確立と薬剤師の養成

恩田　乾次郎

薬学教育への夢

　医薬分業の実現には薬剤師の養成が不可欠と考えた1人の先駆者に恩田重信がいる。

　恩田の薬学に対する夢は「医薬分業の確立」と「薬学の普及」である。恩田重信は1861年（文久元）6月16日に恩田十郎時篤の長男として、信州松代の真田藩に連なる家系に生まれる。医薬分業の実現のために、恩田はいかなる環境にあってもチャンスと脅威は背中合わせであり、前向きに切り開く精神で明治薬科大学を創設し、110余年の歳月が経ち、現在の医薬分業が定着したと言える。また、日本の女子はもっと科学知識をもたなければならないとの信念のもと、わが国最初の東京女子薬学校を設立している。

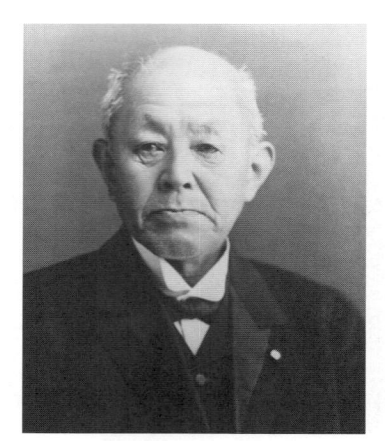

写真　恩田重信

医薬分業の確立

　恩田は1882年（明治15）に東京大学医学部製薬学科（別課）を卒業し、恩師丹羽藤吉郎の世話で東京司薬場を経て、1888年（明治21）に陸軍薬剤官となり、10余年に及ぶ軍隊生活を送った。その間、陸軍軍医総監となる森鷗外の知遇を受けている。明治薬科大学の前身となる「東京薬学専門学校」の開校の動機となったのは、1900年（明治33）の帝国議会に提出された「医薬分業法」であった。法案自体は「日本は医師の数に比べ薬剤師の数が少なすぎる。現状では分業を実施しようとしても成り立たないだろう」との反対演説で否決された。

　そこで恩田は「ならば薬剤師を養成する教育機関をつくろう」と決意した。医薬分業論者の恩田は「医薬分業を達成するためには、自分は薬学普及に乗り出して、多くの有能な薬剤師を増やし、分業の実現に努力する」と決心する。

薬学校創設の動機

　恩田が薬学校を設立する目的は「医薬を分業する目標達成のため、多くの有能な薬剤師の養成を図る」趣意のもとに、法案否決から約2年後の1902年（明治35）、当時の神田区三崎町に「東京薬学専

門学校」を開校し、その後 1906 年（明治 39）に「明治薬学校」に改称した。それが今日の明治薬科大学である。

女子薬剤師の養成

　日本の女子はもっと科学知識をもたなければならない。それには薬学を修めて薬剤師になるのがよいとの信念のもと、1906 年（明治 39）に、わが国初の女子薬学校である東京女子薬学校が設立され、女子薬剤師養成の先駆けとなった。独立した校舎などあるわけがないので、男子の明治薬学校の教室の隅にひっそりと同居した。これが事実上のわが国の男女共学の先駆けとなった。明治薬学校は自ら薬剤師になって身を立てようと志す者が多く、そのため薬剤師の養成に成果を上げた。その一方で恩田は恩師丹羽藤吉郎とともに医薬分業運動のリーダーとして、明薬出身者に多くの影響を与え続けた。

「新医学大辞典」の出版

　恩田は多くの著書を残しているが、特に『独和新医学大辞典』と『独和他国字書大全』は文豪森鷗外が序文を寄せている。
　森鷗外とは日清戦争以後の台湾出征で軍医部長と一等薬剤官の関係で親交をもった。この『新医学大辞典』は今はもちろん絶版となっているが、1902 年（明治 35）初版から 1926 年（大正 15）に 15 版発行されている。
　当時の医学生および医学研究者はほとんど皆重用していたので、この辞典を通じて「恩田重信」の名は全国の医学者の間で広く知られるようになった。当時の医学界に活躍した知名の士は、ほとんどこの書の恩恵を直接または間接に受けている。明治薬科大学が今日あるに至った素因でもある。

薬学校経営の苦心—震災と復興

　恩田は 1923 年（大正 12）3 月に明治薬学校の初代校長に就任するが、同年 9 月に関東大震災により建築して間もない校舎が焼失してしまう。流石剛毅果断をもってなる恩田もこのときばかりは「止んぬる哉」と思い「我が事終る」と落胆した。同年 11 月末に明治薬学校を廃校する決意を固めたが、恩師の長井長義より「決してやめてはいけない」と激励され、勇気を鼓舞し、再建資金調達のため全国巡歴の志を立て、1924 年（大正 13）に笹塚の新校舎建築の目的を達成する。1924 年（大正 13）に長井より"Arbeit ist gebet."（労働は祈りである）との言葉を贈られている。
　その後、長年にわたり、薬剤官としての勤めや、薬学校の経営に携わっていたが、1932 年（昭和 7）に校長を退任し、引退している。1944 年（昭和 19）3 月郷里の長野県松代の生家に戻り文筆活動を送っている。1947 年（昭和 22）7 月 30 日に生家にて享年 87 歳の生涯を閉じた。

参考文献
1) 篠原清一『剛堂先生』明治薬学校（1916）
2) 林 柳波『剛堂恩田重信』明友薬剤師会（1944）
3) 恩田安太郎「恩田家家譜から 9 代重信 10 代安信」（2014）

各論 63

薬学校や薬剤師会の発展を財政面から支えた福原有信

西川　隆

　資生堂の創業者で明治期に第3代日薬会長を務めた福原有信は、1848年（嘉永元）4月8日千葉県に生まれた。幕府医学所頭取松本良順に認められ、1868年（明治元）18歳で医学所に入り西洋医学を学ぶうち、西洋の薬学や医薬品に関心を抱くようになった。翌1869年（明治2）医学所の中司薬に起用され、同僚には後に医界で君臨する医師となる石黒忠悳（陸軍軍医総監）、池田謙斎（一等侍医）、永松東海（東京衛生試験所長）らがいた。

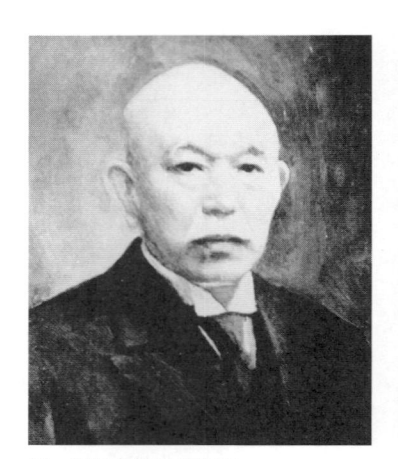

図　福原有信の肖像画

洋式調剤薬局と製薬会社の設立

　福原は、1872年（明治5）東京銀座で洋式調剤薬局「資生堂」（現在の資生堂の前身）を設立した。2階には松本良順が回陽医院を開設し、明治初期に医薬分業を実施する先駆的な経営を始めた。開業案内を当時の政府機関紙『新聞雑誌』（明治5年6月発行）に広告した。そのなかで「この新しい薬局で薬品を研究試験して僅かな量でも求めに応じて製剤・調剤する」と謳った。

　そのかたわら1879年（明治12）に神田・鎌倉河岸（現在の千代田区内神田）に「東京製薬社」を創設、製薬事業にも取り組んだ。さらに1881年（明治14）には長与専斎らと企画した国策会社「大日本製薬会社」の設立を政府に進言、1884年（明治17）に設置されるや専務取締役に就任した。技師長に迎えた長井長義（のち東大薬学科教授）とともに局方品、ガレヌス製剤、アヘン末など国産化の端緒を拓いた。しかし株主の過剰な要求や国策会社に特有な官僚主義で経営は悪化、1897年（明治30）に継続不能となり、翌1898年（明治31）10月大阪製薬株式会社に吸収合併され身を引いた。

私立薬学校への関わり

　一方、1874年（明治7）に医薬分業を謳う「医制」が公布され、薬舗主（今日の薬剤師）開業試験が1876年（明治9）から実施されるようになると、薬舗主を養成する私立の薬学教育機関設立の動きが徐々に表面化した。その当時、薬舗主養成機関は東大製薬学科（5年制で現在の薬学部の前身）に併設された「別課」（2年制）のみで、別課卒業生には薬舗開業免状が与えられる特権があった。しかし定員が20名と少なく、薬舗主を志して上京しても定員締切りで途方に暮れる者も少なくなかった。

日本の薬学史

そこで福原は、医薬分業の実現には多くの薬舗主養成が必要となることから、最初の私立薬学校の設立に取り組んでいた東京薬舗学校（東京薬科大学の前身）の藤田正方に対し、雨宮綾太郎などの有力薬業家とともに準備段階から支援を行った。開校後も東京薬学校と改称した段階で「東京薬学校維持法」の発起人の1人として、同校を永久存続させるための財政的な協力や寄付金集めを惜しまなかった。同校の専門学校昇格に必須な法人化に当たっても世話人として尽力し、認可を受けた。

分業運動と薬剤師会の立ち上げ

また、福原の薬剤師会への関わりは1887年（明治20）代初頭から始まった。その頃の開業薬業者には2つの流れがあった。1つは東大製薬学科「別課」卒業生のグループである。別課は、製薬学科とは異なり薬学研究者を養成することが目的ではなく、薬舗主を速成するために設けられた制度で、この制度のおかげで薬学の門戸が解放され、さまざまな人々が就学できるようになった。初代日薬会長の正親町実正も別課の卒業生である。

もう1つの流れは「薬舗試験」に合格し、内務省の薬舗開業免許を持つ薬舗主の人たちである。福原はこのグループの実力者であった。

だが、この両者の間には感情的な一種の違和感が存在していた。これを取り除き協力し合う必要性を感じていた東京の有力薬舗主である雨宮綾太郎、森島松兵衛、竹内久兵衛が中心となって、別課卒業生の比留間小六、荒木保孝らへ提携を申し入れたものの不調に終わった。その後、さらに別課卒の比留間、堀井勘兵衛と薬舗主の福原、後藤節蔵が主唱してようやく両者の提携が進み、1887年（明治20）2月11日「東京薬舗協議会」を開いた。

福原らは、協議会で討議した医薬分業に対する意見を求める文書を13日に「東京府医会」に送ったものの、医会はこれを無視した。福原らの考えは、医会と話し合いながら自主的に分業を実施し、軌道に乗せることを希望していたのだが、この一件から現状では医師の了解により目的を達成するのは困難と判断せざるを得なかった。

そしてこの一件後、福原はまず何よりも薬業同業者の結束を強化する必要性を痛感、協議会を中心とする「東京薬舗会」を同年10月に設立、福原が会長を引き受けた。副会長に比留間、その他の役員は別課・薬舗の両者から均等に選んだ。翌1888年（明治21）、東京薬舗会は薬学者を加えて「東京薬剤師会」となり、初代会頭に下山順一郎（東大薬学科教授・東京薬学校長）、副会頭に福原が選任された。

日薬会長と財政健全化

このようにして福原は、分業実施を目指し自身が主導して薬剤師会を創設、有力者として関わっていった。その後、1893年（明治26）には「日本薬剤師会」の設立と運営に情熱を傾け、初代総裁（会長）正親町実正の下で理事を務め、次いで第2代会長下山の率いる執行部でも理事として尽力した。そして1907年（明治40）4月には第3代会長に就任、1909年（明治42）3月まで務めた。

福原執行部の特徴は主に薬舗主が理事、薬学者が評議員という布陣をとったことである、理事には尾沢良助、溝口恒輔らが、評議員には下山順一郎、池口慶三、丹波敬三、田原良純らが加わり、緊急課題として最初に取り組んだのは、日薬を公益法人に改組するため、財政基盤を強化することであっ

た。当時、日薬は 200 万円弱の負債を抱えていた。正親町・下山会長時代に行った医薬分業実施を求める議会運動などのため負債が生じたのである。これを返済するため福原と東京神楽坂で薬局を経営している尾沢が 100 万円ずつ寄付したほか、会費値上げで財政の健全化を図り、会長を辞任した年の 8 月、財政の健全化が認められ社団法人の許可を得た。

会長辞任後も日薬を支援

　会長辞任後も経済面で日薬を支える大黒柱であったが、1914 年（大正 3）以降は日薬から足が遠のいた。その理由として、帝国生命保険株式会社の社長業務が多忙となったことも事実だが、分業実施をめぐる日薬内部の急進・漸進両派によるゴタゴタ騒ぎの煩わしさから回避したのではと考えられる。とはいえ、福原に対する評価は高く、「日薬に過ぎたるものが 2 つある。正親町名誉総裁と福原理事長」と謳われたほどである。こうした評価は、薬剤師として薬界における業績はもちろんだが、帝国生命保険社長や生命保険協会理事長などわが国を代表する実業家としての名声であったろう。時の首相や閣僚と膝を接して話し合えるのは、薬剤師のなかでは福原 1 人であった。その力が発揮されて薬剤師の地位向上に随所で手を差し伸べてくれたという。

　特に 1911 年（明治 44）2 月、明治天皇が桂太郎首相に「窮民を施療救療したい」として 150 万円を賜られたことで始まった恩賜財団「済生会」による済生会直営診療所が発行する処方箋調剤を医薬分業制で実施させた功績は忘れられない。これは福原が桂首相に済生会医療に薬剤師を活用する医薬分業制の実施を要望した結果である。済生会調剤は東京市では 1912 年（大正元）8 月から始まったが、月平均 1 万 5000 枚もの処方箋が発行された。済生会医療は時代とともに変わったが、この委託調剤は昭和期まで続いた。まさに明治から大正期の薬界にとって忘れられない恩人であった。

　1924 年（大正 13）3 月 30 日他界、享年 77。従五位勲四等が授与された。

参考文献
1) 日本薬剤師会『日本薬剤師会史』日本薬剤師会 (1973)
2) 永井 保、高居昌一郎編『福原有信伝』資生堂 (1966)
3) 東京薬科大学『東京薬科大学百三十年史』東京薬科大学 (1970)

各論 64

製薬業界の近代化に尽くした田邊五兵衛

松本　和男

　20世紀後半から、米国は世界の医薬品産業界の牽引役として存在感を示している。その米国の建国は1776年（安永5）であるが、そのほぼ100年前から、すでに大坂の道修町には、33名の自主的な薬種吟味者により「似せ薬」が取締られていた。その組織化が現在（2015年）の日本の製薬産業の存続の基盤となり、道修町が日本の製薬産業のメッカとなった。

　その中でも、大手製薬企業の最古は田辺製薬（現在の田辺三菱製薬）といえよう。同社の祖の田邊屋五兵衛は徳川4代将軍・家綱の治世であった1678年（延宝6）に興り、現時点（2015年）から遡り、330年以上の歴史が続いている。

　初代田邊屋五兵衛（1646～1722）の祖先について触れておきたい。祖の初代田邊屋又左衛門（1596～1615）は、大金を投じて、御朱印船をくり出し、1604年（慶長9）から10年以上にわたってルソン（現在のフィリピン）など東南アジアから生糸、砂糖などとともに薬材を輸入した貿易商であった。したがって、又左衛門の時代から「くすりの業」は芽生えていた。その又左衛門（初代）の血筋を受けた孫が初代・五兵衛であった。初代五兵衛は、田辺屋橋（現在の常安橋）南詰の土佐堀で、振り出し薬「たなべや薬」を製造・販売した。道修町に移ったのは、6代目・田邊屋五兵衛のとき（1781年・天明元）であった。当時の道修町には薬種市場が形成され、多くの薬種中買が集中していただけに道修町への移転の意義が大きかった。

　この間、世襲制の田邊屋五兵衛が社の経営のトップとして君臨していたのは、初代から14代目までの278年間であった。中でも、特に製薬界の近代化に大きなインパクトを与えた12代目五兵衛について概説する。

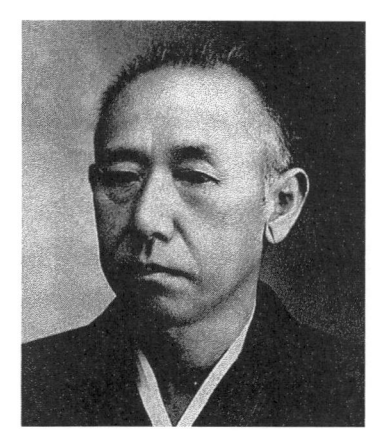

写真 12代田邊五兵衛

12代田邊五兵衛

　明治時代に入り、オランダに代わり、イギリスおよびドイツ医学の力が伸びてきた。これに伴い、和漢薬に代わり洋薬が急増してきた。

　12代田邊屋五兵衛（以下、五兵衛）は1849年（嘉永2）に生まれた。この風潮を先取りして、1870年（明治3）に洋薬の輸入を始めた。江戸時代から、灘五郷や伏見の酒造蔵業界は、清酒の突然の腐敗（火落ち）による倒産も散見され、清酒用防腐剤としてのサリチル酸が渇望されていた。そこで、五

兵衛は1882年（明治15）、横浜の外国商館アーレンス商会（後に神戸にも支店を開設）から、ドイツのハイデン社が製造するサリチル酸を入手し、五兵衛自らが東京大学医学部教官のドイツ人化学者コルシェルの講話を集めて『種類防腐新説』を出版し、啓蒙しながら酒造家に販売した。特に、サリチル酸の需要に対応するため、アーレンス商会と総代理店契約を結び、「日の出鶴亀印サリチル酸」（子ズミ箱）として、販売拡大を展開し、業界の代表格になった。

ここに見られるように、五兵衛の製薬業への関心は、1873年（明治6）に「精々舎」に入舎したことから始まり、末弟の元三郎にも引き継いだ。オランダ人ドワルスが1875年（明治8）に大阪司薬場主任に赴任すると、元三郎がその司薬場の伝習生となり、洋薬の製造法をいち早く身につけた。五兵衛は元三郎を支援し、1877年（明治10）に店舗の裏手に小規模な日本初の製薬場をつくり、そこでアルコールやエーテル、アンモニア水、チンキ類の製造を始めたが、2年後にエーテルによる大爆発で工場は全焼し、元三郎は命を失った。五兵衛はこの年に生まれた次男竹次郎に、元三郎名を継がせた。後に、元三郎は東京田辺製薬（三菱東京製薬の前身）の初代社長となった。（2007年（平成19）になり、これらの会社が合併を重ね、現在の田辺三菱製薬になった。）

その後、五兵衛は1885年（明治18）に新工場を建設し、水銀製剤の製造を手掛けた。1902年（明治35）頃、各種水銀製剤のほか、サリチル酸ソーダ、安息香酸、精製ヨード、セネガシロップ、トコンチンキ、塩酸キニーネ、タンナルビンなどを製造し、確実に製薬業としての基盤を築いた。並行して、医薬品の輸入にも積極的に取り組んだ。

1903年（明治36）に大阪で初めて開かれた第5回内国勧業博覧会では、日の出鶴亀印サリチル酸ソーダや水銀製剤を数多く展示し、存在を示した。

大正時代に入り、第1次世界大戦（1914〜1918年）の影響により輸入が途絶え、全国の酒造家がサリチル酸不足に危機を感じ、サリチル酸の国産化を要望した。急遽、その研究は東京衛生試験所で進められたが、間に合わない状況であった。すぐさま、五兵衛は採算にとらわれず、在庫のアスピリンを割いて、重曹で分解してサリチル酸を製造するというまったく採算を度外視した非常手段により、酒造業界の危機を救った。

後年、五兵衛は東京の三共と並んでサリチル酸の国産化に踏み切ったのも、これまでのサリチル酸製造の技術が基となった。両社とも、石炭酸からの高圧法（シュミット法）により、それぞれサリチル酸の国産化に成功し、その時代の社会の要望に応えた。

このように、五兵衛は明治期の和漢薬から洋薬への転換をはじめ、大正初期の第1次世界大戦時の苦境を乗り越え、医薬品の国産化への道筋をつけた。この間にヨード事業の育成や大阪薬品検査会社、大日本製薬株式会社などの設立にも大いに尽力し、世に言われる「道修町の御三家（田辺、武田、塩野義）」としての役割も果たした人物であった。1921年（大正10）5月21日に死去。享年73歳。

第2次世界大戦時には、株式会社田邊五兵衛商店は多くの海外資産の損失に加えて、工場施設の焼失による大きな打撃を受けた。1943年（昭和18）に社名が田辺製薬株式会社に改名された。当時のトップは14代五兵衛であり、1956年（昭和31）に社長を辞任し、その後は世襲制を廃止することになった。

参考文献
1) 田辺製薬株式会社『田辺製薬三百五年史』（1983）
2) 田辺製薬株式会社『田辺製薬330年通史』（2007）
3) 西川 隆「薬学薬業人物小辞典・田辺五兵衛」（薬事日報、2010年11月19日号）

各論 65

薬種問屋から近代的製薬企業の基礎を築いた塩野義三郎

荒木　二夫

塩野義製薬の創業者、塩野義三郎（1854～1931）は、薬種商の塩野屋吉兵衛の三男として大阪・道修町で誕生した。1853年（嘉永6）、ペリーの率いる黒船が浦賀に来航したその翌年のことである。12歳から家業を手伝っていたが、1878年（明治11）3月17日、24歳の誕生日を期して独立し、大阪・道修町3丁目（現在の塩野義製薬本社所在地）に薬種問屋、塩野義三郎商店を創業した。取り扱ったのは、主に沈香、薬用ニンジンなどの和漢薬であるが、時代の趨勢を読み、日本薬局方が制定された年、1886年（明治19）に専ら洋薬を取り扱うことに転換し、1897年（明治30）から、ドイツやスイスなどとの直輸入を開始した。その頃の輸入洋薬は、オレーフ油、純酒精、ナフタリン、亜鉛華、石炭酸などの局方品が大部分であったが、その後、ヂガーレン（強心剤）、ヴェロナール（鎮痛鎮静剤）、スルホナール（催眠剤）、アスピリン（1907年（明治40）より局方品）などの新薬を続々と輸入した。

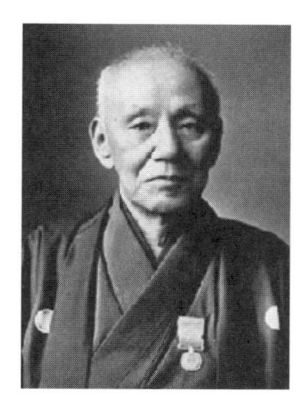

写真　塩野義三郎

塩野義三郎商店は、1908年（明治41）から薬業紙に輸入新薬の広告を開始し、末尾に「新薬58種に対する解説書、無代進呈」と書き添え、拡売に注力した。また、1907年（明治40）に次男・長次郎が東京帝国大学医学部薬学科を卒業するのを待って製薬事業を始め、健胃制酸剤アンタチヂンを新薬第1号として発売した。義三郎の指示により、社員の薬剤師・児玉秀衛は、大阪市内の小児科医を訪問して、アンタチヂンの宣伝を開始した。塩野義のプロパー第1号である。

進取の気性に富んだ塩野義三郎は、1888年（明治21）に従来の大福帳から近代的な複式簿記を導入した。また、1888年（明治21）大阪薬品試験会社発起人、1898年（明治31）大阪薬種卸中買商組合総取締、大日本製薬株式会社取締役、1903年（明治36）社団法人大阪薬学専門学校理事にそれぞれ就任するなど、大阪薬業界の発展に寄与した。

近藤平三郎の指導—乙卯研究所の設立

1911年（明治44）、ドイツ留学から帰朝した気鋭の近藤平三郎に技術顧問を依頼し、まず塩酸コカインの精製法、オイヒニン（エチル炭酸キニーネ）製造法の改善・改良の指導を受けた。1915年（大正4）には、東京帝国大学教授に昇進した近藤博士の提案により、東京市芝区に「乙卯研究所」を設立し、大阪・塩野義製薬所での製薬技術の問題点の解決にあたるとともに、塩酸プロカイン（局所麻酔

薬）の合成に成功するなど多くの成果を上げた。なお、乙卯研究所はその後も拡大発展し、多くの化学・薬学上の研究成果を上げるとともに、東京大・落合英二、津田恭介教授、京都大・富田真雄、上尾庄次郎教授、金沢大・池田鉄太郎教授、東邦大・大野節郎教授などの優れた人材を輩出した。

株式会社塩野義商店へ

　1914年（大正3）に第1次世界大戦が勃発し、ドイツ製新薬の輸入が途絶え、政府の製薬振興策に応えて、国産新薬の製造が本格化した。新ヂギタミン（心臓新薬）を発売するなど次々と新製品を製造・販売し、年間販売高は、1914年（大正3）の61万円から、1918年（大正7）の246万円へと会社は大きく発展した。

　1919年（大正8）6月、義三郎は、長男・正太郎が管轄してきた「薬種問屋塩野義三郎商店」と次男・長次郎が主催してきた「塩野製薬所」を合併して「株式会社塩野義商店」を設立した。株式は上場しなかったが、そのうちの約1割は36人の従業員に割り当て、資本参加への道を開いたことは、当時とすれば画期的なことであった。翌1920年（大正9）2月、67歳となった義三郎は会社の経営を長男・正太郎に譲り、名を義一と改め引退した。創業時の和漢薬から洋薬への切り替え、複式簿記の採用、製薬事業の開始、学術宣伝、産学協同の乙卯研究所の活用、株式会社の設立と近代製薬企業の基礎づくりをなし終えた義一翁は、引退後の隠居生活を楽しみ、1931年（昭和6）12月に他界した。享年71歳。

　二代目の社長に就任した正太郎は、2代義三郎を名乗り、社長として第2次世界大戦前後の動乱期を通じてさらに会社を発展させた。

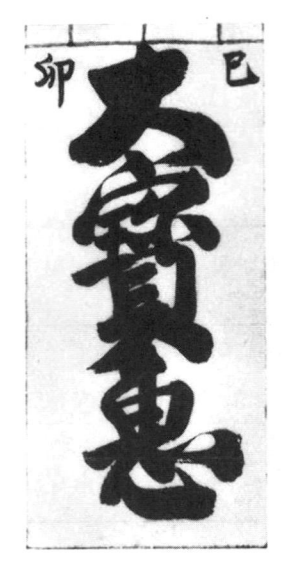

図1　大宝恵（決算帳）明治11年

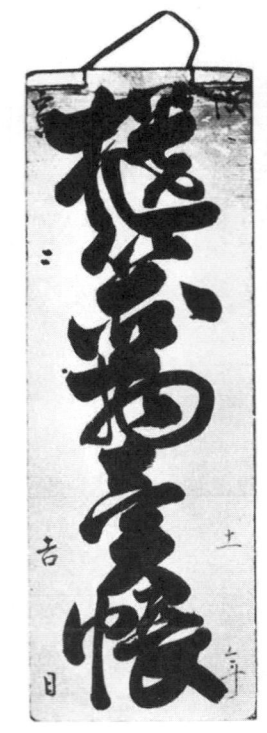

図2　開業時の大福帳

参考文献
1) 塩野義製薬株式会社『シオノギ百年』（1978）
2) 塩野義製薬株式会社『二代塩野義三郎伝』（1961）

各論 66

日本薬剤師会の誕生と初代会長正親町実正

西川　隆

「薬律」制定と日薬誕生

　「薬剤師の品位を保ち、業権の拡張を目的とする」と謳う旗の下に、初の全国組織である「日本薬剤師会」(日薬)が創立されたのは、1893年(明治26)のことである。そのきっかけは、「薬品営業並薬品取扱規則」(薬律)の制定にあった。

　近代薬事法規の原典となる同規則は1889年(明治22)3月、法律第10号をもって公布、翌1890年(明治23)3月から実施された。その第1条で「薬剤師とは薬局を開設し、医師の処方箋により薬剤を調合する者をいう。薬剤師は薬品の製造及販売を為すことを得」と定義され、薬剤師の存在理由を明確に示した。さらに第9条では「薬剤師に非ざれば薬局を開設することを得ず」と明記され、そこには医師の処方箋により調剤できるのは薬剤師だけであり、1874年(明治7)8月に公布された「医制」に基づく医薬分業の原則が打ち立てられた。「医制」には第14条で「医師たる者は自ら薬をひさぐことを禁ず。医師は処方箋を病家に付与し、相当の診察料を受け取るべし」と無条件で医薬分業の実施が謳われていたのである。

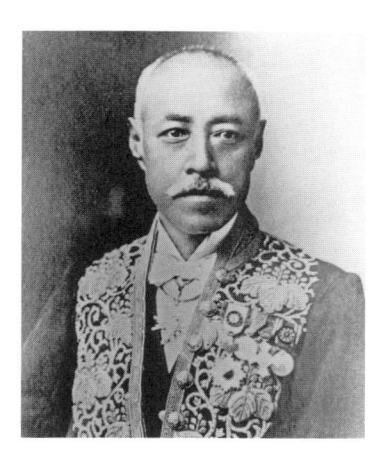

写真　正親町実正

　しかし、元老院の審議を経て公布された「薬律」の附則第43条は「医師は自ら診療する患者の処方箋に限り(略)自宅において薬剤を調合し販売することを得(略)」となっており、当初は付け加えられていた「当分の間」という字句が削除され、「医制」の掲げた分業の原則は大きく後退、無期限にわたる医薬兼業を認める法規となった。この策動は起草委員の長谷川泰ら医系委員によるとされており、附則第43条を改正して医薬分業の実施を求めることが薬剤師運動の出発点となった。

　1890年(明治23)以降は、開設間もない帝国議会に薬律付則第43条改正の法案提出を求める気運が一気に高まった。翌1891年(明治24)12月の第2議会に衆院島田三郎ら6議員から「薬律改正案」が提出されたが、政府予算案の審議紛糾から解散、薬律改正案は廃案となった。議会運動に賭けた薬剤師の最初の願いは実らず、池田松五郎『日本薬業史』(薬業時論社、1929)には「分業案の通過一場の夢となり、何れも唖然として為さん所を知らず」と尋常でない様子を記している。

　その後も東京薬剤師会の下山順一郎、福原有信、丹羽藤吉郎ら役員は、第三議会(明治25年6月)と第四議会(同年12月)にも議会運動を展開したが、いずれも不首尾に終わった。東京はじめ各地の薬剤師会は動揺、紛糾したが、指導者たちは分業を実現するには強力な全国組織をつくり、事に当た

るのが最善と結論した。

異例の大物会長を迎える

　この結果、それまで単なる連絡機関であった「日本薬剤師連合会」（明治23年結成）を改組、新たに全国から入会希望者を募って1893年（明治26）6月11日「日本薬剤師会」を発足させた。これが今日の日薬の前身である。これに先立ち、同年5月に行われた入会希望者全員による役員選挙で初代会長に正親町実正が選ばれた。正親町は、1855年（安政2）京都に生まれた。生家は元閑院宮家旧公爵である。1880年（明治13）東大製薬学科（現在の東大薬学部）「別課」を卒業後、宮内省に入り、侍医寮初の薬剤師となった。1884年（明治17）に伯爵を授けられ、明治天皇侍従、大正天皇侍従長を務め、1890年（明治23）貴族院議員に当選、埼玉県知事や賞勲局総裁などを歴任した。

　身分制度の激しい当時からすれば、華族で貴族院議員という異例の大物会長の就任は、誕生間もない日薬の社会的信用を確保したいと願う薬剤師の強い思いによるものであった。それに会内の主張を統一して医薬分業に向け日薬を強化する狙いがあった。こうした考えから正親町の就任を強く要請したのは丹羽藤吉郎（東大製薬学科助教授）である。理事は丹羽のほか、福原有信（資生堂創業者）、細井修吾（警視庁技師）が選ばれたが、細井の急逝後は田原良純（東京衛生試験所長）が加わった。

　さらに正親町執行部を支える委員には、全国府県薬剤師会から42人が選ばれた。その中には各地域の薬剤師会で活躍していた大口喜六（愛知）、柏木幸助（山口）、清水新太郎（神奈川）、池口慶三（千葉）、綾部惣兵衛（埼玉）、林忠蔵（東京）、福田福太郎（群馬）、中野忠八（京都）、石津作次郎（大阪）、横田孝史（兵庫）などが含まれていた。後に大口喜六と綾部惣兵衛、横田孝史は衆院議員となり、歴代会長を大所高所から支援した。池口慶三は第8代日薬会長となった。新発足の日薬会員数は821名で、全国の薬剤師2745名の約30％であった。

退任後も貴族院議員として業権確立に尽くす

　正親町は、1899年（明治32）まで6年余を会長として牽引、任期中は医薬分業実施を求める帝国議会の「薬律改正」問題をはじめ、日清戦争時の医薬品確保対策、「阿片法」の制定など明治から大正期にかけて、薬事に関する重要事項の実現に力を注いだ。特に指定薬品制度の創立に発揮した政治手腕は高く評価されている。

　その一方、最大課題の医薬分業に関しては実績を残せなかった。天皇の藩屏を担う当時の特権階級である貴族院議員の力をもってしても、分業実施の望みは果せずに会長を退いた。退任後も薬界に対する愛情は少しも冷めず、名誉会長として「売薬法」の制定を側面から支えるなど、創生期の薬剤師の業権確立・拡大に尽力を惜しまなかった。常に薬剤師の後ろ盾として政治的圧力を発揮したが、1923年（大正12）、68歳で不帰の客となった。

参考文献
1) 日本薬剤師会編『日本薬剤師会史』(1973)
2) 西川 隆『くすりの社会誌』薬事日報社 (2010)

各論 67

指定医薬品制度や売薬法制定を実現させた池口慶三

西川　隆

　薬界の巨人と評されている池口慶三の名は広く知られている。明治期に薬事・衛生行政官として「飲食物取締規則」の発令や「薬律」改正に寄与したのをはじめ、大正から昭和初期にかけて薬事制度の制定と改革に取り組み、さらに東京薬学専門学校長として多くの薬剤師や製薬技術者・研究者を育成したことなど、各分野で類まれな手腕を発揮した足跡は高く評価されている。

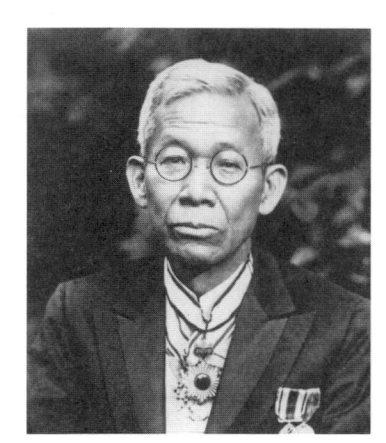

写真　池口慶三

衛生技術面の開拓者

　1867年（慶応3）4月23日、兵庫県美方郡村岡町に生まれた。村岡町は江戸時代、山名藩の城下町として栄えた。1886年（明治19）、東京大学医科大学薬学科（東大薬学部の前身）に入学。当時ドイツから帰朝したばかりの下山順一郎教授の講義で、ドイツで実施されている医薬分業や高度に発達した製薬産業、さらに薬剤師以外の者は医薬品の販売が許されていないなど薬事制度への論及が、若い池口に大きな影響を与えた。

　1890年（明治23）に卒業後は、長崎と千葉の医学専門学校薬学科教授を経て1897年（明治30）年に警視庁技師兼内務省技師として官界に入り、警視庁衛生検査所の初代所長となった。衛生行政の創成期に官界入りした池口の最初の事跡は、国民の保健衛生向上を目指した「飲食物取締規則」の発令に寄与したことである。このほか関わった関係法令には「下水道法」「牛乳取締規則」「有害性着色料取締規則」など数多く、国民生活の改善に直接影響を及ぼす衛生規則の制定に力を注いだ。また、衛生規則の実務面を担当する衛生技術官に薬剤師を起用し、中央・地方庁の勤務薬剤師の資質、地位の向上に功績を残した。文字通り薬剤師の衛生技術面の開拓者の役割を果たした。

健保制度に分業採用を訴える

　その後、1927年（昭和2）年3月に恩師丹波敬三、丹羽藤吉郎（共に日薬会長経験者）に強く請われ、1年の約束で日本薬剤師会長を引き受けた。その時期は、わが国に誕生した健康保険制度が薬局経営に根底から影響を及ぼすと考え、各地薬剤師会に調査を依頼すると「売薬売上額の減少が平均で約30％、甚だしきは85％も減少し、特に工業地帯の影響が深刻で閉鎖を余儀なくなれている」という予

想を超える影響であることがわかった。そこで池口は対策として健保制度に医薬分業を取り入れるべく取り組んだ。政府の労働保険調査会委員に任命された池口は、同年10月の同調査会で次のような考えを述べた。「薬剤師は健保制度に協力すべく社会奉仕的な廉価で薬剤給付契約を結んだので、社会政策である保険医療では医薬分業を採用すべきと思う。総医療点数中に占める薬剤点数は50％に達しているが、投薬を薬剤師に一任すれば30％で請負、余剰の20％は医師の再診料に当てる」と強調した。さらに事業主にも分業制採用を訴え、翌年1月には内務大臣鈴木喜三郎にも「総医療費の30％で薬剤支給を日薬に請け負わせてもらいたい」と健保薬剤支給に関する建議書を提出した。

しかし医師会の反対で主張は受け入れられず、政府の誠意ある回答も得られないなか、翌1928年（昭和3）に日薬会長を辞職した。「丹波、丹羽両先輩の勧告で1年間に限り承諾した。東京薬学専門学校（現在の東京薬科大学）校長と兼務は不可能」というのが理由であった。

「売薬法」改正など業権確立を実現

池口の足跡は、短期間の日薬会長時代よりも警視庁技師兼内務省技師として明治期から就いた日薬理事時代の活動に顕著なものがある。特に「薬律」の改正（1907年）と「売薬法」制定（1914年）、「薬剤師法」制定（1925年）に傾注した行動が光る。

第一の「薬律」改正では、人体に危険を伴うおそれのある医薬品の販売に関して薬事法規上の欠陥を是正するため、薬剤師のみが取り扱える医薬品を定める「指定医薬品制度」の創設に死力を尽くしたことが挙げられる。これによりコデインなど71種が指定され、販売を巡る薬剤師の業権が確立された。第二の「売薬法」の制定では売薬に対する無効無害の認識を改めさせ、初めて売薬の有効無害主義を法的に確立できた意義は大きい。これにより売薬は国民の簡易治療薬の地位を獲得し、売薬税も撤廃されて薬剤師が製造、販売に積極的に関り売薬は発展した。第三の「薬剤師法」が制定されたことで医師、歯科医師と同様に薬剤師の身分が法的に確立されたのである。

これら薬剤師の業権などに関わる法律の制定は、内務省技師あるいは中央衛生会委員として池口の尽力がなければ成就できなかったろう。たとえば、1898年（明治31）頃から始まった「指定医薬品」の制度化を求める薬律改正の草案は、内務省技師時代の池口が自らまとめたものであった。これが中央衛生会の審議を経て、薬種商や医師の反対に会いながらも正親町実正（初代日薬会長・貴族院議員）、長井長義（東大薬学科教授）を通じて貴族院を動かし、時の内務大臣原敬をも説得して、ようやく議会で成立を見たのである。

また1925年（大正14）年1月、政府が「薬律」を「薬剤師法」と「薬品法」の2法案に分離して諮問した中央衛生会では、薬剤師に普通薬の混合販売を認める条文を盛り込む薬品法の阻止を狙う医系委員に対し、委員の池口は果敢に論争を挑んだ。国会審議では2法案とも廃案の危機に見舞われたが、土壇場で衆院議員大口喜六（薬剤師）の示した薬剤師法と薬品法を別々に審議採決する作戦への切り替えを池口が泣く泣く支持したことで、辛うじて薬剤師法のみ成立した。普通薬の混合販売を織り込んだ薬品法成立を期待する薬剤師の落胆は大きかったが、もし最後まで一緒に審議していたら2法案とも審議未了で廃案になり、日の目を見ることもなかった。漸進的考えの池口は、生まれてまだ日の浅い薬学・薬剤師の領域を一歩ずつ前進させたのが、「指定医薬品制度創設」「売薬法制定」「薬剤師法制定」であったろう。

保険医療への医薬分業制の非採用や薬品法の廃案など薬剤師業務の不振を憤慨しつつも、政府およ

び医界長老を相手に堂々と論戦し、薬剤師業務の拡大確立を目指す真摯な姿が共感を集めた。

東京薬専校長兼理事長時代

　丹波、丹羽両先輩との約束通り1年で日薬会長を辞職した池口は、1927年（昭和2）11月に東京薬学専門学校長兼理事長に就任した。当時とすれば晩年の61歳のときであった。就任時に池口が心がかりにしていた新校舎建設に当てる学校債募集は、出身者や生徒・父兄の協力のほか、薬舗主・薬業家・製薬会社などからの大口寄付が寄せられ、杞憂に終わった。翌1928年（昭和3）11月には新校舎落成祝賀会が盛大に挙行された。

　挨拶に立った池口は専門学校に昇格した東薬および薬学の使命について次のように述べた。

　「薬学は元来、薬品製造の学問であり、医師の処方箋による調剤はその一部である。第1次世界大戦が勃発したとき、医薬品の輸入が途絶し治療界は混乱したが、製薬業の勃興により医薬品の欠乏に至らなかったのは薬業家、薬剤師の努力の結果である。薬学は国家の枢要な学問であり、この薬学を教授して薬剤師を養成する本校の発展を校長として微力を尽くす」

　池口の表明は、高等教育機関である専門学校への昇格がそれまでの「薬舗主」、つまり開局薬剤師の養成という薬学校時代の狭い職種の校是にとどまらず、医薬品の国産化政策に関わる「製薬技術者」の養成教育という、もう1つの国家的な意義をもつ薬学を教授して、新しい時代を担う薬剤師を養成するのが役目であると宣言したのである。この表明どおり、池口は履修科目と教授陣の強化に取り組み、また就職先に製薬企業を選ぶ出身者も増えた。

　さらに池口は、1931年（昭和6）4月に女子部を開校、女子部校長を兼務した。1933年（昭和8）3月には文部省から「指定」が認可され、卒業生には薬剤師試験が免除される特権を得たが、その喜びのなか、同年12月1日入院加療中の慶應病院で肺炎のため他界、享年67歳。

　生前の数々の勲功に対し、勲二等瑞宝章が授与された薬界の巨人であった。

参考文献
1) 下山順一郎、池口慶三、川畑秀太郎『日本薬制註解』南江堂（1936）
2) 日本薬剤師会編『日本薬剤師会史』日本薬剤師会（1973）
3) 水嶋 元『薬の王様　薬学博士池口慶三伝』兵庫県美方郡村岡町（1998）
4) 東京薬科大学編『東京薬科大学百三十年』東京薬科大学（2011）

各論 68

薬界の声を国政に反映させた大口喜六

西川　隆

　1912年（明治45）衆議院議員に当選以来、大正から戦前昭和期まで薬剤師の業権確立など守護神として国会活躍を展開したのが大口喜六である。1870年（明治3）5月25日愛知県豊橋市に生まれた。漢学者で実子のなかった祖父（大口喜園）は、養子夫妻を迎え家督を譲り、自宅に先祖ゆかりの「伊勢屋」の暖簾を上げ薬種商を開業した。養子で当主となった父・喜六（先代）は家業に従事するかたわら郵便事業など公職にも携わり、長男利一郎（後の喜六）が誕生した。父喜六が急逝したため、1883年（明治16）13歳の利一郎が家督を相続、喜六を名乗り、母堂とともに家業の薬舗に励み、16歳で薬舗開業試験に合格、免許状を受けた。

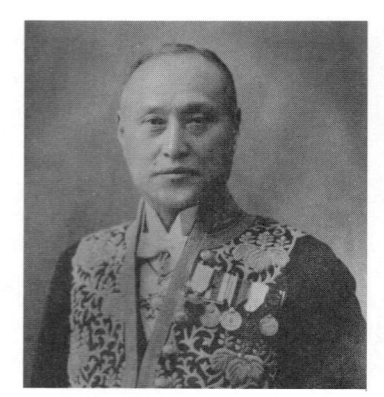

写真　大口喜六

　向学心の厚い大口は、東京帝国大学製薬学科に「選科」が新設されると聞き上京、親戚の紹介で丹羽藤吉郎（製薬学科助教授）を訪ね相談した。選科入学資格は薬舗開業免許状所有者を含み、学力試験を行って入学を認めるので大口は丹羽の指示で、1887年（明治20）に東京薬学校（現在の東京薬科大学）に入学して薬学を学び、夜は東京英語学校に通った。翌1888年（明治21）選科に入学、1990年（明治23）選科を終え、豊橋で家業に就いた。

政治への転身を決める

　豊橋に帰った頃の薬業界の状況は、選科時代に公布された「薬律」の付則にある医薬兼業を認める条文が医薬分業実施を妨げているとして、その改正を求める薬剤師の運動が1890年（明治23）11月に開会される第1回帝国議会を機に全国的に燃え上がっていた。これが大口を政治家に転身させる糸口となった。大口は翌1891年（明治24）8月、大阪で開かれた「全国薬剤師大会」に参加、薬律改廃の帝国議会への請願決議に加わった。この決議は、その年の11月に召集された第2回帝国議会に12月8日、衆院議員島田三郎ら6議員から「薬律改正法案」として議員提出され、賛成者には後の首相犬養毅など有力議員59名が名を連ねた。改正案の内容は、3年後の1894年（明治27）から「逐次医師の調剤を禁止、医薬分業を実施する」という薬剤師の要求を全面的に取り入れたものであった。しかし衆院の解散で、議会運動に賭けた最初薬剤師の願いは実らなかった。

　このため分業実施を求める全国組織「日本薬剤師会」が1893年（明治26）6月に結成された。初代会長に貴族院議員の正親町実正（東大製薬学科別科卒業）が就任、大口も委員として愛知県代表で加わっ

た。この運動を通じて大口は、分業を支持する野党の改進党代議士と接触するうちに政治への関心が高まり、改進党に入党した。政治家への転身を決意した大口は、1898年（明治31）豊橋町長に就任以来、愛知県議会議員、豊橋市長を経て、1912年（明治45）に衆議院議員に初当選した。以後、1945年（昭和20）まで連続10回の当選を果たし、大蔵政務次官を務め財政通として評価された。議員時代の大口が薬剤師の業権確立を目指して闘った足跡は、その成果を問わず分業問題が大きく絡むが、薬界のトラブル解決のために尽力した事例は少なくない。

衆議院議員として薬剤師の守護役を果たす

　こうした衆院議員時代のなかで、忘れられない節目の工作がいくつか残っている。

　第一に、1917年（大正6）末に膠着状況にある医薬分業を解決するため、医師会との妥協工作の端緒を綾部惣兵衛、横田孝史（いずれも薬剤師出身の代議士）とともに主導したことがある。日医会長北里柴三郎と薬剤師側の長井長義、丹波敬三、池口慶三が胸襟を開いて話し合い妥協点を模索したが、最終的に医師側の同意が得られずまとまらなかった。

　第二は、1925年（大正14）に「薬剤師法」と「薬品法」の成立に死力を尽くして議員活動を行い、辛うじて「薬剤師法」を成立させた薬律改正問題が挙げられる。「芝八事件」に端を発した普通薬の混合販売を盛り込んだ「薬品法」を成立させることが薬剤師の強い希望であったが、国会審議では医師の猛反対で両法が廃案の危機に直面した。その時、大口の情勢判断でやむなく反対の少ない「薬剤師法」の単独成立に舵を切った。本会議では、「医薬分業さえ実施されていれば、薬品法も薬剤師法も何もいらない」と迫った大口の心情は受け入れられなかった。「薬品法」の廃案は、全国の薬剤師に失望を与えたが、初めて薬剤師の身分が法的に確立した意義は大きかった。

　第三は、1935年（昭和10）に日本薬剤師会内部の抗争が激化し、これ以上放置すれば日薬の前途が危うくなるところまで事態は深刻化した折り、大口は事態収拾に動き、会内和平統一の実現を日薬会長の河合亀太郎とともに成し遂げたことである。

　太平洋戦争中は国家総動員の戦時体制の下で、薬業報国の実証に迫られた薬業界は1941年（昭和16）3月、学界・業界を統合して設立した「薬事奉公会」の会長を務め、医薬品の生産確保をはじめ国家的事業である薬事行政の援助者となった。それが禍となって1947年（昭和22）にGHQ命令で公職追放となり、勤続32年余の衆院議員はもちろん母校東京薬専の理事長も辞任した。

　翌1948年（昭和23）11月、軽い脳溢血の発作で左半身不随となるものの、気力は衰えず書画や詩作、郷土史に関する著作を続けた。1950年（昭和25）に豊橋文化協会から文化賞が贈られ、1953年（昭和28）には豊橋市名誉市民に推挙されるなど晩年を飾る慶事が続いたが、1956年（昭和31）1月27日、老衰のため自宅で87歳の輝かしい生涯を終えた。勲一等旭日大綬章が贈られた。

　1893年（明治26）に日薬が創立された初期から医薬分業運動の先達であり、衆院議員時代は薬剤師の業権確立に尽くし、また薬界に難問が発生するたびに調整役を依頼されるほど存在感は大きかった。まさに大正、昭和時代において薬界の守護神の役割を担った稀代の薬剤師出身の政治家であった。

参考文献
1) 日本薬剤師会編『日本薬剤師会史』日本薬剤師会（1973）
2) 根本曾代子「近代剤界人伝／大口喜六先生」薬局　1961；12（4）
3) 西川　隆『くすりの社会誌』薬事日報社（2010）

各論 69

「同業者に先んじた商法」を目指した初代藤沢友吉

西川　隆

　初代藤沢友吉は、藤沢薬品（現在のアステラス製薬）を創設した立志伝中の人である。1866年（慶応2）3月5日、三重県に生まれた。生家貧しく大阪に丁稚奉公に出され、奉公先の薬種問屋で販売の経験を熱心に学んだ。1882年（明治15）漢方医藤沢新平の養子となり、1894年（明治27）1月29歳で独立、道修町2丁目に間口2間半、奥行10間の「藤沢商店」を構えた。

写真　初代藤沢友吉

樟脳といえば藤沢

　開店当初は、主として和漢生薬類を取り扱っていたが、老舗が軒を並べる道修町では同業者に先んじた商法を取らなければ大成できないと考え、当時「売薬」に対する一般の需要が高まりつつあったので、売薬本舗を得意先とする和漢生薬類の「売薬原料」の売り込みを目指した。売薬は市民の軽症自療のためのものであったため、需要は年を追って増え、大阪・東京の有名な売薬本舗のほか地方問屋への取引も拡大した。売薬原料は主に生薬類であったが、蜂蜜・蜜蝋・サフランなどは産地から直接仕入れることも多かった。

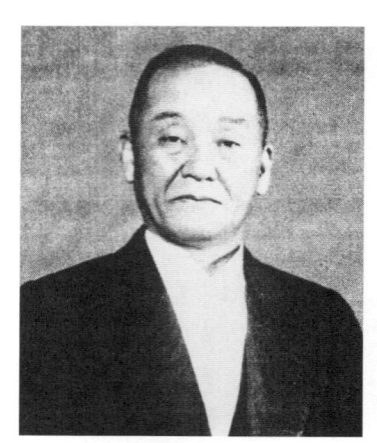

　特に創業間もなく多角経営の手始めに取り上げたのが「樟脳」であった。樟脳はわが国の特産品で、古くから輸出品として注目されていた。薬種問屋のなかで樟脳のような特殊製品を取り扱うことで同業者を凌ぐことを考えたのである。1897年（明治30）1月、家庭用防虫・防臭剤「藤沢樟脳」を発売した。販売量は予想を超えて年ごとに増大し、1903年（明治36）には「鍾馗印」の商標を冠し、〈藤沢といえば樟脳、樟脳といえば藤沢〉と連想するほどの盛業をもたらした。鍾馗印は、狩野美信の「鍾馗像」に惚れ込んだ友吉が、美信にそれの図案化を直接依頼したもので、この図案が〈樟脳は破邪顕正の象徴〉のキャッチフレーズで一世を風靡した。

　しかし友吉にも悩みがあった。当時、樟脳は「クス」の根・幹・葉を蒸留して得た液を冷却させて作ったものを台湾から輸入していたが、粗悪品も多かった。そのため友吉はかねてから精製した国産品が作れないかと苦慮していた。そこで1899年（明治32）8月、北区天満橋筋に「藤沢樟脳精製所」を設置、積極的に樟脳の精製事業に乗り出した。丁稚時代の友人・角脇久蔵と組んで粗製樟脳か専売局払下品を原料に実験を繰り返し、冷却した液を何度も昇華させ、ついに精度の高い無色透明の樟脳を作り出した。さらに樟脳を分留した「白油」と「赤油」を取り出し、白油は防臭・防虫に、赤油は石鹸

の香料などに用いる方法を考案した。

　こうした抜きん出た品質の優良「樟脳」で市場を圧したが、折からの日露戦争（1904～1905年）の影響で樟脳の需要は高まり、また海外へのセルロイド工業向けの輸出額も急速に増え、経営は拡大安定した。店勢の興隆に従い、創業時店舗の約2倍の広さを持つ新店舗に移転した。1905年（明治38）には樟脳精製所の新工場（工場敷地面積約4000坪、レンガ造りの大煙突を備える）を同区天神橋筋に建設、日本は世界一の樟脳生産国となった。また友吉は「楠」の増殖にも努め、1907年（明治40）に信太山に山林二百町歩を買求め、一大楠苗園を設けたのを手始めに各地に移植して回り、神社・仏閣・城・公園などから求められると喜んで無料奉仕したという。

製薬事業に本格的進出

　他方、友吉は製薬を志す意欲も強く、1907年（明治40）11月には大阪府の製薬者免許を取得していたが、第1次世界大戦時に医薬品国産化の機運が高まったのを契機に、本格的な製薬メーカーの道に進んだ。1917年（大正6）12月、出資していた中田商店経営者の中田幾助（薬剤師・私立九州薬学校出身）を技師長として工場に迎え、新薬・新製剤製造に力を注いだ。翌1918年（大正7）には国策上から樟脳精製事業の大合同が行われたのを機に販売権は残したものの、天六工場にある精製樟脳製造設備一切を供出し、同工場の看板を「藤沢商店化学工場」と改め製薬工場とした。

　製薬工場では、中田の創製した補血強壮剤「プルトーゼ」など新薬の生産に着手、製薬業の道を邁進した。プルトーゼの売れ行きは好調に推移し、特に1923年（大正12）から1924年（大正13）にかけては増産に追われ、販売では工場勤務の技術者まで動員して全国的にプロパー活動を実施した。また1919年（大正8）に回虫駆除薬「サントニン」の量産化に成功、続いて1925年（大正14）には海人草回虫駆除薬「マクニン」を製造発売するなど、著しい新薬事業の展開を行った。

　この間、1918年（大正7）には嗣子の友之助（後に2代目藤沢友吉を襲名）を派遣してニューヨーク出張所を設け駐在させ、樟脳、薄荷、サントニンなどを売り込みながら、セネガ根、ウワウルシ葉、センナ葉を買い入れた。その一方で、米国の製薬事情や樟脳などの貿易状況を調査させた。さらに友吉は1921年（大正10）以降、京城、上海、天津、大連などに支店、出張所を開設し、海外にも積極的に進出を図った。1930年（昭和5）5月に新工場が完成、12月15日には法人組織に改組して「株式会社藤沢友吉商店」（資本金315万円）を設立、近代的製薬企業へ発展させた。

　友吉は、創業当初から独自色豊かな経営方針の下で着々と歩み、製薬業界で確固たる地位を築いてきたが、寒風のなか樟脳移植予定地の視察を終えて帰宅後発熱し、1932年（昭和7）4月7日肺炎のため死去。享年67であった。日本樟脳会社取締役、大阪商工会議所議員、大阪薬種卸仲買商組合長なども務めた。2代目社長は1932年（昭和7）4月23日、国際感覚と近代的合理精神を身につけた藤沢友之助が継ぎ、7月7日友吉を襲名した。

　2代目社長は新薬の開発に注力するとともに工業薬品にも進出して多角的な事業展開を行い、1970年（昭和45）に超大型製品となる抗生物質「セファメジン」を発売、一気に製薬業界のトップグループに躍進させた。1972年（昭和47）9月18日病没、享年77。

参考文献
1) 『藤沢薬品百年史』藤沢薬品（1976）
2) 三善貞司『大坂人物事典』清文堂（2000）

各論 70

三共を興した薬と無縁の実業家 塩原又策

砂金　信義

　三共株式会社（現在の第一三共株式会社）は、医薬品事業とは全く無縁の青年実業家塩原又策により創業された。1877年（明治10）1月10日に横浜に生まれた塩原は、文明開化の息吹の中、外国との貿易に憧れ、英語抜きにはいかなる事業も成り立たないと考えて英語学校に学んだ。卒業後、横浜屈指の豪商である大谷嘉兵衛が設立した製茶商社に勤務し、貿易実務を学び、塩原が20歳のとき、父又市と大谷嘉兵衛の後援を受けて事業家として出発した。しかし、経営する羽二重や刺繍ハンカチなどの絹織物を外国商館に販売する事業は、関税障壁などにより行き詰まり、新たな事業を模索することになる。

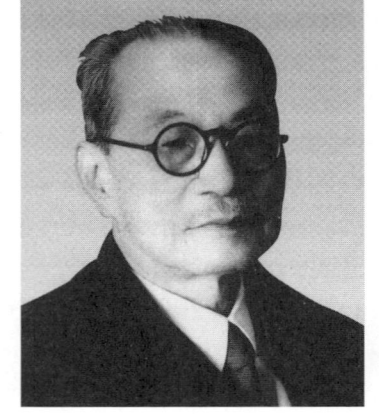

写真　塩原又策

　そこで、渡米する友人西村庄太郎に、その出発前に日本で事業化することができそうな新たな事業の探索を依頼した。渡米先で高峰譲吉が発見したタカヂアスターゼの強力な消化力を自ら体験した西村は、タカヂアスターゼが新事業の糧となることを確信し、早速つてを頼り、高峰を訪問して、塩原に日本における販売権を与えてくれるよう懇請し、試売の承諾を得た。帰国した西村からタカヂアスターゼ販売権を取得することを強く進められた塩原は、自らもその効力を確かめ、輸入販売する事業に踏み出すことを決断した。塩原は、1898年（明治31）に、西村、福井源次郎の共同出資により三共商店を設立し、タカヂアスターゼの販売を開始した。「三共」という名称はこの3人の若者実業家の共同出資に因んだものである。西村、福井は他に本業を持つので、三共商店の実質的運営は、塩原が執り行った。

タカヂアスターゼの販売と三共商店の発展

　折しも、高峰譲吉は、3年あまりの年月をかけ副腎髄質のホルモン成分の純粋抽出を世界に先駆けて成し遂げ、ホルモン成分を副腎に因みアドレナリンと命名した。アドレナリンは、医薬品として顕著な血圧上昇作用、止血作用を示し、内科、外科を初めとしてあらゆる診療科で使用され、「アドレナリンなき治療はなし」と言われるまでに及んだ。

　アドレナリン発見の報に接した塩原は、高峰宛てに日本における一手販売を懇願するが、高峰は、これまで塩原と関係が文書の往来のみであったこともあり、塩原の人物を自ら確かめた上で判断するとして即諾を与えなかった。塩原は、1902年（明治35）2月に客船ハンブルグ号で来日した高峰を神

戸に出迎え、ハンブルグ号に同船した2人は神戸から横浜への航路の中で多くのことを語り合い、高峰は親子ほども年齢の違う青年塩原の人物を認め、以降の20有余年に及ぶ信頼の絆が結ばれることになった。高峰は、塩原にアドレナリンの日本での一手販売を許可するとともに、当時世界第一の製薬企業と言われたパーク・デービス社から嘱託されていた同社製品の日本代理店についても三共商店を選定した。これを機に取扱品目が一挙に増え、三共商店は新薬の輸入販売業者として大きく発展した。営業拠点も横浜から東京日本橋に移すとともに、販売網の充実を目指し、当時の大薬種問屋であった鳥居徳兵衛商店（現在の鳥居製薬）と武田長兵衛商店（現在の武田薬品）とそれぞれ関東および関西総代理店として契約するまでに至った。

　塩原は、医薬品の品質は自社の試験室で試験した上でなければ販売せず、専売する新薬は欧米医学者の報告に満足することなく、わが国の専門家による臨床実験により薬効を実証したものでなければ販売しないと宣言し、品質本位の営業方針を徹底した。また、臨床家に対する情報誌「治療薬報」を、薬局向けには「薬業月報」を発行し、今日の医薬業界では当たり前の情報提供活動をすでに明治期において実施し、後には医学・薬学書も出版し、医・薬の啓蒙にも努めた。一般消費者向けにも日刊紙を通じて積極的に広告を行い、夏目漱石の『我が輩は猫である』にしばしば「タカジヤスターゼ」が登場するまでになった。このように、塩原は、医薬品業界に新しい市場を作り出すとともに、伝統にとらわれない営業活動を展開した。

わが国独自の医薬品の製造・販売を開始

　塩原が27歳のとき、高峰譲吉に勧められて米国セントルイスで万国博博覧会にあわせて世界各国から著名な学者を集めて開催された学会に出席する北里柴三郎らに同行した。帰途欧米各地を歴訪し、先進の製薬事業の実態をつぶさに視察した塩原は、単なる新薬の輸入業者から脱皮し、医薬品製造業に身を投じる決意を固め、製薬工場を開設した。当時のわが国の製薬業界は未成熟で、臨床医家や薬局で調剤する医薬品は、ほとんどが欧米からの輸入品であったなか、大学や研究所で創製されたわが国独自の医薬品の製造・販売を開始した。さらに、学界の実力者を顧問に迎えて研究体制を充実させ、優れた発明や発見にもかかわらず、製品化の道が閉ざされていたわが国の研究者たちに創薬の機会を提供した。

　三共商店は、1913年（大正2）に三共株式会社に改組されるが、改組にあたって高峰の尽力のもとに渋沢栄一をはじめとする当時の財界・産業界の主だった人々の支援があった。ちなみに、新設三共の初代社長は高峰譲吉で、1922年（大正11）まで草創期の会社の舵取りにあたった。この間、塩原又策は専務取締役を勤め、1929年（昭和4）に社長に就任し、その後会長を経て長きにわたって三共の経営に努め、その礎を固めた。

参考文献
1)『三共百年史』三共株式会社（2000）

各論 71

近代的病院薬局の先駆け・九大病院薬局長酒井甲太郎

小清水　敏昌

　初代の九州大学病院薬局長で、調剤機器の開発や病院薬剤師の育成に力を注いだ。1868年（明治元）8月5日に信州の松代藩の藩士の家に生まれた。父親が同じ藩士の佐久間象山（幕末の開国論者）と親しい間柄のため、幼少のころから象山について聞かされ、その影響を大きく受けたと言われる。佐久間象山は、西洋の技術と東洋の精神の融合を説き、弟子には勝海舟、坂本龍馬、吉田松陰などがいたが、1864年（元治元）に京都で攘夷論者により暗殺された。

薬局長就任と「調剤訓」

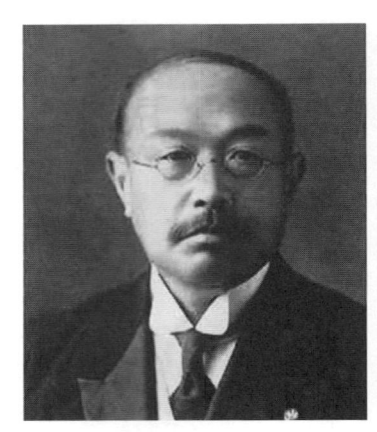

写真　酒井甲太郎
出典：堀岡正義『調剤学総論』（改訂12版）南山堂（2015）

　その酒井は、1874年（明治7）松代小学校に入学し、東京に出て1892年（明治25）に第一高等中学校（後の第一高等学校）を卒業。1895年（明治28）7月10日に東京帝国大学医科大学薬学科を卒業し、同年10月陸軍三等薬剤官となり、名古屋陸軍予備病院に勤務した。1897年（明治30）1月より翌年3月までは東京帝国大学の大学院に入学し、長井長義（有機合成教授、エフェドリンの発見者。日本薬学会初代会頭）、下山順一郎（生薬学教授）の指導の下、研究を行った。

　1899年（明治32）2月からは軍医学校の教官として指導に当たっていたが、1902年（明治35）1月福岡県立病院薬局長となった。その頃、唯一の帝国大学として東京の他に、京都に京都帝国大学医科大学があった。1903年（明治36）、文部省から専門学校令が公布され、福岡に京都帝国大学福岡医科大学を創設することになり、同年4月に福岡県立病院が京都帝国大学福岡医科大学と改称され、酒井は初代の薬局長に就いた。

　薬局長として、薬局内を整備し、調剤機器の開発に取り組んだ。たとえば、坐薬を調製するための木製で上下一組の組み合わせとして手作業で簡単にできる「酒井式坐薬器」を考案し、肛門用、尿道用、膣用として製剤化して簡便に利用できた。このため当時は全国的に使用されたという。

　また、薬局内で働く薬剤師に向けて「調剤訓」をつくり、調剤する際の心構えや調剤作業上の注意などを職員たちに指導した。1907年（明治40）1月には勉強会である「益進倶楽部」を立ち上げ毎月2〜3回集談会を開催し現職員、旧職員も含め、薬剤師として薬学を基盤にした理論や実地などを職員全員で勉強会を始めた。

日本の薬学史

1920年（大正9）に第40回日本薬学会総会が初めて福岡市で開催されることになり、酒井はその準備に奔走していた。ところが直前の3月31日に酒井は脳出血で倒れ、4月4日急逝。大会の準備などの心労が重なったのであろう、享年53歳と惜しまれる逝去であった。総会初日の冒頭に長井長義会頭を始め参加者が急逝した酒井薬局長のため一同起立して弔意を捧げたという。葬儀の日にも長井長義会頭は参列し冥福を祈った。

　酒井の姿のない日本薬学会第40回総会が4月11日九州帝国大学医学部精神科講堂で行われ、翌日には日本薬学会主催となった最初の病院薬剤部長協議会が医学部附属医院の会議室で行われた。この会議は1917年（大正6）に第1回官公立病院薬剤部長協議会として行われていたが、有志の会合であり学会とは関係なかった。福岡で開催されるのを機に、日本薬学会主催とした。この会議は、現在の日本病院薬剤師会が主催する「病院薬局協議会／学術フォーラム」へと名称を変え続いている。

現代の薬剤師教育にも通じる「調剤訓」の教え

　酒井は、医療人としての薬剤師の育成に積極的に取り組んだ。医療現場で働くことについての精神面を強く指導した。これが「調剤訓」として残されている。これらを眺めると、現代の薬剤師教育にも十分に応用できる言葉であると考える。以下はその一部である。

　調剤訓：「諸君は手足を以て作業せず、頭脳を以て手足を働かすべき、これ智識階級の人の当然とす」「調剤を誤っては、まったく薬剤師たるの価値はない。ゼロである」「研究態度で事を処せば、その時には手間取ることがやがては功速に運ぶ階段となるでしょう」「鑑査は誤りなきを期する手段であって、絶対に正確なりとの証に非ず。その意味を知って事に当たるべし」

　「薬剤師ならば薬剤師らしく調剤せよ」などを職員たちに言って薬剤師としての指導に当たっていた。このように、酒井は明治から大正にかけて教育、研修、調剤の実地などその生涯を病院薬剤師の育成に捧げた。

参考文献
1) 堀岡正義『薬学人（くすりまなびと）のあゆみ』(1999)
2) 堀岡正義「九大病院初代薬局長酒井甲太郎」薬局　1987；38（2）：299
3) 堀岡正義「酒井甲太郎先生の調剤訓」薬局　1970；21（12）：1583
4) 日本薬学会編『日本薬学会百年史年表』日本薬学会 (1980)
5) 九州大学医学部編『九州大学医学部百年史』九州大学 (2004)

各論 72

皇居外堀の汚物問題を解決した西崎弘太郎

西川　隆

　わが国の薬学のなかで、「衛生化学」は薬学の創始以来、大きな柱の1つとして重要な地位を占めている。「衛生」という言葉を今日使われているような意味で、最初に用いたのは長与専斎と言われている。長与は、わが国の衛生行政の祖であり、明治期の医薬制度を整備としたことで知られているが、その提案で司薬場と製薬学科が発足した。司薬場は現在の国立医薬品食品衛生研究所であり、製薬学科は東京大学薬学部である。

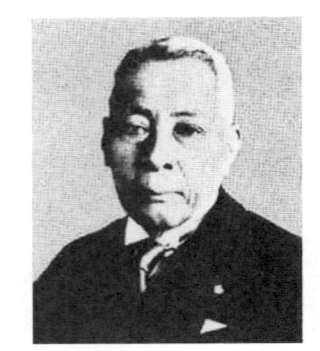

写真　西崎弘太郎

生活に直結する衛生化学への関わり

　長与が提案したこの両施設の設立目的は、「医制」の発布による西洋医学の導入に欠かせない輸入西洋薬（洋薬）の品質確保とその国内製造であったが、そのほかに食品や水など生活に直結する分野の衛生に関する諸問題への化学的なアプローチも含まれていた。これらが共にわが国の薬学発展の源流となった。それ以降、「衛生化学」は薬学のなかで、社会と最も密接な関わりを保ちながら発展してきたが、大正初期に行われた東京・丸の内界隈の都市計画時、排泄物が側溝に放流されていたため、皇居の外堀に流れ込んだ汚物問題が難問として浮上、これを解決に導いたのがときの警視庁衛生試験所長の西崎弘太郎である。

　西崎は、1870年（明治3）岡山県西崎村で生まれる。東京帝国大学では医学科に進んだが、医学に懐疑的になり薬学科に転学、1892年（明治25）卒業した。大学院に進み、丹波敬三教授の下で衛生化学分野の醗酵化学を研究中であったが、翌1893年（明治26）5月、新設された仙台の旧二高薬学科教授として赴任、28歳であった。その後、二高校長と意見が衝突して1900年（明治33）に辞任、同年6月に横浜衛生試験所技師に転職して薬品の検査や試験に従事した。研究も順調に進み、発表論文は日本酒の醗酵や練乳中蔗糖の定量法など多数に及ぶ。なかでもヂアスターゼの醗酵研究は博士論文のテーマとなった。

　1902年（明治35）横浜衛生試験所長となり、1909年（明治42）薬学博士を取得。その間、神奈川県薬剤師会長清水栄助らが1892年（明治25）に設立した横浜薬学校校長に就任し、薬剤師養成に情熱を注いだ。しかし横浜での生活は、山本権兵衛内閣の緊縮政策により横浜衛生試験所が6月に廃止されたため、東京衛生試験所検明部長として所長田原良純の次席で転任した。

　東京衛生試験所に転じた西崎は、専門である衛生化学分野の研究に打ち込んだ。清涼飲料水の製造

日本の薬学史

274

で炭酸ガスの圧力と微生物増殖の関係や、練乳の細菌学的実験などを続け、次々に薬学雑誌に発表した。1914年（大正3）に勃発した第1次世界大戦の影響で重要医薬品の輸入が止まったときには、国産化を目指して東京試験所内に設置された臨時製薬部で、主にブロムワレリル尿素系睡眠薬の合成研究に当たり、第1次国産化時代の幕開けに貢献した。その後、1916年（大正5）3月、長井長義、丹波敬三両教授の推薦を受け、池口慶三警視庁衛生試験所長の後任所長に就任した。

汚水処理などで文化国家建設に貢献

警視庁衛生試験所は当時、日比谷近くにあった。折から東京では都市計画が始まり、帝国劇場の開場や1914年（大正3）には東京駅も完成し、丸の内付近には近代的ビルディングが建設されていた。しかし、汚水処理に関する取締規則がない不備もあって排泄物は側溝に放流されていたので、皇居の外堀には流れ込んだ汚物が浮き、悪臭を放っていた。市民から毎日寄せられる苦情に対し、警視総監は新所長の西崎に処理方法の研究を依頼した。下水道が完備されていないなか、調査研究は難航したが、西崎は独自の浄化装置の開発に成功し、遂に「汚水処理法並びに検査法」を完成させた。これに基づき1921年（大正10）6月、わが国最初の「水槽便所取締規則」が警視庁令として公布された。これにより皇居外堀の汚物問題も解決に向かい、ようやくこの面で文化国家の水準に一歩近づくことができた。国民生活に直結する学問である衛生化学を駆使した、西崎のこうした功績は後世に語り継がれた。同時にこの功績が高く評価され、同年11月には警視庁の薬系衛生技術員も衛生技師や衛生技手として待遇される官制が公布され、地位向上が実現した。

翌1922年（大正11）3月、西崎は古巣の東京衛生試験所長（第10代）に栄転した。その直後の9月1日関東大震災に襲われたが、幸い衛試の被害は最小限にくい止めることができた。それも束の間、折から政府が打ち出した緊縮政策による行政整理の影響で、製薬部の縮小や予算の削減に悩まされたが、西崎の粘り強い折衝で復活要求が認められ、何とか危機を乗り越えた。その後は予算も徐々に増え、試験所内に活気が戻ってきたが、1932年（昭和7）3月、後進に道を譲る決意を固め退任した。

女子薬剤師養成にも情熱

30年を超える官界への貢献により正三等勲二等瑞宝章が授与された。その間、日本薬局方調査会委員、薬剤師試験委員、中央衛生会委員などを歴任、退官後は日本薬学会頭に選任された。また1933年（昭和8）4月からは東京女子薬学専門学校長（現在の明治薬科大学）に就任、女子の薬剤師養成に努め、自らも専門の衛生化学の講義を担当した。

衛生化学分野において多くの優れた業績を残し、その発展に足跡を印した西崎は、持病の慢性胃疾患が悪化した1938年（昭和13）8月17日、逝去、享年69。綾乃夫人は服飾界で名も高く、長女の緑（みどり）は西崎流舞踊の家元として1965年（昭和40）代までテレビにも数多く出演し親しまれた。

参考文献
1) 西崎弘太郎、国立衛生試験所『国立衛生試験所百年史』国立衛生試験所 (1970)
2) 根本曾代子「西崎弘太郎先生の横顔」薬局 (1957)
3) 高畠英吾、薬史学雑誌　1990；25 (1)：75-83

各論 73

世界初の固形肝油ドロップを完成した河合亀太郎

西川　隆

学魂商才で有名企業家となる

　薬学薬業人として河合亀太郎の評伝を記すとき、忘れられない足跡が3つある。

　第一は、結核患者の体力増進や虚弱児の栄養に世界で初めて肝油（ビタミンA、D）の固形化に成功し、1911年（明治44）に「肝油ドロップ」を発売したことである。わが国に肝油が伝わり、タラの肝臓を原料に製造が始まったのは1880年（明治13）頃からで、次第に病弱者に薬効が認められ普及したが、大量（1日5グラム）に飲むこと、味の悪いことが欠点であったので、河合は肝油の効果を維持し、飲み難さの克服に志した。

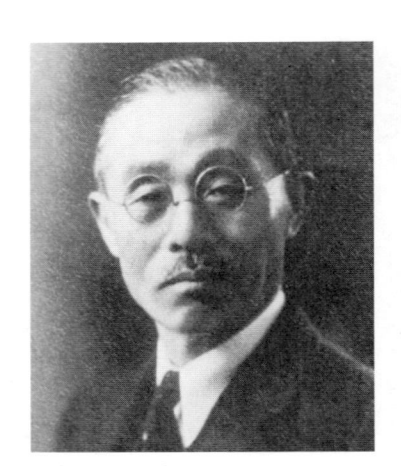

写真　河合亀太郎

　1876年（明治9）5月21日、静岡県浜松で生まれた河合は、16歳で上京し1893年（明治26）に今日の東京薬科大を卒業、薬剤師免許を取得した。翌1894年（明治27）旧一高・久原躬弦教授（後に京大総長）の助手となったが、4年後に胸部疾患を患い療養生活を余儀なくされ、回復後は療養も兼ねて神奈川県平塚市の杏雲堂病院薬局長に就くが、医師が保健強壮薬として処方・推奨する欠点の多い粗製肝油の精製に取り組んだ。目指す「飲みやすい肝油」の研究は、肝油学会でも評価され、研究場所を東京墨田区のミツワ研究所に移し、1911年（明治44）に飲みやすい肝油ドロップを創製、「ミツワ肝油ドロップ」の名で評判を呼んだ。

　しかし、1923年（大正12）の関東大震災で同研究所の再起困難と判断した河合は、翌年東京中野区に河合研究所を設立、肝油ドロップの製造販売を続けた。1931年（昭和6）に「日本産タラ肝油の生薬学研究」で薬学博士を所得、翌1932年（昭和7）に「健康なくして教育はあり得ない」の信念で学校用肝油ドロップの製造販売を開始、全国の小学校へ普及していった。肝油ドロップの成功で河合は有名企業人の仲間入りを果たし、学魂商才振りが評判となった。

対立抗争の泥沼から日薬を救う

　第二は、日本薬剤師会長として1935年（昭和10）に派閥・学閥が原因で先鋭化した会内の対立抗争を解決し、日薬を救ったことが挙げられる。河合が会長に選任された1932年（昭和7）頃の日薬は、事業遂行に支障を生じるほど深刻化していた。対立の源流は、明治時代から医薬分業運動の方法を巡

り「急進派」と「漸進派」の2つの主張が拮抗していたことにあった。丹羽藤吉郎、恩田重信らが率いる急進派は「分業は正論だから議会へ働きかけることが分業実施の早道」と主張し、下山順一郎、丹波敬三、池口慶三らが主導する漸進派は「議会運動も国民の理解がなければ成功しない」という考えだった。これに池口校長の東京薬専（漸進派）と恩田校長の明治薬専（急進派）の学閥が絡み、全国の薬剤師を二分するまで発展、日薬の事業遂行も支障をきたすほどであった。

　河合は会長就任以来、派閥抗争の解消に取り組み、機会あるごとに忍耐強く説得に努めた。そして大口喜六代議士らの力を借りながら、会長就任3年後の1935年（昭和10）1月の日薬総会で両校出身者の均衡人事（東薬5名・明薬5名）と中立者（熊本薬・長崎薬各1名）からなる「和平統一執行部」を誕生させ、泥沼状態の日薬を再生させた。

簡易健保相談所の処方箋調剤を確立

　第三は、医薬分業を巡る四面楚歌のなか、逓信省（後の郵政公社）が設置した「簡易保険健康相談所」からの処方箋調剤を確立、拡大したことである。同省は、1922年（大正11）から簡易保険の被保険者サービスとして、全国各地に実費治療を目的に簡易保険健康相談所を設置して無料健康相談を始め、ここでは処方箋を発行する方式が採用されていた。1934年（昭和9）には相談所は全国に150ヵ所、利用者は500万人、発行された処方箋は150万枚に達していたが、利用者からは料金のバラツキで不満もあった。

　そこで河合は、ここまで広がった処方箋調剤の質と量を担保し、制度をより強固にするため、福沢常吉理事の協力で1936年（昭和11）、簡易保険局長（猪熊貞治）と契約を結び、会営薬局の設置と調剤料金の全国一律化を決めた。これにより全国で年間240万枚超、1月平均約20万枚の処方箋が発行されるなど、この簡易保険調剤は大きく伸展し、河合の希望は実った。

　国の施策として医薬分業が行われていない当時だけに、簡保調剤が「変則分業」とはいえ、「患者が処方箋を持って薬局を訪れ、薬剤師が調剤施薬するという目的は達成できた」と多くの開局薬剤師は喜び、この制度が長く続くことを願った。河合は簡保調剤を分業推進の第一歩と位置づけ、その確立と拡大を期待したが、戦時下の時局は、厚生省が医療行政を一元化するとの理由で簡易保険健康相談所は保健所に代わり廃止となり、簡保調剤は1943年（昭和18）で打ち切りとなった。継続を求める薬剤師の胸中を察する河合の必死の要求も、医薬兼業の医療体制を是とする厚生省が分業を歴史的に認めない以上、届かなかった。しかし昭和初期の10余年は薬剤師の希望が演出された期間であり、6選12年間にわたり会長を務めた「外雅内硬」の気概に溢れる牽引者であった。

　戦後は母校東京薬専の理事長として、1949年（昭和24）大学昇格を実現させて第一線を退いた後、生来の病弱から養生に努めて天寿を全うした。1959年（昭和34）7月19日死去、享年83。従五位に叙され、勲三等瑞宝章を受章した。

参考文献
1) 日本薬剤師会編『日本薬剤師会史』日本薬剤師会（1973）
2) 東京薬科大学『東京薬科大学百三十年』東京薬科大学（2011）

各論 74

化粧品の歴史

能﨑　章輔

和の化粧と明治以降の西欧文化の融合

法律で安全衛生が規制されている化粧品

　物質としての薬と化粧品は昔から表裏一体の関係であった。文化的にも手の薬指を昔は薬師指とも、唇に紅をつける指、紅差し指・紅つけ指とも呼ばれていた。化粧品も「医薬品、医療機器等の品質、有効性及び安全性の確保等に関する法律」（略称：「医薬品医療機器等法」）によって規制されている。1960 年（昭和 35）の薬事法以来、定義も一貫し現在に至っている。化粧品とは、「人の身体を清潔にし、美化し、魅力を増し、容貌を変え、または皮膚もしくは毛髪を健やかに保つために身体に塗擦、散布その他これらに類似する方法で使用されることが目的とされているもので、人体に対する作用が緩和なものをいう」と定義されている。

　化粧品は外用するもので、内服するものは化粧品ではない。効能効果は作用が緩和なものだけが化粧品である。たとえば同じような外観の頭髪剤であっても、発毛効果を謳えば医薬品となり、化粧品は養毛剤・育毛剤で、発毛剤ではない。

　化粧品の歴史は使用された物質の歴史であり、安全性と化粧文化が関わる歴史である。作用が緩和である化粧品の歴史の中に安全衛生規制の必然性が潜んでいる。日本古来の和風化粧は身体の彩色表現が原点であった。明治以降も広く使われていた白粉は、鉛白粉であった。1900 年（明治 33）に着色料として鉛白は禁止されたが、附則で化粧品は当分の間使用が許され、1935 年（昭和 10）末まで市場に残存したという歴史があった。現在は安全第一で即応する時代である。

　安全衛生の普及した現代の化粧品は、人の健康を精神的、社会的に支える存在感、生活の質（QOL）を高める役割を担っている。

色彩感覚と養生と衛生の普及

　日本古来の色彩感覚は歌舞伎の白面の顔と、赤・黒・青の線で表情を誇張的に表現する隈取に残っている。古代の全身の入れ墨、埴輪に残る赤化粧から、平安時代から昭和まで続く白化粧、明治まで続いたかき眉やお歯黒の習慣など、和の化粧は身体の彩色表現であった。現代の表現をするならメークアップの文化であった。

　お肌のために、御髪のためにといった皮膚の保健衛生という視点は、身体髪膚は大切にすべきもの

として、江戸期以降に普及した考え方が原点である。これが現代の健康第一主義、身だしなみを大切にする、日本の美容思想につながっている。

現代の化粧品は養生と衛生を重んずる、スキンケア、ヘアケア、ボディケアへとケア化粧品の幅が広がり、メークも肌をただ白く強調する化粧から、肌色を生かした自然な仕上がりの化粧品の時代となっている。香水、オーデコロンなど、フレグランスの市場が大きくないことが日本の化粧品事情の特質で、西欧化粧文化との違いとなっている。

化粧品という概念は20世紀初頭から

化粧という言葉があり、紅・白粉は使われていたが、化粧品という独立したジャンルを総括する言葉は、明治の後半まで誕生しなかった。化粧品という概念が発明され、言葉として定着し、化粧品は発展が期待される産業として、大正時代の産業博覧会には化粧品のパビリオンが香水の噴水を演出して、馥郁たる芳香をはなつと、新聞が時の話題を提供していたことが伝えられている。

石けん、無鉛白粉、歯みがきなどがその時代の牽引商品であった。

明治時代の欧風文化と化粧品

化粧文化の激変と西欧化への歩み

1868年(慶応4)3月14日「五箇条のご誓文」が発布され「旧来の陋習(ろうしゅう)を破り天地の公道に基づくべし」と、新政府は「旧弊を改める」開化政策を打ち出した。和の化粧文化の一部を絶やしてでも、西欧化の道を進む決断である。「公家のお歯黒かき眉不要」の布告は1868年(明治元)、「華族のお歯黒かき眉禁止令」は1870年(明治3)、1873年(明治6)には天皇が断髪され、皇后も鉄漿(おはぐろ)を落とされた。西欧先進国の視点で、日本の化粧文化を見直したのである。

幕末の1865年(慶応元)、トロイア遺跡発掘の6年前にシュリーマン(Heinrich Schliemann)は日本を訪れ、「日本人が世界で一番清潔な国民であることは異論がない。どんな貧しい人でも日に一度は、町の公衆浴場に通う」とその旅行記に書き残している。銭湯での入浴とぬか袋の使用が和の化粧習慣であった。

1875年(明治8)には鹿鳴館が開館し、美顔術や美爪術(マニキア)なども紹介され、化粧も西欧文化と融合しながら進むことになった。肌の色も白1色からの脱却が徐々に進み、大正になると七色白粉など、多様な色彩を愛でる化粧文化へと変遷し、リップスティックも国産化され、顔を健康に見せるほほ紅が大流行した。化粧の近代化は大正時代にその基礎が築かれたようである。

仮名垣魯文が「おうてころりや　シャボンでみがく　仮の色香にゃ　まよやせぬ」と洋式化粧品オードコロンと、シャボンと呼ばれた石けんを紹介し、化粧は仮粧であるから騙されないと揶揄している。

鉛白粉の安全性問題は、1887年(明治20)の展覧歌舞伎での役者の鉛中毒事件、母親の胸の白粉に起因する乳幼児の脳膜炎問題が起こり、無鉛白粉の普及が図られた。

化粧品という言葉の誕生の経緯

　化粧品は明治新政府の化学振興策に沿った、期待される産業であった。政府主導の内国勧業博覧会が1877年（明治10）から5回開催され、紅・白粉・髪油・香水・歯みがき・石けん等が出品され、石けんはリーダー的な化学技術の産物であった。まだ化粧品という総括名称の記録はなく、「粧品類聚」「化粧雑品」「化粧用品」などと記載されている。1903年（明治36）の第5回の記録には「香料は化粧品の一大要素」という記載もある。

　1900年（明治33）の内務省令「有害性著色料取締規則」の附則には、当分の間鉛白粉を化粧品として使用することを容認するという記載があった。その頃、紅白粉は小間物の「粧飾品」に分類されていた。1903年（明治36）組合は改組され、東京小間物化粧品卸商組合となった。これが業界用語としても化粧品が定着した時期であると考えられる。一般社会では化粧品の概念が普及したが、現在でも技術用語としては香料を加え、香粧品とも称している。

江戸時代の化粧品と身だしなみ

健康に対する心くばり

　貝原益軒84歳、1713年（正徳3）の養生訓は、薬に依存しない健康への心くばりの書である。日々心がけるべき身だしなみを、衛生行事として記している。養生の訓（おしえ）として衛生という言葉を多用し「朝の衛生行事」という項では、歯を磨き、目を洗い、鼻の中をきれいにし、口をすすぐと、洗面の手順を説明している。心と身体の養生の大切さを力説しており、その前提は天地自然への畏怖、父母の縁を尊ぶ姿勢で、与えられた身体髪膚を疎かにしないことである。

　身体と心、身命と我欲のバランスを取るには「深き淵をのぞむが如く、薄き氷をふむが如く」と、現代のリスク管理の要諦を説いている。

化粧はバランス感覚と身だしなみ

　1813年（文化10）刊の『都風俗化粧伝（けわい）』は、明治になっても版を重ねた女性向けの啓蒙書である。「都会の地の夫人は、その顔に応ずる化粧を施し、身恰好に合う衣類を着するがゆえに、醜き女も美しく見ゆる也」と巻頭言に掲げ、相対的なバランス感覚のおしゃれを説いている。基本は化粧以前の身だしなみが肝要であると、具体的な記述がある。

　「鼻毛ののび、あるいは耳に毛むさむさとし、或いは耳垢たまり、または歯の清めあしく歯くそ残り、或いは口臭く舌にかすたまり、または手足の爪のび、垢たまり手爪の先黒きなど一ツもある時は、悪しきを見出さんとする人心なれは、大いにそしり笑わるること也」とあり、身だしなみは日ごろからの心くばりと説いている。

　化粧が社会に広く普及したのは江戸時代以降のことで、養生訓と都風俗化粧伝の思想は、現代においても化粧のあるべき要である。

古代の赤化粧から近代までの白化粧

赤化粧の痕跡と化粧材料は毒性物質

　化粧の歴史は彩色化粧から始まり、全身化粧から顔を中心とする部分化粧に進化した。化粧は女性だけのものではなく、男化粧も宮廷から武家社会にも受け継がれたが、江戸時代少し前から行われなくなった。化粧の材料は赤も白も、水銀と鉛の化合物であった。

　昔は男女を問わず身体や顔を赤で彩色し、痕跡が埴輪に残されている。赤化粧は酸化鉄の赤土を用いたが、後に色が鮮やかな朱丹や鉛丹が用いられた。朱丹は硫化水銀、鉛丹は四三酸化鉛である。魏志倭人伝には「男子は大小となく、皆鯨面文身す」「朱丹を以てその身体に塗る、中国の粉を用いるごとし」と、中国では粉、おしろいを塗る白化粧であるが、身体を赤化粧していると記されている。鯨面とは顔、文身は身体の入れ墨のことである。

白化粧の化粧材料も毒性物質

　遣隋使、遣唐使と仏教伝来という大きな時代のうねりとともに、大陸から白化粧が伝わってきた。奈良から平安時代の宮廷で行われた白化粧が和風化粧の芽生えとなった。白化粧は米粉なども使われたので、化粧すること、紅白粉をつけて飾ることを粉飾ともいった。今では粉飾決算などと、専ら負の表現に使われている。白粉の主役は、塩化第一水銀と塩基性炭酸鉛であった。水銀白粉はハラヤとか軽粉、伊勢白粉とも呼ばれ、毛虱避け薬や駆梅剤にも使われていた。

　顔化粧に使われた色材は、不溶性の顔料である。顔料という技術用語には、顔化粧に使われた色材の歴史が潜んでいるように思われる。

　枕草子の心ときめきするものに「髪洗い、けそうして、香に染みたる衣着たる」とあり、「清潔と化粧と香り」は女性のおしゃれ心の3点セットであり続け、化粧品が存続しているのである。

参考文献
1) 高橋雅夫『化粧ものがたり』雄山閣出版 (1997)
2) 能﨑章輔「博覧会と我が国の香料・化粧品産業」VENUS、No.17、国際香りと文化の会 (2006)
3) 能﨑章輔編『化粧品工業120年の歩み』日本化粧品工業連合会 (1995)
4) 能﨑章輔「化粧品の歴史―衛生からQOLへ―」薬史学雑誌　2013；48(1)：1-6

各論 75

開局薬局の業務の変遷

清水 真知

幕末期から開港、明治期の薬舗業務

明治以前と開港期の薬舗

　江戸時代以前、大陸渡来の貴重な生薬は、主に上流社会にのみ施され、民衆には程遠かった。それが江戸時代になり、長崎からオランダ医学（西洋医学「蘭方」と言われた）が入るようになると、それまで生薬を中心とした医学は「漢方」と呼ばれるようになり、秘薬、売薬ばかりでなく、漢方薬も漢方医によって広く庶民に行き渡るようになった。薬種問屋は漢方生薬の他に洋薬も扱い、現在の薬局にあたるような「生薬屋」では、生薬の加工や調合を業とした。また、禁止された買占め、毒薬、偽薬の販売などに対して生薬や売薬の業者は、営業倫理を共有して薬の不良化を防止した。

　このような流れに沿って日本の医薬品販売は今に受け継がれてきている。

「医制」と医薬分業

　開港に始まり、明治維新、文明開化、さらに富国強兵と西洋列強国入りを果たすため、明治政府は西洋重視政策の下で、数百年の「経験方」や各種の効果を謳う「売薬」を無効とし、漢方薬や民間薬などに対し大幅な規制を行った。1874年（明治7）に制定された「医制」は、医師による薬の販売を禁じ、医師は診断と治療を、調剤は薬舗主、薬舗手代および薬舗見習いと定め、医薬分業実施を謳った。

　1875年（明治8）には薬舗開業試験が実施され、現代薬局の原型である薬舗と薬舗主が誕生した。当時の輸入洋薬は粗悪品が多く良否鑑別は不可能であったが、危険な薬物も多く横行したため、1877年（明治10）に品質確保を目的に売薬に関する規制が発布され、責任者も定められた。

「薬律」と薬舗・薬舗主

　1889年（明治22）に「薬品営業並薬品取扱規則」（薬律）が制定され、調剤をはじめ医薬品の販売、医薬品の製造という薬剤師職能が明確に規定された。しかし薬剤師数は少なく、「医師の自宅において薬剤を調合し、販売授与することを得」の薬律附則により、医制が謳う医薬分業は骨抜きとなった。これが以後100年余にわたり薬剤師業務のあり様を変えていくことになる。

　この法律の規制対象は、今日でいう医療用医薬品であったが、調剤の実態はないに等しく、その一

方において政府の売薬規制で重税にあえいではいたものの、「薬律」の下で薬剤師や薬舗主はまだ自由な医薬品の製造や販売を行うことができた。また、金看板などを配した従来の多くの薬種屋の店構えは、後進の薬剤師が経営する薬舗に勝っていた。新しい知識の優劣よりも、世間の信用は相反するものになっていたが、薬律による規制によっても薬舗営業は衰えることはなかった。

その当時の薬舗でどのようなものが扱われていたか。それを横浜・紀伊国屋薬舗に例を取ると、主な取扱い品目は、和漢薬の原物を店頭で刻み製造した家伝薬などや、数十種の売薬、ロートエキス、ホミカエキスの5倍散製剤、新薬のアンチピリン、タカジアスターゼなどの西洋薬、その他薬用葡萄酒、ポマードなどの男性用化粧品、歯磨きや石鹸などであった。

家伝薬製剤には能書を添付し、ロット番号の記載、封緘紙の貼付を行うなど薬剤師の意識を物語る興味深いものもあった。処方箋も半分は外国人医師の処方であったが、毎日10数枚の調剤を行い、またペスト予防などの公共事業に常に参加しその職能を示した記録が残されている。

大正期の薬局・薬舗の業務

薬局・薬剤師、薬種商と売薬

明治から大正に移っても医薬分業は実施されていなかったが、薬局を訪れる人たちの要求や調剤室を有効利用する目的もあって、無処方箋で2種類以上の医薬品を混合調剤し、それを販売する、いわゆる「混合販売」が積極的に行われていた。その頃の薬局経営は、国民の簡易治療剤となりつつあった売薬の販売とこの混合販売が主力であった。

売薬は、1914年（大正3）3月に制定公布された「売薬法」により、効果の科学的裏付けが求められ、一定範囲の毒劇薬を配合することが認められた。それに伴って製造は薬剤師と薬剤師を使用する者にのみ許可し、販売者は薬剤師に限定するとされた。この結果、製造業者は薬剤師を使用（雇用）するなど新たな組織や仕組みを構築して著しい発展を遂げた。また、この法律が家庭薬（売薬）の効果を高める科学的評価につながることから、製造、販売する薬剤師は社会的信頼を獲得していった。

薬局では、取り扱う売薬の種類や量も増えた。それに従来から扱っていた漢方薬、和漢薬、西洋薬などの製造や販売も変化はなかったので、薬局の経営は上向いた。また、薬律の改正により「売薬」と「医薬」（新薬、製剤）が区別されて明確になった。さらに1912年（大正15）3月には「売薬印紙税」が廃止されたことや新聞や雑誌の宣伝効果もあって、売薬は急速な勢いで発展した。

売薬と混合販売

医薬分業運動が成果を出せないなか、薬局経営の主力は「売薬」と無処方箋調剤の「混合販売」に頼ることが多かった。しかし、1916年（大正5）8月、混合販売で開局薬剤師が関わる告発事件（芝八事件と呼ばれた）が起きた。この事件は薬局を訪れた偽装客が薬剤師に無理やり混合販売させたことに始まる。この事実をもって無処方箋調剤の混合販売を「薬律」に違法する行為と主張する東京・芝区の医師会幹部が同じ区の薬剤師8名を訴え、裁判を起こした。

大審院の最終判決では薬剤師は「無罪」、ただし混合販売は「薬律違反」との判断が下り、混合販売は禁止された。だが、行政府の判断では混合販売は1913年（大正2）から合法とされていた。そこで

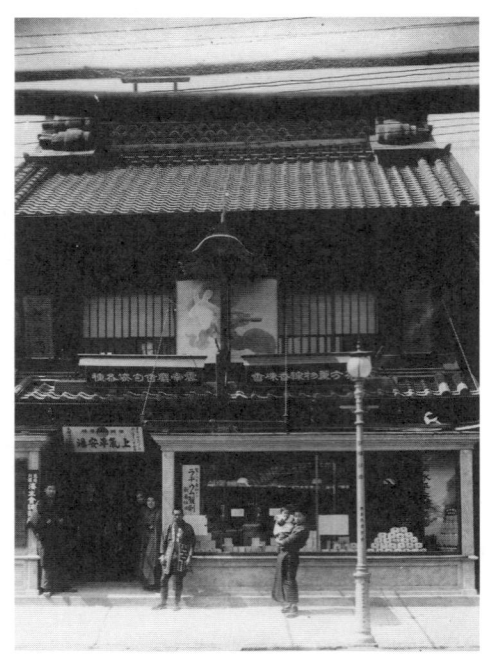

写真　1914年（大正3）　薬種商薬舗から薬局へ
（ショーウィンドーなど西洋型設備へ転換）

司法判断との食違いを正す目的で、「薬律」を「薬品法」と「薬剤師法」に分け、薬品法に「普通薬のみの混合販売を認める」という主旨の「薬律」改正案が国会で審議された。しかし、医系議員は薬品法を否決、1925年（大正14）薬剤師法のみが成立したが、薬局の業務状況は変わらなかった。芝八事件以降、薬剤師と医師との間の溝が一層深まった。

漢方薬と薬局

　明治新政府の医薬政策が西洋、特にドイツの医学、薬学制度を導入して近代化に向かったため、「漢方」は衰退に向かったが、明治以降、開局薬剤師たちにより漢方は守られてきた。その火は、漢方に傾倒する医師たちと連携して「漢方講座」を開催するなど、大きなうねりを作っていった。太平洋戦争が再び漢方を衰退へと導いたが、その火が消えることはなかった。そして1967年（昭和42）には、漢方薬は公的に復活し、6品目のエキス剤が「保険適用」になると、現在までその数は増えている。

昭和期（分業以前）の薬局業務

戦時中の薬局・薬剤師

　1929年（昭和4）から始まった経済低迷期には、薬剤師以外の資本導入を図るために「管理薬剤師」制度が導入された。すると薬剤師の「名義貸し」などが頻繁に行われ、「乱売」が多発した。乱売に対し、横浜や東京では医薬品の適正価格販売で市場を守るため、仕入の組織化で効を奏したが、戦禍が激しくなるにつれて活動も終わりを告げた。

また明治政府は1872年（明治5）に「学制」を制定したが、昭和初期でも学校保健に関わるのは医師や養護教員であり、薬剤師は含まれていなかった。それでもこの時期に一部の薬剤師は、井戸水や飲み水の検査など実質的活動を行い、「学校薬剤師設置」への道を拓くべく陳情を行っていた。1930年（昭和5）に北海道小樽市で発生した児童の消毒薬誤飲死亡事故（アスピリンと間違えて昇汞を飲ます）をきっかけに学校薬剤師が正式委嘱され、薬剤師会として学校衛生に奉仕するようになった。

　大正期に「売薬法」が制定されて、初めて「有効無害」の法的地位を得た「売薬」は、その後「売薬印紙税」が撤廃されたことで、昭和期に入ると家庭薬として、また便宜上からも国民生活に役立つ「必需品」として人々から受け入れられていった。こうした情勢のなかで製薬業に転換した売薬業者が製造する製剤や薬局でつくる製剤は、「軽医療」の治療薬となって国民の健康保持に大いに貢献した。

　しかし、日中戦争の拡大に伴って1938年（昭和13）頃から、わが国経済は戦争遂行のため国家統制の下に置かれるようになり、政府は他の業種と同じように売薬営業の整備も進めた。太平洋戦争が始まった1941年（昭和16）以降は、原材料不足もあって10万を超える製造数もあった売薬は6000弱に整理された。売薬という名称も「家庭薬」と改められ、政府が意図したとおり数百年の歴史ある多くの売薬業者が廃業するに至った。

終戦後と薬局・薬剤師

　1945年（昭和20）の終戦により、その後に制定された「新薬事法」では家庭薬と新薬の区別がなくなり、街の薬局では抗生物質やステロイド剤の販売も行われた。また戦後のGHQ統治下が医薬分業実現の好機と捉えた日本薬剤師会の要請で、医療行政視察のためアメリカから薬剤師協会使節団が訪朝した。使節団は全国を回り、わが国医療の実情調査を実施後、分業実施の勧告を行ったが、1955年（昭和30）の国会論争の末，翌1956年（昭和31）4月からわが国初の医薬分業法が施行された。しかし、処方箋の発行には至らずにいた。

　その一方で、新薬事法が制定後に大衆薬のブームが起こるが、乱売も再燃して「再販品」が増えた。加えて医薬分業も進展しないまま、1961年（昭和36）から始まった国民皆保険制度の実施や1965年（昭和40）に起こったアンプルかぜ薬による死亡事故などで大衆薬の存在が不安定になった。それらの影響で薬局への顧客の足は一時減少した。

学校薬剤師の必置、医薬分業の扉

　1958年（昭和33）「学校保健安全法」が成立し、小中高校の学校薬剤師が必置となると開局薬剤師は「学校薬剤師」として委嘱を受けた。薬剤師は、学校での児童生徒や職員の健康の保持増進を図って、安全な学校生活のための職能協力により、活躍の場を「薬局外」にも広げた。

　医薬分業法は制定されたものの、処方箋調剤は相変わらず不毛状態であった。そのため薬局では一般用医薬品ばかりでなく、他の商品も取扱いながら相談机をおいて「健康相談業務」も行った。その一方で、1969年（昭和44）に発表された自民党の「国民医療対策大綱」のなかで医薬分業を推進すると初めて記され、厚生大臣も「医薬分業は5年を目標に実施する」と答弁したことから、街の薬剤師は分業実施の気配を感じた。そこで1970年（昭和45）頃にはその在り方などを議論し、長年倉庫化していた調剤室の整備を行う薬局も出てきた。

そして 1974 年（昭和 49）の診療報酬改定では、医師の「技術評価」（処方箋料を 50 点に引き上げ）を行うことより医薬分業の扉が開かれた。

昭和期（分業後）の薬局業務

分業と薬局業務

1974 年（昭和 49）に分業実施への扉が開かれると、厚生省の分業推進策により「保険薬局」は、処方箋の応需体制を整え始めた。当初の具体策は、素早い医薬品調達と欠品を防ぐ在庫管理、用法指示の投薬業務からスタートした。その後、次第に処方薬の整備がより必要になり、「備蓄センター」や「会営薬局」を設置して、その支援を行うところも出てきた。「手書き処方箋」が主で解読不明の問い合わせや保険上の記載内容の不備などの確認が頻繁に行われた。

また「ドラッグインフォメーション」という言葉も使用されたが、その具体的な内容が開業薬局の現場に伝わることは稀であった。

他方、薬局の守護神役を担っていた「距離制限」は、1975 年（昭和 50）に最高裁が示した違憲判決で撤廃されると、一気に OTC 医薬品の販売競争が激しくなった。さらに 1980 年（昭和 55）前後から日本型ドラッグストアが進出し、利便性など人々の認知が高まるに伴い街中にも出店が相次ぎ、その影響で街の薬局の経営状態は悪化した。しかし、地域差はあったものの、経済上昇の波に乗り分業率も上がってきたので、経営的にも分業の恩恵を享受できる薬局が徐々に増えてきた。

保険調剤業務の進展と「かかりつけ薬局」業務

全国の院外処方箋枚数が 100 万枚を超え、分業率も 10% 強を記録した 1986 年（昭和 61）頃になると、「患者インタビュー」と「服薬指導」が始まり、さらに受け付けた処方箋の「薬剤使用歴」の記録管理が行われるようになった。医療機関の処方時や他の薬局での調剤時に有効な「アレルギーの有無」や常用医薬品を記載した「携帯カード」などを患者に提供した薬局も現れた。また、調剤被害者救済のために「薬剤師賠償責任保険」も企画発売されると薬剤師の多くが加入した。

1990 年（平成 2）以降になると、分業はさらに進展し、既存保険薬局の多くは調剤を主力業務にシフトした。その結果、「調剤専門薬局」が急速に台頭する一方、「ドラッグストア」などの OTC 薬主体の一般販売業が目立つようになり、二分化していった。

IT 機器導入の時代が始まった 1990 年代以降には、患者の情報管理を的確に実施し、医薬品使用時の安全性を図るために患者個人に向けた「情報提供」も迅速化が進んだ。一方、患者の薬識を高めるため、服用する医薬品の情報提供やリスク軽減などを目的に「お薬手帳」を活用して、副作用のチェック、他科受診による多剤使用の有無、一般薬などの「薬歴」記載が始まった。

また、2000 年代以降の「調剤バブル期」と言われた時期には、経営は順調で新規出店に多くの薬局が奔走した。調剤薬局チェーンは規模を拡大、他業種も調剤分野に参入し始めた。調剤専門を標榜していた薬局は、当初の方針であった質より量を求めるようになり、2003 年（平成 15）以降、職能団体の主導で自己完結型薬局は「かかりつけ薬局」のスローガンを掲げた。しかし、啓発活動は不十分であった。

近年、調剤薬局でもOTC医薬品などを並べるようになったが、「かかりつけ薬局」を訴え続けなければならないのは、いまだ医薬分業の本質が理解されない結果でもある。患者本位のファーマシューティカルケアにカウンセリング手法が導入され、政府の医療費増大を防ぐ流れに沿い、後発医薬品の使用促進の担い手として薬剤師業務は重要な立場にある。

　2008年（平成20）には、医薬品使用に関するモニタリングや患者に対する医薬品の適正使用のコンサルテーション、薬局の安全管理体制の整備も図られた。さらに在宅での終末期医療を支える新医療体制の「チーム医療」へ薬局薬剤師の参加が求められている。だが、地域体制の充実はこれからである。

医薬品販売の新業態、開局薬局の新たな方向性

　ドラッグストアも調剤室を完備し、薬局化するところが増えるなか、2009年（平成21）からは「登録販売者」が規制改革による薬事法改正で誕生した。店舗販売業の開設やコンビニエンスストアの特例販売業への参入に加え、業務提携やM&A（合併・買収）の店舗展開により、薬局、調剤薬局、ドラッグストアの業務上の違いはなくなりつつある。

　2011年（平成23）施行の一般医薬品の「リスク分類」は、店舗内の展示や表示法、販売担当者や販売法も変化させた。2014年（平成26）には「薬のネット」販売が解禁となり、対面販売を要する「要指導医薬品」も規定された。国民は自分の責任と判断で、医薬品の使用に心掛けなければならなくなった。

　こうした新しい変革の下で、地域薬局の役割をどこに求めるのか。本来の薬局機能と薬剤師職能の向上を優先させるのか、あるいは経済と商業主義を優先するのか、その両者が表裏一体の関係にある薬局経営について、自らその役割を考えざるを得ない。薬局薬剤師の啓発で医薬品使用の「モラル形成」など未来のアイデアを過去の事例から学ぶことは多い。分業以来、調剤主体の業務に偏り過ぎてきた年月を反省し、地域の人々により一層の関心を持って、人々の健康生活に寄り添わなければならないと考えられる。

　それには地域の人々に対し、①薬剤師の適正的確な判断のもとで医薬品供給を行うこと、②適正で安全な医薬品使用を支援すること、③日常生活における健康のサポート要望に十分専門性を生かすこと——が必要である。地域に根差す一員として薬剤師業務に創造性を発揮するときが来ている。

参考文献
1) 清水藤太郎『日本薬学史』南山堂（1949）
2) 清水藤太郎『平安堂記』関内タイプ印刷社（1975）
3) 清水藤太郎『平安堂閑話・薬局百年の項』薬局、南山堂
4) 杉原正泰、天野宏『横浜のくすり文化』有隣堂（1994）
5) 神奈川県薬剤師会史編集委員会『神奈川県薬剤師会史』神奈川県薬剤師会（1970）

各論 76

日本の歴史ある薬局
奥井薬局の歴史

奥井　登美子

明治時代

　奥井家は江戸時代、旧水戸街道、土浦城大手門の前の商家だったらしい。1893年（明治26）平沢有一郎が茨城県内で初めての新制薬剤師国家試験の合格者となった。1895年（明治28）に婿養子として奥井家に入り、奥井薬局を開設する。有一郎は北里柴三郎、新渡戸稲造、内村鑑三を尊敬しており、中村万作をキリスト教フレンド派の牧師として東京から迎え、自分の姪の琴子と結婚させる。1896年（明治29年）長女・志づ誕生。東京のフレンド女学校に入学し、外国人から英会話を習う。

大正時代

　医薬品、注射薬、麻薬（当時麻薬を販売していた薬局は茨城県内で3店舗だけだった）、薬瓶、医療機器など医者向けの卸業が忙しくなる。店員は奥井薬局のユニフォームである藍染の半纏を着て、自転車で取手、江戸崎、筑波などかなり遠くまで配達した。1919年（大正8）流行のスペイン風邪で有一郎が死亡し、アメリカへの留学を希望していた志づが奥井薬局を継ぐ。その後志づは村田英次郎と結婚。1922年（大正11）に長男・誠一が誕生。1925年（大正14）に次男・勝二が誕生。
　薬局業務のかたわら「小西六」の代理店として土浦では初めての写真の現像、写真材料の販売、絵はがきの製作も手がける。当時の土浦には英会話のできる女性がいなかったという。志づは薬剤師業と子育てのほか、土浦町に来た外国人の通訳の仕事もしていた。

昭和初期

　1928年（昭和3）先代有一郎が尊敬していた新渡戸稲造がフレンド教会のメンバーと一緒に奥井薬局を訪れた。当時6歳だった誠一は子供好きの新渡戸にまつわりついておしゃべりをし、その後、膝に抱かれて写真をとる（写真1）。誠一は45歳の若さで亡くなったが、祖父の尊敬する新渡戸に抱かれた暖かさを一生涯背負って周りの人に振りまいたような、充実した人生を全うした。新渡戸の、そのとき残してくれた色紙には「ふたつなき月を川風いかにして波のうねうね撒き散らすらん」と書かれている（写真2）。
　1929年（昭和4）三男・清誕生。戦争中は物資のない中で薬局の経営も大変だったが、土浦は幸い空襲にあわなかった。1944年（昭和19）誠一が東京大学医学部薬学科を卒業、恩賜の短刀を戴く。

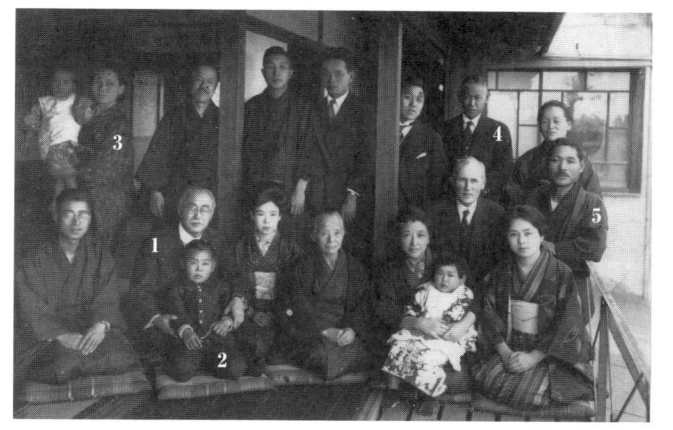

写真1　昭和3年　　奥井薬局で
1　新渡戸稲造　2　奥井誠一　3　奥井志づ　奥井志づに抱かれているのが勝二　4　中村万作土浦フレンド教会牧師　5　平川正寿フレンド女学校校長

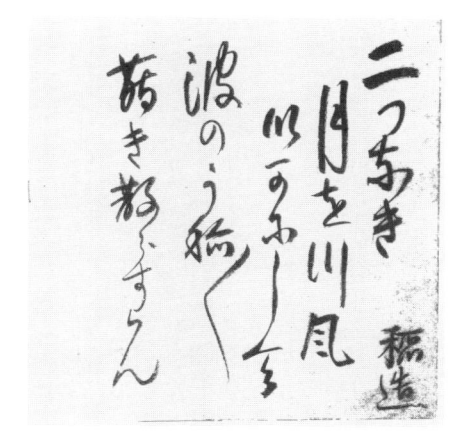

写真2　新渡戸稲造の色紙

昭和中期敗戦後

　1948年（昭和23）奥井薬局は株式会社となる。社長は奥井有一郎（2代目襲名）。誠一が東京大学医学部薬学科助教授。東京薬科大学で衛生化学の講師を務める。

　1953年（昭和28）志づは茨城県女子薬剤師会を設立し、初代会長になる。同年、勝二が千葉大学医学部を卒業。清は京都大学薬学部大学院を卒業し、中外製薬に入社。1957年（昭和32）誠一が日本薬学会奨励賞を受賞。同年『裁判化学』（南山堂）を出版。1958年（昭和33）清が加藤登美子と結婚。

　1959年（昭和34）誠一が東北大学薬学部教授、勝二が千葉大学医学部第一外科助手となる。1964年（昭和39）志づが日本薬剤師会賞を受賞。1967年（昭和42）誠一が45歳で死去。東北大学医学部葬が行われ、正五位勲五等瑞宝章受賞。誠一の『医薬品研究法』（朝倉書店）が出版、遺稿集『いのち』が発刊。

　1970年（昭和45）志づ、薬事功労賞厚生大臣表彰。1971年（昭和46）開業医佐賀純一を中心に「土浦の自然を守る会」が設立され、登美子が参加。会長は佐賀純一。

　1972年（昭和47）登美子がNHKの朝の1時間番組「奥さんご一緒に」のレポーターとなる。各県1人のリポーターの中で理系の人がいなかったので、食品添加物の取材などで忙しい。1975年（昭和50）志づ死去、勲五等宝冠賞受賞。

昭和後期

　1976年（昭和51）登美子、奥井薬局内に「いばらき子供文庫ライブラリー」を設立し、筑波大学のサークル「かざぐるま」と一緒に子供たちの育成に取り組む。1979年（昭和54）亀谷紘一の設計で「薬局」と「子供文庫」と「画廊」「土浦の自然を守る会」の事務所を兼ねた『童話館』を建設。

　1980年（昭和55）勝二が千葉大学第一外科教授となる。1981年（昭和56）土浦の自然を守る会は霞ヶ浦の水道水取水口近くの半導体企業の排水問題で、日本で始めての「クローズド」を実現し、ニュースとなる。霞ヶ浦を取り巻く44の市民団体で「市民連絡会議」をつくり、霞ヶ浦流入56河川の市民の手による水質調査を実現。奥井薬局は水質調査の瓶だらけとなる。

各論76　日本の歴史ある薬局

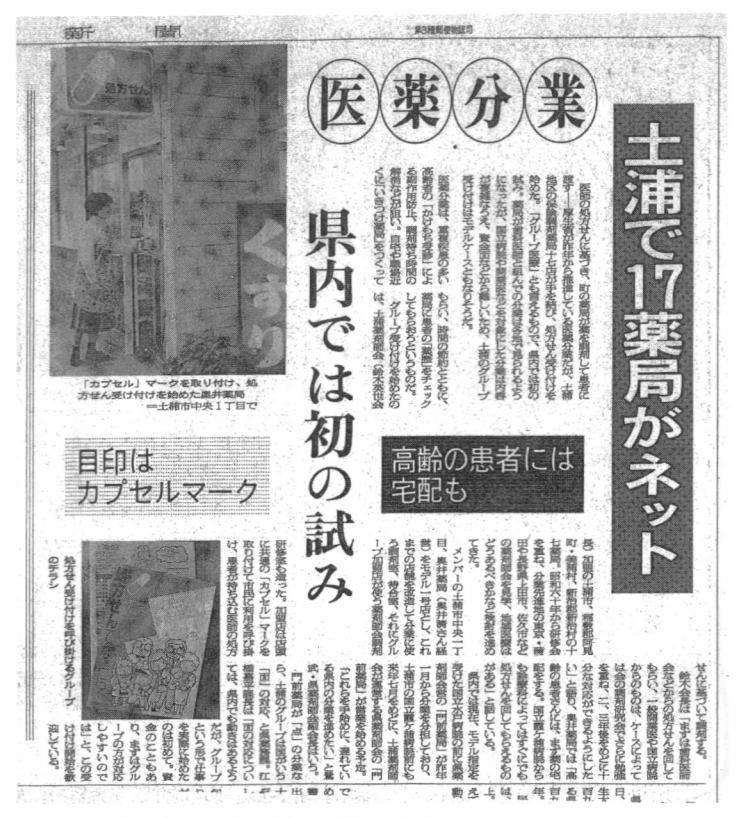

写真3 平成元年12月朝日新聞地方版の記事

　1982年（昭和57）清が奥井薬局社長に、登美子が土浦の自然を守る会会長に就任。霞ヶ浦流入河川56本の200ヵ所の水質調査はパックテストなどない時代で、東大、筑波大の学生も参加して、議論を重ね、分析とデータ解析に苦労する。1982年（昭和57）登美子が琵琶湖での「世界湖沼会議」プレ会議で霞ヶ浦の市民の水質調査を発表。1985年（昭和60）登美子が土浦薬剤師会会長、日本薬学会ファルマシア編集アドバイザー。土浦薬剤師会の医薬分業の勉強会が始まる。清が朝倉書店『医学大辞典ヌーボー・ラルースメディカル』の監訳者となる。1986年（昭和61）水郷水都全国会議霞ヶ浦大会が開催。奥井登美子事務局長で奥井薬局が事務所となる。

平成時代

　1989年（平成元）奥井薬局を医薬分業モデル薬局として改装し、17軒の薬局で連携し、奥井薬局内に研修室を設け、「土浦薬剤師会調剤研究会」をつくる（**写真3**）。1990年（平成2）登美子が月刊薬事に「国立霞ヶ浦病院周辺の医薬分業」を発表。1991年（平成3）森岡恭彦会長の日仏医学会「アンブロアズ・パレ没後400年祭」を記念して日本より茨城県真壁の石燈篭を送る件で、日仏薬学会の清も協力する。1992年（平成4）「奥井勝二教授退官記念業績集」発刊。1994年（平成6）登美子が「くずかごの唄V」で茨城文学賞。環境問題で小平賞を受賞。

　1997年（平成9）日本のスーパーマーケットとして初めての屋根の雨水利用をスーパーマーケットカスミ田中店で実現し、奥井薬局もそこに入る。〔村瀬誠・雨水利用市民の会の本〕。2009年（平成

21) 鳥インフルエンザの報道でWHOを代表して、中村万作の孫のケイジ・フクダが日本のテレビニュースに出る。新渡戸の撒き散らした波の小さな光が、このような形でも世界に続いている。

2011年(平成23)東日本大震災で福島原発メルトダウン。同年3月末に東京の金町浄水場でヨウド131が検出。奥井薬局にも毎日2〜30人のヨウドカリ丸の市民からの問い合わせがあった。放射線障害の不安を解消するのに明治時代のような丸剤とは？？　若いお母さんたちの薬の電話相談の難しさと不安の深刻さをしみじみと感じた。奥井薬局も明治時代の倉が崩れ、開業時の凸凹の手作りのガラス瓶、大正時代の売り掛け帳、ペニシリン発売時の記念の木綿風呂敷などが出てくる。待合室に「薬のミニ展示コーナー」をつくる。

2012年(平成24)土浦の自然を守る会40周年記念シンポジウム。
1.「生物多様性の調査」霞ヶ浦の外来魚調査　在来魚の保護
2.「環境教育」どんぐり山を基盤にしての子供たちの環境教育

「市民の手による水質調査」の時に苦労した学生たちが全国に散らばって、環境問題の専門家として活躍中。片亀光、森保文、広島大の浅野敏久、静岡大の前田恭伸など。

奥井薬局のいま―環境問題も調剤も「志だけは高く」―

奥井薬局の研修室に集まって、土浦の自然を守る会の仲間で議論し、昆虫の紙芝居の中から優れたものを選ぶ。霞ヶ浦のほとりのどんぐり山は20年前に子供たちとどんぐりを持ち寄って蒔いて育てた山。今では鬱蒼とした森になっている。榎の大木が近くにあるので国蝶のオオムラサキが大発生する。東日本大震災の年だけは放射線の影響で中止にしたが、昆虫観察会は、毎年の行事。スマホ依存の今の子供たちに、木からしがみついて離れようとしないカブトムシをもぎ取って収穫するという自然体験を味わってもらいたい。虫をムシしない大人になってほしい。子供たちのリーダー格のH君は5年前、奥井薬局にムシさされの処方箋を持ってきた子で、虫が大好き、刺されてもかまわないから採りにいきたいという。処方箋の患者さんと、土浦の自然を守る会の行事と、薬局は、それを結びつける大事な機能を果たしている。

環境保護団体も、調剤薬局も、志だけは高くもち、目的を明確にして、しかも楽しく根気よく仕事することが大事だと思って、続けている。

参考文献
1)『茨城県薬剤師会史』茨城県薬剤師会 (1983)
2) 奥井登美子『くずかごの唄Ⅰ、Ⅱ、Ⅲ、Ⅳ、Ⅴ、Ⅵ、Ⅶ、Ⅷ』筑波書林
3) 奥井登美子『ある市民運動　その歩みとひろがり』筑波書林 (1983)
4) 奥井登美子『アオコに挑んだ地球市民』北斗出版 (1992)
5) 東邦セミナーグループ、小山泰正『薬学外論　薬学から市民へのメッセージ』じほう (1987)
6) 東邦セミナーグループ、小山泰正『薬学外論Ⅱ　あなたへの処方せん―くらし　ひと　いのち』じほう (1994)

各論 77

北海道の薬学薬業の歴史

高田　昌彦

　かつての「エゾ地」が「北海道」と呼ばれるようになったのは1869年(明治2)である。北海道(略して道)は本州以南とは全く異なる歴史を辿っている。約3万年前、北海道とサハリンやシベリア大陸とは陸続きであり、北方大陸の人々が北海道に渡来しやがて縄文文化期を迎えた。その後、原住民であるアイヌと共存していろいろな文化的営みが行われた。和人が本州から渡来したのは13〜14世紀頃と言われ、道南地域を中心に主として漁業を営み定住した。エゾ地に一応安定した社会体制が築かれ始めたのは、幕命により松前藩が成立した1590年(天正18)以降である。

　1799年(寛政11)、ロシアの南下政策に危機を感じた幕府はエゾ地の幕領化を決定し直轄地とした。東北諸藩が幕命により北海道各地で警備にあたりロシアの侵略に備えた。1869年(明治2)に函館戦争が終結し、同年北海道開拓使が置かれ、開拓移民が本格的に入植し人口が飛躍的に増加した。

薬学教育のあゆみ

　明治維新から80数年の間、北海道に薬学教育施設を設立しようとする試みが幾度も行われたが、未完に終わっている。

　1889年(明治22)に「札幌薬学校」、1905年(明治38)に「札幌薬学校」、1910年(明治43)に「北海道薬学校」、1932年(昭和7)に「私立札幌薬学校」のそれぞれの設立が試みられたが、運営中途もしくは企画申請の段階で挫折に追い込まれている。昭和20年代後半に札幌医科大学(道立)に薬学部を併設する要望が道議会に提出されたが実現に至らなかった。長い時間の挫折を経て北海道に薬学教育施設を創立しようとする機運が高まった。

北海道大学薬学部

　北海道薬剤師会を中心とする薬業界、北大、北海道庁などの強力な支援により1954年(昭和29)に北大医学部薬学科が誕生した。1965年(昭和40)には学部昇格を果たした。現在、薬学研究者養成の薬科学科(4年制)と臨床薬剤師を目指す薬学科(6年制)があり、今後の成果が期待される。

北海道薬科大学

　1974年(昭和49)に小樽市に設立された。「地域的必要性と社会的要請に応えられる薬剤師の養成」

を目指している。全員6年制である。近く札幌市に移転し、総合大学の学部として発展を目指している。

北海道医療大学薬学部

1974年（昭和49）に前身である東日本学園大学の最初の学部として石狩郡当別町で開設された。現在は医療系総合大学の学部として発展している。全員6年制であり医療に役立つ薬物療法の専門家を目指して充実した教育が行われている。なお、1994年（平成6）に大学名が変更された。

薬用植物の探索・研究と栽培

明治以前の日本の医療は漢方医学が中心であり、医薬資源としてエゾ地の薬用植物の探索は注目されていた。幕府は1700年代初期から数度にわたりエゾ地に調査団を派遣している。

1799年（寛政11）幕府は薬種となる動植物を採集するために、江戸の薬草園総管であった奥詰医師の渋江長伯を採薬使とする大掛かりな調査隊をエゾ地に派遣した。本調査隊の残した多くの資料のうち特筆すべきは『エゾ草木臘葉帖』（22冊、378種）であり、北海道の薬用植物研究の原典となった。本資料を用いた薬用植物研究は北大・宮部金吾博士により明治、大正、昭和にわたって行われ、多くの優れた研究業績として結実し、その後の研究と栽培に寄与している。1955年（昭和30）以降は北大、北見工大、道立衛生研究所などに研究は引き継がれ多くの優れた業績を生み出している。

北海道の薬用植物栽培は、古くは松前藩が薬用ニンジンを栽培し1734年（享保19）に幕府に献上した記録がある。明治以降には主としてハッカ、除虫菊、ミブヨモギ、トウキ、シャクヤク、センキュウが移民や屯田兵（明治時代北海道の開拓と警備にあたった兵士）によって各地で栽培された。昭和中期以降、ハッカ、除虫菊は合成品の出現により、またミブヨモギは需要の減少によりそれぞれ姿を消した。したがって、センキュウ、トウキ、シャクヤクが主要品目として現在も栽培されている。

高齢社会の医療における漢方薬の重要性が高まっているが、その原料となる薬用植物の栽培に対応する北海道の役割が期待される。

製薬企業のあゆみ

1910年（明治43）に江差町でコンブなどの海草からヨードの製造を行ったのが北海道最初の製薬である。1915年（大正4）に三星製薬、1923年（大正12）に札幌製薬所、昭和初期に丸一斉藤商店がそれぞれ局方品中心の製造を行った。1932年（昭和7）札幌に北海水産工業研究所が設立され、ネオ肝精（タラ肝臓製剤）が製造され全国に販売された。地元企業のなかで1955年（昭和30）設立の共成製薬（現在のカイゲン）はコンブ成分のアルギン酸ナトリウムを利用して造影剤を製造して全国の医療機関に供給している。

上述のように北海道内における製薬企業は歴史が浅くかつ小規模かつ少数にすぎなかった。

一方、本州の大手製薬企業では日本新薬（1944～1968年、サントニン）、中外製薬（1946～1953年、ブドウ糖）および武田薬品（1947～1956年、ビタミンB剤）がそれぞれ北海道内で製造を行っている。

1955年（昭和30）以降、小規模ながら北海道内での製薬企業の設立が相次ぎ1975年（昭和50）には35社に達した。しかし、GMP規制により企業存続が難しくなり、10数社が残るのみとなった。

1976年（昭和51）大塚製薬が釧路市に進出し、輸液類を製造している。また、1983年（昭和58）に千歳市臨空工業団地に日赤血漿分画センターが開設され、国内血液製剤供給の中心となっている。それ以降、製薬企業の進出も相次いでいる。
　2013年（平成25）現在、北海道内の医薬品製造業は33社に達している。

保健医療と薬局・薬剤師

　1800年（寛政12）以前のエゾ地では、奥地で越冬する和人に原因不明の疾病に罹患して死亡するものが多かった。1800年以降、幕命により警備にあたった東北諸藩の兵士がこの病にかかり多くの犠牲者がでた。その本態は現在では壊血病とされ、罹患者は明治期にまで及んでいる。
　先住民であるアイヌの医療には多くの薬草が用いられた。薬草治療が無効な重症例などの治療には祈祷や巫術行為などのシャーマン的治療が大きな役割を果たした。
　明治初期の開拓のため移民が入植した時期には、医師が少数のため特に奥地では医療を受ける機会が極めて少なく、生活の苦悩は想像を絶するものがあった。その後、医師数も増加し保健医療が向上した。当時、天然痘、コレラ、梅毒などの伝染病対策も加わり、悪条件の中で開拓民の保健医療に奮斗した医師たちの活躍が記録されている。
　北海道において、薬剤師の存在が最初に記録されたのは1886年（明治19）である。明治期には医師数に比べて薬剤師数は極めて少なく、北海道全体でも1912年（明治45）で84人にすぎず、1926年（大正15）に348人、1945年（昭和20）でも1020人にすぎなかった。
　太平洋戦争以前は医療保険制度が整っていなかった。医師による保健医療が及ばない面で、薬局が住民の健康相談に対応し、医薬品販売を通じて保健医療に貢献した実績は大きなものがあった。
　戦後、医療保険制度が完備し、1975年（昭和50）以降は医薬分業制度が普及し、薬局が処方箋調剤を通じて医療での役割を担うシステムが定着している。北海道は医薬分業普及の面で先進的役割を果たした地域の1つであり、分業率は76.2％（2013年度）で全国で上位を占めている。北海道の薬剤師数は1万585人（2012年12月現在）であり、薬局数は2165施設（2012年3月現在）に達している。

参考文献
1) 島田保久「北海道の医療その歩み（分担執筆）」北海道医史学研究会（1996）
2) 山岸 喬「北海道の医療その歩み（分担執筆）」北海道医史学研究会（1996）
3) 吉沢逸雄「支部発足5年間の歩み（分担執筆）」日本薬史学会北海道支部　斉藤元護（2009）
4) 秋月俊幸「北辰、NO.8（分担執筆）」北海道医史学研究会（2007）
5) 北海道薬剤師会「北海道薬剤師会史（創立60年記念）」北海道薬剤師会（1988）
6) 木下良裕「アイヌの疾病とその治療法に関する研究」トヨタ財団助成研究報告書（1983）
7) 山本博文『あなたの知らない北海道の歴史』洋泉社（2012）
8) 北海道製薬協会『二十周年のあゆみ』北海道製薬協会（1994）

各論 78

近代的新薬宣伝を実践した最初のMR 二宮昌平

西川　隆

　わが国製薬企業のMRは、今日では約6万名（2013年現在）を数える一大職種となっているが、これが薬剤師の職種として誕生した明治末期から大正初期にはわずか数名に過ぎなかった。これら先駆者はプロパーと呼ばれ、市野瀨潜（京都新薬堂）、柳沢保太郎（カール・ローデ）、二宮昌平（日本ロシュ）、林四郎（ラジウム）、菊池武一（三共）、児玉秀衛（塩野義）、今井莞爾（武田）などの名前が記録に残っている。市野瀨は今日の日本新薬を、柳沢はグレラン製薬（現在のあすか製薬）を設立するなど、多彩な才能の持主が多かった。

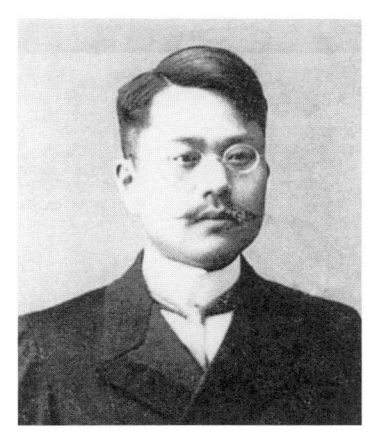

写真　二宮昌平

病院薬局長から転職

　先覚者プロパーの1人、二宮昌平は病院薬局長から転身し、ロシュ社東洋部次長のR・エベリング（Rudolf Ebering）から直接教えを受けた近代的プロパーの最初の日本人である。その方法は「セールス行為はしない」をモットーにする欧州式のWissenschaftliches Propaganda（学術的宣伝）であった。病院や医家を訪問して製品説明書や試供品を提供しながら製品の説明を行うほか、大学や医師会単位で医師を集め、その席上で展示や講演、説明を行い、製品の優秀性を浸透させる方法であった。

　このエベリングや二宮の方法は、わが国のやり方とは大きく違っていた。それまでは外国からの製品説明書を翻訳して、それを医師名簿を頼りに郵送する方法や薬業紙、医学雑誌に広告する程度であった。こうしたなかで柳沢は1908年（明治41）頃に、また児玉も1909年（明治42）に「医師を訪問して宣伝」を始めたが、2人の方法は著明な少数の医師を対象に地域も限定しており、必ずしも多くの医師や病院を組織的かつ継続的に訪問して宣伝を行っておらず、やがて二宮の方法を真似し、大正初期以降は広く医師を訪問する方法が主流となった。

　こうした欧州流の方法を1912年（明治45）1月から二宮と行動をともにして教示したドイツ人が「プロパーの父」と言われるエベリングである。外科医の資格を持つエベリングが来日したのは1911年（明治44）春で、その目的はロシュ社の日本学術部を創設して、「ジガーレン」（世界最初のジギタリス・グリコシッド製剤）など、同社の新薬をわが国に普及させ、進出を図ることであった。

　そのため、来日して最初の仕事は「有能な日本人薬剤師を雇用する」ことで、求人条件は医学的な知識があり、ドイツ語に堪能な薬剤師であった。しかし、そのような薬剤師は少なく、思案に暮れた

彼は横浜のドイツ系薬局「ノルマール・アポテーケ」の主任薬剤師大沢道之助に援助を求めた。やがて東大薬学科教授・丹羽藤吉郎の仲介で1911年（明治44）11月、東京巣鴨病院（後の都立松沢病院）薬局長の二宮昌平が推挙され、同月30日、エベリングは二宮と面接、即決で採用を決めたほど望んだ通りの人材であった。こうして二宮は薬局長からロシュ社に移り、日本で最初のプロパーとなった。

二宮は、1877年（明治10）宮城県菖蒲田の伊達家臣二宮家の嫡子に生まれた。幼年期は武家の環境で育ち、1900年（明治33）東京薬学校（東京薬科大学の前身）を23歳で卒業。薬剤師となった後も日本医学講習所で薬理学を修め、竹内楠三塾でドイツ語を学び、1903年（明治36）11月東大医学部付属病院薬局（模範薬局と呼んだ）に入局。1905年（明治38）主席局員、翌1906年（明治39）29歳で東京巣鴨病院薬局長に就任する異例の早さの昇進であった。その頃は、日露戦争の勃発で先輩薬剤師が軍薬剤官として召集され、「気がついたら最古参になっていた」という二宮の話も残っている。また二宮は、丹羽が主導する病院薬剤師協議会で、「この協議会が益々発展し、薬局の進歩と病院薬剤師の権力拡張に努力したい」と語っている。

プロパガンダの本流、学術宣伝を貫く

こうした経歴から二宮は求人条件を完全に満たしており、エベリングが即決したのも頷ける。1911年（明治44）12月2日、二宮に郵送されてきた雇用契約書には「Wissenschaftliches Propaganda」（学術的宣伝）が任務と記されており、12月15日ロシュ社日本学術部に入社、翌1912年（明治45年）1月からエベリングに同行しながら欧州式プロパガンダ法の技術と精神を修得していった。エベリングは「新薬プロパーは相手が医師であるから、どこまでも Wissnschaftliches Propaganda でなくてはならない。決してセールス行為にならないようにする」と常々戒めていた。こうしてエベリングのプロパガンダの技術と精神が二宮に伝えられ、やがてこれが日本のプロパー活動の本流となった。

だが1914年（大正3）に起こった第1次世界大戦を契機に二宮に転機が訪れた。その1つにエベリングの戦死がある。その年の春、休暇を取って帰国中に軍医として応召、ベルギーで戦死した。その数年後、二宮はロシュ社を退社した。その時期は特定できないが、退社理由はいくつか考えられる。第一に師と仰ぐエベリングの死があったことは容易に想像できる。第二は大戦によりスイス本社は破産に近い経営状態に見舞われ、日本学術部の存続も危ぶまれる事態に陥ったこと。第三に大戦後は学術宣伝と同時にセールス行為に走る戦術が薬業界に広がったため、プロパー業務に失望したこと——などが指摘されている。退社後、昭和初期に尼崎市南出屋敷に「現代薬局」を開設、最晩年まで医薬の恩恵が行き届かない人たちの相談に気を配っていたという。

薬剤師プロパーの先駆者として襟度を保った二宮は1956年（昭和31）1月18日、前立腺がんのため79歳で他界。地域の人たちに愛された「現代薬局」は一代で終わった。なお、二宮の甥の二宮英（国立名古屋病院薬剤科長）は、1963年（昭和38）から薬剤師による病棟の薬品管理を始め、1975年（昭和50）から薬学生の臨床薬学教育（名城大学薬学部専攻）を始めた。

参考文献
1)『日本の新薬史』薬業時報社（1969）
2)『日本ロシュ物語』日本ロシュ株式会社（1982）
3) 西川 隆「明治末期から近代的欧州式プロパガンダを実践した最初の日本人 MR 二宮昌平薬剤師の素顔」薬史学雑誌　2007；42（2）：131-136

各論 79　MRの歴史

小清水　敏昌

プロパー活動の始まり

　わが国にプロパー職が最初に紹介されたのは1912年（明治45）1月である。その前年にスイス・ロシュ社から日本に学術部を創設し自社製品を普及するために、東洋部次長のドイツ人外科医ルドルフ・エベリングが来日した。このときに、日本人でドイツ語がわかり薬理学にも精通していた二宮昌平（当時、東京巣鴨病院薬局長）を社員として採用し、2人で大学病院や医師会などを中心にして全国を巡った。これが現在のMRの起源とされている。当時の写真では、山高帽をかぶりフロックコートを着こんでおり、現代から見るとかなり仰々しい服装であるが、医師が集まる集会や学会に倣い、エチケットとしてプロパーも着用していたという。また、当時は人力車を使って医師を訪問していたが、訪問先の10メートルほど手前で下り、歩いて訪問していた。これも医師を訪問するという気遣いの1つであった。

　エベリングは「新薬のプロパガンダは相手が医師であるからどこまでも Wissenschaftliches Propaganda（学術的宣伝）でなければならない。したがってセールス行為をしないように心がける必要がある」と語っている。今から100年ほどの前のことであるが、これは現在のMR活動にも当てはまる言葉である。エベリングの人柄は日本の各社プロパーにも評判が良かった。

大正時代

　この時代になると、製薬企業が創設されるようになり、外国からの企業も含め、徐々に医薬品の販売が活発になった。最大の理由は、1914年（大正3）7月に勃発した第1次世界大戦である。わが国も日英同盟を理由に同年8月に参戦し、対独宣戦を行った。このため、ドイツから輸入していた医薬品がほとんど途絶えた。その結果、当然のことながら国内の製薬会社は自社で医薬品を製造するようになり、新薬開発など製薬技術が発展していった。前述したロシュ社のドイツ人医師エベリングは休暇のため本国に帰っていたときにこの戦争が勃発し、軍医として召集されたが、西部戦線で戦死したという。

　1922年（大正11）4月、京都で第6回日本医学会総会が開催されたのを機会に、プロパー同志の話し合いで「日本新薬協会」が設立された。医学会総会開催に際し、学会関係の展示などを依頼されたため、関東の「新薬懇談会」と関西の「大日本医薬会」とが統一し窓口を一本化した。ただし、関東は「東部部会」に関西は「西部部会」とした。

昭和時代

　当時の国策に倣い海外に多くの産業が進出した。満州、朝鮮、台湾など外地でのビジネスが盛んになった。当時の上海には各製薬企業の支店などが進出し、さながら日本の道修町などのような賑わいであったという。しかし、4年にもわたった太平洋戦争がついに1945年（昭和20）8月の終戦を迎えた。

　戦後の混乱期を乗り越えつつあった時期に、敗戦国の日本には海外製品が次々と入ってきた。1951年（昭和26）に外資法改正（規制緩和）が実施され、外国の新薬の技術導入によって「新薬ブーム」となった。

　その頃のプロパー業務は、①医師・薬剤師への訪問宣伝、②文献・試供品などの送付宣伝、③専門雑誌・新聞などによる宣伝、④学会の展示および学術講演・映画による宣伝など、が主であった。その後、わが国で研究開発された新薬が発売され、各社はプロパーを増員した。ビタミン剤、抗結核薬などが話題であった。当時は、医療用と一般用との規制区別がなく、街の薬局での医療用医薬品の販売や一般紙にも医療用医薬品の宣伝も行われていた。各社とも抗生物質、サルファ剤など多種の新薬の販売が順調に伸びて生産高も戦前の水準を超えた。そのうえ、朝鮮戦争の特需もあり「神武景気」とも言われ空前の好況を迎えたのは1955年（昭和30）頃であった。

　しかし、新薬の販売競争が激しさを増し、医師も大量に処方した。そのため、国民総医療費に占める薬代の比率が50％近くに膨れ上がり、政府は民間の学識者で構成された「七人委員会」に検討を命じた。1955年（昭和30）10月に健康保険財政の赤字対策などを厚生大臣に答申した。このなかに、薬価の引き下げ、宣伝方法やリベートなど販売方法の是正などが盛り込まれた。

　1961年（昭和36）4月から国民皆保険が実施され、国民は自由に医療機関に受診できるようになった。この結果、製薬企業の新薬販売に拍車がかかり、プロパー活動も活発になり製薬産業界は驚異的な成長を遂げた。1965年（昭和40）にはわが国の医薬品生産高は世界第2位に、また1968年（昭和43）には国民総生産額（GNP）も好調で米国に次いで世界第2位になった。

　しかし、サリドマイドやキノホルムによる薬害事件が社会的にも問題となり厚生省は医薬品の安全対策を強化した。一方で、医薬品の目に余る添付行為に対して厚生省は、1970年（昭和45）に薬務局長通知「添付の全面廃止」を打ち出し、その後「販売姿勢の適正化について」を製薬団体に通知した。これに呼応して1976年（昭和51）4月に日本製薬工業協会（製薬協）は「医療用医薬品のプロモーションに関する倫理コード」を策定し、自主規制を実施した。

　1975年（昭和50）4月には医薬品製造業に対する100％資本自由化が実施され、海外の企業が本格的にわが国に進出した。1979年（昭和54）の薬事法改正の際に当時のプロパーの販売姿勢などに問題があるとして国会で議論された。その結果、同年9月の参議院本会議で改正薬事法が成立された際に「付帯決議」も同時に採択され、プロパーの資質向上のための資格制度について早急に講じることとされた。翌1980年（昭和55）4月から製薬協は加盟する全会社のプロパーを対象に教育研修を開始し、「医薬情報担当者の教育研修要綱」を策定した。

　こうした矢先、1981年（昭和56）11月に栃木県で発生した闇カルテル事件が明るみに出て公正取引委員会が違反事例と認定し、その流通改善を厚生省と連名で発表した。このため、日本製薬団体連合会（日薬連）は1983年（昭和58）に「製薬企業倫理要領」を策定し、生命関連産業である製薬企業に倫理上の注意を発した。1984年（昭和59）6月に医療用医薬品製造業公正取引協議会（226社参加）を設立し（現在は医療用医薬品製造販売業公正取引協議会）同年7月からは「公正競争規約」が開始され、

プロパー活動は従来よりも大幅に規制された。こうして、MRの資質向上への転機となったのが昭和50年代後半であった。

平成時代

製薬協は1991年（平成3）3月、従来使っていたプロパーの名称を欧米で用いているMR（Medical Representative）と決定した。厚生科学研究としてMRのあり方を見直す研究班が設置されて2年後の1992年（平成4）6月に研究・総括報告書（別名 朝長レポート）を公表し「MRが備えるべき知識と行動規範」が示された。その後、他の調査班からも提言が発表された。こうした実態調査などから、MRが医療機関の価格交渉には関与の禁止（1992年4月実施）、翌年には公取協からの要請で文献検索、コピーやスライド作成が禁止となり、医師等に対するMRのサービス活動は根本的に変わっていった。

1993年（平成5）4月に厚生省は市販後調査に関する「GPMSP」を施行した。この第2条に医薬情報担当者は「製造業者等に雇用される者であって、医師等から医薬品の有効性及び安全性に関する情報を収集し、これを市販後調査部門に伝え、また市販後調査部門の決定に従い医師等に評価・分析の結果を伝達する者をいう」と初めて定義された。したがって、今後のMRは従来の販売促進ではなく、PMS活動や学術情報の提供などが求められ、さらに公正取引規約を遵守して活動する必要がある。同年5月、有名な「21世紀の医薬品のあり方に関する懇談会」の最終報告が出され、医薬品の適正使用のためにはMRの教育研修の充実とMRの資格化の早急な検討等について提言された。同年10月には、衝撃的なソリブジン事件が生じ社会的に大きな問題となった。原因となった薬物相互作用情報が医療関係者に正しく伝達・理解されていたのかが焦点となった。2000年（平成12）頃からはCSO（Contract Sales Organization）というMR業務を代行するような企業が現れ、コントラクトMRとして医療機関を訪問するようになった。2001年（平成13）1月には行政改革によって厚生省と労働省が統合され、厚生労働省として発足した。

MR認定制度の経緯

MRに関する厚生省の研究班や局長の私的懇談会などから各種の提言がなされていた。1994年（平成6）3月薬務局長私的懇談会の「医療におけるMR（医薬情報担当者）のあり方に関する検討会」の最終報告で、行政としては資格化を望むと発表した。直ちに製薬関係6団体の代表者で構成される「MR問題協議会」を設置し、このなかに業界関係者や医薬関係者から成る「MR資格制度検討会」を同年7月に発足させた。1996年（平成8）6月まで5回にわたる検討を重ね、具体的な資格制度の最終報告を翌7月にMR問題協議会会長へ答申し、会長は同日に公表した。ここに初めて資格制度が導入されることになった。1979年（昭和54）9月の国会で議決されて以来、約20年間を要した。

そこで、認定制度を運営するため第三者機関として1996年（平成8）3月に会員263社から成る日本MR教育センターが設立された。そして、翌1997年（平成9）12月1日に厚生大臣から財団法人の許可が下り「財団法人医薬情報担当者教育センター」として発足し、12月14日に第1回のMR認定試験を全国14会場で行った。MR認定試験は当初は6教科であったが、2012年（平成24）からは3教科（疾病と治療、医薬品情報、医薬概論）に統合された。薬剤師免許証をもっている場合には医薬

概論のみの受験である。認定試験に合格した者には MR 認定証が交付され 5 年ごとに更新する制度である。その後、2011 年（平成 23）4 月 1 日に「公益財団法人 MR 認定センター」と改称された。MR 認定証取得者数は 2011 年版の MR 白書によると 6 万 1246 人と初めて 6 万人を超えた。

MR の役割

　製薬業界の再編成を迎える兆しが見え始め、2002 年（平成 14）ロシュと中外が合併した。3 年後の 2005 年（平成 17）には国内企業の大型合併が生じ、4 月に山之内製薬・藤沢薬品の「アステラス製薬」、10 月には大日本製薬と住友製薬の「大日本住友製薬」、帝国臓器製薬とグレラン製薬の「あすか製薬」と続いた。さらに 2007 年（平成 19）4 月に三共と第一製薬の「第一三共」、10 月には田辺製薬と三菱ウェルファーマの「田辺三菱製薬」が誕生した。これらの再編成によって、各社の商品構成、開発力や営業等が業界に影響を与えた。今後も合併などの再編成があると思われる。

　2010 年（平成 22）頃になると大型製品の特許が切れ、後発品の勢いが増してくる時代となった。国の医療費対策からも後発医薬品の医療機関での使用を促進する政策が打ち出され、DPC 対応でも勢いづいた。これからの MR 活動は、後発品への対応が非常に重要となった。

　2011 年（平成 23）1 月に製薬協は「企業活動と医療機関等の関係の透明性ガイドライン」を公表し、医療関係者などに対する企業からの支払い金額を情報公開することにした。さらに翌 2012 年（平成 24）4 月から公取協の接待などの自粛が強化された。このため、医療現場の反発として MR の訪問規制などが医療機関で取られるようになり MR 活動が停滞状況となった。薬学教育 6 年制の最初の薬剤師が 2012 年（平成 24）4 月に社会に巣立ち、MR としても活躍している。しかし、外資系企業による臨床試験を巡る疑惑が生じ、業界、医療機関、行政や海外臨床雑誌をも巻き込んで社会的に問題視された。他の会社においても批判される事例が続出した。

　これらの問題に共通することとして、企業側も医療側も倫理的な配慮が欠けていたと言わざるを得ない。製薬協は 2013 年（平成 25）4 月に加盟会社のすべての役員・従業員と研究者、医療関係者、患者団体等との交流を対象とした「コード・オブ・プラクティス」を公表した。MR は、会社を代表して患者のために医師等への学術情報の提供・収集とともに自社品の普及・販売の両輪を任務とする職種である。すなわち、医療の一翼を担うという自覚と誇りを持って職務を果たすことが重要である。

参考文献
1) MR 認定センター『MR 100 年史』（2012）
2) 日本製薬工業協会編『製薬協 30 年の歩み—最近 10 年間を中心にして』（1998）
3) 高橋晴男『医薬品の適正使用と安全対策—PMS の歴史』じほう（2011）

各論 80

星一によるわが国最初のアルカロイドの製造

三澤　美和

　大正から昭和初期に日本一の製薬会社として世界に名を馳せた星製薬株式会社と、伝統ある薬科大学として数多くの薬剤師を世に輩出してきた星薬科大学の創立者は星一（**写真1**）である。星一は1873年（明治6）福島県に生まれ、1951年（昭和26）米国ロスアンゼルスでその生涯を閉じた。明治、大正、昭和にわたる77年間の歳月、米国コロンビア大学留学、帰国してから製薬事業家（星製薬株式会社）、国会議員（衆議院および参議院の計4期）、著作家、教育者として縦横無尽な活躍をした。

　作家である星新一の父でもあるが、本稿ではわが国初のキニーネ、モルヒネなど、アルカロイドの工業的製造を行い、アルカロイド王と呼称され、欧米にまで輸出した部分の星一の仕事を概観する。

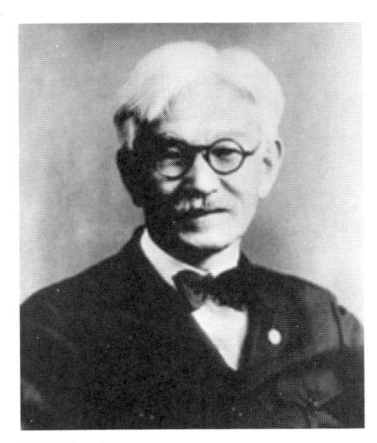

写真1　星　一

星製薬株式会社の設立

　星一は、12年間の米国留学後、1906年（明治39）33歳のときに帰国し、同年製薬事業を始めた。その理由は、以下の通りである。

　①薬の事業は、初めは小さくても無限に大きくなれる。
　②薬であれば、地球の隅々の人々にまで供給できる。
　③優れた薬を供給すれば、日本の国の偉いことを世界に知らせることができる。

　400円（現在のおよそ600万円）の借金をして星製薬所を設立し、炎症の薬であるイヒチオールの良質な製品の製造に成功し、高利益をあげた。次いで、1911年（明治44）に資本金50万円（現在の60億円）で星製薬株式会社を創立した。

　星製薬株式会社の工場（**写真2**）は品川（東京）の大崎に、本社は京橋においた。会社の取締役、監査役、相談役、顧問には後藤猛太郎、渡邊　亨、岩下清周、片岡直温、松方幸次郎、友人の野口英世などが名を連ねていた。工場内には診療所、幼稚園、炊事場、図書館、教育部を設けていた。星一が米国留学から学んだ精神土壌がそうさせたのだろう。

　星製薬株式会社は薬品部、細菌部、売薬部、化粧品部、防腐剤部、食品部の6部門を備えていた。7、8名の外国人技師を含む優秀な研究部員、試験部員と当時の世界最先端の工場設備・機械類を擁し

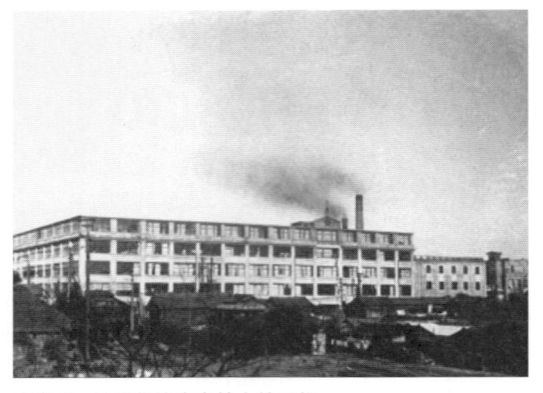

写真2　星製薬株式会社大崎工場

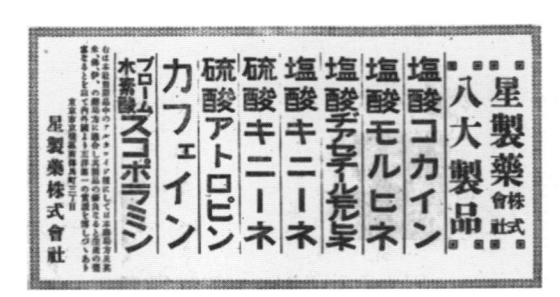

写真3　星製薬株式会社社報内の広告

ていた。星製薬は次々と自社製の医薬品を製造していった。いずれも当時第一級品質の製剤であった。

星製薬は多種類の薬をつくった。一般薬としては赤缶で有名なホシ胃腸薬のほか、風邪薬、せき止め、解熱剤、鎮痛剤、強心剤、止血剤、目薬、消毒剤、神経痛の薬、淋病の薬などあわせるとその種類は250種類を超えていた。ワクチンもつくったが、日本民間で初のワクチンの製造・販売であった。広く日本の医薬品の品質向上に努め、この面からも星製薬はわが国に大きな貢献をしたと言える。

アルカロイドの製造、販売、輸出

アルカロイドの製造は、他の会社の追随できない領域であった。星一は製薬王と言われるが、「東洋のアルカロイド王」とも言われる。アルカロイドの代表であるモルヒネは強力な鎮痛薬で、現在でもがんの痛みなどに欠かせない薬である。

星一は1915年（大正4）、日本で最初にモルヒネの工業的製造に成功した。このことは日本の薬学史において特筆すべき事柄である。モルヒネ製造に成功したときの状況が昭和初期の裁判資料『阿片事件』に掲載されている。

「日本最初のモルヒネ製造であるから最大の努力をせねば成功は覚束ない。当時手に入れられる最良の製薬機械器具を据え付けて製造に着手した。いざ製造に着手してみるとなかなか困難だ。困難は予想したが、予想以上で……。当時その研究に従事した人々は、中島技師長をはじめとして薬学士2名、薬剤師2名、総勢5人でそれの総指揮官は星一であった。数人の職工を使用し、協力一致その研究に従事した。

星は、昼飯は技術者と一緒にとり、夕飯も技術者と一緒にとって食事の間も研究の論議を続け、それらの研究の結果を、星は学術的に分析し、さらに統計にとって、製造の改良および行程の短縮を計ったのである。かくして朝の8時より夜は深更に至るまで、その努力を継続し、75日にわたる終日終夜の研究の結果、はじめて市場に売り出しうるモルヒネを1ポンドばかり製造することができたのであった」

精製モルヒネの原料は、台湾総督府から導入したアヘン末であった。

モルヒネに続いて星は、キニーネ、コカイン、アトロピンの工業的製造にこれまた日本で初めて成功していった。そのいずれも欧米に負けない純度の高い良質な製品だった。

写真3は当時の星製薬の八大製品であるコカイン、モルヒネ、ジアセチルモルヒネ、キニーネ、ア

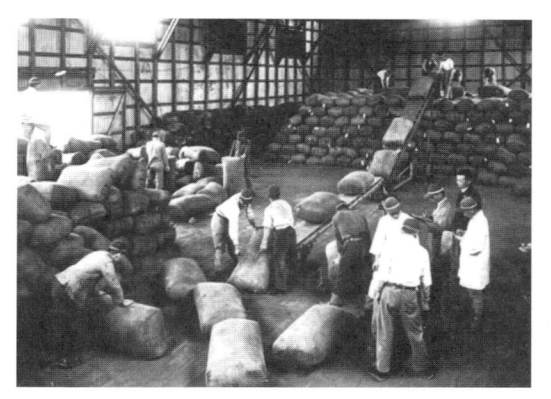

写真4 星製薬工場内のキナ皮倉庫

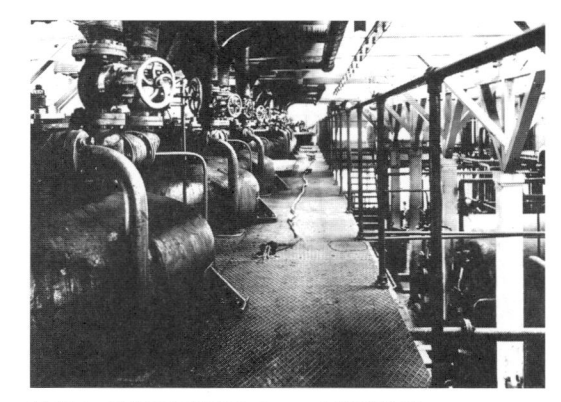

写真5 星製薬工場内のキニーネ製造設備

トロピン、スコポラミン。カフェインの広告である。カフェイン以外はすべてアルカロイドである。それらは局所麻酔薬、鎮痛薬、抗マラリア薬、鎮痙薬などとして、そうそうたる重要な医薬品である。

写真4、5は星製薬工場のキニーネ製造工程の一部を示したものである。キニーネの原料は、インドネシアから輸入したキナ皮（キナの樹皮）であった。写真からも星製薬は膨大な量のキニーネを製造していたことが見て取れる。星製薬のキニーネ製造設備は輸入した当時世界最先端のものであった。

キニーネは重要なマラリア治療薬であった。当時列強は植民地を抱えており、植民地の統治にはマラリアの薬であるキニーネが大量必要であった。

折しも1914年（大正3）から1918（大正7）にかけて第1次世界大戦が行われ、医薬品王国ドイツから世界各国に薬が入ってこなくなった。医薬品は品不足となり価格は高騰した。それゆえ、星一は日本独自で薬をつくることを目指し、アスピリンなどの一般薬ばかりでなくモルヒネ、キニーネなどのアルカロイドを猛烈な勢いで製造していったのである。

星製薬は1917年（大正6）にキニーネの製造に成功し、大量生産に入った。そして国内の需要をはるかに超えて、欧米列強への輸出が始まり、オランダとともに世界のキニーネ市場を分かちあった。大正年間に欧米に大量の医薬品の輸出が星一によって行われていたことは驚異的なことであり、高く評価されよう。

当時の『星製薬社報』には、「主なる輸出先はフランス、英国、米国、イタリア、ギリシャなどで、本社へはこれらの国からの注文電報が、しきりなしに到着する。元来キニーネは、今日までは全部外国から輸入されたもので、日本では絶対にできなかった。それがわが社で初めて成功したもので、しかも以前とは反対に輸出されるほどに至ったのは、わが社としてまたわが国として、大いに誇りとしなければならぬ。実際かような製品に成功したのは本社の名誉で、これだけでも実に東洋唯一といい得べきである」と記載されている。

星はその他局所麻酔薬として重要なコカイン、腹痛などに強力に作用する鎮痙薬アトロピンといった十指を超えるアルカロイドを次々に製造していった。アルカロイドの世界では星の独り舞台であった。星はわが国におけるアルカロイド医薬品製造の創始・先駆者として製薬史上に名を残した。こうしたアルカロイドの製造・販売・輸出は星製薬の事業スケールや評価を一気に高めることに役立った。星一は製薬事業を開始した当初から意図した日本をして世界第一の製薬国たらしむる、の目標に向かって突き進んでいった。

星製薬株式会社は創立時の1911年（明治44）には、資本金は50万円であったが、大正時代に入る

表1　主要製薬会社の資本金推移　　　　　　　　　　　　　　　　　　　　　　　　　　　　　　　　　（単位　円）

	1911 明治44	1913 大正2	1917 大正6	1918 大正7	1919 大正8	1921 大正10	1923 大正12	1925 大正14	1933 昭和8	1935 昭和10	1936 昭和11	1937 昭和12	1949 昭和24
星製薬	50万	100万	200万	500万	1000万	2000万	5000万						1億
武田薬品工業								530万	650万		1200万		
塩野義製薬					150万			200万					
三共			200万		460万	560万		560万	1200万				
大日本製薬				100万		200万						300万	
田辺				50万					415万	460万			

と、毎年あるいは2年ごとに、倍々と増資して行った。1919年（大正8）には星製薬の資本金は1000万円になり、当時上位を占めていた製薬会社の武田、塩野義、三共、田辺、大日本製薬をかなり上回っている（表1）。1919年（大正8）には星製薬は、日本一の製薬会社になった。1911年（明治44）の株式会社設立からわずか8年しか経過していなかった。

おわりに

星製薬はキニーネ、モルヒネなどのアルカロイドを含め日本の医薬品の供給を広く支え、世界にまで飛躍する勢いであった。しかし星製薬に苦難が待ち受けていた。1924年（大正13）6月以降、政界、官憲、同業者、金融筋から大きな圧力と嫌がらせが始まり、「阿片事件」をでっち上げられた。無罪結審したが社会的信用は失墜し、その後は往時の勢いに再び戻ることはなかった。地球の隅々の人々にまで薬を届けその健康を守り命を救う、という星一の追い求めていた果てしない夢が道半ばで断たれたのはなんとも残念なことである。

参考文献
1)『星製薬株式会社社報』（大正3年〜昭和23年）
2) 三澤美和「星一と新渡戸稲造」新渡戸稲造の世界　2012；21：53-86

各論 81

女子薬学専門学校の新設ラッシュ

宮本　法子

女子薬学教育の始まり

　日本の女子の薬学教育は男子に比べてかなり遅れていたが、昭和初期には女子の薬学教育機関が盛んに設立されるようになった（表）。

　この時期の女子教育は全般的に、良妻賢母主義が貫かれていたので、女子薬学教育の目的としても、「薬学を教授すること」と並んで「婦徳の涵養」というものが強調されていた。すなわち、女子に関しては薬剤師の養成とまったく同レベルで「婦徳」つまり婦人が守るべき道徳としての良妻賢母主義に基づいた教育が行われていたのである。

女子薬剤師への期待

　さて、このように育成された女子薬剤師は、社会からどのように評価されていたのだろうか。

　『薬剤誌』（1931）に発表された社説「女子と薬剤師の業務」によると、「女子薬学専門学校の勃興は、女子に対する化学的教育であり、従来、ほとんど顧みられなかったものである。科学文明においてその基礎は化学であり、これを応用することは、国家社会的な化学工業から一般家庭の日常（家事、育児、保健衛生など）に至るまで薬学知識の発達、普及は社会的にも個人的にも必要とみなされた。こ

表　日本の女子薬学校、専門学校の開学ラッシュ（1904〜1931）

西暦（和暦）	開校時の校名	現在の大学名
1904年（明治37）	大阪道修学校	大阪薬科大学
1907年（明治40）	東京女子薬学校	明治薬科大学
1916年（大正5）	私立静岡女子薬学校	静岡県立大学薬学部
1925年（大正14）	道修女子薬学専門学校	大阪薬科大学
1927年（昭和2）	帝国女子医学専門学校薬学科	東邦大学薬学部
1929年（昭和4）	上野女子薬学校	東京薬科大学（女子部）
1930年（昭和5）	神戸女子薬学校	神戸薬科大学
1930年（昭和5）	昭和女子薬学専門学校	昭和薬科大学
1931年（昭和6）	共立女子薬学専門学校	慶応義塾大学薬学部

のようなときに女子に対する薬学の教育は確かに時代の要求であると考えられている。もし女子薬学専門学校を卒業し薬剤師の資格をとれば、医師、弁護士と相並んで国家の三大資格と称せられるようになり、その職種としては、①官公私立の病医院における勤務薬剤師、②大小製薬工場会社の製薬技師、③化学者としての中等教員、④独立自営の開局薬剤師として手腕を振うことができ、特に①については、女子天稟の資性、すなわち注意深く緻密にして懇切、従順にして整頓性に富むという長所が生かされ、これらの女子の特性から、勤務薬剤師として異常な待望をもって迎えられ、将来における需用は、男子薬剤師の領域を侵して突破する可能性がある」とあり、さらに「薬剤師は女子として自活ができ、その需用の拡大と共に勤務でき独立の確実性がある」と推奨された。

　一方、その当時の婦人職業の多くは家庭と両立することが困難であったため、育児や家政と両立できる薬剤師（薬局経営）が婦人にとって優れたものであると認識されていたとの指摘もある。

　一般的に女子の学校教育の進出は女性の社会進出を高めることからも、大正末期から昭和にかけての女子薬専の際立った増設は、当然、女子薬剤師の社会進出の増大を意味していたと考えられる。

　多くの職種の中で女子薬剤師は、「一般の婦人が薬の常識をもつことは、日常生活を営むうえで便利であり、独身であっても家庭の主婦としても看護学と同じく必要な知識である」（『婦人職業の実際』）と言及され、女子薬剤師は、①婦人には誠によい職業である、②資本がある場合は、売薬、化粧品などとともに営業できる、③ ②の場合には、家庭をもっていても結構営業できる、と紹介されるほどであった。

　女子薬剤師が薬局を仕事場にすれば、家にいながらにして、仕事と家事、育児との両立が可能になり、男は仕事、女は家庭を第一義とする良妻賢母の育成を目指す女子教育のあり方と矛盾するものではなかった。この点からも、女子薬剤師が女性の最高の職業として育成された1つの理由と考えられる。

　以上のことより、女子薬剤師は、向学心も満たされ、経済的にも自立可能な職業の1つであり、結婚後も家庭と仕事を両立できる望ましい職業として各方面から推奨されてきたことが判明した。

参考文献
1) 宮本法子「薬剤師の専門職化」、東京薬科大学　一般教育研究紀要、第10号（1991）
2) 宮本法子「日本における薬剤師の実情—女子薬剤師を中心として」、東京薬科大学　一般教育研究紀要　第10号（1992）
3) 谷口政英『婦人職業の実際』桃源社（1931）
4) 『婦人職業戦線の展望』東京市役所（1931）
5) 『薬学教育協議会五十年史』薬学教育協議会（2010）

各論 82

植物塩基の構造研究をした近藤平三郎

折原　裕

　1877年（明治10）12月11日に近藤平八郎、れん夫妻の長男として静岡県賀茂郡松崎町に生まれた。近藤家は祖父の代から薬業を営んでおり、父・平八郎は東京医学校製薬学科別科で学んだ。1890年（明治23）高等小学校修了後、本郷ドイツ語学校で研修、1893年（明治26）9月第一高等中学校（旧制第一高等学校の前身）予科三級入学。1897年（明治30）第一高等学校卒業、東京帝国大学薬学科入学、陸軍衛生部医科大学依託学生となる。1900年（明治33）7月東京帝国大学医科大学薬学科卒業、卒業論文「茜草根成分の研究」（薬化学、長井長義教授）、恩賜銀時計。陸軍薬剤官として勤務のかたわら、1902年（明治35）東京帝国大学医科大学副手嘱託。1904年（明治37）第一師団野戦病院付薬剤官として日露戦争に従軍。1906年（明治39）陸軍医学校教官。

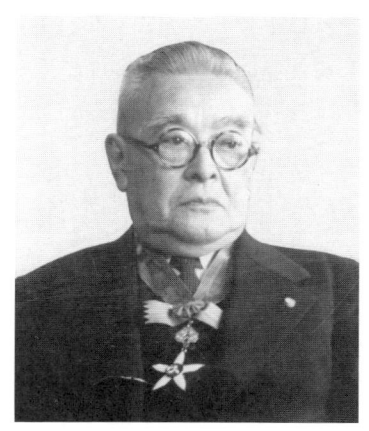

写真　近藤平三郎

　1907年（明治40）ドイツへ私費留学に旅立ち、ベルリン工科大学リーベルマン教授に師事。1909年（明治42）薬学博士「苦参塩基成分研究」。1911年（明治44）帰国、同年北畠安五郎の紹介で、塩野義三郎、長次郎兄弟（塩野義商店）を知り、後に塩野義製薬顧問となる。1915年（大正4）塩野長次郎の援助により芝区葺手町に乙卯研究所を創立、同年、東京帝国大学医科大学教授兼任。1917年（大正6）乙卯研究所を青山南町に移転。1918年（大正7）薬学第一講座（衛生裁判）および第二講座（薬化学）分担。1921年（大正10）長井教授の退官に伴い第二講座（薬化学）主任教授。1926年（大正15・昭和元）陸軍薬剤監（少将）、同年、予備役編入。1928年（昭和3）「本邦産植物に含まれるアルカロイド研究」により帝国学士院東宮御成婚記念賞受賞。1934年（昭和9）乙卯研究所を渋谷金王町に移転。

　1937年（昭和12）日本薬学会会頭、同年、東京帝国大学教授退官。1938年（昭和13）乙卯研究所財団法人認可、理事長兼所長。1953年（昭和28）日本学士院会員、喜寿の祝賀に際して藤園会より『近藤平三郎・アルカロイド研究の回顧』を記念出版。1958年（昭和33）文化勲章受章。1963年（昭和38）11月17日逝去（享年85歳）。

主な研究と業績

　近藤およびその協力者の行った研究は上記『近藤平三郎・アルカロイド研究の回顧』にまとめられているが、邦文309報、欧文45報、合計354報に上る。大きく分けて、苦参塩基成分の研究、防已

科塩基、ひがんばなアルカロイド、カギカヅラ属植物塩基成分の研究、タキシンの研究、百部塩基に分類できる。

　苦参塩基成分の研究は長井、近藤、落合と長年続いた研究テーマであり、生薬クジン（原植物クララ）の根より単離したマトリンの構造研究が主たるものであるが、近藤の時代にはその構造は明らかにならなかった。防已科（ツヅラフジ科）塩基の研究では多数のビスコクラウリン型塩基を単離・構造決定し、ビスコクラウリン型塩基の化学を体系付けた。ひがんばなアルカロイド、カギカヅラ属植物塩基成分、タキシン、百部塩基の研究ではヒガンバナ鱗茎よりリコリン、リコレニン、リコラミン、タゼチンなどを、タイワンカギカヅラよりウンカリンを、アララギ葉よりタキシンを、ビャクブ根よりツベロステモミン、プロトステモミン、ステモミン、ステモニジン、イソステモニジンを単離し、それぞれ構造研究を行った。

　クロマトグラフィー、機器分析などが登場する以前のこの時代の研究方法は、化合物の単離は主として溶媒に対する溶解度の違いや、分別再結晶による精製であり、構造決定においては各種分解反応、誘導体化により最終的に既知物質との混融試験により同定するというものであった。

薬学研究と製薬産業の発展に貢献

　近藤は1937年（昭和12）12月、最終講義の締めくくりとして以下のように述べた。「今までは、言ってみれば、ひろげにひろげた形の研究であったが、これからは渋谷の研究所にこもり、風呂敷を包み上げるように整理整頓し、研究者としての責めを完うしたいと思う。所詮、人生行路の目標は、自己の責任と義務を果たしつつ、立場の安定や進歩向上をはかるべきだと思う。その間、絶えず、外界の状況に目を向け、謙虚に教示を乞うて自己の不足を補い、失敗を率直に改める寛容と友愛精神も忘れてはならぬ処世の信条ではあるまいか。人生は短い。唯一度の人生を精一杯努力し、悔いなき自己の足跡を残すよう、諸君の前途を祈ってやまない」

　近藤の生涯を考えるうえで重要な点は、先ず、父親が薬種商を営み、教育熱心であったことが挙げられる。次に、陸軍の依託学生になることにより学費の面では余裕ができたが、長井教授に「近藤は売約済み」と顔を見るたびに言われることになった。そのために軍との二足のわらじを終生履くことになった。また、塩野義三郎、長次郎兄弟との出会いは、日本の製薬産業への協力とともに、乙卯研究所の設立への大きな力となった。大学院がなかった頃の学部卒業後の研鑽は研究室に無給の副手として残ることが主であったが、乙卯研究所への派遣（いわゆる乙研留学）は多くの学究の研鑽の場となった。

参考文献
1) 落合英二編『近藤平三郎・アルカロイド研究の回顧』近藤先生喜寿記念委員会委員長緒方章（非売品）(1953)
2) 根本曽代子編『藤園回想、藤園会代表落合英二』廣川書店（非売品）(1964)
3) 財団法人乙卯研究所『乙卯研究所小史　とくにシオノギとの関連において』塩野義製薬株式会社資料室

各論 83

薬学・薬業の「中興の祖」慶松勝左衛門

西川　隆

　サルバルサンの工業的生産の完成や大正中期から東大薬学科教授を務め、戦後は参院議員、日本薬剤師会長を歴任した慶松勝左衛門は、常に陣頭指揮した薬学・薬業の「中興の祖」と言われている。1876年（明治9）9月21日、九代勝左衛門の長男として京都二条烏丸に生まれた。生家は家伝薬の奇応丸本舗で知られる200年以上続く老舗である。

　父は薬舗主免状第10号を持ち、医薬分業実施を求めて1890年（明治23）に開かれた第一回全国薬剤師大会に、京都代表で出席するなど京都の薬界を牽引していた。その長男として跡継ぎを運命付けられていた慶松（十代勝左衛門）は、13歳で薬剤師試験に合格したが、48歳で早逝した父の遺志を継ぎ、父が選んだ金沢の四高から1898年（明治31）、東京帝国大学医学部薬学科（現在の東京大学薬学部）に入学、1901年（明治34）に卒業した。

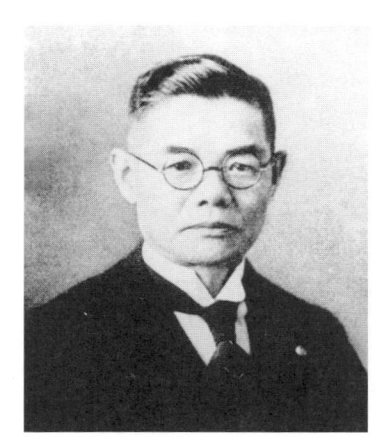

写真　慶松勝左衛門

満鉄所長時代にサルバルサン合成に成功

　薬学科卒業後は生薬学教授・下山順一郎の助手となったが、1904年（明治37）、東京衛生試験所長田原良純の「留学させる」という条件に誘われ入所、調査部長を務めた。その頃、政府は日露講和条約の締結により、旅順に関東都督府を設け関東州を統治する一方、国策会社の南満州鉄道株式会社（満鉄）を設立して、植民地満州（現在の中国東北地区）の資源開発に乗り出すこととなった。都督府長官の後藤新平は中央研究所の設立を計画、その所長の人選を北里柴三郎に依頼、推薦された慶松が1908年（明治41）満鉄中央研究所長として満州に渡った。

　満鉄では医薬品の化学工業的生産や資源の開発に当たった。満州産大豆の製油法や大豆粕からグルタミン酸ソーダなどの製造法の実用化、さらに撫順炭坑の乾留工業化の基礎を築くなど数々の成果を挙げた。薬学者として試験管レベルから工業的規模の生産を目指した先駆者であった。1910年には助手時代から薬学雑誌に投稿した一連の植物油成分研究で薬学博士となった。一方、内地では1914年（大正3）に勃発した第1次世界大戦の影響でドイツからの輸入医薬品が途絶、そのなかに梅毒の特効薬サルバルサンがあった。当時、わが国はサルバルサンの優れた薬効により駆梅療法の革新時代を迎えようとしていた矢先であり、医療上の危機を招いた。

こうした内地からの情報を得ていた慶松は、サルバルサンの国産化を決意し、満鉄中央試験所員の中橋末吉を主任に、池田文次（後の第一製薬社長）らで研究を開始した。慶松の陣頭指導は連日連夜に及び、1915年（大正4）春に試製に成功、砒素＝アルゼンにちなんで「アーセミン」と命名した。企業化は満鉄中央研究に任せず、満鉄総裁中村是公の許可を得て、日本内地で企業化に向けアーセミン商会（第一製薬の前身、現在の第一三共）の設立を関係者に指示、その年の暮に製品が完成して発売した。

　この時期、同種の国産サルバルサンが三共製薬、国産製薬、万有製薬、日本新薬からも発売され、わが国の有機合成化学は大きく進歩した。

教授時代もアカデミズムに止まらず活躍

　その後、慶松は1922年（大正11）8月から東大薬学科教授となり、丹羽藤吉郎教授の後任として薬品製造学講座を担当した。その頃の薬学科教授は、長井長義の薬化学講座は近藤平三郎が、下山順一郎の生薬学講座は朝比奈泰彦が、丹波敬三の衛生・裁判化学講座は服部健三がそれぞれ就任しており、それに慶松の4人であった。在任中の業績は多岐にわたるが、特に金属有機化合物の研究では助手の横田嘉右門（後に富山薬学専門学校長・富山大学薬学部長）らの協力で150種にも及ぶ新化合物を合成し、満鉄時代の砒素化合物（サルバルサン）に匹敵する出色の成果を上げた。慶松の功績は、こうした合成研究ばかりでなく薬学を単なる「アカデミズム」に終止させることなく、広く時代の要請を受け入れながら薬学の隆盛と薬学出身者の職域拡大を図ったことにある。

　それが具現化された1つは、京都大学医学部の要請を受け薬学科新設に献身的な協力をし、関西圏の製薬産業の発展に人的、技術的に大きく寄与したことが挙げられる。東大にも講座（臓器薬品化学、薬品分析化学）を増設し研究教育を充実させた。

　もう1つは、大学の有機合成化学技術を製薬企業と結び付けることで、製薬技術者の増員を目指して薬学専門学校（現在の薬科大学、薬学部）の質的拡充と増設に尽力したことである。殊に教授内容の拡充や設立された薬学専門学校からは製薬技術者、薬学研究者、薬局経営者、病院勤務薬剤師など多くの人材が世に送り出された。なかでも製薬企業では研究、開発、生産、管理、販売、宣伝など多くの部門に進出し、就職先として製薬企業が最有力となる原動力を築いた。ここに薬学中興の祖と尊敬される所以がある。

　1937年（昭和12年）定年退職したが、太平洋戦争中は戦時経済体制が強化され、1944年（昭和19）に日本医薬品統制株式会社の社長に就いた。この会社は医薬品の生産、配給の統制を一元的に行うもので一大事業であったが、慶松の意向は時局に翻弄され、民需を減らし軍需用医薬品の需要に応える結果を招き、不本意のうちに終戦、間もなく解散した。

戦後は参議院議員、日薬会長で活躍

　戦後の慶松は、1946年（昭和21）年貴族院議員に勅撰され、翌1947年（昭和22）には日薬会長に選ばれた後、貴族院廃止による戦後初の参院選挙に全国区（自由党公認）で出馬、見事当選した。しかしGHQによる追放令に該当し失格、日薬会長も辞職した。追放の理由は時事下の満州で務めた同仁会理事が該当したという。同仁会は中国国民にわが国の医薬品を配る、いわゆる福祉事業であり、中

国各地に医療機関を設置している財団法人であったが、その一方で軍部は中国のモルヒネや阿片を同仁会の名で操作し、その利益を軍の機密費としていたとの噂もあった。麻薬問題について特に敏感であったGHQは同仁会に憎悪を持ち追放されたと伝えられている。

追放中の心情を察して東大や京大薬学部教授たちは追放解除の陳情書を作成し、代表には慶松の後を引き継ぎ薬品製造学講座を担当した東大教授菅沢重彦が1951年 (昭和26) 4月首相の吉田茂に提出、8月に解除の身となった。

追放解除後の1952年 (昭和27) 4月、再び日薬会長に選ばれたが、この時期は医師会の医薬分業実施の無期延期運動が日ごとに強くなっていた。危機感を高めた慶松は、法律通り1955年 (昭和30) 1月1日からの実施を求め、1953年11月に分業実施期成同盟を結成、運動を開始した。国会では分業実施延期に傾きつつあるなか、77歳の高齢と持病の排尿障害に苦しみながらも「医師会の分業実施延期は許されるものではない。断固阻止する」と訴え陣頭指揮したが、在任中の1954年 (昭和29) 1月28日死去、享年79歳であった。その年の12月3日、国会は無情にも1年3ヵ月の分業実施延期を決め、1956年 (昭和31) 4月1日から実施となった

東大教授・参院議員・日薬会長を務め、学界・財界・製薬界を通して類まれな政治力に富む薬学人であり、勲一等瑞宝章が贈られた。「松陰」と号した慶松は、書画、漢詩や小唄、碁と多趣味の人であったが、薬業専門紙「薬事日報」の常任顧問として健筆を振るったことも有名。

参考文献
1)『日本薬剤師会史』日本薬剤師会 (1973)
2) 根本曾代子編『慶松勝左衛門伝』廣川書店 (1973)
3) 辰野高司『日本の薬学』薬事日報社 (2001)
4)『いのちふくらまそう　第一製薬の新薬物語』第一製薬株式会社 (1995)

各論 84

寄生虫王国脱出の原動力、サントニンの生産と市野瀬潜

指田 豊

サントニンの原料植物を求めて

　日本はかつて作物の肥料に糞尿を使っていたので、野菜を食べるとこれに付着している回虫の卵が口に入り、回虫症を引き起こした。そのため日本人の多くは腸内に回虫を抱えていた。

　回虫駆除の特効薬はサントニンで、これを服用すると回虫は麻痺して、便と一緒に排泄される。服用すると、ときに物が黄色く見える黄視という現象がでる。劇薬に指定されているが適量を使えば特に重篤な副作用はない。小学校の児童全員の検便を行い、回虫の卵の見つかった児童にサントニンを配布するという作業が年中行事になった時代もあった。

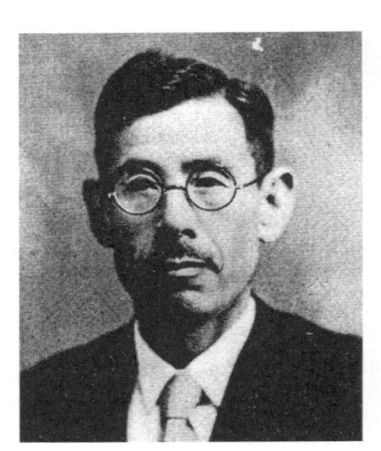

写真　市野瀬潜

　サントニンはキク科ヨモギ属の「セメンシナ」(*Artemisia cina*) の若い頭花から取れる成分であるが、第2次大戦前、セメンシナはソ連の特産で、ソ連は種苗を一切国外に出さなかった。そのために他国では栽培できず、わが国もサントニンを高額で輸入するしかなかった。このサントニンの自給を成功させたのが市野瀬 潜 (ひそむ) である。

　市野瀬は1879年（明治12）に大分県で生まれた。1897年（明治30）に東京薬学校（現在の東京薬科大学）を卒業し、鑑定官補として神戸の税関に勤務した。1903年（明治36）には京都の薬屋、自然堂の支配人になった。1905年（明治38）に自然堂の長女と結婚し、1910年（明治43）には独立して京都新薬堂を、1919年（大正8）には日本新薬株式会社を設立した。

　市野瀬は第1次大戦後、輸入医薬品が不足して国民が非常に困ったので、わが国で使う薬はわが国で生産しなければいけないと考えていた。そこで取り組んだのがサントニンの国内生産であった。

　セメンシナを日本に導入することは無理であったため、まず日本に自生するヨモギ属植物を分析してみたが、サントニンは得られなかった。1926年（大正15）にドイツにセメンシナがあるという文献を見付けて、当時スウェーデンで外交官をしていた親戚の出納 功 (すいどういさお) にこのヨモギの種子（正確には痩果）の入手を依頼した。出納はいろいろ苦労をして探したが、セメンシナは手に入らず、フランスの種苗商から買った2種のヨモギの種子を送ってきた。このうち1種はアプサンという酒の香り付けに使うニガヨモギであった。もう1種は「アルテミシア・マリティマ」(*Artemisia maritima*) という学名のヨモギであった。出納も市野瀬もこの両植物には期待をしていなかったが、文献によるとマリティマには微量ながらサントニンが含有されていることがわかった。そこで市野瀬はこの植物に望み

日本の薬学史

をつないで育成をしてみることにした。

サントニンの国内生産

　出納が送ってきた2gのマリティマの種子約3000粒からいろいろな条件で苗を育成したところ、秋までに生き残ったのは30株程度であった。しかし幸いなことに寒さには強く、翌年の春には生き残った株から多数の芽が出て、100株程度に増やすことができた。1929年（昭和4）には増殖した植物から2.4gの結晶を得、標品との混融試験で、サントニンであることを確認した。市野瀬は自ら内服して黄視現象を確認している。頭花だけを使うセメンシナと違い、地上部全草がサントニン抽出の原料とされた。

　そこでこのマリティマを原料としてサントニンの大量生産を目指すことになった。マリティマには育成した日本新薬本社の所在地、壬生にちなんで「ミブヨモギ」という名前が付けられた。しかし品質の良いミブヨモギの育成は容易なものではなかった。よい株が選別できても、ミブヨモギは自身の花粉では種子を作らず、他の株の花粉を付けて得られた種子を播くとサントニンの含量から草丈までいろいろな株が出てくる。能率は悪いが優れた選別株、山科二号を挿し木と株分けで増やすしかなかった。それを京都と北海道で栽培し、徐々に栽培面積が広がり、1939年（昭和14）には19トン、1941年（昭和16）には63トン、1942年（昭和17）には127トンの原草が収穫できた。最高は1951年（昭和26）で、東北地方と北海道で2700トンの原草が採れ、この原草から9.4トンのサントニンの結晶が得られた。サントニンを回虫駆除に使う場合、成人で1回100mgを2回服用するので、9.4トンは何と成人の4700万人分である。日本の需要を満たしてなお余りある量である。

　市野瀬はミブヨモギを栽培しつつもセメンシナの種子を追い求め、海外に行く多くの人に種子の入手を依頼した。キク科に詳しい京都大学の北村四郎教授にも依頼したが、そのような目的でソ連に近い中央アジアに行くのは恐ろしいことだと断られている。1952年（昭和27）、市野瀬亡き後、日本新薬の鈴鹿 紀がサントニンを含む新しいヨモギとして発表された「クラムヨモギ」（*Artemisia kurramensis*）の調査のためパキスタンとアフガニスタンを訪れ、種子を持ちかえった。これを栽培し4倍体にすることでセメンシナ以上の品質のヨモギが得られた。

　なお、さまざまな研究からセメンシナ、ミブヨモギ、クラムヨモギは極めて近縁で、1つの種の中の変異程度の違いではないかとみられている。

　市野瀬は1948年（昭和23）12月6日にこの世を去った。サントニンは日本新薬に大きな利益をもたらしたが、その後需要が激減した。需要が減少した理由として、他国もサントニンの生産を始めたこと、糞尿に代わって化学肥料が使われるようになったこともあるが、最大の理由はサントニンが良く効いて回虫症がなくなったためと言われている。皮肉な話であるが、国民のために医薬品の国内生産を目指していた市野瀬にとっては本望ではなかっただろうか。

参考文献
1) 市野瀬潜『薬草みぶよもぎ』日本新薬株式会社（1949）
2) 鈴鹿 紀「京都とサントニン国産化—市野瀬潜を回顧して」薬史学雑誌　1987：22（1）：7

各論 85

天然薬物・地衣類の化学研究の道を拓いた朝比奈泰彦

相見　則郎

　1881年（明治14）東京本所林町で生まれた。幼少期は郵政省の前身駅逓寮勤務の父とともに熊本、東京、広島と転居が続いたが、1895年（明治28）父の病没を機に母とともに東京に戻り、難関の府立第一尋常中学校（後の府立一中、現在の日比谷高校）編入試験に合格する。この学校で、本で学ぶよりも実験したり直接自然に接したりすることを勧める理科担当の教諭、帰山信順に出会い、その影響で植物採集、腊葉標本作成に熱中するようになる。帰山はまた、朝比奈の進路決定に重要な役割を果たした。旧制一高を受験するにあたっては領域が広い化学方面を勧め、大学進学のときは、植物にも化学にも関係し、実用にも役立つ薬学が良かろう、長井長義という植物成分研究の大化学者がいるから決して後悔しないだろう、と勧めたという。

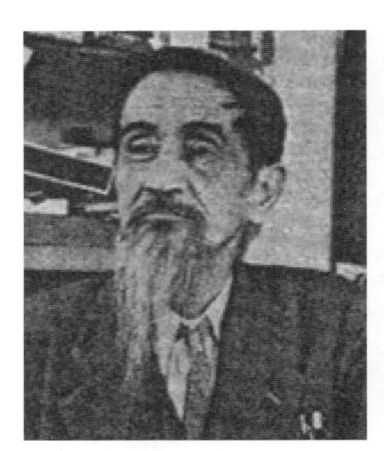

写真　朝比奈泰彦

　1905年（明治38）東京帝大医科大学薬学科を首席で卒業した朝比奈は、下山順一郎教授生薬学教室の助手となる。初めに手がけたのは、わが国自生のエゴノキ科植物で一高校庭の思い出の木、ハクウンボクの成分研究で、その果皮から構造未知の成分スチラシトール（独語名スチラチット）を得た。研究を進めて行くうち、天然からこれまで単離されたことのない、アンヒドロヘキシトールだとわかる。6個の炭素からなる糖アルコール、ヘキシトールには、ソルビトール、マンニトールなどいくつもの異性体があり、分子内のエーテル結合を意味するアンヒドロには、1,2、1,3、1,4、1,5、等々、いくつもの可能性がある、極めて構造決定の困難な化合物である。その中の1つが天然から得られたわけで、その構造が確定できれば一群の化合物の中の重要な指標分子となる。極めて興味深い。

ヨーロッパ留学と化学構造解明研究の展開

　研究を進めている最中の1909年（明治42）8月、かねてから希望していたヨーロッパ留学が実現の運びとなる。留学先はスイス、チューリヒの国立高等工芸学校、ウイルシュテッター（Richard Willstaetter）教授の研究室であった。ここでは、後年ノーベル賞が授与されることとなるクロロフィルの研究が大きく進展していた。朝比奈はこの中核研究グループの一員として重責を果たした。根本曾代子著『朝比奈泰彦伝』にはこのウイルシュテッター教授との別離の情景が、次のように記されている。

日本の薬学史

「殊に厳しい薫陶を受けたウイルシュテッター教授に別れるのは感無量であった。教授も名ごり惜しそうに堅く手を握って、『もうどこに出しても恥ずかしくない、立派な化学者だ』と力強い、何物にも勝るはなむけの言葉で前途を祝福された」

この『朝比奈泰彦伝』が出版されたのは1966年（昭和41）、朝比奈教授85歳、なおかくしゃくとしていた頃でありこの別れのシーンも後世の伝聞ではなく伝記著者の聞き書きであるに違いない。2年6ヵ月前、ウイルシュテッターの門をたたくとき、一旦は「ドイツにも適当な教授がいる！」とつれない返事をもらって門前払いにされそうになったという。遠い東洋、大学と言えば東京大学唯一校という日本、そこから来たまだ学位も持たない若者ということで受け入れを渋るのも無理ないところだったであろう。それが去るにあたっては、どんなところにでも推薦できるという言葉をもらったのだから、朝比奈の才能がどれほど抜きん出ていたかがよくわかる。

予定の2年半が終わりに近づいた1912年（明治45）2月、日本文部省から3ヵ月間留学を命ずる旨の内命があった。朝比奈は即座にベルリン大学、エミール・フィッシャー研究室を新たな留学先に選んだ。近着のドイツ化学会誌で、糖類立体化学完全解明で名声の高いエミール・フィッシャーがアンヒドロソルビトールを合成したことを知った朝比奈は、東大で留守を預かる村山義温に電報を打ち、ハクウンボクエキスの送付を依頼した。届いたエキスを携えてベルリンに赴き、世界最高の研究室で研究を始めた。いかに情熱を傾けても3ヵ月は短すぎたため構造を決めるには至らなかったが、フィッシャーのアンヒドロソルビトールとは同一物質ではないことを明らかにし、多くの誘導体を作り、重要な基礎データを得ることができた。この結果は1912年（明治45）のドイツ化学会誌に掲載された。ちなみに、スチラシトールが1,5-アンヒドロマンニトールであることは、18年後の1930年に他の研究者によって明らかにされている。

帰国後1912年（明治45・大正元）に助教授、1918年（大正7）に教授となる。これに伴い担当科目を従来の生薬学に加えて植物化学を科目として設置した。ドイツから持ち帰った最新の実験器具、装置を使ってエゴノキのサポニン、ヒカゲノカズラ、呉茱萸のアルカロイドなどについて、化学構造解明研究を展開させていく。キツネノボタン成分アネモニンは$C_{10}H_8O_4$の分子式を持つ小さな分子であるが、構造式の解明は難物中の難物。世界で誰も解明に成功していなかった。そのような中、朝比奈と教室員の藤田穆は、キツネノボタンに強烈な皮膚刺激物質プロトアネモニン$C_5H_4O_2$が含まれていることに気づき単離に成功、その構造がアルファヒドロキシビニルアクリル酸ラクトンだということがわかる。この分子2つが二量化反応を行いアネモニンとなると考えて推定構造を出すことができた。朝比奈の名を世界に知らしめた快挙であった。

ビタカンファーの発見

朝比奈の業績の中で特記されるべきは、医学部との共同研究として展開された樟脳の生体内変化の化学研究である。その成果として、強心中枢興奮薬ビタカンファーが生み出された。この特許からの収益をもとに基礎研究助成のための財団や薬理研究会が設立され、朝比奈がその理事長となった。

菌と藻の共生体地衣は地味な植物群で、日本においては全く未開拓の分野であり、形態分類学と構造化学両方に通じている朝比奈の独擅場であった。在任中に発見した新種は150種、形態、成分に関する報文数は100報を超える。研究過程で独自に編み出したミクロ検査法、各種呈色反応も加わっ

て、朝比奈の地衣に関する研究は世界をリードするものとなった。朝比奈は雅号を「蕾軒」と号した。地衣"Lichen"の音を表している。

　1941 年 (昭和 16) 東京帝国大学を退官し、名誉教授となるが、その後も財団、学会関係で指導的役割を果たした。主なものを記すと、財団法人薬理研究会理事、理事長、研究所所長、財団法人資源科学研究所所長、日本薬史学会初代会長などである。

　宮内庁は昭和 23 年 (1948) 正倉院薬物の学術調査を朝比奈に委嘱した。これを受けた朝比奈は、東京班 5 人、京都班 5 人からなる調査班を組織し調査にあたった。成果は『正倉院薬物』と題する大部の書籍として世に出された。

　生涯に受けた賞等の主なものは、帝国学士院恩賜賞 (1923 年)、勲二等瑞宝章 (1939 年)、文化勲章 (1943 年)、勲一等瑞宝章 (1975 年) など。

　1975 年 (昭和 50) 6 月 30 日 94 歳の天寿を全うして永眠。

　主な著書、編書に、朝比奈泰彦、柴田承二共著『地衣成分の化学』(河出書房)、『私のたどった道』(南江堂)、『朝比奈泰彦および協力者報文集・化学の部』、『同・植物学・生薬学の部』(生薬学教室発行)、『同・化学の部続編』(朝比奈泰彦喜寿記念出版会)、朝比奈泰彦監修、岡西為人、清水藤太郎、赤松金芳、高橋真太郎編『日本薬物史』(日本学士院) などがある。

参考文献
1) 根本曾代子編『朝比奈泰彦伝』廣川書店 (1966)
2) 根本曾代子「薬学の先駆者・朝比奈泰彦 (20)」、ケミカルタイムズ　1979；93 (3)：14-16

各論 86

医薬品国産化や薬学教育に功績を残した村山義温

西川　隆

　1914年（大正3）7月に勃発した第1次世界大戦は、国内医薬品の大部分をドイツからの輸入に依存していた、わが国薬業界に大きな打撃を与えた。ドイツからの輸入は途絶し、医薬品の不足が医療上の支障を招きかねない事態に直面した。そこで政府は同年10月、東京・大阪の両衛生試験所に「臨時製薬部」を設け、輸入が途絶・欠乏した重要医薬品の国産化を目指し、試製研究を開始した。このとき、東京衛生試験所の臨時製薬部で試製研究に取り組み、「欠乏医薬品」や「必須医薬品」の国内生産とその指導で成果を上げ、医薬品不足の危機から脱出する第一線の原動力となったのが村山義温である。

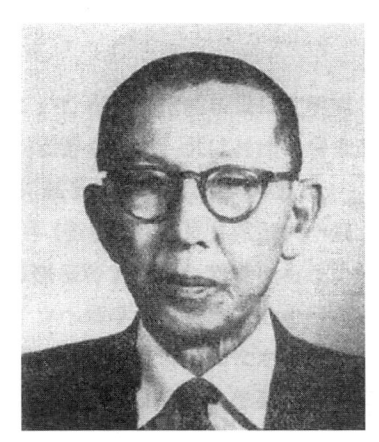

写真　村山義温

衛試技師就職で念願叶う

　1883年（明治16）東京で生まれた。父は漢学者で漢詩や書を能くしていたが、明治維新後は文明開化謳歌時代で漢学は尊重されず、生涯物質的には恵まれなかった。その影響からか、父は村山に将来は「実学」を身につけるよう望み、これが植物に興味を抱く村山を薬学に進ませる要因となった。

　東京から京都に移った村山は、京都府立一中、旧制一高を経て1909年（明治42）に東京帝国大学医学部薬学科（現在の東京大学薬学部）を卒業した。だが当時、製薬業は振るわず、よい就職先もない状態であったが、下山順一郎教授の助手を務めていた朝比奈泰彦がドイツへ留学するため、その留守を預かる形で生薬学教室の助手となった。ギリギリの生活を強いられるほどの薄給であったが、助手3年目の1912年（明治45）2月、下山が脳溢血で急逝。村山は止むなく、その代役を務め生薬学の講義や試験を行うかたわら、東京薬学校（東京薬科大学の前身）の講師として生薬学と薬用植物を教え多忙な日が続いた。

　1912年（大正元）9月に朝比奈が帰朝、助教授として生薬学講座を継いだので、改めて朝比奈の助手となった。薄給生活は変わらなかったが、研究は充分にできた。だが助手時代の1914年（大正3）7月に第1次世界大戦が勃発した。

　わが国も8月にドイツに宣戦布告したため、ドイツからの医薬品の輸入は途絶した。製薬技術が未発達なわが国はすぐに医薬品欠乏に襲われ、風評被害も加わって医療界は大混乱に陥った。こうした緊急事態のなか村山は翌1915年（大正4）、衛生試験所長田原良純が技術部門の強化を図るため、朝

比奈の推薦で衛生試験所に設けられた臨時製薬部技師として重要医薬品の製造研究を担うことになり、待ちに待った就職先が決まった。

重要医薬品国産化の試製を牽引

ドイツからの輸入が止まり、村山が衛生試験所へ就職が決まった当時、欠乏かつ重要医薬品に挙げられていたものは、アルカロイド類のモルヒネ、コカイン、アトロピン、キニーネのほか石炭酸、サリチル酸、アスピリン、フェナセチン、クレオソート、グアヤコールなどであった。

これら重要医薬品を含め、1920年（大正9）までに村山ら東京衛試製薬部で完成した試製医薬品は塩酸モルヒネ、キニーネなど約27品目に及んだ。また、大阪衛試ではクロロホルム、テオブロミン、サルバルサンなど約21品目に達した。

これらの医薬品は試製が終わり、官報に登載したときには、わが国で初めて多量の生産が可能になったことを意味し、村山らはこれを企業に譲渡あるいは製造指導して製薬の振興に役立てた。その結果、両3年の間に大部分の医薬品は国産品として市場に登場し、医薬品不足の危機を脱することができた。この間、東京衛試では1918年（大正7）、最新の機械設備を設置した2階建てレンガ造りの工場を増設したほか、臨時製薬部は村山が初代部長の「医薬品製造試験部」に発展し、技術面で第一次国産化時代誕生の大役を果たした。

熊本薬専校長、東京薬大学長を務める

村山はその後、1921年（大正10）に内務省命により欧米の製薬事情視察に出発。途中マラリアに罹患したので加療静養を余儀なくされたが、英・独・スイス、米など各国の製薬会社や大学、研究所を視察して翌1922年（大正11）に帰国。その年に論文「唇形科植物の揮発油研究補遺」で薬学博士を取得、1927年（昭和2）に日本薬学会の学術奨励賞を受けた。

その後、薬学3先輩の慶松勝左衛門、近藤平三郎、朝比奈泰彦の推挙で45歳の1928年（昭和3）熊本薬学専門学校（現在の熊本大学薬学部）校長に就任した。校長時代は、製薬化学に重点を置く薬学教育を行い、実習場として学内にボイラーと煙突を建てた製薬工場を設け、そこで学んだ学生たちは関西方面の製薬会社に即戦力として就職するなどその功績は高く評価された。この間、勲二等瑞宝章を受け、1942年（昭和17）校長を辞した。

東京に戻った村山は、帝国臓器製薬（現在のあすか製薬）取締役工場長として女性および男性ホルモン製剤研究と製造部門を担当したが、1946年（昭和21）東京薬学専門学校（現在の東京薬科大学）校長に迎えられ、以後20年にわたり大学昇格、教授陣強化、製薬学科と衛生薬学科の増設、大学院博士課程設置などを実現させた。村山の学長時代、同学は著しい飛躍を遂げた。また、学生運動の激しかった学長時代の村山は、血気盛んな学生たちに漢書から引用した「中庸道」を説き、対話する姿勢を持ち続けたという。

他方、学外活動ではGHQ占領下で始まった学制改正時の薬学代表として文部省大学設置委員や大学基準協会薬学専門委員を務め、薬学教育の水準向上を目指す基準づくりに尽くした。特に終戦直後の薬学教育審議会委員長時代には、国公私立の大学・薬専は一様に4年制の新制大学に編成し、大学は薬学部または薬科大学とすることを決め、今日の薬学教育の礎を築いた。

このほか日本薬剤師会副会長、日本私立大学協会副会長、日本生薬学会会長など要職を歴任した。

医薬分業を巡り国会で陳述

　また村山は、医薬分業法案の審議が続く1952年（昭和27）年5月、参院厚生委員会で薬学教育者を代表して、東大医学部長児玉桂三、東北大学医学部長黒川利雄ら5名の医学教育者とともに「医師に調剤能力ありや」の基本問題から分業実施の可否を巡り陳述した。医学者全員が「医師に調剤能力はある。強制分業に反対」を証言したが、村山は「薬学専門学校が新制大学に昇格しても調剤学講座は以前より重きをなしている。分業は法律により処方箋までは医師、調剤投薬は薬剤師と明確化した方がよい」と薬剤師の気持ちを素直に陳述し審議を進めた。

　以上のように村山は、明治末期から大正、昭和時代を通して医薬品の国産化時代誕生を技術面から支えたほか、薬学教育者として大きな足跡を残した。1966年（昭和41）東京薬科大学学長退任後は『薬学五十年』などで貴重な薬学の歴史を後生に残したほか、軽妙な随筆・慢筆を発表、悠々余生を送ったが、1980年（昭和55）5月22日、96歳の天寿を全うして永眠。終生、学生に「中庸道」を説き、自身も実践した穏やかな性質は誰からも慕われた。そのほかの著書に『薬化学小史』（廣川書店）などがある。

参考文献
1）村山義温『薬学五十年』廣川書店（1959）
2）『国立衛生試験所百年史』国立衛生試験所（1957）
3）『熊薬百年史』熊本大学薬学部（1986）
4）『東京薬科大学百三十年』東京薬科大学（2011）
5）西川　隆『くすりの社会誌』薬事日報社（2010）

各論 87

薬局業務を学問レベルに引き上げた清水藤太郎

川瀬　清・西川　隆

　調剤学や薬史学で著名な清水藤太郎は、1886年（明治19）3月30日仙台市南材木町で荷車、馬車製造業を営む長尾喜平太の長男に生まれる。廃藩置県など変革の影響もあって家産が傾き、止むなく仙台の中学校を中退、実姉の尽力で1902年（明治35）に仙台医学専門学校薬学科長の佐野喜代作の助手となり、全く偶然に薬の世界に飛び込んだ。助手となった藤太郎は、寝食も忘れ無機化学、製薬化学、語学の修練を積み、佐野に勧められて薬剤師試験を受験、1905年（明治38）18歳で合格、佐野が薬局長を兼務する県立宮城病院（東北大学病院の前身）に勤務し、成人に達した1907年（明治40）薬剤師に登録された。

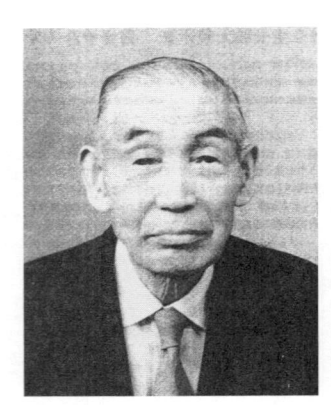

写真　清水藤太郎

横浜老舗薬局の3代目となる

　藤太郎が薬剤師登録された1907年（明治40）は「薬品営業並薬品取扱規則」（薬律）が改正され、各府県で薬品巡視官と衛生技術員の募集が行われており、藤太郎は佐野の紹介で神奈川県の衛生技術員に採用され、県下の食品検査や薬品巡視に従事した。

　業務に取り組む藤太郎は、24歳になった1911年（明治44）、上司の湯浅武孫の薦めで横浜の旧家である紀伊国屋薬局の長女との養子縁組が成り入籍、3代目を継承した。義父の2代目清水栄助も養子で、1889年（明治22）に私立薬学校（東京薬科大学の前身）を卒業し、横浜開港以来の薬剤師として日薬神奈川県支部長を務め業界をまとめていた。

　3代目を継承した藤太郎は、紀伊国屋薬局が「平安湯」の名で知られていたことから平安堂薬局と改めるとともに、薬局経営に関する外国書物を集め、店舗の近代化と新しい企画を実行した。ドイツとの医薬品取引やソーダファンテン、アイスクリーム、写真の現像や衛生試験など薬局経営の多角化を始めた。衛生検査では「衛生検査所」の看板を掲げ、酒類や牛乳の検査を手掛け、評判となったが収益の増加とは結び付かなかった。

　こうした薬局経営のかたわら、牧野富太郎や朝比奈泰彦の植物採集に参加して知遇を得た。採集した植物やその成分を理解するために必要なラテン語やドイツ語、フランス語を独学で習得、薬学領域においてラテン語の第一人者となった。その後、地元の横浜市薬剤師会や神奈川県薬剤師会の運営にも深く関わり、理事、副会長、会長を歴任した。

　その間1932年（昭和7）には「横浜優良品販売会」を組織し、乱売や不況に悩む130軒の会員薬局た

めに心を砕いた。浜優は、英国の乱売矯正団体（P.A.T.A）にヒントを得て「指定品による価格維持を支点とした」もので、わが国で最初に結成した大阪で成果を上げていた。藤太郎は谷岡忠二（県薬副会長、後に日薬専務理事を務める）の協力を得て横浜でも組織化し、会員からは「浜優によって苦境が凌げた」と評価されたほか、日薬に対し「国民処方制定に関する請願」をはじめとする建議を行うなど数多くの実績を上げ、県薬会長を1929年（昭和4）から20年余も務めた。

　薬局経営や県薬会長職の多忙のなか、1929年（昭和4）からは帝国女子医学薬学専門学校（東邦大学薬学部の前身）の教授となった。薬学科長の細井美水からラテン語教授を依頼されたのが最初であったが、薬局薬剤師業務を通して蓄積した知識を学問のレベルに引き上げ、薬局経営学、調剤学、薬局方、薬史学、漢方などを次々と担当、83歳で勇退するまで40年余にわたり、薬学教育者として女子薬剤師の養成に努め、「東邦薬学」の歴史を築いた。

　戦時中は中国や満州、蒙古に出向いて調査研究を重ね『満州国漢薬典』を完成させた。また、神奈川県医薬品配給統制会社の社長も務めた。

薬学史研究の第一人者

　戦後は、平安堂薬局の経営を長男不二夫に譲り、東邦大学教授のかたわら薬剤師の教養雑誌『薬局』の創刊（1950年南山堂刊）に主導的役割を果たした。毎号欠かさず国内外の最新の薬学・学術情報をはじめ、薬業経済、薬に関する歴史・文化など幅広い分野にわたって健筆を振るって視野の狭い薬剤師に眼を開かせた功績は大きい。また1950年（昭和25）に朝比奈泰彦が主任研究員を務める正倉院の薬物調査にも研究員として加わり、博学を役立てた。翌1951年（昭和26）春、66歳で論文『日本薬学史』により薬学博士を取得という快挙を成し遂げ、わが国薬学史研究の第一人者となった。論文は東大薬学科教授緒方章が主査となり、教授会を満場一致で通過した。実験を伴わない論文で博士号を取得した第1号の薬学博士であり、念願が叶い大きな話題となった。その年は藍綬褒章も受章、翌1952年（昭和27）10月には日本人で最初にオランダ・ハーグの国際薬史学アカデミー会員に推挙され、清水はこれが最も嬉しかったという。

　そして1954年（昭和29）10月、自ら提唱して日本薬史学会を創立、初代会長に朝比奈泰彦を戴き、自身も幹事となり、薬学史の発展に邁進した。高齢にもかかわらず薬学史への情熱と向学心は衰えを知らず、85歳でプラハ（チェコ共和国）で開かれた国際薬史学会に日本薬史学会代表として出席した。こうした清水の数々の薬学史の研究の功績に対し、日本薬史学会幹事会は2代目会長就任を決めていたが、1976年（昭和51）3月1日に急逝したため成就しなかった。

　清水の全財産とも言うべき薬学関係の内外蔵書数千冊と著書約300冊は、岐阜県羽島郡川島町にある財団法人内藤記念くすり博物館に寄付、保存されている。

　薬学を天職として生き、そして薬局薬剤師の業務を学問のレベルに引き上げた清水は、89歳で輝かしい人生の幕を閉じた。1974年（昭和49）には勲四等瑞宝章を受章した。

参考文献
1) 清水藤太郎『平安堂記』（1975）
2) 清水不二夫『藤太郎追想録』（1977）
3) 伊沢凡人『薬学の創成者たち／清水藤太郎』研数広文館（1957）
4) 『神奈川県薬剤師会史』神奈川県薬剤師会（1970）

各論 88

わが国薬学に薬理学・生化学分野を導入した緒方 章

末廣　雅也・西川　隆

医学・薬学一家

　薬学に生物学的思考を導入した緒方 章は、江戸時代の大阪で「適塾」を主宰した蘭学者・蘭方医として名高い緒方洪庵の孫として、1887年（明治20）10月26日大阪で生まれた。
　父惟準は洪庵の二男でオランダ留学後、陸軍軍医監兼薬剤監を経て陸軍軍医学校長などを歴任した西洋医学の先駆者であった。父の弟惟孝（洪庵の三男）も第1回幕府の留学生としてロシアに留学して化学を学び、帰国後は薬剤師となり、父惟準が院長を務める緒方病院の薬局長として運営にあたった。惟孝は1890年（明治23）に開かれた第1回全国国公私立病院薬局長会議に出席しており、1902年（明治35）の日本薬剤師会会員名簿に名前が掲載され、初期の医薬分業運動にも名が見える著名な薬剤師であった。また緒方の長兄（銈次郎）、次兄（知三郎）も名高い医師であった。

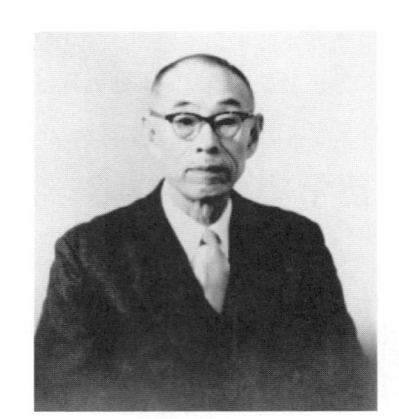

写真　緒方 章

東大薬学科時代

　こうした家庭環境に育った緒方は幼少から医学を志したが、身体が弱く父や伯父、兄から「化学が好きなら薬学がよい」と薦められ、京都の旧制三高から1909年（明治42）に東京帝国大学医学部薬学科に入学した。しかし入学して2年が経過した頃、緒方が予期していた薬学と実際に内部に入って見た薬学が違うことに気づいた。そこで緒方は、師事していた薬化学教授長井長義の理解を得てChemistry onlyでなく、医学科薬理学教室で林春雄教授の指導を受け、1919年（大正8）に「局所麻酔性化合物の合成研究」で薬学博士の学位を取得した。林は「薬学の論文は緒方のようなものが多くなるのが本当だ」と話したというエピソードも残っている。
　その後も緒方は、薬学にとって生物学的な研究の必要性を一層痛感し、希望する学生には課外として薬物の生体に対する作用を実験に取り入れ、有機化学と植物成分化学が主体の薬学に生物学的思考の種を蒔いた。こうした主張が学内で受け入れられ、1925年（大正14）2月には、それまで4講座であった薬学科に新しい講座が増設される予定を見越して、助教授（大正9年昇格）の緒方はドイツ留学を命じられ、ベルリン大学薬理学教室で実験薬理学の研究に没頭した。帰国後、1930年（昭和5）に薬学科教授に就任、新設された「臓器薬品化学」講座を担当した。これで薬学科（教授）は、薬化学

日本の薬学史

（近藤平三郎）、生薬学（朝比奈泰彦）、衛生裁判化学（服部健三）、薬品製造化学（慶松勝左衛門）と臓器薬品化学の5講座となった。

　講座の新設と緒方の研究により、その後わが国のホルモン化学は著しく進展した。兄知三郎（東大医学部病理学教授）の提唱した唾液腺内分泌学説を実証する研究として唾液腺ホルモンの本態「パロチン」（Parotin）を助教授伊藤四十二の協力で発見した。このときの喜びを「臓器薬品化学という新しい看板を掲げたが、看板倒れにならぬよう努めた。ホルモンの1つを発見でき、自分の人生に燈火が点ったと思った」と後に語っている。1948年（昭和23）定年退職し、名誉教授となった。専門領域の著書としては『化学実験操作法』（南山堂）、『臓器薬品化学』（南山堂）などがある。

　こうした緒方の足跡を見ると、当時のわが国薬学のなかで特異な道を拓いた薬学者であったと言える。ホルモンの化学を突破口として薬学における薬理学や生化学の分野を広げた先見性は高く評価されている。臓器薬品化学講座はその後、「生理化学」と「薬品作用学」の両講座へと発展し今日に至っている。

日薬会長時代

　日本薬剤師会との関わりは1943年（昭和18）の副会長就任で始まる。戦後は1947年（昭和22）に会長代理に選出され、初仕事はGHQの命令により日本薬剤師協会（日薬と薬学会の合体）を誕生させ、会長に刈米達夫（京都大学薬学科教授）の就任を実現したことである。その後、強く請われて自身も1954年（昭和29）4月に第16代会長に就任した。

　その時期は、翌1955年（昭和30）から医薬分業が実施される直前であった。しかし分業実施に備える厚生省の対応は鈍く、処方箋発行の除外規定や薬局の普及が十分でない地域などについて早急に審議すべき課題が残されていた。1954年（昭和29）6月29日の第1回医薬関係審議会から議事は、分業反対の日本医師会の抵抗で遅々として進まなかった。業を煮やした緒方は、8月29日の第9回総会において議事進行を求めて日医委員の態度を批判する爆弾発言を行ったが、結局は日医側の引き伸ばし作戦に利用され、時間切れで審議会は諮問に応じられず、日医の思惑通りに終わった。温厚な緒方の止むに止まれぬ発言であったが、国会では日薬の反対をよそに分業実施を再び1年3ヵ月延期する「延長法」（昭和31年4月より実施）が成立した。

　緒方は「筋の通らぬ政治が横行する現状では、日薬会長は政治家でなければ務まらない」と憤りの言葉を残して、同年12月、在任約10ヵ月足らずで会長を辞任した。次期日薬会長には、緒方の言葉通り参議院議員（自由党）高野一夫が選任された。

　日薬会長を退いた後も、薬業界の重鎮として中央薬事審議会会長や日本薬学会会頭、日本公定書協会会長を歴任しつつ、晩年は自伝『一粒の麦』などの執筆を中心に穏やかな学者生活を過ごした。1978年（昭和53）8月22日91歳の天寿を全うした。1954年（昭和29）には勲二等瑞宝章を受章した。

参考文献
1)『日本薬学会百年史』日本薬学会（1980）
2)『日本薬剤師会史』日本薬剤師会（1973）
3) 緒方 章『一粒の麦』廣川書店（1960）
4) 緒方 章『一粒の麦（大正の巻）』廣川書店（1964）
5) 伊沢凡人『自伝対談　薬学の創成者たち　緒方章』研数広文館（1977）

各論 89

薬事行政を主導した生薬学者・刈米達夫

指田 豊

　1893年（明治26）に大阪市で生まれた。1911年（明治44）に旧制第一高等学校に入学し、1914年（大正3）に東京帝国大学薬学科に進学した。学業成績は極めてよく、難関の第一高等学校は中学の校長の推薦により無試験で入学、帝大薬学科の入学試験はトップの成績であった。また第一高等学校ではボート部に所属し、厳しい練習でそれまでの虚弱な身体が強靭な身体に変わり、その後の人生で各種の役職の激務をこなす体力を身に付けた。

　大学3年のときに生薬学の朝比奈泰彦教授の指導を受け、ナギナタコウジュの成分の構造決定に従事し、1917年（大正6）に卒業した。その後、大学院に残り、フラン化合物の研究を行った。

　1918年（大正7）には大学院在学中の25歳の若さで、内務省衛生局医務の薬用植物栽培試験事務課の主任技師に抜擢され、東京衛生試験所（現在の国立医薬品食品衛生研究所）の技師も兼任した。これ以降、刈米は大学での教育・研究の一方で、薬事行政に深くかかわるようになる。

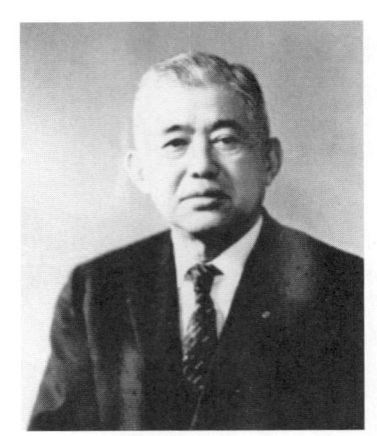

写真　刈米達夫

薬事行政へのかかわり

　1918年（大正7）、任官後3ヵ月で熱帯の薬用植物の栽培状況調査のために熱帯アジア各地を訪問し、種苗の収集も行った。1921年（大正10）には欧米での薬用植物の生産、利用状況の調査を命じられ、1922年（大正11）に多くの種苗を携えて帰国した。帰国後、新設された東京衛生試験所薬用植物栽培試験部の部長に任命され、ケシ、ベラドンナ、ジギタリス、オウレン、トウゴマなどの栽培試験と化学的な研究に力を注いだ。

　また、当時は日本の領土であった台湾、南洋諸島、樺太、朝鮮、北支にも出張して、そこでの薬用植物の調査と栽培奨励を進めてきた。

　栽培試験部長を務めながら、1928年（昭和3）には特許局技師（審査官）、1929年（昭和4）には薬剤師試験審議委員を兼任した。1944年（昭和19）には京都帝国大学の教授であったが、厚生省の技師を兼任し衛生局に勤務した。

　第2次大戦後の1948年（昭和23）にGHQの指令で日本薬学会と日本薬剤師会が合併して日本薬剤師協会が発足し、この年から1952年（昭和27）まで会長を務めた。

この後も京都大学教授を務めながら、多くの職を兼任した。1953年（昭和28）には国立衛生試験所長となり、同時に、WHOの国際薬局方専門委員を1965年（昭和40）まで委嘱され、同年ジュネーブで開かれた国際薬局方委員会に出席した。1956年（昭和31）には公定書協会会長に就任した。

　1956年（昭和31）京都大学教授を定年退職し、国立衛生試験所長を専任することになり、さらに1958～1967年（昭和33～42）は中央薬事審議会会長、1960～1963年（昭和35～38）は薬剤師国家試験委員長を併任した。1968～1971年（昭和43～46）は国連の国際麻薬統制委員を委嘱された。

　戦後の混乱した時期に次々と起こる薬事に関する事件に、刈米は衛生試験所長として次々と対応した。黄変米、原爆マグロ、ヒ素ミルク、水俣病、農薬中毒、サリドマイド禍などである。

研究者、教育者としての足跡

　1924年（大正13）に薬学博士の学位を取得したが、当時は薬用植物栽培試験部長であり、引き続きこの業務に携わっていた。当時、薬学専門学校は各地に存在したが、学位を授与できるような薬系大学は東京帝大だけであった。薬学の発展とともに関西にも薬系大学の必要性が高まり、京都帝国大学医学部が薬学科を創設することになった。教授の人選は東京帝国大学教授会があたり、生薬学講座担当の教授として刈米が適任者として推挙された。

　1940年（昭和15）、刈米は薬用植物栽培試験部長を辞し、生薬学講座初代教授として赴任した。ときに47歳であった。

　刈米は教室の研究として、生薬の試験法、薬用植物の成分研究を行うことにし、生薬成分の微量分析法で成果を上げた。また、成分研究では多数の松柏類の葉蝋の研究を行い、葉蝋の化学構造と松柏類の分類とが相関することを明らかにした。二重分子フラボンについても、その化学構造と松柏類での分布も明らかにした。猛毒植物のドクウツギの成分研究なども行っている。

　1955年（昭和30）にはパリ大学からパリ大学名誉博士の学位が授与された。その授与式の翌日、パリ大学薬学部講堂で刈米は松柏類成分の研究について講演している。

　1956年（昭和31）、京都大学教授を63歳で定年退職した。教授在職16年であった。

　この間、教育・研究に関して引き受けた役職は日本学術会議会員（1948～1963年）、学術奨励審議会委員（1948～1955年）、日本薬学会会頭（1954年）、日本生薬学会初代会長（1955～1958年）、大学設置審議会委員（1956年）がある。

　教授退任後も日本食品衛生学会初代会長（1959～1965年）、日本薬学会会頭（1960～1961年）を引き受けている。

著書

　著書には『最新生薬学』（1949）、『最新和漢薬用植物』（1959）、『最新植物化学』（1967）、『薬用植物分類学』（1965）など、生薬、薬用植物関係の教科書が多い。これは教育をおろそかにしないという姿勢の表れであろう。これらの教科書は改訂増補を繰り返しながら永い間使われてきた。『薬用植物分類学』は京都大学理学部の植物分類学の大家、北村四郎教授との共著で、植物の系統と成分の分布に注目したものであり、その後関心が高まった植物の化学分類学（Chemotaxonomy）の先駆けをなす本である。

薬用植物の図鑑も手がけている。『原色薬用植物図譜』(1936)は43歳のときの出版で、薬用植物研究者の役に立つように薬用植物の実際の姿を紹介したいという著者の願いが込められている。A4判のページに1～2種の写真を載せ、70種の薬用植物を詳しい解説をつけて紹介している。写真は白黒写真に着色したものであるが、着色が丁寧で、近年のカラー写真と見紛うものもある。その後、版を重ねて使い続けられてきた。

　小磯良平画伯の薬用植物の画に解説を加えた『薬用植物図譜　Atlas of Medicinal Plants』(1971)は150種の植物を扱っており、解説は和文と英文が併記されている。"芸術的学術書"を目指した大判の豪華な本であるが、元は武田薬品が自社の月刊誌「武田薬報」の表紙を飾っていたものをまとめたもので、非売品である。古書市場では高値で取り扱われている。

晩年

　国立衛生試験所を退官した翌年の1966年（昭和41）に勲二等旭日重光章を授与された。公職を退官したあとは1966年（昭和41）より津村研究所（現在のツムラ）所長、1976年（昭和51）より名誉所長として後進の指導とともに、著作に専念した。

　1977年（昭和52）6月20日に84歳で逝去した。刈米は強靭な身体に溢れる才能を持ち、国際感覚も身に付けた巨人であった。

参考文献
1) 根本曾代子「薬学の先駆者・刈米達夫」ケミカルタイムズ　1980；96(2)：18-20

各論 90

含窒素芳香環 N-オキサイドの反応研究をした落合英二

折原　裕

　1898年（明治31）6月26日落合初太郎、ノブ夫妻の三男として父の任地の埼玉県浦和に生まれた。父・初太郎は東京高等師範学校出身の教育者であり、自身が教頭を務めた千葉県立第一師範学校の附属小学校に英二少年は入学する。その後、千葉県立千葉中学校に進学するが、小学校高学年から中学にかけて、父の教え子の菊池氏（千葉薬学専門学校在学）に植物採集の実地の指導を受けた。1916年（大正5）千葉中学校を卒業、第二高等学校二部乙類入学、2年生のときに安田教授の指導の下、地衣の新種チレア属ミタキノリを発見。

　1919年（大正8）第二高等学校卒業、東京帝国大学医学部薬学科入学。3年次に薬化学教室に配属され長井長義教授の指導を受けるも、長井教授が76歳で退官し、近藤平三郎教授が教授就任。

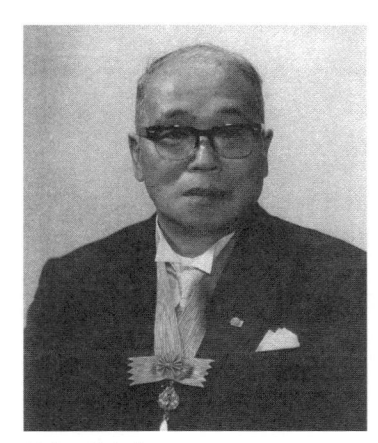

写真　落合英二

1922年（大正11）東京帝国大学医学部薬学科卒業、同年薬化学教室副手。1925年（大正14）東京帝国大学医学部薬学科助手、教室伝統の苦参塩基マトリン研究に着手。1928年（昭和3）薬学博士「シノメニンの構造研究」、同年光代夫人と結婚。1930年（昭和5）東京帝国大学医学部薬学科助教授、ドイツに2ヵ年の留学、Staudinger教授の指導を受ける。

　1932年（昭和7）帰国、留学みやげ、微量分析機器一式。1938年（昭和13）近藤教授定年退官後、東京帝国大学教授就任、薬化学講座担任。1944年（昭和19）「芳香族複素環塩基の研究」により帝国学士院賞受賞。1951年（昭和26）アコニットの研究を開始。1953年（昭和28）日本薬学会副会頭、1956年（昭和31）日本薬学会会頭。1959年（昭和34）東京大学教授退官、最終講義「規那塩基誘導体の合成」、東京大学名誉教授、同年、財団法人乙卯研究所所長。

　1960年（昭和35）理化学研究所招聘研究員、日本薬学会名誉会員、ドイツ薬学会名誉会員。1963年（昭和38）講書始進講者「アルカロイドについて」。1965年（昭和40）日本学士院会員。1966年（昭和41）乙卯研究所玉川に移転、落成式。『Aromatic Amine Oxides』がアムステルダムのElsevier社より発刊。1968年（昭和43）財団法人乙卯研究所所長辞任。

　1969年（昭和44）文化勲章受章。1972年（昭和47）日本薬学会長井記念館竣工（落合建設委員長）。1974年（昭和49）11月4日逝去、享年76歳。

主な研究と功績

　落合およびその協力者により行われた研究は乙卯研究所時代も含めて、芳香環状異項環の分極（302報）、*Sinomenium, Cocculus* 属アルカロイド並びにモルヒネ属塩基に関する研究（20報）、マトリンの構造研究（43報）。有機微量分析に関する知見（29報）、規那塩基誘導体の合成研究（50報）、アコニット属アルカロイドの研究（42報）、その他の報文（40報）、著書（8編）に上る。

　なかでも芳香環状異項環の分極、すなわちピリジン *N*-オキシドあるいはキノリン *N*-オキシドに対する多くの化学反応を発見し、その反応機構、電子論的理解を展開し、その集大成として『Aromatic Amine Oxides』を出版した。また、アコニット属アルカロイドの研究は後任の岡本敏彦に引き継がれた。

　落合はその最終講義の締めくくりとして、以下のように述べている。「私は大体この辺で一先ずこの研究を中絶せねばならぬが、この研究は空襲下の爆撃、罹災の時代から敗戦後の欠乏の時代を乗越えて多数の教室員諸君と苦楽を共にした思い出深い共同研究である。この間の諸君の切開いた数々の発見と緊密な御協力に対し心から謝意を捧げたい。私は教授在職21年を通じこれ等の精鋭なる協力者諸君の推進と比較的流行と縁の薄い研究と取り組んできた御蔭で自分のペースで考え、自分流の実験を進める楽しみを味い得た事を感謝している。これを一貫した私の信条は絶えず自分達の実験に立脚して考える事であった。古来「読書百遍意自ら通ず」という言葉がある。この言葉は今でも学生諸君には殊に大切な事でよく教科書を読んで先ず基礎を覚える事が必要である。また研究者にとっては広く文献をあさり、これを参照し批判する事も大切な事である。しかし最も大切な事は自分で余念なく考え続ける事、そして何よりも先ず実験と取組んで観察する事にあると信じている。この実験第一主義の研究態度は Liebig, Hofmann からの流れで長井、近藤両先生を通じてわが薬化学教室を培い来った伝統である。今わが教室は脱皮により新たな飛躍を遂げんとしているが、今後如何様な発展の路を辿るにせよこの伝統の忘れられざらん事を切に念願しつつ、またこのことを以て諸君に対する私の御別れの言葉とする」

　また、落合は薬学研究のかたわら、小畔四郎、石館守三、菊地理一らと交流して変形菌の研究の輪を広げた。自ら収集した変形菌の標本は戦災で焼失してしまったため、終戦後、菊地理一氏より譲渡された標本213点が、晩年鎌倉のみちくさ会という植物愛好会で知り合った森脇美武・大野久良夫両氏（当時聖光学院中学高等学校教諭）を経て、現在、神奈川県立生命の星・地球博物館に「落合英二氏変形菌類コレクション」として保存されている。

参考文献
1) 岡本敏彦編『落合英二先生回想録、落合英二先生顕彰会（代表者夏目充隆）』廣川書店（非売品）（1992）
2) 『おおつづらふじ　落合英二遺稿』発行者落合光代、廣川書店（非売品）（1980）
3) 落合英二教授退職記念会委員長石館守三「落合英二教授報文目録並びに最終講義要旨」落合英二教授退職記念会（1959）
4) Eiji Ochiai, Aromatic Amine Oxides, Elsevier Publishing Co., Amsterdam, 1967.
5) 財団法人乙卯研究所『乙卯研究所小史　とくにシオノギとの関連において』塩野義製薬株式会社資料室
6) 出川洋介、山本幸憲、福田廣一「落合英二氏変形菌類コレクション」神奈川県立博物館研究報告（自然科学）　2006；35：41-60

各論 91

石館守三
ハンセン病撲滅から薬学を目指す

山田　光男

　1901年（明治34）1月24日、青森市で薬種商の三男として生まれた。青森市は県庁所在地であったが、当時、町には漢方薬種商しかなかったので、医家に勧められて医薬品も扱った。石館は中学当時、家事の手伝いで市外の国立ハンセン病療養所に行き、悲惨な患者の症状を見て大きな衝撃を受けた。

ハンセン病撲滅への功績

　当時、治療剤はインドの大風子油しかなく、石館はハンセン病治療薬の研究を目指して薬学に進学する決心を固め、1922年（大正11）4月東京帝国大学医学部薬学科に入学、朝比奈泰彦教授の指導を受けることになった。1936年（昭和11）ヨーロッパに留学して植物化学および分析化学を学び、帰国後の1939年（昭和14）に助教授として新設の薬品分析化学教室を担当することになった。

　石館は助手時代、朝比奈教授の指示で東大医学部の田村憲造教授（薬理学）と協力して樟脳の生化学研究を担当した。当時、樟脳は呼吸中枢興奮剤としてカンフル注射剤が医家に汎用されていたが、石館の生化学研究により樟脳の体内変化の過程で心臓興奮作用を現わす本体があることが突き止められた。この医・薬学協力の研究が1943年（昭和18）の帝国学士院賞の受賞となり、臨床医家に広く使用される医薬品「ビタカンファー」となった。

　医・薬学協力による石館の研究で生まれた医薬品には、がんの化学療法剤「ナイトロミン」がある。石館は、新しい抗がん剤の開発を東北大学医学部の吉田富三教授（病理学）と協力して進めた。石館が取り上げたのは、戦時中、欧米で化学兵器（毒ガス）として注目されていた「ナイトロジェン・マスタード」が細胞分裂の強力な抑制効果をもつことを知り、その毒性を軽減させる化合物の探索を始め、N-マスタード誘導体「ナイトロミン」をがん治療薬として開発した。本剤は、わが国で開発された最初のがんの化学療法剤である。

　石館は中学時代に見たハンセン病患者の悲惨な病状を忘れることなく、多摩全生園（国立らい療養所）と協力して治療薬の開発を進めた。1943年（昭和18）頃、米国の研究で、抗菌スルフォン剤の一種プロミンが「らい菌」に効くという情報を入手した石館は、プロミンの合成に成功し、不治の疾病と思われていたハンセン病は、石館の国産プロミンの創成によって治る病気となった。厚生省はこの効果を見て、1948年（昭和23）に国費で全国の療養所に配布し、1996年（平成8）8月には「らい予防法」が廃止された。

　石館は、樟脳の代謝研究中に尿中代謝物の90%がグルクロン酸抱合型であることを知り、薬物代謝にグルクロン酸が重要な作用をすると考え、グルコースを原料とするグルクロン酸合成法を開発し

た。石館は、東京帝国大学医学部薬学科が 1878 年（明治 11）の開設以来、所属した医学部から独立して薬学部を創設して、1958 年（昭和 33）に初代の薬学部長に就任した。

石館は、1961 年（昭和 36）3 月に東京大学を退官後、東京生化学研究所創設を経て、厚生省医薬品局（当時）からの要請を受け、1965 年（昭和 40）12 月、医薬品行政の要めである国立衛生試験所長（現在の国立医薬品食品衛生研究所）に就任した。石館は、毒性部門の充実強化、情報部門の刷新などを行い、化学物質の発がん性に関する研究に大きく貢献した。また石館はこの間に中央薬事審議会・会長を併任し、当時、奇病として騒がれたスモンの原因と疑われた整腸剤キノホルムの製造、販売、使用をいち早く差し止めてスモンの拡大を防止、また水銀を含む医薬品、化粧品の製造禁止を答申し、薬害の防止を進めた。

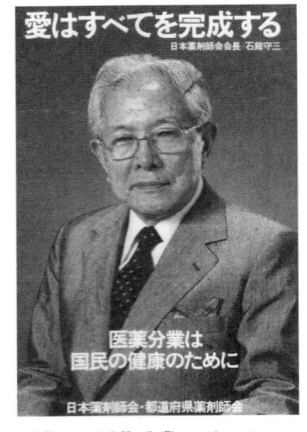

写真1　医薬分業のポスター　　写真2　石館守三直筆の色紙

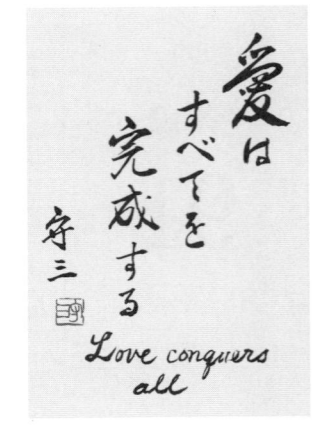

日薬会長時代

石館は、1970 年（昭和 45）12 月、日本薬剤師会長に就任した。就任に先立ち恩師・朝比奈泰彦に相談したところ、薬剤師の向上が薬学の発展につながると激励された。石館は恩師の激励に応えて、1982 年（昭和 57）までの 12 年間、会長職を務めた。石館は就任にあたって全会員の目標として、薬剤師倫理の向上、医薬分業の推進、会員の増強などを掲げた。石館会長の特に大きな功績は、医薬分業の道を実現したことである。当時の日本医師会・武見太郎会長との歴史的会談によって、1973 年（昭和 48）11 月の日本医師会の医薬分業の正式表明、次いで同年 12 月の厚生大臣談話となって、長い間、懸案であった医薬分業が大きく進むことになった。医療制度としての医薬分業がその緒についたことは、石館の大きな功績と言えよう。

石館は、終生の天職として、アジア地域で 700 万人を超えると言われるハンセン病患者の救済を心にもち、笹川記念保健協力財団理事長として、東南アジアの医療協力に奉仕して、その撲滅に努めた。この石館のハンセン病撲滅活動の原点は、中学時代の初経験が契機となり、次いで、東京大学在学中に 3 年間過ごしたキリスト教主義家庭寮・同志会で学んだ「神と人に支える」人生の方向づけによると考えられる。日本薬剤師会長の時代に、医薬分業のポスターが全国の薬局に掲示されたが、これには温顔な石館の写真が使用され、「愛はすべてを完成する、Love conquers all」という文字が書かれた（**写真1、2**）。これは、「愛」という言葉が人間に対する思いやりで分業の神髄である、という石館の強い意志の現れであり石館の一生の信念であった。

1996 年（平成 8）7 月 18 日　自宅で逝去。享年 95 歳。

参考資料
1) 蛯名賢造『石館守三伝』新評論 (1997)、ほか

各論 92

天然物化学で世界を主導した津田恭介

末廣　雅也

　1982年（昭和57）11月に薬学出身者で4人目となる文化勲章を受章した東京大学名誉教授の津田恭介は、1907年（明治40）2月10日台湾・台北市に生まれた。埼玉県官吏であった父が日清戦争の後、日本領土となった台湾の統治・開発事業に当たっていたからである。1929年（昭和4）東大薬学科を卒業し、直ちに薬化学教室の副手となり、学者への第一歩を踏み出した。以来40年にわたる東大、九大時代の研究は、①苦参塩基マトリンの構造研究、②ふぐ毒テトロドトキシンの解明、③ステロイドに大別できる。

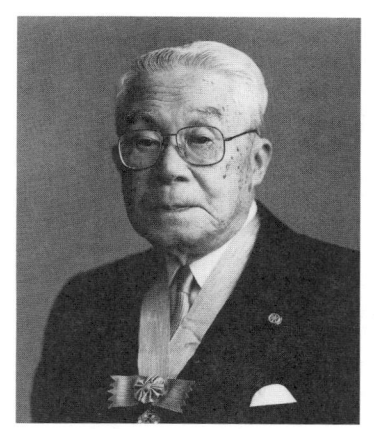

写真　津田恭介

植物塩基や実験化学療法の研鑽を積む

　副手となった秋、教授の近藤平三郎から助手の落合英二の指導の下に「マトリンの構造研究」を始めるよう指示された。その後、落合はドイツ留学に出発、留守を託された津田の研究は悪戦苦闘の連続であったが、マトリンの構造研究で1936年（昭和11）薬学博士を取得した。マトリンの研究史は明治期の長井長義、田原良純（東京衛生試験所長）の第1報以来、半世紀を経過していただけに、構造解明の喜びを、近藤や落合も隠さなかったという。その後、津田のマトリンに関する研究は中断する時期もあったが終生これを続け、1976年（昭和51）に「苦参塩基を中心とするマメ科アルカロイドの化学的研究」で学士院賞を受け、これが文化勲章の受章へと続いた。

　1938年（昭和13）近藤が退官、薬化学講座は落合が教授となり、津田は助教授に昇格した。落合の方針で津田は研究に専念し、翌1939年（昭和14）から東大伝染病研究所の長谷川秀治教授の下で実験化学療法の研鑽に励んだ。その頃は日中戦争下で軍用研究が多く、研究室ではスルファミン（サルファ剤）の研究に没頭した。スルファミンは当時唯一の抗感染症新薬であったので、新誘導体の合成研究と動物実験による有効性を確認する研究に明け暮れした。1940年（昭和15）以降は熱帯病の化学療法剤の研究も行い、キニーネの誘導体のなかで有望なマラリア治療薬を見つけたが、軍用の戦時研究は敗戦の1945年（昭和20）で中止となり、実用化には至らなかった。

テトロドトキシンの構造を解明

　津田の名前を一躍世界に広めたテトロドトキシンの研究は、敗戦の混乱がまだ色濃い1950年（昭

和25）から始まった。薬化学教室の先輩・田原良純のテトロドトキシン研究は、1909年（明治42）以降姿を消していたが、津田が40年ぶりにその解明に眼を向けた理由は、結晶化をはじめ構造式や合成法、薬理作用も未解決のまま残されていたからである。それに相変わらずふぐ毒による中毒死事故が発生していた世相も反映していた。津田は、1952年（昭和27）テトロドトキシンの毒成分の純粋分離に成功。次のステップは構造研究を行うために必要な量の結晶の確保であったが、1958年（昭和33）トラふぐ卵巣を用いて大量生産方式を確立、これにより分子量319の弱塩基性化合物で青酸カリの約1000倍の毒力を持つことが判明した。この毒力は自然界で最高の強さを持つため、世界各国の研究者の関心を呼んだ。構造研究は難航したが、1963年（昭和38）末、解明した。

1964年（昭和39）4月、長年にわたるふぐ毒研究の成果は、津田が組織委員長を務めて京都で開催された国際天然物化学会議で、津田グループの三共高峰研究所・太刀川隆治（後に取締役）から、初めてテトロドトキシンの複雑な籠形立体構造が報告された。平田義正教授の名大グループとウッドワード教授のハーバート大グループからもそろって同一結果の構造研究が報告され、会場は異様な興奮に包まれながら盛会裡に幕を閉じた。津田は、この国際会議を通じて「わが国天然物化学のレベルが世界水準にあることを証明」し、天然物化学において世界を主導する1人となった。

この間、1951年（昭和26）新設間もない九大薬学科教授に就任、中断していたマトリンの合成と新たにステロイドの研究を開始。1955年（昭和30）には東大応用微生物研究所教授に就任し、九大時代に始めたステロイド研究が軌道に乗り、紅藻（アカバギンナンソウ）から初めてコレステロールを発見、この事実はサイエンス誌を飾った。

薬大学長、中薬審会長を務める

1967年（昭和42）3月、東大応微研所長を定年退職した津田は、4月から石館守三理事長の懇請を受けて共立薬科大学（現在の慶応大学薬学部）学長に就任、約17年にわたり私立薬大での教育に当たった。学長時代は、1975年（昭和50）からは厚生省中央薬事審議会会長、1981年（昭和56）には私立薬科大学協会会長を務めた。中薬審会長時代は「再審査制度」の導入に踏み切ったほか、難題の丸山ワクチンへの対応では不許可の答申を行ったが、患者には従来通り製薬会社が供給できる道を拓くことで不安を解消した。薬大協会長のときには薬学教育6年制問題について検討し、津田は「6年間の一貫教育より、4＋2方式がわが国薬学の実情に適している」との考え方を示していたという。

また、学長時代には数々の慶事が訪れた。1976年（昭和51）に日本学士院会員に選ばれ、1979年（昭和54）には「講書始」の儀でテトロドトキシンを主体に昭和天皇にご進講を行った。薬学者によるご進講は落合英二に次ぎ2人目であった。続いて1980年（昭和55）文化功労者、1982年（昭和57）には文化勲章を受章し名声を不動のものとした。

文化勲章受章後も各方面からの強い要請により、1986年（昭和61）にヒューマンサイエンス振興財団理事長、1991年（平成3）には薬学研究奨励財団会長に就任した。最晩年は難聴と緑内障の進行から外出を控えていたが、1999年（平成11）6月17日急性肺炎のため急逝、92歳。勲一等瑞宝章が授与された。大学人として薬学の研究、教育の進歩に努めたばかりでなく、薬務行政や製薬業界の発展にも尽力し、広範な社会的貢献を果した情感溢れる指導者であった。

参考文献
1) 池川信夫ほか編集『薬学と共に六十五年　津田恭介先生八十五歳記念文集』廣川書店（1992）

各論 93

生物系薬学の確立に尽くした伊藤四十二

末廣　雅也

わが国薬学において生物系薬学の確立と発展に恩師緒方 章（東大臓器薬品化学教授）とともに努めた伊藤四十二は、その名のごとく 1909 年（明治 42）1 月 9 日、兵庫県に生まれた。旧制三高を経て、1931 年（昭和 6）東京帝国大学医学部薬学科を卒業。卒業後は創設後まだ日の浅い臓器薬品化学教室副手として本格的な研究生活を始めた。

東大時代の研究業績

同教室の教育方針は、動物性薬品の成分研究を中心に薬理学、内分泌学、生化学にわたる分野の開発を目標にし、主力は男性ホルモン研究に置いていた。伊藤が研究を始めた頃は、Butenandt

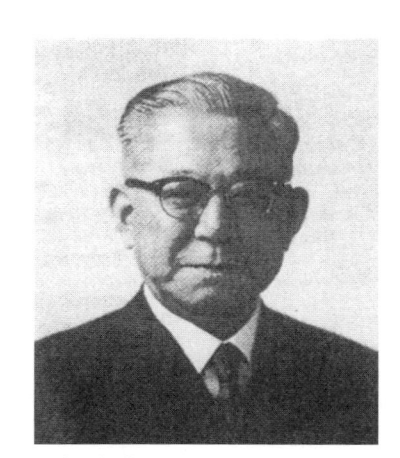

写真　伊藤四十二

による尿あるいは性腺よりステロイドホルモンの分離、結晶化、構造決定が強力に進められていた。ホルモンの構造決定は動物実験を化学研究と並行して行うため、緒方教室は動物小屋を持っていた。伊藤は足しげく動物小屋に通い、男性ホルモンと鶏冠反応の測定に関する研究に没頭した。

1936 年（昭和 11）5 月より岐阜薬専（現在の岐阜薬科大学）教授を務めた後、1942 年（昭和 17）4 月、臓器薬品化学講座助教授として緒方教授の下に復帰した。緒方は 1939 年（昭和 14）頃から医学部病理学教室との提携で「唾液腺ホルモン」の研究に着手、伊藤は緒方に協力して唾液腺ホルモンの効力検査法を独自の見解で展開し、病理（学）教室の試験成績と一致する新知見を得た。

伊藤は、1945 年（昭和 20）9 月、学位論文「唾液腺ホルモンに関する研究」で薬学博士を取得、1948 年（昭和 23）12 月、緒方停年後の後継者として臓器薬品化学講座の教授に昇任した。その後、唾液腺ホルモン研究をさらに発展させ、唾液腺ホルモン「パロチン」の発見、恩師緒方とともに世界的業績を残した。1958 年（昭和 33）にはこの研究で日本薬学会学術賞を受賞、1960 年（昭和 35）には第 2 代薬学部長に選任され、1969 年（昭和 44）3 月定年退職、同年 4 月より静岡薬科大学長に就任した。

薬学教育制度の改革と情報整備の先覚者

多くの業績を上げた伊藤は、他の分野でも優れた足跡を残している。

その 1 つは、文部省や大学基準協会の「薬科大学設置基準」作成の主役を務め、設置基準の講座数

の増加と分科制の導入を実現した。前者は1956年（昭和31）に大学基準協会が薬系大学の設置基準の7講座制を10講座に改めた。3講座は生化学、薬物学、生理解剖学講座であり、これにより「生物系薬学」が全薬系大学に根付く礎となった。後者の分科制導入は、薬剤師の社会活動状況を根拠にして、1960年（昭和35）から「薬剤学科」「製薬学科」「衛生学科」（あるいは生物薬学科）など専門分野別に薬学教育を行えるようにしたことである。このように薬学視学委員や薬学教育協議会会長時代に薬学の教育体系の改革、構築に尽力した功績は大きい。

もう1つの功績は、薬学分野の教育と研究の場に組織的な「文献情報」の利用を広めた先覚者であったことである。伊藤は、新制大学の図書館活動の重要性を訴え、1955年（昭和30）に薬科大学図書館の改善のために「日本薬学図書館協議会」を結成し、自ら理事長に就任した。図書館の改善に情熱を注ぐ理由は、伊藤が薬学科を卒業した時にさかのぼる。卒業時、研究に必要な文献が薬学科の図書室には十分備えられていなかったため、基礎医学や病院の図書室を使用、東大にない資料は全国医科大学図書館協議会の「相互賃貸サービス」を利用して入手した。それ以来、各図書館の横の連絡が利用者にとっていかに必要かを痛感し、岐阜薬専で図書館長に就任したときも教育上に占める図書館の役割の重要性を身を持って体得した——と述べているのが原点と理解できる。

1965年（昭和40）に東大付属（中央）図書館長に就任したときも、理系でしかも所帯の小さい薬学部からの就任は未曽有のことで薬学関係者を驚かせたが、知る人ぞ知るその道の権威者であった。また、製薬業界共通の中立な情報サービス機関として1970年（昭和45）に「日本医薬情報センター」が設立された折りにも尽力した。

静岡薬大学長時代

静岡薬大学長時代は、教育方針として「教養課程」と「専門課程」を教育の両輪として、両課程に軽重の別なく対等にした。専門課程ではカリキュラムの全面改訂を図り、「薬品化学分野」「生物薬学分野」「医療薬学分野」「薬品工学」の4コース制を実現した。施設面では図書館を建設した。白亜のスマートな建物で、学生が自由に書物を選択でき、その一方で思索と休養、談話のできるブラウジングルームを3ヵ所に設けた斬新なものであった。これは伊藤が常々、大学図書館は大学の心臓であり、また学術文化センターとして学生の大学生活のオアシスであり、同時に研究面に対する学術情報センターとしての役割を担っているという考えを具現化したものであったろう。

このほか、東大・静岡時代には中央薬事審議会委員、日本薬学会会頭、文部省大学設置審議会会長、静岡県水質審議会会長、日本図書館協議会評議員など、数々の要職を歴任したが、1976年（昭和51）6月9日、静岡薬大学長在任中に悪性リンパ腫のため死去、享年67。葬儀は静岡薬大葬として行われた。従三位勲二等旭日重光章を受賞。

参考文献
1)『日本薬学会百年史』日本薬学会（1980）
2)『東京大学百年史（部局史二、薬学部）』東京大学出版会（1987）
3) 津田良成、薬学図書館　1976：21(2)
4)『静薬六十五年史』静岡薬科大学（1987）

各論 94

薬学の研究・教育の再構築を主導した宮木高明

川瀬　清・西川　隆

　「薬学とは何か」を追求し続けた宮木高明は、1911年（明治44）1月30日東京浅草に生まれた。独協中学から旧制一高を経て1935年（昭和10）東京帝国大学医学部薬学科を卒業、近藤平三郎教授の薬化学教室副手となる。近藤の退官に伴い、1938年（昭和13）助教授の落合英二が教授に、助手の津田恭介が助教授になり、宮木も助手に昇格した。助手のかたわら大蔵省醸造試験所で醗酵の研究に従事、1942年（昭和17）千葉医科大付属薬学専門部（現在の千葉大学薬学部）教授となり、薬学博士を取得。1949年（昭和24）に千葉大学初代薬学部長、1963年（昭和38）には同大腐敗研究所長に就任した。

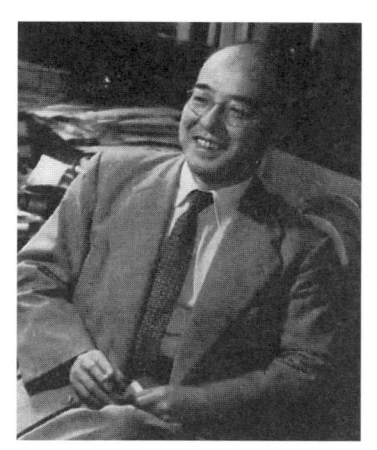

写真　宮木高明

薬学啓蒙書の執筆にも励む

　千葉大薬学部は、1890年（明治23）薬学科開設時に医学部主事・長尾精一の「薬学は医学部に付設すべし」の意向以来、「医学と共に」が伝統となり、初代薬学部長の宮木も医学・薬学の連携を基本とする教育理念に基づく協調路線を掲げた。

　自身の研究・教育も予防医学や腐敗、細菌免疫などの分野に向かい、1955年（昭和30）には「腐敗アミンの生化学的研究」で日本薬学会学術賞を受賞するなど、薬学における生物系分野の開拓・実践者となった。1963年（昭和38）からは国立予防衛生研究所食品衛生部長も務め、活動の幅を広げ、さらに1973年（昭和48）には腐敗研究所を生物活性研究所と改組し所長に就いた。

　その間、著書には学術書として『微生物薬品化学』（共著、医学書院、1959）のほか多数あるが、『薬学』（朝日新聞社、1950）、『ペニシリン以後―特効薬の世界』（創元社、1957）、『薬の正しい使い方』（実業之日本社、1962）、『くすり百科』（文芸春秋社、1965）、『薬』（岩波書店、1966）など薬と薬学に関する優れた啓蒙書を上市した。このほか薬に関する社会の批判や疑問に対しても薬界のスポークスマンとして1955（昭和30）～1965（昭和40）年代にはマスコミを通じて、国民に薬の在り方を伝えた。特に朝日新聞は海外からの新しい医薬情報を入手すると、その情報の価値を確かめるために門を叩く専門家5人のうちの1人が宮木であったので、マスコミに登場する機会も多く、象牙の塔から飛び出す闊達で視野の広い薬学者であった。

薬学の哲学書『薬学概論』を発刊

　その一方、薬学内部では1965年（昭和40）に日本薬学会会報誌「ファルマシア」を創刊、理路整然とした文筆で初代編集長を務めた。そのなかで「薬学の哲学」、つまり薬学のあるべき姿を模索する企画を幾度も取り上げ、それを追求することをわが国の薬学領域に取り入れた功績は極めて大きく、その意義も高い。宮木のこうした「薬学の哲学」への取り組みは、1960年（昭和35）発刊の沢潟久敬『医学概論』（誠信書房）に記されていた「一つの学問が成立するにはその学問の哲学があるべきであり、その研究が科学概論である」という考えに感銘を受けたのが切掛けであったという。その考えに沿った「薬学概論」の試講が千葉大や東京理科大薬学部などで始まった。試行錯誤を経た薬学概論の内容は、薬害や新薬の研究・開発、医薬分業問題など時代の流れを組み入れながら、1975年（昭和50）代後半にはほとんど全ての薬科大学、薬学部で必修科目となった。

　こうしたなか1971年（昭和46）、最初の「薬学の哲学書」として宮木の『薬学概論』（廣川書店）が出版された。それ以降、川瀬清・山川浩司・辰野高司により編纂された『薬学概論』（南江堂）やその後に出版された薬学概論は、すべてが宮木の考えを頭に置いて書かれたものであったと言えよう。

薬学教育改革に取り組む

　また、宮木は1964年（昭和39）に日本薬学会会頭に就任すると薬学教育問題検討委員会を設け、薬学教育に関しての理念を求める動きを主導した。これが契機となって全薬系大学、薬学会、日薬、製薬団体、薬学有識者から選ばれた委員で構成された薬学教育協議会で生物系分野を導入するカリキュラムが検討され、日薬でも薬剤師職能に則ったカリキュラムの検討が始まった。

　これらの協議を通して教育改革案がまとまり、1980年（昭和55）に大学基準協会が制定した改定薬学教育基準・薬学教育カリキュラムに盛り込まれ、ようやく学問体系として納得できる形の薬学教育カリキュラムが整理された。だが、この基準で教育を行い、かつ時代が要求する臨床薬学教育を加味すると、現行の修業年限4年では不可能という意見が大勢を占め、これが6年制実施を求める議論へと発展した。しかし宮木は、自身が主導した薬学教育改革、特に臨床薬学の本格的導入などを見ることなく、1974年（昭和49）1月9日持病悪化のため死去、教授在任中の62歳であった。

　木を見て森が見ない薬学者の多いなか、「木を見て森が見え、森を見て木も見える」数少ない薬学の世界の不世出の指導者であった。宮木の功績は数多くあるが、なかでも薬学教育のあるべき姿を追求し、その改革を主導したことは高く評価される。

　また、日本薬史学会幹事や科学技術庁のライフサイエンス推進委員長、長井薬学記念館建設実行委員長などを歴任した。宮木にとってライフサイエンス推進委員長は最後の国家的大仕事となったが、志半ばの急逝であった。生前の功績に対し、1974年（昭和49）に勲三等旭日中授章が授与された。

参考文献
1) 岩城謙太郎、藤沢栄一、小川通孝「千葉大学薬学部の歴史」、『日本薬史学会五十年史』（2004）
2) 辰野高司「薬学概論」、『日本薬史学会五十年史』（2004）
3) 辰野高司『日本の薬学』薬事日報社（2001）
4) 『千葉大学薬学部百年史』千葉大学（1989）
5) ファルマシア　1974；10（3）：5

各論 95 歓迎された旧日本軍の医薬品放出

西川　隆

　現物不足が極端であった敗戦直後は、旧日本軍の保有していた多量の生活物質をGHQが国民に放出し、耐乏生活を強いられていた国民の民生安定に役立たせていた。医薬品の場合も旧軍用医薬品の放出は1945年（昭和20）11月、GHQが日本政府に出した覚書で始まった。

　覚書は「旧日本軍、特に陸軍が持っていた医薬品・衛生材料には国民が利用できるものが多く、今日の医薬品不足を緩和できるので放出、配給する。必ず必要としている国民に渡るようにすること」と指示した。同時に「国民の病気救済のため医薬品は医師、薬剤師に渡し、僅かの遅延も生じないこと」などの注意事項も記載されていた。放出医薬品は厚生省や薬剤師会の見積りで価格にして1億円以上、約45万梱包と言われた。

　配給は、翌1946年（昭和21）1月上旬から東京都の医薬品配給会社を通じて始まった。第一次の配給は病院・診療所向けで東大病院、都立病院などにアスピリン、グリセリン、ジアスターゼ、重曹、亜鉛華軟膏など11品目が割り当てられた。第二次は開業医に注射剤を主体にブドウ糖、カンフル、サルファ剤など10品目が配給された。第三次は開業薬局向けに配給する予定であったが、都と薬剤師会が相談の結果、薬局を通さずに戦災者バザーを開いて販売することに決まった。

　放出医薬品バザーは2月5日から9日まで開催された。会場は焼け残った銀座松屋、日本橋三越、新宿伊勢丹、上野松坂屋と八王子第四小学校の5会場が当てられた。ビタミン剤、健胃散、キンカン、水虫薬、防虫薬、サルファ剤、龍角散、オゾ、宇津救命丸、イチジク浣腸、ビオフェルミン、エビオス、わかもと、肝油など相当数が用意された。医薬品不足を反映してバザーは予想を上回る混雑で、当初予定の3日間では捌ききれず2日間日延べした。日本橋三越本店には初日だけで1万8000人を超えるバザー客があった。希望の多かった品目は栄養剤、特に肝油がトップで、次いでサルファ剤、下痢止め、胃腸薬に人気が集まった。売れ残った医薬品は戦災者に配給されたほか、街の薬局でも販売された。

　GHQによる旧軍隊の放出医薬品は、焼け野原にやっと建てたバラックに住む人々や医師、薬剤師が戦後初めて手にできた安全で安価なことから、「干天に慈雨を得たように歓迎され、医療救済に役立った」と記録されている。

参考文献
1) 西川 隆『くすりから見た日本　昭和二十年代の原風景と今日』薬事日報社（2004）
2) 「朝日新聞」（1945年11月28日）
3) 錦源兵衛『道修町』大阪医薬品協会（1964）

各論 96

沖縄における薬学・薬業の発祥とその歴史
米国統治下における薬業の歴史と変遷

長嶺 順子・金城 保景・新垣 正次・神村 武之

　沖縄は地理的に日本本土と遠く離れており、1879年（明治12）の琉球の廃藩置県までは王国として明、清に冊封を受け、交易をしていた。また、南方のアジア諸国や中国と日本本土との海上交易ルートにあり、西洋列強の船の寄港により多くの人や物の出入りがあった。

　医療分野では英国のベッテルハイムが医療伝道師として那覇に居住し、天然痘の牛痘接種法を沖縄の医師に伝授している。また、高嶺徳明は中国の黄会友に師事して麻酔下における兎唇（口唇裂）の手術療法を取得し、華岡青洲の1804年（文化元）に先立つこと115年前の1689年（元禄2）に琉球王国の尚貞王の孫、尚益に手術を施行している。

　明治維新後においても本土と異なり薬科大学や薬学部の設置がなく、薬学や薬理学の研究に見るべき成果がほとんど見られない。しかし、沖縄の薬業の歴史の中で、特に、太平洋戦中、戦後の米国統治下における他県には見られない独特な変遷を辿った事例を紹介する。

　なお、本報告は主に沖縄県薬剤師会の資料を参考に作成した。

表　沖縄の薬業の歴史

西暦	事項	備考
1668	萬金丹の国王への献上を中止	この頃まで医師が元旦に萬金丹を国王に献上する慣例があった
1689	高嶺徳明による麻酔薬の使用	世孫尚益の兎唇の手術を施行。全身麻酔薬か塗布剤かは異論がある。
1766	上江洲倫完による人痘種苗接種	中国式人痘種苗接種初めて施行
1781	薬草園開設	薩摩の命で設置、場所不明
1800	冊封使随行員陳瑞芳の治療に人参を使用	冊封副使李鼎元が持参
1837	薬草園開設	御茶屋御殿に設置
1848	仲地紀仁による牛痘種苗接種	ベッテルハイムより伝授
1863	薬草園開設	久場川御殿に設置
1868	牛痘法一般に施行	
1871	薬草園開設	中城旧殿に設置。薬草は中国、日本より取り寄せ栽培。
1891.2	売薬規則実施	
1892	沖縄県初の薬店開業	楠見薬局（支店）那覇に開業
1903.2	沖縄薬品（株）設立	那覇区西本町（現・那覇市）

西暦	事項	備考
1907.8	南陽医科薬品機械(株)設立	那覇区上之蔵(現・那覇市)
1926.10.10	沖縄県薬剤師会設立	
1929	武田薬草園開設(羽地村我部祖河)	50町歩でコカ栽培
1940	沖縄県医薬品衛生材料配給(株)設立	
1945.6.28	麻薬取締令公布	米軍布令第1号
1947	沖縄薬剤師会と称して再建	
1948	ハブ血清初めて日本から入荷(200本)	
1951.4	沖縄群島薬剤師会に改称	
1951.4.5	「薬剤師及び薬局に関する布令」施行	米国民政府布令第四十号
1952.1.30	第1回薬剤師試験実施	
1952.2.17	日本から医薬品が初入荷	L/C貿易による
1952.10.31	麻薬取締法公布	民政府布令第89号
1953.4	琉球薬剤師協会に改称	
1953.7.28	日本薬剤師協会に便宜会員加入	
1954.3	薬剤師会名簿作成	
1954.4	琉球薬剤師会に改称	
1954.12.3	薬局等の登録基準の公布	公務員薬剤師の時間外薬局開業が認められる
1957.5.14	沖縄小売薬業連盟創立	1962年沖縄医薬品小売商業組合に改称
1959.6	沖縄配置薬協会設立	1957年1月に配置販売の規定が公布
1959.12.1	琉球薬局法公布	
1961.5.5	覚醒剤輸入、製造、使用等禁止法	立法第18号
1962.11.23	薬祖祭を初めて開催	
1963.3	薬種商 沖縄薬業士会が発足	
1965.2	沖縄公務員薬剤師会が発足	1970年5月に全日本卸薬業連合会に加入
1966.1	沖縄薬業輸入協会が設立	
1966.6.20	「沖縄県薬剤師会報」創刊	
1967.8.8	学校薬剤師誕生	学校保健法改正
1969.8.12	ハブ抗毒素完成	
1970.4.2	沖縄薬剤師会に社団法人の許可	
1970.12.25	水質汚濁防止法公布	一薬局当たり人口2226人
1971.3	沖縄病院薬剤師会発足	1972年沖縄県病院薬剤師会に改称
1972.5.15	日本復帰。沖縄県発足	
1972.12.1	社団法人沖縄県薬剤師会に改称	
2013.4.1	一般社団法人沖縄県薬剤師会に改称	社団法人から一般社団法人に移行

上陸と同時に施行された占領行政

　日本本土では 1945 年（昭和 20）8 月 15 日にポツダム宣言を受諾して終戦の日を迎え、続いて米軍を中心とする連合国軍の進駐下で戦後の占領行政をスタートさせたのに対し、沖縄の場合は事情を大きく異にしている。占領地域を広げながら捕虜にした住民を収容所に保護し、負傷者には治療を施していった。

ニミッツ布告で救済医療

　占領軍による医療行政は沖縄戦と同時に始まった。沖縄本島に上陸した米軍は、上陸 4 日後の 4 月 5 日には読谷山村（現在の読谷村）の比謝に米国海軍軍政府を設置し、ニミッツ布告により、琉球諸島、奄美諸島を日本から切り離して、米国統治下に置くと宣言し、占領行政を押し進めていくが、同布告第 9 号第 1 条「医術開業」では、公衆衛生に関する命令を布告して、医療従事者の確保に着手した。

　戦場で捕虜になった医師、歯科医師、薬剤師は、次々と捕虜収容所における医療に従事させられるが、そのときの状況を米軍は「日米医療人の混成による密接なチームワークによる治療が成果をあげた」と記している。

　翌 1946 年（昭和 21）4 月 26 日に沖縄中央政府が発足、戦後の公衆衛生行政が始まった。米占領軍は公衆衛生行政施策に重点を置き、医療従事者をどう確保するかが最大の課題となった。衛生兵や戦前の医院のヤッチク（医者の指示で薬の調合に当たっていた人たち）が医官補として診療所に配置され、それが日本本土にはない医介輔制度を誕生させるきっかけとなった。さらに戦時中に医学、歯学、薬学の専門学校や大学で学びながら戦争で学業を中断された学生の復学を図るための契約学生制度（後に国費留学制度）をスタートさせた。

新免許制と群島薬剤師会の体制強化

　米軍政府は 1950 年（昭和 25）9 月に奄美、沖縄、宮古、八重山の 4 群島で知事選挙を実施し、11 月 4 日には沖縄群島政府が発足した。同年 12 月 15 日には軍政府を改称して琉球列島米国民政府（USCAR・ユースカーと呼ばれていた）が設立され、米国の統治形態は軍政から民政へ移行したが、本質的には布告優先の、つまり軍事目的優先の政策には変わりはなかった。

　この時代、薬剤師にとってハイライトになったのは、米軍から出された 1951 年（昭和 26）4 月 5 日施行の布令第 40 号「薬剤師及び薬局に関する法令」で、「琉球薬剤師及び薬局資格委員会を設け免許状を交付する」である。この布令はペニシリンやストレプトマイシンの抗生物質の販売、管理を規定し、輸入薬品には輸出国の薬局方の基準に適する証明書の添付を要求している。薬剤師は琉球薬剤師資格委員会に申請し、その審査の結果、適合した者に対して群島知事から戦後初めての免許証が交付された。戦後、行政分離により、日本の旧制薬学専門学校を卒業し、日本薬剤師国家試験に合格しながら、日本の薬剤師免許を持たずに帰郷した者を対象に布令第 40 号第 3 条によって沖縄自体で薬剤師資格試験を実施することになった。薬局・薬店の開業が許可されるようになると、薬種商試験を実施して欲しいとの要望が高まり、1952 年（昭和 27）、群島政府による薬種商認定試験が実施された。

　このような流動的情勢を背景として、薬剤師会は沖縄群島薬剤師会と称し、初めて団体機関として

の骨格を整えることができた。当時は自由開業の時代に相応しく、薬剤師の登録も一斉に始まり、薬局も次々開局していった。

琉球政府発足で民営医療の時代へ

1952年（昭和27）1月、群島政府はわずか1年余で解体、米国民政府布告第13号「琉球政府の設立」により、同年4月1日に琉球政府が発足。1972年（昭和47）の日本復帰までの27年間、米軍による間接統治が続くことになる。新行政機構がスタートした1952年（昭和27）は薬業界にとっては時代を画する記念すべき年ともなった。その年の2月17日にLC（Letter of Credit）貿易による民間の薬品が日本から初入荷されたのである。これ以降、LC貿易は活発化の一途を辿っていくことになる。

米軍施設の請負工事のため、日本本土より大手土建業者が多数の建築業従事者を送り込んできた。これらの中には覚醒剤（ヒロポン）の中毒者が多く、当時の沖縄には覚せい剤取締法がなかったので、その盲点をついて大量の覚醒剤が持ち込まれ、那覇市内の薬局にそれらを売買するために訪れるなど、蔓延する傾向にあった。日本では覚醒剤も厳重な監視体制下に置かれ、麻薬同様になったので、これらの常用者が沖縄での法の盲点をねらったのである。

当時、米軍にもこれを取り締まる法はなく、むしろアメリカでは医療用に自由に使用されていた。琉球政府では、その蔓延を懸念し、1953年（昭和28）「覚醒剤輸入、製造、使用禁止法」を立法施行し、覚醒剤を厳重に規制することになった。幸いなことに、当時の沖縄ではこのような薬物に関心を示さなかったため、民間の汚染は免れていたのである。

基地の恒久化政策で経済発展期へ

米軍布令で琉球薬事法を制定

1952年（昭和27）の琉球政府の成立に伴って琉球政府立法院も発足。三権分立に向けての第一歩が踏み出され、自治権は軍から民へと大幅に委譲されることになった。翌1953年（昭和28）12月25日はそれまで沖縄同様27度線で本土から分離されていた奄美大島群島が、一足先に日本に復帰することになった。以来、沖縄は米国の「太平洋の要石」（キーストーン・オブ・ザ・パシフィック）、つまりアジアにおける米国の戦略的拠点基地としての地位が強化されることになった。

1954年（昭和29）7月に立法21号で「琉球薬事法」が可決され制定された。日本の新しい薬事法を手本として立法の成文化が行われたので、内容は日本の薬事法とほとんど変わりはなかった。この法律は一部改正されて1965年（昭和40）まで適用され、後に立法・制定された「琉球薬局方」も歴史的意義はさておき、沖縄が日本と分離され、日本本土と法体系が異なることが鮮明にされたのである。

薬業界の発展

折から薬業界では本土との輸入薬品の取引も活発になっていたが、これまでの薬品や医療器具の輸入総額には1回「1万ドル」という枠がはめられ制限されていたため、品不足が慢性化しつつあった。そのため商品は右から左へ取引されていた。戦後10年近く経過し、住民の生活もやや安定を取り戻

して医薬品の供給も日々好転し、売手市場に立った薬業界では「ようやく春が来た」という空気がみなぎっていた。このような薬品業界の好況期を受けて、1954年(昭和29) 3月6日には薬局、薬店、輸入業者の3者が共同で業権の拡大と適正利潤の確保を図ろうと相集い、沖縄薬業連合会を創設、大同団結を誓い合った。

1951年(昭和26)に入って医薬品の輸入と卸販売の業務が再開され、昭和30年代に入ってからは沖縄の民間経済もドル景気の波に乗って空前の好況期を迎えた。流通薬品の種類も一段と豊富になり、薬業界も空前の活況を呈するようになっていた。このような状況下で業者同士の乱売競争が始まり、それがエスカレートしていき、小売業者の間に原価割れをめぐる危機感が生じるようになった。本来、卸と小売業者は立場の違う分野である。小売業者は卸、輸入業者に対抗できる独自の組織を固める必要性があった。1957年(昭和32) 5月14日、沖縄小売薬業連盟が創立されスタートした。

この時期、1958年(昭和33) 3月3日には、琉球政府がコザ病院内に血液銀行を設置して2倍返血制度による保存血液の製造・人工プラズマの供給を始めるなど、医療環境の改善と向上に力を注ぐようになった時代でもある。当初の銀行血の輸入元となったヒガ薬局では、中古電気冷蔵庫を購入し輸入血液を保存、コザ病院へ配達していた。その後、政府では銀行血の輸入には新たに医薬品輸入業者による入札制度を採用することになった。

公務員薬剤師の時間外開業

1951年(昭和26) 5月民政府布令第40号「薬剤師及び薬局に関する法」が公布され、それまで公立病院に勤務していた薬剤師が続々退職し、薬局の開業に転じたので公務員薬剤師は極端に減少した。そこで琉球政府では、公立病院の混乱を防ぐための緊急措置として、1954年(昭和29年)公務員薬剤師の時間外営業の特例を設けた。「公務員薬剤師も働きながら薬局を営むことができる」との許可がなされたわけである。これは薬剤師不足が招いた現象であったが、不足は需要を呼び、以後の10年間に薬大受験志望の急増をもたらすことになった。この特例措置は10年間続いたが、薬剤師の急増に伴い1964年(昭和39)に改正、廃止されたが、1970年(昭和45)まで暫定措置で延長された。

以上、沖縄の薬業の歴史は、特に米国統治下においては他県には見られない独特な変遷を辿ってきた。本稿では、その歴史の一部を抜粋し紹介した。

参考文献
1) 新屋敷幸繁『新講沖縄一千年史(下巻)』沖縄郷土文化研究会(1967)
2) 金城清松「琉球医学史概説」東京女子医科大学雑誌　1963；33(11)：595-602
3) 金城清松「琉球の種痘」東京女子医科大学雑誌　1963；33(11)：573-594
4) 李鼎元、原田禹雄訳注『使琉球記』言叢社(1985)
5) 沖縄県薬剤師会七十年史編集委員会『沖縄県薬剤師会七十年史』沖縄県薬剤師会、若夏社(1997)
6) 沖縄薬業史編纂委員会『沖縄薬業史』薬業時報社(1972)

各論 97 「七人委員会」答申と医薬品

西川　隆

答申の背景と医薬品を巡る批判

　戦後の混乱は収まりつつあったが、わが国の健康保険財政は、1953年（昭和28）頃から収支不均衡に陥り、1955年（昭和30）度はその頂点に達した。社会保険の中核をなしている政府管掌健康保険は57億円の赤字を抱え、同年度には100億円に達すると厚生省は予測していた。組合健康保険も数年来の赤字傾向に脅え、国民健康保険も1954年（昭和29）度の赤字は70億円に達していた。

　こうした社会保険財政の悪化に対する財政対策について検討するため、1955年（昭和30）5月に学識経験者7名から成る「七人委員会」が発足した。委員には今井一男（非現業共済組合連合会理事長）、稲葉秀三（国民経済研究協会理事長）、近藤文二（大阪市立大学教授）らが選ばれた。約半年の審議を経て同委員会は同年10月6日、「健康保険及び船員保険の財政対策に関する答申」として厚生大臣に提出した。

　答申は健保財政の赤字問題について現状を分析し、それに基づいて具体的な対策を示した。医薬品に対しては「全医療費の48％が薬代」で占められていることから、健康保険財政の赤字対策の支出面における重要な部分であると位置づけ、次の3点を指摘した。

①宣伝方法の規制：薬の宣伝・広告が目に余るのは世論である。特に医師のみが使用する医薬品を一般の日刊紙に広告するのは不合理である。

②販売方法の規制：広く行われている金券などのリベート商法は、薬価基準を引き下げさせない結果となるので排除しなければならない。

③薬価基準の再検討：現在の90％取引量基準（バルクライン）は甘すぎる。これは相当引き下げるべきである。

　七人委員会答申は、薬価の引き下げに対する厚生省の怠慢や広告規制まで取り上げていたのでスポンサーを巡る新聞・放送業界まで波紋を広げた。答申に対し日本製薬団体連合会は「健康保険の赤字を製薬企業にしわ寄せするもので承服できない」と、厚生大臣などに反対意見書を提出した。

製薬業界の反対意見とその後

　反対意見書のなかで、①宣伝方法については、広く専門家と一般に知らせ、有効活用されることが社会要請となっている。医薬品広告にのみ不当な制限を加えることは無謀である、②販売方法につい

ては、今後の課題にしたい、③薬価基準の引き下げについては、現行制度は妥当である。抑圧を加えなくても薬価は毎年下降している——と反論した。しかし後年、業界として医家向医薬品の一般紙などへの広告は中止したが、リベート商法を含む販売の適正化は容易に実現できず、その後も「添付販売」などを含め、行政当局からの改善要望が幾度となく続いたのが現状であった。また薬価基準問題に関する批判は、この答申以降、厚生省と製薬業界の最大の懸案事項となった。

薬価問題が最大の懸案となる

　厚生省の怠慢と批判された「薬価の引き下げ」や「薬価差」の解消を巡っては、1972年（昭和42）から同省は収載医薬品の全品目・全包装を対象とする「薬価調査」を実施して薬価差の縮圧に努め、「低薬価時代」を出現させた。

　特に1981～1985年（昭和56～60）までの4年間には、自計による薬価調査に基づき46％余（薬剤費換算で2兆円を超える規模）の薬価引き下げを断行し目的を果たした。さらに1986年（昭和61）に5.1％、1987年（昭和62）には10.2％の引き下げも行った。短期間での急激な薬価の引き下げは企業経営を圧迫し、この時期は製薬業界にとって薬価の循環的低下を招く「冬の時代」であった。しかし薬価の循環的低下は、多くの医療機関が薬価差を経営の原資としている以上、購入価格が薬価基準価格を大きく下回る価格で決めざるを得ず、その納入価格（実勢価格）が次回の薬価に反映するかぎり、繰り返し低下するのが薬価制度の宿命であった。

　このため同省は、経営に苦しむ製薬業界の要望を考慮して薬価の循環的低下の元凶とされた「バルクライン方式」に変えて、1992年（平成4）から新たな薬価算定方式として「加重平均値一定価格幅」（調整幅）方式を採用した。この方式は薬価調査による加重平均価格が薬価基準価格から見て一定の範囲内（調整幅とかR幅と呼ばれる）であれば薬価を据え置き、一定範囲を超えるものは、その範囲を超えた分だけ薬価を引き下げるというものである。R幅は15％から始まるも、2000年（平成12）は2％となり、現在の「薬価差」は8％以下となっているが、薬価の引き下げは続いている。

　そのため今日の製薬業界では、2年に1回行われる薬価調査により発売間もない新薬も毎回薬価が引き下げられていることから、新薬開発に要した費用の回収が遅れ、次に開発する新薬の開発も遅れることを問題視してきた。そこで同省は中央社会保険医療協議会の意見を聴き、特許期間中の新薬の薬価が下がらないか、もしくは改定前に近い薬価を維持できる「新薬創出・適応外薬解消促進加算」制度を2010年（平成22）から試行的に導入した。そして2014年（平成26）度の薬価制度改革では、イノベーションの評価として世界に先駆けて日本で承認された新薬に対し、薬価を10％引き上げる「先駆導入加算」制度が新設され、新薬創出への意欲を高めている。

　このように「七人委員会」答申でクローズアップされた薬価基準制度のあり方を巡り、薬価の低下政策（ムチ）のみでなく、新薬創出に関するさまざまな加算制度（アメ）も導入している。

参考文献
1)『薬価基準総覧』日本製薬団体連合会 (1967)
2) 西川 隆『くすりから見た日本—昭和二十年代の原風景と今日』薬事日報社 (2004)
3)『薬価基準制度』薬事日報社 (2003)
4)『薬事ハンドブック』じほう (2012)

各論 98

臨床薬学の必要性を最初に唱えた久保文苗

小清水　敏昌

　臨床現場で薬剤師が臨床薬学に取り組む必要性があることを最初に唱えた病院薬剤師で、晩年は日本医薬情報センター理事長として活躍した。

　久保は1911年（明治44）に新潟県で医師の子として生まれた。翌1912年（明治45）7月30日に明治天皇が崩御、年号が大正と変わった。久保が多感な少年時代を過ごした大正時代はわずか14年間で終わり、昭和を迎えた。1936年（昭和11）3月に東京大学医学部薬学科を卒業したが、わが国は徐々に戦争への道を歩み始めていた。

　辰野高司との対談では、卒業後は同大学の臓器薬品化学教室（緒方章教授）で副手として働きステロイドや解熱剤の研究をしていたと語っている。久保は小さいころから身体が弱く結核におかされ、中学、高校ではそれぞれ1年程度休学をしたほどであった。太平洋戦争が始まる頃から、入院治療をせざるを得なくなり3年ほど入院

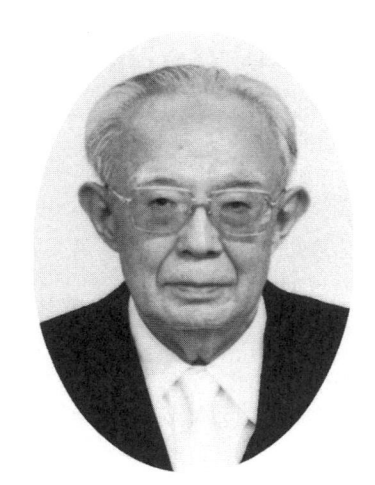

写真　久保文苗

生活をしていた。その後、療養のため郷里の新潟や奥方の里の福井で過ごしていたという。戦争が激化している1944年（昭和19）頃には回復したので東京に戻り研究をしたいと思った。ところが、東京は戦禍がひどいため病後の身体には勤まらないとの恩師の忠告を受け、1945年（昭和20）6月に当時の福井県中央病院（現在の福井県立病院）に就職した。病院薬局の勤務を機に、研究生活ではなく、日本一の薬局長になってやろうと覚悟したという。ところが、勤務を始めた1ヵ月後の7月19日に福井一帯が空襲にあい全市の9割が焼失し、病院も全焼した。

病院薬剤師としての活躍

　終戦後、恩師である緒方章教授からの話で大分県立病院の薬局長として1946年（昭和21）春に赴任した。大分での1年8ヵ月ほどの勤務後、1948年（昭和23）5月に国立久里浜病院の薬剤科長として赴任した。ここでの仕事や生活から、薬剤師はいかに臨床的な知識が必要であり、医師とのコンタクトが大事であるかということを学んだ。当時、院長以下各科の医師と薬剤科の薬剤師によって総合医会という勉強会を作ってお互い研鑽していた。久保はその会長を引き受け、実質的には副院長の立場でその会をまとめていたという。

　その後、1951年（昭和26）春頃に東大の落合英二教授から当時の電気通信省が東京・五反田に病院

を開設する話があり、薬剤部長を引き受けた。関東逓信病院が診療を開始したのは1952年（昭和27）1月からであった。この時代になると医薬品や物品類がほぼ調達できたので、久保は「薬の勉強」に熱を入れることができた。共立薬科大学の薬剤学の講義を引き受け、1951年（昭和26）10月から始めた。卒業生を中心に久保を囲んだグループの勉強会を月1回実施し、20年間ほど続いた。

1958年（昭和33）7月に日本薬剤師会の第1回調剤技術委員会が開かれた。この委員会は、医薬分業になった場合の調剤方法などを統一しようという目的で日薬が設置（担当理事：野上壽東大病院薬剤部長）したものであるが、その委員はほとんどが病院薬剤師で、久保も名を連ねていた。その後、関東逓信病院ではコンピューターを導入することになり、全病院を上げて取り組み、久保はEPDS委員長を務めた。

日本医薬情報センター理事長に就任

1970年（昭和45）8月に日本製薬工業協会（製薬協）では医薬品情報を収集し提供する会員向けの情報センターを創設することになり、久保にその責任者になるよう協会幹部から説得された。久保自身、59歳の半ばであったが、病院でやり残したこともなく新しい仕事に取り組んでも良いと考え引き受けた。同年10月に製薬協の有志25社により任意団体の日本医薬情報センターとして設立され初代の所長に就いた。2年後の昭和47年12月には財団法人日本医薬情報センターとして認可され久保は理事長に就任した。

久保が当初から臨床薬学の必要性を提唱したことについて、堀岡正義の著書『調剤学総論』には「久保は病院薬剤師の「臨床薬学」の必要性を強調しており、雑誌薬局の創刊号（1950年）に「臨床薬学の確立」を提唱し、薬を理解するに必要な医学的教育の充実を求めている」と記されている。

医療薬学構想の提唱

日本薬剤師会の薬学教育委員会委員長の頃に、医療薬学の必要性を唱え、薬科大学において医療を念頭に置いた教育をすべきと提言（1967年）していた。すなわち、病院・診療所や街の薬局において医薬品に関する専門職として業務に従事する薬剤師に要求される専門知識を「医療薬学」として仮称し、患者中心であること、現場の実習の必要性を主張した医療薬学構想を提唱した。

日本薬学会発行のファルマシアレビューで、久保は「要するに『薬が医療の中の存在である』という基本意識が必要である。これは私が昭和41年4月から50年3月まで5期10年間委員長として在任した日本薬剤師会の薬学教育委員会で提唱した『医療薬学の構想』の基本理念でもあったわけで、"医療薬学とは薬は医療の中の存在であるということを基本認識の原点として学ぶ薬の総合科学"のことであり、臨床薬学、病院薬学などよりもさらに広い概念である」と述べている。

薬剤師教育における医療薬学については、久保は実際調剤学、臨床薬学などの医療に直結する薬学部門の仮称を「医療薬学」とし、この知識の習得が不十分であることが、薬剤師の医療担当者としての職務遂行に支障を与え、それが薬剤師の質、地位の向上の支障になっている。そして、「医療薬学は薬剤師に必要な専門知識、医療に直結する薬学部門」とした。

久保が1967年（昭和42）に唱えた「医療薬学」が、約40年後にわが国の薬学教育者に理解され2006年（平成18）4月から臨床実習も含んだ薬学教育6年制が始まった。分業も病棟活動も行われていな

かった時代に臨床的知識の必要性を唱えたことは、薬剤師の将来を見通していたに違いない。21世紀を迎える直前の1998年(平成10)逝去。享年87歳であった。

文献
1) 辰野高司編『対談でつづる昭和の薬学のあゆみ』薬業時報社 (1994)
2) 堀岡正義『調剤学総論』南山堂 (1994)
3) 久保文苗「薬の情報学―いわゆる DI 活動の実際を中心に」ファルマシアレビュー 1983：11：97-112『薬と情報のダイナミックス』、日本薬学会
4) 久保文苗、木島 昂、斉藤太郎、佐谷圭一「徹底座談会 どうなる医薬分業」薬局新聞社 (1983)
5) 赤木佳寿子「薬剤師教育年限延長改革の推進力としての医療薬学」薬史学会誌 2013：48：30-41

各論 99

菌類成分の化学から生薬学・天然物化学研究を展開した柴田承二

相見　則郎

　1915年（大正4）東京に生まれる。祖父は薬学者柴田承桂、父は植物生理学者柴田桂太、叔父に無機錯体化学の柴田雄次がいる。

　柴田の研究人生は東京帝国大学医学部薬学科に学び、1937年（昭和12）に卒業研究のため朝比奈泰彦教授の生薬学教室に入ったときに始まる。与えられたテーマは地衣バンダイキノリの成分プソロム酸の構造確認だった。研究を進めるうち先人の構造式に誤りがあることに気づき、原料抽出からやり直して正しい構造を提出するに至る。この間わずか1年と少し、結果は朝比奈教授と連名で「ベリヒテ」で通る斯界最高学術誌のドイツ化学会誌に掲載された。

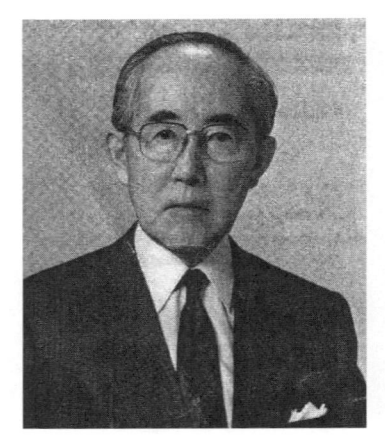

　卒業後は1942年（昭和17）東京帝国大学医学部薬学科助手、1944年（昭和19）同大学南方自然科学研究所助教授、1949年（昭和24）同大学医学部薬学科助教授、1950年（昭和25）同教授と昇任した。

写真　柴田承二

　地衣成分テレフォール酸、ジジム酸の構造を明らかにし、ウスニン酸に関して、構造と化学、転位反応のメカニズム解明と新規異性体発見など、多くの新知見を得た。藻と菌共生体の地衣の中で二次代謝産物を作っているのが菌であることを明らかにするとともに、世界で初めて地衣の菌藻分離と個別培養に成功した。ベリジフロリンの構造解明に成功。アイスランドゴケ地衣多糖体リケニンの構造と自然免疫活性化効果の研究に特段の意を注ぐ。

菌類代謝産物研究における業績

　抗生物質など菌類代謝産物研究で薬学は農芸化学分野に後れを取っていた。危機感を持った柴田は、教授になるとすぐに菌培養技術を採り入れ、栗胴枯れ病菌の色素成分の研究を始める。結果がすぐに出て、次々に新規色素成分が単離されていった。

　折よく柴田は、ロンドン大学熱帯医学研究所レーストリック教授研究室で客員研究員として研究に専念できることになる（1953年10月～1954年8月）。着いてしばらくしての研究打ち合わせのとき、レーストリック教授が柴田に、*Penicillium* 属の菌から得て構造不明のままになっている成分、ルグロシンが、柴田がラディカリシンという名前で報告している栗胴枯れ病菌成分と似ているという。柴田が、学生が残していった学位論文を調べて確認し、同じ菌の作るスカイリンが東大のエンドシアニ

ンと酷似していることも知る。この事態の展開を受けて、レーストリック教授の了解のもと、柴田が東大と連絡を取りながら、自身中心になって両物質の構造の解明にあたることになる。結果、スカイリンがエモジンの二量体のビスアントラキノンで、不斉炭素を持たないにもかかわらず大きな旋光能を持つ特異な分子であること、結合位置が、水酸基に隣接した1,1'位でなければならないことを明らかにすることができた。もう1つの化合物ルグロシンはさらに複雑な構造を持っている。この系統の菌代謝産物の構造決定は柴田にしかできないだろうと考えたのであろう、レーストリック教授は9ヵ月の滞英期間を過ぎて帰国する柴田に、二種の菌株と多数の色素結晶の標準品を渡し、以後の化学構造の研究を柴田と東大の協力者にすべて委ねると異例の申し出をし、柴田を驚かせ、感激させた。

帰国後東大柴田研究室で構造が解明された *Penicillium islandicum* 近縁種産生ビスアントラキノンの数は20を越える。大きな社会問題となったイスランディア黄変米事件の毒成分ルテオスカイリンを含む高度に複雑な構造の代謝産物群の構造が絶対配置を含めて解明された。

正倉院薬物学術調査

正倉院薬物学術調査第一次調査が1948年（昭和23）、1949年（昭和24）、朝比奈泰彦東大名誉教授を班長とする調査班により行われ、柴田は班員の1人として参加した。調査結果は、朝比奈泰彦編集『正倉院薬物』（植物文献刊行会、1995）と題するA4判520頁の書籍として発表された。

正倉院薬物学術調査第二次調査が1994年（平成6）、1995年（平成7）の両年、宮内庁の委嘱を受けた柴田を首班とする調査班によって行われた。結果は、柴田承二監修、宮内庁正倉院事務所編『図説正倉院薬物』（中央公論新社、2000）と題するA4判240頁の書籍として発表された。

第一次調査の後、柴田の和漢薬成分に関する化学的研究は目覚ましい展開を遂げる。取り上げられた生薬は葛根、芍薬、甘草、人参、柴胡、桔梗、酸棗仁、独活、五加皮など多種にわたる。いずれも高度な内容をもった研究であるが、特に人参のサポニン、サポゲニンの研究は、質、量とも他の追随を許さないものとなった。

主な研究業績

柴田の研究業績のうちで特記すべきものの1つが植物二次代謝産物生合成研究である。放射性元素で標識した前駆体を投与して生成ルートを明らかにする研究は主として一次代謝産物を対象に行われていたが、柴田は高等植物を用い、第二次代謝産物を対象として行った。エフェドリン、マトリンなどアルカロイド類、菌類代謝産物などについて数々の知見を得た。柴田承二、山崎幹夫著『植物成分の生合成』は初学者向け入門書の形をとっているが、各論の部の二次代謝産物を「酢酸-マロン酸経路」、「メバロン酸経路」、「シキミ酸経路」、「アミノ酸経路」、「複合生合成経路」、「その他の生合成経路」の六経路に分けた記述法に特徴がある。明快で、理にかなった分類方法で、後に続く国内外の天然物化学の著書、総説の多くがこの本の章立てにならうようになるという、画期的な一書になった。

柴田は日本薬学会の欧文誌発行に力を注いだ。1953年（昭和28）に季刊誌 Pharmaceutical Bulletin の第1号が発行された。1958年（昭和33）から月刊となり、誌名も Chemical and Pharmaceutical Bulletin と改められた。1993年（平成5）に Biological and Pharmaceutical Bulletin が並置刊行されることとなった。この変革の節目、節目に編集委員長の責を果たした。

1970年代の初め、日本学術振興会が天然物化学と応用微生物の二分野に関して立案していた東南アジア基礎科学振興計画を実施に移すこととなり、柴田が天然物化学の専門委員となった。文部省からインドネシア、ジャカルタのUNESCO東南アジアセンターに渡される年額5万ドルの信託基金をもとにする天然物化学東南アジア地域ネットワーク（The Regional Network for the Chemistry of Natural Products in South East Asia）の活動がここから始まる。このとき、韓国、香港、フィリピン、タイ、マレーシア、シンガポール、インドネシアの7ヵ国に、支援側の日本とサポート国オーストラリア、ニュージーランドがメンバー国であったが、その後シンガポールがUNESCOからの脱退を機に外れ、新規に中国とベトナムが加わり11ヵ国態勢となった。東南アジア地域にあっては植物資源が日常生活に密着した存在であり、その開発、応用のもととなる天然物化学基礎研究振興の重要性が広く認識されていた。時宜を得て始まったこのネットワーク活動は歓迎をもって迎えられ、結果として域内研究活動の活性化、人材育成、研究者交流の活性化など多方面の成果につながっていった。柴田はこの顕著な功績によって1989年（平成元）、UNESCOから、アルバート・アインシュタイン銀メダルを贈られた。

　柴田は卓越した業績に対しこの他にも多くの賞を受けている。主なものを下に示す。

　日本学士院賞（1973年）、日本薬学会賞（1984年）、勲二等旭日重光章（1987年）、文化功労者（1997年）、英国化学会センテナリーレクチャーシップおよび銀メダル（1966年）、レオポルディーナ・ドイツ自然科学アカデミー会員（1969年）、ドイツ・ミュンヘン大学名誉学位（1995年）、ミレニアル・薬科学者賞（2000年）　他

　また、柴田は日本学士院会員、東京大学名誉教授、明治薬科大学名誉教授、日本薬学会名誉会員、米国薬剤師会名誉会員など、多くの名誉会員を務めた。

参考文献
1) 柴田承二『薬学研究余禄』白日社 (2003)
2) 柴田承二編『先学訪問—21世紀のみなさんへ　05』学士会 (2006)

各論 100

薬学の振興と薬剤師の職能発揮に尽くした高木敬次郎

末廣　雅也

　薬品作用学の基礎を築いた高木敬次郎は、1915年（大正4）11月28日横浜で生まれた。生家は市内で代々薬局を営む名家である。薬学志望であった高木は、旧制の東京高校を経て1936年（昭和11）に東京帝国大学医学部薬学科に入学。3年の特別実習で臓器薬品化学教室に入り、緒方章教授の指導を受け、これが薬理作用の研究を志すきっかけとなった。

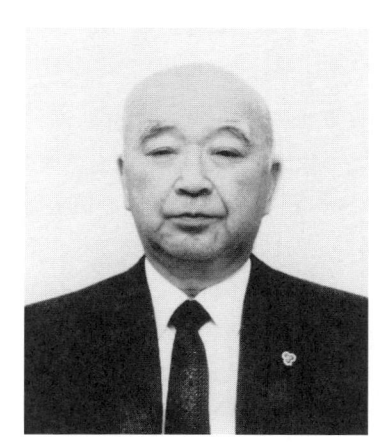

写真　高木敬次郎

薬品作用学の先駆者となる

　1939年（昭和14）に卒業して緒方の門を叩き、研究を続けた後、臓器薬品化学講座の助手となり、有効成分不明な動物成分（解熱剤の地龍、鎮痛剤の赤トンボなど）の成分研究を始めた。赤トンボの黒焼き（焼末）は民間薬では咽頭部の障害に使われているが、生（なま）では効果がなく、黒焼きには鎮痙作用が認められるという新知見を得た。イナゴでも同様な結果を得た。

　これを学位論文「昆虫の黒焼き成分」にまとめ、1848年（昭和23）に薬学博士を取得した。同年、緒方が定年退官して、後任教授に助教授の伊藤四十二が就任、高木は助教授に昇格、専ら薬理学の教育と研究を担当した。

　1951年（昭和26）、薬学科のカリキュラム編成に際して薬理学を臓器薬品化学講座から分離して独立の講座を新設する案が浮上した。新講座は薬物の化学的作用機序、化学構造と薬理作用の関係、薬効の薬理学的評価法の研究を主に行う計画で、高木が新講座担当教授候補に選ばれ、医学部薬理学教室・熊谷 洋教授の勧めで1年間、熊谷の指導の下で薬理学の研鑽を積んだ。

　高木は鎮痙剤の薬理学的検定試験、薬物受容体と平滑筋の薬理研究に励んでいたが、結核に罹り療養生活を余儀なくされた。

　その間の1954年（昭和29）に「薬品作用学講座」が新設された。同講座は熊谷が併任教授として発足したが、健康を取り戻して復帰した高木が1957年（昭和32）11月、同講座教授に就任した。翌年には薬学科は医学部から独立して薬学部となり、助教授に粕谷豊、助手に福田英臣が任命され、薬品作用学は完全講座の体制となった。

　高木の教授時代は主にジフェニールブタノールアミン系化合物のアセチルコリン作用に着手し、その構造活性相関などをテーマにした。これが後に鎮痙剤アスバミノール（興和）へとつながった。

薬剤部長の教授職振替など実現

その後、薬品作用学講座教授のまま東大病院薬剤部長となり、全国国立大学薬剤部長会議長も引き受けた。その間、薬剤部長の技官職から教授職への振替問題やDI業務の充実に取り組み、後年、国立大学病院薬剤部長は東大と阪大を皮切りに教授職となった。DIの重要性も文部省に認めさせた。1974年（昭和49）には第8代薬学部長に就任、1976年（昭和51）に定年退官し、名誉教授となった。退官後は1980年（昭和55）まで東京理科大学教授を務め、大学院の充実に尽力した。日本薬学会会頭や厚生省中央薬事審議会委員などを歴任した薬界の実力者であった。

分業を定着させた日薬会長時代

教育・研究一筋に歩んできた高木は、1982年（昭和57）4月、前会長石館守三の強い要請を受けて日本薬剤師会会長に就任した。就任挨拶で最優先課題として石館時代にようやく軌道に乗った医薬分業の推進を挙げ、「三師会協同で分業を推進したい」と述べた。

その当時は、厚生省の医療費適正化政策のなかで保険者や患者からは「分業は金がかかる」「本当に分業は国民のためになるのか」という声が出始めていた。高木はこれらの声に対し、分業の質を高めることが不可欠と判断、それには処方箋の監査から薬剤の交付、服薬指導、さらに薬歴の作成・活用までの一貫する流れのなかで、患者がどれだけの分業メリットを実感できるかがポイントであると薬剤師に訴え続けた。特に「薬歴」は患者への有効・安全に薬剤を供給できる方策として石館時代から取り組んでいたが、高木はさらに積極的に推進した。1984～1985年（昭和59～60）頃には保険薬局の約60％が薬歴を活用するようになり、医師もその活用を薬剤師に求め、有用性を認めた。1986年（昭和61）4月には「薬歴管理指導料」が新設された。

この頃、東京方面では日大駿河台、順天堂大浦安、日本医大千駄木の3大学病院から全面的に外来患者の院外処方箋が発行されて、分業は前進した。しかし大学や国公私立の大型病院からの処方箋発行が急増すると、新しく門前に進出した大型調剤薬局の方に処方箋が多く流れ、高木は危機感を抱いた。これに対抗する手立てとして「面分業」の達成と「かかりつけ薬局」の実現に真正面から取り組み、成果も徐々に現われつつあったが、78歳を迎えた高木は次期会長の吉矢佑（大阪・開局薬剤師）に託し、1994年（平成6）3月勇退した。

12年間の日薬会長時代の功績は、石館前会長が軌道に乗せた医薬分業を推進し、「定着」させたことである。医師が薬を手放す決定打となった薬価差益の解消や処方箋料のアップなど分業推進策は当然厚生省主導で行われたが、会内をまとめて徹底した処方箋受け入れ態勢の確立と「薬歴」を活用する分業を推進した成果であった。常に薬剤師の行く末を見つめながら職能発揮と地位向上を願い続けた指導者であり、1990年（平成2）に勲二等旭日従重光章を受章した。

参考文献
1)『東京大学百年史』東京大学出版会（1987）
2)『日本薬剤師会史』日本薬剤師会（1994）
3) 佐谷圭一「薬歴の誕生から現代薬剤師業務の変遷」薬史学雑誌　2000：35（2）：87-93

各論 101

Takeru Higuchi 教授とわが国薬剤学の発展

小西　良士

　新生「明治政府」の提示した医療関連施策は、先進国ドイツを模倣したが、実態は従来の風習がそのまま存続し、薬学も薬剤師への配慮もなく、化学生産技術が中心となって、強く要請された「医薬分業」も実現しなかった。

　この化学中心の薬学に大きな変革を提起したのは、戦後の 1949 年（昭和 24）「米国薬剤師協会使節団」（Glenn L. Jenkins 団長）来日による薬事、教育、製薬の広範な調査に基づく勧告であった。化学中心の体系に薬物の作用・効果の解析（薬理学）、生物の基礎メカニズムを解明に資する（生化学）、薬物の臨床適用、薬剤師の職能にも深く係わる（薬剤学）、広く衛生環境の確立に係わる（衛生化学）などが指摘され、それらの学問分野が創設されることとなった。

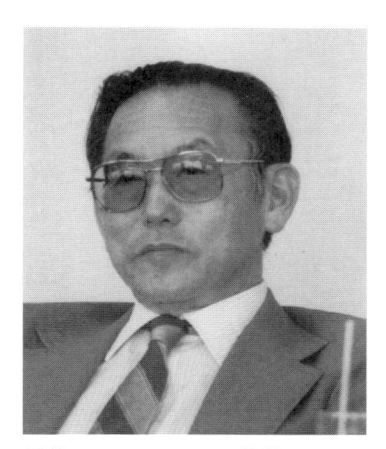

写真　Takeru Higuchi 教授

　薬剤学・製剤学分野について言えば、1951 年（昭和 26）に東京大学、京都大学に初めて設置され、順次薬系大学に開設され、学問としての位置づけ、教育・研究の具体化などに関しての真剣な論議がなされた。

研究者、起業家としての生涯

　一方、タケル・ヒグチ（Takeru Higuchi）教授は、1918 年（大正 7）米国カリフォルニア州ロスアルトスで日系 2 世（旧佐賀藩）として誕生した。1939 年（昭和 14）にカリフォルニア大学バークレー校で Chemistry の学士となり、その後は、ウィスコンシン大学で、1943 年（昭和 18）に Physical and Organic Chemistry で Ph.D. を取得、その後 1 年、同大に留まり、1944 年（昭和 19）にはオハイオ州のアクロン大学で博士研究員となり、合成ゴム、天然ゴムの分析的手法を最初の論文（1947 年）として発表した。同所で 3 年ほど研鑽を積み、1947 年（昭和 22）には、ウィスコンシン大学薬学部の Assistant Professor として初めて薬学の領域に登場することとなる。Chemistry の新進気鋭の俊才を薬学に導き入れるには、並々ならぬ努力が払われたに違いない。その当事者は当時同学部の非常勤講師を務めていたスウイントスキー（Joseph V. Swintosky）であった。3 歳若く（1921 年（大正 10）生まれ）、薬学専攻で Ph.D. 取得の直前にこの大役を買って出た。米国も薬剤師教育中心であった薬学がより広く発展するために必要な新しい基礎学の必要性を熱く説いたと言われている。

ヒグチは、1950年（昭和25）にAssociate Professorに、次いで1954年（昭和29）には36歳でFull Professorに昇格した。一方、スウイントスキーは同じくAssistant Professorを続けていた。時間的には6年間余であるが、薬学の将来展望にも拡がったものと思う。スウイントスキーは、1953年（昭和28）にSK&Fに入社し、約15年で企業最高の実績を残し、1967年（昭和42）にケンタッキー大学薬学部の学部長に就任、今度はヒグチ教授と同じ学問領域で、再び切磋琢磨することになる。

　一方、ヒグチ教授は、1967年（昭和42）にはカンサス大学に学部長として移り、ますます広い分野で活躍することになる。

　ヒグチ教授の研究は、化学、物理化学にベースを置き、薬物分子の存在状態、挙動、透過、反応などを数理定量モデルで表現し、それを駆使して現実的課題を解明するという手法を中心にして展開された。後刻台頭してくる体内動態を中心とした生物薬剤学にも関心を示し、米国のみならず世界の薬学研究の中心的存在としてリーダーシップを発揮することになる。しかも大学ばかりでなく、産業界にも広く働きかけ、自らも強い起業家（entrepreneur）精神を持ち、1968年（昭和43）にはAlza Corporation、さらに1980年（昭和55）にはMerck Sharp & Dohme Laboratoriesの副社長、同研究所所長となる。その後も多くのベンチャー企業を立ち上げた。

全世界の薬学に貢献

　日米の交換・交流という意味では、日本は薬剤学・製剤学がどういう視点で学問をとらえて教育・研究の具体策を練っていくかの模索をする段階で、米国も同じような学問体系の改革が進んでいた状況であり、日米双方の融合の最良の機会と考えられた。ヒグチ教授の情報は1950年代中頃から日本でも察知され、折衝が開始された。日系2世という親近感もあり、アカデミアからのみでなく、企業サイドも強く連携して多くの留学生・博士研究員がウィスコンシン大学、カンサス大学で指導を受けた。それ以降も約30年間にわたりこうした交流が続いた（総計で150名近いものと思われる）。日本以外（米国を含め）からも同じような状況であり、その数も300名余に上るのではないかと思われる。

　日本を含め全世界で、ヒグチ教授の影響を受けた人たちが、薬剤学・製剤学の学問体系を創り上げたと言える。ヒグチ教授は、薬学の偉大なmentorであった。

　1987年（昭和62）急逝。カンサス大学内の墓石にはFather of Physical Pharmacyの銘が刻まれている。

　遺稿集として、"The Work of Takeru Higuchi A Memorial Tribute Volume 1-5"が発刊されており、ヒグチ教授の偉業を偲ぶことができる。

参考文献
1)『日本薬剤学30年概史』じほう（2015）

各論 102　日本における医療薬学教育の変遷

半谷　眞七子

はじめに

　1873年（明治6）、日本において最初の薬学高等教育機関として第一大学区医学校製薬学科（東京大学薬学部の源流）が設置された。1880年（明治13）に薬舗試験（後の薬剤師国家試験）対策のため、東京薬舗学校（現在の東京薬科大学）が開校し、これを皮切りに薬舗試験を目指した薬学校の開校が相次いだ。1903年（明治36）、専門学校令が施行され、薬学校は薬学専門学校になった。

　第2次世界大戦後、連合軍総司令部（GHQ）の勧告で6・3・3・4制の教育制度となり、薬学はすべて4年制の新制大学の教育課程となった。1949年（昭和24）、米国薬剤師協会使節団が来日して実情を調査し、医薬分業を実践できる薬学教育の勧告がなされた。翌年に、国は薬学部の卒業生に対して薬剤師国家試験受験資格を授与した。当時発刊となった「薬局」の創刊号では、国立久里浜病院薬剤科長久保文苗が、薬学教育の中に「臨床薬学」を導入する必要性を訴えた。

　そのなかで久保は、「従来の調剤技術、薬局方を中心とした教育では、薬剤師は病院においてそれ程重要な職種としては取り扱われなくなるだろう。医薬品の実際すなわち病院で用いられる薬について生体への作用、また生理学、解剖学など生体についての知識を学び、実際どんな形で使用されているか学んで欲しい」と述べている。この時代、すでに臨床サイドから、臨床薬学、すなわち患者と直接に接する場で必要とされる薬学の必要性を唱えていた。

　上記のように医療現場では薬剤師職能を臨床へと発展させようとする発想があったものの、その当時の大学は、一般教養教育と研究開発面の基礎教育に主眼が置かれており、職能教育に対する認識は極めて低く、結果として、薬学部における薬剤師職能教育は進展しなかった。加えて、大学教育は文部省、薬剤師の資格は厚生省の管轄となっており、この2省庁の支配が今日まで薬学専門教育の改革の大きな障害となってきた。

医療薬学教育の黎明期

　1966年（昭和41）、日本薬剤師会が「医療薬学」の必要性を主張し、新しいカリキュラム案を提案した。1973年（昭和48）、北里大学は、大学院修士課程において「臨床薬学特論」の講義を取り入れた。1975年（昭和50）、名城大学薬学部が臨床研修を主体とした薬学専攻科の1年課程を設置し、「臨床薬学教育システム」を全国に先駆けて取り入れた。翌年、東京薬科大学にも臨床薬学のため専攻科が設置された。これらが時代の変化と社会の要請と相まって、大学における医療薬学教育を本格的に導

入する第一歩となった。

　1980年（昭和55）に大学基準協会が基礎薬学、応用薬学からなる薬学教育基準を答申し、その中で医療薬学とその授業科目（薬剤学（調剤学・製剤学を含む）、薬理学（または薬物学）、臨床医学概論、薬物治療学、病院薬学概論、医薬品管理学、薬局管理学、薬物代謝、薬物速度論、放射薬品学、臨床化学等）を提示し、病院実習またはこれに準ずる研修を原則として履修する「医療薬学実地研修」を定めた。1989年（平成元）、大学設置基準の改正で、各大学の創意工夫に基づく特色ある大学教育の改善を図ることが推奨され、教育機関それぞれの理念に基づいて薬学教育を行うことが可能となった。1994年（平成6）、厚生省薬剤師国家試験制度改善検討委員会において「医療薬学に重点をおいた試験を1996年（平成8）度から科す」ことが発表された。

　その後、各薬系大学がカリキュラムを改訂し、医療薬学に主眼をおいた薬学出身者の養成に取り組みだした。2001年（平成13）10月までに国公立17大学、私立28大学に臨床薬学専攻・医療薬学専攻の修士課程が設置された。1995年（平成7）、厚生省の「薬剤師養成問題検討委員会」（委員長坂本龍彦）は、「医療薬学の充実と6ヵ月以上の医療薬学実習の義務化、今世紀中に薬学部6年制にすべきである」と答申し、薬剤師の質的向上を図る必要性を強調した。

　一方、1996年（平成8）文部省では、「薬学教育改善のための調査研究協力者会議」（主査南原利夫）から、当面現行の4年制を維持しつつも1ヵ月の病院実習を含む具体的なカリキュラムが提案された。ここで提案された医療薬学関連科目の中には、医療倫理、薬物処方学、臨床医学概論とともに、「コミュニケーション論」が日本の薬学教育の中で初めてカリキュラムに明示された。

薬学教育の転換期と6年制教育の実施

　1996年（平成8）文部省（現・文部科学省）、厚生省（現・厚生労働省）、日本薬剤師会、日本病院薬剤師会による懇談会（通称4者懇）で議論が重ねられ、さらに1999年（平成11）、国公立大学、私立薬科大学協会が加わった薬剤師養成問題懇談会（通称6者懇）に引き継がれた。ここでは、薬学教育の現状について反省と批判を織り交ぜて次のように総括している（薬剤師養成問題に関する論点整理メモ（2001年（平成13）6月発表））。
①医療に従事する薬剤師としての知識、技能、態度や問題解決能力、薬学の研究者としての知識、技能や涵養すべき創造的な発想能力の育成が十分でない。
②卒後実務研修の実施体制が整備されていない。
③生涯教育の実施のための基盤が十分に整備されていない。
④学部、大学院、卒後教育において、それぞれどのような役割を持つのか明確かつ体系的に整理されていない。

　この発表を受けて、国公立大学薬学部、私立薬科大学協会はそれぞれが職能団体と協力してカリキュラム案を作成し、両者の合体した薬学教育モデル・コアカリキュラム案が2002年（平成14）4月に提案され、2006年（平成18）より薬学6年制教育となった。従来の創薬中心の薬学教育から、「医療技術の高度化、医薬分業の進展等に伴い、高い資質を持つ薬剤師養成のための薬学教育」へ大きな変換を遂げた。

参考文献

1) 日本薬学会百年史編纂委員会編「日本薬学会百年史年表」日本薬学会(1980)
2) 山川浩司『国際薬学史―東と西の医薬文明史』南江堂(2000)
3) 久保文苗「病院薬剤師を志す学徒の教育に望むもの」薬局　1950；1(1)：2-3
4) 兼松 顯、山川浩司「日本における薬学教育の変遷と学位問題」学位授与機構研究紀要　1998；7：3-41
5) 日本薬剤師会「創立100周年記念日本薬剤師会年表」日本薬剤師会(1993)
6) 井村伸正「臨床薬学センターの取り組み」月刊薬事　2001；43(1)：55-61
7) 二宮 英「20世紀の薬学―医療と薬剤師―日本薬学会120年会シンポジウム講演―」薬史学雑誌　2000；35(2)：106-113
8) 宮崎利夫「「薬学教育の現状と将来」を聞いて」月刊薬事　1976；18(6)：137-140
9) 岡希太郎「東京薬大医療薬学の過去と将来」月刊薬事　1995；37(3)：55-60
10) 山川浩司「薬学教育百年の史的考察」薬史学雑誌　1994；29(3)：446-462
11) 松葉和久「病院薬剤師の未来像―21世紀に向けての展望―」期待される薬剤師業務を目指して(平成10年度病院診療所薬剤師研修会テキストから抜粋)、日本薬剤師会(1998)
12) 南原利夫他「薬学教育改善について(最終まとめ)」平成8年薬学教育の改善に関する調査研究協力者会議(1993)
13) 矢後和夫「薬学教育改革のゆくえ―6者懇における議論の状況」日本病院薬剤師会雑誌　2001；37(8)：巻頭言
14) 日本薬学会薬学教育カリキュラムを検討する協議会「日本薬学会薬学教育モデルカリキュラム(案)」(2002)

各論 103

日本における Drug Information 活動の重要性を唱えた堀岡正義

小清水　敏昌

　堀岡正義は、1965年（昭和40）前後に病院薬局における医薬品情報活動を広め、医療における薬剤師の役割の重要性を唱え実践した。誕生は1923年（大正12）10月19日なので、同年9月1日の関東大震災直後に生まれた。3年後には大正天皇が1926年（大正15）12月25日に崩御され、昭和と改元された。1941年（昭和16）東京府立第一中学校（現在の都立日比谷高校）を卒業、同年4月には旧制の水戸高等学校に入学。その頃の日本は、戦争への危惧が高まっていたが、堀岡は陸上競技に熱を入れていた。しかし、わが国は同年12月8日に英米との戦争に突入し、ドイツ・イタリアとともに世界を相手にした。戦時中のため1941年（昭和16）12月には、大学学部の在学年限の臨時短縮が公布され繰り上げ卒業が始まり、在学年限が6ヵ月短縮となった。2年後の1943年（昭和18）9月旧制高校を卒業し、同年10月に東大薬学科へ進んだ。

　入学早々、神宮球場で学徒出陣のセレモニーに出席したが、そぼ降る秋雨のなか、整然と隊列を組んで行進する仲間の顔は悲壮感に溢れ戦局の重大さに身震いする思いであった、と記している。堀岡の青春時代は、わが国が戦争へと進んでいった激動の時代だったと言えよう。

　戦後になり、1947年（昭和22）9月東京大学医学部薬学科を卒業し恩師の石館守三教授の紹介で東大病院の薬局に入局した。1年ぐらいのつもりだったが、これから生涯病院薬局で仕事をするとは本人も思ってはいなかったようだ。薬局の研究室に勤務することになり、以後、ここでさまざまな研究を行うことになった。1948年（昭和23）6月には阪大から野上壽が薬局長として着任した。文部省の国立学校設置法により1962年（昭和37）病院の薬局を薬剤部と称することになった。

九大医学部付属病院の薬剤部長に就任

　1963年（昭和38）に長年住み慣れた東京を後にして福岡に移住し、同年3月九州大学医学部附属病院の第4代目の薬剤部長として就任、1987年（昭和62）3月まで約24年間務めた。その間、最も業績があったのは、日本における医薬品情報業務の確立である。米国では1962年（昭和37）頃には薬剤師の業務としてドラッグインフォーメーション（DI）活動が動き出していたが、これをいち早くわが国に導入し業務として取り入れようと呼びかけたのが堀岡であった。1963年（昭和38）4月に全国で初めて薬剤部に医薬品情報担当者が設置され、医薬品の安全性や有効性などの情報を収集し評価し、医師をはじめとした医療従事者へ適切な情報を提供した。その結果、病院薬剤師にDI活動の重要性が認識されていき、全国的に関心が高まった。九大では1973年（昭和48）8月に薬品情報掛を正式に設置し、薬剤部組織は8掛体制とした。

特に、堀岡が提唱して、1965年（昭和40）福岡で開催された第20回日本薬学大会年会（現在の日本薬学会）において「病院診療所におけるドラッグインフォーメーション活動」のシンポジウムは注目を集め、これを契機にDI活動は実質的なスタートを切った。さらに、1971年（昭和46）には日本薬学会第91年会（福岡）において「病院におけるDI活動の業務基準」が定められ、業務内容を標準的な活動として具体的に示したため病院薬局や診療所では取り組みやすくなった。1973年（昭和48）には文部省が国立大学病院に薬品情報掛の設置を認めた。こうして、病院や診療所でのDI活動が徐々に全国的に展開していった。この頃にまとめた『DI実例集』は全国の医療施設のDI担当者が受けた問い合わせに回答した実例をまとめたもので、第1集の出版は1975年（昭和50）であった。

医療における薬剤師の役割向上に尽力

一方、医薬分業が進むにつれて、保険調剤薬局におけるDI活動も重要となった。1974年（昭和49）に院外処方箋料が5倍に引き上げられるとともに分業の支援のため全国の薬剤師会は「薬事情報センター」を設置した。1996年（平成8）にはすべての地方薬剤師会に情報センターが設置された。堀岡は「分業が盛んな地区ほどそこの薬事情報センターへの問い合わせが多く、分業と比例している」と述べていた。一方、医療における薬剤師の役割がますます重要になることを堀岡は予想し、日本薬学会主催の「クリニカルファーマシーシンポジウム」を1985年（昭和60）6月に福岡で最初に開催した。隔年としていたが開催の意義が十分に認識され2000年（平成12）からは毎年全国で開催されるようになった。現在ではその名称が「医療薬学フォーラム」と変わっている。また、堀岡が1983年（昭和58）に著した『新調剤学』は、心血を注いで執筆した書籍で、調剤に必要な知識、技能、医療人としての倫理や医薬品の適正使用のための考え方など薬剤師にとって重要な事柄が記述されている。これを書き改め1994年（平成6）に出版した『調剤学総論』は、版を重ね今でも多くの薬剤師や薬学生が利用している。

国立大学病院の薬剤部長が医学部教授職になるのは、1976年（昭和51）に東大、阪大が最初で、翌年には堀岡の九大および京大であった。以後、国立大学医学部附属病院において多くの教授が誕生し、私大病院などにも影響を与えた。

DI業務のなかに、医薬品、農薬や家庭用品などによる中毒に関する問い合わせがあり、中毒関連の情報を取り扱う必要性があった。堀岡は救急医学会などに呼びかけ「中毒情報センター」の設置を提唱した。その結果、1986年（昭和61）7月に財団法人の日本中毒情報センターの設置が認められ、筑波と大阪において中毒に関する情報の提供を通して多くの患者の命を救っている。

ちなみに、堀岡はスポーツが好きで、特に陸上競技が得意だった。自身で「学生時代から卒後にかけて陸上競技の虫だった」と公言しているほど。その理由は、1951年（昭和26）に東京都勤労者選手権大会に出場したところ200 mに優勝した。また、十種競技では年間十傑にランクされたというから薬学人としては珍しい。翌年の1952年（昭和27）にはヘルシンキオリンピック代表最終選考会で十種競技にエントリーされたとのことなので、走ることは相当好きだったようだ。

参考文献
1) 堀岡正義『薬学人のあゆみ―薬剤師として考える』出版協力 薬業時報社（1999）
2) 堀岡正義「これからの医薬情報活動と課題」月刊薬事　1985；27（5）：871
3) 『日本病院薬剤師会五十年史』日本病院薬剤師会（2005）

各論 104

薬学の性格を問い続けた辰野高司

竹中　祐典

　カビ毒および薬学概論の研究者。本名、辰野高。1923年（大正12）12月17日、仏文学者辰野隆の次男として東京で生まれる。祖父金吾は日本銀行本店、東京駅などの設計で知られる建築家、母久子の祖父は反射炉を築造した伊豆韮山の代官江川太郎左衛門。1942年（昭和17）10月東京帝国大学医学部薬学科に入学、戦時下海軍（薬剤）見習尉官候補者の軍歴を経て、1945年（昭和20）10月母校薬学科副手として薬品製造学教室（菅沢重彦教授）でエメチン類似化合物の合成に携わり、1954年（昭和29）2月薬学博士の学位を得る。

カビ毒研究における功績

　1953年（昭和28）4月医学部薬理学教室パイロジェン・カビ毒研究グループ（浦口健二助教授）に入り、日大理工学部薬学科の講師を兼ねる。ビルマからの輸入「カビ米」（黄変米）の社会問題化に伴い浦口研究グループの「黄変米」学際研究（菌学、医学、化学）の一員として生涯のカビ毒研究のきっかけをつかむ。黄変米のカビ *Penicillium islandicum* の毒素ルテオスカイリン luteoskyrin とシクロクロロチン cyclochlorotine の単離と構造決定は、前者は柴田承二グループ（東大薬学教室、1968年）、後者は辰野グループ（佐藤要研究員ら、1973年）によって果たされた。

　1960年（昭和35）4月東京理科大学薬学部の新設に伴い微生物学担当教授に迎えられ上野芳夫助教授らを加えて、ルテオスカイリンの毒性、生化学的研究、シクロクロロチンの化学的研究を継続、その間7ヵ月にわたり日仏交換科学者として渡仏、パリ大学薬学部およびフランス原子力教育・研究センターに留学、前者ではフランスの薬学教育制度の調査、後者ではカビ毒研究の情報交換を行う。

　フランスから帰国後、理化学研究所農薬研究室の新設に合わせてその第2研究室の主任研究員を兼務、日本産麦の「赤カビ」の被害増大を受けてその毒素の化学的研究に従事する。赤カビ（Fusarium属）の毒素トリコテセン類 *Trichothecenes* の3種の構造および毒性（消化器障害、造血器障害、免疫不全など）も辰野グループおよびその他の研究者によって解明された。1967年（昭和42）4月に理化学研究所専任となり1984年（昭和59）3月に退職するまで一貫してカビ毒研究を続ける。その成果は辰野高司「マイコトキシン、殊にフザリウム属マイコトキシンの中毒学的研究」（「防菌防黴」1979）としてまとめられている。1977年（昭和52）4月日本薬学会学術賞受賞。

「薬学概論」研究

　東大薬学科に席を置いたものの化学の講義はあっても「薬」の話のないことに疑問を抱いたことが「薬学概論」の研究に赴かせることになる。1950年代の始めに「在るべき薬学」あるいは「薬とは何か」を唱えて活動を始めた若い薬剤師、薬学者の集団の1人として、フランスで得た薬学教育制度改革（教育年限5年に延長、最終学年時の専門教育分科制など）の知識をも加え、薬学の歴史を知ることからはじめるべきとの命題のもとに『日本の薬学』（紀伊国屋書店、1966）を刊行、薬学概論の執筆を模索する。宮木高明による『薬学概論』（廣川書店、1971）の出版を見て、薬学の哲学を探る学問としての『薬学概論』（辰野高司他、南江堂、1983）を世に問い、1998年（平成10）には辰野高司、川瀬清、山川浩司を編集責任者とする改訂4版を刊行するに至る。

　1994年（平成6）以降に見られた薬事の世界の急激な進展（医薬分業、医療薬学の普及、医薬品産業の国際化、医薬品規制のグローバルにみた調整：ICH、在宅薬剤管理など）は薬学概論に「薬学のオリエンテーション」としての位置づけをも与えることになった。旧著『日本の薬学』は絶版とされ、『薬学概論』（改訂4版）の新たな要点（「医薬品産業の様態」「薬と社会」など）を取り入れた新書版の『日本の薬学』（薬事日報社、2001）が出版された。旧著『日本の薬学』から各著作を通して強調された「薬学の歴史」を教育することの意義は『薬学教育モデル・コアカリキュラム』（平成25年度改訂版、平成25年12月25日、薬学系人材養成のあり方に関する検討会）に明記されている。

　フランスの薬学界との交流で得た成果の1つは『フランスの薬剤師・薬学・医薬品』（辰野高司監修、朝日ホームドクター社、1993）の翻訳出版であるが、そこに収載された「フランスにおける薬学史概要」（フラオー（Flahaut）フランス薬学会会長）の記事に病棟薬剤師の発祥（パリ、オテル・デュー病院、1814年）、病院薬剤師の組織的養成、その活動などについて触れられていないことを批判している。一方、フランスの科学認識論（エピステモロジー）に見られる「薬」への言及、たとえば「薬の哲学の再考」「薬の政治学の必要性」（ダゴニェ著、金森修訳『病気の哲学のために』産業図書、1998）などの考察には至らなかった。フランス薬学アカデミー通信会員（1975年11月）に推挙される。

　公職として薬学教育協議会副会長（1979年）、マイコトキシン研究会会長（1980年）、日仏薬学会会長（1980年）、社会薬学研究会会長（1982年）、中央薬事審議会委員（1982年）などを歴任。2012年（平成24）2月19日没。享年88歳。

参考文献
1) 辰野高司「マイコトキシン、殊にフザリウム属マイコトキシンの中毒学的研究」防菌防黴（1979）
2) 辰野高司『日本の薬学』薬事日報社（2001）

各論 105

薬剤師国家試験の変遷

福島　紀子

国家試験の法的根拠

　薬剤師国家試験は、薬剤師法の第3章（第11～17条）で規定されている。試験の目的は、「薬剤師として必要な知識及び技能について行なう（第11条）」とあり、「試験は、毎年少なくとも一回、厚生労働大臣が行なう（第12条第1項）」ことになっている。また、「厚生労働大臣は、試験の科目又は実施若しくは合格者の決定の方法を定めようとするときは、あらかじめ、医道審議会の意見を聴かなければならない（第12条第2項）」とされている。

受験資格

　受験資格についても、薬剤師法第15条で、以下のいずれかに該当する者でなければ受けることができないとされている。

　一　学校教育法（昭和22年 法律第26号）に基づく大学において、薬学の正規の課程（同法第87条第2項に規定する者に限る。）を修めて卒業した者
　二　外国の薬学校を卒業し、又は外国の薬剤師免許を受けた者で、厚生労働大臣が前号に掲げる者と同等以上の学力及び技能を有すると認定したもの

　第1号にある薬学の正規の課程とは、薬学を履修する課程のうち臨床に係る実践的な能力を培うことを主たる目的とするものについては、その修業年限は6年とするとしている。これは、2006年（平成18）から施行された法律第124号で規定された。施行に伴い附則により経過措置がとられている。1つは改正前の薬剤師法第15条第1号に該当する者、つまり、これまでの4年制教育を受けて卒業した者も受験ができるということである。
　2つ目は、2006～2017年（平成18～29）度までの間に大学（短期大学を除く）に入学し、新4年制課程の薬学の正規の課程を修めて卒業し、かつ、大学院において薬学の修士又は博士の課程を修了した者であって、以下の条件を満たし厚生労働大臣の認定を受けた者も受験することができるとしている。

　・大学院における薬学の課程の在学期間が2年以上あること。
　・4年制課程入学から12年以内に、医療薬学に係わる科目など6年制との差分となる単位

の取得していること（これには薬局病院実務実習が含まれ、専念義務がある）。

また、2001年（平成13）法律第87号による薬剤師法一部改正により、視覚、聴覚、音声機能又は言語機能に障害を有する者も受験を希望する者は受験に伴う配慮を受けることができることになっている。

国家試験の変遷

薬剤師国家試験が初めて実施されたのは、1949年（昭和24）のことである。同年5月15日に学説、7月15日実地試験が行われ、9月1日に結果が発表されている。学説試験の受験者数は2825人で合格者数は2599人（合格率92%）、その後の実地試験の受験者は2572人で、合格者2276人（合格率88.5%）と報告がある。試験問題は、学説が25問、実技試験は、薬品鑑定3問、調剤3問であった。しかし実技試験はすぐに廃止され、筆記試験のみとなった。

1985年（昭和60）に、試験問題の水準を一定に保つ方策として、初めて第1次薬剤師国家試験出題基準が策定された。試験科目は、「薬理学、衛生化学、公衆衛生学、薬剤学、薬事関係法規、日本薬局方」とし、それぞれ大項目、中項目として分類された。この基準は、同年10月に実施された第69回の試験から適用された。薬剤師国家試験は1987年（昭和62）の第71回までは年2回実施されていたが、1988年（昭和63）の第72回より現行の年1回方式に改められた。また、このときまで問題数は学説が100問、実地問題が50問であったが、1988年（昭和63）の第73回から、学説135問、実地問題が65問の全200問となった。

1990年（平成2）には、出題基準が約5年を経過することから、見直し・検討が行われたが、試験科目、出題基準の分類項目の変更はなかった。1994年（平成6）年には第3次薬剤師国家試験出題基準が改正された。これは1992年（平成4）の医療法改正により薬剤師が医療の担い手として明記されたことや、医薬分業の進展により、薬剤師の教育や国家試験の在り方について見直しを求める意見が強くなってきたことによるものである。「薬剤師国家試験制度改善検討会」が開催され「最終報告」が提出された。これに基づき試験科目は、「基礎薬学、医療薬学、衛生薬学、薬事関係法規・薬事関係制度」の4分野に変更され、分類項目は、「大項目、中項目、小項目、小項目の内容」に細分化された。問題数は、基礎薬学60問、医療薬学120問、衛生薬学40問、薬事関係法規・薬事関係制度20問の計240問となった。この基準で実施されたのは、1996年（平成8）の第82回の国家試験からである。平成10年（1998）には第4次の薬剤師国家試験出題基準改定作業が行われたが、試験科目、出題基準の分類項目の変更はなかった。

2004年（平成16）には、出題基準が約5年を経過したことから、第5次の薬剤師国家試験出題基準の見直・改正作業が行われた。「医療薬学」「衛生薬学」で大項目の事項の整理が行われ、個人情報保護法や内分泌かく乱物質、シックハウス症候群といった項目が追加された。2006年（平成18）には薬学部6年制課程が設置され、薬学6年制教育が開始された。2008年（平成20）の第93回の国家試験では、合格者数が1万名を超えた。2009年（平成21）の第94回の国家試験が薬学部旧4年制課程新卒者最後の国家試験となった。したがって、2010年（平成22）と2011年（平成23）の2年間は新卒の薬剤師がいない状況となり、薬剤師不足となった。実際には、この2年間も第95回、96回と国家試験は実施されたが、受験者数は少なかった。2011年（平成23）3月の第96回の国家試験が、薬学部旧

4年制課程最後の国家試験となった。

6年制教育における薬剤師国家試験

近年の医療改革の変化や薬剤師を取り巻く環境も大きく変化を遂げるなか、「薬学教育の改善・充実に関する調査研究協力者会議」が2002年（平成14）9月24日に高等教育長裁定により設置された。この協力者会議において何度も議論がなされ、2004年（平成16）2月12日に最終報告が提出された。その中で、薬学6年制の必要性や、臨床にかかる実践的な能力を持つ薬剤師の養成が求められ、同年2月18日に中央教育審議会から「薬学教育の改善・充実について」（答申）が公開された。

これらの報告を受け、学校教育法及び薬剤師法が同年5月に改正され、2000年（平成18）度から薬学6年制課程がスタートし、国家試験受験資格も冒頭で示したように6年制課程を修めて卒業した者となった。また、国家試験制度の改善や出題基準の検討は、医道審議会の下に設置される各種部会において行われることになった。

そして、薬剤師国家試験出題制度検討会が2007年（平成19）6月に設置され、新たな6年制課程において習得した知識、技能及び態度に関し、これからの医療の担い手として求められる資質を的確に確認するに相応しい薬剤師国家試験のあり方について検討が行われ、2008年（平成20）7月に報告書がまとめられた。この少し前に6年制教育の基礎となった「薬学教育モデル・コアカリキュラム」及び「実務実習モデル・コアカリキュラム」（2008年（平成20）3月）が公表されており、これらの内容を基本として、医学・薬学の進歩と現状を踏まえ、2010年（平成22）に「薬剤師国家試験出題基準」が医道審議会薬剤師分科会薬剤師国家試験出題基準改定部会での検討を経て公開された。

出題領域

出題領域は、「物理・化学・生物」、「衛生」、「薬理」、「薬剤」、「病態・薬物治療」、「法規・制度・倫理」及び「実務」の7領域となり、医療の担い手である薬剤師として特に必要不可欠な基本的資質を確認するため、各領域における基本的な内容を問う「必須問題」と薬剤師が直面する一般課題を解釈・解決するための資質を確認する「一般問題」の区分ができた。さらに、試験出題形式と解答形式の見直しも行われ、「必須問題」の場合は、設問の正誤を一問一答形式にすることが基本とされ、「一般問題」は、正答の設問肢が1つではない形式または解答肢のすべての組み合わせの中から正答肢を選択する形式が基本とされた。

試験問題数

試験問題数については、「必須問題」は、「物理・化学・生物」から15問、「衛生」から10問、「薬理」、「薬剤」、「病態・薬物治療」からそれぞれ15問、「法規・制度・倫理」および「実務」からそれぞれ10問とされ、合計90問とされた。「一般問題」は、各領域における技能・態度を含む薬学の理論に基づいた「薬学理論問題」と医療や公衆衛生等の実務において直面する一般的課題を解決するための基礎力、実践力及び統合力を確認する「薬学実践問題」に区別され出題されることになった。

「薬学理論問題」の問題数は「実務」以外の構成とされ、「物理・化学・生物」から30問、「衛生」か

ら20問、「薬理」、「薬剤」、「病態・薬物治療」からそれぞれ15問、「法規・制度・倫理」から10問とされ、合計105問である。

「薬学実践問題」は、「実務」から20問と、それぞれの科目と「実務」を関連された複合問題とし、「物理・化学・生物」と「実務」で30問、同じように「衛生」、「薬理」、「薬剤」、「病態・薬物治療」、「法規・制度・倫理」と「実務」との複合問題がそれぞれ20問とされ、合計150問となった。

国家試験全体としては、これまでの240問から大幅に増加され345問となった。この基準は、2012年(平成24)3月(第97回)より適用されている。

合格基準と合格率

合格基準は全問への配点の65%を基本とし、問題の難易を補正して得た実際の総得点以上であることや、一般問題については構成する各科目の得点がそれぞれ配点の35%以上であること、必須問題については、全問題への配点の70%以上、かつ構成する各科目の得点がそれぞれ配点の50%以上であることなどが示されている。

第97回国家試験の合格率は88.3%、98回が79.1%、99回が、60.8%、100回が63.17%となり、6年制教育に求める知識と実践に関する総合能力が高くなっていることが推測される。

国家試験の今後

4年制教育の時の薬剤師国家試験出題基準は、おおむね5年を目途に見直しを行ってきたが、6年制教育では、学術の進歩及び薬剤師業務の変化に伴い、おおむね4年を目途に見直しを行うこととされている。薬学教育についても、2013年(平成25)12月に「薬学教育モデル・コアカリキュラム―平成25年度改訂版―」が公表され、2015年(平成27)4月の新入生から適用されるため、現在、国家試験の見直しが実施されている。このように、薬学教育と薬剤師国家試験は連動しながら変遷している。

参考文献
1)『日本薬剤師会80年史』日本薬剤師会
2)『日本薬剤師会100年史』日本薬剤師会
3) 中央教育審議会「薬学教育の改善・充実」(平成16年2月18日): http://www.pharm.or.jp/kyoiku/pdf/monka_1602.pdf
4) 厚生労働省「薬剤師国家試験について」(平成22年10月13日一部訂正): http://www.mhlw.go.jp/stf2/shingi2/2r9852000000tabj-att/2r9852000000tad0.pdf

各論 106 薬剤師の倫理の歴史

川村 和美

日本の薬剤師倫理規定の歴史

わが国における薬剤師業務は、歴史的に大きく変化している。これほど制度によって業務内容が変わる医療職種も珍しいのではないだろうか。1874年（明治7）8月の「医制」制定で薬剤師という職業ができた頃は、丸剤、煎剤、軟膏など「薬剤を作ること」が業であった。1889年（明治22）3月の「薬品営業並薬品取扱規則（薬律）」成立により、薬剤師制度および薬局制度が規定された。しかし当時薬剤師の数が極めて少なく、長年漢方医療の習慣に親しんできた国民意識から、薬局での調剤は進展しなかった。1906年（明治39）5月に制定された「医師法」が、1933年（昭和8）に改正され、「医師は患者より薬剤の交付に代え処方箋の交付の要ある場合に於いて診療上支障なきときは之を交付することを要す。」と定められた。1943年（昭和18）に薬事法が制定され、1948年（昭和23）に全面改正されて、薬剤師の業務は薬剤を「量り、分かち、混ぜる」といった「薬剤の調製」が主となった。

1954年（昭和29）、「医師法、歯科医師法及び薬事法の一部を改正する法律」が制定され（いわゆる医薬分業法）、1956年（昭和31）から施行されたが、医師から薬を直接受け取ることが習慣として定着した日本で分業は進展しなかった。1960年（昭和35）8月10日に制定された「薬剤師法第19条」は、「薬剤師でない者は、販売又は授与の目的で調剤してはならない。」と規定し、調剤業務について薬剤師がこれを独占することを明らかにした。しかし、そのただし書で、「(1)患者又は現にその看護に当たっている者が特にその医師（歯科医師）から薬剤の交付を受けることを希望する場合と、(2)医師法第22条各号（歯科医師法第21条各号）の場合（すなわち、暗示効果の必要などの医療上の理由、家人や薬局の有無などの患者側の理由等により医師が患者に処方箋を交付しないでよい場合）に限り、医師（歯科医師）は、例外的に、自己の処方せんにより自ら調剤することができる」と規定した。

そのような背景の中、1968年（昭和43）8月に日本薬剤師会より薬剤師倫理規定が、1973年（昭和48）に薬剤師綱領が制定された（**図1**）。

分業元年と言われる1974年（昭和49）、処方箋料が100円から500円に引き上げられ、実質的な医薬分業の開始となったとはいえ、前述の「薬剤師法第19条」の医師（歯科医師）の調剤を認めるただし書が足を引っ張り、医薬分業は遅々として進まなかった。実際に、本格的に始動したのは平成に入ってからである。1989年（平成元）に全国平均11%だった医薬分業率は、厚生労働省が38のモデル国立病院に対して完全分業を指示した。1997年（平成9）以降急速に進んで、2003年（平成15）には50%を超え、いまや院外処方箋受取率70%以上の完全分業に近づいている。

図1 薬剤師綱領

薬剤師綱領

一、薬剤師は国から付託された資格に基づき、医薬品の製造、調剤、供給において、その固有の任務を遂行することにより、医療水準の向上に資することを本領とする。

一、薬剤師は広く薬事衛生をつかさどる専門職としてその職能を発揮し、国民の健康増進に寄与する社会的責務を担う。

一、薬剤師はその業務が人の生命健康にかかわることに深く思いを致し、絶えず薬学、医学の成果を吸収して人類の福祉に貢献するよう努める。

日本薬剤師会

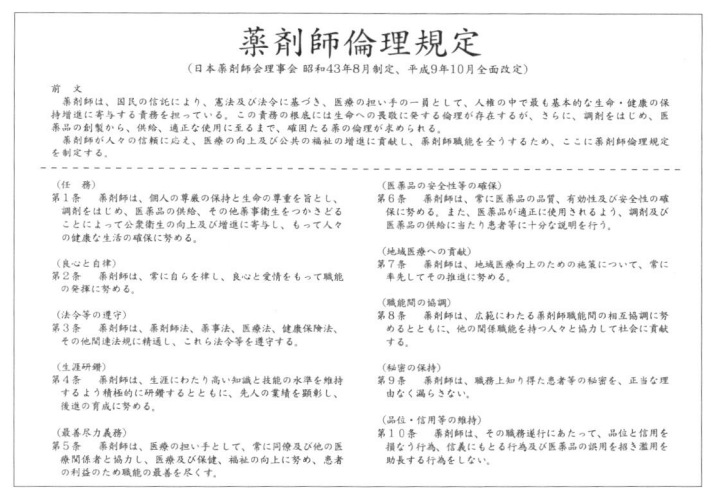

図2 薬剤師倫理規定

1992年（平成4）の「医療法」改正から薬剤師も「医療の担い手」に明記され、薬剤師も対人援助職の一員として、病院では薬剤師は薬剤管理をするために病棟に出向いて入院患者に接し、保険薬局では薬剤師が患者に処方薬を手渡すようになった。これまで薬剤という"物質"を相手にしてきた薬剤師が、患者という"人"を相手にすることになったという大きな変革があった。こうした30年余りの目まぐるしく変わる時代を経て、1997年（平成9）10月に全面改定された（**図2**）。

近年、日本の医療政策は在宅医療へと移行し、1997年（平成9）から比して保険薬局の勤務者は倍増している。それまで、小売業であった保険薬局は、2007年（平成19）の医療法改正以降、医療提供施設になっている。このような医療の変化に伴い、病院における薬剤師の役割も保険薬局における薬剤師の役割も、さらに大きく変化している。改定から20年近く経過している現在、日本でもますます多様化・拡大化する現状の薬剤師業務に沿った倫理規定の改定が望まれる。

改定にあたっては、薬剤師自身が考える自分たちの役割や責任、理想を呈示するのみならず、国民

や社会が薬剤師という職種に何を求めているのか、どうあって欲しいのかといったニーズが十分に盛り込まれた内容にすべきである。また、国内外の医療ならびに薬学や職能の動向に目を向け、次の倫理規定を作成する際の方向性を指南できる、人文社会学的な素養を備えた薬剤師の養成が必要である。薬剤師の視点からどうすればよいか、という哲学・倫理学的判断がなされなければならない。一有国家資格者として妥当性のある判断が成せる薬剤師を輩出するために、旗標となる倫理規定が近く発信されることを期待したい。

外国の薬剤師倫理規定の歴史

　欧米では、古くから薬剤師の資質向上のために斬新的な手段が講じられてきた。ヨーロッパでは早くも12世紀から調剤師を一定の遵守義務を要する「宣誓職業」と位置づけ、初期には神の前で後には指導者（試験官）の前で、規律遵守の決意や誠意を述べる「宣誓」という行為を強要していた。宣誓は本来、神に対する厳粛な約束であり純粋に宗教的な行為であったが、宗教が栄え多くの人々がこれを尊重し信仰していた当時、人に何らかの義務を果たすように強いる最も有効な方法として機能していった。

ヨーロッパ

　1271年のパリ大学医学部の規則によると、この宣誓を破った者は宣誓違反の罪に問われ、教授から破門宣告を受けたと遺されている。宣誓の違反者は物質的な制裁のほかに、このような道徳的な苦痛と宗教上の苦しみが加えられていたようである。宗教的な意味を別にしても、宣誓文の中には一般に調剤師の行うべき主な義務が掲げられていたため、宣誓文を暗唱することは正しい業務遂行に必要であり、宣誓を行わない調剤師は法律的不正者と見なされた。宣誓は最も古い規約の中にも見られ、長い間調剤師への加盟を認める唯一の手続きであったと思われる。ギルド（当時、ヨーロッパ都市に特に発達した同業組合）の社会では、このように半強制的に職業人の責任を負わせていたが、職能倫理の確立と薬学教育の基礎を徹底させる手段としては有効であったと考えられる。

　1902年に至ってもなお、この宣誓はフランスのセーヌ地方において行われていたという。まもなく1906年に宣誓の義務は廃止され、これに代わって倫理規定がヨーロッパ諸国で制定されたと考えられる。

　ヨーロッパ諸国における倫理規定の多くは20世紀に入ってから制定されたものであるが、その歴史的背景から倫理規定といっても薬事法の一部として法的強制力を有するものもあった。なお、国民に対する厳粛な約束＝儀式としての宣誓は、多くの欧米諸国で現在も卒業式などの際に行われている。

アメリカ

　一方、アメリカでは個人に自主的な遵守を求める倫理規定の制定が考えられ、1848年に薬剤師の一般的な義務を規定する倫理規定が、フィラデルフィア薬科大学において採択された。この倫理規定が事実上、世界で最初の薬剤師倫理規定と考えられている。薬剤師に対する職能倫理について遵守義務を負荷するという観点からすると、ヨーロッパ諸国の宣誓はアメリカで制定された倫理規定よりも

ずっと早い。しかし、倫理規定とは本来「自発的な遵守」を唱えたものであることから、宗教的あるいは法律的強制力をもって遵守を科していた宣誓は倫理規定とは異なる性質のものであり、アメリカの倫理規定が本質的に世界で初めて制定された薬剤師倫理規定と言えるだろう。この薬剤師倫理規定を作成したウィリアム・プロクター，Jr.（William Procter, Jr；1817～1874）については、本書外国の薬学史各論36「アメリカ薬学の父—W・プロクター，Jr」を参照されたい。

FIP

　世界の薬剤師会を牽引する組織に国際薬剤師・薬学連合（International Pharmaceutical Federation, Fédération Internationale Pharmaceutique：FIP）がある。1912年に設立されたFIPは、その100年の歴史を通じて薬科学と職能が融合した真の薬学の構築を目指してきた。その活動を推進するために、全世界の薬学関係者の指針となるべく薬剤師倫理規定を時代のニーズに合わせて、これまでに1960年、1997年、2004年、2014年と4回改定している。

　最新の倫理規定には、「薬剤師は限りある利用可能な資源ならびに公正・正義の原則を常に考慮して、消費者や患者、その介護者に対して可能な限り最良のケアを提供するよう努めるべきである」、「利用可能な資源の限界や公正・正義の原則を常に考慮しつつ、個人にも社会にも可能な限り最良の医療が提供されることを保証するよう、医療提供システムにおける同僚、他の健康専門職、消費者、患者、介護者やその他の関係者と協力・連携すること」と、医療費の中で医薬品が占める割合が世界的に高まっていることを鑑み、限られた医療資源の適正な配分に薬剤師が積極的に介入するよう繰り返し述べられている。生命医学倫理の4原則（自律性の尊重、恩恵・善行、無危害、公正・正義）のうち、特に公正・正義原則を薬剤師の重視すべき役割として課した変更点は、まさに時代のニーズに沿った内容呈示と言えよう。

　さらに、「慎重なマネジメントを要する利益相反に関して多くの状況が生み出される可能性や、相反する忠誠心によってもたらされる難題を認識しつつ、薬剤師が常に自立したヘルスケアプロフェッショナルとして確実に活動すること、そして、薬剤師の最優先事項が確実に彼らの専門的なサービスの提供を受ける対象者の最大関心事と安全、そして幸福であるようにすること」、「専門的なサービスを提供する上で取得されたり、アクセスされた患者情報の機密性を守り、細心の注意を払うこと。また、このような情報の開示は、当人のインフォームド・コンセントが得られた場合や、法規や規則で適用が認められる場合のみとすること」といったように、利益相反や個人情報保護にも具体的に触れている。

参考文献
1）長与健夫、日本医史学雑誌、43（4）、92-95（1997）
2）清水藤太郎『日本薬学史』南山堂（1949）
3）『医薬品販売業ハンドブック』改訂第6版、薬事日報社（1987）
4）日本薬剤師会「Annual Report of JPA 日本薬剤師会の現況，2012-2013」25（2013）
5）薬事法（昭和35年8月10日 法律第145号）平成26年6月13日法律第69号
6）総務省「医薬品等の普及安全に関する行政評価・監視〈調査結果に基づく勧告〉」（2013）
7）奥田 潤，川村和美『薬剤師とくすりと倫理』改訂7版、じほう（2007）
8）Robert A. Buerki, Louis D. Vottoro. Ethical Responsibility in Pharmacy Practice, American Institute of the History of Pharmacy, Madison, Wisconsin（1966）
9）トム・L・ビーチャム，ジェイムズ・F・チルドレス『生命医学倫理』成文堂（1997）

各論 107

病院薬剤師の歴史と業務の変遷

小清水　敏昌

病院薬剤師のはじまり

　古くは室町時代にポルトガル人の外科医師アルメイダが当時のキリシタン大名の大友義鎮の庇護の下、1551年（天文20）に府内（現在の大分市）に100床ほどの西洋式の病院を開設した。その職員のなかに薬草を集め薬剤を調製したパウロ（洗礼名）という日本人が最初の病院薬剤師ではないかと言われている。現在でもその名の病院が大分市にあり、大分市医師会立アルメイダ病院（406床）として存在している。薬剤師という名称が用いられたのは、1885年（明治22）の「薬律」という法律が制定されてからである。

病院薬剤師業務の変遷の概説

　太平洋戦争が終結後、連合軍総司令部（GHQ）は日本に対しさまざまな改革を提言した。こうした中、1949年（昭和24）7月1日に米国薬剤師協会の使節団が来日し、わが国の現状を視察し医薬分業の実施や今後の薬剤師のあり方など、45項目にわたる勧告を同月30日に提出した。

　昭和30年代の病院薬剤師の業務は外来調剤が主体で、処方薬は散剤が多く、このため調剤に時間を要した。その後、製薬企業の技術が進歩し錠剤やカプセル剤などの固形製剤品が製造されるようになり、調剤作業は飛躍的に合理化された。院内の製剤業務は外来調剤作業の軽減化のために散剤や外用剤などを約束処方として多種にわたり製剤化した。院内製剤化に関しては安定性等の品質確保のための研究課題に取り組んでいた。

　その後、薬事法、薬剤師法、医療法等の法律の改正から、あるいは診療報酬上から病院薬剤師として行うべき主な業務を以下のように展開していった。

　昭和40年代にDI業務（質疑応答、DIニュースなど）が始まり、その後10年余で多くの病院で活発に行われたため、医師ら医療従事者から高く評価された。

　1974年（昭和49）10月処方箋料が10点から50点に引き上げられ、医薬分業元年として期待されたが、その道のりは長かった。1985年（昭和60）に厚生省は全国4ヵ所を医薬分業モデル地区に選定した。また、国立病院に対しては院外処方箋発行率の数値を具体的に挙げて指示した。その結果、医薬分業が徐々に進み2003年（平成15）には分業率が50％を突破したが、その一方で分業の質が問われることとなった。病院薬剤師と保険薬剤師との研修会などを通じて薬薬連携が活発に行われた。1976年（昭和51）から国立大学病院薬剤部に専任の教官制が認められ、医学部教授と薬剤部長を兼務する

教官職が誕生し、順次その数が増えていった。大学病院の薬剤師業務を医学教育のなかに取り入れる必要性が理解され評価されるようになった。1980年（昭和55）からはTDM (Therapeutic Drug Monitoring：治療薬物モニタリング) が診療報酬上で適用となり、適正な薬物治療への的確なサポートとなった。

　1985年（昭和60）12月に厚生省から公表されたGCP案に基づき病院薬剤師は積極的に治験に参画しその職務（CRC、IRB、治験事務局など）を発揮し、治験に参加する患者の安全を確保しつつわが国の新薬開発に力を注いだ。また、同年3月の診療報酬改定によりIVHの無菌製剤処理加算が新設された。

　1988年（昭和63）4月から入院患者への服薬指導などの画期的な病棟業務が新たに始まった。従来型の薬局内だけに留まらず、病棟・外来に出向き医師、看護師らとともに臨床業務である服薬指導、投薬管理記録などを行った。その後、ICU、手術室や救命救急などにおいても薬剤師が薬品管理業務などを行い、医療チームの一員として認められていった。病棟活動が活発になると、専門的なチームが必然的に生まれ、栄養、褥瘡、糖尿病などの管理チームが組織化された。

　1992年（平成4）6月の第2次医療法改正によって、薬剤師は「医療の担い手」と明記され社会的にも責任が大きく増した。同時に厚生省は医療提供施設として病院を特定機能病院（82施設）と療養型病床群とに新たに分類した。この医療体制がこの後、主力となっていった。

　1993年（平成5）カナダのマクマスター (Mc Master) 大学で始まった科学的根拠に基づく医療 (Evidence-Based Medicine：EBM) が瞬く間に世界に広まり、わが国でも90年代後半から導入され、国や学会でも疾病ごとの診療ガイドラインを作成し始めたほど影響があった。

　1999年（平成11）は重大な医療事故が相次いで発生した。これらの医療事故は、大学病院、地域の基幹病院など規模の大きい医療施設で生じたため、国民にとっても衝撃的な出来事であり社会的にも問題となった。

　2003年（平成15）、特定機能病院に導入されたDPC (Diagnosis Procedure Combination) は従来の出来高払いの診療報酬形態ではなく、1日当たりの定額支払い制度を言い、診断群分類に基づいて支払いを行う新規の制度であった。薬剤師は後発医薬品の選定などで存在価値を発揮している。

　近年では、病院薬剤師の業務を軽減するようなSPD (Supply Processing & Distribution) なる新たな業種が興り、施設内の医薬品や医療材料などの物品の管理、供給を行い薬剤師業務の軽減や経営上から効果を発揮している。

　2010年（平成22）4月には厚労省医政局長は「医療スタッフの協働・連携によるチーム医療の推進」の通知を発し、病院薬剤師に対する9項目の業務について提言し積極的な行動に期待を示した。

外来患者中心の業務

　病院で使用する医薬品は従来は散剤が主で、いわゆる計量調剤と言われる「秤」による調剤であった。1957年（昭和32）にわが国で開発されたカナマイシンなどの抗生物質製剤が開発され、新薬が多種発売されるようになった。医療用医薬品の開発・販売促進の契機となったのは1961年（昭和36）に実施された国民皆保険制度であった。この頃の病院薬剤師は外来調剤に忙殺され、特に調剤では散剤が多く調剤（計量調剤）するのに秤量、分包、監査などに時間を要した。薬局内では薬塵による薬局アレルギーの問題も生じた。昭和40年代には、経済成長と医療保険制度の拡充に伴い、患者数の増

加や錠剤・カプセル剤の医薬品の提供など欧米からの技術導入によって製薬産業は急激な伸びを示し、1970年（昭和45）には医薬品生産額は1兆円に達し、開発や大量販売が活発になった。病院で採用する医薬品も錠剤やカプセル剤のような固形剤が多くなり、調剤（計数調剤）に時間をかけず患者に交付できるようになった。散剤の自動分包機が病院で使われ始めたのが1970年（昭和45）頃、錠剤やカプセル剤の自動分包機の場合は1990年（平成2）頃からで、一包化調剤への導入となった。

医薬品情報業務（DI）の誕生

米国のケンタッキー大学に全米で初のDIセンターが設置されたのが1962年（昭和37）で、この活動は評価が高く全米の病院薬剤師の間に広まった。わが国でもこの業務をいち早く取り入れ、翌1963年（昭和38）には東大、阪大、九大で薬品情報係が設置され、活動を始めた。1965年（昭和40）、福岡での日本薬学大会（現・日本薬学会）のシンポジウム「病院診療所におけるドラッグインフォメーション活動」が大きな注目を浴びた。

これが契機となり、わが国で医薬品情報活動が全国的に展開された。1971年（昭和46）には「病院におけるDI活動の業務基準」が定められ、均一的な業務として一層広まった。この頃、医薬品による副作用問題が報道された。1962年（昭和37）サリドマイド販売中止、1967年（昭和42）クロロキンによる視力障害、1970年（昭和45）キノホルム販売中止、などが社会的にも問題とされた。1972年（昭和47）12月には製薬企業が資金を提供して財団法人日本医薬情報センターが設立された。

こうした動向から、文部省は1973年（昭和48）、国立大学病院に薬品情報主任の設置を新たに認めた。わが国にDI活動が導入されてから、わずか10年後のことである。1975年（昭和50）出版の『DI実例集』を始め、DI用書籍が多く出版された。1985年（昭和60）6月に第1回クリニカルファーマシーシンポジウムが福岡で開催され、以後継続している。

こうして、DI業務は全国の病院薬局・診療所において活発に行われた。これに拍車をかけたのが1988年（昭和63）の新設の「入院調剤技術基本料」である。施設基準が定められ、「300床以上で医薬品情報管理室を有し、専任の薬剤師を2名以上配置していること」が規定された。病棟活動を活発に行うためにはその活動をサポートするためのDI室の必要性が強調されたのである。現在ではこの基準は緩和されている。こうして、診療報酬上の後押しがあったため、DI業務がさらに発展した。

学術団体としての自立

1955年（昭和30）4月に全国の病院薬剤師が集まり、日本病院薬剤師連合協会を設立した。その後、1961年（昭和36）7月の代議員会において、「日薬から分離独立し社団法人日本病院薬剤師会（以下、日病薬）を設立すべきである」との意見が議決された。しかし、専任職員や事務所もなく会費での運用も困難な状況であった。社団化がなされたのは、高木敬次郎日病薬会長と石館守三日薬会長によるトップ会談で合意を得て、厚生省から設立認可されたのが1971年（昭和46）7月である。同年11月には全国に先駆けて第1回日病薬関東ブロック学術大会を新宿の東京薬科大学で初めて開催した。以後、ブロックでの学術大会が開催されている。

1989年（平成元）6月には官民を挙げて財団法人日本薬剤師研修センターが設立された。日病薬は、病院における各種業務上の研究などをさらに深めるために日本薬学会とは別に1990年（平成2）6月、

日本病院薬学会を設立し雑誌「病院薬学」を発行した。翌1991年（平成3）7月、東京の九段会館で第1回日本病院薬学会年会が開催され、企業人、大学人をも含んだ会員から構成された。さらに、2001年（平成13）1月には学会の名称を日本医療薬学会に変更し、発行している学術雑誌も「医療薬学」に改称した。なお、同学会は、2008年（平成20）12月に一般社団法人化されている。また、明治時代から続いていた歴史のある「病院薬局協議会」は1995年（平成7）3月末の仙台での日本薬学会主催を最後として、以後、日本病院薬剤師会主催として継承されることになった。

一方、日病薬は専門薬剤師制度を進めていたが、2009年（平成21）10月からは、がん専門薬剤師認定制度を日病薬から日本医療薬学会に移管した。さらに、2012年（平成24）5月には、薬物療法専門薬剤師制度を本学会として発足させた。近年では、医師をはじめ他の医療職ではそれぞれの領域の専門能力を認定しており、病院薬剤師にとっても今後はさらに各領域の専門制度が誕生すると考える。

入院患者中心の業務展開

1988年（昭和63）3月の診療報酬改定において、病院薬剤師が病棟で各種の薬剤業務を行うことで診療報酬点数「入院調剤技術基本料」の月1回100点が新設された。当時は「100点業務」として沸き返っていた。病棟で患者へ服薬指導などを行う結果としてのフィーであり、現在の薬剤管理指導料の前身である。医療施設の中には、病棟にサテライトファーマシーを設置するところも現れた。ただし、施設基準が厳しくこれをクリアしないと算定ができなかった。

しかし、この点数が2年ごとの診療報酬改定により、その都度増額された。すなわち、改定ごとに200点、400点と増加し、1994年（平成6）には名称が「薬剤管理指導料」と変更になり、600点と大幅に増加した。1996年（平成8）からは週単位が認められ、週1回450点を月2回限度とされ、同時に麻薬指導加算50点も認められた。さらに、1998年（平成10）に480点を月2回、2000年（平成12）には月に350点×4回、2008年（平成20）には業務内容に応じて430点、380点、325点と3つに区分され、月4回の請求が可能となり、薬剤師による臨床的業務がますます期待された。また、患者が今まで服用していた薬剤などを持参して入院するようになり、持参薬の管理が病院薬剤師の重要な業務となった。2012年（平成24）4月からは新たに「病棟薬剤業務実施加算」が認められた。こうした背景から、全国の病院薬剤師は入院患者中心のさまざまな臨床的業務に取り組み、患者に対する薬物治療および医療安全に貢献できるような業務の転換期を迎えたのである。

一方、最初の100点業務の中には、注射薬についてもその都度処方箋によって払い出しを行わなければならないとあった。この作業を「注射薬の1本渡し」と呼称されたものの、その業務にはかなりの人手を要した。しかし、入院患者にとっては有益で、内服薬と注射薬との薬物相互作用を薬剤師が確認し、患者の安全性を確保することにつながった。

さらに、医薬分業の進展が後押しをした。1988年（昭和63）、厚生省は国立病院に対して院外処方箋を30％発行することなどを指示した。また、文部省も1993年（平成5）に国立大学病院に対して院外処方箋の発行などを指示している。その結果、2012年（平成24）の院外処方率は全体で約66％、特に病院は約73％と高く、病院薬剤師の業務は入院へとシフトしていることがうかがえる。また、2010年（平成22）4月の診療報酬改定では、新たにチーム医療の栄養や呼吸ケアなどに関するチーム加算を認め、薬剤師は他の医療職と協働して患者の治療のために業務を展開している。

リスクマネジメントの取り組み

　1999年（平成11）1月、横浜市立大学医学部附属病院で患者を取り違えて手術したという、信じがたい重大な医療事故が発生した。2月には都立広尾病院で消毒薬を誤って注射された患者が死亡、12月癌研究会付属病院で3倍量の抗がん剤を投与された患者が死亡（報道は翌年4月）するなど、医療安全に関して国民の間にも不安が生じた。しかも、この年の11月、米国の医学研究所から、米国では医療ミスで毎年4.4万人から9.8万人が死亡しているという衝撃的な発表があった。

　これに対して、日病薬は同年4月「消毒剤による医療事故防止について」の指針を迅速に策定し、全国の会員へ取り扱い方を徹底するとともに、翌5月には日病薬会長らが東京・日比谷記者クラブで記者会見を行い、事故防止を広くアピールした。全国の医療施設では指示・記録などの明確化、医薬品の類似名称など医療安全の方法を再検討し、ヒアリ・ハットの収集・分析（日本医療機能評価機構に平成16年10月から移管）あるいはリスクマネージャー、クリニカルパスなどを通して院内のリスク減少を目指した安全対策を講じた。抗がん剤の混注についても、専用の無菌調製室を完備し病院薬剤師が専門性を発揮し取り組んだ。しかし、その後も医療事故は次々と起こり、施設での医療安全は問題を抱えていた。

　一方、1999年（平成11）1月には日病薬の医薬情報委員会は以前から行っていた重大な副作用回避事例報告制度を呼称しやすいPRE-AVOID（プレアボイド）と変更し、2000年（平成12）1月にその報告を促進するため全国担当者連絡会議を開催した。また、日病薬は続発する医療事故を防止するため同年4月「リスクマネジメント対策特別委員会」を設置し、病院・診療所における医薬品を中心とした安全対策を検討した。しかし2005年（平成17）1月、京都大学病院に入院した患者が持参薬の過量投与によって死亡した。日病薬は直ちに会員へ持参薬管理に取り組むよう、強く指示した。

病院薬剤師の配置人数問題

　1993年（平成5）、従来の医療施設ではなく高度な医療に対応できる目的で、厚生省は大学病院本院および国立病院の一部を含む特定機能病院82施設を指定した。これらの施設における配置薬剤師数は、入院患者30人に1人あるいは外来処方箋80剤に1人とした。ところが、1998年（平成10）10月7日に厚生省の医療審議会は「病院薬剤師配置基準見直し」に関して「一般病院は入院患者70人および外来処方せん75枚に薬剤師1人、精神・療養病床群は150人に薬剤師1人」と答申した。病院経営団体側では入院患者100人に薬剤師1人で十分と強く主張していた。

　この答申に反発した病院薬剤師らは、翌11月13日に急遽開催された日病薬の臨時代議員会において、当時の会長の不信任案を可決し辞任させた。しかし、病院薬剤師の人員配置基準が従来の調剤業務からではなく、患者数に応じた基準になったことにより、他の医療職と肩を並べ大いなる前進であった。この答申は3年を目途に病院薬剤師の業務実態に即して見直すことになっていた。その3年目を迎え、再び「病院における薬剤師の人員配置基準に関する検討会」が開催された。この検討会のメンバーは前回と大幅に異なり、病院薬剤師3名、病院経営団体3名でその他中立的立場の委員を含めた公平な検討会であった。2001年（平成13）3月以降6回の審議のあと、同年10月26日の答申は「病棟単位に薬剤師一人を配置すべき、という意見にも配慮し今後、薬剤師の需給、薬剤師の業務内容や配置の実態、薬剤師育成における臨床教育の充実等の進展を踏まえ3年後を目途に人員配置基準

の検討を開始すべきと考える」として厚労大臣に提出した。

　2005年（平成17）6月28日、人員配置を審議していた社会保障審議会医療部会は中間のまとめを発表し「病院薬剤師や看護師等の人員配置に基準を充足させることについては、病院における外来患者に基づく医師数の規程の必要性についても引き続き検討が必要」とした。結局、薬剤師でなくてはならない業務を行い、患者や一般国民の理解が得られるように努力する必要がある。

薬学教育6年制と受け入れ体制

　2004年（平成16）5月に学校教育法の一部を改正する法案および薬剤師法の一部を改正する法案が参議院本会議で、また翌6月には衆議院本会議でいずれも全会一致で可決、成立した。これによって薬学教育の6年制が認められ、薬剤師国家試験の受験資格には6ヵ月間の実務実習が必須となり、2006年度（平成18）の入学生から適用された。法案の議決にあたり、衆・参両院の文部科学委員会および厚生委員会ではいずれも附帯決議がなされた。

　一方で、学生を受け入れる病院薬局や開局薬局における臨床実習が非常に重要であり、その体制を確保する必要がある。2010年（平成22）5月からは6年制の長期実務教育が始まり、病院では2.5ヵ月間にわたり学生を指導・教育することになった。また、実習を受け入れる病院での指導者を育てるため、日病薬はその基準を制度化した。そして、2012年（平成24）4月、最初の6年制薬剤師が社会に巣立った。

参考文献
1) 奥田 潤「弘治3年（1557）アルメイダが設立した府内（大分）病院とそこで働いていた日本人調剤師パウロについて」薬史学雑誌　2006；41（2）：77-80
2) 『日本病院薬剤師会五十年史』薬事新報社協力（2005）
3) 秋葉保次、中村 健、西川 隆、渡辺 徹 編『医薬分業の歴史　証言で綴る日本の医薬分業史』薬事日報社（2012）

各論 108

学校薬剤師の歴史

宮本　法子

世界に類をみない学校薬剤師制度

　学校薬剤師の創成期から85年、わが国独自の学校薬剤師制度は、世界に誇ることができるものである。この制度設置に関しては、児童の誤薬事件が発端となっていることは知られていたが、謎の部分が多かった。

ある小学校での誤薬死亡事件が発端

　日本の学校薬剤師の設置は、ある小学校で誤って薬を投与された女子生徒が死亡した事件が契機となっていた。それは1930年（昭和5）早春に北海道小樽市の奥沢小学校で起きた、あってはならない痛ましい事件であった。地元紙『小樽新聞』夕刊（昭和5年3月19日付）は「児童のかぜに誤って昇汞」と次のように伝えている（図）。

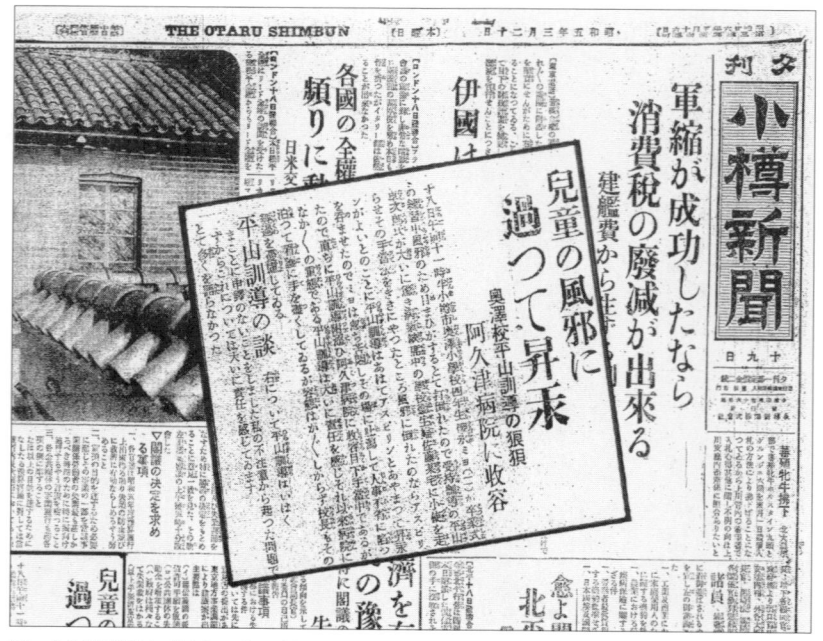

図　「小樽新聞」（昭和5年3月20日夕刊）

「昭和5年3月18日午前11時半、小樽市奥沢小学校4年生の女の子(11歳)が卒業式の演習中、風邪のため、めまいがすると言って倒れた。受け持ちの教師は大いに驚き、病気欠席中の学校衛生婦宅に小使いを走らせ、その手当法を聞きにやったところ、風邪で倒れたのならアスピリンがよいとのことに、教師はあわててアスピリンと誤って昇汞を飲ませたので、生徒は忽ち苦悶を始めその場に吐瀉して人事不省に陥った。直ちに教師が付き添い阿久津病院に収容し、目下手当て中であるが、なかなかの重体である」

さらに翌3月20日付の『小樽新聞』では、その教師の話として「アスピリンの所在を再び諮したところ、折柄来合わせた教師がアスピリンと書いたボール箱を発見したので、その箱の文字を見ただけで、中から小瓶を取りだし、その白いクスリを約1グラム飲ませた。後で小瓶のレッテルを確かめたところ昇汞と書いてあった」と報じている。

事件から2日後の3月20日、午後4時10分になって生徒が死亡するという事態となった。この間、教師は一刻も生徒の傍らを離れず、夜も寝ずに看病したが、いかに過失とはいえ人命を死に至らしめた罪は免れず、「先生は良い先生だ。許してあげてください」と訴える児童からの嘆願書は600通にも及んだという(『小樽新聞』昭和5年3月23日付)。

制度是正が先決と薬剤師会に委託

この誤薬死亡事件は、教育界をも震撼させた。責任の所在は校長をはじめ教育課長にまで及び、世論をわかせた。その第一の問題点は、何よりも多数の人命を預かる学校で毒物や劇薬を並べ、それらが区別されずに置かれていたという事実である。

しかも、これを取り扱う者がすべて無資格者であった。そのため、学校や関係者が薬品管理上の責任を問われるのは当然ではあるが、事件の責任や処罰を云々するよりも制度の欠陥を是正するのが先決であるということになった。

この間、地元の小樽市薬剤師会は学校における薬品の貯蔵・管理一切を無料で奉仕することを小樽市長に申し入れていた。早速、小樽市は北海道庁と相談し、条例作りに乗り出し、各学校に薬の専門家である薬剤師を配置することを決めた。これが小樽市の学校薬剤師を委嘱するに至った発端である。

小樽市で初の学校薬剤師の委嘱状が、小樽市と北海道庁から小樽市薬剤師会長の岡島元治郎に届いたのは1931年(昭和6)5月のことである。

『小樽新聞』(昭和6年5月10日付)は「無給にて本市学校薬剤師を依嘱する」と書き、同時に北海道庁長官から「薬品取扱管理」を命じられたと伝えた。その内容は〈薬剤師会が学校衛生に奉仕/薬品管理の徹底を期し各校に改善ののろし〉と2段組みで報道された。

翌6月26日には、小西七蔵、上田惣吉、桜庭徳次、城下勇、塚原瑞穂、前沢彦吉、目黒賢助、入山三郎の8名の学校薬剤師が選ばれ、学校薬剤師が担当する各学校の薬品のみならず学校衛生の改善に取り組むと決意を述べた。

そして7月8日には第1回学校薬剤師会を開催し、これが事実上の小樽市学校薬剤師会の発足となった。市民の要望と期待を背負い8名の薬剤師が市内19校を担当、1932年(昭和7)には各学校の薬品取扱いの基準を示す典拠として「小樽市小学校薬品準方」の草案をまとめ、翌1933年(昭和8)に完成をみた。

東京麹町区も薬剤師を依嘱

　誤薬死亡事件に対して直ちに行動を起こしたのは、小樽市の薬剤師会だけではなかった。全国の開局薬剤師の動きもまた迅速であった。『日本学校薬剤師会史』(2006) には、「この事件が発端となり 1930 (昭和5) 年に東京市麹町区 (現在の千代田区麹町) で学校薬剤師荻村武郎 (市会議員) が初めて委嘱された」と記述されている。

　昭和初期の全国の学校には救急薬品や理科用薬品などが身近にあり、しかも管理は十分とは言えない状態であり、このことが誤薬事件に結びついたとの猛省から、学校における医薬品管理の必要に迫られたのである。

　こうした動きのなかで全国の心ある薬剤師は、自分たちの専門的職能を活かして学校に備蓄する医薬品や化学薬品の管理を受け持つボランティア活動を始めていった。この活動は学校や地域社会に尊敬と賛同をもって受け止められ、広がっていった。しかも特筆すべきことに薬剤師のボランティア活動は、このときにわかに始まったものでなく、この事件が起きる前から定期的に行われていたのである。それを裏づける事実が『日本薬剤師会史』(1973) に記録されている。1929 年 (昭和4) 2月の総会において大阪府薬代表小林亀吉が提出し可決された「薬剤師奉仕週間実施に関する決議案」には、「薬事衛生改良発達の目的を社会に知らしむる為め、毎年1回薬剤師奉仕週間を定め、各都道府県薬をして一斉にこれを行わしむ」とあり、これから判断すると薬剤師にはボランティア活動を行う素地はできていた。この奉仕精神が学校薬剤師誕生に拍車をかけたと考えられる。

ボランティア活動から学校薬剤師設置へ

　学校薬剤師の重要性はこの当時、日本薬剤師協会はもとより世論にもすでに理解されつつあったが、設置に関する法的制度の規定はなく、進展が阻まれる状況もあった。そこで日薬は全国的な普及と促進を目指し、1931 年 (昭和6)、衆議院議員に「学校薬剤師の設置」を請願した。紹介議員は教育家である荒川五郎 (広島県選出)、山下谷次 (香川県選出) の両議員に依頼、3月25日の本会議で採択が可決された。その後、東京、大阪、名古屋など次々に学校薬剤師が置かれ、学校内の薬品管理を主な職務とした。やがてそれが飲料水やプールの水、教室の空気管理などに拡大したが、使用器具や薬品、指導資料などはほとんどが自己負担で無報酬のボランティア活動であった。

　このような悪条件にもかかわらず、1939 年 (昭和14) 4月に「第一回全国学校薬剤師協議会」が名古屋市公会堂で開かれ、107 名の学校薬剤師が参加した。協議会では全国学校薬剤師会の結成や学校薬剤師令の制定などを決めたほか、学校薬剤師による研究発表や、東大薬学科教授服部健三 (衛生裁判化学)、警視庁衛生試験所長柿沼三郎 (後に大阪薬大学長) の特別講演も行われ、学校薬剤師に必要な学術武装も忘れなかった。それにしても、この協議会の開催に当たり名古屋市学校薬剤師会は「自費を捻出し非常な熱意でこの準備を進めた」と深谷義雄著『愛知薬業史』(1965) に記録されており、いかに熱心に取り組んでいたかがわかる。

　こうした名古屋市をはじめ各地学校薬剤師の努力に応えるため、日薬は協議会直後の 1939 年 (昭和14) 5月、委員6名からなる「学校薬剤師令制定実行委員会」を設けた。委員の1人であった可児重一は、後に日薬副会長となったが、学校薬剤師問題一筋に取り組み、1958 年 (昭和33) 4月に「学校薬剤師必置制」を実現させた功績は忘れてはならない。

第二回協議会は翌1940年（昭和15）5月、東京神田の教育会館で300余名の学校薬剤師が参加して開かれ、このときも学校薬剤師令の実現などを決議した。しかしその頃の世相は、日中戦争の拡大による戦局緊迫の影響を受けており、法令化の要望運動は中断せざるを得なかった。しかも続く太平洋戦争中は米空軍機による爆撃で、都市部の学校衛生室は焼失・荒廃にまかせ用をなさない状態に陥っていた。

学校保健法制定により「必置制」実現

　戦後になると法令化による「必置制」を求める学校薬剤師の声が再び高まった。1947年（昭和22）に「学校教育法」が「教育基本法」とともに制定施行されると、その施行規則49条に「学校の環境の整備」という、今日の学校環境衛生につながる文言が提唱された。そして学校薬剤師制度は、1954年（昭和29）7月の「学校教育法」施行規則により法制化され、無報酬時代は終わり、学校薬剤師が初めて法的に位置づけられた。

　そのなかで学校薬剤師の性格や職務が定められ、①学校（大学を除く）には学校薬剤師を置くことができる、②学校薬剤師は学校薬事衛生に関する職務に従事するなどが明記された。この時点では学校薬剤師は「任意設置」であったが、1958年（昭和33）4月10日に制定公布された「学校保健法」により、ついに学校薬剤師の「必置」が法文化された。その第16条では、学校には学校医、大学以外の学校には学校歯科医、学校薬剤師を置くものとすると明記され、身分が確立した。また、同法施行規則第25条には学校薬剤師の職務執行の準則が示され、職務も確立された。

　しかし、「必置制」実現に至るまでの道程は決して平易なものではなかった。前述のように多くの先駆者たちのボランティア精神に支えられた実践活動に始まり、学校薬剤師はもちろん日薬が総力を結集してはじめてこの日を迎えることができたのである。紆余曲折のあった「必置制」までの経緯を『日本薬剤師会史』（1994）と当時の『薬事日報』から振り返ると、難問山積の状況の下で多くの薬剤師関係者のなかで4人の必死の折衝があってようやく成就したことが伝わってくる。すなわち、可児重一（全国学校薬剤師会長・日薬副会長）、永山芳男（日薬理事）、高野一夫（参院議員・日薬会長）、野沢清人（衆院議員・日薬常任顧問）の4人である。特に、可児、小林、永山は「学校薬剤師の父」と呼ばれ、学校薬剤師の法制化に奔走した先駆者として知られている。

必置制までの苦難な足取り

　文部省は、全国学校薬剤師や全国学校保健会からの強い要望を受け入れ、1954年（昭和29）7月「教育法」施行規則のなかで「任意設置制」で学校薬剤師を定めた。しかし学校保健関係者（校医、歯科校医、学校薬剤師、校長、養護教諭、保健主事）は、新たな「学校保健法」の制定を求めて、そのなかで学校薬剤師必置制の実現を考えていた。

　そこで全国学校薬剤師会が主導して予算獲得を目指し、「推進協議会」を結成した。会長には大蔵省次官から政界に転身した衆院議員野田卯一（野田聖子衆議院議員の祖父）を擁し、顧問に元文相、厚相を頼み、さらに文部省縁故の国会議員、両院文教委員など約40人を結集して猛運動を始めた。この運動が効を奏し、文部省は1958（昭和33）年度の予算編成時に「学校保健法実施予算5億円」を計上し、学校薬剤師の期待は膨らんだ。だが大蔵査定で削除され、絶体絶命に追い込まれた最終査定終

了間際、可児と永山は、「高齢に鞭打ち、徹宵で大蔵省の廊下に詰め、必死の陳情を繰り返した」のである。この熱意が届き、1958年（昭和33）3月6日同法案は参院に提出され、4月4日に両院を通過成立した。ここに1939年（昭和14）の第一回全国学校薬剤師協議会以来、20年にわたる念願であった学校薬剤師の必置制が法的に実現した。

しかし、同法付則には「必置に3年間の猶予期間」が設けられていた。当初、文部省原案は、無条件で学校薬剤師の必置制を認めていたが、自治庁が強く反対した。必置制となれば地方公共団体に大きな責任がかかり、文部省だけの問題で片づけられるものでなかった。自治庁の反対理由は、①地方自治体に経済的な負担をかけたくない、②学校薬剤師の普及率が学校医の約10分の1と低く、無薬局町村も多いことから学校薬剤師が普及した後で必置制にすべきだというものだった。しかも自治庁の態度は極めて強硬で、文部省は原案の必置制に悲観的な見通しに傾く時期もあった。政府部内では文部省と自治庁の対立、政府与党の自民党でも文教部会と地方行政部会の対立、衆参両院でも文教委員会と地方行政委員会の間で対立があり、容易に意見の一致は得られなかった。

こうしたなか可児、永山の文部省・自治庁への粘り強い陳情と高野、野沢両議員の党内、院内での活躍で自治庁の譲歩を引き出した。①学校薬剤師は本則で必置制する、②但し3年間は任意設置とする、③3年の猶予期間中でもできるだけ学校薬剤師を設置するよう文部、自治両次官通知を都道府県知事へ出すことという妥協案をまとめ、学校薬剤師の必置制が成就したのである。この過程で自治庁は最後まで「猶予期間5年」を主張したが、高野、野沢は「自民党政調会でこのままでは法案を通すわけにはいかない」と必死に折衝を続け、ようやく3年で決着した。しかし3年経過したら自動的に必置制に移行して全国3万7000余の小中高校に学校薬剤師が一斉に置かれるわけではなく、それまでに70％以上の学校薬剤師が実際に存在しなくてはならないという条件付きであった。

こうしてさまざまな対立点を話し合いでまとめた後、法案は前述のように1958年（昭和33）4月4日に成立し、学校薬剤師の必置制は1961年（昭和36）4月から実施された。

学校薬剤師が誕生してから85年、必置制が法制化されて半世紀を経た。その間、主に衛生化学の知識を駆使した専門的な立場から、児童生徒が最善の環境で学習できるよう努めてきた。しかし、近年に至り児童生徒の心身の健康問題が深刻化するなか、学習指導要領に「薬物の乱用」と並んで「医薬品の正しい使用法」が組み込まれ、新しい時代に入った。こうした現代的課題にどう応えるか、学校薬剤師の力量に期待が高まっている。

学校薬剤師活動に対する注目

学校薬剤師の設置が法文化されてから約50年を経て、学校薬剤師の会員数は1万7000名を超えている（2002年現在）。

学校薬剤師は、長年の間、健康で快適な学校環境の維持管理を行うものとして、①保健学習や環境教育への積極的な参画、②保健室、理科室やプールなどの適正な薬品管理、③学校におけるシックハウス対策、④学校給食における衛生管理など、薬剤師が専門的な立場で、また学校保健会の一員として、学校環境の維持改善、保健衛生について指導・助言をし、必要に応じて検査・測定を行い、児童、生徒および学校職員の快適な教育環境を守り児童・生徒が最善の環境で学習できるよう努めてきた。

しかし、最近では児童、生徒の内外における心身の健康問題が深刻化するなか、新たな学校薬剤師の活動が期待され、注目されている。

社会的ニーズに対応する学校薬剤師
―地域保健活動の担い手として

　2006年（平成18）の薬事法改正に伴う付帯決議の中に「学校教育においても医薬品の適正使用に関する知識の普及や啓発に努めること」が明文化されたことの影響も大きい。

　この付帯決議の背景には、昨今の学校の児童生徒の心身の健康に関する現代的課題（薬物乱用、肥満、生活習慣病、感染症、いじめ、拒食や不登校など）の深刻化も挙げられる。特に青少年の薬物乱用が社会問題化するなか、高校の学習指導要領では、「くすり」の使い方を含めた薬の大切さを理解するために、薬物の乱用と並んで「医薬品の正しい使用法」の学習が盛り込まれており、中学校でも2012年（平成24）から薬教育が実施されている。

　今後は、学校薬剤師が、従来の禁煙や薬物乱用防止教育に加えて、薬剤師という専門家の立場から子どもたちに「くすり」の使い方を含めた薬の基本知識を教え、児童たちが自分の健康に必要なことを判断できる力をつけていくための、新たな「くすりの正しい使い方」教育を展開していくことが求められる。

　また、2009年（平成21）4月に学校保健法が学校保健安全法に改正された。この改正は、児童・生徒のメンタルヘルス問題やアレルギー疾患等の増加など、児童生徒の健康・安全を取り巻く環境が大きく変化したことに関連したものであり、学校薬剤師の職務執行の準則において、児童生徒等の心身の健康に関し、健康相談や保健指導に従事するものとして学校薬剤師が明記されている。

　この改正に伴って、学校薬剤師は、従来の環境検査の指導に従事するだけにとどまらず、学校の教職員や子どもたちの心身の健康を守る地域保健活動の担い手として期待されることになったと考えられる。新たな役割にいかに応えていくか、学校薬剤師の力量が問われる新しい時代が始まっている。

参考文献
1) 宮本法子、西川 隆「学校薬剤師の創成期から80年 誕生をめぐる新事実と必置制までの足跡―小樽市の女子生徒誤薬事件が発端」薬事日報（2009年3月11日、13日号）
2) 『小樽市学校薬剤師会40周年記念誌』小樽市学校薬剤師会（2001）
3) 『日本学校薬剤師会50年史』日本学校薬剤師会（1989）
4) 『日本学校薬剤師会史』日本学校薬剤師会（2006）
5) 『日本薬剤師会史』日本薬剤師会（1973）
6) 『日本薬剤師会史』日本薬剤師会（1994）

各論 109

日本で創薬された画期的な新薬

荒木　二夫・小清水　敏昌

新医薬品の開発は、病気の発症、経過のメカニズムとその対応を解明する高水準の生化学・薬理学的な能力と合成、発酵、抽出などによる理化学的な創薬技術力を有し、さらに物質を医薬品に発展させる薬事、臨床開発の能力に加えて、多額の開発経費を賄う経済力が必要であり、長らく欧州と米国の大型製薬企業の独壇場であった。第2次世界大戦の終結後、欧米製薬企業からの技術導入により力を蓄えてきた日本の製薬企業は、既存医薬品の部分改良から新しい医薬品を開発して世界市場に提供できるようになってきた。

医薬品の開発は、候補物質の選択から動物試験までの非臨床試験は研究所で行われ、既存薬より何らかの有用性、メリットがあると強く想定される薬剤が臨床開発の対象に挙げられる。医療機関の協力を得て行う臨床試験には、第I相から第III相試験まであり、各ステップにおいてその有効性と安全性（メリット・デメリット）を確認し、有用性が高いと確認された場合のみ、次のステップに進むことができる。このようにして得られた臨床試験データと基礎研究部門での非臨床試験資料は、製造販売承認の申請資料としてまとめられ規制当局に提出し、審査を受ける。このように、新薬の開発には多くの業務が関与しており、そのうち1つが欠けても承認を得ることはできない。したがって、新薬の開発は1人の力では成し遂げられるものではないが、承認を得て発売されている医薬品には、開発を牽引したキーパーソンが存在することも間違いない。

現在、世界市場に向けて発売された日本発の医薬品は多くあるが、その中でも、20世紀に開発されその薬効分野でブレークスルーとなった代表的な表の新薬について、開発の経緯を見ておきたい。

表　わが国で開発された代表的な新薬

一般名 （商品名）	薬価収載年 開発会社
①ジルチアゼム（ヘルベッサー）	1974年（昭和49） 田辺製薬（現・田辺三菱製薬）
②プラバスタチン（メバロチン）	1989年（昭和64） 三共（現・第一三共）
③リュープロレリン（リュープリン）	1992年（平成4） 武田薬品
④レボフロキサシン（クラビット）	1993年（平成5） 第一製薬（現・第一三共）
⑤タクロリムス（プログラフ）	1993年（平成5） 藤沢薬品（現・アステラス製薬）
⑥ドネペジル（アリセプト）	1999年（平成11） エーザイ

ジルチアゼム（ヘルベッサー）

欧米の製薬企業から注目された日本発の新薬の第1号は、田辺製薬（現・田辺三菱製薬）が開発したカルシウム拮抗薬「ジルチアゼム」である。

日本の薬学史

田辺製薬では、自社開発力を高め、独創的新薬を開発する目的で、化合物の生物活性を可能な限り幅広く調べる独自のシステムを 1960 年代に確立し、ユニークな新規骨格を持つ化合物を多数合成して、スクリーニングにかけていた。その研究課題の中で、うつ病に効く中枢作用薬を目的として 1,5-ベンゾジアゼピン誘導体に着目し、既存の特許に抵触しない合成方法の研究を開始した。

　その研究中に、1,5-ベンゾジアゼピン誘導体の中に想定外の血管、特に冠血管拡張作用を有する化合物が見出された。この発見に基づき、さらに新規に確立した合成法で構造活性相関を検討しながら周辺誘導体の探索が行われた。その結果、合成した物質の同じ組成の異性体 4 種のうちの 1 種が、神経作用がほとんどない半面、予想外の血管拡張作用が強いことが判明した。その化合物をジルチアゼムと命名して開発に着手し、1974 年（昭和 49）、日本で狭心症の適応で承認を得て発売した。

　その研究を通じて、ジルチアゼムは、カルシウム拮抗作用により冠血管を拡張し、冠動脈スパズムを抑制し、血圧を緩やかに適正レベルまで降下させる作用を有することが解明され、発売以来 9 年を経た 1983 年（昭和 58）に高血圧の適応拡大がなされた。さらに、1989 年（平成元）に米国で降圧剤として承認された。ほぼ同時に、西ドイツで開発された同じ作用の薬物、ニフェジピン、ベラパミルとともに世界中で広く使用されるグローバル薬品となった。

　ジルチアゼムは、高血圧治療薬、カルシウム拮抗薬の第 1 号である。

　なお、本薬の開発により、同社の長尾拓が 1988 年（昭和 63）度日本薬学会技術賞を受賞した。

プラバスタチン（メバロチン）

　動脈硬化は、血液中の脂質、コレステロールが高いことが要因の 1 つであり、心筋梗塞や脳梗塞を予防するためには、コレステロール値を下げることが重要である。コレステロール低下薬の中に、HMG-CoA（3-ヒドロキシ-3-メチルグリタリル補酵素 A）還元酵素阻害薬という薬剤があり、一般名は、○○スタチンと呼ばれ、世界中で汎用されている。最初のスタチン、メバスタチンを青カビから見出したのが、三共株式会社（現・第一三共）の研究員・遠藤章である。この功績が高く評価されて、2012 年（平成 24）に日本人として初めて米国の発明家殿堂入りを果たした。

　1968 年（昭和 43）、米国留学から帰国した遠藤は、発酵研究所に配属された。米国での見聞からコレステロール低下薬の開発を目指して、菌類から活性物質を得るためのスクリーニングを開始した。研究所保存の菌、譲り受けたり購入した菌など、6000 株の菌類について検討した結果、京都で採取された青カビ *Penicillium citrinum* から、ごく微量の活性物質が得られた。コンパクチンと命名されたその物質は、化学構造の一部がコレステロール生成の中間生成物メバロン酸と酷似しており、HMG-CoA 還元酵素の活性部位に入り込んでその反応を妨げ、コレステロールの生合成を阻害することが解明された。ところが、健常ラットを用いた薬効試験では、コレステロール低下作用が認められないという結果になった。

　しかし、動物種を雌鶏に替えた試験では、コレステロールや血中脂質が劇的に降下する好結果が得られ、イヌやサルの実験でも効果が確認された。また、家族性高コレステロールの患者 7 例に使用して、LDK コレステロール値を平均 30%低下するという成績も得られた。

　ところが、イヌの長期試験で発がん性が疑われる結果が判明し、改めて脂溶性のコンパクチンに水酸基を付加して水溶性で毒性の低い物質を合成した。これがプラバスタチンで、1989 年（平成元）に承認を得た。コンパクチンに比較して活性が 1.5～2 倍強く、副作用が少ないというメリットがある。

プラバスタチンは、世界で最も多くの患者に用いられる薬に育った。

　遠藤は、コンパクチンが臨床段階に入った時点でアカデミアに移籍したが、スタチン系薬剤のパイオニアとして高い評価を受けている。

リュープロレリン（リュープリン）

　前立腺がんは、発症の原因は明らかではないが、精巣や副腎から分泌される男性ホルモン（アンドロゲン）が成長、増殖に関与しており、進行すると骨盤、脊椎等へ骨転移する悪性腫瘍である。アンドロゲン産生は、脳の視床下部にある LH-RH (luteinizing hormone-releasing hormone：性腺刺激ホルモン放出ホルモン）により制御されている。LH-RH は、脳下垂体に作用して、LH（黄体刺激ホルモン）と FSH（卵胞刺激ホルモン）を分泌させ、さらにそれが生殖腺に作用して男性・女性ホルモンを分泌させる。その構造決定は、米国チュレーン大学の A・シャリー（Andrew Victor Schally）教授（1977 年にノーベル医学生理学賞受賞）との共同研究で、生化学者・松尾壽之が成功した。

　シャリー教授のもとには、多くの製薬企業から医薬品としての共同研究の申込みがあったが、米国・アボット社が受託し、共同開発の武田薬品が製剤化を担当した。ペプチド合成の専門家・藤野政彦が試行錯誤の末、天然 LH-RH の 80 倍もの高活性を示す誘導体、リュープロレリン酢酸塩を得ることに成功した。

　当初は、排卵促進による不妊症の治療薬を目指していたが、動物に投与してみると、当初の数日間は性腺機能は向上したものの、やがて性腺機能は落ちてしまった。活性の高い誘導体に常にさらされると、脳下垂体から LH-RH が多量に放出されて、LH-RH 受容体の供給が追いつかなくなり、受容体数が減少する適応反応が起きて、性ホルモン濃度が低下する、化学的去勢状態が生じたのである。性ホルモンに依存するがん細胞を移植した動物に投与したところ、明らかに進行が抑制された。

　そこで、当初の目的を変更して、前立腺がんの治療薬として開発することとなった。世界で初めての前立腺がん用の注射剤がアボット社と武田薬品の合弁会社 TAP 社より 1985 年（昭和 60）に発売された。精巣除去手術を受ける必要がなく、女性ホルモン投与による女性化の心配もないと好評であったが、毎日、注射するという不便があった。そこで、月 1 回の注射で有効性が持続する徐放性製剤が武田薬品研究所で開発された。体内で消失する手術用縫合糸にも用いられている乳酸・グリコール酸共重合体を基材とする径約 20 μm のマイクロカプセルにリュープロレリンを均一に封入する技術である。

　この製剤を皮下注射すると、生体内で徐々に崩壊して一定濃度で主薬成分を放出し、4 週間に 1 回の注射で有効性が保たれるのである。初回投与の初期、1〜3 日間は、一時的にホルモンの分泌が促進されるが、3 週間後あたりから精巣を除去したと同じ程度にまで、アンドロゲン濃度は低下する。2 回目投与以降の投与では、低いままで維持される。その後、3 ヵ月に 1 回投与の製剤も承認され、患者の負担は格段に改善された。

　リュープロレリンの前立腺がんに対する効果は高く、その後、子宮内膜症、子宮筋腫、閉経前筋腫等にも適応が拡大され、世界 80 ヵ国以上で発売される大ヒット商品に育った。

　なお、藤野政彦は、その後に武田薬品の会長に就任した。

レボフロキサシン（クラビット）

　レボフロキサシンは、第一製薬（現・第一三共）の早川勇夫が合成に成功し、責任者として開発したニューキノロン薬である。肺炎球菌をはじめ、ペニシリン系抗生物質が無効な肺炎マイコプラズマ、肺炎クラミジアなどに抗菌力を示し、呼吸器感染症に効果の高い抗菌薬として世界中に汎用されている。

　キノロン系抗菌薬の最初の化合物ナリジクス酸は、1962年、米国スターリング・ウィンスロップ（Sterling Winthrop）研究所（現・サノフィ）で見出された。抗マラリア剤クロロキンの合成の際、副産物として得られたものに抗菌作用が認められたことにヒントを得て合成されたと言われている。主にグラム陰性菌に抗菌力を示し、サルファ剤や抗生物質耐性菌にも有効であり、新しい系統のユニークな薬剤とされた。その後、第2世代として代謝的に安定なシノキサシンやピペミド酸が開発されたが、グラム陰性菌が原因菌の腸管感染症、尿路感染症が主な適応であった。

　1978年（昭和53）、従来のキノロン薬に比較してグラム陽性菌、ブドウ糖非発酵菌にまで抗菌スペクトラムが拡大し、抗菌力が1オーダー以上増強したノルフロキサシンが発表された。杏林製薬中央研究所で開発された第3世代と言われるフルオロキノロン薬である。ノルフロキサシンは、キノロン骨格の6位フルオロ基導入が画期的な抗菌作用の基であり、また、カルボキシル基とピペラジル基を有する両性イオンで、ほとんど体内で代謝を受けず、組織に移行しやすいという特徴を有する。

　第一製薬では、1964年（昭和39）に米国から導入した最初のキノロン薬、ナリジクス酸を発売していたが、その後継薬を研究し1000以上の化合物を合成していた。その中で抗菌活性が強く、体内動態の基準をクリアした両性型フルオロキノロン、オフロキサシンを選定して開発を進め、1985年（昭和60）に発売した。

　オフロキサシンは、グラム陽性菌に対する抗菌力が一段と強いため、呼吸器感染症に対して切れ味の良い抗菌薬ではあるが、少数の患者に不眠の訴えがあった。第一製薬では、その後も分子構造と生理活性の強さの相関を追及し、早川勇夫を中心にさらに優れたキノロン薬の開発に取り組んだ。そして、新規キノロン薬の合成を重ねるとともに、ラセミ体の研究を進め、オフロキサシンの光学分割に成功した。その結果、RとSの光学異性体のうちのS体がラセミ体オフロキサシンの2倍の強い抗菌活性と10倍の高い水溶性を有していること、毒性が低いことが確認された。

　そこで、オフロキサシンのS体を「レボフロキサシン」と命名し、臨床試験で検討すると、組織移行性が良い、切れ味が鋭いと評価が高く、1993年に承認を得た。1日使用量は300 mgとオフロキサシンの半量で良いため、不眠などの副作用は、激減した。

　ノルフロキサシンの開発以降に、国内外の製薬企業から"―oxacin"という一般名のニューキノロン薬、約20品目が開発された。抗菌力が強い、抗菌スペクトラムが拡大した、血中濃度が持続するなどそれぞれが何らかの特徴を有するが、その反面、アキレス腱断裂、光線過敏症、肝機能障害など特異な副作用も認められる。

　レボフロキサシンは、優れた臨床効果と高い安全性を兼ね備えたバランスの良いニューキノロンとして、世界各国に導出され、世界市場のトップ製品となった。

　なお、早川勇夫を代表とするチームは、2010年（平成22）度の日本薬学会創薬化学賞を受賞した。

タクロリムス（プログラフ）

　1950年代から始まった臓器移植は、拒絶反応をどのように抑えるかが大問題であり、初期の移植医療では移植した臓器の生着率は高くなかった。しかし、1976年にスイス・サンド社（現・ノバルティス）から免疫抑制剤、シクロスポリンが開発されると、拒絶反応が抑えられて生着率が高まり、生存率が向上して1980年代から欧米を中心に臓器移植が飛躍的に増加した。しかし、シクロスポリンには腎障害の副作用があり、拒絶反応のリスクを避けるため高用量を使用すると、高血圧、歯茎の腫れ、筋肉の震えなどの事象が発現すると報告された。

　タクロリムスは、藤沢薬品（現・アステラス製薬）が1993年（平成5）に開発した免疫抑制剤である。同社つくば研究所が、1977年（昭和52）から約1万株の培養液のスクリーニングを重ねた結果、筑波山の土壌から木野亨が見つけた放線菌 Streptomyces tsukubaensis の代謝生成物を分離精製したものである。2種類のマウスのリンパ球を混合すると、通常はお互いを異物、外敵と認識し合い攻撃態勢に入ったリンパ球は大きくなる。しかし、筑波山の放線菌の分泌物を加えると、この変化は認められなかった。そこで開発名を「FK506」としてさらに研究を進めた結果、従来のシクロスポリンより30～100分の1という低濃度で同じ程度のT細胞抑制効果を発揮することが判明し、さらにラットや犬など動物の移植試験で検討した結果でも同様に良い成績が得られた。

　1986年にヘルシンキで開催された国際移植学会において、動物実験で得られた高い免疫抑制効果のデータを発表すると、世界で初めて肝移植を手がけた米国ピッツバーグ大学スターツル教授が試用を申し入れてきた。

　1989年、スターツルは大型動物での移植実験を行い、シクロスポリンと比較しながら効果と安全性を確認した。その後、過去に2度肝移植を受けた際、シクロスポリンで免疫反応を抑制できなかった20代の女性患者にタクロリムスを投与したところ、移植肝が機能し、腎機能も良くなるという好成績を得た。続いて、さらに重体で4年間に5回の移植を受けた30代の男性など、10例の患者に試用され、7例の肝臓を生着させた。その結果はマスコミに報じられ、米国に続いて日本でも治験が開始された。開始が遅かった日本では1993年（平成5）、米国では1994年に承認された。研究がスタートしてから承認まで十数年の歳月が経過していたことになる。

　その後、タクロリムスは移植医療に加えて、自己免疫疾患のリウマチやアトピー性皮膚炎などに適応症が拡大され、使用されている。

　なお、木野亨は、2004年（平成16）に全国発明表彰・総理大臣発明賞を受賞した。

ドネペジル（アリセプト）

　アルツハイマー病は、初老期以降に発症する認知症の一種で、発病の原因は現在も不明だが患者の脳内では神経伝達物質、アセチルコリンが異常に低下することが明らかになっている。エーザイ研究員の杉本八郎らが合成したドネペジル塩酸塩は、アセチルコリンを分解する酵素、アセチルコリンエステラーゼを阻害して、アセチルコリンの低下を抑制し、病気の進行を抑える薬剤である。

　非可逆性コリンエステラーゼ阻害薬の多くは殺虫剤や農薬に用いられていたことから、「ヒトの薬にはならない」と陰口も囁かれたが、上司の内藤晴夫研究部長（後に社長）の理解を得て、杉本らはピペラジンやホモピペラジンを活性部分とした化合物を多数合成し、コリンエステラーゼ阻害作用を検

討していた。ところが、100以上の合成を行い、研究がかなり進行した途中で、使用するコリンエステラーゼの酵素源が電気うなぎ由来のものは不適だということが判明し、よりヒトに近いラット由来のコリンエステラーゼに変更して再検討するという、大きな回り道をたどる結果になった。さらに、700体以上の合成が続けられ、活性の強い化合物が得られたが、イヌの試験で生物学的利用率が低くこれも開発の対象外とされた。1000以上の化合物が検討された結果、ついにイヌでの生物学的利用率が良好で、アセチルコリンエステラーゼに対する選択性と阻害作用が高い化合物、ドネペジルが得られた。健忘症ラットの実験では良好な薬理作用を示し、脳内移行も高かく、作用時間も長かった。

日本では、米国よりも早く1989年（平成元）に治験を開始していたが、治験、審査に時間がかかり、承認されたのは1999年（平成11）10月であり、翌11月に初のアルツハイマー病薬として発売された。米国での治験は、1991年にスタートし、1996年11月に承認、1997年2月に発売された。

なお、杉本八郎は、1998年（平成10）に薬学のノーベル賞と言われる、英国ガリアン賞の特別賞を受賞した。

参考文献
1）阿部久二、井上博純、長尾拓「塩酸ジルチアゼムの開発研究」薬学雑誌　1988：108（8）：716-732
2）塚崎朝子『新薬に挑んだ日本人化学者たち』講談社（2013）
3）日本薬学会編『薬学用語辞典』東京化学同人（2012）
4）清水當尚「キノロン薬の開発歴」、上田泰、清水喜八郎、紺野昌俊、松本文夫編『キノロン薬』ライフ・サイエンス（1991）

各論 110

薬価基準の歴史

横山　亮一・松本　和男

薬価基準とは

　医療用医薬品の品目と価格の二面性があり、次の2つのことに関わっている。すなわち厚生労働大臣の定める保険医療において使用できる医薬品は薬価基準収載医薬品(**図1**)であること、またその薬価基準により定められた価格は薬価(保険薬価)と言われる。

　薬価は、医療費負担の観点から政府および保険者、ひいては一般国民にとっては低い方が好ましい。反対に製薬企業・卸企業は高い薬価の方が有利になる。ここに相反する利害関係が存在する。この利害関係から、新薬の薬価および薬価調査(卸業者の医療機関への納入価格)に基づく薬価改定で、"薬価をいかに決定するか"が大きな問題となる。薬価基準は長年にわたって医療費抑制から重要視されてきた。以下、この「薬価基準」の歴史的な経緯を概説する。

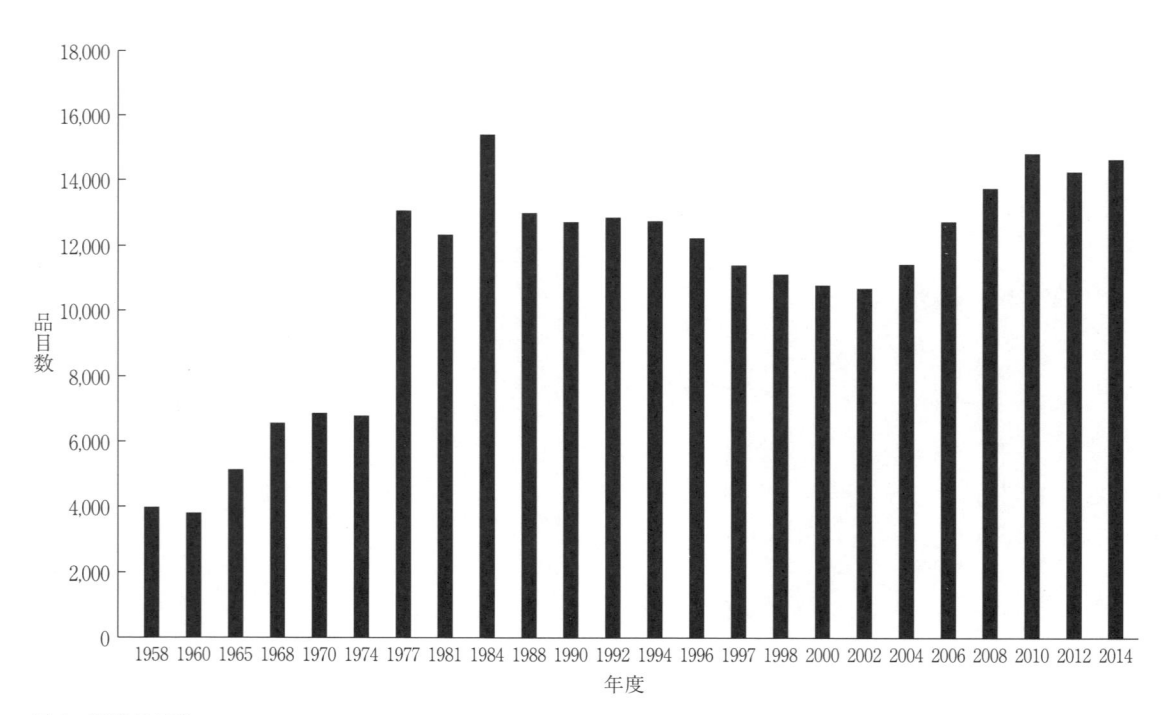

図1　収載品目数

1950年（昭和25）から薬価基準が形成

「薬価基準」が正式に制定されたのは1950年（昭和25）である。その内容は「使用内用薬、注射薬、外用薬の価格は別に定むる購入価格による。購入価格は厚生大臣の定むる薬価にもとづき都道府県知事にこれを定む。」であった。1947年（昭和22）までは、医薬品は統制価格で取り締まられていたため、日本医師会が健康保険診療報酬計算規定で定めた価格は「薬治料」とされていた。その後、物価統制の撤廃とともに医薬品の統制価格が廃止され、「薬価基準」が必要となった。当時の薬価調査は物価庁が所管していたが、1953年（昭和28）に薬価調査に関する事務が厚生省に移管され、薬価算定は「90%バルクライン方式」（大多数の医療機関が購入できる価格水準を設定する方式：販売価格の安い方から並べ、その総数の90%の価格を「薬価」とする）になった。

1957年（昭和32）から「保険医は厚生大臣の定める医薬品以外の医薬品を患者に施用し、また処方してはならない」との規定が加わり、薬価基準は保険で使用できる医薬品の品目表たる性格をもつことになった。

さらに1958年（昭和33）から「使用薬剤の購入価格は別に厚生大臣が定める」と規定され、現在の薬価基準の基本が確立した。

1961年（昭和36）に国民皆保険制度が実現して以来、薬価基準制度は常に医療保険制度改革の重点テーマとされ、なかでも薬価調査の在り方が議論されてきた。

1967年（昭和42）時点では、薬価調査は販売サイドの調査結果に基づくだけであった。中央社会保険医療協議会（中医協）は、「医薬品の実勢価格を薬価基準に反映させるため、薬価調査を少なくとも毎年1回実施すべき」との建議が出されていた。

1970年（昭和45）から価格抑制へ移行

1972年（昭和47）、中医協は「現在の薬価基準においては薬価と医療機関への納入価格との乖離がみられ、これが診療報酬体系の適正化を阻害している」ことを指摘し、さらに薬価の引き下げによって生じる余裕金を技術料に上積みしたいと上申した。

関連して「薬価基準」は医薬品の使用し得る範囲を限定し、薬価を定めるので医薬品の進歩と経済の変動に対応するために絶えず改正が行われなければならない。また「薬価」算出の方法論として原価計算によるものと市場価格による方法があるが、日本は原則として後者を採用している（現在は両者が採用されている）。このような議論を経て製薬業界は薬価収載方式を、それまでの同一成分の医薬品を同一薬価で収載する「統一限定列記方式」から、個々の医薬品ごとに薬価を設定する「銘柄別薬価収載方式」への変更を要望し、1978年（昭和51）から「銘柄別収載」となった。

一方、この時期から慢性的な高齢化による医療費の増加と診療報酬の上昇で国民医療費が増加の一途を辿り、1985年から毎年ほぼ1兆円ずつ増加するようになった（**図2**）。それに伴い医療費抑制策として薬価の引き下げが激しくなり、1980年代は薬価引き下げが顕著となった。

1986年（昭和61）には、日米MOSS協議の合議事項に基づき年4回の定期収載体制が実現した。また日本製薬団体連合会（日薬連）、日本医薬品卸連合会（卸連）、米国製薬工業協会（phRMA）および欧州ビジネス協議会（EBC）からの意見聴衆を実施するようになり、薬価議論の透明性は高くなってきた。しかし未だ薬価差（医療機関への納入価格と薬価との差）問題が社会的にも話題になってい

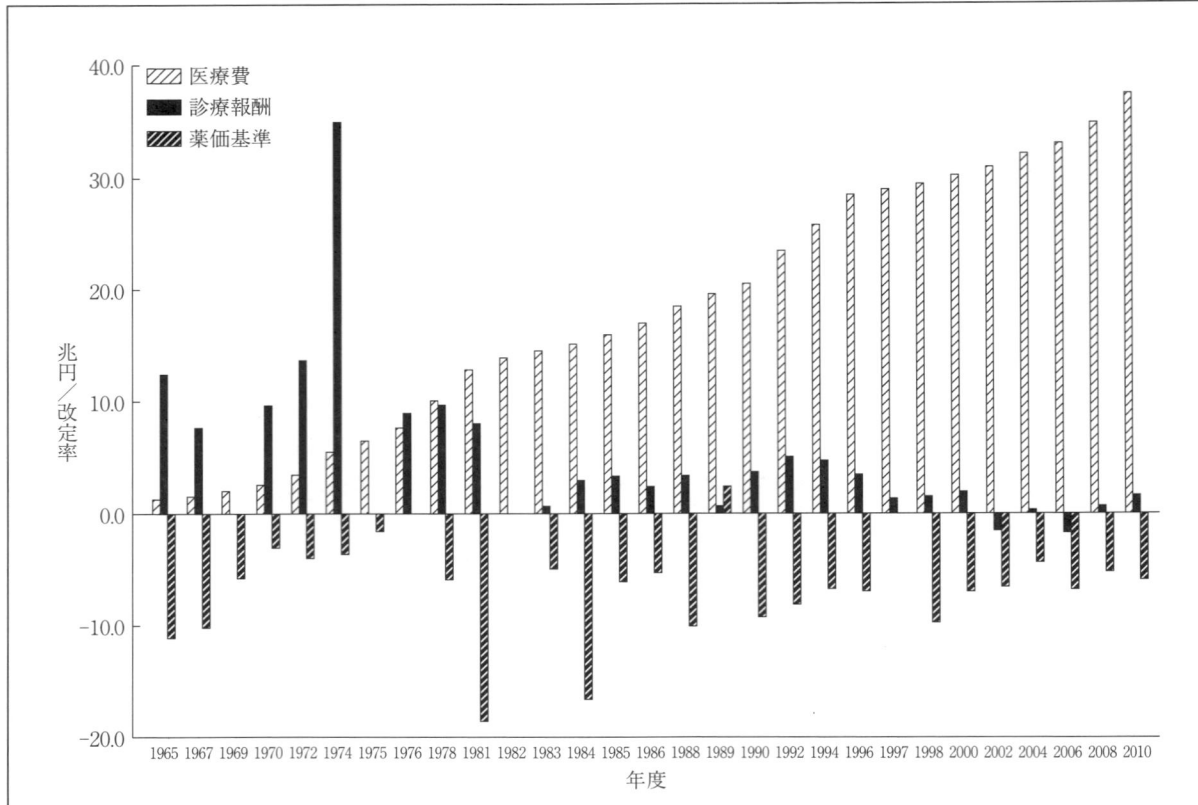

図2 医療費と診療報酬・薬価基準改定率推移

た。医療用医薬品も商品としての性格があるため、医療機関は医療保険で請求できる薬価よりも低い価格で購入することを目指して価格交渉することから、薬価差はゼロにはならない本質がある。

1990年(平成2)から薬価差縮小がターゲット

　1990年(平成2)に入ると、厚生省は薬価差解消のため「薬剤費適正元年」を謳い、製薬企業と卸企業との取引における値引き補償の廃止、価格の明確化を強く求めた。中医協における薬価問題の議論には、薬価専門部会の委員の他に3名の専門委員と参考人として日薬連、卸連から各2名が業界メンバーとして初めて加わることになった。

　1991年(平成3)、薬価差の縮小を目的に、これまでのバルクライン算定方式から納入価格の加重平均値を基準とする、いわゆる「加重平均値一定価格幅方式」に改正され、[R(リーズナブル・ゾーン)方式]の実施が決まった。

　また、この年に製薬企業は公正取引委員会の勧告を受け、卸企業への販売は値引補償制度に代わり、「仕切価格」へ移行することになった。それ以降、仕切価格制度により、製薬企業は病院への医薬品の納入価格交渉や価格決定を止め、卸企業の自主性に任せることになった。

　これらの変革により、問題視されていた薬価差は薬価の10％内の水準まで縮小した。現行の薬価基準制度は、「R方式」と「仕切価格」を両輪としたものだが、このような流れの基底にあるものが「流通の適正化」であった。

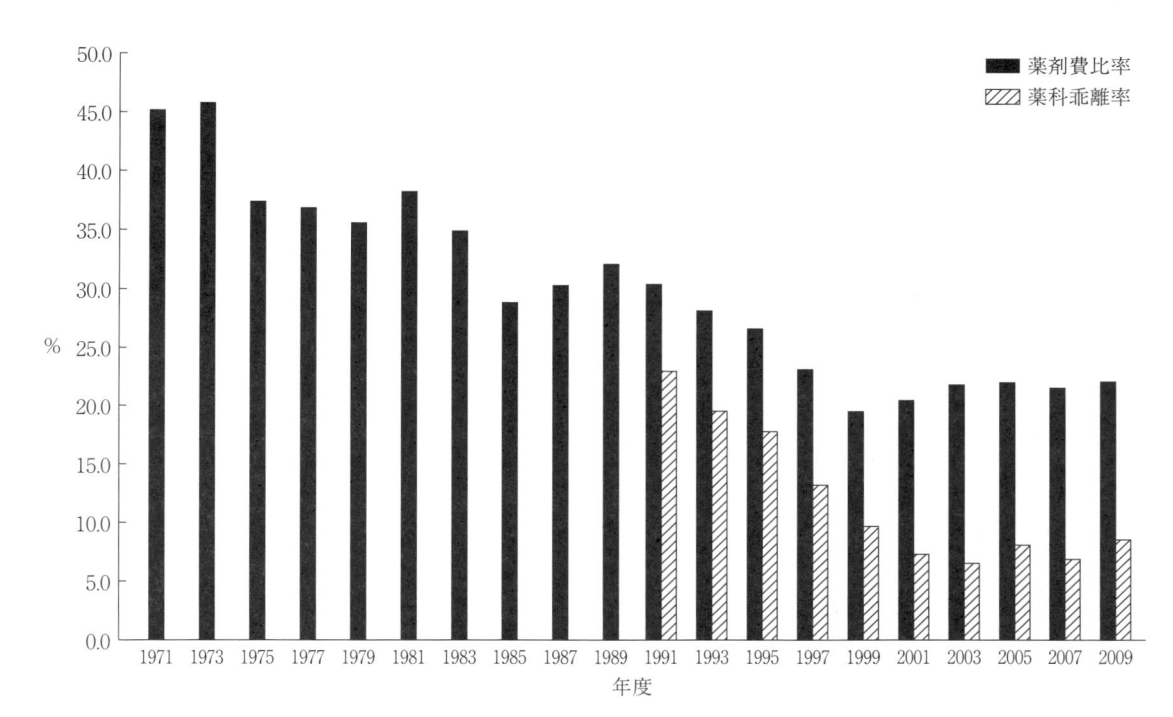

図3 薬剤比率と薬価乖離率

「医薬品の適正使用」の重視

　その後、1995年（平成7）になると「流通の適正化」から「医薬品の適正使用」が謳われるようになった。これは薬価差に基づく「新薬シフト」や過剰使用を抑えるためであった。「医薬品の適正使用」は「医療費の適正化」につながり、ひいては医療費の削減に結びついてくる。厚生省は、この観点から「薬剤比率の縮小」と「薬価差」の解消を謳い続けた。

　その結果、1999年（平成11）の薬剤比率は20％近くまで、また薬価差も8％程度にまで縮小した（図2）。このように薬価制度改革は好ましい方向に進んでいったが、薬価基準制度は必然的に薬価差を生み出す仕組みであり、改革すべき課題と考えられていた。

　この薬価基準制度の見直し改革の1つとして、厚生省は21世紀を睨み、1998年（平成10年）に「薬剤定価・給付基準制度」、いわゆる「日本型参照価格制」を提唱した。また日本医師会が「医薬品現物供給制度」を、製薬業界が「自由価格制度」を提案し、活発な議論が展開されたが、1999年（平成11年）に白紙に戻った。

2000年（平成12）から薬価算定方式がターゲット

　その後、薬価制度改革の基本方針に基づき、薬価算定ルールの見直しや薬価算定過程の透明性が議論された。2001年（平成13）には中医協で公表された「平成14年度薬価制度改革の基本方針」の中で、既収載医薬品の原則的な薬価改正方式として、市場実勢価格調整幅方式を維持すること、外国価格調整で算定値の大幅引き上げを是正し見直すことなどが明記された。

　先発品と後発品に係る薬価算定ルールについては、両者の薬価差によらない競争を実現するための

環境整備と併せて、2002年（平成14）までにR幅方式に代わる新たな薬価算定ルールの導入を図ることになった。

　厚労省は、この基本方針に基づき先発品と後発品、画期的新薬等の薬価算定ルールの見直しなどを含め、2002年（平成14）に「薬価算定基準」を通達した。これは一部の製薬企業にとって厳しい面があったが、諸外国と同様に特許期間中の新薬の薬価は下がらない制度となった。一方、特許が切れた後は後発品医薬品（ジェネリック医薬品）に置き換わっていく仕組みに移り始めた。

　関連して2005年（平成17）、製薬協は薬価制度問題について新薬イノベーションと企業のノウハウを反映しない現在の原価計算方式や類似薬効比較方式、および不十分な有用性加算などの問題点を指摘した。また新薬の価値を反映させるため、製薬企業は自己責任で新薬の価格を算定し、薬価算定組織と直接協議できる「申請価格協議方式」の導入も提言した。

　これに対応して同年（2005年）、中医協は「平成18年度薬価制度改革の骨子」をまとめた。その中で、「現在2年に1回行っている薬価改定は、頻度を含めたその在り方について引き続き検討を行うこと。また画期性加算及び有用性加算の要件の緩和及び加算率の引き上げ並びに補正加算における傾斜配分の標準額の見直しを行う」などが明記された。

　2008年（平成20）には、特許期間中の革新的新薬の適切な評価に重点を置き、特許切れの新薬は後発医薬品への置き換えが着実に進むような薬価制度とすることを基本とした薬価算定ルールの見直しが示され、市場実勢価格の改正が行われた。

　2010年（平成22）度からは一定の条件を満たせば特許期間中は薬価が維持（加算）され、特許満了後は後発品に市場を委ねるという「新薬創出・適応外薬解消等促進加算」（新薬創出加算）が中医協・関係者の了解を得て試行されている。2012年（平成24）に新薬創出加算の制度化が議論されたが、財政への影響、後発医薬品使用浸透などから、さらに検証・検討が必要とのことで試行のまま継続となった。

薬価基準制度議論の重要性

　上述したように日本の医薬品産業界は、医療保険制度と薬価政策によって大きく影響されてきた。国民医療費の高騰を抑える手段として、薬価制度論は重要な問題である。ただ同時に製薬企業の経営上、ひいては国民の健康に直接かかわる新薬の開発の観点からも極めて重要な問題である。今後も国民的な議論が望まれる。

参考文献
1）吉田甚吉『医薬品業界』教育社（1977）
2）大阪医薬品協会編集『医療保険制度の概要と薬価基準』大阪医薬品協会（2010）
3）『薬価基準制度―その全容と重要通知―2011年度版』薬事日報社（2011）

各論 111 医薬品の流通業史

孫　一善

現在の医薬品産業

医薬品の流通構造

　現在、わが国の医薬品市場は10兆円を超え、その市場規模は世界第2位である。医薬品は薬局等で直接購入できる「一般用医薬品」（あるいは大衆薬、OTC＝Over The Counter）と、医師の処方により購買できる「医療用医薬品」に大きく分けられる。また、医療用医薬品は新薬と後発医薬品（ジェネリック医薬品）に分けられる。

　今日、医薬品市場の90％以上は医療用医薬品が占め、医療用医薬品の97％（2012年度実績）は卸売会社を通じて販売されている。そのうち後発医薬品のシェアは2005年（平成17）には32.5％であったが、毎年拡大され、2014年（平成26）には56.1％になっている（数量ベース）。

　医療用医薬品の販売先を見ると、1992年（平成4）には大病院が40.9％、中小病院21.0％、診療所32.9％、保険薬局5.2％であったが、医薬分業の拡大により2013年（平成25）には20.7％、6.5％、18.4％、53.7％となり、薬局を通じた販売は10倍以上拡大しつつある。2012年（平成24）現在薬局は、5万5797ヵ所で医薬分業率は66.1％である。大衆薬は卸を経由するルートと、メーカーから直接販売するルートがあるが、前者は3000億円で全体の半分を占めている。

医薬品卸の特徴

　日本の医薬品流通は、1万数千点に上る医薬品に対する情報を、23万ヵ所以上の病院・診療所・保険薬局などに提供・収集するため、「毛細血管型流通」であると言われている。

　日本医薬品卸業連合会によると、2014年（平成26）現在、卸本社数は83社（従業員5万4243人）で、医薬品販売額は8兆7700億円（2013年度）である。諸外国とは違い、毛細血管型流通として配送先が多いため、日本の医薬品卸会社はその配送要員の80～100％を自社で保有している。

　日本の卸は、長い歴史を持つ地元の会社が多いために地域特性が強いが、最近大手の卸による大型化合併が続いている。1960年代から医薬品卸業は規模や地域拡大、合併による大型化への再編成が続いた。

　現在、医薬品卸の上位会社はメディパルホールディングス、アルフレッサホールディングス、スズケン、東邦ホールディングスの4社である。これら4大グループの総売上高は、約7.4兆円で医療用

医薬品市場（8.5兆円）の約9割にあたる（2012年度）。

　日本型毛細血管型流通は、多段階性や複雑性などから「卸の無用論」が長い間批判されてきた。しかし、全国の卸営業担当者が納入先と処方先を訪問し、医薬品の地域需給状況を日常的に把握していたため、新型インフルエンザや東日本大震災などの際には直ちに対応できたことで改めて医薬品卸の機能が評価されるようになった。

医薬品営業担当者

　医薬品の営業部門担当者として、製薬会社のMR (Medical Representative：医療情報担当者)と卸のMS (Marketing specialist：医薬品卸販売担当者)がいる。MRは製薬企業の営業担当者として、主に医薬品の品質・有効性・安全性などに関する情報を提供し、訪問する医療機関・エリアなどが特定されている。MR認定センターによると、2014年（平成26）現在、6万5752人のMRが活動している。

　MSは複数の製薬企業から仕入れた医薬品を医療機関や調剤薬局に供給するが、2014年（平成26）現在、1万8184人が活動している。MRと違いMSは医療機関や調剤薬局との取引で価格交渉を担う。

医薬品流通の歴史的変遷

戦前

　室町時代末期に店で医薬品を販売するようになるまで、医薬品販売は主に行商によって行われた。江戸初期から医薬品の取扱いは大阪が中心になっていた。大阪、伏見町と道修町では薬種屋が集まっており、舶来品は道修町から全国に普及した。江戸前期にはこの道修町で薬種の株仲間が成立したが、明治時代になると、医薬品取引は局方薬が中心で薬種問屋へと変わり、以降この薬種問屋が日本の医薬品流通の中心になった。

　第1次世界大戦時、政府は医薬品の国産化を奨励し、既存の薬種問屋は医薬品メーカーへと変貌した。戦時期は医薬品の供給が不安であったため、政府は輸出制限の措置を取る反面、医薬品の国産化を打ち出した。内務省衛生試験所では製薬部を新設し、試験方法などを公表し民間製薬事業の育成に努めた。現在も大阪には大日本住友製薬、塩野義、武田薬品、田辺三菱製薬など多くの製薬会社の本社がある。第2次世界大戦まで医薬品は、伝統的な薬種問屋制度の下で「メーカー→問屋→地方卸売商→病院・医院や小売薬局・薬店→消費者」のルートで普及した。

戦時期

　第2次世界大戦になり、1938年（昭和13）には国家総動員法が制定され、戦時体制へと移行した。1939年（昭和14）から薬品などに価格統制が実施され、1941年（昭和16）には「医薬品および衛生材料生産配給統制規則」が公布され医薬品統制が始まった。1941年（昭和16）にはすべての製薬メーカーは「日本医薬品生産統制株式会社」に、流通業者は「日本医薬品配給統制株式会社」に所属した。1944年（昭和19）、この2つは「日本医薬品統制株式会社」となって終戦を迎えた。

戦後から1980年代まで

　戦後の流通は、戦時統制経済の影響もあり伝統的な卸売主導が崩れ、新たな流通構造へと変わった。中小問屋の崩壊、大規模問屋のメーカー化、メーカーによる一次問屋（元卸）の排除・特約店化・地方卸商などへの直接取引が行われた。メーカーの過剰生産により、小売商は乱立し、現金問屋や2次、3次問屋も誕生したため、医薬品業界は複雑な流通構造となった。

　1961年（昭和36）から実施された国民皆保険制度により、医療用医薬品の需要が拡大し、今まで大衆薬を専門に扱った卸は医療用医薬品取扱いへと転換した。医療用医薬品の生産額が毎年増加し、取扱い卸も漸次大型化、合理化を求められた。一方、メーカーの卸系列化も進み、卸の合併、小売兼業卸の卸部門の統廃業が行われた。医薬品市場の拡大で競争が激しくなったため、医家向けに過大な現品添付、景品類の提供、旅行招待などの非価格競争行為も増加した。1970年代には現品添付医薬品は薬価基準から削除されたり、「医療用医薬品の流通要網とプロモーション倫理コード」など厚生省の規制が一層強くなった。

　1980年代は、日米貿易摩擦による日本市場開放の要求と拡大する医療費など国内外の状況が変化し、医薬品流通市場の転換点となった。1981年（昭和56）、厚生省は医療費を抑制するため、薬価基準を大幅に引き下げる（前年比18.6％）一方、医薬品流通近代化協議会をつくり、医薬品流通を巡る公正競争と流通近代化対策を強力に進めるようになった。

1990年代以降

　1990年代は第1次流通改革の時期である。メーカーによる卸の販売価格の決定は独占禁止法の再販売価格維持行為禁止にあたるため、1991年（平成3）から値引き補填制を廃止し新仕切制度へと移行されたことにより、メーカーの価格関与が禁止され、卸がメーカーの流通系列から自立することとなった。1991年（平成3）までは納入価格に関してメーカーの事前承認が必要であったため、価格決定はメーカーの流通系列化の手段になった反面、卸の自立的価格設定能力は弱体化していた。

　1992年（平成4）には「R幅方式」の薬価制度が導入され、以降R幅の段階的削減が行われた。また、同年（1992年）の医療法改正により、調剤薬局による医薬品供給の比率が上昇した。2000年代は医薬品の取引慣行を改善し、流通の近代化を図った第2次流通改革の時期である。2000年（平成12）には薬価算定方式が調整幅方式に変わった。2004年（平成16）に厚生労働省は流通改善懇談会を発足させ、2007年（平成19）に緊急提言を発表した。薬価や医薬品流通商慣行に関する製薬メーカーと卸、医療機関と政府間の齟齬は以降も長年継続している。

　一方、ドラッグストアの急成長や医薬品販売の規制緩和が、大衆薬の流通再編を加速させた。大衆薬は2009年（平成21）の改正薬事法で、コンビニエンスストアやスーパーでもほとんどの大衆薬の販売が可能となった。

卸の再編成

　1978年（昭和53）に615社であった卸本社数は、1994年（平成6）305社、2002年（平成14）175社、2010年（平成22）98社、2014年（平成26）現在は83社になっている。ここでは1980年代以降、医薬

品卸の再編成の動きについて考察する。

第1次再編成

　医薬品卸の第1次再編成は1968～1973年（昭和43～48）頃であるが、この5年間で126件の医薬品卸の合併が行われた。自社製品の販路確保のため、有力メーカー（武田薬品、三共、田辺製薬、塩野義製薬）による特約店である中小卸の合併による流通系列化が行われた。上述したとおり、1961年（昭和36）の国民皆保険制度導入後、卸は成長するようになったが、当時多くの卸は小売機能と卸を兼業しており、現品添付販売など価格競争が激しくなると、中小卸は収益が悪化したため、その救済が狙いだった。

　結果的に医薬品卸は4大メーカーを中心に、東京・大阪・名古屋を拠点とする大規模卸（スズケン、クラヤ薬品、福神、東邦薬品）、メーカーの（資本）系列卸、地域有力卸の3つの構造になっていた。1960年代は日本の多くの業種で有力メーカーを中心に流通系列化が行われた時期であり、医薬品でもメーカーによる統制力の差はあるものの、4大メーカーによる流通系列化が整備され、日本の医薬品流通網の基本となった。

第2次再編成

　1980年代から1994年（平成6）までに、北海道、東北、関東、中部、東海、近畿、中国、九州各地域で、地域卸同士が合併し広域卸へと規模を拡大した。これはメーカー系列化の下にはあるものの、有力地域卸の主体的提携ないし合併の動きであり、有力メーカーによる系列化であった第1次再編成とは違うものであった。むしろ合併の狙いは、規模の経済追求と重複営業拠点を集約する経営効率化にあった。

　メーカー系列のもとで安定していた卸の構造は、1981年（昭和56）の薬価引き下げにより再び変動し、第2次再編成期に入る。1981年（昭和56）に18.6％、1984年（昭和59）には16.6％、1988年（昭和63）には10.2％と続く薬価の引き下げによって、卸売業の間の激しい価格競争になり、卸の経営は悪化する一方であった。この大幅な薬価引下げで、スズケンなど大手卸は地方市場に進出し広域展開を図った。これに対抗し、中国/九州/東北地域の有力な卸は、営業拠点の地理的拡大のため卸同士で連携を進めたが、この時点では全国拠点の構築までには至らなかった。

　1994年（平成6）までに、東京・大阪・名古屋を中心とする大規模卸、札幌・仙台・福岡を拠点とする有力広域卸、複数県を対象とする広域卸、そして単一の県を担当する従来の地域卸の4グループの構造になったが安定な状態ではなかった。

1995年（平成7）再編成

　1980年代に始まった第2次再編成は1994年（平成6）までには一旦安定したが、1995年（平成7）にクラヤ薬品がホウヤクを合併、東邦薬品が大阪のエーメイと提携、1998年（平成8）にはスズケンが北海道の秋山愛生舘を合併するなど、再び合併による再編成が行われた。スズケン、クラヤ薬品、東邦薬品、福神などの有力広域卸が地域卸との提携や資本参加で営業拠点を拡大していった。1990年

代前半の特徴は主に年商1000億円以上の大手卸での同一系列内の合併である。90年代後半の再編成は、卸売業の主体的意志が強く、有力メーカーの系列網は徐々に統制力を失っていた。短期間での合併、広域網の構築とともに、メーカー系列を超えたフルライン化が進められた。

2000年（平成12）以降

　現在の大型卸再編成は、2000年（平成12）に武田薬品グループであったクラヤ薬品・三星堂・東京医薬品3社の経営統合でクラヤ三星堂となり、その後メディセオ・パルタックホールディングスが誕生した。この統合によって、メディパルはスズケンを抜いて業界第1位となった。続く大規模編成は、2003年（平成15）の福神とアズウェルの統合によるアレッサホールディングスの誕生である。また、東邦薬品は20社余りの医薬品卸業者と提携し、業界は4大グループに再編された。

　このような卸間の合併には大きく2つの要因がある。まず、医療費抑制による薬価の引き下げである。1991年（平成3）を基準にすると、毎年薬価は下がり、2006年（平成18）まで53.8％まで引き下げられ、卸は収益率が低下し、利益の確保が難しくなった。地域卸の場合、高コスト体質の上、売上の低下、物流インフラ整備の難しさや全国共同購入の増加などで販売管理費を減少しなければならなくなった。一方、2004年（平成16）国立病院機構の共同購入、医薬分業の進展、大型調剤薬局のチェーン展開などのユーザーの全国拡大に対応するため、商品供給も広域化せざるを得なかった。

参考文献

1) 日本薬史学会編『日本医薬品産業史』薬事日報社（1995）
2) 日本医薬品卸業連合会『卸薬業55年のあゆみ—改革と前進—』（1996）
3) 三村優美子「医薬品流通の再編成過程—流通系列化の変容と卸売業の相対的自立化—」マーケティングジャーナル　1998；18（3）：4-15
4) 姉川知史「日本の医薬品産業：その成功と失敗」医療と社会　2002；12（2）
5) 片岡一郎・嶋口充輝・三村優美子『医薬品流通論』東京大学出版会（2004）
6) 石原 武政・矢作 敏行編『日本の流通100年史』有斐閣（2004）
7) 日本医薬品卸売業連合会『2014-2015　医薬卸連ガイド』（2014）
8) 日本医薬品卸売業連合会「医薬品の商取引の実態と医薬品卸の機能範囲についての国際比較」（2014）
9) 日本医療品卸売業連合会 HP：www.jpwa.or.jp
10) 厚生労働省 HP：www.mhlw.go.jp

各論 112

日本のワクチン製剤とワクチン産業の歴史

Julia Yongue

ワクチンの基本的特徴

　医薬品の一類とはいえ、ワクチンは一般的な医薬品とは大きく異なる特徴を有する。最も大きな違いは使用目的である。一般的な医薬品の多くは治療用（therapeutic）であるのに対し、ワクチンの多くは予防用（prophylactic）である。言ってみれば、ワクチンの基本的なメカニズムは一般の医薬品とは逆である。つまり弱体化（attenuated）や不活化（inactivated）させた病原体をワクチンとして体内に注入し、体内に危険を晒さない程度の反応を起こさせることにある。その過程で人間の自然な免疫力・抵抗力を高めていく。免疫力を強化すれば、病気が流行しても感染は免れることができる。

　個々人が予防接種を受けることによって感染症の流行を防ぎ、社会全体を守ることができるが、市民全員が予防接種を受けなくとも、免疫力をもつ人がワクチンの接種を受けていない免疫力の低い人を守る「集団免疫」（herd immunity）が働くことは知られている。

　ワクチンの基本的なメカニズムが一般の医薬品と違う特徴を有することから、日本の専門家はワクチンによる被害（薬害）を「副作用」ではなく、「副反応」と呼んで区別している。

　第二の違いは、予防接種の対象集団が病人ではなく、十分な抵抗力をもつ健常者であることである。従来は、伝染病に感染すると死亡率の高い乳幼児・小児あるいは高齢者が接種の対象集団であったが、近年は2つの要因から変化が見られる。

　1つ目の要因は、2009年（平成21）に世界中で広がった新型インフルエンザの流行である。発生以降、予防接種に対する意識が高まり、インフルエンザワクチンの製造量は年々増加傾向にある。2つ目の要因は、厚生労働省のHib（2007年）、HPV（2009年）、小児用肺炎球菌（2009年）、ロタウイルス（2011年）の各ワクチンの承認であり、ワクチンによる予防医療を重視する姿勢が見られる。

　また子宮頸がんワクチン（HPV）の承認によって新しいニーズが生まれた。新しい接種対象集団として、乳幼児・小児あるいは高齢者ではなく、18歳未満の女性が対象となった。

　一方、ワクチン接種の対象集団が健常者である特徴から、副反応問題が起きると社会がワクチン接種の「危険度と受益度」（risk-benefit）の斟酌が特に厳しく問われる。副反応（薬害）事件の発生によってワクチンに対する信頼度が低下すると、それと同時に「ワクチンで防げる病気」（Vaccine Preventable Disease：VPD）の発生が増加する傾向が往々にして見られる。例として、2000年代には接種率の低下した麻疹や風疹などのVPDが広がり、大きな社会問題となった。

　ワクチン接種の基盤は、予防接種法（Preventive Vaccination Law：PVL）である。1947年（昭和22）に連合国軍総司令部（GHQ）がPVLを公布した際、ワクチン接種は全国民に義務づけられ、市民

表　日本のワクチン産業（2014年時点）

製造業者名	吸収合併・共同出資による新会社	設立年
北里第一三共ワクチン株式会社	第一三共と北里研究所との共同出資による設立	2011年（平成23）4月
一般財団法人阪大微生物病研究会	2014年（平成26）4月に日本ポリオ研究所と合併	1934年（昭和9）設立の実現（1929年の設立計画）
一般財団法人化学及血清療法研究所		1945年（昭和20）
日本ビーシージー製造		1952年（昭和27）
デンカ生研		1950年（昭和25）
武田薬品工業	医薬品・ワクチン製造販売	n.a.
ジャパンワクチン	グラクソ・スミスクライン（英）の共同出資によるワクチン開発・販売会社	2012年（平成24）7月
サノフィ・パスツール	第一三共と合弁会社を解散した後2010年（平成22）にワクチンの輸入販売の完全子会社を設立	

注：MSD・萬有、ファイザー、サノフィは輸入を行い、田辺三菱製薬やアステラス製薬は、ワクチンの販売に携わっている。

がワクチン接種を受けなければ高額な罰金が科せられた。それ以降、PVLは度々改正され、現在では強制接種でなくなり、予防接種を受けるか否かの判断は個人の責任となった。行政はワクチン接種に対する国民の信頼度を高めるため、世論や専門家などの意見を配慮しながら、ワクチン政策を慎重に決定している。

　第三の違いは、ワクチンは一種の「公共材」（public good）であるということである。したがって一般的な医薬品とは異なり、ワクチンの購入と提供（接種）は地方公共団体に任されている。ワクチンは必要不可欠な公共財であることから、競争構造は一般的な医薬品産業に比べて大きく異なる。厚生労働省は、ワクチンの安全供給政策を維持するために、長年にわたり100％近いワクチンの自給率（2007年時点で98.5％）を保った。日本ほど輸入に頼らず、ワクチンの国内開発と国内生産を重視してきた国は他に例がなく、日本のワクチン政策の大きな特徴の1つとなっている。ちなみに、米国では規制緩和によりワクチン接種を積極的に推進している。一例として、薬剤師がインフルエンザワクチンの予防注射を行う許可が与えられ、誰でも気楽に街角の薬局やドラッグストアでワクチン接種を受けることができる。

ワクチン産業の形成と発展

北里研究所

　日本におけるワクチン製造は19世紀末に始まった。その先駆者は「日本の細菌学の父」と呼ばれている北里柴三郎である。1890年（明治23）、ドイツ留学中に血清療法を開発した北里は、翌1891年（明治24）に帰国して私立の研究所を立ち上げ、ジフテリア毒素および破傷風毒素の抗血清の生産を開始した。1899年（明治32）には北里の私立研究所は国有化され、名称は「伝染病研究所」（伝研）となった。

　1914年（大正3）に伝研は内務省から文部省管轄となって東京帝国大学に移管された。所長の北里

は移管に強く反発し、辞任した。このとき、志賀潔や秦佐八郎など有力な研究者が北里に同調し、新しい研究および製造機関として「北里研究所」（北研）を設立した。それ以来、日本のワクチン産業は、私立の事業として発展していく。

　北里研究所は、北里が欧州で見たパスツールなどの研究所（institute）をモデルにしながら研究・教育・治療、さらに当時日本最大の痘苗・ワクチン・治療血清の製造施設として設置された。このように欧米型の研究所モデルが定着した日本に対し、1970年代後半から1980年代にかけて欧米の研究所に大きな変化が見られた。欧米のワクチン製造業者が研究所から大手製薬会社にシフトしたのである。一方、日本では武田薬品を除けば、ワクチンは研究所の工場で製造されているが、2011年（平成23）以降、日本にも変化が見え始めた。

阪大微研

　19世紀、関西には「伝研」のような大規模な国立の研究・製造機関は存在しなかった。そのため1929年（昭和4）に大阪医科大学（現在の大阪大学医学部）の谷口腆二博士は、研究所設置を長与又郎伝研所長に訴えた。これに対し文部省は伝研と同様の国立機関設置を認可することはできないとして提案を拒否したものの、交渉の末、関西にも研究所が設置されることになった。しかし公的機関ではなく、北研と同様の私立の財団法人として設置することに決まり、1934年（昭和9）に山口玄同ら実業家の寄付によって財団設立が実現した。現在では応用研究や製造は財団の任務とされ、微生物病に関する基礎研究は「一般財団法人阪大微生物病研究会」（阪大微研）の管轄となっている。

化血研

　九州では、阪大微研と同様に「一般財団法人化学及血清療法研究所」（化血研）が設立された。化血研の前身は1926年（昭和元）に熊本大学に設置され、動物用ワクチンの製造に取り組んだ。後に閉鎖されたが、1945年（昭和20）に熊本医科大学教授太田原豊一博士の指導のもとでワクチン・血清の製造と応用研究が開始された。現在、化血研では人体ワクチン、動物ワクチン、血漿分画製剤などを製造している。

日本ビーシージー製造株式会社

　1908年（明治41）頃、アルベール・カルメット（Albert Calmette）博士とカミーユ・ゲラン（Camille Guérin）博士は、パスツール研究所でBCG（Bacillus Calmette-Guérin；カルメット・ゲラン桿菌）に関する研究に取り組んだ。1921年（大正10）にBCGは乳児結核に対する予防効果が認められ、弱毒生菌ワクチンとして使用されるようになった。

　北研の志賀潔はパスツール研究所を訪ねて、カルメットから分与されたBCG株菌を入手して帰国した。その後、分与されたカルメットの株菌をもとにして、財団法人結核予防研究会でBCGワクチンの製造が開始された。1952年（昭和27）以降、研究と製造が分離され、日本ビーシージー製造株式会社が製造を行っている。

　現在、日本で製造したBCGワクチンは国連児童基金（UNICEF）に提供され、世界の結核予防に貢

献している。

デンカ生研

1950年（昭和25）デンカ生研（当時、生物理科研究所）は、新潟県で東京芝浦株式会社（東芝）の100％子会社として誕生したが、1979年（昭和54）に電気化学工業の子会社となった。日本の製造業者は、化血研やデンカ生研のように戦後のPVLの実施に伴ってワクチンと血清の製造を開始した企業が多い。その理由は、伝染病が多発した戦後は需要が急増したほか、ワクチンに対する品質改良や新しいワクチンの誕生などの技術革新がもたらされたからである。

ポリオワクチン

1955年（昭和30）ジョナス・ソーク（Jonas Salk）博士は、世界初のポリオワクチン（死菌）を開発した。このワクチンは安全かつ効果的であったため、医療界にとって大きな躍進となるきっかけとなり、ワクチン産業は黄金時代を迎える。

1960年（昭和35）から1961年（昭和36）にかけて日本でポリオ（急性灰白髄炎）が大流行したため、北研、阪大微研、千葉血セン（現在は廃業）、化血研、武田薬品、デンカ生研の各社がポリオワクチンの生産に取り組んだ。翌1962年（昭和37）には6社で一般財団法人日本ポリオ研究所を設立した。それ以降、アルバート・サビン（Albert Sabin）博士から分与された株菌をもとに、同研究所でポリオワクチン（経口）の国内生産を一手に引き受けている。なお、2014年（平成26）に阪大微研と合併したが、製造は同研究所で行われている。

今後のワクチン産業

ワクチンの製造量は、内部的要因（予防接種法の改正）と外部的要因（副反応事件、流行病の発生）の2つの要因によって左右される。そのためワクチン製造業者は生産量の調整を行わなければならないことが少なくない。同時にウイルスは常に進化するため、新しいワクチンの研究開発に取り組むことも不可欠である。製造業者ががん免疫ワクチン、治療法ワクチン、DNAワクチンなど、さまざまな難病に効果のあるワクチンを開発できれば、ワクチンは感染症の予防薬だけでなく、治療薬としても活用でき、多様化する。

現在、多くのワクチンの投与法は注射であるが、技術革新によって経口など新しい接種法を開発できれば、薬局や薬剤師の予防医療に対する役割も変わっていくであろう。今後のワクチン産業は注目すべき業界である。

参考文献
1) 大谷 明、三瀬勝利、田中慶司『ワクチンと予防接種の全て：見直されるその威力』金原出版（2013）
2) 厚生労働省健康局結核感染症課長「季節インフルエンザの供給について」健感発0701第1号（平成26年7月1日）
3) 厚生労働省「ワクチン産業ビジョン：感染症対策を支え、社会的期待に応える産業像を目指して」（2007年3月）

4) 厚生労働省ホームページ http://www.mhlw.go.jp/stf/seisakunitsuite/bunya/kenkou_iryou/kenkou/kekkaku-kansenshou/kekkaku-kansenshou21/index.html
5) Akazawa M, Yongue J, Ikeda S, Satoh, T. Considering Economic Analyses in the Revision of the Preventive Vaccine Law：A New Direction in Japanese Health policy-making in Japan. Research Policy, 5-6（2014）.
6) 小高 建「伝染病研究所：近代医学開拓の道のり」学会センター出版（1992）
7) 財団法人大阪微生物研究会『五十年のあゆみ』総合出版（1984）
8) 化血研ホームページ：http://www.kaketsuken.or.jp/overview.html
9) http://www.green-japan.com/pr/1121
10) デンカ生研ホームページ：http://denka-seiken.jp/jp/company/company03.html
11) 平山宗広「ポリオワクチンの緊急導入の経緯とその後のポリオ」小児感染免疫 2007；19（2）：189-196
12) T.A. Reichert, 'The Japanese Program of Vaccination of School Children Against influenza：Implications for Control of the Disease', *Seminars in Pediatric Infectious Diseases*, 13：2（April 2002），p.104-111, p.106.

各論 113 医薬品再評価の歴史

高橋 春男

　医薬品の再評価とは、現在の医学・薬学の学問水準に基づいて過去に承認された医薬品の品質、有効性あるいは安全性の見直しを行うものである。日本の再評価はアメリカの再評価を参考にして導入されたので、アメリカの再評価の経緯から述べる。

アメリカにおける再評価

　1937年、アメリカでジエチレングリコール混入のスルファニルアミド・エリキシル中毒死事件が起きたのを契機に、1938年に連邦食品医薬品化粧品法（FDC法：Federal Food, Drug and Cosmetic Act）が成立して、医薬品の承認申請に安全性データが要求されるようになった。その後、1961年にサリドマイドによる催奇形性が問題となり、諸外国では販売を中止したが、アメリカでは承認申請中であったためにサリドマイドの承認を見送った。1962年10月にFDC法が修正され（Kefauver-Harris修正法）、医薬品の承認申請時に催奇形性データの追加などの安全性データの強化に加え、有効性に関する客観的データの提出が必要になった。

　この法律改正を受けて、アメリカの連邦食品医薬品局（FDA：Food and Drug Administration）は、1966年に全米科学アカデミー・全米研究協議会（NAS/NRC：National Academy of Science/National Research Council）の医学部門に対して、1938年から1962年に承認された医薬品の再検討を委嘱し、有効性の再評価が開始された。製薬企業から提出された再評価資料に基づいて、NAS/NRCの30の薬効群ごとのパネルで評価が行われ、その評価結果報告書が順次、FDAへ提出された。これを受けたFDAによる行政的執行がDESI（Drug Efficacy Study Implementation）と呼ばれる薬効再評価実施計画である。この再評価は1984年9月に事実上終了し、処方箋薬3443品目中2302品目（66.9％）が有効（一部効能が有効の品目を含む）、1099品目（31.9％）が無効となり販売を中止し、42品目（1.2％）が保留とされた。

日本における再評価に至る経緯

　わが国では、1961年（昭和36）のサリドマイドによる催奇形性、1965年（昭和40）のアンプル入り風邪薬によるショックは、市販薬の安全性に警鐘を鳴らした。一方、1960年代になって、いわゆる肝臓薬やビタミン剤の効能・効果に対しても疑念がもたれていた。1967年（昭和42）9月に「医薬品の製造承認等に関する基本方針（基本方針）」が通知され、同年10月1日以降に申請する新薬の承認

申請資料として原則、二重盲検試験による有効性データの提出が必要になった。

1970年(昭和45)9月には厚生大臣の私的諮問委員会として、薬効問題懇談会が発足した。薬効問題懇談会では、臨床評価を主体とする医薬品評価のあり方について論及し、翌年7月に厚生大臣に対して医薬品再評価の必要性およびその体制や方法に関する答申書を提出した。この答申を受けて、アメリカでの再評価の仕組みを参考にして、中央薬事審議会に再評価を担当する特別部会、調査会が設置され、わが国でも再評価が開始されることになった。

行政指導による再評価

薬効問題懇談会答申を受けて、基本方針通知施行前の1967年(昭和42)9月30日までに承認されたすべての医療用医薬品を対象にした再評価が1971年(昭和46)12月より開始された。薬務局長通知による再評価であったため、「行政指導による再評価(第一次再評価)」と呼ばれた。再評価申請資料は、医薬品の品質に関する資料(物理化学的性状、規格など)、基礎試験(毒性試験、薬理試験など)や臨床試験に関する国内外の研究論文の要旨から構成されていた。

再評価対象医薬品は薬効群毎に順次指定され、再評価調査会等で審議された後、再評価結果が通知された。再評価判定区分は、①カテゴリー1：有用性が認められるもの(効能・効果や用法・用量の変更なし)、②カテゴリー2：適応の一部について有用性が認められるもの(効能・効果の一部削除・変更や用法・用量の変更)、③カテゴリー3：有用性を認める根拠のないもの(日本薬局方から削除または承認整理)の3カテゴリー区分とされ、その後の再評価においても基本的にはこの区分は変更されていない。なお、配合剤については、成分ごとの判定に加えて配合意義についても判定された。

再評価結果は1995年(平成7)3月まで41回にわたり通知され、終了した。その再評価結果の合計は、カテゴリー1と判定された品目が単味剤で1万8365品目中1万470品目(57.0%)、配合剤で1484品目中628品目(42.3%)、カテゴリー2が単味剤で6816品目(37.1%)、配合剤で514品目(34.6%)であった。配合剤の方が配合意義を証明しなければならないため、単味剤に比べて厳しい判定結果であった。とりわけ再評価の端緒となったビタミンB_1製剤(チアミン類)については、1974年(昭和49)7月に再評価結果が通知され、効能・効果が大幅に削減され、用量も低減された。また、「有効であることが推定できるもの」と判定された適応(効能・効果)に対しては、「効果がないのに月余にわたって漫然と使用すべきでない。」と記載することになった。このように効能・効果や用法・用量が大幅に制限されたことから、ビタミンB_1製剤の使用量はその後、減少した。

薬事法に基づく再評価

1979年(昭和54)10月の薬事法改正により、医薬品の再評価は薬事法第14条の3として法制化され、1980年(昭和55)4月に施行されたので、「薬事法に基づく再評価(第二次再評価)」と呼ばれた。1984年(昭和59)年4月からは、1967年(昭和42)10月1日(基本方針通知適用)から1980年(昭和55)3月31日(薬事法施行前)に承認された新医薬品および新医療用配合剤(効能追加、用量追加等の承認事項の一部変更承認を含む)の再評価が開始された。再評価に先立ち、薬効群ごとに製薬企業に基礎資料を提出させて、再評価指定の必要のある成分・処方をスクリーニングして、再評価指定した。

再評価結果は1996年(平成8)3月まで14回にわたり通知され、終了した。その再評価結果の合計

は、カテゴリー1が単身剤で1668品目中82品目（4.9%）、配合剤で192品目中23品目（12.0%）と少なく、カテゴリー2が単味剤で1452品目（87.1%）、配合剤で127品目（66.1%）であった。再評価を必要とする成分・処方に絞って指定したために、行政指導による再評価よりも厳しい判定結果であった。当時広く使用されていたがん免疫療法剤については、1989年（平成元）12月に再評価結果が通知され、有用性の根拠のない効能・効果が削除されたことから、売り上げが大幅に低下した。

新再評価

1988年（昭和63）5月の薬務局長通知により、承認年月日に関わらずすべての医療用医薬品について5年間隔で文献スクリーニングにより定期的に見直す「定期的な再評価」と、緊急の問題が発生した場合、薬効群全体が問題になった場合や新薬臨床評価ガイドラインが制定された場合に実施する「臨時の再評価」による新再評価が開始された。現在、定期的な再評価は中断されており、臨時の再評価のみが実施されている。

再評価結果は2014年（平成26）7月まで24回にわたり通知されている。その再評価結果の合計は、カテゴリー1が単味剤で4487品目中588品目（13.1%）、配合剤で135品目中24品目（17.8%）と少なく、カテゴリー2が単味剤で3273品目（72.9%）、配合剤で47品目（34.8%）であった。薬事法に基づく再評価と同様に厳しい判定結果である。

ホパンテン酸カルシウムは、代謝性アシドーシスなどの重篤な副作用を来たすことから緊急安全性情報を配布していたが、1990年（平成2）12月に再評価結果が通知され、「成人領域の脳卒中や脳動脈硬化症に関連する効能・効果」について有効性は認められるが、有効性と安全性を対比したとき有用性が認められないため、削除された。そのため、1987年（昭和62）年10月に通知された脳循環・代謝改善薬臨床評価ガイドラインに基づいて有効性の評価がなされていない脳循環・代謝改善薬について、再評価を実施することになった。まず、ホパンテン酸カルシウムを対照薬として二重盲検試験を実施して承認された5成分について先行して再評価指定が行われ、プラセボとの二重盲検試験を実施した。5成分中4成分はプラセボに対する優越性を証明することができず、1998年（平成10）5月に再評価結果が出て、有用性を否定され、承認が取り消された。残りの30数成分についてもその後に再評価結果が出されて、大部分の成分が脳循環・代謝に関連した効能・効果の削除、または成分として有用性が否定され、承認が取り消された。

品質再評価

1995年（平成7）4月以降に承認申請する内服固形製剤については、溶出試験が規格として設定されることになった。したがって、それ以前に承認申請され、溶出試験が義務づけられていなかった日本薬局方医薬品を除く先発および後発の内服固形製剤を対象に、1997年（平成9）2月から品質再評価が開始された。

その後、1998年（平成10）7月に品質再評価の実施方法が通知され、溶出試験に基づく品質再評価が本格的に運用された。主に先発医薬品により設定した標準製剤の溶出曲線に対して、被験製剤（後発医薬品）の溶出曲線が一定の範囲内に収まる場合に溶出試験で同等とみなされ、カテゴリー1と判定されるが、そうでない場合はカテゴリー3と判定され、一旦承認を整理し、改めて溶出試験規格に

表 再評価結果カテゴリー別一覧表（品質再評価を除く）

単味剤・配合剤		単味剤			配合剤			合計	
種類	カテゴリー	成分数	品目数	構成比	処方数	品目数	構成比	成分又は処方数	品目数
第一次再評価	カテゴリー1		10,470	57.0%		628	42.3%		11,098
	カテゴリー2		6816	37.1%		514	34.6%		7330
	カテゴリー3		915	5.0%		201	13.5%		1116
	承認整理		164	0.9%		141	9.5%		305
	合計	1159	18,365		660	1484		1819	19,849
第二次再評価	カテゴリー1		82	4.9%		23	12.0%		105
	カテゴリー2		1452	87.1%		127	66.1%		1579
	カテゴリー3		38	2.3%		4	2.1%		42
	承認整理		96	5.8%		38	19.8%		134
	合計	108	1668		23	192		130	1860
新再評価	カテゴリー1		588	13.1%		24	17.8%		612
	カテゴリー2		3273	72.9%		47	34.8%		3320
	カテゴリー3		64	1.4%		2	1.5%		66
	承認整理		562	12.5%		62	45.9%		624
	合計	412	4487		38	135		450	4622

NO.16 医療用医薬品再評価―総合版― 2005（平成17）年12月 日本製薬団体連合会再評価委員会 pp.294
およびその後に通知された新再評価結果を追加して集計［2014（平成26）年7月9日現在］

合致した製剤を開発して申請する。2014年（平成26）7月現在、674成分、47処方の4591品目中4136品目（90.1％）がカテゴリー1、455品目（9.9％）がカテゴリー3である。

以上、アメリカおよびわが国における医療用医薬品の再評価の歴史について概略を述べた。同一成分についてアメリカでは再評価が一度しか実施されなかったが、わが国においては、効能・効果の承認時期や再評価指定理由により再評価を複数回受けることがある。

参考文献
1）高橋春男『医薬品の適正使用と安全対策―PMSの歴史』じほう（2011）

各論 114

浮田忠之進の研究と水銀農薬規制

河村　典久

水銀性農薬に関する国会特別委員会

　1956年（昭和31）に熊本県水俣市で水俣病が発生、1960年（昭和35）、新潟県下越地方の阿賀野川流域で昭和電工が起こした第二水俣病の発生により水銀の毒性について関心が高まるなか、稲作のイモチ病に対する有機水銀農薬の使用について国会特別委員会で取り上げられた。

　最初の委員会は、1966年（昭和41）3月9日の第51回国会科学技術振興対策特別委員会で、科学技術振興対策に関する件（水銀性農薬の生物資源に及ぼす影響などに関する問題）において、水銀性農薬の生物資源に及ぼす影響などに関する問題調査のため、東京歯科大学・上田喜一教授、東京大学・浮田忠之進教授らが参考人として意見を述べることになった。この委員会では上田教授は、公衆衛生、殊に産業中毒の面から日本において1953年（昭和28）頃から稲のイモチ病に対して有機水銀であるフェニル水銀が非常に有効であることを日本の技術者が発見し、広く使用されることになったことを述べ、これは主食である米に用いることに対して大きな心配であり、1966年（昭和41）では金属水銀に換算して400トンくらいを使用しており、米1キログラム当たり0.1ないし0.2ミリグラムの水銀が含まれていると発言した。

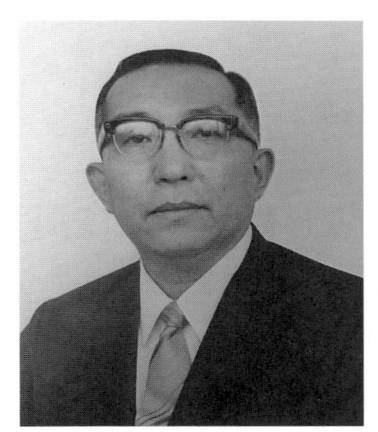

写真　浮田忠之進
出典：『浮田忠之進教授および協力者報文集』浮田忠之進教授および協力者文集出版会

　浮田忠之進は、水銀の定量に関してその測定法を多数報告したところから特別委員会の参考人として招集され、微量の水銀測定法として放射化分析法を開発した。この分析法によりアメリカに留学していた学生の毛髪中の水銀量が、帰国する前に1.8（マイクログラム/毛髪1グラム）であったのが帰国後には14になり、帰国後に約8倍に増えている。また健康人の髪の毛の中にもある一定量の水銀が含まれていると報告している。

農薬の残留毒性に対する国会決議

　第51回国会科学技術振興対策特別委員会（1966年（昭和41）3月30日）において農薬の残留毒性の科学的究明及び対策樹立に関する件が決議された。その内容は次のようなものである。

　農薬の毒性については、人畜、水産動植物に対する直接的な被害の防止に関し、法による監督指導

が行われている。しかしながら、種子の消毒に使用するものは別として、農薬の成分が土壌とくに農作物に残留し、これが人体に摂取されて体内に入り、長年月にわたって残留蓄積される水銀の残留毒性についてわが国として重視すべきは、国民の主食である米に残留する有機水銀農薬の成分である。当時の日本人の毛髪中には米を常食としない国と比較して、約3倍の水銀が検出されている。

政府は、国民の保健衛生の見地からこの事態を重視し、特に水銀については国際的な基準をも尊重して、緊急にその対策を樹立する必要があり、以下の決議がなされた。

一、農薬の残留毒性を速かに科学的に究明すること。
一、残留毒性のない農薬をもつて代替せしめるよう強力なる行政指導を行なうこと。
一、残留毒性のない経済的な新農薬の開発研究を積極的に促進すること。

上の決議を受けて1968年（昭和43）までに水銀農薬の製造登録をすべて破棄することで製造を全面的に中止させるとした。そして1973年（昭和48）7月19日「農薬及び肥料中における重金属等有害物質の含有状況ならびに使用実績等に関する質問主意書」が参議院議長に提出されて、「酢酸フェニル水銀」が含まれる農薬は同年に使用禁止になった。

魚介類の水銀に関する専門家会議

その後、食材中の水銀分析が国あるいは地方の衛生研究所などで行われ、特にマグロの肉に多量の有機水銀化合物が検出されることが判明した。また、食品の安全性の面から国民の間に魚介類の水銀汚染に対する関心が高まって、「魚介類の水銀に関する専門家会議」が設置された。マグロ多食者の有機水銀摂取量から見ると水俣病の水銀中毒を起こす量に相当するが、有機水銀化合物がセレン化合物と共存する場合には、この毒性は軽減されることがわかった。

このため、魚介類に含まれる水銀の暫定的基準について検討を重ねて、いわゆる総量規制として体重50kgの成人の1週間のメチル水銀の暫定的摂取量限度を0.17mgと決め、これを前提とし、国民の最大平均魚介類摂取量を基として魚介類の暫定的規制値を以下のように定めた。魚介類の水銀の暫定的規制値は総水銀としては0.4ppmとし、参考としてメチル水銀0.3ppm（水銀として）とした。ただし、この暫定的規制値は、マグロ類（マグロ、カジキおよびカツオ）および内水面水域の河川産の魚介類（湖沼産の魚介類は含まない）については適用しないものである。

参考文献
1) 浮田忠之進、武田 寧、佐藤善重ら「全身オートラジオグラフィによる ^{203}Hg 標識水銀化合物の成熟マウスおよび妊娠マウスにおける生体内分布」RADIOISOTOPES　1967；16（9）：439-448
2) 浮田忠之進、大沢利昭、井村伸正ら「水銀の迅速定量分析法に関する研究」衛生化学　1970；16（5）：258-266

各論 115

キノホルム薬害に終止符をうった田村善藏の研究成果

吉岡　正則

　スモン病の物語は、今から40年以上前に遡る。その病因解明のきっかけとなった唯一の研究者として、この事件を語り伝えたい。その後にできた副作用届けや補償制度を見れば、他の薬害は続いている。医薬品の販売までは基礎および臨床研究は行うが、販売された以後は市場調査のみで、研究担当者がいない。薬害の発生は被害者のみが気づくのである。スモン病は大々的に研究はされたが、決定的なキノホルムの作用点は解明されていない。未だにキノホルムが、認知症やがんなどに有効などの発表もある。

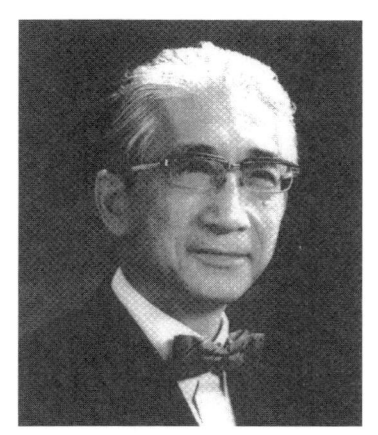

写真　田村善藏

スモン病とその原因解明

　スモン病は、数週間かけて手足の痺れ、視力障害および腹痛を伴う奇病である。1957年（昭和32）頃から日本各地で、院内や地域に集中するので、伝染病と恐れられた。1964年（昭和39）日本内科学会の特別シンポジウムでの討論と釧路市の患者の解剖例を、米国留学でも見たことがない病気として、東大神経内科豊倉康夫教授らは、「亜急性、脊髄、視神経、ニュウーロパチー（Subacute Myelo-Optico-Neuropathy）」と名づけ、「SMON（スモン）」と呼んだ。

　1970年（昭和45）3月、東京大学薬学部の田村善藏教授が、大学院博士課程を修了する筆者に、博士論文よりもっと手強い Mission impossible のスモン病の研究を命じた。筆者は、感染のリスクは薬学者の使命に必定と覚悟して、承知した。腹痛でうなっている患者を優しく治療している豊倉教授の助手の井形昭弘が現状を勇んで伝えた。全国の患者数は9249人である。うち確実は5839人、容疑3410人である。年次発生数は、1966年（昭和41）前発病1859、1967年（昭和42）1452、1968年（昭和43）1770、1969年（昭和44）2340とまとめた。依然ウイルス感染の恐れがあるが、治療法が見つからず、絶望して自殺する患者も出ている。その後、本症患者の緑の舌苔の特徴に気づく。重症では緑色糞便になる。この緑色成分を精製して、本態を明らかにするよう懇願した。

　同年4月、晴れて教職員を拝命し、結婚したばかりの筆者は、張り切って糞便の精製を試みたが、色素含量が少なく、たとえ精製しても構造決定はできないと悟った。感染は5年間ビフィズス菌を培養した無菌操作を駆使すればある程度防げるが、どんなに精製しても不純物の臭いが身体にうつり、新婦に嫌がられないかと悩んだ。

　6月初旬に、井形が偶々お茶の水の三楽病院で警鐘講演をしたところ、その講演を傾聴した注意深

い看護師が入院患者2例で緑尿ありと報告した。翌日、井形は一例の患者尿を60℃、30分加熱でウイルスを滅菌し、筆者に渡した。緑尿を顕微鏡で覗くと、もやもやとした緑色沈殿の周りに矩形結晶があった。尿500 mLを真空濃縮して、セロファン膜中で水に透析した。緑色非透析物を、4℃、20,000 gで超遠心分離して、緑色沈殿を得た。それをノルマルヘキサン、さらにベンゼンで抽出し、両抽出物から微黄色の結晶を得た。緑色残査を活性炭に吸着させ、洗浄後、ピリジン溶出液から粗緑色色素1 mgを得た。

緑色でない微黄色矩形結晶は女性ホルモンと疑うが、73歳の女性が分泌するはずがないと、その核磁気共鳴スペクトルを測定したところ、何とキノホルムと同定された。薬学の初頭に習う分析化学の常識から、これが鉄(III)イオンとキレートを作れば緑色になると予想して、色素を多量に合成した。合成色素の高感度物理的測定を対照として、尿、糞便および舌苔抽出微量の緑色色素の挙動が一致するのを確認するだけで本態の構造が解明された。薬剤師として初めて日本薬局方を開くと、キノホルムは生体に吸収されず、腸管内微生物を殺菌する安全な薬と記載されていた。尿に排泄前に吸収されていたので、この局方の記載は誤りだった。

1週間後の6月末、厚生省が招集した錚々たる研究者からなるスモン研究調査協議会総会が開かれた。最初に、新聞を賑わしている京大ウイルス研究所の伝染説を裏づける井上ウイルスの電子顕微鏡写真が大写しされた。どの演題もウイルス説に帰結しており、2000万円余りの研究予算がウイルス関係に投入される雰囲気であった。最後にオブザーバーであった田村と筆者が緑色色素の本態を発表し、緑色反応を実演した。「オー」と議場がどよめいた。

キノホルム販売中止へ

7月に薬事審議会会長の石館守三博士が、古巣の研究室に現れた。チャップリンの如く蝶ネクタイ姿の田村教授は直立不動で迎えた。筆者はマッカーサー元帥風の堂々たる大先輩に緊張しながら、研究結果を数分で伝えた。石館博士は、自分の育てた田村博士の孫弟子の意外な研究展開に大変驚いた。第1次世界大戦後に石館博士がドイツやオーストリアに留学して、基礎的分析化学の研究から、日本薬学の土台となる「微量有機定性分析」の名著を著した。それによって教育を受けた筆者の研究手法の確かな伝統に、自分の壮大な過去が甦ったのであろう。そして、田村先生の標榜する新しい臨床化学の蕾みとなり、咲きかけていると感動した。直ちに、石館博士は、数十年にわたる世界的な整腸剤キノホルムの「日本での販売を禁止する」とつぶやいた。「本当ですか」と疑った。

同年9月、石館博士はその英断を実行した。その後の田村善藏教授や厚生省の研究班の疫学調査から、長年狙獵したスモン病の発生はなくなった。

スモン病患者は、チバガイギー、武田薬品および田辺製薬の3つの製薬企業に対して激しい裁判を各地で起こした。その間、田村らは、動物実験でのキノホルムの発症および中枢および末梢神経系への取り込みを確認した。これらを含めた厚生省特定疾患スモン調査研究班の種々の臨床および基礎実験は、スイスおよびハワイでの国際学会で発表され、納得された。それにより会社側が和解し、総額1430億円を補償した。その後、日本の裁判の証言者のスウェーデンの医師オッレ・ハンソン博士は世界各国の被害を防ぐべく立ちあがり、各国の薬務担当者やWHOを動かし、1985年(昭和60)4月になってようやく世界市場からキノホルムの販売を撤退させた。患者の無念を晴らし、病気の発生を止めた。石館守三博士は、特効薬プロミンを実用化して、ほとんどの国でハンセン病を制圧するきっ

かけをつくった。スモン病の発生を抑えることは、それ以上の快挙である。

　スモン病の解決は天の配剤による奇跡の連続であった。戦後、ペニシリンは緑色の碧素から生まれ、微生物由来抗生物質時代の明るい幕開けとなった。緑尿から解明されたスモン病は、薬学の近代化の「薬害」という黒い影となり、各国法、補償および教育制度を大きく改革した。

　日本では、薬事に関する行政が国から医薬品医療機器総合機構（PMDA）に移り、薬害の補償、医薬品開発の審査などを担当し、欧米のように先進国入りした。消費者のセルフメディケーションを進め、一般用医薬品販売と登録販売者制度ができた。スモン病以後も依然として起こる副作用補償制度が実施された。薬学部6年制として薬剤師コースと従来の薬学部の基礎研究を重視する4年制コースができた。

　かくして薬学史の観点から、図らずも根本曽代子博士の『日本の薬学―東京大学薬学部前史』の続編となった。明治時代からの明るく発展する薬学から、近代化がもたらした薬学の暗い中史と言えよう。

　これからは輝く薬学後史を期待して止まない。

参考文献
1) 吉岡正則、田村善藏「SMON患者の緑色色素の本態」医学のあゆみ　1970；74（7）：320-322
2) 安藤一也「スモン研究の回顧―1992年8月座談会の記録」厚生省特定疾患スモン調査研究班発行（1993）
3) 吉岡正則「病気と健康の分子起源、スモン病の研究（1～14、まとめ1、2）」自然食ニュース、No. 473-488（2013-2014）
4) 根本曽代子『日本の薬学―東京大学薬学部前史』南山堂（1981）

薬害の歴史とそれに伴う薬事制度の変遷

各論 116

齋藤　充生

薬害について

　医薬品は、疾病の診断、治療、予防の目的で使用されるが、副作用とは表裏一体である。これまでの歴史を振り返ると、薬害事件を契機に、薬事制度の見直しがなされることが多い。本項では主な薬害事件とそれに引き続く薬事制度改正について解説する。

　薬害について、法律上の定義はないが、一般的には、医薬品による健康被害のうち、被害の範囲が個人レベルを超えて、広範囲で、社会レベルに達したものを薬害と呼んでいる。具体的には、用法用量、使用上の注意を守って適正に使用していれば防ぎ得た健康被害としてソリブジン事件、大腿四頭筋拘縮症、イレッサ事件、陣痛促進剤事件など、企業や行政の瑕疵や不作為等が原因で起こった医薬品による健康被害としてエイズ事件、サリドマイド事件、スモン事件、新3種混合（MMR）ワクチン事件、クロイツフェルト・ヤコブ病（CJD）事件、クロロキン網膜症事件、C型肝炎事件などが代表例となる。

　これらの背景には、対処の遅れが挙げられるが、基本的な共通の原因は、当該医薬品などの危険性を示す情報に接しながら、企業も国も直ちに販売中止・回収などの適切な安全対策を取らなかったことである。各薬害事件の初期における企業の対応に共通しているのは、「危険性情報の軽視・無視」であり、そうした企業の姿勢を、国が容認してきたことが重大な薬害を引き起こしたと言える。

これまでの主な制度改正等の経過

　これまでの主な薬害とそれに引き続く制度改正について**表1**に示す。

品質管理と審査制度の整備

　昭和20年代から30年代には、ジフテリア予防接種による健康被害、ペニシリンショックなど、医薬品の品質に起因する薬害が発生していた。これを受け、1961年（昭和36）に薬事法が施行され、医薬部外品制度の創設、薬局、製造業、販売業の許可基準を整備、販売業の見直し、製造番号や成分分量の表示義務づけ、がん等の特殊疾病用医薬品や承認前医薬品の広告の制限が実施された。また、薬剤師法制定により、薬剤師の身分関連の事項を分離した。

　1958～1962年（昭和33～37）にはサリドマイドによる胎児の障害が発生し、一因として審査時に催

表1 主な薬害と制度改正

1948〜1949年（昭和23〜24）	ジフテリア予防接種による健康被害（被害者924人）
1956年（昭和31）	ペニシリンショック
1961年（昭和36）	薬事法施行
1958〜1962年（昭和33〜37）	サリドマイドによる胎児の障害（被害者約1000人）
1965年（昭和40）	アンプル入り風邪薬事件
1967年（昭和42）	医薬品の製造承認等に関する基本方針の通知 医薬品副作用報告制度開始（行政指導による企業報告及びモニター医療機関による医薬品副作用モニター制度）
1967年（昭和42）	ストレプトマイシン聴覚障害
1953〜1970年（昭和28〜45）	キノホルム製剤によるスモンの発生（被害者1万人以上）
1959〜1975（昭和34〜50）	クロロキンによる網膜症
1970年（昭和45）〜	陣痛促進剤による被害
1973年（昭和48）	解熱剤による大腿四頭筋短縮症（被害者約1万人）
1975年（昭和50）	クロラムフェニコールによる再生不良性貧血
1979年（昭和54）	薬事法改正（再評価・再審査制度、企業の副作用報告義務化、緊急命令・回収命令規定を新設等） 医薬品副作用被害救済基金法制定（医薬品副作用被害救済制度制定）
1948〜1988年（昭和23〜63）	予防接種によるB型肝炎（被害者40万人以上）
〜1988年（昭和63）	血液製剤によるHIV（ヒト免疫不全ウイルス）感染（薬害エイズ）（被害者1400人以上）
1993年（平成5）	薬事法改正（審査事務改善、研究開発促進の法制化等） 医薬品副作用被害救済・研究振興基金法改正（医薬品副作用被害救済・研究振興調査機構への改組、審査体制強化）
1989〜1993年（平成1〜5）	MMRワクチン接種による無菌性髄膜炎（被害者約1800人）
1993年（平成5）	ソリブジン事件（被害者23人）
1996年（平成8）	薬事法改正（企業の感染症報告・海外措置報告等の義務化、GCP・GLP等の義務化）
1997年（平成9）	添付文書様式改訂（重要な順、表形式導入）
〜1997年（平成9）	ヒト乾燥硬膜の使用によるプリオン感染症（薬害ヤコブ病）（被害者141人）
2002年（平成14）	薬事法・安全な血液製剤の安定供給の確保等に関する法律改正（生物由来製品の安全性確保の充実、市販後安全対策の充実と承認・許可制度の抜本的な見直し） 独立行政法人医薬品医療機器総合機構法制定（感染被害救済制度制定、審査関連業務の再編充実、安全対策業務の強化）
〜2002年（平成14）	血液製剤によるC型肝炎ウイルス感染（薬害C型肝炎）（被害者約1万人）
2002年（平成14）	イレッサによる間質性肺炎等の肺障害
2004年（平成16）	独立行政法人医薬品医療機器総合機構の発足
2006年（平成18）	薬事法改正（一般用医薬品のリスクに応じた販売制度等制定等）
2010年（平成22）	肝炎検証委員会の薬事行政改革提言
2013年（平成25）	医薬品リスク管理計画（RMP）の導入
2014年（平成26）	薬事法改正（6月：OTCネット販売、要指導薬） 医薬品、医療機器等の品質、有効性及び安全性の確保等に関する法律に改称（11月：目的に保健衛生上の危害の発生及び拡大の防止のための必要な規制を行うことを明示、各関係者の責務・役割、添付文書届出、再生医療製品等）

奇形性の確認ができなかったことが挙げられる。これを受け、世界的に承認審査体制の強化が行われたが、わが国では、1967年（昭和42）に承認申請時の添付資料を明確にするなどの薬務局長通知「医薬品の製造承認等に関する基本方針について」を策定するとともに、1971年（昭和46）には薬効問題懇談会の答申を受けて、1967年（昭和42）以前に承認された医薬品について、最新の学問レベルにより、医薬品の有効性と安全性を再検討する再評価制度を開始した。

品質・有効性・安全性確保と副作用被害救済制度の導入

昭和40年代には、キノホルム製剤によるスモン、クロロキンによる網膜症、解熱剤等の注射による大腿四頭筋短縮症、陣痛促進剤による被害、クロラムフェニコールによる再生不良性貧血など、主に医薬品の不適切な使用による薬害が発生した。これを受け、1979年（昭和54）の薬事法改正により、薬事法の目的規定に「医薬品等の品質、有効性及び安全性を確保する」ことを明示するとともに、治験計画の届出の義務化、承認に関する規定の整備、新医薬品等の再審査制度の法制化、最新の科学的知見に基づく医薬品再評価制度の法制化、製造業者などから販売業者などに対する情報提供努力義務の法制化、企業の副作用報告義務化、緊急命令・回収命令規定新設などが行われた。また、医薬品副作用被害救済基金法が制定され、医薬品副作用被害救済制度が発足した。

1948年（昭和23）から1988年（昭和63）までの間、集団予防接種またはツベルクリン反応検査の際に、注射器（注射針、注射筒）が連続使用されたことが原因で、B型肝炎ウイルス感染が拡大した（2011年、国と原告との間で「基本合意書」を締結）。

米国産血液製剤により、1988年（昭和63）までの間、血液製剤によるHIV（ヒト免疫不全ウイルス）感染（薬害エイズ）が発生した。ここでは、審査体制の脆弱さ、医療のパターナリズムに加え、米国など、海外における安全性情報の収集が不十分であり、米国で実施された製剤の切り替えに迅速に対応しなかったことが挙げられる。また、1989〜1993年（平成元〜5）にはMMRワクチン接種による無菌性髄膜炎が発生し、おたふく風邪ワクチン株の問題とともに、被害発生当初の対策の遅れが問題となった。

研究開発促進とGLP等法制化

1993年（平成5）の薬事法及び医薬品副作用被害救済・研究振興基金法改正により、審査事務改善、研究開発促進の法制化などが行われた。一方、同年にはソリブジン事件が発生した。ソリブジン事件では、添付文書の様式や記載順序の問題から、使用上の注意が医師に気づかれにくいことが指摘された。

1994年（平成6）の薬事法改正により、病院や医師などの医療関係者に対して、医薬品を適正に使用するため、製薬企業等から提供される情報の活用その他必要な情報の収集、検討および利用を行うよう努めることを義務化した。また、医療用具の特質に応じた規制強化が行われた。

薬害エイズ事件を契機とした1996年（平成8）の薬事法改正では、医薬品の治験から承認審査、市販後までに至る安全性確保としてGCP（医薬品の臨床試験の実施の基準）、GLP、GPMSPが法制化された。また、医薬品による感染症等の発生および外国での保健衛生上の危害の発生などの防止措置（製造・販売の中止、回収など）が取られた場合の報告を義務化した。一方、重篤で代替治療法のない疾病に係る医薬品の承認前の特例許可制度が創設された。

国際レベルの審査体制強化と生物由来製品の規制

1997年（平成9）には、承認審査の専門性の向上、体制の充実強化などを図るため、国立医薬品食品衛生研究所に医薬品医療機器審査センターが設置され、米国に倣ったチーム審査制度が導入された。また、認可法人医薬品副作用被害救済・研究振興調査機構において、治験相談、承認審査資料の信頼性調査等を開始した。国内外の文献等の安全性情報等の収集方法、行政権限の発動条件、手続などを定めた「医薬品等健康危機管理実施要領」が策定された。同年、ソリブジン事件を受けて、添付文書に重要な順に記載する、表形式を導入するなどの様式の改訂が行われた。

一方、1997（平成9）年までに医療機器であるヒト乾燥硬膜の使用によるプリオン感染症（薬害ヤコブ病：CJT）が判明した。ソリブジン事件が市販直後に発生したことを受け、2000（平成12）年には、新医薬品には承認前に予測できない副作用などが発現する恐れがあることから、市販後6ヵ月間、重点的に調査を行う市販直後調査が導入された。

薬害ヤコブ病（CJD）を受け、2002年（平成14）の薬事法改正により、承認医薬品について、不活化処理の方法等の医薬品の品質に影響を与える事項の変更について、承認を受けることの義務化、不活化処理の方法等の医薬品の品質に影響を与える事項の変更を未承認で行った場合など、薬事法上の重大な違反行為に対して、いわゆる法人重罰規定を整備し、法人に対して1億円以下の罰金刑を科するなどの規定を新設、医薬品の使用により保健衛生上の危害が発生又は拡大するおそれがあることを知ったときは、これを防止するために廃棄、回収、販売停止、情報提供その他必要な措置を講ずることを義務化、病院や医師などの医療関係者に対して、医薬品の副作用等や感染症の発生を知った場合において、保健衛生上の危害の発生又は拡大を防止するために必要と認めるときに、厚生労働大臣に報告することを義務化した。医師などの医療関係者に対して、血液製剤等の特定生物由来製品の使用にあたって、製剤の安全性と有効性（いわゆるリスクとベネフィット）について患者に説明を行い、理解を得るよう努めること（いわゆるインフォームド・コンセント）を義務化して、血液製剤等の特定生物由来製品の記録は、医療機関において20年間、製薬企業において30年間保管することを義務化するなどの対策を行った。

一方、2002年（平成14）までに血液製剤によるC型肝炎ウイルス感染（薬害C型肝炎）が発生した（2009年、肝炎対策基本法）。同年には、肺がん治療薬イレッサによる間質性肺炎等の肺障害も発生した。

2003年（平成15）には、薬事・食品衛生審議会血液事業部会の下に、血液製剤を使用する患者の代表、医療関係者等血液事業に専門的知見を有する者で構成される運営委員会の設置、2004年（平成16）には国立医薬品食品衛生研究所医薬品医療機器審査センターと医薬品副作用被害救済・研究振興調査機構を整理統合し、独立行政法人医薬品医療機器総合機構を設置するとともに、日米間の覚書により医薬品の情報共有に関連するルールを整備した。

安全管理の強化とOTCリスク分類の導入

2006年（平成18）には医療法改正により、病院等の管理者に対して、医薬品安全管理責任者の配置、従業員に対する医薬品の安全使用のための研修の実施、医薬品の安全使用のための業務手順書の作成、医薬品の安全使用のために必要となる情報の収集等を義務化し、薬事法改正により、一般用医薬品のリスクの程度に応じた販売制度を導入した。

2007年（平成19）には、日EU間でも、医薬品の情報共有に関連する覚書を結んだ。また、2013年（平成25）より、医薬品リスク管理計画（RMP）が導入され、安全対策の設計思想の見える化が図られた。

OTCネット販売解禁と医薬品医療機器等法への改称

2014年（平成26）には、6月の薬事法改正で要指導薬の創設、一般用医薬品のネット販売の解禁が行われた。同年11月には、薬害肝炎事件の検証及び再発防止のための医薬品行政のあり方検討委員会の薬害再発防止のための医薬品行政等の見直しについて（最終提言）肝炎検証委員会の薬事行政改革提言（2010年）に基づき薬事法改正が行われ、薬事法の名称を「医薬品、医療機器等の品質、有効性及び安全性の確保等に関する法律」と変更し、「医薬品等の使用による保健衛生上の危害の発生及び拡大の防止」が目的に加えられ、国、都道府県、医薬品等関連事業者等、医薬関係者、国民の各関係者の責務・役割の規定の追加、添付文書等記載事項の届出等を規定、医療機器、再生医療等製品の規定を別立てにし、再生医療等製品には、早期臨床導入のために条件・期限付き承認制度が導入された。

また、同年の「健康・医療戦略推進法」では、「医療分野の研究開発の成果の実用化に際し、その品質、有効性及び安全性を科学的知見に基づき適正かつ迅速に予測、評価及び判断することに関する科学の振興」が謳われ、いわゆるレギュラトリーサイエンスの振興が法律に規定された。

おわりに

厚生労働省の庁舎前に設置された「薬害根絶の碑」には「命の尊さを心に刻みサリドマイド、スモン、HIV感染のような医薬品による悲惨な被害を再び発生させることのないよう医薬品の安全性・有効性の確保に最善の努力を重ねていくことをここに銘記する」と記されているが、度重なる薬害発生と制度改正にもかかわらず、薬害は繰り返されているのが実情である。

薬害は、最新知見の不足だけではなく、すでに製薬企業や行政が把握していたリスク情報の伝達が十分に行われてこなかった、あるいはリスク情報の不当な軽視により、適切な対応・対策がとられなかったことによって発生する場合が多く、入手していた情報の評価を誤り、行政が規制するという意思決定を行わなかったことが拡大につながったケースが多い。

薬害の再発・拡大の防止には、今後も、これまでの薬害に関する知識を継承し、今までの制度改正で対応できている部分を確認したうえで、最新の科学的知見に基づき、残された課題が何であるかを不断に検討していくことが必要であり、そのためのリスク・ベネフィットの判断に関する研究（いわゆるレギュラトリーサイエンス）の振興が望まれる。

参考資料
1) 薬害肝炎事件の検証及び再発防止のための医薬品行政のあり方検討委員会「薬害再発防止のための医薬品行政等の見直しについて（最終提言）」（2010）
2) 厚生労働省「薬害を学ぼう」
3) 日本公定書協会編『知っておきたい薬害の知識　薬による健康被害を防ぐために』じほう（2011）
4) 片平洌彦「「薬害の歴史」からみた薬害防止策の基本とその具体策（第一報）」社会医学研究　2009；26(2)：125-132
5) 厚生労働省医薬食品局長通知「薬食発0806第3号　薬事法等の一部を改正する法律等の施行等について」（2014）

各論 117

北里大学を建学した秦藤樹

八木澤　守正

　旧姓は藤松。1908年（明治41）4月13日に長野県東筑摩郡にて出生した。母方の叔父で、北里研究所病理細菌部長と慶應義塾大学医学部病理学教授を兼務していた草間滋の勧めにより松本中学3年の夏に上京し、北里研究所細菌・化学療法部長で慶應義塾大学医学部細菌学教授であった秦佐八郎家の書生となり、明治中学に転入した。中学卒業後に慶應義塾大学医学部予科に入学し、同学部本科4年のときに佐八郎の養子となり姓を秦に改めた。

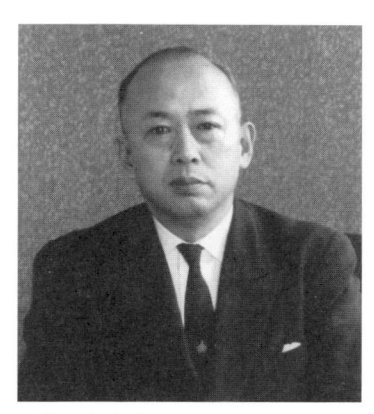

写真　秦 藤樹
提供：学校法人北里研究所

マイトマイシンCの開発

　1934年（昭和9）に卒業後、内科学教室に入局し助手に就任直後に受けた徴兵検査で甲種合格となり近衛歩兵第三連隊に入隊し、翌年に陸軍軍医中尉に任官した。1936年（昭和11）に除隊したが、臨床には戻らず北里研究所に入所してチトクロームCやビタミンに関する生化学領域の研究に専念し、翌年同研究所副手に就任した。日中戦争の勃発により1938年（昭和13）7月に軍医として応召し、北支の陸軍病院にてコレラなど伝染病の防疫・診療に従事した。終戦時は軍医少佐として臨時東京第一陸軍病院に勤務していたが、広島に派遣され原爆被害調査と患者の救護を行った。

　1945年（昭和20）12月、陸軍省解体に伴い召集が解除され、北里研究所に復職し副部長に就任した。同研究所は戦災で大部分が焼失し、木造の本館と別館の二棟の建物のみからの復興であって、ビタミンの研究を行う余裕はなかったことがあり、当時の北島多一研究所長の奨めに従って、ペニシリンをはじめとする抗生物質の研究に着手した。1946年（昭和21）8月に設立された日本ペニシリン学術協議会に参画し、培養と精製部門の専門委員としてペニシリン生産培地に関する研究成果を報告し、精製部会においては活性炭からの抽出法を改善するなど多大な業績を遺した。

　1948年（昭和23）7月に北里研究所部長に就任し、研究室をあげて活発な新規抗生物質の探索研究を行い1953年（昭和28）にロイコマイシンを発見したが、同物質は前年に米国で発見されたエリスロマイシンおよびカルボマイシンに次ぐ第三のマクロライド系抗生物質であり、エリスロマイシンが14員環の大ラクトン環状構造であるのに比して16員環構造を有しており、14員環の化合物に比較して服用時の胃腸障害が少ない特長を有していた。1954年（昭和29）には新抗がん抗生物質カルチノフィリンを発表し、1956年（昭和31）にはマイトマイシンを発見した。マイトマイシンにはA、B、

Cの成分が知られていたが、協和発酵の協力を得て抗腫瘍活性が最も強いマイトマイシンCの開発を行い、1959年（昭和34）に実用化した。

1954年（昭和29）8月に米国ラトガース大学のワックスマン微生物研究所に留学し、1年3ヵ月間にわたり抗生物質研究を行った。帰国後の1955年（昭和30）10月に北里研究所理事に就任し、1957年（昭和32）10月に副所長に昇格して研究所運営に携わることとなり、1961年（昭和36）3月には北里研究所長に就任し1969年（昭和44）12月まで同研究所を運営したが、千葉県柏市に家畜衛生研究所を開設し、ポリオのソークワクチンの大量生産において成果を挙げるなど北里研究所の基盤であるワクチン生産の合理化に努めた。

北里大学の設立

北里研究所は1957年（昭和32）1月に北里衛生専門学院を開設し、多数の衛生検査技師を輩出していたが、創立50周年の記念事業の一環として大学設置を目指した。1962年（昭和37）1月には学校法人北里学園が創立され秦は理事長に就任し、4月には北里大学が衛生学部単科で開学され秦は学長に就任した。1964年（昭和39）4月に薬学部が開設されたが、北里研究所の歴史に基づく特色を活かして生物薬品製造学、微生物薬品化学、微生物学、薬品治験学という他の薬科大学に設置されていない講座が設置されていた。北里大学では、1966年（昭和41）に青森県十和田市に畜産学部、1970年（昭和45）に神奈川県相模原市に戦後初の医学部、1972年（昭和47）に岩手県大船渡市に水産学部を開設し、特色ある理系総合大学となっている。

秦は、北里研究所の再建と運営および北里大学の設立に尽力する一方で、研究所では研究室を主宰して大村智（2015年ノーベル賞受賞）など多数の優れた後進を育てた。1969年（昭和44）末に北里研究所長を辞し、1970年（昭和45）に北里学園理事長を辞した後は研究生活を堪能していたが、1978年（昭和53）10月に再び北里研究所長、1981年（昭和56）3月に再び北里学園理事長に選任されて諸般の懸案事項の解決に努めた。1982年（昭和57）6月に北里学園の理事長を辞して評議員会議長に就任し、1999年（平成11）6月に社団法人北里研究所名誉社員となった。

秦は、日本細菌学会の理事長（1967〜1970年）として活動し、同学会が中心となり結成した日本微生物学協会の会長を務め国内の微生物関連学会の協調を図ったが、副会長の有馬啓は1986年（昭和61）に国際微生物学会連合会（International Union of Microbiological Societies；IUMS）の会長に就任し、1990年（平成2）にはIUMSの細菌学および真菌学分野の合同会議を大阪において三輪谷俊夫（大阪大学微生物病研究所）が会長となり開催することを強力に支援した。

秦は、1957年（昭和32）に日本細菌学会浅川賞、1964年（昭和39）紫綬褒章、1989年（平成元）高松宮妃癌研究基金学術賞を受賞し、1974年（昭和49）日本細菌学会、1983年（昭和58）日本感染症学会、1989年（平成元）日本化学療法学会名誉会員に推挙され、1990年（平成2）度日本学士院賞を弟子の大村智とともに受賞した。2004年（平成16）3月25日に95歳で逝去した。

参考文献
1) 秦 藤樹、三方一澤『抗生物質学』NHK教養大学、宝文館（1952）
2) 秦 藤樹『微生物化学』廣川書店（1966）

各論 118

内藤記念くすり博物館と内藤豊次

伊藤　恭子

　内藤記念くすり博物館は1971年（昭和46）に内藤豊次によって岐阜県川島町（現・各務原市川島竹早町1）に開設された。豊次はエーザイ株式会社の創業者であり、内藤記念科学振興財団の設立者で「薬学、薬業の発展を伝える貴重な史資料が失われ後世に悔いを残す恐れがある。」と考え、薬史学の大家・清水藤太郎、生薬学の権威で薬学博士の木村雄四郎、薬史学の吉井千代田など多くの方々の積極的なご協力を得て、博物館を開設するに至った。初代館長・青木允夫が設立時より資料収集に尽力し運営をした。

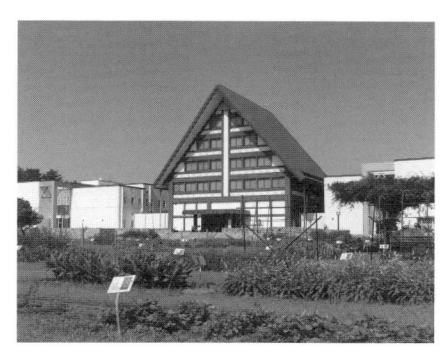

写真1　内藤記念くすり博物館外観

主な活動内容と展示物

　内藤記念くすり博物館の主な活動内容は、①医学、薬学の歴史や文化に関わる史資料および図書の収集、保存、調査研究、展示、普及活動、および②薬草園の管理と一般公開である。1986年（昭和61）10月には増加した資料の保管と展示の充実のために展示館を増設した。2005年（平成17）11月には図書館が竣工し、江戸時代の和装本を含む6万2000点の図書を収蔵している。蔵書の主だったものは医学、薬学の分野で活躍した方々からご提供いただいた図書や、調査研究のために求めた図書である。なかでも薬史学分野で著名な功績を残した清水藤太郎の旧蔵図書「平安堂文庫」、神官を努めながらも漢方医として活躍した中野康章の旧蔵図書「大同薬室文庫」などを核とした専門図書館である。

　薬用植物園では約700種類の薬草、薬木を育成し、季節の薬草に関わるイベントも開催している。

　展示物には、江戸時代に病気や旅の災難を防ぐ神獣として崇められた「白沢（はくたく）」、くすりの原料となる動物、植物、鉱物である生薬、石臼、薬研、片手切り、両手切りなどの製薬道具。配置売薬の関連資料、長崎の蘭館医・シーボルト（Philipp Franz von Siebold）が用いたといわれる薬箱や、漢方医の用いた薬箱がある。江戸時代から明治にかけてのくすりの広告、看板や、明治時代の薬屋のジオラマ展示がある。日本で最初に西洋解剖書を翻訳した『解体新書』、その他には江戸時代を代表する漢蘭折衷の医師・華岡青洲の門人の手術道具、青洲が考案した麻酔を用いた乳がん手術の図がある。日本最初のペニシリンなども常設で展示している。医学、薬学に関する歴史や人類の結びつきを物語る貴重な資料6万5000点を所蔵している。

　過去に開催した特別展、企画展では「人類の恩人　ルイ・パストゥール」、「緒方洪庵と適塾」、「天

然痘ゼロへの道―ジェンナーから未来のワクチンへ―」、「目で見るくすりのあゆみ展」、「はやり病の文化誌」、「くすりの夜明け」、「江戸に学ぶ からだと養生」、「江戸のくすりハンター小野蘭山」などがある。開館以来54回開催し、図録、収蔵集、目録も出版している。

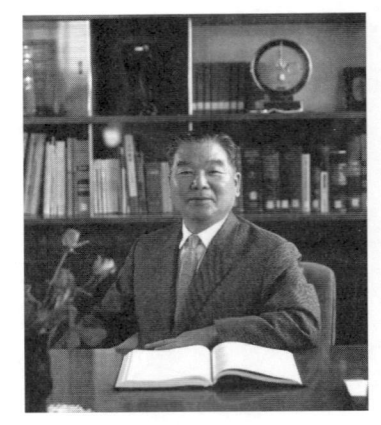

写真2　内藤豊次

創設者・内藤豊治の生涯

　内藤記念くすり博物館創設者の内藤豊次（1889年（明治22）～1978年（昭和53））は福井県に生まれた。独学で身を立てることを決心し、通信教育で単位を取得して、中学を中途退学した。兵役を終え1911年（明治44）、神戸で英国人が経営する薬局に入社した。豊次は海外から輸入した医薬品の製品説明書を翻訳し、薬問屋を回り老舗の販売元に輸入した新薬の取扱いを取りつけた。

　1914年（大正3）、第1次世界大戦が勃発した。輸入薬剤に依存の日本の薬市場は大混乱となった。そのとき、大阪の田辺五兵衛商店が日本橋支店「田辺元三郎商店」（現在の田辺三菱製薬）の海外取引を豊次に依頼した。田辺元三郎商店に着任した豊次は、新薬開発と斬新な広告宣伝で、大戦後の不況や関東大震災の苦境を乗り切った。新薬開発では「ひまし油」を飲みやすくした『カスタロール』、塗る鎮痛剤『サロメチール』の2つの製品を開発し、戦後不況の打撃を受けた田辺元三郎商店を立て直した。1930年代は軍国主義の色が濃くなり、国民の健康増進・体力向上が急務とされ、ビタミンAやビタミンDが脚光を浴びていた。そこで豊次はビタミンAやビタミンDを含む肝油剤「ハリバ」を開発。従来の肝油は1日1杯（4g）を飲まなければならなかったが、「ハリバ」は1日1粒がセールスポイントだった。

　豊次は新薬開発と広告宣伝で活躍したが、日本の製薬業界が外国製品の輸入に依存しすぎていることへの憂いから、「合資会社桜ヶ岡研究所」を設立し研究員にビタミンE製剤「ユベラ」の開発を命じた。「日本衛材株式会社」を立ち上げ、「チョコラ」などのヒット商品の開発により戦後の混乱期を乗り越えた。1955（昭和30）年5月、社名を「日本衛材株式会社」から「エーザイ株式会社」へと改名し急成長を遂げたが、その売り上げ規模では、まだ新興の医薬品メーカーだった。

　豊次は1969年（昭和44）、私財を拠出して基礎的研究の分野で研究を続ける科学者たちを支援するため、「内藤記念科学振興財団」を設立した。当時の日本では応用面の研究に比べ、基礎的研究にまで資金が行き届かず、十分な研究がままならない状況にあり、当財団の設立趣旨はエーザイの掲げる創業精神と同じく、日本の将来を見据えてのものだった。さらにエーザイ（株）川島工園の敷地内に内藤記念くすり博物館、薬草園を作り、現在も一般に公開し、全国各地から年間約3万5000人の来館者が訪れている。

参考文献
1) 内藤豊次『エーザイ　第三人生の歩み』(1964)
2) エーザイ『エーザイ創業史』(1964)
3) エーザイ『エーザイ70年史』中央公論事業出版 (2011)
4) 青木允夫編著『目で見るくすりの博物誌』内藤記念くすり博物館 (1982)

各論 119

ソリブジンの薬害を薬理学的に解明した渡部烈の研究成果

小倉　健一郎

日本の薬学史上多くの「薬害」が発生したことは論を待たない。なかでもサリドマイド、キノホルム、クロロキン、非加熱血液製剤などによるものに加え、わが国で開発された医薬品により発生した「ソリブジン薬害」は薬物相互作用によって引き起こされた薬害としては世界最大規模のものであった。

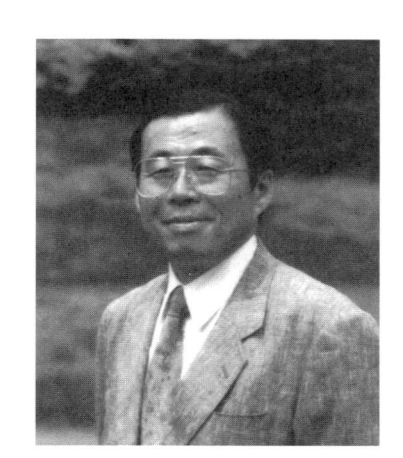

写真　渡部　烈

ソリブジン薬害の発生経緯

ソリブジン（Sorivudine）はわが国で開発された経口抗ウイルス性新薬（帯状疱疹治療薬）であり、少ない抗ウイルス薬のなかでも帯状疱疹に奏功する新薬として期待されていた。ところが、1993年（平成5）9月3日に医療機関に向けて発売され、10月12日に出荷停止となるまでのわずか40日間で15名もの死亡者を出した。すべての死亡者はがん患者であり、手術後の再発の予防あるいはがんの進行を遅らせるために抗がん薬5-フルオロウラシル（5-FU）系製剤を投与されていた。

これらの患者が帯状疱疹を発症したために、新規抗ウイルス薬ソリブジンを投与したのである。帯状疱疹はがん患者や抗がん剤治療を受け免疫力の低下した患者に多く発生することが知られており、その疼痛により苦しめられる。

ところが、ソリブジン併用投与終了後、6日程度で激しい消化器症状、口内炎や白血球数の著しい低下という重篤な症状が現れた。重篤な症状を示した患者は23名でそのうち15名が死亡した。死者の多くは、ソリブジンを2〜6日間服用しただけで、骨髄が完全な無造血状態に陥るなど重篤な血液障害が突如発生し死亡に至った。後にソリブジンの治験段階でも3名の患者が死亡していたことが判明した。なお、帯状疱疹患者で、ソリブジンのみを服用した者、および5-FU製剤以外の抗がん薬で治療を受けていた者からは、ソリブジン併用投与による中毒者も死者も出ていない。

東京薬科大学教授の渡部烈は分子毒性学を専門とし、薬物代謝・毒性学を研究テーマとする研究室を主宰していた。渡部は、英国の科学誌"Nature"がニュース欄でわが国のソリブジン薬害を異例に大きく報じ、「この驚くべき薬害がなぜ起きたのか、早急に原因の究明がなされることを期待する」と結ばれている記事を読み、「この薬害は日本の薬学研究者が明らかにする必要がある」と一念発起したのである。

「ソリブジン薬害」の薬理学的解明

　ソリブジン薬害は上記の発生状況から、ソリブジン自身の毒性に起因するものではなく、5-FU系抗がん薬との相互作用によるものであると予想された。この仮説に従い、渡部が立ち上げた研究グループはラットを用いた動物実験を通じてこの薬害は明らかに薬物相互作用によるものであることを示した。すなわち、ソリブジンと5-FU系抗がん薬の1つであるテガフール(FT)を併用投与すると、ラットには著しい血液毒性が現れ、下血を伴う下痢など激しい消化器症状を示し、小腸粘膜は崩壊していた。これらラットの血液や臓器中の5-FU濃度の測定により、FT単独投与時に比べて最大13倍の血中濃度に到達していることが明らかになった。

　5-FUを含めて多くの抗がん剤はがん細胞のみを標的として作用する選択性は低く、同時に正常細胞も損傷するために毒性が現れることは不可避であり、治療のための有効治療域は非常に狭い。特に細胞分裂の盛んな造血組織や消化管粘膜に障害が起きやすいのである。そのような5-FUの血中濃度が13倍にも上昇した場合、どのような結果を招くのかは明白である。

　それでは5-FUの血中濃度が高くなった原因は何であろうか。生体内において5-FUは、内因性のピリミジン塩基の異化代謝と同様に、3段階の反応で分解されることが知られている。5-FUは、この分解経路の第1段階目であり律速反応となるジヒドロピリミジンデヒドロゲナーゼ(DPD)による5,6-ジヒドロ-5-FUへの還元を受けた後、最終的にはα-フルオロ-β-アラニンへと代謝、排泄される。ヒトにおいては投与された5-FUの約85％が本経路により代謝分解されていることが知られている。

　ところが、ソリブジンが開発されつつあるときに、ソリブジンの構造の一部であるブロモビニルウラシル(BVU)が上記のDPDを不可逆的に阻害することをベルギーの研究者らが報告していたのである。しかもソリブジンからは生体内代謝物として腸内細菌によってBVUが生成することも知られていた。これらのことから、5-FUの組織内濃度上昇の原因は、5-FUの代謝律速酵素であるDPDがBVUによって阻害されていたことによる可能性が強く示唆されたのである。

　そこで渡部らのグループは、精製したラットDPDを用いたin vitro研究により、BVUがDPD活性を不可逆的に阻害することを明らかにし、5-FUの血中濃度上昇はその代謝が停止することによるものであることを証明した。さらに同グループは、困難であったヒトDPDの大腸菌発現系の構築に世界で初めて成功し、組換えヒトDPDを用いてBVUによる不可逆的阻害メカニズムの解明に取りかかった。

　その結果、BVUは5-FUとよく似た構造をしているためDPDの基質となってジヒドロBVUに還元される。しかしながら、その途中で反応性の高いアリルブロミドの形に転位してしまい、DPDの活性中心近傍に存在するN-末端から671番目のシステインのSH基と反応して共有結合を形成することが明らかになった。BVUが結合したDPDはもはや活性を失い5-FUを解毒することはできなくなってしまうのである。このように自身が触媒した反応により酵素失活が起こることを自殺阻害あるいはmechanism-based inhibitionと呼ぶ。DPDの失活によって、5-FU製剤を投与されていた患者は、通常の臨床用量しか投与されていないにもかかわらず、少なくとも10倍を超える5-FUが投与されたことになってしまうことを研究結果は示していた。したがって、「ソリブジン薬害」とはソリブジン自身の毒性に基づくものではなく、併用された5-FU系抗がん剤の毒性が異常に増強されることによって引き起こされたものであることが明らかになった。

新薬開発と承認体制を変える

　以上が渡部らのグループによる「ソリブジン薬害」の薬理学的解明である。この薬害は、毒性学的な問題のみならず、日本の新薬承認審査体制の問題点や薬害発生時の薬品製造会社におけるインサイダー取引など、社会倫理にも関わる問題を投げかけたのである。この薬害を契機にわが国の新薬の開発と承認の体制は大きく変わることになった。

　すなわち、ソリブジン薬害以降1996年（平成8）に薬事法が改正され、医薬品の臨床試験実施の基準（GCP）の遵守が義務化され、その翌年には医薬品医療機器審査センターが設置されるなど医薬品審査体制の強化が行われた。さらに同センターは医薬品副作用被害救済・研究振興調査機構及び財団法人医療機器センターの一部の業務を統合し、2004年（平成16）より独立行政法人医薬品医療機器総合機構（PMDA）となっている。

　PMDAは医薬品などによる健康被害の救済、医薬品の承認審査そして市販後の安全性に関する情報収集を一体として行う世界で唯一の公的機関となった。

参考文献

1) Watabe T, Okuda H, Ogura K：Lethal drug-interactions of the new antiviral, sorivudine, with anticancer prodrugs of 5-fluorouracil. *Yakugaku Zasshi*　1997；17：910-921
2) Okuda H, Nishiyama T, Ogura K, et al.：Lethal drug interactions of sorivudine, a new antiviral drug, with oral 5-fluorouracil prodrugs. *Drug Metab Dispos*　1997；25：270-273
3) Okuda H, Ogura K, Kato A, et al.：A possible mechanism of eighteen patient deaths caused by interactions of sorivudine, a new antiviral drug, with oral 5-fluorouracil prodrugs. *J Pharmacol Exp Ther*　1998；287：791-799
4) Ogura K, Nishiyama T, Takubo H, et al.：Suicidal inactivation of human dihydropyrimidine dehydrogenase by (E)-5-(2-bromovinyl) uracil derived from the antiviral, sorivudine. *Cancer Lett*　1998；122：107-113
5) Nishiyama T, Ogura K, Okuda H, et al.：Mechanism-based inactivation of human dihydropyrimidine dehydrogenase by (E)-5-(2-bromovinyl) uracil in the presence of NADPH. *Mol Pharmacol*　2000；54：899-905
6) 渡部 烈、小倉健一郎「薬剤師は何ができたか―ソリブジンを例に薬害を考える」ファルマシア　2005；41：17-21

各論
120

わが国の薬効評価の歴史

津谷　喜一郎・寺岡　章雄

「薬効評価」は、臨床評価、有効性評価などとも称され、薬の3大要素である品質、安全性、有効性のうち、有効性に重きが置かれた用語である。現在では方法論としてのランダム化比較試験（randomized controlled trial：RCT）をベースにしたものとして語られることが多い。本稿では、1) 明治期の無害無効主義と有効無害主義、2) 米国の薬事行政における有効性評価、3) 日本における「保健薬」の有効性の議論と「基本方針」、4) Good Clinical Practice（GCP）の登場と改正、5) 薬効評価に患者参加の潮流、について述べる。

明治期の売薬論争—無効無害主義と有効無害主義

日本には中国医学の日本版バリエーションとも言える漢方医学が存在し、江戸期まで「正統医学」の地位を占めていた。しかしそれなりの教育を受けた「漢方医」の診療を受けることができたのは都市部や裕福なものに限られていた。一方、売薬は江戸末期には興隆を極めていた。だが中には神仏の名を語り、勅許御免・秘伝秘法を唱え人々をだまし法外な利益を得ていたものも少なくなかった。

そこで明治新政府は、1870年（明治3）に「売薬取締規則」を発令して売薬の取り締まりに乗り出した。そこでは売薬は「薬味、分量、用法、用量、効能を詳記し、内務省に届出、免許鑑札を受けるべし」と定めた。いわば「有効主義」に立っていた。

しかしその後、政府がドイツ医学を重視し、当時の科学が認めていない売薬は「無効」という立場をとり、2年後の1872年（明治5）には「売薬取締規則」を廃止した。1874年（明治7）の「医制」では「売薬検査の趣旨は有害の売薬を禁ずることである。だが無害のものは効果がなくともしばらくの間は発売させる。免許を与えるのは害のないことを認めただけで、有効な良薬であることを保証したものではない」とし「無効無害主義」を明確にした。

1877年（明治10）に政府は「売薬規則」で売薬の規制に乗り出し、さらに1882年（明治15）には売薬の定価の10％に当たる印紙税を徴収する「売薬印紙税規則」を実施した。この背景には当時の衛生局事業費の不足があった。

この間、慶應義塾大学創設者の福沢諭吉は以下のように売薬無効論を展開した。

　　第一、売薬は人の病の為に効能なきものなり。病状功を奏す可き程の薬品なれば之を服用して益を為すが故に、政府に於て之を許さず。無効無害、これを服するも可なり、服さざるも亦可なり。水を飲み茶を飲むに等しく、香を嗅ぎ胡椒を噛むも同様のものとして、始めて発売の許可を得るも

のなれば、名は薬にして病に関係なき売物なり。之に税を課して其品物の売買を左右変動するも、人身の病理上に一軍の害を致すことなし。

　第二、売薬は事実に無効なるも、寒村僻邑、医薬に不自由なる土地にては、<u>尚これを服用して情を慰るに足る可し</u>。薬力の実よりも唯薬名の妙を以て冥々の効能を見る場合もあらんと謂えども、是亦課税の為に其効能を減ずることなし。（以下略）

　下線で示した表現は、現在のプラセボの意味に大変近い。

　これに対し、岸田吟香らを含む22人の売薬業者が損害賠償の訴訟を起こした。1908年（明治41）には、米国で近代教育法とともに吃音矯正法を学んできた伊沢修二が吃音治療薬の「ハエル」の有効性に関して議会で質問するなどしている。

　一方、日本薬剤師会は、東洋人の治療に役立ってきた生薬の価値、また先進国においても漢薬の化学的研究が進んでいることなどから、「有効無害主義」に立つ制度への改革を訴えた。内務省は1912年（大正元）から「売薬規則」の改正に着手した。売薬業者の陳情活動がある一方、売薬税を失うことに対する大蔵省の反対などの抵抗があり難航した。衆議院、貴族院でも医系議員による反対があり、売薬の製調者の資格に医師を加えるかどうか、広告禁止条項に医師の治療に対し無効や標榜を暗示する内容の禁止などで、議論が繰り返されたが、1914年（大正3）3月に「売薬法」は制定された。

　その内容は、1) 効果を高めるための毒劇薬配合は原則認めないものの行政官が「害を生ずるおそれなし」と認めたものは配合を許す、2) 売薬の調剤・販売は薬剤師、薬剤師を使用する者また医師とする、3) 広告は虚偽誇大のものや医師の無効を暗示、標榜するものなどは禁止、を骨格としたものである。

　この「売薬法」制定で「有効無害主義」が法的に確立された。だがこの一連の論争の中で、有効性そのものをどう評価すべきかの方法論については議論されてはいなかった。

米国の薬事行政の中での有効性評価

　世界に影響を与えたとされる、米国の薬事法と薬効評価の歴史を振り返って見てみよう。

　米国の薬事行政には、大きく3つの転換時期がある。第1は、1906年の純粋食品薬品法（Pure Food and Drug Act）である。これの基となったものは同年に社会主義者のアプトン・シンクレア（Upton Sinclair）が、シカゴの精肉工場がいかに労働条件が悪く非衛生的かを暴く『ザ・ジャングル』（原題：The Jungle）という小説を書いたことである。これが社会的に大きな関心を呼び法律ができたものである。この法律は品質に関する不正表示の禁止、つまりラベルに書いてあることと中身が一致していなければならない、というものである。それ以前の19世紀の米国はパテント・メディシン（patent medicine）の時代と言われ、日本と同じく売薬が非常に盛んな時代であった。

　第2は、1938年の食品薬品化粧品法（Food, Drug and Cosmetic Act）である。これはその前年に起きたエリキシール事件、この副作用で107人が死にこれを開発した化学者（chemist）が自殺し、全部で108人、「煩悩の数」だけ人が死んだ事件がきっかけである。この事件をきっかけとし薬として認められるためには安全性が確認されるべしという法律ができたのである。当時も有効性に関する議論はあったが、製薬企業や医師会の圧力などで、有効性に関しては法律に入らなかった。

　第3が、1962年のキーフォーバ・ハリス修正法（Kefauver-Harris Amendment）である。前記の食品薬品化粧品法の修正法である。キーフォーバは上院議員、ハリスは下院議員の名前である。上記

1938年の法律を修正したもので、この法律は薬が有効でなければならないとした。しかし、もともとは有効性に始まる議論ではなく、当時薬の値段が高すぎるということが問題となり、これが当時の反トラスト法に違反するかどうかの議論がきっかけである。先の1938年の法律と同じく製薬企業や医師会の圧力、その他さまざまな理由で、この法律が流れそうになったとき、1961年にサリドマイド事件が起きた。これをきっかけに一挙に薬に対する社会的な関心が高まり、薬は品質と安全性とともに有効でならなければならない、有効性のしっかりしたエビデンス（substantial evidences）が必要であるという法律ができる。ここではRCTが意図されている。この米国の1962年の法律は日本を含めて世界に影響を与えたとされる。

保健薬の有効性の議論と「基本方針」

日本では、1960年代となり、近代的推計学に基づく有効性の議論が起きた。契機となったのは当時広く使われていたグロンサンやアリナミンなどの「保健薬」に対する高橋晄正らの批判であり、薬効評価の方法論が社会的にも注目されるようになった。そのなかでも中心となるのがコントロール（比較、対照）の必要性である。佐久間昭の『くすりに強くなる本』（1971）に「雨乞いの太鼓は、実のところ雨が降るまで続けられるのです。・・・この2つの事実を、太鼓をたたいた「ので」雨が降ったというように、因果として結び付けるには問題があります」とある。「薬を使った、病気がなおった、ゆえにその薬が効いた」は「雨乞い三た論法」としてまとめられた。高橋らの批判は1990年代以後盛んになった「システマティック・レビュー」（SR）の先駆けとも言えるものである。

薬効評価には評価しようとする介入以外はすべて同じ条件をコントロールとして、種々のバイアスを除いて薬効の真の差を取り出す必要がある。このため用いられるのが先にも述べたRCTである。さらに、可能であれば、医師にも患者にもどの治療法が用いられているかわからないようにする二重盲検法を用いる。

また第2次世界大戦中に『少数例の纏め方と実験計画の立て方―特に臨床医学に携わる人達の為に』（1943）を著した増山元三郎らによって日本に紹介された近代的推計学が、社会的な動きとも相まって定着していく。増山は1971年（昭和46）のサリドマイド訴訟では、原告側の証人として催奇形性との因果関係を統計学的に立証した。

こうした状況を背景に、薬事行政では、1967年（昭和42）9月13日に厚生省薬務局長通知「医薬品の製造承認等に関する基本方針について」（薬発第645号）が出され、欧米とほぼ同じ基準での薬効評価が目指されることとなった。「基本通知」と称される。そこには、全10項目からなる「承認申請に必要な資料の範囲」が示され、その第7項の臨床試験成績資料は「精密かつ客観的な考察がなされているものであること」と備考的な記述がある。何をもって「精密で客観的な考察」とするかは明示されていない。

しかし、関係者は二重盲検ランダム化比較試験（double blinded randomized controlled trial：DB-RCT）と解釈していた。まだ比較試験や二重盲検試験などと言おうものなら、研究デザインについての理解もないまま、医の倫理に反する、けしからんなどという言葉が先立つ時代であった。

1ヵ月後の1967年（昭和42）10月21日には薬務局長通知「医薬品の製造承認に関する基本方針の取り扱いについて」（薬発第747号）が出る。さらに、新薬だけではなく、すでに市場にある医薬品についても同様な基準が適応されるべきだという当然の考えがおきて、1971年（昭和46）7月3日の薬

務局長通知「薬効問題懇談会の答申について」が出され、これにより日本で医薬品再評価の活動が始まる。

この 1960 年代から 1970 年代前半にかけては、「ランダム化比較試験」（RCT）の用語はほとんど使われず「二重盲検法」が「薬効評価」の代名詞になっていた。これは、「二重盲検法」が「患者も知らない、医者も知らない」というわかりやすいコンセプトであることによる。だが、必ずその基礎には未知の要因（unknown factor）を含め背景因子がそろっており公平に比較できるようにするためという「ランダム化」のメカニズムがあることの理解が重要である。

GCP の登場と改正：
倫理的・科学的な臨床試験のためのガイドライン

旧 GCP 作成

1989 年（平成元）10 月に厚生省の通知「医薬品の臨床試験の実施に関する基準」（Good Clinical Practice：GCP）が公布された。医薬品の製造に関する Good Manufacturing Practice（GMP）や、動物実験に対する Good Laboratory Practice（GLP）などの GXP という名称に沿って命名されたものである。現在では「旧 GCP」と称される。この作成には研究不正行為（misconduct）が大きく関与していた。

このスキャンダルは、1980 年（昭和 55）と 1981 年（昭和 56）に日本ケミファ社で消炎鎮痛剤の治験論文が捏造されたというもので、大きな社会的関心を呼んだ。当時は「治験」の領域では「二重盲検法」と「一般臨床」という用語が使われていた。前者は主要（pivotal）な領域を対象とした「二重盲検ランダム化比較試験」であり、後者はそれ以外の領域を対象としたいわば「使用経験」であった。新聞報道では、双方とも「臨床試験」と称していた。

当時は、治験論文の「公表要件」が存在した。すなわち新薬の承認申請の前に治験論文は雑誌に公表されている必要があった。この消炎鎮痛剤の論文は「二重盲検法」として、頸肩腕症候群、口腔外科領域、急性上気道炎、慢性関節リウマチ、腰痛性疾患、変形性膝関節症の 6 疾患、また「一般臨床」としては、頸肩腕症候群の論文が 1980 年（昭和 55）から 1981 年（昭和 56）に公表されていた。このうち「二重盲検法」の頸肩腕症候群と、「一般臨床」の肩関節周囲炎の論文が捏造されたものであった。

このスキャンダルを契機に 1983 年（昭和 58）に厚生省に「新薬の臨床試験の実施に関する専門家会議」が、東京大学名誉教授熊谷洋を座長として設立される。すなわち研究倫理ではなく不正行為が原因で議論が始まったのである。後に述べる新 GCP の用語によれば「原資料確認」（source data verification：SDV）がなされておれば起きなかった事件である。そこでまず明らかになったのは臨床試験のルールが日本に存在しないことであった。会議ではその後、倫理についての議論が始まる。1985 年（昭和 60）12 月に「医薬品の臨床試験の実施に関する基準：GCP 案」が公表され、1989 年（平成元）10 月に通知が公布され、1990 年（平成 2）10 月に施行された。スキャンダルから 8 年を要したことになる。この間、このルールが日本の医療環境の中で実施可能なものかが主に議論された。当時は、まだがんの病名の患者への告知が一般に話されていない時代であり、インフォームド・コンセントは口頭でも可とされた。

この専門家会議が始まった 1983 年はヘルシンキ宣言のベニス改訂版が発行された年であり、通知が出た 1989 年は香港改訂版が発行された年である。だがインフォームド・コンセントの概念が取り

入れられ大幅な改訂がなされた1975年のヘルシンキ宣言に対応して、日本の臨床試験の社会的制度を設立しようという議論はなかったようである。

新GCP作成

旧GCPが施行された1989年（平成元）にはすでに日米EUでGCPを含めて医薬品行政制度を調和させるICH (International Conference on Harmonisation of Technical Requirements for Registration of Pharmaceuticals for Human Use、日米EU医薬品規制調和国際会議) の設立へ向けての動きがすでに始まっていた。

ICH-GCPは1996年6月に日米EUの合意に達し、それに基づき「日本版」の「医薬品の臨床試験の実施の基準に関する省令」が1997年（平成9）4月に公布され、1998年（平成10）4月に完全施行となった。「新GCP」と呼ばれ、旧GCPとの大きな違いは実質的には2点で、文書同意が必要とされたことと、品質管理 (quality control：QC) や品質保証 (quality assurance：QA) の概念が取り入れられ原資料確認が必要とされ、モニタリング・監査・査察の制度が取り込まれたことである。また制度的には、省令として公布されたために薬事法（現・医薬品医療機器等法）による法的拘束力を持つものとなり、治験における責任・役割分担の明確化がなされた。

ただし、欧米でのGCPが治験以外の臨床試験をカバーするのに対して、日本では、治験のみを対象としておりWHO-GCP (1995) やICH-GCP (1996) での"sponsor"が旧GCPで「治験依頼者」と誤訳されこれが新GCPでも用いられ混乱を生じることとなった。その後2015年（平成27）3月に日本医学会によって「主宰者」の訳が確定した。

この新GCPのドライビングフォースとしては、医薬品開発全般に関しての欧米から日本に対する非関税障壁撤廃への外圧や臨床試験の国際化があった。なおWHO-GCPは、アフリカなどの薬事行政や人権保護の制度が脆弱な発展途上国を念頭に置いて作成されたものである。

薬効評価に患者参加の潮流

1980年代から、従来の検査値や画像のようなハードエンドポイントではなく、より患者の満足度に近いQOL (quality of life) のようなソフトエンドポイントを使おうとする流れが生じた。

1980年代後半からは、患者が薬効評価の方法論に発言を始める新たな潮流が生じた。たとえば抗HIV薬の承認プロセスに対して、AIDSの発症や、死亡などのエンドポイントではなく、CD4値などの代替エンドポイントを使い早く市場に出すなど、患者からのアクセス性を高めるべきであるとする教えに基づく患者などによる運動がなされた。

さらに2003年から2008年のアビゲイル訴訟では、未承認薬のアクセス権が争われた。こうして医薬品のコンパッショネート使用制度が整備された。

2000年にノルウェーのNAFKAM (Nasjonalt Forskningssenter innen Komplementær og Alternativ Medisin、英訳するとNational Research Center in Complementary and Alternative Medicine) で"exceptional case history"の登録システム、2001年に米国がん研究所 (National Cancer Institute：NCI) で著効例 (best case) からなる"NCI Best Case Series Program"など、一例報告を収集するプロジェクトが始まった。

また同じ頃より、患者の「思い」を重視する「語りに基づく医学」（narrative based medicine：NBM）が興隆した。「雨乞いのための踊り（rain dance）も、その儀式を行っているうちは、不安感を最小限に和らげる」と、ポジティブな価値を持つものとの解釈がなされるようになった。

　2001年に英国オックスフォードでナラティブや経験を重視するDIPEx（Database of Individual Patient Experiences）が設立され、それが運営するhealthtalkonline.orgにおいては、Medical Researchのカテゴリーに"clinical trials"のセクションがあり、動画で臨床試験参加者の経験を聞くことができる。この動きは世界に広がり、日本ではDIPEx Japan（健康と病いの語り ディペックス・ジャパン）で同様のシステムが準備中である。

　わが国でも薬効評価において治療を受ける患者の側の視点を重視する潮流が今後一層強まることが予想される。そこでは臨床試験、特にRCT（ランダム化比較試験）の正しい理解が基本となろう。

参考文献
1) 西川 隆『くすりの社会誌：人物と時事で読む33話』薬事日報社（2010）
2) 津谷喜一郎「プラセボの日本受容―placeboはのりと薬だ―」、山田慶兒、栗山茂久編『歴史の中の病と医学』思文閣出版（1997），p.399-427
3) 佐久間 昭「比較することについて―無作為化比較試験―」、『佐久間昭の世界―日本の薬効評価と生物統計学の歩み―』サイエンティスト社（1996）
4) 津谷喜一郎「臨床試験の倫理：ダブルスタンダードの解消はなるか　学術委員会研究倫理小委員会設立の背景と活動」臨床薬理　2013；44（2）：127-30
5) 津谷喜一郎ほか「ヘルシンキ宣言の過去と現在」臨床薬理　2012；43（4）：243-50
6) 黒川達夫「新薬開発の黎明から今日まで―日本の薬効評価の発展とICHの果たした役割―」EPS Magazine『遥か』2011年11月　創立20周年記念特別号：3-17
7) 寺岡章雄、津谷喜一郎『日本で承認されていない薬を安全に使う―コンパッショネート使用制度』日本評論社（2011）
8) J.A. Muir Gray；津谷喜一郎、高原亮治監訳『エビデンスに基づくヘルスケア：ヘルスポリシーとマネージメントの意思決定をどう行うか』エルゼビア・ジャパン（2005）［Evidence-based healthcare：how to make health policy and management decisions, 2nd ed. Edinburgh：Churchill Livingstone, 2001］
9) 津谷喜一郎編著『いろいろな分野のエビデンス―温泉や国際援助までの多岐にわたるRCTやシステマティックレビュー―』ライフサイエンス出版（2015）

各論 121

戦後の医薬品審査の歴史
PMDEC 新設から PMDA スタートの頃

森本　和滋

　1979 年（昭和 54）、医薬品副作用被害救済基金が設立され、1987 年（昭和 62）に医薬品副作用被害救済・研究振興基金に改組され研究業務が開始された。1994 年（平成 6）、医薬品副作用被害救済・研究振興調査機構に改組され、治験指導業務および適合性調査業務が開始された。1997 年（平成 9）7 月 1 日には、医薬品医療機器審査センター（PMDEC：Pharmaceuticals and Medical Devices Evaluation Center）が新設された。

PMDEC 新設の経緯

　1996 年 11 月の「医薬品安全性確保対策検討会（座長：森亘元東京大学総長）最終報告」は、PMDEC 設立の考え方の原点となる体系的な提言をした。当時、厚生省は、ソリブジン事件に加え、非加熱血液製剤による HIV 感染問題によって、多くの批判にさらされていた。

　行政の役割として、①治験・審査・市販後の各段階にわたり、患者・国民の安全性確保の観点から必要な規制を的確に実施する責任、②医薬品の承認審査体制の早急な整備および市販後対策の体制強化、③医薬品の審査過程・副作用等に関する公開の促進、医薬品行政のさらなる透明化の推進。承認審査の考え方として、①新たに開発される医薬品の品質・有効性・安全性を科学的に見極め、その結果を公正・厳密に評価・判断、②審査体制の絶え間ない整備、③国の審査事務局の体制を質・量ともに強化し、内部審査の比重を高めていく、④審査過程につき情報公開を促進し、審査の透明化の推進、の 4 項目を挙げた。

組織再編のポイント

　1997 年（平成 9）7 月、1948 年（昭和 23）以来続いた厚生省薬務局が幕を閉じ、医薬安全局が発足した。新たなミッションは、医薬品等の「治験・承認審査・市販後の安全対策等」や医療施設における院内感染防止対策など、医療および医薬品に係わる安全対策全般を所管することであった。

　「国立衛生試験所（National Institute of Health Sciences：NIHS）」を「国立医薬品食品衛生研究所（英文は同名）」に改組し、同研究所に PMDEC が新設された。医薬品機構（医薬品副作用被害救済・研究振興調査機構、略称、The Organization for Pharmaceutical Safety and Research：OPSR）には、承認審査業務の一部を実施する「信頼性調査部」が設置された。

新しい承認審査体制の構築

　新医薬品の承認審査の流れは、厚生省、PMDECおよびOPSRの3部門から構成され、トライアングル承認審査体制となった。PMDECは、3部体制、定員45名でスタートした。従来の薬学の専門知識を有する者に加えて、新たに臨床系医師、生物統計専門家、トキシコロジストも加わって7～8名で審査チームを構成した。さらに、1998年（平成10）4月より、審査第三部が追加され4部体制となり、定員も57名となった。2000年（平成12）4月には、審査第四部が追加され5部体制、定員68名と増員された。旧制度では考えられなかったメンバーとしては、臨床経験を有する医師の審査チームへの参加が挙げられる。すなわち、ナショナルセンター、国立病院、大学病院などから臨床経験10～15年の臨床医が2～3年程度の任期で審査担当官として審査に携わる体制が導入された。医学系審査官の役割としては、承認審査のほか、GCP調査、有害事象の解析と対応の検討、最新医学情報の収集・解析とその審査への応用、臨床評価ガイドラインの作成など、多岐にわたった。設立当初は2名と少なかったが、2000年（平成12）7月には13名（うち2名は歯学部出身者）を数えた。1999年（平成11）11月の調査会廃止までの第1期の2年4ヵ月は、月1回の調査会審議、治験の質の問題、旧GCP対応などのため審査にかなりの時間がかかった。1999年（平成11）11月以降の第2期は、内部審査の充実と、専門協議からの助言で審査を進めた。

過去の反省に立った「誓いの碑」の建立とPMDAの理念

　1999年（平成11）8月24日に過去の反省に立った「誓いの碑」が厚生省の正面玄関前に建立された。HIV訴訟の和解に基づく鎮魂・慰霊の措置として、HIV感染のような医薬品による悲惨な被害を再び発生されることのないようにとの決意を銘記したものである。PMDAの理念にある「過去の多くの教訓を生かし、社会に信頼される事業運営を行います」として、しっかりと受け継がれて来ている。

審査に大きな影響を与えたICHガイドライン

　ICH（日米EU医薬品規制調和国際会議）は、2000年に10周年目を迎えた。Quality部門、Safety部門、Efficacy部門で多くのガイドライン（GL）の誕生とその施行が実現し、審査スピードが促進された。審査に大きな影響を与えた4つのGLについてそのポイントを概説した。

新GCP施行のインパクト

　1998年4月よりICH：E6（R1）は、全面的に施行された。その結果承認申請に使用される治験データパッケージは、①新GCP、②信頼性の基準、③承認申請に添付すべき資料、④既に通知された各種GLが規制要件となった。旧GCPとは異なる点が多いため、現場で治験を担当する医師との間に混乱と戸惑いが広がった。従来、プロトコールからの逸脱が甚だしいとか、実際の治験内容を反映しない症例報告がなされているケースも存在した。本施行とともに「治験の空洞化」という言葉が治験に係わるものの間で広まり、1998年（平成10）以降、かなりの医療機関が新GCPに対応できないこともあって治験実施数は激減し、実施されている治験においても被験者の登録が以前よりも困難になり、外資系を中心にわが国での臨床開発部門の縮小を計画している製薬企業もあった。治験を担当し

た医師は、依頼した製薬企業の求めに応じて、診療記録、臨床データなどの関連したすべての原資料を直接閲覧に供する義務が定められた。1997年（平成9）12月から1998年（平成10）1月には、「新GCP導入がわが国の臨床試験に与えた影響と問題に対する調査」も実施され、①新GCPへの対応の遅れ、②新GCPに対する理解不足、③治験の一部医療機関への集中化による弊害の3点の課題が指摘された。その後、治験管理室や治験コーディネーター（CRC）の充実を図るなど、よりスムーズで安全な治験を実施するための努力がなされていった。

Bridging Studyによる治験データの国際的利用

ICH：E5（R1）は、1992年（平成4）9月に東京でEWG（Expert Working Group）会議が開催され、「外国臨床データを受け入れる際に考察すべき民族的要因についての指針」（Ethnic Factors in the Acceptability of Foreign Clinical Data）の議論がスタートし、1998年（平成10）8月に民族差が医薬品の効果と安全性に及ぼす影響など、配慮を要する問題は残るものの、外国臨床データ受け入れに関する指針が示され、同年後半よりわが国での新薬承認に外国の治験データが大幅に取り入れられること、また逆に、一定の水準を満たすものであれば日本の治験データも外国で利用されることになった。その後、2006年10月のE5（R1）Q&Aに基づいた多地域試験（MRCTs）が導入されて、新たな進展が見られた。

市販直後調査制度

ICH：E2C「臨床安全性データの取り扱い市販医薬品に関する定期的安全性最新報告（PSUR）」も1997年（平成9）3月に施行された。その結果、審査第一部にもGPMSP査察官のポストが設けられた。2001年（平成13）10月には、医薬品の市販後安全性確保の大きな柱として市販直後調査が開始された。新医薬品の特性に応じ、販売開始から6ヵ月間について、特に頻回訪問による情報提供の徹底により、注意深い使用を促し、重篤な副作用が発生した場合の情報収集体制を強化する制度である。

コモンテクニカルドキュメント（CTD）

ICH：M4は、1996年（平成8）7月に欧米企業の申請作業に係わる調査結果をもとにCTDを扱うトピックとして創設が決定された。各種の規制当局が要求する新医薬品承認申請の様式、添付データなどの申請資料の共通化を目指すものであった。3極の規制当局で受理されれば、申請業務の迅速化が図れ、大量の申請資料の重複の回避により、省資源も期待された。2003年（平成15）7月にCTDガイドラインが通知され、CTDの導入が開始された。本制度は、その後定着し、現在は、新薬承認情報においてもほとんどがCTD様式での公表となっている。

新薬承認審査の当時の実情と課題

PMDECが設立された翌年1998年（平成10）の新薬承認品目は50数件に上った。遺伝子組換え医薬品も、5品目含まれていた。オーファンドラッグも2年間（1997年9月～1999年9月）で23品目が承認された。特に、エイズに伴う疾患の治療薬が9品目と際立って多かった。これらの審査のほとんどは、英文の申請資料概要の日本語翻訳版を待たずに、原文で迅速審査が行われた。

PMDAのスタート(2004年4月)から現在までの歩み

　2004年(平成16)4月1日、独立行政法人医薬品医療機器総合機構(PMDA：Pharmaceuticals and Medical Devices Agency)がスタートした。2008年(平成20)以降、PMDAの常勤役職員数(各年4月)は、426名、521名(2009年)、605名(2010年)、648名(2011年)、678名(2012年)、708名(2013年)と増加し、現在は751名を数える。最近の新医薬品の承認件数は、107件(2009年度)、114件(2010年度)、130件(2011年度)、134件(2012年度)を数えている。最近の成果としてオーファンドラッグについてこの10年間の承認数を調べると合計97品目となり、その内訳は、難病治療薬27品目、抗悪性腫瘍薬17品目、HIV/AIDS治療薬13品目が多かった。バイオ医薬品が24品目と多く、この10年の特徴となっていた。

レギュラトリーサイエンスの概念と審査

　1987年(昭和62)、内山充(元国立衛生試験所所長)は、NIHSにおいてレギュラトリーサイエンスという新たな科学分野を提唱した。評価科学と訳されているが、「科学技術の進歩を真に人と社会に役立つ最も望ましい姿に調整(レギュレート)するための、予測・評価・判断の科学」と定義した。真偽未詳の時点でも例外のない結論を求められる。ゆえに、結論に責任を持ち、科学の限界を正しく認識、国民の安全保障を優先する謙虚さと勇気を持つ広い視野、バランス感覚が必要であると必要条件を挙げている。審査官は、科学の限界を正しく認識すること、謙虚さと勇気、広い視野とバランス感覚が大切なこと、審査をしていくうえで、コミュニケーション(意思の伝達)スキルの醸成とアカウンタビリティ(説明責任)の徹底が重要であることが認識された。

新たな審査の動き

　2013年(平成25)11月27日に「薬事法等の一部を改正する法律」(法律第84号)が公布された。改正後の名称は「医薬品、医療機器等の品質、有効性及び安全性の確保等に関する法律」(略称：医薬品医療機器等法)とされ、2014年(平成26)11月25日に施行された。本法の3つの柱の1つが、「再生医療等製品の特性を踏まえた規制の構築」であり、均質でない再生医療等製品については、有効性が推定され、安全性が確認されれば、条件および期限付きで特別に早期に承認を与えることを可能とする新たな仕組みの導入である。

参考文献
1) 森本和滋、藤原康弘、川原 章「医薬品医療機器審査センター(PMDEC)から医薬品医療機器総合機構(PMDA)への15年の歩み：設立初期を振り返って」薬史学雑誌　2011；46：38-50
2) 森本和滋「使命感と責任感の醸成の視点からみた新制薬系大学における薬学倫理教育の歩みとこれから」薬史学雑誌　2012；47：31-43
3) 森本和滋、星 順子「オーファンドラッグ・オーファンデバイスの開発振興20周年を迎えて：最近10年間の成果とこれからの課題」薬史学雑誌　2013；48：126-139
4) Uchiyama M：Prospects for Drug Product Quality-Regulatory Considerations. *Pharm Technol* 1996；20：44-52
5) 内山 充、近藤達也、竹中登一ら「わが国でレギュラトリーサイエンスを如何に育てるか」医薬品医療機器レギュラトリーサイエンス　2010；41：94-106

各論 122

医療法で薬剤師を「医療の担い手」と明記させた石井道子

宮本　法子

薬剤師初の女性国務大臣の誕生

　1933年（昭和8）に埼玉県川越市に生まれた。東京薬科大学を卒業後、研究者を目指し、東京大学薬学部の柴田承二教授の生薬研究室に入ったのは1955年（昭和30）のことである。その後、研究を断念して研究室を辞することになったのは、医師の石井泰彦との結婚のためであったが、このとき、柴田教授は非常に惜しまれていたとの逸話が残っている。

　石井泰彦は、地域医療に貢献しつつ、埼玉県議会議員として政治家への道を進んでいたが、この間、道子は診療所の業務を手伝っていた。東奔西走、精力的に活動していた泰彦が52歳で急逝した後、道子が病院を引き継ぐこととなった。さらには安彦の後継者となり県会議員となった後、参議院（比例区）に出馬し当選し、さまざまな苦難を乗り越え三期当選を果たし、遂には1996年（平成8）、63歳のときに国務大臣・環境庁長官・地球環境問題大臣に就任した。

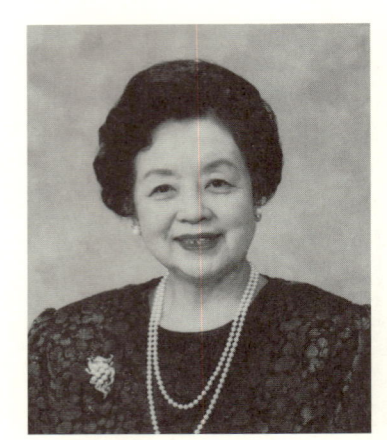

写真　石井道子

　石井はさまざまな場面で女性の先駆者として活躍したが、決して自分から差し出ることはなく、周囲から押される形で、「歴代初の女性労働政務次官」「職能代表・薬剤師としての初の国務大臣」などの重職を難なくやり遂げた。

　このことは石井の持って生まれた知力や体力に加えて並々ならぬ努力や忍耐に裏打ちされたものであり、また、周囲に対する細やかな配慮と優しさは長く語り継がれている。「環境アセスメント法」などの成立を成し遂げ、「地球温暖化防止学者会議」、1997年（平成9）の京都議定書作成に始まり、京都会議成功に向けて携わった成果が、洞爺湖「環境サミット」で優位性のある内容として再評価されたことは特筆すべきことであり、石井の政治信念は、世界の環境問題に大きな足跡を残したものと考えられる。これらの活動が認められ、2008年（平成20）には、春の叙勲で旭日大綬章を受章した。

　石井はことあるごとに「女性が男社会の中で対等に認められるには、男性の3倍働かなくてはならない」と述べていたが、議会の議事録の発言から、相手の立場を尊重した丁寧な言葉でありながら、その内容は実に論理的で厳しい追及であり、答弁者が答えに窮することも少なくなかったことが伝えられている。

　とりわけ、薬剤師の社会的地位の向上については確固たる信念を持ってあたり、1992年（平成4）

の第2次改正医療法の一部改正の審議では、あえて議員修正により薬剤師を「医療の担い手」と明記した。医療法の中に医療従事者として薬剤師を明記するまで、粘り強くさまざまな委員会であらゆる機会を生かして発言を続けたこともよく知られている。

医療法改正への熱意

石井が熱意を持って取り組んだ医療法の改正とは、何を意味していたのであろうか。医療法第1条の4に「医師、歯科医師、薬剤師、看護師その他の医療の担い手は、第1条の2に規定する理念に基づき、医療を受ける者に対し、良質かつ適切な医療を行うよう努めなければならない。」とある。ここに薬剤師が明記されたことは、石井が、長年一貫して取り組んでいた成果であったことは前述したとおりである。

石井道子はさまざまな常任委員会に所属し、あらゆる機会を通じて薬剤師の問題を毎回取り上げ、発言し続けたと言われる。それはひとえに薬剤師の社会的地位の向上、業務責任の確立、薬学教育発展に向けての取り組みのためであった。

1992（平成4）年の第2次改正医療法において、初めて今後の医療の目指すべき方向性、すなわち医療提供の理念が示されたのである。

医療提供の理念は、生命の尊重と個人の尊厳の保持を旨とし、医療の担い手と医療を受ける者との信頼関係に基づき、および医療を受ける者の心身の状況に応じて良質かつ適切なものでなければならないと定められた。その後、こうした信頼関係に基づく良質で適切な医療提供を目指し、患者に対する情報提供を促進するための医療法改正が相次いで行われた。

医療法の歴史的な流れの中で、医療の方向性が示されたことは初めてのことであった。この理念に沿って医療提供施設と医療関係者が規定され、新たに看護師、薬剤師がそれぞれの職能を発揮することになった。医療関係従事者として「薬剤師」および「看護師」が初めて医療の担い手であることが明記されたのは、石井の8年間にも及ぶ粘り強い尽力によるものであったと言われている。

医療法改正にかけた後日談

前述の第2次改正医療法で大変な尽力をした石井の医療法改正にかけた後日談を、紹介したい。

「第1次医療法改正案では、調剤についてはありましたが、薬剤師の名称は入っていませんでした。これは、長い間医療制度の中で薬剤師が位置づけられていなかったということですが、医療費削減のために病院のベッド数の規制とともに、地域医療計画の策定が盛り込まれ、そこに薬剤師・薬局を組み入れることができました。医療分業を進めることにより薬剤師が調剤を通じて医療に参加できるという枠組みを作ることができたのです。平成4年の第2次医療法改正では、医療の担い手として薬剤師の名称を入れる事ができ、特定機能病院における病棟業務の薬剤師の定員を初めて30床に1人と決めることができました。これらの改正の結果、医療分業が推進されてきたこと、薬剤師の病棟業務における役割・評価が高まりました」、「チーム医療の効果をあげるには、薬剤師と医師の立場はある意味では対等です。薬剤師は薬に対するチェック機能を果たさなければなりません。また、薬剤師の独自性を保たなければその存在価値はないと思います。法律というのは1つは国の政策誘導で作られる場合と、実態にあった法律改正をする場合の2つがあります。薬剤師の場合は、実態を換えていく

ことがかなり必要だと思います」、「医療分業のかかりつけ薬局制度というのはまさに患者さんの全ての薬をチェックするのが目的ですね」。

　上記のように石井が指摘し、課題としたことは、最近の医療制度改革において、医薬分業の根本的な見直しが必要であると指摘されているものにほかならず、まさしく現実に直面している問題でもある。石井の先を見通す力には敬服するのみである。

　筆者は、石井が国務大臣・環境庁長官として就任した直後に、東京薬科大学同窓会役員として大臣室を表敬訪問したことがある。

　重厚な机の前で、たくさんのお祝いの胡蝶蘭に囲まれた石井は、教員である私たちに対して、温厚な中にも厳しい口調で語った。「1992（平成4）年の医療法で薬剤師は、医療の担い手に明記されました。けれども、明文化されるにあたっては相当の反対がありました。もし、ここで薬剤師が医療人であることを自覚した行動を取ることができないのであれば、撤回されるかもしれません。このことをしっかりと自覚して薬学生を教育してください」と握手してくださった。そのときの彼女の手の柔らかな温もりと力強さを、今も忘れることはできない。

　石井道子が参議院議員として自らの政治生命をかけて死守したものは、「薬剤師は医療の担い手」の一言を明記することにあった。確かに、このことによって医薬分業率は劇的に上がり始めていったのである。

　2012年（平成24）12月7日逝去。享年79歳。

参考文献
- 平松伴子「意思あるところに道はあり―埼玉初の女性大臣　石井道子の真・善・美」望月印刷（2008）
- 『東京薬科大学90年』学校法人東京薬科大学
- 『季刊とうやく』東京薬科大学東薬会

各論 123

中冨記念くすり博物館と久光製薬株式会社

山川　秀機

「くすり産業」が発祥した対馬藩田代領

　佐賀県鳥栖市、北西に脊振山系、南に筑紫次郎の名を持つ筑後川を配し、約7万人強の人が住むのどかで緑豊かな町である。当地が現在佐賀県に属していることから、当地は佐賀藩の一部と見られがちであるが、幕藩時代からの歴史、文化、政策、民族性等は佐賀藩とは似て非なるものがある。それは当地が、江戸時代、鳥栖市の東側半領と隣の町三養基郡基山町を合わせて「対馬藩田代領」と呼ばれ、現在の長崎県対馬市に居を持っていた対馬藩、宗氏に治められていたからである。すなわち対馬藩の遠隔の領地であり、俗に言う「飛地」と呼ばれるものである。なお、藩主が在地する対馬の地形は、魏志倭人伝にも「良田無く、海物を食し自活し、船に乗りて南北に市糴す」と記されているように、山岳地帯が多く島内でさえ船での移動が余儀なくされ、当然田畑に利用できる平地は少ない。米経済社会の江戸時代、対馬藩は米の入手をこの飛地に求めたのである。当地は対馬藩の米倉的役割を担っていた。

　しかし、江戸時代中期の享保期（1716～1736年）、この地になぜか「くすり産業」が発祥する。その理由についていくつかの通説はあるものの、定説は未だない。当産業の起業に対して対馬藩は米倉的役割（農業）の妨げになるとの理由から、当然これを禁止するとの弾圧を数回にわたって実施する。この「売薬禁止令」は明治維新まで続くが、当地の領民は、弾圧をかいくぐり、隠れ売りから始め、さらには同業組合的組織を設け株保有者のみに売薬業を認める「元締め制」と「運上銀（営業税）」納付などの例外規定を認めさせ、藩のくすり産業に対する姿勢を、保護も奨励もしないが強く規制もしないという中途半端な環境に導いている。その理由として、強かな民族性そして飛地独特の遠隔地支配の弱点、俗に代官と称される派遣行政官の統治力、緊縛力の甘さ等々が推察できる。

田代売薬と中冨記念くすり博物館

　鳥栖市を中心とした「対馬藩田代領」のくすり産業は『田代売薬』と呼ばれる配置売薬である。配置売薬、先ず得意先にくすりを預け、いつでも必要なときに使えるようにし、使用分の対価は定期的に廻ってくる売薬人に払えばよく、その際、使用分は補充、未使用の分は新品と入れ替えてくれるという商法である。担保も取らずリスクも省みず、信用、信頼のみで預けるという日本人ならではの価値観と民族性が現れている特異な商慣習と言える。1864年（元治元）の記録によれば、規模は別として約90軒弱の売薬業者（株仲間）がいた。

しかし、昭和30年代をピークとして配置売薬の必要性は希薄となり、衰退の一途を辿っている。それでも、現在の当地では、久光製薬を始め数社の中小の製薬会社が配置売薬から形を変え現代的製薬業を行っている。これは藩政時代の配置売薬、『田代売薬』の歴史性が主な立地要因となっていることは言うまでもない。

しかし、藩政時代に発祥した配置売薬『田代売薬』に関ってきた伝統的な道具、文書類、当時の情報などは衰退化に伴い逸散し歴史の藻屑と消え去ろうとしている。これを惜しみ、1995年（平成7）3月、当地の久光製薬（取締役社長：中冨博隆）が創業145周年記念事業の1つとして、田代売薬の史資料の保存・管理とこれらの文化を後世に伝え残し、郷土愛と生涯学習の一助になることを目的として、「中冨記念くすり博物館」を設立した。なお、現在、当くすり博物館の運営管理は「公益財団法人中冨記念財団」が行っている。

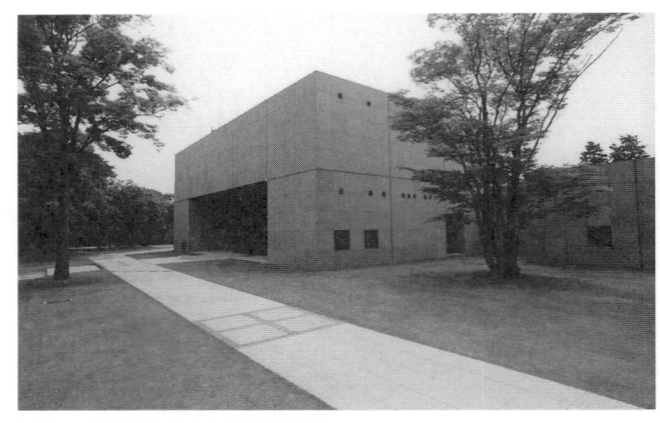

写真 中冨記念くすり博物館外観
（高松宮殿下記念世界文化賞受賞彫刻家・チェッコ・ボナノッテの基本設計による）

久光製薬

久光製薬は江戸時代の1847年（弘化4）、田代売薬の一業者「小松屋」として創業した。創業地は、長崎街道筋の田代宿、現在の九州本社の地である。明治となり、屋号も「久光常英堂」となって、1903年（明治36）12月には法人組織の久光兄弟合名会社となる。さらに、久光兄弟株式会社、そして久光製薬株式会社と変わり、現在は5代目社長の中冨博隆が舵取りを行っている。創業145年周年の1992年（平成4）、中冨博隆は、田代売薬に関わる史資料への熱い想いと田代売薬に携わった先人に対する深い畏敬の念から、創業145年周年記念事業として「中冨記念くすり博物館」の設立を自ら発起したのである。彼がしたためた「中冨記念くすり博物館設立の趣旨」の抜粋を下記に示すとともに、当館の事業活動は完成時の1995年（平成7）から今日に至るまで綿々と続いている事を記し本稿の筆を置く。

『「田代売薬」の発展は、この地区に社会面及び経済面で大きな蓄積を残し、今日では製薬業は佐賀県の一翼を担うまでに成長しました。しかし、近代化の流れの中で、くすりの製造・販売に関ってきた伝統的な道具、文書類などはそのほとんどが散逸し、歴史の彼方に消え去ろうとしています。これを惜しみ、先達の活躍に思いをいたすとともに「くすり」の文化遺産を通してくすりに関する産業文化を後世の人々に伝え、これからのくすりと健康について考える生涯学習の場として役立つことを願い久光製薬（株）の創業145周年の記念事業として当博物館を設立しました』

参考文献
1) 久保山千里『田代家庭薬発達史』佐賀県家庭薬発達史刊行会（1957）
2) 長 忠生『田代の入れ薬・藩政時代の田代売薬』中冨記念くすり博物館（2001）
3) 『田代の売薬習俗』文化庁文化財部伝統文化課（2011）
4) 『145年史』久光製薬株式会社（1992）

各論 124

PMSの歴史

高橋　春男

　PMS（Post-Marketing Surveillance）の目的は、製造販売後に医薬品の適正な使用方法を確立することである。医薬品の承認時までに実施される臨床試験（治験）から得られる有効性や安全性に関する情報は、制約された条件下での情報であり、限界がある。そのために、製造販売後に治験の対象とはならなかった患者や長期投与時の情報を含む有効性や安全性に関する広範な情報を収集し、評価・分析し、医療関係者に伝達することが必要である。日本のPMSは、制度化された順番に「副作用・感染症報告制度」、「再評価制度」および「再審査制度」の3つの制度から成り立っている。

副作用・感染症報告制度

　副作用・感染症報告とは、医薬品の安全対策を講じるために、製薬企業や医師、薬剤師等の医薬関係者が医薬品による未知または重篤な副作用や感染症に関する症例報告や文献報告などに関する情報を収集することである。医薬品の国際性を鑑みて、その収集対象は国内だけにとどまらず、外国提携企業からの症例情報、外国規制当局からの安全性に関する規制情報や、副作用、感染症、毒性や相互作用等に関する国内外の文献・学会情報などが含まれる。

　医薬品の副作用が最初に国際的に問題となったのは、1961年（昭和36）の睡眠薬サリドマイドによる催奇形性である。欧州各国やわが国等で四肢奇形（いわゆるアザラシ肢症）の胎児が多数生まれ、サリドマイドと四肢奇形との関係が明らかにされ、サリドマイドは販売中止、製品回収が行われた。アメリカでは承認申請中であったサリドマイドの承認を見送った。この事件を契機に、全世界的に副作用報告制度が開始され、1962年（昭和37）のアメリカを最初に、1960年代には欧米主要国で制度化され、1968年（昭和43）には世界保健機関（WHO）の国際医薬品モニタリングセンターが発足した。

　わが国においても1967年（昭和42）3月から大学病院や国立病院をモニター病院に指定し、国による副作用モニター制度が発足した。また、製薬企業に対しては、同年9月に「医薬品の製造承認等に関する基本方針（基本方針）」が通知され、同年10月以降に承認された新薬に対して承認後2年間の副作用報告を義務づけた。1971年（昭和46）には新薬の副作用報告義務期間を3年間に延長するとともに、副作用報告義務をすべての医薬品に拡大し、副作用報告基準を示した。

　1979年（昭和54）10月の薬事法改正により副作用報告義務は薬事法施行規則第62条の2（副作用報告等）として法制化され、副作用の重篤性や新規性に応じて報告期限を定めるなど、副作用報告基準を明確にして、1980年（昭和55）4月に施行された。その後、血液製剤によるウイルス感染（エイズや肝炎）が社会的問題となったことから、1997年（平成9）4月からは、副作用に加えて、血液製剤等

の生物由来製品による感染症症例報告を求めることになった。同年9月には従来のモニター報告制度を廃止し、すべての医療機関、薬局から副作用・感染症情報を収集する、医薬品等安全性情報報告制度が発足した。2002年（平成14）7月の薬事法改正により、2003年（平成15）7月からは生物由来製品の感染症定期報告制度が発足するとともに、医薬関係者に対して保健衛生上の危害発生や拡大防止のために必要な副作用・感染症報告を義務づけた。

報告件数は年々増加しており、収集された副作用等の安全性情報に基づいて、使用上の注意の改訂等の必要な安全対策を講じる。

再評価制度

医薬品の再評価とは、現在の医学・薬学の学問水準に基づいて過去に承認された医薬品の品質、有効性あるいは安全性の見直しを行うものである。日本の再評価はアメリカの再評価を参考にして導入された。

わが国では、上述のサリドマイド事件や1965年（昭和40）のアンプル入り風邪薬によるショックは市販薬の安全性に警鐘を鳴らし、1960年代になってからは肝臓薬やビタミン剤の効能・効果に対しても疑念がもたれていた。上述の基本方針通知に基づき、1967年（昭和42）10月1日以降に申請する新薬の承認申請資料として原則、二重盲検試験による有効性データの提出が必要になった。

1971年（昭和46）7月には厚生大臣の私的諮問委員会である薬効問題懇談会が提出した、医薬品再評価の必要性およびその体制や方法に関する答申書を受けて、上述の基本方針通知施行前の1967年（昭和42）9月30日までに承認されたすべての医療用医薬品を対象にした再評価が1971年（昭和46）12月より開始された。これは薬務局長通知による再評価であったため、「行政指導による再評価（第一次再評価）」と呼ばれ、1995年（平成7）3月に終了した。再評価判定区分は、①カテゴリー1：有用性が認められるもの（効能・効果や用法・用量の変更なし）、②カテゴリー2：適応の一部について有用性が認められるもの（効能・効果の一部削除・変更や用法・用量の変更）、③カテゴリー3：有用性を認める根拠のないもの（日本薬局方から削除または承認整理）の3区分とされた。なお、配合剤については、成分毎の判定に加えて配合意義についても判定された。

次いで、1979年（昭和54）10月の薬事法改正により再評価は薬事法第14条の3として法制化され、1980年（昭和55）4月に施行された。1984年（昭和59）年4月からは、1967年（昭和42）10月1日（基本方針通知適用）から1980年（昭和55）3月31日（薬事法施行前）に承認された新医薬品等の再評価が開始された。「薬事法に基づく再評価（第二次再評価）」と呼ばれ、1996年（平成8）3月に終了した。

1988年（昭和63）5月の薬務局長通知により、承認年月日に関わらず、すべての医療用医薬品を対象として、医薬品の有効性や安全性に関わる課題が生じた際に再評価に指定する新再評価が開始された。再評価結果は2014年（平成26）7月まで24回にわたり通知されている。

再評価結果については、第一次再評価に比べて、第二次再評価や新再評価においては再評価が必要な成分に絞られるため、カテゴリー2が大半を占め、厳しい判定結果となった。

また、1995年（平成7）3月までに承認申請された内服固形製剤を対象に、1997年（平成9）2月から溶出試験に基づく品質再評価が開始され、現在も継続している。なお、アメリカおよびわが国の再評価の詳細については、本書日本の薬学史各論113「医薬品再評価の歴史」（p.403）を参照されたい。

再審査制度

　上述の基本方針通知に基づき、1967年（昭和42）10月以降に承認された新薬については、年に1回、新薬の副作用頻度調査を実施し、その結果を年1回、報告していた（当初は2年間、1971年以降は3年間）。それを発展させた形で、新薬の承認時に得られた医薬品の有用性を再確認するために、承認後一定期間の情報収集を義務づけたのが、再審査である。1979年（昭和54）10月の薬事法改正により再審査制度が新設され、薬事法第14条の2（新医薬品等の再審査）として法制化され、1980年（昭和55）4月に施行された。新薬の安全性や有効性に関する情報の収集のために新有効成分医薬品や新投与経路医薬品には承認後6年間の、新用法・用量医薬品や新効能・効果医薬品には4年間の再審査期間が設定された。

　再審査期間中は、医薬品の使用実態下で新薬の有効性や安全性情報等を収集する使用成績調査を実施するとともに、自発報告や文献・学会情報から副作用報告の収集に努め、再審査期間中、年1回、それらの安全性情報をまとめて報告することとした（年次報告）。再審査期間満了後には市販後に得られた新薬の有効性や安全性情報についてまとめた再審査申請資料を提出して、審査を受ける。1993年（平成5）の薬事法改正により希少疾病用医薬品制度が新設されたが、承認時までの有効性や安全性情報が乏しいために原則として10年間の全例調査を課すこととし、長期の薬剤疫学的調査が必要な医薬品とともに、10年の再審査期間が設定された。

　また、市販後に行う調査・試験として、使用成績調査だけでなく、承認時までに収集されることが少ない小児、高齢者、妊産婦または腎・肝機能障害患者などの特別な背景を有する患者ならびに長期使用に関する特別調査、特別な背景を有する患者の体内薬物動態試験ならびに有効性や安全性に関する検証のための試験等の市販後臨床試験も実施されることになった。1997年（平成9）4月からは年次報告に替わり、再審査期間中、承認後2年間は6ヵ月ごと、その後は1年ごとに安全性情報を報告する安全性定期報告が制定された。

　安全性定期報告には、安全対策の国際的整合性を図るために、同一成分に関する外国からの安全性情報を含む定期的安全性最新報告（PSUR）を添付することにした。2007年（平成19）4月には、安全対策の充実を図るために新有効成分医薬品の再審査期間が6年から8年に延長された。2014年（平成26）10月からは、医薬品の安全性評価だけではなく、そのベネフィットとリスクに関する評価を行うために、PSURから定期的ベネフィット・リスク評価報告（PBRER）に変更され、安全性定期報告に添付している。

　再審査結果の判定区分は基本的には再評価と同様であるが、承認されてからそれほど時間が経過していないこともあり、再審査結果の大部分はカテゴリー1であり、効能・効果や用法・用量の変更はまれである。

参考文献
1) 高橋春男『医薬品の適正使用と安全対策―PMSの歴史』じほう（2011）

各論 125

この数十年間のめざましい薬物治療の進歩

三澤 美和

　紀元前5000年頃には、すでにアヘンが薬として使用されていたと言われる。病を癒すことは、人類始まって以来の課題であり、人類はさまざまな生活経験の集積から、草の根や木の皮、動物、鉱物など自然界にあるものを薬として使用してきた。アヘンの主成分であるモルヒネは、現在でも激しい疼痛に対する第一選択薬として用いられる。19世紀中頃まで人の病気に使用されてきた薬はすべて自然界から得られるものであったが、それ以降抱水クロラールのような簡単なものを手始めに、合成医薬品が製造されるようになり、その知識や技術が蓄積、発展し、今日に到っている。

　紙面の都合で、本稿では太古の時代から今日に至るまでの薬の変遷を順を追って顧みることはできない。そのため、急速に医薬品の進歩が達成された1960年代頃から2015年（平成27）現在までの数十年間に焦点を当てて、薬物治療の歩みを振り返ってみる。今日使用されている医薬品は一部を除けば、事実上この数十年間に開発された薬物がほとんどを占めるからである。

薬理学テキストから見た医薬品の変遷

　この数十年間の薬の変遷を大づかみに把握するため、薬理学の教科書に記載されている医薬品を約10年ごとに年代を追って網羅的に比較してみた。現在の臨床現場の第一線で重きをなしている医薬品をほぼ網羅している2015年（平成27）4月発行の最新の教科書『薬理学　薬の作用/薬の効き方』（評言社）には、1061種類の医薬品（一般名）を数えることができる。それ以前の教科書としては『薬物学』（高木敬次郎ら編、南山堂1963、1978、1987年版）を資料として使用した。2015年版に記載されている薬物の総数を100％とした場合、筆者が大学時代に薬理学の授業で使用した1963年版の教科書にはそのうちの15.0％しか載っていない（**図1**）。

　すなわちその後、治療薬の存在しなかった疾患分野において有効な薬物が登場し、新規作用機序を有する薬物、より効力の高い薬物、副作用や薬物相互作用のより少ない薬物が次々と開発されてきた。その一方、それらに劣る薬物が退場していった動きが読み取れる。この50年ほどの間だけでも臨床現場の医薬品の姿は様変わりしており、その趨勢は現今に近づくほどより著明になっている。

　こうした動向は、病に苦しむ患者を救うよりすぐれた薬物が多くの領域で入手できるようになり、その結果として人々の健康維持と寿命の延長につながっていると思われる。

　2015年版の教科書に掲載されている全薬物を疾患領域別に振り分け、上位10位までを**図2**に示した。

　中枢神経系作用薬が191で最も多い。全身麻酔薬、催眠薬、鎮痛薬、片頭痛治療薬、抗てんかん

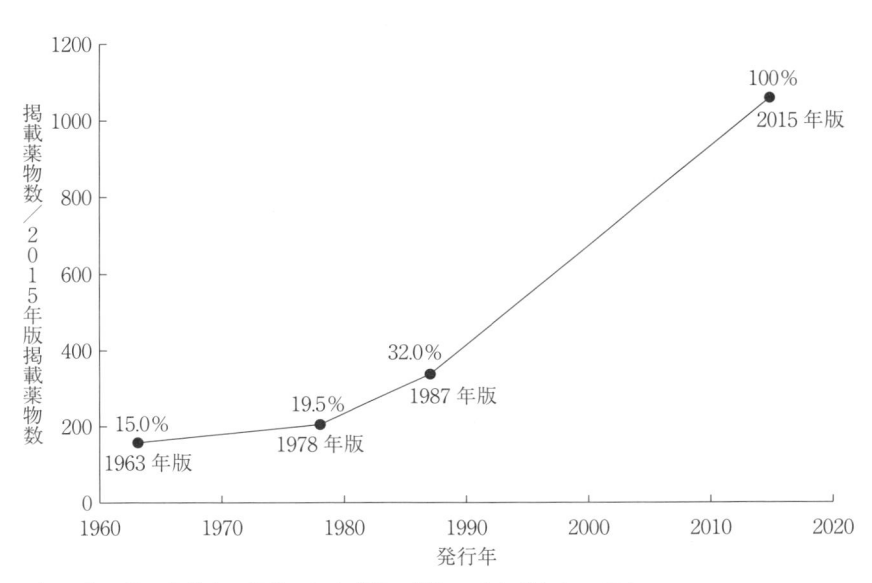

図1 薬理学の教科書に掲載された薬物の増加・入れ替わりの度合い

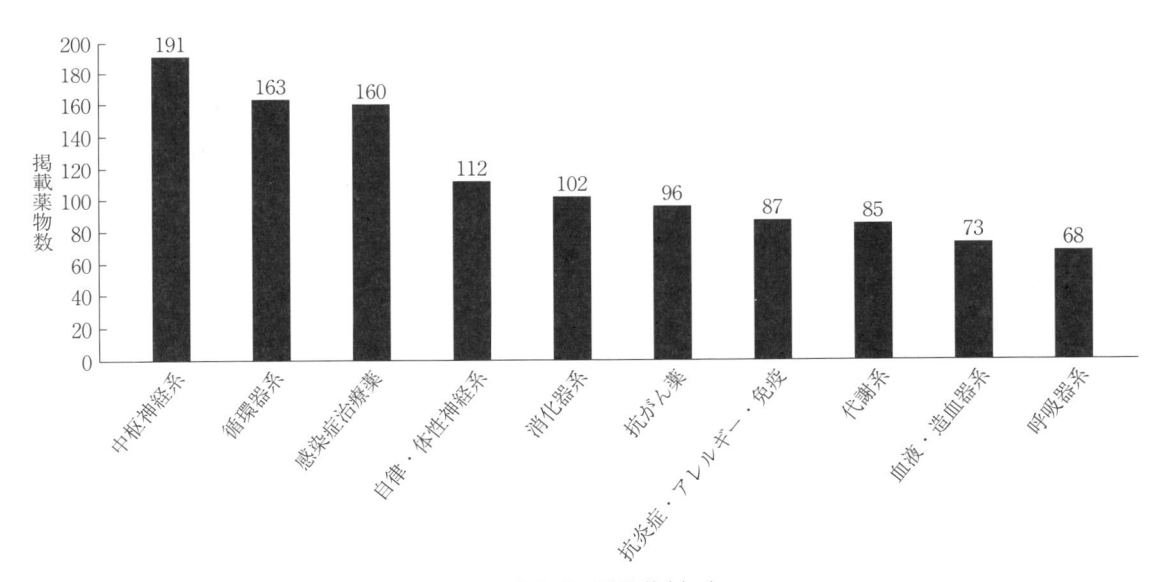

図2 疾患分野別記載薬物数（上位10位まで。2015年版薬理学教科書）

薬、中枢性筋弛緩薬、抗パーキンソン薬、アルツハイマー病治療薬、多発性硬化症治療薬、脳循環代謝改善薬、抗精神病薬、抗不安薬、抗うつ薬、抗そう薬、中枢性食欲抑制薬など多岐の範疇を含む。第2位が循環器系作用薬で163である。強心薬、抗不整脈薬、狭心症治療薬、心筋梗塞治療薬、高血圧症治療薬、低血圧症治療薬、末梢循環障害治療薬、肺高血圧症治療薬を含む。感染症治療薬（抗ウイルス薬を含む）、抗がん薬、代謝系疾患治療薬（糖尿病治療薬、脂質異常症治療薬、痛風治療薬、骨粗鬆症治療薬など）の数は近年急増している。

各論125　この数十年間のめざましい薬物治療の進歩

領域別にみた薬物治療の変遷

　医薬品の開発はこの数十年間世界的に著しい発展を遂げているが、疾患領域別にみた場合、一昔前とは薬物治療に隔世の感がある領域がいくつもある。そのような領域では医薬品による病気のコントロールがかなり可能となってきている。すなわち薬が大いなる力を発揮し、患者に高い貢献をしている分野である。以下で、それらの領域のいくつかを取り上げてみる。資料として、『日本医薬品集』（日本医薬情報センター）、『今日の治療薬』（南江堂）、各薬物の医薬品インタビューフォームなどを参考にした。

消化性潰瘍治療薬

　消化性潰瘍（胃・十二指腸潰瘍）は1980年（昭和55）頃まで難治性疾患であり、治療薬として制酸薬と抗コリン薬が使用されてきた。これらの薬物の有効性は低く、出血・穿孔を招くため多くの消化性潰瘍患者では手術による胃摘出が行われた。そのため、潰瘍による入院患者は非常に多かった。

　しかしこの30数年間で消化性潰瘍治療の様相は一変する。1981年（昭和56）、わが国でヒスタミンH_2受容体遮断薬であるシメチジンが、次いでラニチジン、ファモチジンなどが相次いで発売された。H_2受容体遮断薬の服用により自覚症状は速やかに消失し、消化性潰瘍による入院や手術の必要性はなくなった。胃酸分泌に内因性ヒスタミンが強く働いており、その作用には従来知られていたヒスタミン受容体（H_1受容体）ではないH_2受容体が関与していることを明らかにし、その遮断薬であるシメチジンをも発見した英国人ジェームス・ワイト・ブラック（James Whyte Black）に1988年（昭和63）、ノーベル医学生理学賞が授与された。

　その後、わが国では1991年（平成3）にプロトンポンプ阻害薬（PPI）であるオメプラゾールが登場し、より強力な抗潰瘍薬作用が達成されるに到った。PPIはヒスタミン、ガストリン、アセチルコリンが胃壁細胞に作用して胃酸分泌を促す最終共通過程であるプロトンポンプと呼ばれる酵素、H^+, K^+-ATPaseを阻害することで、強力に胃酸分泌を抑制する。ランソプラゾール、ラベプラゾール、エソメプラゾールを含めたPPIが今日、消化性潰瘍の第一選択薬に置き換わっている。

　2000年（平成12）ヘリコバクター・ピロリ除菌のための3剤併用療法がわが国で認可された。1983年（昭和58）にウォーレン（Robin Warren）とマーシャル（Barry Marshall）によりヒト胃粘膜からピロリ菌が発見され、ピロリ菌が胃・十二指腸潰瘍の病態に大きく関わっていることが明らかにされた（ノーベル医学生理学賞受賞）。プロトンポンプ阻害薬（PPI）＋アモキシシリン＋クラリスロマイシンの3剤併用によってピロリ菌除菌がほぼ可能であり、ピロリ菌除菌療法は消化性潰瘍の発症予防や再発予防に極めて有効である。ピロリ菌陽性者にはあらかじめ除菌処置をすることによって消化性潰瘍を予防する時代となっている。

脂質異常症治療薬

　1978年版の『薬物学』（高木ら）には脂質異常症分野の薬の記載は一切ない。1987年版の同書では、「心臓血管系の薬理」のカテゴリーに高脂質血症治療薬として初めて登場している。コレスチラミン、デキストラン硫酸、ニコチン酸、クロフィブラートが掲載されている。フィブラート系薬物は、わが

国では1965年（昭和40）以降使用されるようになった。現在では1991年（平成3）市販のベザフィブラートとフェノフィブラートが高トリグリセライド血症の第一選択薬となっている。しかしフィブラート系薬物はコレステロール低下作用はそれほど強くない。2007年（平成19）に「高脂血症」という呼称から「脂質異常症」という用語に疾患名が変更された。現在の教科書では脂質異常症治療薬は、代謝系作用薬の範疇に、糖尿病、痛風、骨粗鬆症治療薬とともに分類されている。このように動脈硬化の基礎である脂質異常症の位置づけは最近になってようやく定着した。1989年（平成元）にプラバスタチンが上市され、この領域の薬物治療は一変した。いわゆる「スタチン」系薬物の登場である。日本人の遠藤章によってスタチンが発見され、脂質異常症治療薬市場は世界的に大規模なものに拡大した。今日、高コレステロール血症を伴う脂質異常症には、ロスバスタチンやアトルバスタチンなどのスタチン製剤が第一選択で使用される。コレステロール生合成の律速段階に働いているHMG-CoA還元酵素を阻害して、血中コレステロールを確実に低下させ、虚血性心疾患や脳梗塞などの発症を抑制して、高齢者の寿命延長に大きな貢献をしている。

高血圧症治療薬

今日でこそ高血圧をコントロールすることはほぼ可能になったが、それも比較的最近になってのことである。1950年代前半までは、高血圧状態は障害された臓器の血流・機能保持に必要であると考えられていた。1978年版の『薬物学』に掲載されている降圧薬は、レセルピン、グアネチジン、ヒドララジン、メカミラミンなど現在では副作用が強いために使用されなくなった薬物が並んでいる。現在でも使用されているのは、チアジド系利尿薬やメチルドパのみである。1987年版の『薬物学』にはα_2受容体作動薬クロニジン、選択的α_1受容体遮断薬プラゾシン、β受容体遮断薬、カルシウム拮抗薬ニフェジピン、それにカプトプリルが加わっている。それでも依然として米国高血圧治療合同委員会指針（1984年）を引用して、第1段階で使用すべき降圧薬はチアジド系利尿薬とβ受容体遮断薬であるとしている。その後、高血圧治療ガイドラインでは、長い間アンギオテンシン変換酵素（ACE）阻害薬/アンギオテンシンⅡ AT_1受容体遮断薬（ARB）、カルシウム拮抗薬、β受容体遮断薬、利尿薬が第一選択薬となっていたが、2014年（平成26）からβ受容体遮断薬は頻脈合併患者等以外では第1段階薬から削除された。

1976年（昭和51）のニフェジピン上市を皮切りに多くのカルシウム拮抗薬が登場した。電位依存性L型Ca^{2+}チャネル遮断によって強力に動脈を拡張し優れた降圧作用を示すので、一躍多用されるに到った。現在でもカルシウム拮抗薬は高血圧の第一選択薬の1つである。1983年（昭和58）にアンギオテンシン変換酵素（ACE）阻害薬であるカプトプリルが登場し、その後の高血圧症治療の大きな変革の第一歩となった。アンギオテンシンⅡ生合成を阻害することで血管収縮を抑制する一方、副腎皮質からのアルドステロン分泌を抑制して利尿作用を発現し、本態性高血圧症や腎性高血圧症において優れた降圧効果を示す。ACE阻害薬としてエナラプリル、アラセプリル、イミダプリル、ペリンドプリルなどが相次いで開発された。心臓、腎臓、脳などの臓器保護作用をも有するとされている。空咳やかゆみといった副作用が問題となる。

1998年（平成10）には新たなレニン–アンギオテンシン–アルドステロン（RAA）系阻害薬としてロサルタンが上市された。この薬物は酵素阻害薬ではなく、アンギオテンシンⅡ AT_1受容体遮断薬（ARB）である。カンデサルタン、バルサルタン、テルミサルタンなどARBが続々と市販されたが、

ARBはACE阻害薬より降圧効果がより強く、ACE阻害薬と異なり空咳などの副作用がない。高血圧症治療薬は生涯継続使用する薬であるため、患者のQOL (Quality of Life) を良好に保持することが要求される。ARBは現在高血圧症治療薬の最優先選択薬となっており、高血圧症患者数が極めて多いこともあって世界医薬品売上高の第1位にある。

糖尿病治療薬

わが国の糖尿病患者数は、わずか約3万人であったのがこの40年間で約700万人にまで増加し、糖尿病予備軍を含めると2000万人に及ぶといわれる。糖尿病は網膜症、腎症、神経障害という三大合併症を起こすことに加え、寿命を10～20年短縮させる。社会のニーズに対応し、この20～30年間の糖尿病治療薬の開発はめざましく、その薬物治療の動向は大きく変化している。

1987年版の教科書には糖尿病治療薬はまだ「内分泌の薬理」の中でインスリンの項の付録のような形で小さく記載されていた。糖尿病治療には1920年（大正9）頃からインスリン注射が使用されていたが、患者にとっては日々何度かの注射が必要であるし、状況によって低血糖ショックを起こすことが問題となっていた。1957年（昭和32）に待望の経口血糖降下薬としてスルホニル尿素（SU）薬トルブタミドが、次いで1961年（昭和36）にビグアナイド系薬メトホルミンが登場した。ビグアナイド系は乳酸アシドーシスの副作用のため当時はそれほど使用されず、経口糖尿病治療薬はもっぱらSU薬の時代が長く続いた。

その後、1990年代から糖質代謝や糖尿病の研究、それに創薬技術の進展も相まって、新しい作用機序を有する糖尿病治療薬がめざましい勢いで臨床の場に出現した。1993年（平成5）α-グルコシダーゼ阻害薬（アカルボース；ボグリボース、ミグリトール）、1997年（平成9）インスリン抵抗性改善薬としてピオグリタゾン、1999年（平成11）速効性インスリン分泌促進薬であるグリニド薬（ナテグリニド；レパグリニド、ミチグリニド）、2006年（平成18）アルドース還元酵素阻害薬（エパルレスタット）、2009年（平成21）インクレチン分解酵素DPP-4阻害薬（シタグリプチン；ビルダグリプチン、アログリプチンなど）、2010年（平成22）インクレチンGLP-1受容体作動薬（リラグルチド、エキセナチドなど）、2014年（平成26）尿細管グルコース/Na^+トランスポーターSGLUT-2阻害薬（カナグリフロジン、イプラグロフロジンなど）など多岐にわたる。

この間インスリン製剤にも工夫が重ねられ、超速効性（インスリン リスプロ、インスリン アスパルト）～持効型（インスリン グラルギン、インスリン デテミルなど）の遺伝子組換えインスリン製剤が開発・使用されている。SU薬もグリベンクラミド、グリクラジド（第2世代SU）、グリメピリド（第3世代SU）といった作用持続が長く、効果がより強力なものに置き換わっている。現在、薬理学の教科書では糖尿病治療薬は「代謝系に作用する薬」の中の独立項目として多ページにわたって記載されている。

上述したように、今日の糖尿病治療薬の選択肢は極めて多彩であり、年齢、肥満度、慢性合併症、肝・腎機能、インスリン分泌能、インスリン抵抗性の程度を考慮して、個々の患者に適した薬物が選択できるようになった。それぞれの治療薬が持ち合わせている、低血糖を起こしにくい、食後血糖値上昇を効果的に抑制して動脈硬化進展を制御しやすい、インスリン抵抗性改善効果を有する、膵臓に余分な負担をかけない、体重増加を起こさない、糖尿病合併症である神経障害などの副作用に使用する、といった特徴を使い分け、単独あるいは併用で薬物療法が行われている。

関節リウマチ治療薬

　関節リウマチは自己免疫疾患に基づく膠原病である。手足の指、手首、肘、膝の関節などが次第に破壊されて変形し、寝たきりになることもあり、長い間不治の病と考えられてきた。1990年（平成2）頃まで痛みと炎症を軽減するため、非ステロイド性抗炎症薬（NSAIDs）とステロイド剤が使用されていた。1990年（平成2）以降、関節破壊の進行を抑制できる薬として、疾患修飾性抗リウマチ薬（DMARDs）と総称される薬物群が好んで使用されるようになった。金製剤（金チオリンゴ酸ナトリウム、オーラノフィン）、SH化合物（D-ペニシラミン、ブシラミン）、サラゾスルファピリジン、ロベンザリット、アクタリット、イグラチモドなどである。DMARDsは関節リウマチの免疫異常を是正して病気の進行を遅らせることができると期待されたが、多くの患者ではその効果は十分でなく、関節破壊の進行を確実に抑制することは困難であった。

　わが国では1999年（平成11）にメトトレキサートが抗リウマチ薬として承認されたことにより、関節リウマチの治療は一変する。メトトレキサートは確実でかつ強い抗リウマチ作用を有し、効果発現が早く、持続が長い。現在、世界的にも関節リウマチ治療の基準薬として第一選択薬となっている。感染症や臓器障害などによりメトトレキサートが使用できない患者には二次選択薬として、サラゾスルファピリジン、ブシラミン、免疫抑制薬であるレフルノミドやタクロリムスが使用される。しかし、メトトレキサートはリウマチの進行を抑制することはできても、寛解はできないとされる。

　2002年（平成14）に腫瘍壊死因子（TNF）阻害薬インフリキシマブが登場し、関節リウマチ治療にさらに革命的な変革がもたらされた。TNFは関節リウマチの病態に重要な役割をしているサイトカインであり、インフリキシマブやアダリムマブはTNFに対する抗体医薬品である。2005年（平成17）TNF可溶性受容体部分からなるおとり受容体医薬品である別種のTNF阻害薬エタネルセプトが、2008年（平成20）サイトカインIL-6受容体に対する抗体医薬品であるトシリズマブが上市された。立て続けに開発されたこうした分子標的薬は寛解症例も出る非常に優れた抗リウマチ効果をもつことがわかり、不治の病といわれた関節リウマチの寛解をも目指す治療が始まった。

抗がん薬

　1981年（昭和56）以降、わが国の死因第1位の疾患は悪性新生物（がん）であり、2014年（平成26）の統計では第2位の心疾患を1.89倍と大きく引き離している。しかし、がん治療薬の発達は長い間きわめて遅々としていた。

　抗がん薬としての先駆的薬物は1946年（昭和21）頃に登場した毒ガス由来のナイトロジェンマスタードである。1960年（昭和35）以降、副作用のより少ないDNAアルキル化薬であるシクロホスファミド、イホスファミド、メルファラン、ニムスチンなどが開発されている。1967年（昭和42）植物由来ビンカアルカロイドであるビンブラスチン、ビンクリスチン、1968年（昭和43）抗がん薬としてのメトトレキサート、1974年（昭和49）ピリミジン代謝拮抗薬フルオロウラシル（5-FU）、1975年（昭和50）以降アントラサイクリン系抗腫瘍性抗生物質（ドキソルビシン、ダウノルビシン）、1984年（昭和59）以降白金製剤（シスプラチン、カルボプラチン、オキサリプラチンなど）、1987年（昭和62）インターフェロン製剤、1990年（平成2）以降トポイソメラーゼ阻害薬イリノテカン、エトポシドがわが国で市販された。いずれも殺細胞薬であり、がん細胞を殺す一方で正常細胞にも大きな障害を

与え、いわゆる肉を切らせて骨を断つの感があった。1990年（平成2）以降、乳がんや前立腺がんなどホルモン依存性悪性腫瘍にはホルモン作用薬・拮抗薬であるエストロゲン拮抗薬（タモキシフェンなど）、アロマターゼ阻害薬（アナストロゾールなど）、黄体形成ホルモン放出ホルモン（LH-RH）製剤（リュープロレリン、ゴセレリン）、抗アンドロゲン薬（クロルマジノン）などが出ている。

現在も基本的には殺細胞薬やホルモン関連薬ががん治療の基礎薬である。副作用である悪心・嘔吐を予防あるいは改善できるセロトニン 5-HT_3 受容体遮断薬/サブスタンスP受容体（NK_1 受容体）遮断薬といった併用薬、あるいは白血球減少を改善できる G-CSF 製剤といった併用薬が開発され、以前より抗がん薬は使用しやすくなっている。現在、抗がん薬治療は、進行固形がんの患者の延命にある程度貢献しているだけでなく、白血病などの血液がんや悪性リンパ腫の治癒をある程度可能にしている。

2001年（平成13）、Bリンパ球表面分子抗原CD20タンパク質に対するモノクローナル抗体であるリツキシマブ（遺伝子組換え）が非ホジキンリンパ腫治療薬として登場した。また同年、トラスツズマブ（遺伝子組換え）も市販された。トラスツズマブは HER2 タンパク質（受容体型チロシンキナーゼ）に対する抗体であるので、HER2 陽性乳がん患者に非常に有効である。いずれも遺伝子工学を応用して製造した分子標的抗体医薬品である。2005年（平成17）には慢性骨髄性白血病（CML）治療薬イマチニブが出現した。CML 患者では染色体転座により融合（キメラ）遺伝子 bcr-abl が生成される。その産物であり細胞不死化を起こす融合タンパク BCR-ABL（チロシンキナーゼ）をイマチニブは阻害する。イマチニブは低分子の分子標的薬である。

こうした分子標的薬は従来の抗がん薬と比べて高い治療効果が立証されており、腫瘍縮小効果をも発現する。また安全性も比較的高いため、瞬く間に多くの患者に利用されるようになった。がん治療に分子標的治療の時代が訪れようとしているが、分子標的の対象は、がん細胞に特有にあるいは過剰に発現している特定の分子標的を狙い撃ちすることである。その結果、その分子の機能を抑制してがん細胞の増殖や転移を阻害する作用機序である。したがって、がんの種類によって分子標的は異なるので、がん自体の研究成果の進展がこうした薬の開発にそのままつながる。しかし上述した分子標的薬も同様であるが、同じ組織のがんでも複数のタイプがある場合には、タイプによって分子標的が異なる。今後、それぞれのがんにおいてこうした原因分子標的が明らかになり、こまめに分子標的薬が開発されていくと、本格的ながん治療の達成につながるものと期待される。

その他

紙面の都合で詳述できないが、抗感染薬（キノロン系抗菌薬、カルバペネム系抗菌薬、抗 MRSA 薬、各種抗ウイルス薬や抗真菌薬）、緑内障治療薬（プロスタグランジン $F_{2\alpha}$ 受容体刺激薬）、骨粗鬆症治療薬（ビスホスホネート製剤、SERM）、免疫抑制薬（シクロスポリン、タクロリムス）、気管支喘息治療薬（吸入ステロイド剤、ロイコトリエン受容体遮断薬、長時間作用型 β_2 受容体刺激薬）、抗血栓薬（低分子量ヘパリン製剤、選択的 Xa 因子阻害薬、抗トロンビン薬、ADP 受容体遮断性抗血小板薬）などのほとんどすべてもこの20～30年に開発された医薬品である。現在、それぞれの疾患分野で薬物療法の流れを大きく変え、第一選択薬などとして重用されている。

近年の薬物治療分野における流れ

　医薬品開発の分野において、この数十年は過去にはなかったような進歩が見られ、質と量の両面において薬物治療が大飛躍した時代であった。また、次の時代の変革へとつながる重要な起点であるといっても過言ではないだろう。しかし本稿では薬効を主体に論じてきており、副作用、薬物相互作用、価格、投与経路等々から見た場合、各分野でまだまだ解決すべき問題点が数多く存在していることは否めない。最後に、近年の薬物治療分野における大きな流れを3つ記しておく。

① 1985年（昭和60）わが国では遺伝子工学を利用した初の医薬品合成品であるヒトインスリン製剤が登場した。その後、遺伝子組換え技術により、ホルモン、凝固因子、酵素、インターフェロン、エリスロポエチン、サイトカイン、抗体、受容体タンパク質といったタンパク質医薬品が続々と開発され、臨床各分野における薬物治療に画期的な変革と成果をもたらした。

② 2004年（平成16）頃から evidence-based medicine（EBM）、すなわち臨床結果等の科学的根拠に基づく医療が提唱され、各分野で新しいタイプの診療ガイドラインが公開・更新されている。薬物療法も EBM に則り、有効性・安全性の両面を評価して治療薬の推奨度が決定され、各疾患治療ガイドラインによる推奨度に従って適正に薬物選択が行われるようになった。効果の疑わしい医薬品は排斥される時代になろうとしている。

③ 今後まもなくゲノム創薬の時代が来ると言われる。全解読されたヒトゲノムの情報を基に、病気や病態を狙い撃ちし、全く新しいタイプの医薬品を開発しようという試みである。その一環として、mRNA や DNA を医薬品対象とし、分子標的薬として核酸医薬品（アンチセンス、RNA アプタマー、miRNA、siRNA）の開発が現在進められている。

参考文献
1) 医薬品インタビューフォーム
2) 『日本医薬品集』日本医薬情報センター
3) 『今日の治療薬』南江堂
4) 高木敬次郎、小澤 光編『薬物学』南山堂（1963年版、1978年版、1987年版）
5) 薬学教育センター編『薬理学　薬の作用/薬の効き方』（2015年版）評言社

日本の医療史

各論 1

大同類聚方

槇　佐知子

　平城天皇(在位806〜809)の勅命により、全国の神社、名家、豪族などに伝わる処方を徴収し、典薬頭安倍真貞(真直説も)と侍医出雲広貞らが編纂。808年(大同3)5月3日、朝廷に献上したわが国最古の薬名と処方集で、用薬部13巻、処方部87巻、計100巻より成る。文体は万葉仮名風の当て字と漢文による宣命体で、薬名と病名は和名である。

　用薬部は巻1山草69種、巻2原野草67種、巻3藤蔓草木39種、巻4木類91種、巻5穀類17種、巻6土類8種、巻7石類22種、巻8金類7種、巻9貝類15種、巻10魚類11種、巻11虫類29種、巻12禽類12種、巻13獣類15種の計402種を収める。病名は別名まで入れると194あり、内科、外科、産婦人科、小児科、皮膚科、性病科、精神科、救急医療や縊死、溺死、凍死などの蘇生法、フグやキノコ、水銀中毒症や狂犬病、破傷風などの治療法に及ぶ。

　806年(大同元)の大洪水の被災は3年たっても復旧できないうえ、死傷者のみならず疫病の流行で行き倒れが巷に溢れて酸鼻を極めた。そのためか本書の処方部の最初の巻は依也美(疫病・傷寒)である。その構成は薬名と所伝、適応症を宣命体で記し、和名の処方と調剤法(欠くものもある)を記載。原典は存在せず、写本の多くは江戸時代のもので写本により微妙な異同がある。理論や呪術はない。

　所伝には記紀の神々や万葉歌人、歴史に名だたる人物たちが登場し、渡来者や渡来系の人物の名が鏤められている。神話が薬物を象徴的に書いたものであることも窺える。

　薬物の和名が混乱していることや、コロンブスの新大陸発見以後の病気とされていた梅毒(トレポネーマ・パリダム)の症状や処方がある等々の理由から、軍医総監石黒忠悳の推挙で1921年(大正10)に刊行された土肥慶蔵著『世界黴毒史』によって偽書説は決定的となり、以来、日本での研究者は跡を絶った。しかしドイツの言語学者オットー・カロー博士は、100巻のすべてが偽書のはずはないと訳に挑戦していた。また、梅毒太古説をとなえる学者たちもいた。興味深いのは梅毒という病名は存在しないが、その症状の処方の所伝者がすべて渡来者や渡来系の人物であるということだ。また薬名の混乱は古代中国医学でも見られる。薬方を心ない者に濫用されないよう故意に難解にし、同名異薬、同薬異名もある。朝廷に恭順の意を表しつつも、秘伝の処方を明かしたくない思いが所有者にあったのかも知れない。

　『世界黴毒史』刊行の1921年(大正10)は日露戦争や日清戦争で世界の列強五大国となり、軍国化へ突き進む時代であり、皇室にかかわる所伝や国威を貶めるような病名のある本書を抹殺しようとする軍部の意向があったのではないだろうか。石黒に対抗し得る唯一の人物であった平田篤胤門下の権田直助は本書を訳そうと酒列磯前神社に参篭して達成を祈願したが前田家お預けの身となり、その後、熱田神宮や大山神社の宮司を任じられ、志を果し得なかった。時に恵まれて槇佐知子が大神神社

史料編纂会が刊行，平凡社から発売した『校注大同類聚方』に偶然出会い、京都大学図書館の富士川文庫や公文書館、順天堂大学医史学研究室、国会図書館などの写本類すべてと照合して『全訳精解大同類聚方』を刊行したのは、同書成立から1177年後の1985年（昭和60）である。

注：写本は京都大学図書館富士川文庫、公文書館などに多数現存。ただし、虫喰による欠落が多い。

参考文献
1) 大神神社史料編修委員会編『校注大同類聚方』平凡社 (1979)
2) 『大同類聚方』の写本で100巻揃っているもの
    a) 畠山本：能登七尾城主畠山義範所伝写本
    b) 寮本：『大同類聚方』日本医学叢書所収（公文書館）・富士川文庫所蔵写本（京都大学）
    c) 雅忠本：丹波雅忠書・大神馬主写、日本医学叢書所収・富士川文庫所蔵写本（京都大学）
    d) 出雲本：出雲宿彌貞俊蔵本、日本医学叢書所収・富士川文庫所蔵写本（京都大学）
    e) 武藤本：武藤吉得翻刻本、日本医学叢書所収・富士川文庫所蔵（京都大学）・公文書館
3) 土肥慶蔵『世界黴毒史』朝香屋書店 (1921)
4) 『古事記』『日本書紀』『万葉集』『今昔物語集』等々、岩波書店・日本古典文学大系
5) 『日本古代人名辞典』(7巻) 吉川弘文館 (1958～1977)
6) 医心方安政版複製本30冊、出版科学研究所 (1973)
7) 『邦訳・日葡辞書』土井忠生、森田 武、長南 実 編・訳 岩波書店 (1980)
8) 正宗敦夫 校訂『倭名類聚鈔』（和名抄）風間書店 (1977)
9) 槇佐知子 全訳精解『大同類聚方』平凡社 (1985)
10) 槇佐知子 全訳精解『大同類聚方　普及版』新泉社 (1992)

各論 2

医心方 (いしんほう)

槇　佐知子

現存するわが国最古の医学全書

　医書・仙書は古語で方書。ぽうは転訛。ぽうは誤り。撰者は従五位下行針博士丹波介丹波宿祢康頼。四位、五位の撰ばれた者が殿上人となる。博士は各部門に1人。行針博士は黄帝内経の講義と鍼灸の実技を針生に教授する。介は国守の次官、宿祢は天皇の側近。康頼は丹波国天田郡（現在の京都府福知山市）出身。応神朝に大和朝廷から桧隈の地を賜り、帰化した後漢の霊帝の曾孫阿知王を祖とする東漢直の後裔と伝えられている。旧姓は坂上。阿知王を祀る於美阿志神社が明日香村にある。

　『医心方』は丹波康頼（912～995）が有史以来9世紀までの中国の医書・仙書・本草・養生・道教・儒教・易経・天文・占卜・史書・思想書・文学・辞書ほかヴェーダの秘法や仏典・菩薩たちの医書・養生書・呪法などの中国語訳も含む200以上の文献を網羅して30巻に撰集し、984年（永観2）朝廷に献上した現存するわが国最古の医学全書。だが1000年の間その全容を知る者はなく、著名な辞典でも誤った説明がされている。

　古代中国では医書を心ない者に濫用されないよう薬名も文も故意に難解にし、伝えるべき人物がない場合は洞窟の壁に塗り込めるなどして、匿した。『医心方』は難解な文字と古漢文で封印されているが、出典と同じ文字か否かは不明である。1145年（天養2）に宇治本（宇治入道大相国本）から後に半井家に下賜された本書に移点した際には「所見及之不審」と背記が付された。献上後100年に満たない訓点すら、試行錯誤のまま投げ出されていたからである。

　本書には異字、動字、省画、増画文字、音通文字ほか、さまざまな絡繰が施されているうえに、文法も通常と異なり、文字の意味も現代と違うものがある。宮中秘蔵の本書が16世紀に典薬頭半井瑞策に下賜され、同家の門外不出の家宝となり、幕府の要請にも言を左右にして応じなかった。渋々、期限付きで提出したのは1854年（安政元）であった。漢文を第一の素養とする幕府の医療機関の秀才たちも、やむを得ず一点一画を原文そのままに敷き写した。宇治本から移点した訓点もそっくり透写して版木に刻み、1859年（安政6）に刊行したのが安政本で、この大事業は森鷗外の『渋江抽齋』に活写されている。訓は漢字の一部から採った古体仮名で、『方丈記』の仮名より古い書体である。ロゼッタストーンに刻まれた文字が、ヒエログリフとデモティックとギリシア語が併記されていたために解読されたように、宇治本の訓が半井本に転写されていたことは、『医心方』を訳す助けとなった。雀矢の「矢」の傍訓はクソ、すなわち雀の糞。末嫁女はイマダオトコセザルメで処女の意。ただし、返り点には誤りが多い。部首字書を作成して難字の絡繰を解き、古体仮名と片仮名の一覧表を作成して、当時の読みと意味を知る。逐次、訳すのではなく、全体を通覧して約束事を知ったうえでなけれ

ば解読も訳もできない特殊な書物である。

康頼はまず論者名、出典名を明示して理論や処方を紹介し、巻一の第一章に先哲たちの医の倫理を諸文献から抄出、列挙している。30巻の3分の2は隋代の『病源論』（諸病源候論）を軸にして諸文献の説と処方を抄録。相反する説も併記し、問題提起している。

治療の対象は内科、外科、産科、婦人科、小児科、皮膚科、泌尿器科、性病科、寄生虫科、耳鼻咽喉科、眼科、歯科、鍼灸、指圧、養生、飲食、未病対策、救急医療などのほか、性愛術、あらゆる願望の対処法、占相、呪術、火遁水遁の術も医療の一分野であった。康頼の生きた時代は陰陽師安倍晴明と重なり、藤原定子、清少納言、紫式部、彰子とも重なる歳月がある。

薬剤の原料は朝鮮半島、日本、中国、北アジア、ペルシア、アフリカ、インド、スマトラ島、オーストラリア間近の熱帯アジアの島々も含むアジア全域の動植物・鉱物が、想像を超える早い時代に中国へ渡り、内服、外用薬として調合され、駆使されていたことが明らかになる。絹の道以前に、心と身体の癒しの道が伝道僧や求道僧によって開かれていたのである。

現代医学とのもう1つの違いは、中世のアラビアやヨーロッパでは卑金属から貴金属を作る錬金術が行われていたが、紀元前の中国では黄金や貴金属も爐で溶解して製薬する練丹術が行われたことである。枯れる草木よりも永遠性のある鉱物、水銀、玉石を原料とする丹薬は不老不死につながるという三皇五帝時代の思想は服石登仙譚を生み、わが国の記紀にも影響を及ぼしている。石薬の劇烈な副作用は2～3世紀には100以上知られ、解毒法に心を砕いていた。服薬には禁忌が多く、愚者には与えられぬ賢者の石とされ、本書には製法を載せず禁忌と解毒法に2巻を当てている。大気、土壌、水の汚染に悩む現代人にとっては、無関心ではいられない巻といえよう。

本書は医学・薬学史を覆すタイムカプセルであり、考古学、文化人類学、民俗学、国文学、動植物学、鉱物学、宗教学など、あらゆる分野の資料の宝庫でもある。さらに現代を超える理論や処方も少なくない。専門家による裏付けや分析、病名の比定同定など、今後の課題である。オックスフォード大学では、すでに最先端医学と本書の融合による研究プロジェクトが、2014年に発足。ケンブリッジ大学の大学院でも『槇佐知子全訳精解医心方』がテキストとして活用されている。

医心方の諸本

医心方は怨念の書とも呼ばれた。丹波氏の子孫ではなく、わが国古来の医家和気氏の子孫半井家に下賜されたため、丹波氏の子孫らが入手しようと江戸幕府を動かしたが、言を左右にして長年応じなかったからである。1854年（安政元）に提出後、半井家は火災に遭遇。大震災や第2次世界大戦の戦災からも免れて存在する半井本は今、世界遺産登録の運動が起きている。

① 献上本『医心方』存在不明。焼失説がある。
② 半井本医心方　巻子本31巻（巻25小児篇は163章のため2巻。巻子本仕立て）。正親町天皇が半井瑞策に下賜したものを文化庁が1982年（昭和57）買い上げ、1984年（昭和59）3月国宝に指定。山本信吉氏の『医心方半井本紙背文書の研究』により、康頼の献上本ではないことが判明したが、現存する医心方中、全巻揃っている最古のもの。
③ 成簣堂本　巻22（胎教出産）　上記半井本の中で唯一、流転の後、文豪徳富蘇峰（1863-1957）の手に渡り、蘇峰の成簣堂文庫の蔵本となった。1940年（昭和15）国民新聞をともに発行していた主婦の友社社長石川武美に、蘇峰が成簣堂文庫の蔵書10余万冊を譲渡。石川はこれを元に、お茶の水

図書館を創立。巻22も同館蔵となった。隋書経籍志で佚書となっていた徳貞常撰『産経』の妊娠月数別10体の裸婦の身体に経脈と胎児が描かれ、その月々に鍼灸を禁ずる孔穴名が記入されており、経脈は朱で記す。国宝半井本の巻22は江戸時代の写本。画技は項(うなじ)のぼかしなど、成賛堂本の方が秀れている。重要文化財。なお、1985年(昭和60)に主婦の友社が150部限定で複製した巻子本帛紗包桐箱入を紀伊國屋書店から150部限定で発売。

④宇治入道大相国本(宇治本)　藤原道長の長男頼通所有の写本。この本から現在の国宝半井本へ1145年(天養2)に訓点を転写。その後、焼失。

⑤仁和寺本(仁和寺文庫本)　京都市御室真言宗御室派本山経蔵所蔵。平安後期の写本説と鎌倉時代説あり。首尾が揃っている4、7、14、20、22の巻が国宝。他は残闕。

⑥仁和寺本の寛政影写刊本。内閣文庫蔵。丹波氏の子孫で将軍の侍医多紀氏が主宰する躋寿館(さいじゅ)が御室派本山から借り出した仁和寺本を敷き写した刊本。18巻中13巻は脱簡が多い。

⑦延慶寺本　1309年(延慶2)の写本。国宝半井本の巻22はこの延慶寺本の写本という。その後30巻中25、26、28が欠巻となり、1855年(安政2)罹災し、焼失。

⑧金剛寺本　鎌倉時代の写本。巻13のみ。

⑨安政覆刻本(安政本)　幕府の厳命で1ヵ月期限で1854年(安政元)に借り出し、躋寿館の主宰者多紀氏が中心となって延べ22人のスタッフで校正、校勘、覆刻を行う。しかし30巻を忠実に敷き写すのに専門の影写手でも3ヵ月を要し、諸本と校合、校勘し、虫喰い部分を補填して札記を添えた紺表紙和綴本30冊を刊行したのは、1859年(安政6)とも、その翌年とも言われている。

⑩紅葉山文庫本医心方　紅葉山文庫は江戸城本丸にあった将軍の文庫。躋寿館のスタッフが安政本を作るときに半井本を敷き写したものを半井本と同じく巻子本に仕立てた。虫喰いの補填や札記はなく、国宝半井本と共通。明治時代宮内省書陵部へ移管。

⑪日本医学叢書第一集巻二『醫心方』　河内全節監閲　土肥慶蔵・呉秀三・富士川游　選集校定　金港堂　1906年(明治39)刊。序文・後記・解説、校注も一切なく、半井本を活字化しただけで不許複製。刊行後、30巻中の巻28房内により風俗を紊す猥本として発行停止処分となり、金港堂事件として騒がれた。そのため医心方＝淫本と見なされ、今日でも『医心房』と書く人々もいる。もしこの書が正しい活字本であったら、『医心方』は百年前にタイムカプセルから蘇っていたであろう。

⑫浅倉屋本医心方　1909年(明治42)東京大学蔵安政本を縮刷し、30巻を7冊セット本として500部を1セット25円で発売。

⑬清国版医心方　清国人が浅倉屋本を購入し帰国後に刊行(清国は1616～1922)。

⑭正宗敦夫編『医心方』7冊セット(日本古典全集刊行会、1935)。

⑮中国版医心方　⑪に同じだが〈日・宿称康頼撰〉として解放後の1955年、北京衛生社刊。

⑯『医心方安政版覆刻本』複製。紺表紙和綴本30冊帙入り。1973年(昭和48)出版科学総合研究所刊。

⑰正宗敦夫編『校訂医心方』(安政本複製縮刷7冊セット)1978年(昭和53)現代思潮社刊。

医心方の訳・論文

1970年代に入ると安政版の複製が刊行され、医心方に関心を持つ人々が訳に挑戦し始めた。中には功を焦るあまり著作権法制定以来の侵害者まで現れた。

①『醫心方鍼灸編現代訳』(巻2要訳のみ)吉田寅(出版科学総合研究所、1975)

②『醫心方食養篇現代訳』(巻29・巻30訳のみ)望月学、槇佐知子共著(出版科学総合研究所、1976)
③『醫心方房内篇』吉田隆(巻28訳のみ)(出版科学総合研究所、1978)
④『醫心方養生篇現代訳』(巻26・巻27)訓読望月学・原文解読・訳・注　槇佐知子(出版科学総合研究所、1978)
⑤『醫心方序説篇精訳』(巻1)広島東洋古典医学研究会(出版科学総合研究所、1978)
⑥「医心方にみる王朝の宮廷医学」槇佐知子　学燈社「國文学」(1)「風と中風」1979年11月号/同(2)「続・風と中風」1979年12月号/同(3)「新生を祝う術」1980年1月号/(4)「鑑真和上の秘方」同2月号/(5)「乳母の選び方」同3月号/(6)「風病と治療例」同4月号/(7)「疫病の予防と治療」同5月号/(8)「もののけと治療法(一)」同6月号/(9)「もののけと治療法(二)」同7月号。以上、9回連載。
⑦「「寒食」—千年前の医書『医心方』に見る服石とその薬害」槇佐知子「古代文化」(1980年5月)
⑧『医心方巻第二　鍼灸』訓読監修 鎌田正、訓読 中村俊也、解説 髙島又一(至文堂、1982)
⑨『医心方にみる美容』槇佐知子編・訳(ポーラ文化研究所、1983)
⑩『醫心方風病篇精訳』広島東洋古典医学研究会(出版科学総合研究所、1984)
⑪『醫心方 巻廿八房内』監修 馬屋原成男、訓読 飯田吉郎、解説 石原明、図解・装幀・題字 高田正二郎(至文堂、1989)
⑫「平家物語の変成男子の法、及び出産儀礼と『医心方』の比較研究」槇佐知子「儀礼文化」(1989年9月)
⑬「「現存した『枕草子』の卯杖・卯槌」—卯杖・卯槌の背後の世界と古典医学からの考察」槇佐知子「日本の文学」第9集 日本文学の病誌(1991年6月)
⑭丹波康頼撰『医心方』全訳精解槇佐知子を筑摩書房から刊行開始。1993年3月〜2012年7月、30巻33冊刊行完結。
⑮『国宝半井家本医心方』影印本30巻6冊セットと『医心方　仁和寺本影写本』・『医心方日本医学叢書活字本』各1冊を撰進一千年記念出版(オリエント出版社、1991)
⑯『醫心方の研究』山本信吉、宮下三郎、杉立義一、東野治之、築島裕、坂出祥伸、篠原孝市、小曽戸洋、大上哲広(オリエント出版社、1994)
⑰『「日本の古代医術」記紀から徒然草まで13篇』槇佐知子(文春文庫、1999)
⑱『醫心方』いしんぽう　(日)丹波康頼撰　高文柱校注(北京・華夏出版社、2010)

参考文献
1) 岡西為人『宋以前医籍考』人民衛生出版社(1958)
2) 医心方安政覆刻本の複製、出版科学総合研究所(1973)
3) 山本信吉『医心方の研究』オリエント出版社(1994)

各論

3 『尺素往来』を著した一条兼良

鈴木　達彦

　一条兼良は1402年（応永9）に生まれ、1481年（文明13）に没した。兼良は「かねら」とも「かねよし」とも訓ずる。生前から兼良の学才は知られており、また、自らも学問の神、菅原道真以上の学者と豪語していたと伝わる。源氏物語の注釈書である『花鳥余情』（1472年成立）や日本書紀の注釈書である『日本書紀纂疏』（1455〜1457年成立）を著した。兼良が生まれたのは北山文化が花開いていた時代である。それまであった公家の文化と武家文化が融合したもので、金閣を造営した足利義満は兼良が8歳のときに没している。兼良の生まれた家系は公家衆の棟梁にあたる摂家であり、長子として生まれた兼良は高度な学問、教養が授けられたと考えられる。政権を握っていたのは新興階級の武家であったが、文化の中心は公家や寺社であった。応仁の乱が起こった1467年（応仁元）から長らく混乱期が続いたが、戦後の文化復興の機運に兼良の学問は重んぜられた。

　『尺素往来』は一条兼良が著したとされる往来物であり、南北朝時代に著された『新札往来』を増補したと考えられている。『尺素往来』には年始の儀礼から始まり、公家の行事や日常の生活が記されており、本書は室町時代の後期には教科書として広く利用された。当時の生活水準を知るうえで重要な史料である。

　『尺素往来』には薬種についての記載も見られる。「秘蔵の薬種共、現在する所」として、人参、竜脳、麒麟血、南木香、胡椒、縮砂、良姜、桂心、甘草、川芎、当帰、巴豆、大黄、虎膽、辰砂、雄黄、煉蜜などを挙げ、「新渡の済物」としている。「和薬」として「御所持の間之を献ずるに及ばず」とされるものには、山薬、牛膝、牽牛子、香附子、紫蘇、荊芥、乾姜、厚朴、苦辛、茯苓、橘皮、白朮、地黄、鹿茸、石灰、硫黄、甘葛が挙がる。また、製剤器具として挙がるものには、薬剪、薬研、薬銚、薬篩、砂鉢、擂槌がある。次の記述には中国医書と処方が見られ、医学の導入が試みられていたことがうかがえる。「潤體円は奇特の良薬、神妙の験効、最上たるの由承候之際、和剤方、千金方、簡易方（もしくは易簡方）、百一方、直指方、撰奇方等、各伺考候之処、薬種大略、同篇に候。仍て和合の志し候と雖も牛黄、ならびに白花蛇、之を得難きに依りて、未だ本望を遂げず候。蘇香合円、脳麝円、沈麝円、麝香丸、阿伽陀薬、ならびに蝋茶等は、当世の人々火燧袋の底に面々小薬器の中に之を齎み持ちて貯え得ざるを以恥と為す候」。このほか、感応円、金露円、太乙膏などの処方や、鍼灸、按摩、温泉療法についての記載も見られる。

参考文献
1) 永島福太郎『一条兼良』新装版、吉川弘文館（1988）
2) 川瀬一馬「新札往來と尺素往來─古往來の研究（其の一）─」青山大学女子短期大学紀要, 1956；5：51-68

各論

4 日本漢方の自立を促した田代三喜の医学

鈴木　達彦

　室町時代前期では中国に渡った医師が最先端の医学をもって帰朝して活躍した。田代三喜についても中国に渡って金元の李朱医学を学んできたという説があるが、三喜に関しては中国に渡ったという確かな史実はない。漂着船に載っていた医書が金沢文庫にあり、それらを得て新しい中国医学を学んだと伝わる。中国医学の知識を豊富に持ち合わせた三喜は、足利学校に遊学に来ていた曲直瀬道三に教授した。その後、曲直瀬道三は帰京し全国を席巻するほどの曲直瀬流の医学をつくり上げた。

　田代三喜はもと鎌倉の円覚寺塔頭の江春庵にあったという。江春庵の正統は周琳であり、三喜は次男すじにあったとされる。当時関東を管領し古河公方と称された足利成氏の招きによって古河近郊に移った。古河で連歌師を治療したことなど医療活動の史料が見られ、「古河の三喜」と称され関東の名医として通じていた。

　わが国に李朱医学を導入した後世派の開祖とも言われる田代三喜だが、実際には李朱医学一辺倒ではない。三喜の医書に『本方加減秘集』があり、本書からは「本方」である処方を基本に据えて、いくつかの生薬を「加減」するという「基本処方と加減方」によって治療をしていたことがうかがえる。このような治療体系は『和剤局方』の処方を中心とした「局方派」に見られるもので、竹田や半井など三喜以前から活躍していた医師のなかにも見ることができる。三喜は李朱医学の知識を持ち合わせていたが、当初、導入は緩やかになされていったと考えられる。

　一方、李朱医学の影響を最も見ることができるのは、三喜が用いた「弁証配剤」という治療体系である。中国では李朱医学はそれまで主流だった局方派の医学を批判し、既存の処方を選択するのではなく個々の患者の病証に合わせて病の原因を明らかにし、ここから1つ1つ生薬を組み合わせて処方をつくるべきだと主張する。中国のこうした流れに沿うように三喜はその都度処方を組み立てる「弁証配剤」を行った。しかし、三喜の弁証配剤は中国には見ることができない仏教医学の概念を取り入れたところに独自性が認められる。田代三喜の著書『酬医頓得』という資料が伝わっているが、その表題が意味するところは「治療者が薬師如来と酒を酌み交わすうち、頓に妙験ある治療法を体得する」というものである。本書には梵字の阿字が五輪に解体される五輪砕の思想が見られる。三喜の弁証配剤は患者の病証を解体し、そこに生薬を配剤して処方をつくる五輪砕に基づいたものであると考えられる。曲直瀬道三は仏教医学的な側面は除いたが、弁証配剤の治療体系を受け継いだ。

参考文献
1) 矢数道明『近世漢方医学史—曲直瀬道三とその学統—』名著出版 (1982)
2) 遠藤次郎「田代三喜の虚像と実像」漢方の臨床　2005；52：2027-2034

各論 5

啓迪院と曲直瀬道三

鈴木　達彦

　曲直瀬道三は室町末期から安土桃山時代にかけて最も活躍した医師である。曲直瀬流に端を発する医学は今日では後世派と呼ばれ、古方派に対する一流派と捉えられがちではあるが、それ以前はまぎれもなく医学の本流として日本漢方の基盤を形成した。

　曲直瀬道三の名は正盛また正慶、字は一渓、号は雖知苦斎のち翠竹斎。別号、盍静翁、寧固。1583年（天正11）後陽成天皇より橘の姓と今大路の家号を賜り、晩年号を亨徳院と改めた。1507年（永正4）に京都の柳原に生まれ、京都五山の相国寺で学問を学び、1528年（享禄元）関東の足利学校に遊学した。さらに田代三喜の弟子となって医術を学び、1545年（天文14）帰洛した。優れた臨床の手腕を持ち、正親町天皇や、毛利元就、足利義昭らを治療し、織田信長、豊臣秀吉など時の権力者に優遇された。また、医学教育活動にも従事し、学舎啓迪院を創立して優秀な後継者を育成した。

　曲直瀬道三は金元の李朱医学、特に朱丹渓の医学を標榜した。「曲直瀬は道三の名字なり。東坡に上流直にして清く、下流曲にして渭なり」（『延寿院切紙』）。道三はもともと堀部姓であり、曲直瀬姓は蘇東坡の詩に由来すると見える。また、道三はしばしば医学の系統を水の流れに例え、西にある中国の流派から流れてきた東方の日本の瀬に自身を置き、朱丹渓の流れをくんだものと主張する。他流派との違いを引き立たせるように、自身の流派とを「当流」と称した。教育においては、弟子の習熟段階に合わせて学ぶべき医書を設定した。医書の代表的なものは「切紙」という当流の医学の秘訣を記した紙片を弟子に渡すもので、歌道や武道でも用いられた形式である。道三が設定した修学の段階は9段階とされ、用いる医書の多くは道三の自著であり、当流の医学を修学させて積極的に浸透させようという意図が見える。9つの修学において最終の段階で与えられる医書は『啓迪集』である。『啓迪集』は道三の代表的な著作で、1574年（天正2）年自序、同年の策彦周良の題辞がある。道三は帰洛後に得た最新の中国医書の体系的な整理をなし得て、全93門からなる大著を完成させた。道三の時代は印刷による書籍の刊行が本格的になる以前であり、これらの医書は書写することで伝えられた。このため『啓迪集』は道三の筆によるものや、奥書や花押を記した写本が残されており、啓迪院における医学教育活動を伝えている。

　今日では武田科学振興財団杏雨書屋所蔵の『啓迪集』2点が重要文化財に指定されている。

参考文献
1) 小曽戸 洋『日本漢方典籍辞典』大修館書店（1999）
2) 町泉寿郎「近世日本の医学にみる「学び」の展開」日本漢文学研究　2012；二松学舎大学21世紀COEプログラム「日本漢文学研究の世界的拠点の構築」(7)：53-78

各論

6 日向の薬学薬業の歴史

山本　郁男

　日向のいわれは、景行天皇（600年）の頃、「この国は東を望み、日の出る方向にあるため、以後、日向国と呼ぶ」（日本書紀）と記載されている。

　江戸時代の日向（現在の宮崎と鹿児島県の一部）は、北から4つの藩（延岡、高鍋、佐土原、飫肥）とそれらの飛地、さらに天領がモザイクのように入り組み、独特の政治、経済、文化を形成していた。東は、日向灘（太平洋）に面し、天然の良港（油津、細島）に恵まれる。室町時代には対明勘合船の日南廻航の拠点でもあった。帰化人も多く、船載中には医書があり、医薬術はこの地に深く浸透、京、大坂にほど遠いこの地では意外にも国内有数の経済都市、当代文化の中心となっていた。

日向の薬学

　上述のように、「油津」のある飫肥には渡来人、帰化人も多いため、明滞在12年に及び1498年（明応7）帰国途中、日向に寄港し、滞在した、わが国、医学の中興の祖と言われる田代三喜（1465～1537）（弟子は曲直瀬道三（1507～1594））を最初に挙げなければならないだろう。三喜は、川越（現在の埼玉県）の人、15歳の頃、医術を志し、1487年（長享元）に明に渡り、李東垣、朱丹渓、月湖に学ぶ。三喜が日向に何日滞在したかは不明であるが、十分に帰化人との対話、交流があったものと考えられる。道三は、173種の薬を収載する『日用薬性能毒』を著している。前後するが、日向が生んだ日本儒学史上の一大学匠、南浦文之が幼僧の頃、龍源寺には明の儒者、黄友賢（帰化明人、江夏の祖）が滞留していたと『宮崎県医史（p.227）』（1978）にある。

　程なくして、2人の明からの帰化医人、徐之遴（1599～1678）と何欽吉（不明～1658）が日向に帰化している。詳細を述べる紙面はないが、徐は飫肥藩主、伊東祐慶の侍医。何氏もまた島津藩都城領主、島津久直の典医となり、日本人妻の郷里、梶山（現在の三股町）の山中で朝鮮人参と同等の効能をもつ（小野蘭山の評価）、和人参を見出している。これは、わが国、本草学の一大発見である。日向に薬草が豊富なことは、賀来飛霞（1816～1894）の『高千穂採薬記』やシーボルト（Philipp Franz von Siebold）の弟子ビュルガー（Heinrich Bürger：1806～1858：日本に来た最初の薬剤師）のメモにもHiwga（日向）と採薬地名にあること。さらに、若山牧水（歌人）の祖父、若山健海（1811～1887）が、生まれは所沢（現在の埼玉県）であるにもかかわらず、日向に定住した1つの理由は、若年の頃、生薬屋の弟子であり、九州に薬草が多いことを知っていたと考えられる。また、健海は、わが国の種痘の先駆者の1人でもある。

　江戸の初期、日向の地は帰化人ばかりでなく、日向の医祖と呼ばれる渡辺正庵（1631～1699）が輩

出した。正庵は大武町（現在の延岡市大武町）に生まれ、若くして京にのぼり、伊藤仁斎（1627～1705）に学ぶ。その子、元安も仁斎とその子、東涯に弟子入りしている。正庵、元安によって日向の医学的レベルは一気に上昇した。

日向のオランダ医術は、岩切芳哲（1730～1800）を嚆矢とする。芳哲は、1730年（享保15）、延岡伊福形に生まれ、18歳のとき、医術を学ぶため長崎に赴き、初代の楢林栄哲に7年間師事、日向の地にこれまでの漢方医術をオランダ医術（外科学）に変えた。岩切家は芳哲、孝哲、太刀之助、久吉（適塾出身）、逸夫（東大医）と続いた。また、日向（延岡）の医祖、渡辺正庵は、その子新蔵、白瀬道順、揚州、永年、炎郷と岩切家に養子となった白瀬騏と続いている。

さらに、延岡医学の中興の祖として新妻文沖（1767～1846）がいる。京都、古方の大家、苓少翁に医術を学ぶ。弟子に甲斐士幹（小石元瑞、京都と楢林栄哲（3代）、長崎に学ぶ）や新妻金夫（1805～1865）、早川図書（1795～1859）がいる。金夫と図書は、1857年（安政4）、南町（現在の延岡市南町）に医学所「明道館」を創立した。神田お玉が池に種痘所が設けられたときが1858年（安政5）であるから、この明道館は当時、種痘所にあてる計画でないかと考えられるが、確固たる史料はない。

この頃、賀川玄悦の産科学を日向に伝えた延岡出身の桑原惟親（1777～1848）がいる。著書に『産航』がある。

一方、文沖の人脈にあるのが、頼山陽と小石元瑞に学んだ白石立敬、牧文吉、片寄元蔵である。3人の姓は異なるが、父母を1つとする3兄弟である。片寄元蔵は、延岡藩（内藤家譜代）における種痘の推進者の1人である。この日向における種痘に関して若山健海と福島邦成を忘れてはならない。これに関しては、紙面の都合により省く。

日向における医学の進歩は、緒方洪庵の適塾と華岡青洲の門下生、各々7名によって推進されたと思われる。ここでは、名前のみを挙げる。「適塾」＝竹林恒夫、岩切久吉、木脇文節、杉尾尚㪍、橋口魚蔵、木脇道隆、黒江焗介。「華岡青洲」＝平山本塾（春林軒）に弓削隆助、中村俊英。大坂分塾（合水堂）に由地春湲、井上元達、大舘尚年、木脇道隆（適塾にも顔を出している）がいる。

さらに、シーボルトの鳴滝塾に学んだ元亮の子、碓井玄良（1830～1907）。ポンペ（J.L.C. Pompe）の弟子、丸田桃斉（1841～1871）。マンスフェルト（C.G. Mansveldt）の弟子、壹岐崇淳（1844～1892）などがいる。

最後に、わが国の医学の巨頭、ビタミンの父と呼ばれた高木兼寛について書かねばならない。兼寛は1849年（嘉永2）、日向国諸県郡穆佐村白土坂（現在の宮崎市高岡町）に薩摩藩郷士高木嘉助の一人息子として生まれた。18歳のとき、石神良策（1821～1875）と英国人ウイリス（W. Willis：鹿児島医学校教授）に外科手術法を学んだ後、東京に出て、1875年（明治8）に英国セント・トーマス病院医学校に留学。1880年（明治13）帰国。海軍軍医総監兼海軍病院長。日本薬局方編集委員にもなり、日本薬学会にも貢献している。ことに有名なのが、海軍食に麦飯を導入、脚気を防いだことである。世界8大ビタミン学者の1人。日本最初の医学博士でもある。

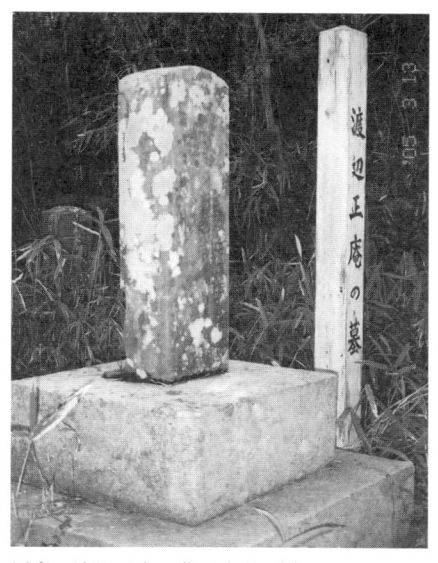

写真　渡辺正庵の墓石（延岡市）

日向の薬業

　日向の薬業と言えるものは、越中（富山）、近江（滋賀）、大和（奈良）、肥前（佐賀）などに比べると顕著なものはない。しかし、幾人かの名医（渡辺正庵、岩切芳哲など）も出ているので、また、田代三喜、帰化医人による中国からの金元医学の導入も考えられることから、『神農本草経』、『傷寒論』、また、豊富な薬草を用いて、何らかの製薬（？）を行っていたと考えられる。例として、明の使者、鄭舜功が日向に来た時、僧、寛妙房光淳が薬方の伝授を受け、練薬沈麝丹をつくり売買したとの話がある（宮崎県医史）。

　さらに、近代になって、宮崎、延岡は1923年（大正12）、加賀藩士、野口遵は、豊富な水力を利用して日本窒素肥料を起し、戦後は、医薬品製造、特に抗アレルギー剤の製造販売を手掛け、今日、旭化成として広く医薬品機器製造で延岡市は有名になっている。

参照文献
1) 山本郁男『日向の医人達―日向医薬事始め』ながと（2012）
2) 澤 武人『賀来飛霞 高千穂採薬記』鉱脈社（1997）

各論

7 最初に来日した蘭館医カスパル

荒木 二夫

　カスパル（Casper Schaemburger；1623～1706）は、ドイツ・ライプツィヒで生まれ、14歳から外科を学び、ギルドから外科医の職人資格を得た。欧州各地で医学の研鑽に励み、オランダ東インド会社に採用され、1649年（慶安2）8月、オランダ商館医として、長崎の出島に着任した。

　参府する商館長等に同行して11月に長崎を出発し、12月末に江戸に到着し将軍家光の謁見を待っていたが、幕府から使節団が長崎に戻ってもしばらく江戸に留まるよう要請された。当時、外国人には閉鎖的だった江戸に10月中旬まで滞在し、その間に幕府要人の治療に当たるとともに向学の日本人に西洋流医学を伝えた。一旦長崎に戻ったが、すぐに新商館長に同行、参府し、今度は4ヵ月間江戸に滞在後、長崎・出島に戻り1651年（慶安4）11月に出国した。

　カスパルの滞日期間は、2年3ヵ月ほどであったが、その約半分は江戸滞在であった。

　カスパルの医方は、彼から治療を受けたり、接触のあった幕府要人の信頼を得、それまでの東洋医学にはない画期的な技法として西洋（阿蘭陀）医学への関心が高まった。日本人に対するカスパルの教えを直接に伝える原典が残存せず、系統的な教授は行われなかったと思われるが、カスパルと行動を共にしていた通詞・猪俣伝兵衛、伝習を受けたとされる医師・河口良庵らによって『阿蘭陀外科医方秘伝』、『阿蘭陀外療集』として記録が残された。

　その中には、体液病理学、熱寒風痰見様、各種腫物、金瘡、カスパル十七方（概略・練様）、阿蘭陀薬などが記載され、「ミイラ（没薬）」、「テレメンテイナ（テレピン油）」などの薬名が見られる。すでに帰国し日本とのつながりが絶えた本人は知る由もないが、その後のオランダ商館医師の医方も加えて「カスパル流外科」として彼の名が残った。

　カスパルは日本の蘭方医学の祖となり、「紅毛流外科」（カスパルの髪はブロンドだったのか？）とも呼ばれるその流れは幕末まで続いた。世界で初めて全身麻酔による乳がんの手術を成功させたとして有名な華岡青洲も150年後にカスパル流外科を学んだ1人である。

　なお、カスパルは帰国後にライプツィヒで市民権を得、医師ではなく商人として成功して83歳の長寿を全うした（没1706年）。

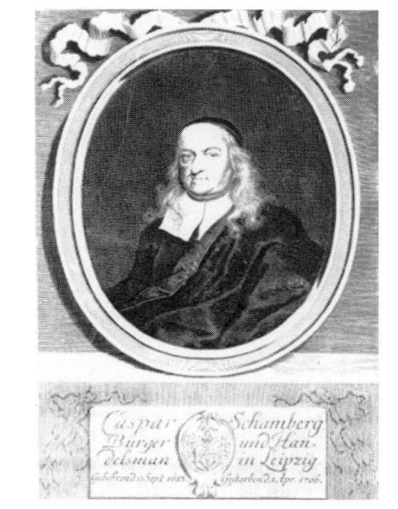

図　カスパル

参考文献

1) 新村 拓編『日本医療史』吉川弘文館（2006）
2) 小川鼎三『医学の歴史』中央公論新社（1964）
3) ヴォルフガング・ミヒェル「出島蘭館医カスパル・シャムベルゲルの生涯について」日本医史学雑誌 1990；36（3）：201-210
4) ヴォルフガング・ミヒェル「カスパル・シャムベルゲルとカスパル流外科（Ⅰ）」日本医史学雑誌 1996；42（3）：41-65
5) ヴォルフガング・ミヒェル「カスパル・シャムベルゲルとカスパル流外科（Ⅱ）」日本医史学雑誌 1996；42（4）：23-48

各論 8

和蘭医薬学と長崎

ヴォルフガング・ミヒェル

南蛮人の遺産

　日欧医学交渉の歴史は、イエズス会士サビエルが鹿児島に上陸した1549年（天文18）に遡る。いわゆる「キリスト教の世紀」に来日した医師の数は極めて少なかったため、彼らが日本に与えた影響は限定的なものに過ぎなかった。当時の史料には、創傷縫合や焼小手、ランセッタ、牛脂、豚脂の使用、また椰子油、タバコ、キニーネ、バルサモ・ペルビアヌムなど南アジア産や南米産の医薬品を確認できるが、戦国時代に誕生した日本の金瘡医術との融合により、明白な西洋の薬方や専門書を示す記述はまったく見当たらない。とはいえ、ダ・オルタ（Garcia da Orta）による名著『インドの生薬、薬種及び薬品に関する対談』などは、ヨーロッパの学者に強い影響を与えたので、ポルトガルの後を追って来日したオランダ人も、ポルトガル語の名称がついたアジア産生薬を持参することになった。

紅毛流医療の始まり

　1609年（慶長14）から平戸で運営されていたオランダ東インド会社の商館が、南蛮人の国外追放後に幕府の直轄地長崎へと移された。それにより、日欧貿易の形態とともに医学交流の条件も一気に変わった。1641年（寛永18）以降、同社の採用試験に合格した常駐の医師が上陸し、少なくとも1年間日本で勤務することになった。彼らは商館長の江戸参府にも随行したので、長崎のみならず江戸においても西洋人医師との継続的な接触が可能になった。また、江戸と長崎で勤務にあたる長崎奉行の定期交代により、紅毛人の活動に関する情報が、さらに江戸へ伝わりやすくなった。医学交流の本格化はもはや時間の問題だった。

　30年戦争で経験を積んだ外科医カスパル・シャムベルゲル（Caspar Schamberger）は、当時徳川体制の安定化のため、天文学、測量術、兵学など、西洋の有用な知識の導入を進めていた大目付井上筑後守政重の目に留まり、10ヵ月にわたる江戸での長期滞在中、幕府の関係者に西洋医術の有用性を強く印象づけた。以降、東インド会社への医薬品、医科器械、医書などの注文が著しく増え、大名の侍医たちが商館医に教授を求めたり、それに立ち会う通詞たちの一部も外科術を身に付けるなど、いわゆる紅毛流外科が誕生し、18世紀に入ると、次第により総合的な蘭学へと成長していった。約2世紀にわたり、権力者の意思に左右されながら、西洋医薬学の受容は続いた。

　出島商館長日記などの史料には、90余名の医師および薬剤師の名が見られる。会社の貿易活動に携わっていない商館医は商務員より自由であり、身分の高い日本人患者の治療を依頼されるなど、奥

医師、典薬、大名の典医、医官、蘭学者らとの接触の機会があった。この点において、紅毛人医師は、それ以前の南蛮人医師より恵まれていたが、短期滞在のため自力で和漢籍を読むことはできず、コミュニケーションに関しては完全に長崎の阿蘭陀通詞に依存していた。

「阿蘭陀薬」の到来

　1650年（慶安3）、長年の間に山積していたさまざまな摩擦を解消するために江戸に赴いたオランダの特別使節団は、将軍家光への献上品として、ミイラ、テリアカ、メテリダアテ、一角などの高価な医薬品を持参し、団員の1人であった上述の外科医カスパルがこれらのものに関する詳細な説明を求められた。その直後東インド会社に出された注文を調べると、とりわけミイラ、一角、カスパル流膏薬が為政者の高評を得たことがわかる。しかし、西洋の薬方に用いられる成分の確認は困難を極めた。阿蘭陀通詞が植物のラテン語やオランダ語の名称を知らなかったので、幕府は再三にわたり薬草の専門書を注文したが、納品された『草木誌』の図版は、国内の同様な植物を見つけ出すためにはとても十分なものとは言えなかった。

　初期紅毛流外科で日本に伝わった薬方は東インド会社が採用したアムステルダムの薬局方を反映していた。いわゆる「カスパル十七方」は比較的簡単な軟膏薬だったが、1656年（明暦2）に大目付井上筑後守政重の依頼で出島商館医ハンケにより詳細な説明を受けた長崎の儒医・向井元升は、65品余から調合されるメテリダトゥムのような複雑なものも記録していた。19世紀まで、これらの情報は写本や版本を通じて広く普及していた。

　「阿蘭陀薬」といっても、その基原植物の多くは、日本の漢方系医師も利用していたアフリカ産やアジア産のものだったので、長崎の唐人屋敷と出島商館の商人たちは、互いに競争相手でありライバル関係にあった。

家綱時代の薬草政策と西洋製薬技術の移転

　資源が乏しく、輸出力も限られていた日本において対外政策は常に国内経済の状況に左右されていた。金銀の流出を避けるため、不必要な贅沢品などの輸入を制限し、国内資源の開発を促進する試みが数回にわたり行われた。西洋医術の受け入れにより、数々の高価な医薬品の輸入が必要になったため、当初からさまざまな対策が検討されていた。世に名高い8代将軍吉宗による薬草政策によく似た初の試みが、すでに4代将軍家綱の時代に行われている。1667年（寛文7）に幕府はバタビア総督に対して薬油を抽出できる専門家の派遣とそのために必要な器具並びに繁殖用の薬用植物の種と苗の提供を求めた。1671年（寛文11）に薬草の種、苗および大型蒸留装置を持参した薬剤師ブラウン（Frans Braun）が、幕府の経費で建てられた「実験所あるいは蒸留小屋」（和文名は「油取家」）で蒸留術の訓練を開始した。茴香油、丁子油、肉豆蔲油、陳皮油、ローズマリー油、テレピン油など、単純な蒸留法から、7日間を要する複雑な樟脳油の製造方法までの伝習は短期間で実を結び、3ヵ月後には日本人医師がブラウンの手を借りずに各種薬油を製造できるようになった。加福吉左衛門、楢林新右衛門（鎮山）らの阿蘭陀通詞によってまとめられた図入りの報告書は、幕末まで広く普及した。

　それに対し、東インド会社から数年にわたり供給された薬用植物を国産化する試みは、成功しなかった。運搬上の手落ちや異なる気候あるいは日本人庭師の知識不足のためか、長崎の「皇帝の庭」

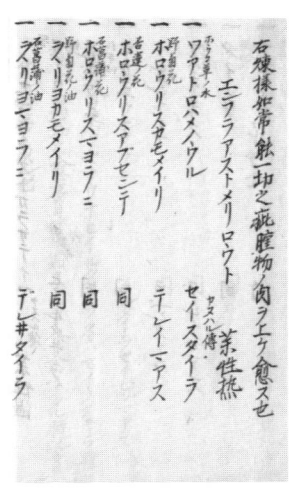

図1　アムステルダム薬局方に準拠したカスパル流膏薬(「阿蘭陀膏薬方」より)(筆者蔵)

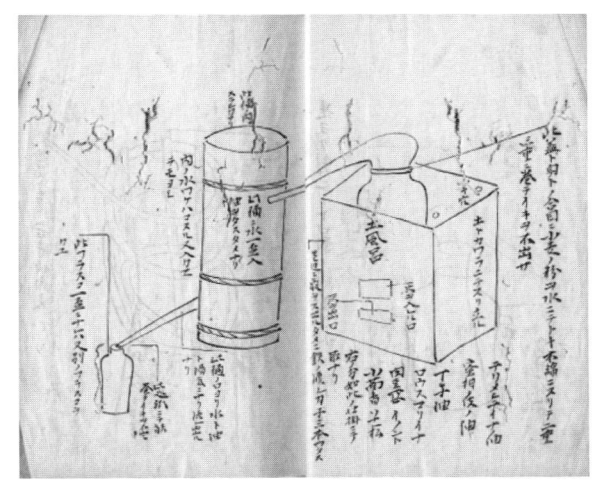

図2　1672年(寛文12)に薬油蒸留技術の教授に利用された蒸留器(「蘭方秘訣」より)(筆者蔵)

('s keijsers tuin)での栽培はうまくいかず、遅かれ早かれほとんどの植物は枯死してしまった。

日本独自の本草学へ

　薬油蒸留と並行して、長崎湾内の合同薬草調査も数年間にわたって行われた。その成果は幕府に報告され、後に『阿蘭陀外科指南』(1696)などの医書に掲載された。とはいえ、本草学の金字塔である李時珍の『本草綱目』(1596)が軽んじられたわけではなかった。1679年(延宝7)に成立した手稿「阿蘭陀草花鏡図」には、「薬草見」ブラウンの説明した内容だけでなく、中国の知識も豊富に盛り込まれている。当時の史料から、「西洋人の眼」を借りて地元の植物界を観察した人々が、それまで万能と思われていた中国本草学の限界と、国内外の植物の違いを認識するようになったことがわかる。福岡藩の本草学者貝原益軒は舶来の薬品に関心を寄せ、長崎湾の合同薬草調査に立ち会った通詞・楢林鎮山と親交があった。日本独自の本草学の起源とされる益軒の『大和本草』(1709)の端緒は、その40年ほど前に行われた日蘭合同の薬草調査に遡るものである。

　この日蘭合同薬草調査の成果はバタビア総督府にも報告され、植物資源の商品価値を常に意識していたオランダ商人の目を日本の植物に向けさせることになった。それまで紅毛人による情報収集を基本的に禁止していた日本側が植物調査の有用性を認めるようになったことで、後のケンペル、ツンベリ、シーボルトらによる日本の植物研究が進み、それに関する日欧間の情報交換も含めて、薬草を中心とした植物研究は日蘭交流が大きな成果をもたらした分野の一つとなった。

吉宗時代の薬草政策

　紀州藩主・徳川吉宗が第8代将軍に即位した頃、通貨の混乱と物価騰貴などで幕府の財政は悪化し、体制再建が最重要課題であった。後に「享保の改革」と呼ばれた一連の政策の一環として、全国的な「薬草見分」、薬草栽培の奨励および薬園と薬種流通の整備が積極的に行われた。その際、家綱時代と同様に、幕府は将軍の名において東インド会社に薬用植物の苗と種子の提供を要請した。注文

関連の史料では約40種の苗木類および30種の種子類を確認できる。その約3分の1は、胡椒、胡麻、鬱金、木香、肉豆蔲、小豆蔲、蘇木、薬用人参などのアジア産植物だった。商品価値の高い植物については、バタビア総督府がたびたび難色を示した。蘭船持渡関連の史料には、ココヤシ、パセリ、茴香、芥子、アニスなどの約30種しか見られない。また、中国・朝鮮産の薬材調査に加えて、「オランダ産」薬材を調べた際、相変わらず理解しにくい名称が多く、幕府の採薬使・丹羽正伯らは出島商館の通詞今村英生の知識と語学力に頼らざるを得なかった。専門知識の向上および専門書の和訳の必要性が改めて認識されるようになった。

西洋の専門書の輸入と翻訳の始まり

1720年(享保5)に幕府が漢訳洋書輸入の禁を緩和したことはよく知られているが、薬学、医学および航海術に関する書籍の輸入は1641年(寛永18)に正式に認められていたので、ドドネウス(Rembertus Dodonaeus)の著名な『草木誌』(Cruydt-boeck)もすでに1652年(慶安5/承応元)から数回にわたり納品されていた。1500頁にも及ぶこの大型本は、内容は豊富だったが、木版図版だけを頼りに国内の植物を比定することは不可能であった。長い解説文の翻訳は18世紀に入ってからようやく盛んに行われるようになった。1740年代に、儒学者・青木昆陽とともにオランダ語の習得を命じられた医官・野呂元丈は、江戸参府中の阿蘭陀通詞や出島商館医ムスクルス(Philip Pieter Musculus)らの協力を得ながら、ドドネウスの蘭語版原書を抄訳し、蘭学研究の進展に多大な影響を与えた「壬戌阿蘭陀本草和解」と「阿蘭陀本草和解書付」としてまとめた。

蘭方内科の勃興

外科術から始まった西洋医学の受容は、専門知識と語学力の向上によって、江戸時代中期からその範囲を広げ、内科研究の勃興に至った。それに伴い、医薬品の研究も本格化し、「阿蘭陀薬」の比定、新薬の効能の確認および代用薬剤の開発を経て、次第に近代的薬学へと進展する。長崎のみならず、上方や江戸在住の民間学者の活動も国中の注目を集めるようになった。橋本宗吉がロッテルダム薬局方に準拠して編纂した『蘭科内外三法方典』(1805)は製薬、処方、治療を含む先駆的な研究成果であった。蘭方医・宇田川榛斎とその養子榕菴が発表した『遠西医方名物考』や『和蘭薬鏡』により、薬学と化学との接点もより鮮明となった。また、蘭方内科医院を開業した吉田長淑が訳したニコラス・レメリーの薬物事典(『和蘭薬撰』、『遠西楽圃綱目』)やブカンの『蒲剛製剤篇』も19世紀初頭の近代化に大きく貢献した。

近代的な薬学への躍進

1822年(文政5)に出島商館医として来日した医師シーボルト(Philipp Franz von Siebold)は、鳴滝塾などで当時の主な西洋薬の使用を弟子達に教え、国内の動物・植物・鉱物調査の一環として進めていた薬剤調査も実践させた。1825年(文政8)から化学分析でその活動を支えたビュルガー(Heinrich Bürger)は、日本初の近代的薬剤師だった。シーボルトに師事した伊藤圭介は、リンネの植物分類法を本格的に紹介し、日本近代植物学の祖として名を上げた。同様に本草の学識で重用された高良

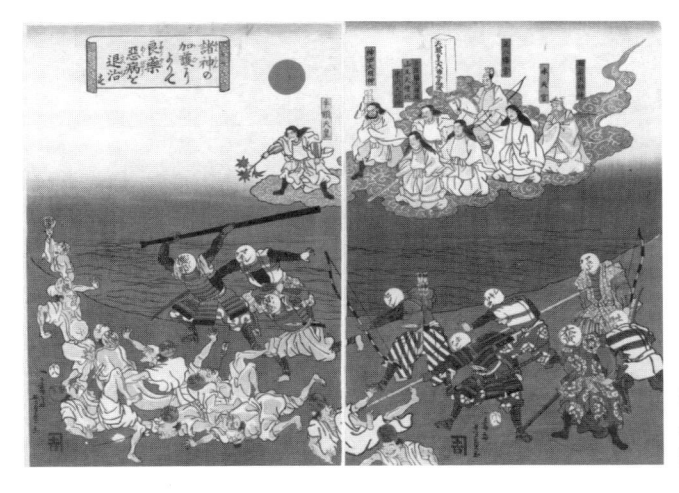

図3 吐酒石、大黄、シキタリス、ホフマン、セメン[キナ]、マクネシヤなどの「良薬」が、悪い病気と闘っている。(歌川芳員画、1867)(筆者蔵)

斎が後に発表した『蘭法内用薬能識』、『駆梅要方』、『薬品応手録』も注目に値する。

　舎密(化学)、薬剤学、物理学などが医学・医療のさらなる発展に不可欠であるとの認識は19世紀前半には広く普及していたが、それを医学教育に取り入れ、初の系統的カリキュラムを導入したのは、1857年(安政4)から長崎奉行所西役所医学伝習所で教鞭を執ったオランダ海軍軍医ポンペ・ファン・メールデルフォールト(Johannes L. C. Pompe van Meerdervoort)である。1861年(文久元)に実習のために付置された西洋式病院(「小島養生所」)で、近代医学教育の基盤が整えられた。ポンペの薬物講義録『朋百氏薬論』などから、幕末頃に化学的組成による薬剤名の採用が本格化したことが見て取れる。彼の帰国後に来日したユトレヒト陸軍軍医学校教官ボードウィン博士(Bauduin Antonius Franciscus)の進言により、1864年(元治元)に養生所内に分析究理所が設けられ、理化学教師としてユトレヒト陸軍軍医学校教官ハラタマ(Koenrad Wolter Gratama)が着任し、化学と物理学の実験教育を徹底させた。こうして医学および理学の近代的教育の流れは定着したが、やがて国内の政治情勢が不安定になり、幕府崩壊とともに、近代科学教育の重点は長崎から離れることになった。

参考文献

1) 宗田 一『日本製薬技術史の研究』薬事日報社(1965)
2) 宗田 一『日本医療文化史』思文閣出版(1989)
3) Wolfgang Michel, Elke Werger-Klein：Drop by Drop—The Introduction of Western Distillation Techniques into Seventeenth-Century Japan. 日本医史学雑誌　2004；50(4)：463-492
4) ヴォルフガング・ミヒェル「吉雄元吉—忘れられた蘭学者の生涯と著作について」言語文化論究　2008；23：89-109
5) ヴォルフガング・ミヒェル・鳥井裕美子・川嶌眞人共編『九州の蘭学—越境と交流』思文閣出版(2009)
6) 若木太一編『長崎・東西文化交渉史の舞台』勉誠出版(2013)

各論

9 古方派医学を推進した後藤艮山と吉益東洞

鈴木　達彦

　江戸時代中期に興った流派の1つである古方派医学は、その後の日本漢方を方向づける大きな潮流を作った。一口に古方派といっても、各家の見解はさまざまであり評価は難しいが、漢方の古典である『傷寒論』を重視し、独自の見解を加える姿勢が見られる。

　後藤艮山（こんざん）（1659〜1733）の名は達（とおる）、字は有成（ゆうせい）、俗称左一郎（さいちろう）、別号は養庵（ようあん）といい、古方派の祖とされる人物である。古方派の『傷寒論』に対する解釈のルーツは中国の方有執、喩嘉言、程応旄らの錯簡重訂学派にあるとされる。わが国では名古屋玄医がそれらにいち早く着目し、数々の著作をなした。艮山は玄医に学ぼうと門戸を叩いたが許されず、独学で医学を学んだとされている。以後、わが国古方派が独自の発展を遂げるのを象徴する逸話である。門人には香川修庵、山脇東洋など古方派の重要人物がいる。

　艮山は著作を好まず、今日残るのは門人の筆録したものだけで艮山自身の医学を把握することは容易ではないが、代表的な医学理論として百病は一気の溜滞から生ずるという一気溜滞説（いっきるたいせつ）があり、順気をすることを綱領としたとされている。あまり『傷寒論』の処方は用いた形跡は多くは見られず、肉食などの食養生、灸、温泉療法、また、熊胆（ゆうたん）（熊の胆囊）を多用し熊胆が配合された黒丸子（こくがんし）を創方し治療に当たった。

　吉益東洞は安芸広島に生まれ、名は為則（ためのり）。字は公言（こうげん）。通称は周助（しゅうすけ）という。元畠山姓だが、曽祖父の吉益姓を襲った。京都にのぼり不遇な時代があったが、後藤艮山の門人で大家となっていた山脇東洋に40歳を過ぎてから認められ、名声を博すようになった。古方派のなかにあっても東洞の打ちたてた医説は際立っており、『傷寒論』でさえも自説に合わないところは切り捨てた。「医はただ病を治す」として患者の生死は天命であるとした天命説は、中国伝統医学の理念に反するものとして当時から批判を受けた。しかし、一方では陰陽五行説さえも否定する東洞の簡潔な考えは多くの後学の医師に受け入れられ、今日の日本漢方に多大な影響を及ぼした。今日では中国でもその医説は紹介されている。東洞はあらゆる病気の原因は1つの毒にあるとした万病一毒説をとった。後藤艮山の一気溜滞説と類似点はあるが、東洞の考える毒はもっと実体を持ったものであった。腹部の触診で毒を診ることができるとして腹診の発展を促し、治療では毒によってあらわれた証に『傷寒論』の処方と、毒に対して峻烈な瀉薬を配した丸散剤の兼用法を主に採用した。

参考文献
1) 小曽戸洋『漢方の歴史―中国・日本の伝統医学』大修館書店（1999）
2) 宗田一『図説・日本医療文化史』思文閣出版（1989）

各論 10

解剖書『蔵志』と山脇東洋

鈴木　達彦

　西洋医学に比べて漢方が劣っている点としてしばしば引き合いに出されるのが解剖学についての知識であり、杉田玄白の『解体新書』が刊行され近代化がなされたと評価されることがある。山脇東洋が観臓を行ったのは杉田玄白より17年前の1754年（宝暦4）のことで、後にわが国初の解剖書『蔵志』を著した。

　山脇東洋は清水立安（りゅうあん）の3男として1705年（宝永2）に生まれたが、幼くして父を失い、その後父の師である山脇玄修（はるなが）に認められ山脇家の養子となった。養祖父の山脇玄心（はるなか）は曲直瀬玄朔の弟子で、東洋は玄心の院号である養寿院を継ぎ、法眼に進んだ。山脇東洋の名は尚徳（たかのり）、字は玄飛（はるたか）または子樹（しじゅ）、通称は道作（どうさく）という。養祖父、養父ともに後世派の医師であったが、東洋は後藤艮山に学び、古医方を重視している。『傷寒論』の異本である『金匱玉函経（こんがん）』や『外台秘要方』など古文献の翻刻にも力を注いでおり、古方派としての復古主義の姿勢が見てとれる。

　当時、人体解剖は公に許されておらず、山脇東洋は門人らを通して京都所司代の酒井忠用（ただもち）に願い出て、受刑者の観臓が認められた。1754年（宝暦4）2月7日、京都西郊の刑場で処せられた屈嘉という男屍が六角獄舎の舎前に運ばれ、解屍観臓された。5年後の1759年（宝暦9）『蔵志』を刊行し観臓の所見と解剖図が示された。解剖図は門人の浅沼佐盈（さえい）が書いた原図がもとになっている。山脇東洋が観臓を望んだのは従来の五臓六府説に疑問を抱いていたからとされている。師の後藤艮山に相談したところ、人体の代わりに獺を解剖してみるように勧められたが、その疑問は解決することはなかった。肺、心、肝、脾、腎と、胆、胃、膀胱、腸の9つの臓器は認められたが、小腸が見当たらない。中国の先秦時代の文献の『周礼』には「九蔵」と示されているが、「九蔵」には大小腸がなく、果たして獺の解剖結果が正しいのか、五臓六腑とされるものは如何なるものなのかと疑問を持ち続けたという。東洋が観臓を望んだ動機の1つには、古文献を正しく認識して復古するという古方派の医学者としての復古主義があったと考えられる。先んじて発展した西洋における解剖学の動機とも共通点を見出せよう。

　山脇東洋が観臓した受刑者の屈嘉の戒名は利剣夢覚信士という。東洋は観臓の1ヵ月後慰霊祭を行ったとされ、『蔵志』の付録には「祭夢覚文」の一節を載せ、感謝を述べている。わが国の解剖学の黎明期から慰霊の念がみられたことは誇れることであろう。

参考文献
1）京都府医師会医学史編纂室編『京都の医学史』思文閣出版（1980）

各論

11 『解体新書』を著した前野良沢と杉田玄白

伊藤　恭子

　西洋から入ってきた貴重な医学書は、日本の医師に多くの疑問をもたらした。それは従来伝えられてきた身体の仕組みは五臓六腑説と実際の身体では違うのではないかということだった。
　京都の山脇東洋（1705～1762）は古医方を学んだ宮中の侍医で、かねてから中国の五臓六腑説に疑問を抱いていた。実証的な立場から人体をとらえようとした。京都所司代・酒井忠用の許可のもと、京都六角獄舎で解屍観臓（人体解剖）に立ち会った。東洋はこの解剖初見と経緯を記し、付図を加えて5年後の1759年（宝暦9）に『蔵志』を公刊した。この東洋の観臓を契機に、各地で観臓が行われるようになった。
　1771年（明和8）3月に江戸の小塚原で前野良沢（1723～1803）、杉田玄白（1733～1817）、中川淳庵（1739～1786）らが見守る中で解剖が行われた。このとき、持参したドイツ人クルムス（John Adam Kulumus）原著のオランダ語訳の医学書『ターヘル・アナトミア』（Ontleed Kundige Tafelen）の解剖図が実物とそっくりに描かれているのに驚いた。
　前野良沢（1723～1803）の名は熹、字は子悦、号は蘭化、楽山ともいう。47歳の時に幕府儒官の青木昆陽に師事してオランダ語の修得に励んだ。江戸中期の蘭学者、蘭方医である。長崎に遊学し、阿蘭陀通詞の吉雄耕牛らについてオランダ語を習った。マーリン（Pieter Marin）の蘭仏辞典や解剖書『ターヘル・アナトミア』などを求めて江戸に戻った。解体新書の翻訳では同志にオランダ語を教えつつ訳読に従事するという指導的な役割を果たしたと言われる。前野門下には大槻玄沢、江馬蘭斎、宇田川玄随、司馬江漢ら俊才がいる。
　杉田玄白は名を翼といい小浜藩医・杉田甫仙の子として、江戸の小浜藩邸で1733年（享保18）に生まれた。幕府奥医師・西玄哲にオランダ流外科を学んだ。1753年（宝暦3）に小浜藩医となる。1765年（明和2）に小浜藩医奥医師にすすみ1769年（明和6）に侍医を継いだ。藩医として勤務のほかに、自宅診療や学塾の天真楼を経営し、大槻玄沢ら多くの門人を育成した。蘭書を収集して弟子への利用に供した。玄白の著書には『解体約図』、『蘭学事始』、『和蘭医事問答』、『形影夜話』などがある。

『解体新書』の刊行とその特色

　彼らはこれまでの五臓六腑説は実物と異なることを知り、翻訳を決意し翌日から良沢の自宅で作業が行われた。翻訳は思うように進まず、「艪も舵もない船が大海に乗り出したようで、ただ広々と果てしなく広く、あきれにあきれているばかりであった」と述べている。翻訳を志して3年半が過ぎ、やっと完成させたのが本書である。原書には注釈が多くついているが、これは訳さず本文のみを訳した。当時の世相から蘭書の訳本などを出すと、幕府のお咎めを受けかねないので、事前に『解体新

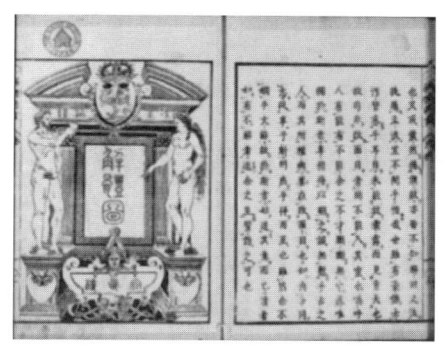

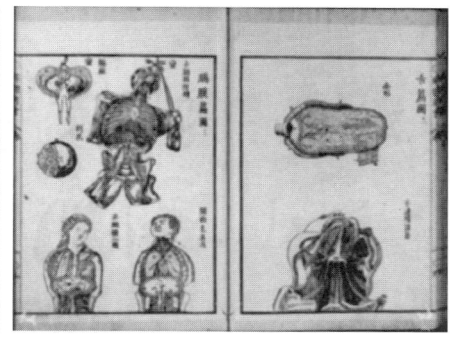

図　解体新書　1774年（安永3）

書』の予告編となるような美濃和紙判の5枚1組木版刷りの「解体約図」を出した。1774年（安永3）に出版された『解体新書』の内容は、1冊が序図篇で内臓諸器官が図示され、4冊は本文の解説篇で全文漢文によって記述されている。会読、翻訳、公刊のいきさつについては、杉田玄白が晩年に出した回想録『蘭学事始』で詳しく記している。本書の訳者は杉田玄白のほかに前野良沢、中川淳庵、石川玄常（1744～1815）、桂川甫周（1751～1809）らである。序文では通詞である吉雄耕牛（1724～1800）が杉田玄白、前野良沢の偉業を讃えてはいるが、奥付に良沢の名は見られない。理由は明白ではないが、良沢は「解体新書の訳はまだまだ不完全で公表する時期ではない」と刊行を拒み、名前を載せるのも辞退したという説や、本書刊行に当たり良沢が何らかの禍の及ぶことを恐れて名を外したという説がある。

　従来の「腑分（ふわけ）」に「解体」という新しい訳語を与え、数多くの日本語を生み出した。「翻訳」はそのものの言葉、オランダ語の日本語の名称がすでに昔から存在している場合に用い、現在の直訳に相当する。「義訳」はオランダ語に相当する日本語がないため、言語の意味から新たに日本語を作ったもので、現在の意訳である。「直訳」はそれに相当する適当な日本語が見つからないときに、新語を作らずにオランダ語の発音にあわせて漢字を書きふりがなをつけて読み方を示した。

　現代も使われている「門脈」、「神経」、「軟骨」、「頭蓋骨」など用語は、この時に苦心の末に生まれたものである。用語を作りながらの難事業だった。「神経」である世奴（セイニー）は蘭語のZenuwを発音のまま漢字に当てたもので、『解体新書』が翻訳される以前に日本で西洋の神経学が取り上げられたときにセイニとかセイヌンと称せられた。

　本の扉絵、解剖図は秋田藩士・小田野直武（1749～1780）が写したものを木版におこしたものである。原点の図のみならず、ブランカール解体書、カスパル解体書、コイテル解体書、アンブル外科書解体篇の図も一部加え、記号によって図の出典も明らかにしている。

　本書が出版され、西洋医学書の翻訳が盛んになり、蘭書を読む道が開かれ、西洋の自然科学が広くわが国に導入されていくこととなった。医学は大きく進歩していったと言える。西洋医学が人体の認識において実証的であることを明らかにし、医学の近代化への足がかりとなったと言われる。本書は日本の医学に対して多大な影響を及ぼしただけではなく、広く蘭学の興隆のきっかけとなった。

参考文献
1) 小川鼎三『医学の歴史』中央公論社（1966）
2) 小川鼎三『解体新書』中央公論社（1968）
3) 酒井シヅ『新装版解体新書』講談社（1998）
4) 日蘭学会編『洋学史事典』雄山堂出版（1984）

12 麻酔薬「通仙散」と華岡青洲

村岡 修

華岡青洲は1804年11月14日（文化元年10月13日）、藍屋勘という60歳の女性に対し、通仙散（マンダラ薬）による全身麻酔下での乳がん摘出手術に初めて成功した。近代麻酔科学の夜明けとも言われるモートンの「エーテル公開実験」（1846年）よりも、実に40年以上前に世界で初めて全身麻酔による手術を成功させた外科医療の先駆者である。青洲は、人類の福祉ならびに世界の外科医学に貢献した医師として、米国シカゴ市の国際外科学会附属の栄誉会館に、ゆかりの品々とともに永久に祀られている。

「気血水」説とカスパル流外科を学ぶ

青洲は、1760年11月30日（宝暦10年10月23日）、紀伊国那賀郡名手荘（現在の和歌山県紀の川市）にて医家直道の長男として生まれた。父直道は大坂で南蛮流外科を岩永蕃源に学んだ外科医であった。父に医術の手ほどきを受け、1782年（天明2）には、2人の妹に経済的負担を強いながらも京都に遊学する。まずは、吉益南涯（1702〜1773）に古医方の内科を学んだ。南涯の父吉益東洞（1702〜1773）は、従来の陰陽五行説に基づく医療を排し、「万病一毒説」を唱えた人物である。南涯はさらにこれを発展させ、人体の基本的構成要素は「気」、「血」、「水」であり、これらが順調に全身を巡れば健康であり、滞れば病になるとする「気血水説」を唱えた。

続いて青洲は、大和見立（1750〜1827）に師事し、カスパル流外科を1年学ぶ。カスパル流外科とは、オランダから日本に派遣された医師カスパル・シャムベルゲル（1623〜1700）が長崎のオランダ商館において1649年（慶安2）から1651年（慶安4）に伝えた技術で、オランダ流または紅毛流医学の代名詞であった。大和見立は、当時京都の地でこのカスパル流外科を行っていた。

「気血水」説とカスパル流外科の両者を学んだ青洲は、のちに漢蘭折衷派の医者と呼ばれるようになるが、これらを習得した後も京都に留まり、麻酔薬開発に関する多くの医学書や医療器具を収集した。中でも特に影響を受けたのが、永富独嘯庵著の『漫遊雑記』であった。そこには乳がんの治療法の記述があり、同書は、青州に乳がん手術のきっかけを与えたとされている。

全身麻酔薬通仙散の完成

京都への遊学から帰郷して以来約20年、青洲は、中国三国時代の医師華佗（華陀）が用いたとされる麻沸散の話に着想を得て、動物実験を繰り返した。その後、実母於継と、妻の加恵に対する人体実

験の果てに、全身麻酔薬通仙散を完成させる。この完成は、於継の死・加恵の失明という大きな犠牲のうえに成ったものであった。

　門弟本間玄調の記録によると、通仙散の配合は、曼陀羅華八分、草烏頭二分、白芷二分、当帰二分、川芎二分、南星炒一分である。これらを細かく砕き、熱湯を加えて一煮立ち、二煮立ちさせ、何度も何度も撹拌し、滓を除いてその上澄みを暖かいうちに飲むと、3～4時間で効果が現れたという。その症状は、門弟鎌田玄台著『外科起廃』によると、「脈が早くなり、胸がドキドキし、舌や唇が乾き、顔が赤くなり、熱が出て、瞳孔も拡大し、独り言、盲動の後、意識がなくなる」とされている。これは、現代薬理学でいう「スコポラミンの急性中毒の状態」と一致する。

春林軒の設立とその門下生

　前述の全身麻酔手術の成功を機に、華岡青洲の名は全国に知れわたり、手術を希望する患者や入門を希望する者が殺到した。青洲は、医塾「春林軒」を設け、全国各地から集まってきた彼ら門下生たちの育成にも力を注ぎ、弟鹿城が大坂中之島に開塾した「合水堂」と合わせると生涯に1000人を超える門下生を育てた。その後も青洲は多くの乳がん摘出術を遂行し、また自身が開発した麻酔を、欠唇、腫瘍、脱疽などの観血手術にも応用した。手術用具にも創意を加え、華岡流外科具として普及した。さらに漢方薬方の創薬・配合にも力を注ぎ、紫雲膏、十味敗毒湯を製し、これらは現在も使用されている。

　青洲はその医学思想として「内外合一活物窮理」を唱えた。解釈は種々あるが、松本明知氏の名著に拠れば「内科、外科などのすべての医学的知識・技術を駆使して、南涯の言う気・血・水（いわゆる物）を円滑に巡らす（活）することによって病を治し、それでもって初めて医療の目的が達せられる」とされている。青洲の「春林軒」からは、前出の本間玄調、鎌田玄台のほか、熱田玄庵、館玄竜、難波立愿、三村玄澄といった優れた外科医が輩出している。なかでも特に優れていたのが本間玄調であり、春林軒での修行の後、長崎でシーボルトに師事し、後に水戸家の侍医となった。玄調は膝静脈瘤摘出などの手術を行い、幕末の刀圭界における最も著名な臨床家となり、医術についての著作を残した。

　青洲は、1813年（文化10）には紀州藩の「小普請医師格」に任用される。もっとも、青洲の願いにより、自宅で治療を続ける「勝手勤」を許された。1819年（文政2）、「小普請御医師」に昇進し、1833年（天保4）には「奥医師格」となった。1835年11月21日（天保6年10月2日）死去。享年76。1919年（大正8）、生前の功により正五位を追贈された。和歌山出身の女流作家・有吉佐和子の小説『華岡青洲の妻』により、麻酔薬開発途上における青洲の母や妻の献身的な姿が描かれ、青洲の名が広く認知されることとなった。和歌山県立医科大学は曼陀羅華の花をデザインしたものを学章としており、構内には「活物窮理の碑」がある。1964年（昭和39）に建立され、説明板には「後学への指針とする」と記されている。

参考文献
1) 松本明知『華岡青洲と麻沸散』、『華岡青洲研究の新展開』真興交易（株）医書出版部（2006、2013）
2) 和歌山市立博物館特別展「華岡青洲の医塾春林軒と合水堂」記念誌（2012）
3) 上山英明「華岡青洲先生　その業績とひととなり」医聖華岡青洲生誕250年記念復刻版（2010）

各論

13 幕府医学館を主導した多紀元簡と多紀元堅

鈴木　達彦

　江戸時代にはわが国独自の漢方医学が発展し、多くの流派が生まれた。中期以降になると古方派医学が興り独創的な学説が唱えられた。同時にそこには批判も見られ、さまざまな学説があるなか、それらを取捨選択した折衷医学としての立場をとる医師もいた。このような流れを経て、医学古典を文献学的に研究し客観的な見解のもとに医学を行おうという考証学派が興った。中心人物には多紀元簡、多紀元堅の父子がおり、世界に誇れる業績を残した。

　多紀元簡は1755年（宝暦5）に江戸に生まれ、通称を安清または安長、字は廉夫、号は桂山。井上金峨に儒学を、父の多紀元悳、目黒道琢に医学を学んだ。祖父には多紀元孝がおり、元孝は幕府に申請し、元簡が11歳の1765年（明和2）の頃、神田佐久間町に私学の躋寿館が創設された。早くから医学者として頭角を現していた元簡は、松平定信の信任を得て36歳の1790年（寛政2）に奥医師となった。翌1791年（寛政3）には私学として始まった躋寿館が幕府直轄の医学館となり、元簡は世話役として父の元悳とともに後進の指導にあたった。医学館では本草経、素問、霊枢、難経、傷寒論、金匱要略といった古典を重視した漢方医学の教育が行われた。元簡は清朝考証学の研究手法に着目し、医学における考証学の基盤を固めた。基本的な医学古典に関する注釈書を著しており、代表的なものには『傷寒論輯義』、『素問識』、『脈学輯要』がある。『観聚方要補』は漢より清に至る歴代中国の212の医方書より約2400処方を選択し、それぞれの処方について出典を明記して原典から厳密に引用した処方集である。元簡の没後もさらに改訂がなされ、1857年（安政4）に完成度の高い安政版が刊行された。今日安政版は影印出版されている。

　多紀元堅は1795年（寛政7）に江戸に生まれた。字は亦柔、通称は安叔、号は茝庭、三松、存誠薬室。義兄に多紀元胤がおり、自身は分家を立てた。1831年（天保2）に37歳にして医学館の講師となり、その後奥医師、法印に昇進し、家慶、家定の御匙を勤めた。

　父元簡、兄元胤の考証学の学風を継いで善本医籍の収集、校訂、復刻に務めた。『医心方』、『備急千金要方』の校刻、『傷寒論述義』、『素問紹識』、『薬治通義』、『難病広要』などの著述があり、医学古典の解題書である『医籍考』をまとめた。元堅がまとめた著述は中国でも注目され復刻本が出版されている。また、渋江抽斎、森立之、小島宝素ら後進の考証医学者を育てた。

参考文献
1) 矢数道明『近世漢方医学史―曲直瀬道三とその学統―』名著出版（1982）
2) 小曽戸洋「考証医学の人々とその業績」杏雨　2004；7：93-108

各論

14 順天堂と佐藤泰然

小清水　敏昌

　佐藤泰然(たいぜん)（1804～1872）は江戸末期の医師・蘭学者。オランダ医学を学び江戸に医学塾「和田塾」を開設し、後に佐倉へ移住し多くの門弟を育てた。泰然は1804年（文化元）に武蔵川崎（現在の神奈川県川崎市高津区）で生まれ、幼名を田辺昇太郎、その後に田辺庄右衛門と称した。

　20歳後半に当時の幕府の奥医師であった松本良甫に出会い、医師を志した。シーボルトの弟子であった高野長英に入門してオランダ語を学ぶ。長崎で蘭学をさらに学ぶため、1835年（天保6）1月に江戸を出発した。その際、姓を田辺から母方の実家の姓である「和田」に改めた。

　1835年3月に長崎に到着したが、当時はシーボルト事件（1828年）の影響でオランダ人医師はいなかった。泰然は長崎で日本人によるオランダ医学塾で医学を学んだ。牛痘種痘法を泰然は蘭書から学び、それを応用した方法を習得していた。また、多くの蘭書を購入し翻訳していた。

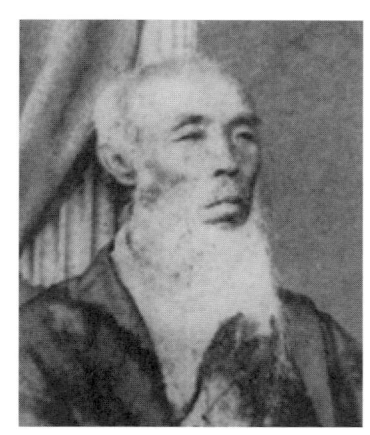

写真　佐藤泰然

　江戸に戻り、1838年（天保9）にオランダ医学塾「和田塾」を江戸の両国橋近くの日本橋薬研堀に開いた。この年をもって順天堂の開学の年としている。長崎で一緒に学んだ林洞海や三宅良斎も和田塾で泰然とともに教えた。和田塾は江戸で外科の医学塾として評判が高く、多数の優秀な医師を育てた。しかし、当時、幕府は異国船打払令を出し、蘭学者にも弾圧を加え、「蛮社の獄」1839年（天保10）によって泰然の友人たち高野長英（1850年自刃）、渡辺華山（1841年自刃）などが投獄され泰然も疑われた。その頃、佐倉藩家老渡辺弥一兵衛が泰然を佐倉へと誘っていた。藩主で幕府の老中でもあった堀田正睦は蘭学に関心が深かった。そこで、泰然自身は江戸を離れ下総の佐倉（現在の千葉県佐倉市）に移住した。

オランダ医学塾「順天堂」の開設

　佐倉で1843年（天保14）10月オランダ医学塾「順天堂」を開設し、姓も祖父の「佐藤」と改めた。門人の山口舜海（後の佐藤尚中）らが江戸から同行した。長崎から伝わった牛種痘を、佐倉藩では導入し藩内での普及に努めた。泰然は翻訳書をもとにわが国で最初の膀胱穿刺1851年（嘉永4）を行い、翌年には卵巣嚢腫摘出術を初めて行った。1858年（安政5）に「安政の大獄」が起こり開国派の堀田正

睦が老中を失脚。泰然は翌年に家督を養嗣子の佐藤尚中（後の東京大学医学部の前身、大学東校の大博士：初代校長）に譲り隠居した。1862年（文久2）江戸から横浜に移住し、近所に住んでいた宣教師であり医師でもあった米国人のヘボンらと交友を重ねた。1867年（慶応3）10月将軍徳川慶喜が大政奉還をして幕府の時代は終焉した。泰然は1872年（明治5）東京の下谷茅町（現在の台東区池之端）に移住したものの、同年4月肺炎のため死亡。享年69歳であった。

　順天堂はその後、1873年（明治6）佐倉より下谷練堀町（現在の秋葉原駅付近）に「順天堂医院」を開院し順天堂医学塾を継承した。1875年（明治8年）には下谷より湯島本郷（現在地）に移転。1923年（大正12）の関東大震災により医院が全焼したが立て直し、1943年（昭和18）に順天堂医学専門学校を開設。戦後、医学教育制度改革により1946年（昭和21）5月15日に順天堂医科大学として認可され、その後、順天堂大学医学部（1951年）を経てスポーツ健康・看護系4学部を含む大学となった。

　さらに、2015年（平成27）4月「国際教養学部」を開設し、医療を含み広く人材の育成を目指している。

　こうして佐藤泰然が江戸・日本橋の薬研堀にオランダ医学塾を開いて爾来、順天堂の学則「仁」と理念「不断前進」としてその精神が、現在もなお継承されている。

　また、第28回日本医学会総会（2011年）で企画展示された「医学教育史展」の内容をさらに充実させ、2014年（平成26）に「日本医学教育歴史館」を本郷の順天堂大学に開設した。

参考文献
1) 順天堂大学175年史編纂委員会編『写真で見る順天堂史　175年の軌跡』(2014)
2) 『歴史でみる・日本の医師のつくり方―日本における近代医学教育の夜明けから現代まで―』第28回日本医学会総会 (2011)
3) 上野雅清『順天堂ものがたり』(2014)

各論

15 適々斉塾と大阪除痘館を設けた緒方洪庵

髙橋　京子

　緒方洪庵は、名を章、字を公裁と言い、適々斎または華陰と号した。1810年（文化7）に備中足守藩（木下氏、外様2万5000石）の家臣・佐伯瀬左衛門惟因（33俵4人扶持）とキョウの三男として足守城下（現在の岡山県足守市）に生まれた。武家の子息として文武の修業に努めたが、健康に恵まれず病気がちで、早くから医の道を志す決意を父母宛の手紙に残している。

　洪庵の蘭学修業は、父惟因の足守藩大坂蔵屋敷留守居役就任に伴って上坂し、1826年（文政9）、大坂の蘭学者中天游（1783～1835）に入門したことに始まる。洪庵が22歳のとき、江戸で蘭学塾を開いていた坪井信道（1795～1848）の門下生となり、さらに信道の師にあたる宇田川玄真（榛斎；1769～1834）にも教えを受けた。1836年（天保7）から2年間の長崎遊学を果たし、洪庵の蘭医学研究と蘭語翻訳能力が磨かれていった。後年（1843年/天保14）、玄真は洪庵の翻訳能力に対し深い信頼をよせ、自著『遠西医方名物考』の増補として度量衡の換算表を加えることを洪庵に委嘱している。

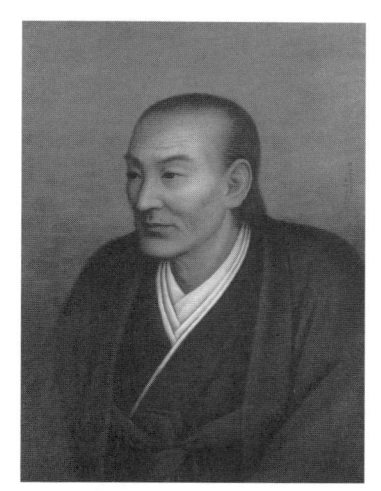

写真1　緒方洪庵肖像（大阪大学適塾記念センター所蔵）

蘭学塾「適塾」を開く

　洪庵は、1838年（天保9）3月、大坂瓦町（現在の大阪市中央区瓦町）で医業を開業し、同時に蘭学塾「適々斉塾（適塾、適々塾）」を開いた。7月には名塩（現在の西宮市塩瀬町名塩）の医師、億川百記の娘・八重と結婚し、その後7男6女を設けた。この時期は封建社会が崩れゆく転換期で、大塩の乱（1837年/天保8）や蛮社の獄（1839年/天保10）が勃発し、蘭学に対する迫害が続いたが、蘭方医療の価値や必要性は変わらず、適塾には蘭学を志す門人が全国から集まった。洪庵は1845年（弘化2）末、手狭になった適塾を過書町（現在の中央区北浜3丁目）に移転、拡張した。この建物が現在の適塾で、現存する近世大坂の町屋遺構としても極めて貴重なものである。

　一方、大坂商業の中心である北浜に立地する適塾は、各藩の出先機関であった蔵屋敷に隣接していて全国の情報入手が容易であった。特に大坂は、鎖国政策下、江戸期における海外の先進文化の入口であった長崎と文化的距離が近く、欧州の文化や技術、合理的な思想に触れることができた環境と言える。洪庵はこの地で蘭医学を研究し、数々の著訳書を翻訳・出版した。洪庵の学問的業績は多岐に

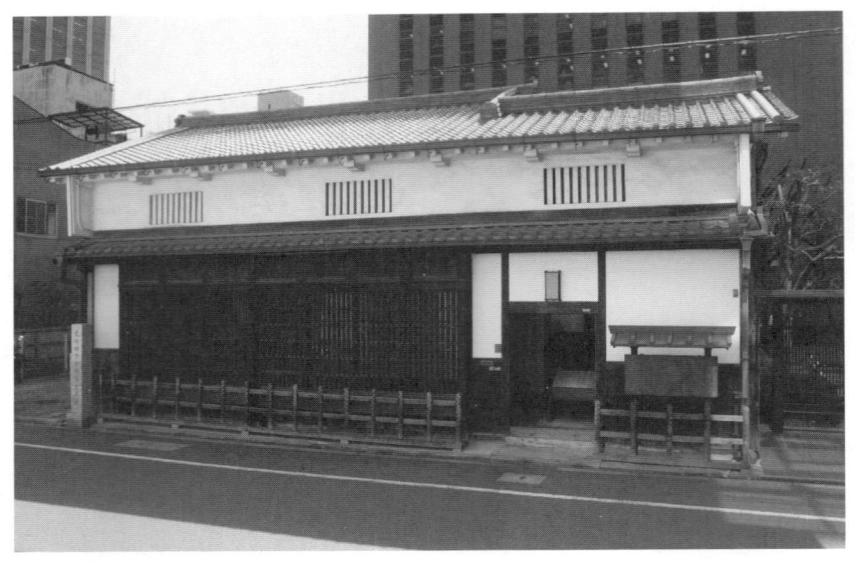

写真2 適塾外観（大阪大学適塾記念センター所蔵）

わたるが、その主著は、病理学総論である『病学通論』、ドイツの医学者フーフェランドの内科書の翻訳『扶氏経験遺訓』、コレラの治療指針『虎狼痢治準』で、版本（印刷物）として刊行された。他に『人身窮理学小解』や『医薬品述語集』『視力乏弱論』『和蘭局方』など写本としての著作も多数残されている。なかでも『扶氏経験遺訓』はドイツのベルリン大学教授フーフェランドが50年にわたる自己の経験を集大成した内科書 Enchiridion Medicum（医学必携の意）のハーヘマンによるオランダ語訳の重訳である。洪庵は大坂開業の年（1838年）にドイツで出版された本書を熟読して深く感銘を受け、最新の知識を広く普及させることを決意したと伝わる。

また、洪庵は、塾生の教育に心を砕き、慶應義塾の創立者・福澤諭吉や初代の内務省衛生局長となった長与専斎、近代日本兵制の創始者とも言われる大村益次郎らをはじめとする近代日本の建設に携わる幾多の英才を育てた。洪庵が時勢に鋭敏かつ積極的に広く西洋学志望者を塾生として養生したところに、適塾が日本の近代化において他塾に見られない大きな役割を果たした所以であると言えよう。

コレラ治療と種痘事業

洪庵の医師としての活動は、前述の適塾開塾と同じ1838年（天保9）に始まる。開業2年後にして大坂医師番付に登場していることから、早くからその腕の確かさが市井で評判となっていたと思われる。洪庵の医療実践のうち、特筆すべき社会的活動として2つを挙げることができる。

第一は種痘事業で、1849年（嘉永2）に日本で初めて実践された牛痘種痘法を直ちに大坂でも行い、西日本各地に広めたこと、第二はコレラ治療で、両者は現代の予防医学や公衆衛生にもつながる先駆的な功績となる。

1858年（安政5）のコレラの大流行に際して、コレラ治療法が記された蘭書をいち早く翻訳して『虎狼痢治準』と題した小冊子を緊急出版した。短期間で完成させたため、他の医学者から不備の指摘や抗議を受けたりもしたが、適宜な処置が記され治療法の一指針となった。

ここに紹介された主な薬物療法はキニーネと阿片・モルヒネの投与であるが、後に洪庵は多くのコ

レラ患者の治療経験から、日本人に適した薬用量やコレラ経過中の諸症状改善に有効な独自の治療の必要性を門人に与えた手紙の中で説明している。コレラに苦しむ人々を前に、医者としての使命感の強さを感じさせる。

　天然痘はかつて、感染率・死亡率ともに高い人類にとって最も恐るべき感染症の1つであった。1798年にイギリス人医師ジェンナー(1749～1823)が画期的な牛痘種痘法を発見し、安全で効果的な予防が可能となり世界的に普及した。日本では遅れること半世紀、1849年（嘉永2）、長崎オランダ商館の医師モーニッケがバタビア（ジャカルタ）から取り寄せた牛痘苗によって牛痘種痘法が実際に行われるようになった。洪庵は大坂での種痘普及を目指し、大坂の医師・日野葛民らとともに種痘所の開設に奔走する。牛痘苗は京都の医師・日野鼎哉と福井藩医・笠原良策から受け継ぎ、1849年（嘉永2）、町人・大和屋喜兵衛の協力を得て大坂古手町（現在の大阪市中央区道修町4丁目）に種痘所を開き、大坂除痘館と名づけた。しかし、新しい医療技術である種痘に対して一般民衆の理解を得ることは容易でなく、洪庵らの活動は困難を極めた。牛痘苗の種つぎの苦心や世人の誤解悪評に屈することなく、地道な努力を重ねるうちに種痘を受け入れる人も次第に増え、1858年（安政5）、除痘館は幕府の官許を得るに至った。さらに、各地の医師に対し積極的に牛痘苗を分け与えて広範囲に種痘を広め、西日本における種痘の普及に大きく貢献した。

　1860年（万延元）、手狭になった除痘館は古手町から尼崎町（現在の大阪市中央区今橋3丁目）に移転し、1867年（慶応3）には幕府の公館（公儀御場所）となり、大阪種痘館と称した。この官許は全国に先がけたものとして注目に値する。

　1862年（文久2）8月、洪庵は大坂から江戸へ召し出されて幕府奥医師を務め、西洋医学所頭取の兼帯を命ぜられた。適塾における豊かな経験に基づき、幕府の沈滞した蘭学研究を刷新させようとしたのであった。しかし、1863年（文久3）6月、江戸到着のわずか10ヵ月後に、洪庵は下谷御徒町の医学所頭取屋敷で大量の血を吐き、54歳でその生涯を閉じた。洪庵の急死後、西洋医学所頭取には江戸の西洋医松本良順(1832～1907)が任じられた。家督を継いだ次男の緒方惟準（平三・洪哉；1843～1909）は間もなく西洋医学所教授職となり、以後洪庵の医業と教育の思想が、息子たちと適塾の門人らによって受け継がれていく。

参考文献

1) 村田路人、廣川和花、福田舞子、二宮美鈴「緒方洪庵と適塾」大阪大学所蔵　適塾関連資料から、大阪大学適塾記念センター編集・発行 (2013)（非売品）
2) 梅渓 昇『緒方洪庵と適塾』大阪大学出版会 (2008)
3) 芝 哲夫『適塾の謎』大阪大学出版会 (2007)
4) 藤野恒三郎『緒方洪庵と適塾』適塾記念会 (1980)

各論

16 明治期の衛生行政の確立に尽くした長与専斎

田引 勢郎

生い立ちと適塾および長崎時代

　明治新政府は、欧米各国の制度を取り入れながら、次第に近代国家としての制度を整備していった。その中で医療・衛生行政の確立に尽力したのが長与専斎である。彼は、1838年（天保9）肥前大村藩（現在の長崎県大村市）の藩医の家に生まれ、父中庵が早世したため、祖父俊達に育てられた。1854年（安政元）から1859年（安政6）まで大坂の緒方洪庵の適塾で蘭学を学んだ。適塾では福沢諭吉の後任として塾頭になった。緒方洪庵のすすめによって1860年（万延7）に長崎の幕府の医学伝習所に入所して、オランダから来日したポンペ（Pompe）、ボードウィン（Bauduin）、マンスフェルト（Mansvelt）から医学を学んだ。薬学分野ではハラタマ（Gratama）、ゲールツ（Geerts）が来日して教育に従事した。1868年（明治元）、医学伝習所（のち精得館）は長崎医学校と改称され、長与専斎はその学頭に任ぜられた。その際、マンスフェルトの意見に基づいて、予科（基礎課程）と本科（専門課程）を区別するなど近代的医学教育を行った。

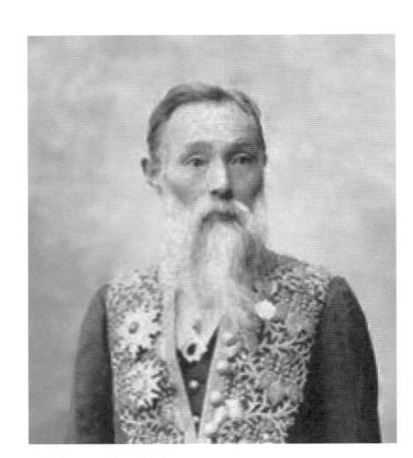

写真　長与専斎

岩倉使節団一員として欧米視察

　長与専斎は、1871年（明治4）文部省発足とともに入省を命じられ上京した。同年11月、岩倉具視を大使とした欧米使節団の一員として文部省から派遣されることになった。視察の目的は主として医学教育制度や医療制度であったが、ベルリン滞在中に医療のみならず、国民全般の健康保護を担当する行政組織、すなわち衛生行政組織があることに気がついた。この行政は伝染病予防、上下水道、薬品・食品・化学品取締、住環境整備、貧民救済など幅広い分野を網羅し、さらに地方行政と密接な関係をもつものである。

　長与専斎は、自伝『松香私志』の中で、従来のわが国にはこのような概念がなかったので当初は理解できなかったと告白している。そこで当初の視察目的を変更してこの問題について調査をすることにし、衛生行政のあり方についての理解を深め、1873年（明治6）3月に帰国した。これ以後、彼は文部省・内務省において医療および衛生行政の確立に邁進することになる。

文部省・内務省における活動

　約1年半に及ぶ海外視察を終えて帰国した長与専斎は、文部省で2代目の医務局長に就任した。医務局は1875年（明治8）6月に内務省に移管し、衛生局と改められ、彼は初代衛生局長になった。以後1891年（明治24）8月辞任するまで医療・衛生行政の責任者としての地位にあった。なお、「衛生」の語は長与専斎の発案によるものとされる。この時期における主な業績について以下に述べる。

医制の制定

　文部省医務局長として最初に行ったのは「医制」の制定である。医制はわが国の最初の医療制度の基本理念を示したもので、1874年（明治7）8月にまず東京・大阪・京都に布達され、これに沿って順次各種の制度が全国的に整備されていった。医制の内容は、①国及び地方の衛生行政機構を文部省の統轄の下に確立すること、②西洋医学に基づく医学教育体制を確立すること、③医師開業免許制度を確立すること、④薬舗開業試験と免許制度を確立し、医薬分業制度を実現すること、⑤司薬場を設置して薬物を取り締まることなどからなっている。

医師・薬舗免許制度の確立

　これまでわが国には医師・薬舗主（薬剤師）の資格について公的な制度はなかった。そのため新たに試験による免許制度を確立し、医療の質の向上を図ることが急務であった。そのため医制に基づいて1875年（明治8）から試験が実施された。しかし、この資格試験は西洋医学に基づく内容であったので、医師については漢方医が大多数を占める現状に配慮し、原則として現に開業している医師には無試験で免許を与えることにした。その後免許制度が定着するにつれて、漢方医側から漢方医学を存続維持させるべきであるなどの主張がなされ、長与専斎はその説得に努めるなど対応に苦慮したが、次第にこれらの運動も下火になっていった。

　薬舗主免許については、当初は受験者が少なく、医師数に比べて薬舗数が極めて少なかったため、医薬分業が進まない原因の1つともなった。

薬品取締と医薬分業

　開国以来、海外からの薬品輸入が増加したが、品質についての規制がないため、粗悪品や贋物が横行した。そのために司薬所（後の衛生試験所）を開設して薬品検査を行うこととした。また、1886年（明治19）6月、日本薬局方を公布し薬品規格・基準を定めた。さらに1889年（明治22）3月、「薬品営業並薬品取扱規則」（薬律）を公布して、薬事制度を整備した。

　医制以来医師は処方箋を交付し、薬剤師がその処方によって調剤するという医薬分業の基本方針が定められていたが、従来からの慣習に配慮し、暫定的に医師の調剤を認める例外規定を置いた。ところがその後、例外規定がそのまま存続し、医薬分業が進まなかったため、長く論争のもととなった。

公衆衛生制度の整備

明治初年からコレラがたびたび猛威を振い、特に1879年（明治12）には10万人を超える死者が出るなど、伝染病対策は緊急を要した。海港検疫、コレラ予防、種痘業務などの諸規則の制定、牛痘種継所の設置、中央衛生会と地方衛生会の設置、府県衛生課の整備などの施策が進められた。

長与は根本的対策として上下水道整備の必要性を主張してきたが、財政の面から上水道整備を優先的に実施することになり、1890年（明治23）には水道条例が制定された。また北里柴三郎による伝染病研究所の設立を支援した。1876年（明治9）の米国出張を機に、衛生行政を進めるためには地方自治と民間の協力が欠かせないことを痛感し、官民協力の組織として1883年（明治16）5月、大日本私立衛生会を設立し、衛生思想の普及その他の事業を行うこととした。

晩年の長与専斎

1891年（明治24）衛生局長を辞任したのち、大日本私立衛生協会副会頭、のち会頭に就任し、衛生思想の普及などに力を尽くした。また、元老院議員、貴族院議員、宮中顧問官等の名誉職を歴任した。1902年（明治35）10月没した。

参考文献
1) 厚生省医務局編『医制百年史』ぎょうせい (1976)
2) 小川鼎三・酒井シヅ校注『松本良順自伝・長与専斎自伝』平凡社 (1980)
3) 伴 忠康『適塾と長与専斎』創元社 (1987)
4) 山崎幹夫『薬と日本人』吉川弘文館 (1999)
5) 長崎大学薬学部編『出島のくすり』九州大学出版会 (2000)
6) 外山幹夫『医療福祉の祖 長与専斎』思文閣 (2002)
7) 新村 拓編『日本医療史』吉川弘文館 (2006)
8) 笹原英彦・小島和貴『明治期医療・衛生行政の研究』ミネルヴァ書房 (2011)
9) 青柳精一郎『近代医療のあけぼの』思文閣 (2011)
10) 秋葉保次・中村 健・西川 隆・渡辺 徹『医薬分業の歴史』薬事日報社 (2012)

各論

17

血清療法を確立した細菌学者
北里柴三郎

砂金　信義

　北里柴三郎（1852〜1931）は、ペリーが米国艦隊を率いて浦賀に来航する前年の1853年（嘉永6）に、肥後の国阿蘇郡小国郷北里村の総庄屋を務める家に生まれた。将来軍人か政治家になることを志望していたが、両親の強い薦めもあってオランダ人医師マンスフェルトが教える熊本城下の古城医学所（現在の熊本大学医学部）に入所した。しかし、北里の思いは医者になることではなく、医学所でとりあえず先進の洋学に触れ、学問をしながら将来に備えようとの計画であった。マンスフェルトは北里の優れた才能を見抜き、授業終了後にはさまざまな学問を個人指導し、医学も男子一生の仕事足ることを説き、東京で勉強を続け、さらにはヨーロッパで学ぶことを薦めた。組織学の実習のなかで標本を顕微鏡で見つめたときに組織の巧妙さに魅了され、北里もまた「医学もまた学ぶに足る」と感じて医学の道に進むことを決意した。

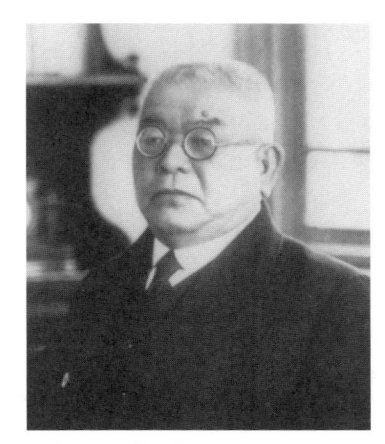

写真　北里柴三郎

　北里は、マンスフェルトの助言に従い東京に出て、1875年（明治8）に東京医学校（現在の東京大学医学部）に入学した。成績は優秀とは言えず、8年かけて卒業し、30歳でようやく医学士になった。在学中に「医者の使命は病気を治療するだけではなく、病気を予防することにある」との考えに至り、予防医学を実践するために医学校を卒業すると内務省衛生局に奉職した。長崎で流行したコレラの研究で成果をあげ、これが認められて衛生学術の調査を目的にドイツに留学することになった。

破傷風菌の純粋培養と抗毒素

　北里は、ベルリン大学の病原微生物学研究の第一人者であったコッホ（Robert Koch）の門下に入った。1886年（明治19）のことであった。「学問や知識をただ学ぶだけで、わが国からは世界から信用される研究を成し遂げた者が1人も出ていない。世界の学者に後れをとらないよう努力し、日本の衛生学を世界と肩を並べる水準にしたい」との思いで細菌学の研究に没頭した。当時の細菌学の権威たちが挑戦し、ことごとく失敗に終わっていた破傷風菌の純粋培養に挑んだ。破傷風菌が酸素を嫌う「嫌気性菌」であることを見抜き、早速、酸素を排除できる細菌培養装置を自作して、ついに破傷風菌の純粋培養に成功した。破傷風菌の純粋培養は細菌学上の輝かしい偉業であったが、北里は学問的な成果だけに満足することなく、直ちに破傷風に対する治療法の研究へと突き進んだ。

破傷風菌は創傷から感染し、創傷部で増殖して全身に広がることはほとんどないのに、全身性のけいれん症状が現れることから、「破傷風の原因は、細菌そのものではではなく、菌が産生する毒物によるのではないか」と推察した。そこで、菌体を取り除いた培養液をウサギに注射したところ、ウサギは破傷風と同様の症状を示した。北里は、自分の推察に誤りがないことを確信し、次いで希釈した培養液を投与量を少しずつ増やしながら繰り返し注射したところ、ウサギはついにけいれんを起こす量の培養液を注射しても耐えられようになった。これはウサギの血液中に毒素を抑える働きのある物質が作られているからに違いないと考え、この考えを確かめるために培養液を注射しても耐えられるようになったウサギの血清を、別のウサギにあらかじめ注射する実験を行った。血清を注射したウサギは、けいれんを起こす量の培養液を注射しても無事であった。北里は、この血液中の毒素を抑える物質を「抗毒素」と名づけた。この血清は、破傷風の治療と予防の両方に効果があることもわかった。この抗毒素こそが、今日では免疫学の基礎をなす「抗体」の発見で、血清療法の先駆けであった。

その頃、ジフテリアも致死率の高い感染症で、その治療に世界は苦慮していた。北里はベーリング（E.A. von Behring）に協力し、破傷風菌で得られた抗毒素の知識を応用してジフテリア抗毒素の作成を導いた。この成果によりベーリングは第1回ノーベル生理・医学賞を受賞した。北里も受賞候補者に挙げられていたが、なぜか受賞したのはベーリング1人であった。

北里研究所の設立

北里は、1891年（明治24）に6年間にわたる留学を終えて帰国するが、ドイツ皇帝ウイルヘルムは、北里が残した功績を高く評価して、外国人としては初めての栄誉称号プロフェッソルを贈呈した。北里は、世界の各国から好条件で招聘を受けるが、これを断り日本に帰国した。しかし、日本での待遇は温かなものではなく、もはや内務省に席はなかった。それでも福沢諭吉らの尽力と援助により私立の伝染病研究所が設置され、伝染病予防と細菌学の研究はスタートした。この伝染病研究所はその後内務省に所属するが、政治的な絡みで文部省に移管されることになった。これを是としない北里は所長を辞任し、福沢諭吉の援助のもとに新たに北里研究所を設立し、民間の立場で研究と実践を継続した。この間、香港で蔓延していたペストの病原菌を発見するという業績も上げた。

北里は、細菌学の研究を通して日本の公衆衛生の向上に大きく貢献しただけではなく、その活動の場は教育や社会活動にまで及ぶ幅広いものであった。また、日本医学会の創設に関わり、その初代会長を努め、慶應義塾大学医学部の初代学部長として、その創設に尽力した。北里研究所からは、志賀潔、野口英世、秦佐八郎ら多くの優れた医学者が巣立ち、北里は人材の育成にも大きく寄与した。近代日本の黎明期に予防医学の礎を築いた北里柴三郎は、1931年（昭和6）6月13日に没した。

北里の設立した北里研究所は2014年（平成26）に100周年を迎えた。この間の研究所の業績は枚挙にいとまがないが、特筆すべきは抗生物質の発見で、数多の医薬品を世に送り出した。なかんずく大村智のエバーメクチン発見は、イベルメクチンの創製につながり、アフリカの風土病治療・撲滅に貢献した。その功績に2015年度ノーベル生理学・医学賞が授与された。

参考文献
1) 学校法人北里研究所ホームページ：北里柴三郎記念室（http://www.kitasato.ac.jp/kinen-shitsu/tenjishitsu/）
2) テルモホームページ：医療の挑戦者たち（http://challengers.terumo.co.jp/challengers/）

各論

18 アドレナリン、タカジアスターゼを発見した高峰譲吉

荒木 二夫

　高峰譲吉は、1854年（安政元）富山県高岡市において、蘭医・高峰元稑（げんろく）の長男として生まれ、生後間もなく、金沢市に移った。父が加賀藩の藩医となったためである（元稑は1867年（慶応3）加賀藩舎密局総理に就任、明治後は精一と改名）。13歳で加賀藩の選抜生として長崎に行き英語を学んだ後、東京工部大学校（現在の東京大学工学部）を首席で卒業、英国アンダーソニアン大学、グラスゴー大学に留学し応用化学を学び帰国した。

世界の医学・薬の発展に貢献

　帰国後は農務省に勤務し、麹菌について研究、強力な活性を有する元麹の改良製造に成功し、特許を取得。実地応用のため招かれて渡米したが、研究施設に放火されるなどウィスキー業者の反対にあい挫折した。しかし、麹菌の研究を進めて澱粉糖化酵素を抽出・精製することに成功し、「タカジアスターゼ」と命名、1894年（明治27）に米国大手製薬企業パーク・デービス社から消化薬として発売した。微生物を培養してその中から薬を得る、当時としては画期的な方法である。

　パーク・デービス社の技術顧問となり、ニューヨークに研究所を設立した高峰は、副腎髄質成分の研究に取りかかり、1900年（明治33）夏に有効物質を純粋な結晶として単離し、「アドレナリン」と命名した。このホルモンは、極めて希薄な溶液で交感神経刺激作用を示して、毛細血管を収縮し、出血を止めるので外科手術には不可欠なものとなった。また、強心作用や喘息発作抑制作用に優れた効果を示した。

　この発見は、神経科学や内分泌学の先駆けとなり、世界の医学、薬学の発展に大きく寄与した。日本政府は、1912年（大正12）に学士院賞を授与し、その功績を讃えた。

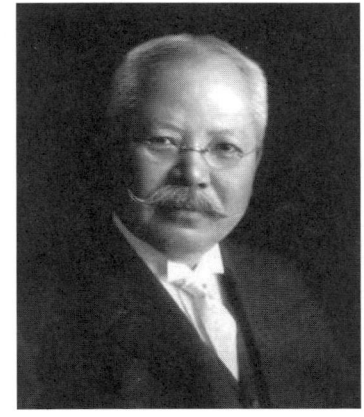

写真　高峰譲吉

三共初代社長に就任

　高峰は、企業家、事業者としても優れた才能を有していた。東京人造肥料会社（現在の日産化学工業）を設立、ベークライト工業の導入（現在の住友ベークライト）、理化学研究所（現在の独立行政法人理化学研究所）の創設を提唱し実現したなどである。また、世界各国で「タカジアスターゼ」、「ア

ドレナリン」の特許を取得し、その特許収入で巨万の富を得た。日本では、塩原又策、西村庄太郎、福井源次郎3名の出資により設立された三共商店から1899年（明治32）にタカヂアスターゼ、1902年（明治35）にアドレナリンを発売していた。1913年（大正2）、三共商店から三共株式会社（現・第一三共株式会社）に改組された際、請われてその初代社長に就任した。

　高峰は、事業の成功で得た富を日米親善、民間外交のために惜しみなく投じた。1910年（明治43）には、ニューヨーク・ハドソン河畔に広壮華麗な日本風邸宅を新築し、日米人の社交場とした。また、ワシントンDCのポトマック河畔の美しい桜並木は、1912年（大正元）に東京市長の尾崎行雄が寄贈したとして有名であるが、高峰はこの計画から参画し資金提供しており、自身も桜の苗木をニューヨーク市に寄付している。1922年（大正11）7月、心臓病を病んだ高峰はニューヨークで帰らぬ人となった。享年67歳。

　なお、金沢市のふるさと偉人館には顕彰碑があり、市内大手町黒門前緑地には、幼少時代を過ごした旧高峰邸が移築、保存されている。また、1950年（昭和25）に設立された「高峰譲吉博士顕彰会」の事業として"高峰賞"がある。金沢市内の理科、数学に優秀な中学生を対象に毎年約10名に授与され、平成26年度（第64回）までの受賞者は833名に上る。高峰の生地・高岡市には「高峰公園」があり、顕彰碑と銅像が設置されている。

参考文献
1) 三浦孝次『加賀藩の秘薬―秘薬の探求とその解明』石川県薬剤師協会 "加賀藩の秘薬" 刊行会（1967）
2) NPO法人高峰譲吉博士研究会ホームページ：http://www.npo-takamine.org/
3) 金沢市ホームページ「高峰譲吉博士顕彰会」：http://www4.city.kanazawa.lg.jp/39019/contents/index.html

各論

19 蔓延する脚気治療に貢献した高木兼寛と鈴木梅太郎

砂金　信義

脚気栄養欠陥説とビタミンの概念を提唱した高木兼寛

　南極大陸の地名には、世界の著名なビタミン学者5人の名前が付けられている。そのうちの1つが高木岬（Takaki Promontory）である。国民病であった脚気の原因が食物にあること、食物の改善によってそれを完全に予防できることを独創的な疫学的研究により初めて実証した人物が高木兼寛（1849〜1920）である。高木のこの成果が栄養学に3大代栄養素以外の必須成分の存在、すなわちビタミンの概念を提唱するものであるとして世界から高く評価されてのことであった。

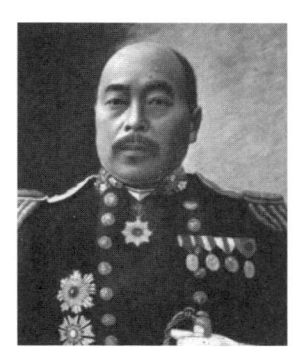

写真1　高木兼寛

　脚気は、江戸時代から大流行し、明治になっても蔓延していた。高木が軍医をしていた海軍においても兵員の3割以上が脚気に罹患している状態で、その解決を至上としていた。1880年（明治13）に5年間の英国留学を終えて帰国した高木は、海軍病院院長に就任し、脚気の病因解明に取り組んだ。留学中の英国では1人の脚気患者にも出会わなかった経験から、脚気の原因は白米のような炭水化物を主とし、タンパク質が不足するする日本食にあると推察し、兵食の改善を海軍首脳に提言した。折しも、長期間の練習航海に出ていた軍艦の乗組員376名中、何と169名が重症脚気にかかり、そのうち25名が死亡する事件が勃発した。高木は、英国留学で学んだ衛生学、疫学の知識を生かして計画した実験を実施した。先と同じコースで練習航海に出発する軍艦には、大麦、大豆、牛肉などを多くして炭水化物とタンパク質の比を改善した食料を積載させた。全乗組員333名中、脚気患者は肉食を嫌ったりして食事の改善に従わなかった14名だけであり、死亡者は発生しなかった。この結果を世界的な医学誌に発表し、世界に広めた。これが高木の脚気栄養欠陥説である。海軍では高木の結果に従って兵食を改善したために、1885年（明治18）以降は脚気患者「なし」となった。一方、陸軍では相変わらず白米を主とする兵食で、脚気患者を続出させた。

　高木は、1849年（嘉永2）に現在の宮崎市高岡町で薩摩藩郷士の家に生まれた。薩摩藩の蘭方医に学んで医師となって戊辰戦争に軍医として従軍したが、医学の知識の不足を自認して、西洋医学を本格的に学び、その後、海軍軍医となり、海軍医療の中枢を歩み、海軍病院長、海軍軍医総監を歴任した。軍医として勤務するかたわら、患者本位の医療を広めるため成医会学校を設立し、さらに貧しい患者のための施療病院として後に東京慈恵医院と改称する有志共立東京病院を設立した。医療における看護の重要性を認識し、有志共立東京病院に日本初の看護学校である看護婦教育所を併設して看護

教育にも尽力した。高木が関わった3つの施設は、現在それぞれ東京慈恵会医科大学、東京慈恵会医科大学病院、慈恵看護専門学校となっている。なお、高木の伝記については吉村昭著『白い航跡』がある。

抗脚気因子ビタミン B_1 を発見した鈴木梅太郎

　鈴木梅太郎（1874～1943）は、1874年（明治7）に現在の静岡県牧之原市の農家に生まれた。14歳のとき単身上京、1896年（明治29）帝国大学農科大学農芸化学科を卒業した。1901年（明治34）、農学博士の学位を取得した後、ベルリン大学に留学し、後にノーベル化学賞を受賞するフィッシャー（Emil H. Fischer）のもとで、たんぱく質やアミノ酸の分析技術を学んだ。帰国後、1907年（明治40）に東京帝国大学農学部教授となる。留学中に日本人と欧米人の体格の違いを実感し、日本人の主食である「米」を研究対象とした。

　日本の国民病であった脚気は、高木兼寛の疫学研究で白米を主とする食事にあることが明らかにされていたが、詳細は不明のままであった。鈴木は、白米だけをエサに飼育したニワトリなどの鳥類に生じる脚気様症状が、玄米や米ぬかで回復、さらに予防できることを見出し、その研究結果を「白米の食品としての価値並に動物の脚気様疾病に関する研究」として1910年（明治43）に学会報告した。

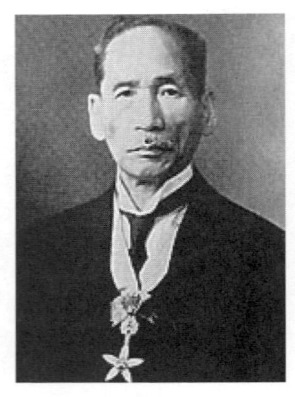

写真2　鈴木梅太郎

　鈴木は、米ぬかの有効成分の化学抽出を目指して努力し、そのアルコールエキスからアベリ酸の分離に成功した。アベリ酸が今日のビタミン B_1 である。鈴木は、これを1910年（明治43）12月13日に学会で発表し、1911年（明治44）にはその有効成分は脚気の改善因子であるだけではなく、ヒトと動物の生存に不可欠な未知の栄養素であることを強調し、後の「ビタミン」の概念を明確に提示した論文を発表した。まさに、これこそが世界で初めてのビタミン発見であったが、論文は日本語で書かれており、ドイツ語に翻訳されたとき「これは新しい栄養素である」という一行が翻訳されなかったため、世界から認知されなかった。鈴木は、1912年（大正元）にこの有効成分をコメの学名 *Oryza sativa* L. にちなんでオリザニンと改名してドイツ生化学誌に発表した。しかし、その1年前にポーランドのフンク（C. Funk）が、米ぬかから鈴木の発見した物質と同じ成分を分離し、生命（ビータ）に必要な塩基（アミン）の一種という意味で、ビタミン（vitamine）と名づけ発表していた。そのため、世界的にはフンクがビタミンの最初の発見者として知られることになった。なお、ビタミンを複数の必須栄養素成分の総称と定義するにあたり"vitamin"と綴りが変えられた。

　また、日本農芸化学会を創立し、初代会長としてその発展の基礎を作り、理化学研究所創立委員として創立に参画、研究員として「理研ビタミン」や米を使用しない合成清酒「理研酒」を発明した。鈴木の脚気に対する有効成分アベリ酸の発見を発表した12月13日が「ビタミンの日」に制定されている。

参考文献
1）吉村 昭『白い航跡』講談社（1994）
2）加藤八千代『激動期の理化学研究所 人間風景―鈴木梅太郎と薮田貞治郎』共立出版（1987）

各論 20

わが国における薬物学の創始者・高橋順太郎

荒木 二夫

　高橋順太郎は、加賀藩士・高橋作善の長男として1856年（安政3）5月2日に金沢に生まれ、11歳で藩派遣により長崎に留学した。さらに1871年（明治4）に上京して大学南校に入学、東京開成学校を経て1881年（明治14）に東京医学校を卒業し、大学助手に任命された。文部省国費留学生に選ばれて1882年（明治15）にベルリン大学に留学、2年後に近代薬理学の開祖として有名なストラスブルグ大学のO. Schmiedeberg教授に師事し、実験薬理学の研鑽に励んだ。1886年（明治19）にドイツ人の妻ルイゼを伴って帰国。

　1886年（明治19）に東京帝国医科大学の初代薬物学教授に選ばれ、1888年（明治21）には日本薬局方調査委員に任命された。1890年（明治23）4月に開催された第1回日本医学会で「薬物研究の方針」を講演した。医術開業試験委員、帝国大学評議員に任命されるなど公職も多く、日本薬理学会の設立には中心的な役割を果たした。また、第1次世界大戦が勃発してドイツからの医薬品の輸入が途絶し、製薬の国産化が進められたときには、官民合同の薬品の合成研究を指導するなど多方面で大活躍した。

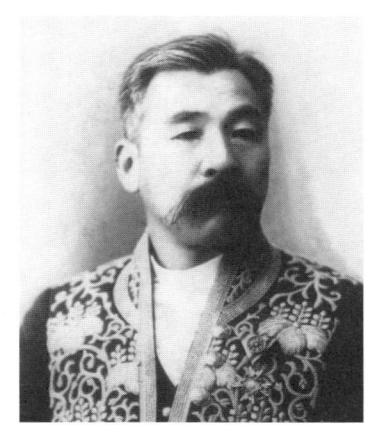

写真 高橋順太郎

　薬物学教室では、漢薬の成分研究に目を向け、加賀藩秘薬の成分研究を行い、莨菪（はしりどころの根、根茎。鎮痛・鎮痙薬）からスコポレチン、黄芩（こがねばなの根。消炎・解熱）からスクデラリン、商陸（やまごぼうの根。利尿薬）からフィトラッコトキシンを単離し、さらにこれら成分の化学的、薬理学的研究を行い、臨床研究まで考えた。また、ふぐ毒の性質研究を行い、鱈の肝油成分の研究を進め「高橋改良肝油」を製造して国民の栄養改善に貢献した。

　1886年（明治19）から1920年（大正9）まで、30有余年、薬物学教室において後進、門弟の教育に熱心に取り組んだ。明治、大正期の主な薬物学者はすべて門下生であり、「高橋は日本薬物学の創始者」と言われている。1920年（大正9）6月4日に他界。享年64歳。東京大学医学部1号館構内に胸像が保存されている。

参考文献
1) 三浦孝次『加賀藩の秘薬』石川県薬剤師協会 "加賀藩の秘薬" 刊行会（1967）
2) 日本薬理学会ホームページ：沿革（http://www.pharmacol.or.jp/society_infomation/enkaku.html：2014.7.22 アクセス）

各論

21 赤痢菌の発見に輝く志賀潔

牧　純

宮城県出身の細菌学者 (1871～1957)。最初は佐藤姓であったが、代々仙台藩医家の志賀家 (母親の実家) の養子となる。1896年 (明治29)、現在の東京大学医学部を卒業後直ちに当時の私立伝染病研究所に入って、北里柴三郎所長の指導を受けた。

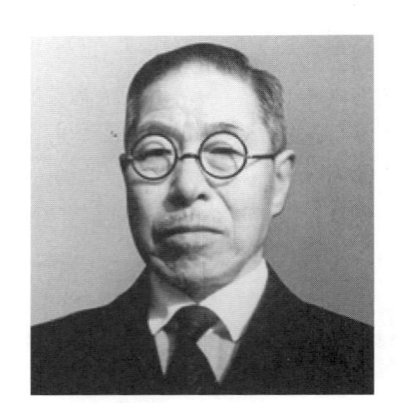

写真　志賀潔

主要な研究業績

明治維新後30年程度しか経過していない1897年 (明治30) に、早くも志賀は世界に先駆けて赤痢菌を発見した。しかも大学卒業後1年ほどしか経っていない快挙であった。関東圏を中心に赤痢が大流行した当時、不眠不休に近い態勢で研究に取り組んだ。検査室に次から次に持ち込まれる患者検体の染色標本を作成し顕微鏡観察を続けた。検体に桿菌の1種を見出し、それが赤痢患者の血清と特異的に反応することを突き止め、細菌学雑誌に日本語で発表した (1898年 (明治31) ドイツ語で要約を発表)。赤痢菌の学名 *Shigella dysenteriae* の属名 *Shigella* に今でも「志賀」の名が示されているように、赤痢菌発見は志賀による不朽の金字塔である。

1901年 (明治34)、北里の紹介によりドイツに留学。選択毒性と化学療法の概念を打ち立てたエールリッヒ (Paul Ehrlich) に師事した。今度は、細菌類とは異なり血清療法が無効の真核生物病原体に対する治療薬開発の研究に取りかかった。そしてマウスに感染させたトリパノソーマ病原体に対して、多数の化合物の効果を精力的にスクリーニングした。1904年 (明治37) には師匠エールリッヒとともに、アニリン色素の中から病原体に有効な化学療法剤トリパンレッド trypan red (ドイツ語トリパンロート) を開発した。第1次大戦前の時代、ドイツにはアフリカに植民地があり、熱帯感染症対策は大きなテーマであった。

主な履歴

1905年 (明治38)、帰国後に医学博士号を受領。森 林太郎 (鴎外) の脚気細菌説を否定する実験を行っている (ちなみに、森は1922年 (大正11) の死去まで持論を曲げなかった)。1912年 (明治45)、学会で渡欧した際、半年間再びエールリッヒのもとでがんおよび結核の化学療法の研究に従事した。1914年 (大正3) には、北里らとともに官立の伝染病研究所を退職し、1915年 (大正4)、開設された

北里研究所に入所した。1920年（大正9）に慶応大学医学部教授に抜擢されたが、同年秋に京城（現在の韓国・ソウル市）に赴任し、現地で医学教育と医療政策に献身する。1926年（大正15）京城帝国大学（現在のソウル大学）医学部長、1929年（昭和4）には同大学総長となるが、ライ患者に対する対応策で苦難の日々を送る。

　1931年（昭和6）東京に戻り、北里研究所顧問に就く。第2次世界大戦の敗戦色強い1944年（昭和19）に文化勲章を受けるが、翌1945年（昭和20）の東京大空襲で自宅が被災し、命からがら故郷の仙台に疎開した。1948年（昭和23）日本学士院会員。仙台市名誉市民ともなる。数々の栄誉に恵まれた志賀ではあるが、妻に先立たれ子息を戦争や結核で失い、筆舌に尽くしがたく辛い晩年であった。にもかかわらず、なおも清廉孤高とした余生を貫き通し、老衰により1957年（昭和32）仙台で人生の幕をおろした。

参考文献
1) 土屋友房編著『微生物学・感染症学』第1版、化学同人 (2008)
2) 小川鼎三『医学の歴史』第46版、中央公論新社 (2005)
3)『北里柴三郎記念館』学校法人北里学園 (1987)
4) ウィキペディア

22 世界初の人工癌を作った山極勝三郎

砂金　信義

　山極勝三郎（1863〜1930）は、1863年（文久3）に現在の長野県上田市に生まれ、東京帝大医学部予科、本科に入学し、1888年（明治21）に首席で卒業した。卒業後は病理学研究室に所属し、学者・教育者の道を歩み始め、1895年（明治28年）に東京帝大医学部病理解剖学教授に就任した。

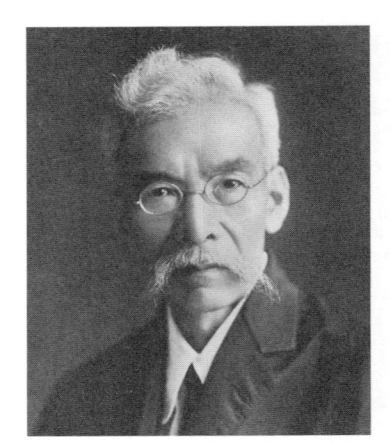

写真　山極勝三郎

腫瘍病理学の泰斗

　病理学教室において、当時は伝染病であろうと考えられていた脚気の病因について研究を開始した。山極は、解剖結果から脚気は伝染病ではなく、中毒によるものだと考え、研究を重ねたが、期待どおりの結果は得られなかった。折しも、ドイツでは結核治療薬ツベルクリンを発明したと発表され、政府は山極を初め3人の研究者を、その調査・研究のためにドイツに派遣した。しかし、ツベルクリンの治療薬としての効果は確認されないまま使われなくなったため、山極はツベルクリン研究を終了し、念願であった細胞病理学者のウイルヒョー（Rudorf Virchow）のもとに留学し、研究を開始した。すべての疾病は身体の構成要素である細胞の異常によるとする「細胞病理説」と正常細胞が刺激を受けて変化し、がん化するという「癌発生刺激説」を提唱していたウイルヒョーから大いに刺激を受けて1895年（明治28）に帰国した。

　帰国後、本格的にがんの病理研究を開始した。病理学教室では業務として病理解剖を多数行っていた。胃がん症例を詳細に検討し、多くの胃がんは治りにくい単純胃潰瘍の縁が暴飲暴食による慢性反復性の刺激を受けてがんになると結論し、1905年（明治38）にわが国最初の胃がんに関する専門書『胃癌発生論』を発表した。1911年（明治44）には、肝臓がんには肝臓の実質細胞からできるものと、輸胆管上皮細胞からできるものがあり、これを区別して、実質細胞からできるものを「ヘパトーマ」と名づけた。

世界のがん研究の端緒

　しかしながら、「がんはなぜ発生する」の問に対しては明確な結論を出せずに経過していた。1913年（大正2）にデンマークのフィビゲルが、寄生虫に感染しているゴキブリをラットに食わせることに

より胃がんを作ることに成功したと発表した。

　山極はこの報告に触発されて発がん実験を開始した。煙突掃除夫に陰嚢がんができることやコールタールを扱う労働者に職業性の皮膚がんができることに注目して、その実験はコールタールをウサギの耳に繰り返し塗擦（塗布ではない）することであった。実際に実験したのは、後に北海道帝国大学農学部畜産学科教授になる市川厚一で、実に3年以上に渡って反復実験を行い、1915年（大正4）についに世界で初めて実験的にがんを発生させることに成功し、この成果は、山極、市川の連名で発表された。

　初の人工癌発生成功は、ウイルヒョーの癌発生刺激説を支持するものであり、その快挙は世界から賞賛された。

　人工癌作成の功績によりノーベル生理学・医学賞の有力候補に挙げられたが、残念ながら受賞には至らなかった。その後、がん研究の専門誌『癌』を創刊し、日本病理学会の初代会長を努めた。

参考文献
1) 神田愛子『まぼろしのノーベル賞―山極勝三郎の生涯』国土社 (2012)

23 日本住血吸虫を発見した桂田富士郎

砂金　信義

　1867年（慶応3）、現在の石川県加賀市に生まれ、県立金沢医学校を首席で卒業後、帝国大学医科大学（現在の東京大学医学部）病理学教室に入り、病理学を学んだ。1890年（明治23）、発足間もない岡山の第三高等中学校医学部（岡山医学専門学校の前身）に講師として赴任、病理学と法医学を担当した。その後、岡山医学専門学校（現在の岡山大学医学部）の病理学教室教授に昇任するが、当時、東京帝国大学以外の医学部に専任の病理学教授が置かれた最初の例となった。1899年（明治32）にドイツ、フライブルク大学に2年間留学し、この間7報の論文を発表した。

　岡山に隣接する広島県片山地方に、田植え時水田に入ると皮膚のかぶれ、発熱、血便、腹水がたまり、肝臓、脾臓が肥大し、時には死に至る風土病があり、その原因はわからず、地域住民に奇病、難病と恐れられていた。山梨県甲府盆地にも同様の症状を示す難病が蔓延しており、死後解剖が行われた患者の胆管などに多くの寄生虫卵が確認され、この奇病の原因は、この卵を産んだ寄生虫による寄生虫病説が提出されていた。岡山に多い肝臓ジストマ（肝吸虫）を研究していた桂田は、片山病患者からも寄生虫卵が検出されたとの報告に関心をもち、肝吸虫との関連を確かめるために研究を開始した。

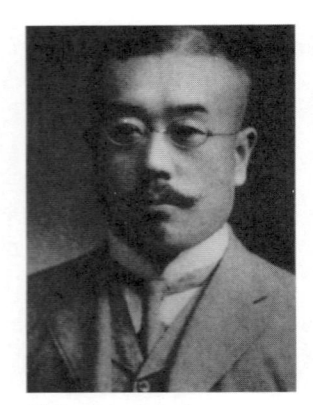

写真　桂田富士郎

　桂田は、山梨県に出かけ、在住の三神三郎の協力を得てその解明に取り組んだ。患者から検出された虫卵は、肝吸虫の卵ではないことが確かめられ、新規の寄生虫であると想像された。患者から発見された寄生虫卵を産む虫体を患者の肝臓から見つければ、その寄生虫が奇病の原因であることが証明できるはずであり、患者の肝臓での虫体発見に努力が払われた。三神が飼育する猫に奇病と同様な症状が見られることを知らされた桂田は、吸虫が人畜共通寄生虫であることを思い起こし、ネコを解剖した。肝門脈から多数の雌雄異体の吸虫が検出され、2つの吸盤をもつ新種の住血二口吸虫で「日本住血吸虫」（*Schistosoma japonicum* KATSURADA）と命名して1904年（明治37）8月13日付の官報に発表、さらにドイツ語の論文を提出した。これにより新吸虫症は世界から認められた。

　その後、九州帝大の宮入慶之助が日本住血吸虫の中間宿主としてミヤイリガイ（カタヤマガイ）を特定し、その生活史、感染ルートが解明された。日本各地でミヤイリガイの防除が実施され、日本から日本住血吸虫は撲滅された。

参考文献
1) 小田皓二「桂田富士郎と日本住血吸虫の発見100年」岡山医学界雑誌　2005：117：1-8

各論

24 世界初の化学療法剤サルバルサンを創製した秦佐八郎

八木澤　守正

旧姓は山根。1873年（明治6）3月23日、石見国美濃郡都茂村（現在の島根県益田市美都町）にて出生した。同村の医家であった秦徳太の養子となり、1891年（明治24）に岡山第三高等中学校医学部に入学した。同校を卒業し1年間の軍務の後に岡山県立病院の助手に就任し、荒木寅三郎（後の京都帝国大学総長）の指導を受けて1898年（明治31）6月刊行の薬学雑誌に発表した家兎におけるチモールのグルクロン酸抱合の研究などを行った。

ペスト研究と防疫活動における功績

同年8月に荒木の推薦により北里柴三郎が主宰する大日本私立衛生会伝染病研究所に入所したが、同時入所者には3歳年下の野口英世がいた。伝染病研究所では、その前年に助手の志賀潔が赤痢菌を発見しており、研究所全体の意気は極めて高い時期であった。1899年（明治32）11月に日本で初のペストが門司と神戸で発生し、翌年3月までに兵庫県と大阪府を中心として69名の患者（うち62名が死亡）が記録されているが、秦は北里・志賀に従って防疫活動に従事した。

秦は1901年（明治34）の和歌山県のペスト集団発生の防疫活動で頭角を現し、ペストの免疫血清療法の報告などペスト関連の6編の論文を細菌学雑誌に発表する一方で、ペスト予防法の策定に携わり水際での防疫法を提示するなどペストの研究と防疫に著しく貢献した。1904年（明治37）に勃発した日露戦争に軍医として従軍した後、1907年（明治40）1月に伝染病研究所第三部長に就任した。

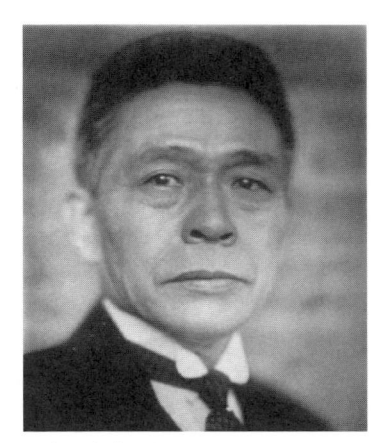

写真　秦佐八郎

ドイツ留学とサルバルサンの発見

秦は北里の指示に従い、梅毒血清反応法を開発したワッセルマン（August von Wassermann）のもとで研究を行うため、1907年（明治40）7月にドイツ国立伝染病研究所に留学した。同研究所に1年間およびモアビット市立病院に3ヵ月間の滞在の間に血清学・細菌学・酵素化学に関する7編の論文を発表し、1909年（明治42）1月にエールリッヒ（Paul Ehrlich）が主宰する国立実験治療研究所に移籍した。エールリッヒと同研究所の化学部長であったベルトハイム（Alfred Bertheim）は、トリパノゾーマに対して有効性が示唆されていたヒ素化合物アトキシールの構造を決定し、副作用の少ないア

トキシール誘導体の合成研究を行っていた。エールリッヒは生活細胞と色素の親和性に関する研究において多種多様な色素を創製した経験に基づいて次々と誘導体を描き出し、ベルトハイムはそれら化合物の合成法を考案し、カッセラ社の染料部門（後にヘキスト社に移譲された）の化学部長のベンダ（Ludwig Benda）の協力を得て合成研究を行っていたが、研究室に届けられる多数の誘導体についての生物学的・薬理学的な検討は、著しい時間と労力および繊細な注意を要する研究であった。

エールリッヒは秦の研究能力に深い信頼と期待をもって一連のヒ素化合物の動物実験を秦に委ねたが、秦が同研究所に入所した時にはすでに500種ほどの誘導体が合成されていた。秦はそれらの誘導体について精密な試験管内実験と的確な動物実験を繰り返し、毎日のようにエールリッヒとともに被験化合物の構造と治療学的効果を比較検討しながら、次に合成する化合物の計画を立てていた。現在の創薬科学で「構造—活性相関」と呼ばれる研究手法がすでに用いられていたのであるが、化合物番号が580番の物質からは明確に先を見通して化合物の設計がなされるようになり、化合物606号に至って標的である梅毒スピロヘータに特異的に働き宿主には危害を与えない、満足の行く初の化学療法剤が誕生したのである。1909年（明治42）8月、秦が参画してからわずか8ヵ月後のことであった。化合物606号はヘキスト社によりサルバルサン（salvarsan）と名づけられたが、この名称は救世主を意味する"salvator"とヒ素を意味する"arsenic"から成っており、当時の梅毒治療薬に対する大きな期待を物語る命名である。

1910年（明治43）4月のウィスバーデンにおけるドイツ内科医学会の席上で、エールリッヒが化学療法の原理と研究方法を解説し、次に秦が606号発見に至る経緯を報告し、最後にマグデブルグ大学のシュライベル（Ernst Schreiber）が数百例の臨床試験成績を発表したが、世界的に大きな反響を呼び起し「魔法の弾丸」が誕生したのである。

サルバルサンの発見において、特記すべき大きな契機がある。梅毒の病原体であるスピロヘータ *Treponema pallidum* は1905年（明治38）に発見されたが人工培養することができず、マウスやラットに感染させることはできなかった。1907年（明治40）にイタリアのパロージ（Parodi, U）が梅毒スピロヘータをウサギの睾丸および陰嚢に接種して継代する方法を確立したことを知り、秦はイタリアでパロージから実験手技を習い梅毒スピロヘータを接種したウサギを研究室に持ち帰った。当時は実験用のウサギの供給はなく、秦はフランクフルト周辺のすべての雄ウサギを実験に使用してしまったと言い伝えられているが、ウサギの個体差や実験中の合併症などの要因があり極めて難しい治療実験であった。秦の業績の1つとして、日本における実験動物の確立がある。秦はドイツから帰国する際に、サルバルサンの安全性試験に適したドイツ産のマウスを持ち帰ったが、その子孫は現在でも繁用されているdd系（Deutsche-Denkenの頭文字）マウスである。

秦の帰国後の1914年（大正3）に伝染病研究所は文部省の所管となり、北里柴三郎は辞職して新たに北里研究所を設立、秦も新研究所に移り、細菌・化学療法部長に就任。その後、慶應義塾大学医学部細菌学教授を経て北里研究所副所長に就任し、1938年（昭和13）11月22日に逝去するまで在職した。

参考文献
1) 秦佐八郎『化学療法ノ研究』三共合資会社（1911）
   国立国会図書館近代デジタルライブラリーで閲覧可能（URL：http://dl.ndl.go.jp/info:ndljp/pid/834226/1）
2) 志賀 潔『六〇六号の成功：パウル・エールリッヒ その生涯と業績』冨山房（1952）

各論 25 黄熱病研究の犠牲となる野口英世

牧　純

　福島県出身の細菌学者(1876〜1928)。その生家が猪苗代湖の畔に管理維持されている。諸事情により苦学を余儀なくされた野口英世は、1897年(明治30)私立の医学塾「済生学舎」(日本医科大学の前身とされるが異論もあり)に入り、医術開業試験に合格し医師免許を取得した(この開業試験制度自体、1916年(大正5)山縣有朋内閣の時代に廃止)。

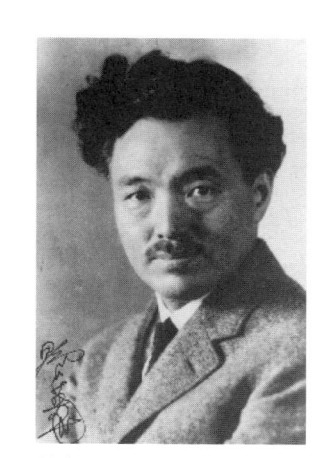

写真　野口英世

梅毒の研究でノーベル賞級の業績

　医学研究者としてのスタートは、北里柴三郎所長が指導者を務める私立伝染病研究所(東京大学伝染病研究所を経て現在は東大医科学研究所)においてであった。野口は、志賀潔の赤痢菌研究を視察する目的で1899年(明治32)に来日した米国の病理学者フレキシナー(S. Flexner)を頼って翌年渡米、1904年(明治37)にはロックフェラー医学研究所に入所し、生涯にわたり同研究所に所属した。

　フレキシナーのもとではまず蛇毒の研究助手からスタートし、蛇毒による溶血が引き金となり血管内皮の出血と浮腫が惹起される機構に関して詳細な病理学的研究を行った。蛇毒の血清学的研究も、黎明期におけるものとしては評価される内容である。

　次に、1905年(明治38)ドイツ人学者により発見された梅毒病原体(梅毒トレポネーマ *Treponema pallidum*)の研究に移行した。病原性のある梅毒病原体の純粋培養は継代培養により病原性を失うので成功したとは言えないが、実験感染させたウサギでは病理学的な研究成果を収めている。ヒト患者の脳組織の病理学的研究では世界的な業績をあげた。1913年(大正2)、それまで梅毒との関係は言われていたが、依然として原因不明であった進行性麻痺・脊髄癆の脳病理組織に、梅毒トレポネーマを発見した。野口による進行性麻痺・脊髄癆の原因究明は、この疾病に対するマラリア駆梅療法との関連でも重要である。梅毒病原体が人体の高熱に抵抗性が極めて低い性質を考慮に入れたウィーンの精神医学者ヤウレッグ(Wagner von Jauregg)は1918年(大正7)にマラリアによる駆梅療法を考案、実施して成果をあげ、その功績でノーベル賞を受賞した。

　野口も1914年(大正3)と1915年(大正4)、そして1918年(大正7)にノーベル賞候補とはなったが、脳病理組織に梅毒病原体を発見した功績はもっと高く評価されて然るべきであった。

熱帯病研究の分野でも一定の成果

　野口は微生物学者として有名であるが、南米では寄生虫学の分野での業績もある。寄生原虫リーシュマニアの培養をもとにした研究で成果を収めている。

　晩年は黄熱の研究で知られているが、決して黄熱の病原体を発見したわけではない。この病原体はウイルスであるので、光学顕微鏡では見つからない。当時、電子顕微鏡は開発されていなかった。

　野口は南米で黄熱が流行した際に要請あって現地に赴き、その原因究明に粉骨砕身したが、光学顕微鏡で"発見"したものは、実はらせん菌（ワイル病レプトスピラ）だったと言われる。重症黄疸出血性レプトスピラによる症状（発熱、黄疸、出血、意識障害）は黄熱のそれと酷似する。その後、西アフリカのガーナで黄熱が流行したとき、使命感にあふれ乗り込んだ野口を待ち受けていたのは非業の死であった。黄熱を巡って混沌としていたこの時代に、野口以外にもイギリスのストークス（A. Stokes）のように黄熱の犠牲にとなった研究者もいたが、黄熱ウイルスを単離し有効なワクチンを開発した学者（南アフリカのセーラー（M. Theiler）、後にノーベル賞受賞）もいた。

　そのような時期に、実は上記のレプトスピラ症か赤痢に罹患していたのを黄熱に感染してすでに免疫ができているはずだと思い込み続けていた野口は、ついに黄熱ウイルスの侵襲を受け苦しみ「私には理解できない」と最期の言葉を残してアクラで永遠の眠りについた。

参考文献
1）土屋友房編著『微生物学・感染症学』第1版、化学同人（2008）
2）小川鼎三『医学の歴史』第46版、中央公論新社（2005）
3）『北里柴三郎記念館』学校法人北里学園（1987）
4）ウィキペディア

各論

26 橋本病の発見者・橋本策

砂金　信義

　橋本病（Hashimoto Disease）は、甲状腺の機能低下症である慢性甲状腺腫を示す世界共通の医学用語となっている。この用語は、橋本 策(はかる)のドイツの臨床外科学雑誌への報告に始まる。

　橋本は、1881年（明治14）三重県阿山郡西柘植村（現在の伊賀市）に生まれた。初めは政治家を夢見ていたが、祖父からの強い勧めもあり、何代も続いた家業の医学の道を目指すことを決意し、旧制第三高等学校を経て新設の京都帝国大学福岡医科大学（現在の九州大学医学部）に入学した。1907年（明治40）に第1期生として卒業すると、外科学教室に入局し、外科医として患者を診るかたわら、病因を探求するために外科学教室に保存されていた病理標本を顕微鏡でひたすら観察した。その中に特異的で共通の様態を示す4例の女性の甲状腺標本を見い出した。

　これらの標本では、広範囲に広がる腺腫（腺細胞の異常増殖）とリンパ球の浸潤が認められ、間質は線維化して、甲状腺ホルモンを産生するろ胞細胞そのものは変性していた。この症例を病理組織所見の詳細なスケッチを添え、「甲状腺のリンパ腺様変化に関する組織的ならびに臨床的知見について」の表題でドイツの臨床外科学雑誌（Archiv für klinische Chirurgie, (Berlin)）に報告した。1912年（大正元）のことで、世界に先駆けた自己免疫性疾患である慢性甲状腺炎の報告であった。しかし、当時の医学は欧米が主流であり、日本で研究された橋本の報告は注目されることはなかった。1930年代なってようやく欧米の医学者たちに評価され、報告の病態は独立した疾患として認められて、発見者の名を冠して橋本病（Hashimoto Disease）あるいは橋本甲状腺炎（Hashimoto's thyroiditis）と呼ばれるようになった。日本で橋本病が知られるようになるのは戦後のことであり、その功績が称えられるのは橋本の没後のことであった。自己免疫の概念の進展に伴い、橋本病は、今日では代表的自己免疫疾患として取り扱われている。なお、人名の付いた病名は200余りにのぼるが、このうち日本人の名が付き、世界的な教科書に記載されているものは、橋本病、川崎病、高安病、菊池病の4つしかない。

　橋本は、その後研究者としての出発を期してドイツに留学するが、折悪しく第1次世界大戦が勃発したため、余儀なく帰国した。帰国後福岡医科大学に戻り研究を継続するつもりであったが、郷里の人々の強い要望もあり、橋本病院を開業した。1934年（昭和9）腸チフスに罹患して急逝するまで「医は仁術である」を実践して地域の医療に貢献した。

　日本甲状腺学会は、橋本の業績を顕彰して学会のロゴマークに橋本の顔写真を掲げている。また、九州大学医学部の校内には橋本を記念した橋本通りがある。

参考文献
1) 川崎記孝『世界的医学者　橋本策物語』橋本策医学博士顕彰会（2012）

27 世界の研究者から尊敬された抗生物質研究の先駆者梅澤濱夫

八木澤　守正

　梅澤濱夫は、1914年（大正3）10月1日に福井県小浜町にて小浜病院長の梅澤純一の次男として出生した。父の札幌鉄道病院長への転任に伴い札幌で小学生活を過ごすが、その時期に近所に住む英国人の夫人から遊ぶようにして会得した英語力が後の抗生物質研究の大きな助けとなったと自伝に書き残している。当時としても珍しい男ばかりの6人兄弟であり、後に長兄の純夫は慶應義塾大学工学部教授、次弟の邦臣は科学技術庁事務次官、4男勉は警視庁健康管理本部長、5男博臣はカナダのアルバータ大学教授、末弟の実はフランスのストラスブール大学教授を歴任した学者一家であった。

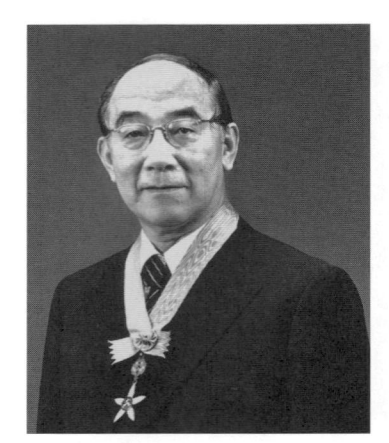

写真　梅澤濱夫

ペニシリン製造技術の確立に中心的な役割を果たす

　梅澤は、東京帝国大学医学部を卒業し黴菌学教室に入り免疫学研究に従事していたが、1939年（昭和14）に応召して習志野陸軍病院検査室に勤務中の1941年（昭和16）に米国ロックフェラー研究所のデュボス（Rene Dubos）によるタイロシン発見の論文を読んで大きな感銘を受け、習志野の土を用いて同研究の追試を行うことにより、後に抗生物質探索研究に取り組む素地が養われた。1943年（昭和18）3月に召集解除され、大学で助手に就任し同年11月より陸軍軍医学校に新設の研究部の手伝いを始めたが、ドイツの臨床週報に掲載されたキーゼ（Manfred Kiese）の総説「カビ及び細菌より得られた抗菌性物質に依る化学療法」を翻訳する機会があり、英国のフレミング（Alexander Fleming）が1929年（昭和4）に発見したペニシリンの画期的な効力を知った。

　ペニシリンの自国生産は、戦時下の日本における軍陣薬学の最重要課題に取り上げられ、国内の薬学・細菌学・農芸化学・有機化学各領域の学者が総動員されてペニシリン産生菌株の探索と抽出・精製法の研究が精力的に行われた。梅澤はその中心的な役割を果たし、研究着手からわずか8ヵ月後の1944年（昭和19）10月には十分な抗菌活性を有する黄色のペニシリン凍結乾燥粉末の製造を達成した。

　東京帝国大学附属伝染病研究所の助教授に就任した梅澤は、ペニシリン研究の中核として終戦を迎えたが、戦後は連合国軍最高司令部（GHQ）に対して戦時中のわが国におけるペニシリン研究の経緯を説明する役割を果たし、GHQによるペニシリン国産化政策に対応する国内研究者の窓口を務めた。

特に、米国から来日したテキサス大学のフォスター（Jackson W. Foster）によるペニシリン生産技術指導の際には、米国のペニシリン検定における標準品や標準菌株を手渡されるなど、わが国におけるペニシリン製造技術確立に関わる中心的な役割を果たした。

カナマイシンの発見

梅澤は、1947年（昭和22）5月に伝染病研究所を二分する形で新設された国立予防衛生研究所の抗菌性物質部長に就任し、ペニシリンおよびストレプトマイシンの国内生産技術の確立および品質管理のための基準制定と国家検定の制度化に努めた。その一方で新規抗生物質の探索研究を推し進め、わが国独自にクロラムフェニコールやネオマイシンを発見し、世界に先駆けて抗カビ性のオーレオスリシン（1949年）および抗腫瘍性のザルコマイシン（1953年）を発見し実用化した。

1957年（昭和32）に発見したカナマイシンは、世界的に問題が深刻化していたペニシリン耐性黄色ブドウ球菌感染症、ストレプトマイシン耐性結核およびクロラムフェニコール耐性赤痢に対して優れた効果を示し、翌1958年（昭和33）にはニューヨーク科学アカデミーによるカナマイシン・シンポジウムが催され、カナマイシンは世界に雄飛した最初の日本オリジンの抗生物質となった。梅澤のカナマイシン発見の功績に対して1959年（昭和34）に朝日賞、1962年（昭和37）に学士院賞および文化勲章が授与された。

梅澤は、カナマイシンの特許料を基金として1962年（昭和37）に財団法人微生物化学研究会を設立し、理事長および附属微生物化学研究所長に就任して新たな抗生物質研究を展開した。微生物化学研究所においては、稲イモチ病に有効なカスガマイシンや特色のある抗腫瘍性のブレオマイシンやアクラルビシンなどの新規抗生物質の発見・実用化に加えて、抗生物質耐性菌の耐性機序の解明に基づいて耐性菌に有効な新規抗生物質であるジベカシンを創製するなどの研究成果が得られている。国立予防衛生研究所には抗生物質部長として1978年（昭和53）に退官するまでの31年間在職したが、その間に東京大学伝染病研究所および応用微生物研究所の教授を兼任した。

一方、梅澤は1946年（昭和21）に財団法人日本抗生物質学術協議会が設立された時点から活動の中核となり、1969年（昭和44）から1986年（昭和61）12月25日に逝去するまで理事長を務めた。同財団が刊行する国際専門誌"The Journal of Antibiotics"を自らの論文発表の場として、生涯の発表論文1171報のうちの796報（67％）を同誌に投稿し、同誌の学術水準を高めた。同誌のEditor-in-chiefへの就任を求める声は多かったが、編集委員の1人であることを貫き、同じく編集委員を務める21ヵ国130名余りの世界の抗生物質研究を主導する研究者たちの尊敬を一身に集めていた。

抗生物質による感染症と癌の克服を目的として欧米と日本の化学療法研究者の協力により1961年（昭和36）に国際化学療法学会が組織され、梅澤は同学会理事と副会長を歴任し、1969年（昭和44）には東京で第6回総会を主宰するなど著しい貢献をした。同学会では最高学術賞として"Hamao Umezawa Memorial Award"を設けて梅澤の功績を永く称えている。

参考文献
1) 梅澤濱夫『抗生物質の話』岩波書店（1962）
2) 梅澤濱夫『抗生物質を求めて』文芸春秋（1987）

28 日本における看護の歴史

田中　幸子

近代的な看護教育の始まり

　わが国の近代的な看護教育はナイチンゲール（Florence Nightingale）の看護の影響を受けて始まった。英国セント・トーマス医学校に留学していた高木兼寛は1885年（明治18）、有志共立東京病院看護婦教育所を設立した。高木はセント・トーマス病院のナイチンゲール看護学校やナイチンゲール病棟の患者中心の医療に大きな影響を受けたとされている。高木は米国人の宣教看護師リード（Mary E. Reade）を招き看護法を教授させた。一方、米国に留学し京都同志社を設立した新島襄は、宣教医ベリー（John C. Berry）の協力を得て1886年（明治19）、京都看病婦学校を設立した。初代の看護教師リチャーズ（Linda Richards）は米国で最初のトレインドナース（Trained Nurse：正規の教育訓練を受けた看護婦）であった。さらに同年、宣教師ツルー（Maria T. True）が櫻井女学校付属看護婦養成所を設立した。

　これらの近代的な看護教育は日本全体には広がらなかった。伝染病の蔓延や戦争の激化によって、看護婦への需要が高まり、短期間で養成される速成看護婦が多かった。1915年（大正4）に制定された看護婦規則において看護婦は18歳以上の女子とされたが、戦争の苛烈化によって、陸軍看護婦の場合16歳まで引き下げられた。

占領期の看護改革

　1945年（昭和20）、日本の敗戦を機にGHQによる占領改革が実施された。占領期における看護改革の主なものは、①日本看護協会の設立、②厚生省看護課の設置、③保健婦助産婦看護婦法の制定、④モデルスクールの設置、⑤リフレッシャーコース（再教育）の実施などである。占領当初、病院を視察したGHQ看護課長のオルト（G.E. Alt）少佐は、「これは病院ではない、ボーディングハウスだ」と述べており、病院の療養環境はかなり劣悪であったことがうかがわれる。また、GHQ公衆衛生福祉局長サムス（C.F. Sams）にいたっては、「日本の看護婦は召使も同然」と述べている。多くの看護婦は患者の直接的なケアをしておらず日本では看護の概念も十分には浸透していなかったと言える。そうした状況を背景に日米の看護職者は協働で改革を推進していった。

　1948年（昭和23）に制定された保健婦助産婦看護婦法は、①看護婦が甲種・乙種の2種類あること、②乙種看護婦の業務制限、③助産婦・保健婦・甲種看護婦に国家試験を課していることなどが問題となった。最終的に国会の厚生委員会が准看護婦制度を盛り込んだ法案を作成し、サムス局長の①国家

試験を残す、②現行通り看護婦の教育は3年にする、という要請を取り入れて、1951年（昭和26）4月准看護婦制度が成立した。2年で養成できる准看護婦制度は看護婦不足を懸念する考えから発出したものであった。1950年の高校進学率をみると、男性でも48％、女性にいたっては36.7％で、看護婦になるために高校卒業後3年の教育期間はかなりレベルが高かったと言える。

看護婦不足への対応

　その後も看護婦不足が続き、1960年代には新潟県の病院から発したニッパチ闘争（看護婦の夜勤を2人以上で月8回以内に抑えるための労働運動）が全国に広がった。1985年（昭和60）に医療法が改正され、病床規制による駆け込み増床が問題となった。病床は急激に増加しても看護職員はそう簡単に増員できるものではないことから、看護婦不足は深刻さを増していった。1989年（平成元）、高齢者保健福祉推進十か年戦略（以下、ゴールドプラン）が策定されると在宅看護・介護要員として看護職員が2万人必要との試算が出され、看護職員の確保は政府の重要課題となっていった。深刻な看護職員の不足は労働環境の悪化を招き、日本医療労働組合連合会は、ストライキやデモ行進を繰り広げ、マスコミにも頻回に取り上げられるようになった。1990年（平成2）、政府は「保健医療・福祉マンパワー対策本部」を設置する一方、野党は政府の看護職員の確保対策を厳しく追及していった。自民党看護問題小委員会の提言書では「ゴールドプランの中核となるのは看護婦の確保で、それができなければゴールドプランは崩壊するだろう」と記述されている。

　こうして1992年（平成4）4月、内閣から提出された「看護婦等の人材確保の推進に関する法律」案が可決された。同法の制定により、地方公共団体が看護系大学を設置する場合、校舎等施設整備等につき、起債が認められ、その償還は地方交付税で賄うことができるようになり、文部省も私立大学の設置認可申請を積極的に指導することとなった。こうして、1992年（平成4）には14校だった看護系大学は、2003年（平成15）には106校に増加し、その後も増加している。

近年の保健婦助産婦看護婦法（保助看法）の改正

　1993年（平成5）には保助看法が改正され、男子にも保健婦の国家資格が付与されることになり男性の場合名称は「保健士」とされた。2001年（平成13）には男女の区別なく保健師、助産師（女性のみ）、看護師、准看護師に名称が改正された。2011年（平成23）からは保健師・助産師の教育期間が「6ヵ月以上」から「1年以上」に変更され大学によって選択制にしたり大学院専攻科や修士課程で学ぶなど教育課程は多様化して現在に至っている。

参考文献
1) 松田 誠『高木兼寛の医学　東京慈恵会医科大学の源流』東京慈恵会医科大学（2007）
2) 齋藤訓子他、日本看護協会編『平成14年度　看護政策立案のための基盤整備推進事業、Ⅰ. 看護師等の人材確保の促進に関する法律の立法過程』日本看護協会（2003）
3) 田中幸子「占領期における保健婦助産婦看護婦法の立法過程」神奈川法学　2001；34（2）：118-181
4) 田中幸子「占領期における保健婦助産婦看護婦法の改正過程〜法律第147号と法律第258号の立法過程〜」日本看護歴史学会誌　2001；第13・14合併号：70-88
5) 田中幸子、日本看護歴史学会編「第2章　看護師の生活と労働」『日本の看護のあゆみ　歴史をつくるあなたへ』日本看護協会出版会（2014）

外国の薬学史

本章総論は、
韓国、中国、インド、ドイツ、ポーランド、フランス、スイス、イタリア、英国、アメリカの10ヵ国の薬学史について、それぞれ専門家に執筆いただいた。
また、古代ギリシア・ローマの薬物史について別途執筆いただいた。
本章各論は、
文献1. George A. Bender（文），Robert A. Thom（画）：Great Moments in Pharmacy, Northwood Institute Press（1967）
文献2. C. J. S. Thomson：The Mystery and Art of the Apothecary, J.B. Lippincott Company（1929）
の2書からそれぞれ39項目、4項目を選び筆者（奥田）が要訳した。その他3項目は筆者が執筆した。
なお、George A. Bender氏は優れた歴史家であり、薬剤師であった。

総論 1

韓国の薬学史

沈　昌求

　医薬は人類がこの世の中に誕生した時からすでに存在していた。檀君（韓国の開国神）神話に記されているように、古朝鮮時代に熊が人間になるために21日間食べたヨモギ（*Artemisiae Argyi Herba*）とニンニク（*Ninniku Allii Burbus*）から韓国の薬学が始まったと考えられる。

檀君神話（三国遺事）

　天上の世界を支配する上帝桓因には、桓雄という息子がいた。桓雄は地上の人間の世界を支配したいという欲望を持っていた。彼（桓因）は直ちに息子の桓雄に、部下の神を連れて地上へ行き、地上を支配できる職権を賦与する意味で天符印3個を渡した。

　符印とは、朝廷内と外で働く人が持つ印。天界のものということで天符印という。3個とは風、雨、雲の3神を率いることが可能な3つの印のこと。

　桓雄は天上の3000人の家率を連れて、太白山（現在の妙香山）頂上の神檀樹へ降り立ち、そこを地上を支配する根拠地、神市と名づけた。

　そのとき、熊1頭と虎1頭が同じ洞窟に住んでいた。彼らはいつも桓雄のところに来て、人間になりたいと願っていた。桓雄は彼らにヨモギ一握りとニンニク20個をあげながら、「これを食べて、100日間太陽の光を見なければ人間の体に変わるだろう」と言った。熊と虎はヨモギとニンニクを食べながら洞窟にこもった。21日後、ついに熊は女にかわった。しかし、忍耐力が足りなかった虎は人間になれなかった。

　熊から変身した女人、すなわち熊女は別の切実な願いを持った。子供が欲しかった。しかし、彼女には相手となる人がおらず、熊女は毎日神檀樹に来て、子供が欲しいとお祈りをした。これを見た桓雄は人間に変身して熊女と結婚して、子供である檀君王儉が生まれた。檀君王儉（紀元前2333年）は平壤城を首都として朝鮮をつくった。

　国の始まりから三国時代（〜688年）までには他部族、特に文化的に発展していた古代中国との交流を通じて、中国の多くの医薬が導入された。そして仏教の伝来とともにインド医学も受け入れられた。高句麗は中国との直接的な接触を通じて、百済と新羅は高句麗を通じて間接的に中国医薬学の影響を受け、それぞれの医薬学を発展させた。特に百済の医薬学は日本にも大きな影響を与えた。モグサ（灸点法）の起源は中国かインドかは不明であるが、5〜6世紀に伝来したものと思われる。

百済（紀元前～660年）

百済は海路による大陸との交流により高度な文化を持ち、日本にも影響を与えた。

大陸（中国南朝）から医薬学が、印度から医薬学と仏教が渡来した。後期には独自の医薬学が発達した。『百済新集方』には、中国の晋の葛弘が著述した『肘后方』のことが書かれていた（紛失）。日本の丹波康頼編『医心方』(984) にも引用されている。行政官庁の中の内官職に薬部があった（三国史記）。

百済の医薬分業―553年（百済聖王31）に医博士と採薬師を日本へ送った（日本書紀）。

新羅（紀元前～661年）

高句麗、百済を通じて間接的に中国の医薬学に接した。三国時代の末期には唐の医薬学の知識の吸収に力を入れた。414年（實聖王13）に日本王の要請により医人金波鎮漢紀武（金武）を送って日本王の病気を治療した（古事記、日本書紀）。

鎮鍮鐎斗（しんちゅうしょうと）

高さ10.3cm、直径17.7cm。5～6世紀の三国時代の遺物。薬を煎じる道具の一種で、龍の彫刻が刻まれており、王族や貴族が用いたと思われる。

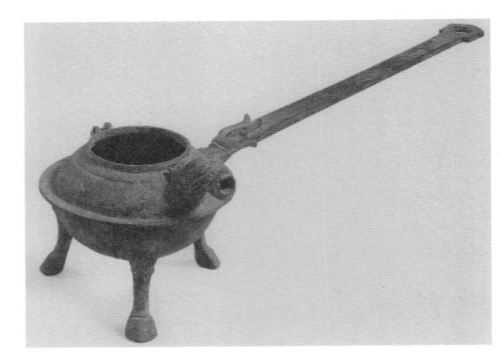

写真1　鎮鍮鐎斗

統一新羅時代（668～935年）

統一新羅時代には唐との交流が極めて活発で、医学教育と医療制度を唐の制度に従い、インドの医説にも関心をもち、最後に両者を融合した自国の医学の樹立に力を注いだ。『新羅法師方』、『新羅法師流観秘密要術方』、『新羅法師秘密方』が編纂された（紛失）。

医薬制度―薬典、供奉医師（一般人診療）、内供奉医師（王室診療）という官職が存在した。

高麗時代（918～1392年）

高麗前期（918～1018年）

高麗前期には、唐、隋、宋の影響を受けた新羅の伝統をそのまま踏襲した。仏教の隆盛とともにインド医薬学の影響を受け入れ、大陸の新興国家の宋の影響も大きく受けるようになった。宋の国の商人たちとアラビア商人たちによって、西域と南方熱帯産薬物が輸入された。

958年、医業の科挙制（官吏登用試験）を施行した。中央の医薬機関として大医監を設置した。王の疾病担当の官庁として「尚薬局」を設置し、農民救療のために官設財団（寶、恵民局など）を設置した。

青磁象嵌尚薬局銘盒（宝物第 646 号）

　高さ 9.6cm、直径 7.0cm。高麗初期から存在する尚薬局は高麗王室の医薬を取り扱う医療機関として約 300 年間存続した。この薬筒には「尚薬局」という文字が蓋にも本体にも象嵌技法によって刻まれている。象嵌技法が発達した 12 世紀頃に丸薬などを入れて治療に使用したものと思われる。

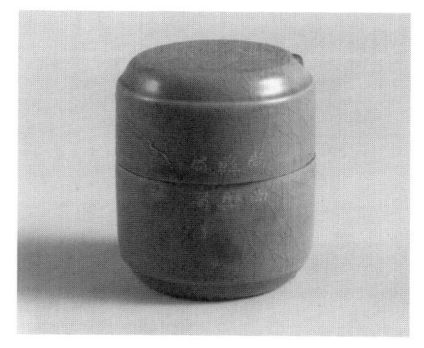

写真 2　青磁象嵌尚薬局銘盒

高麗中期（1018～1259 年）

　高麗中期からは蒙古族が創った元の影響も受けるようになった。多くの外国の薬物が入ってきたため、その反作用により自国で産出した薬物、すなわち郷薬についての研究も活発に行われた。中期には、宋の医書と薬材を多く受け入れるとともに、インド医説も導入された。さまざまな医書を編纂するなど、自主的な態勢も整ってきた。

　宋からは多様な薬剤（香薬、龍脳等南方薬材）が贈られ、高麗より人参、香油、松子などを返礼として送った。儒学、性理説、五運六気説に詳しい宋の医学を導入した。1017 年に『太平聖恵方』（宋の 100 巻の医書、2 度輸入）を、1101 年には『神医普救方』（1010 巻の医書）などを輸入した。

　インド医説―1236 年の大蔵経版には『佛医経』などの医方書が引用されていることから、インド医説が広く普及されていたと思われる。

　中期の後半から自主的発展があった。すなわち、1147 年には金永錫『済衆立効方』、1225 年に雀宗峻『新御医撮要方』、1236 年に『郷薬救急方』が出版された。

亀形薬磨石（碾き臼）

　高さ 18.0cm、直径 33.0cm。12～13 世紀の高麗時代の遺物で、亀型に長寿祈願を込めた薬用の臼である。

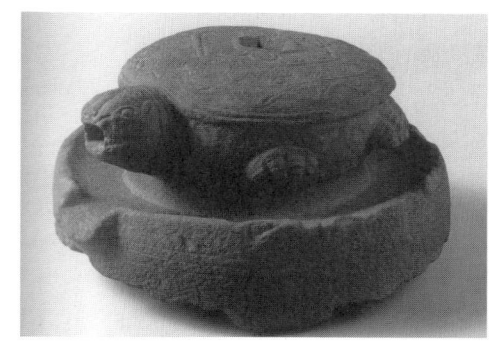

写真 3　亀形薬磨石

高麗末期（1260～1392 年）

　高麗末期には元の侵入と干渉で王朝は没落の道を歩んだが、医薬学の側面においては逆に元の国の医薬学との相互交流が活発になり、高麗中期から郷薬についての研究とこれらを利用する医薬書が多数発刊された。同時に南国産薬材の輸入も盛んになった。高麗王たちが元の公主を王妃にして、血縁関係によって元との交流がさらに緊密になった。

　1058 年に『黄帝 81 難経』などが刊行され、各種医薬書（『三和子郷薬方』、『郷薬古方』、『東人経験方』、『郷薬恵民経験方』、『郷薬簡易方』）が発刊された。（元本は残っていないが、朝鮮初期の『郷薬集成方』に上記の処方が多数引用された）。

　1389 年に発刊された鄭道傳著『診脈圖経』は診脈法の図説である。

総論 1　韓国の薬学史

朝鮮時代（1392〜1910年）

　朝鮮時代の医薬学は高麗医学の伝統をそのまま継承したが、建国後政治が安定するとともに医薬制度の改革、医学教育の革新とともに専門医書も編纂された。

朝鮮前期（1392〜1506年）

　朝鮮時代前期には中央機関としては内薬房、典医監、東西大悲院、済生院、種薬色、医学などを設置した。1433年（世宗15）には、自主的な医薬学の樹立をはかるため高麗時代中期から作り始めた郷薬についての研究結果を集大成し、『郷薬集成方』85巻が発刊された。1477年（成宗8）には『医方類聚』を発刊し、自国に伝えてきた漢医薬書を各治療部門に分けて、わかりやすく説明した。

医方類聚（宝物第1234号）

　世宗の命によって編纂が始まり、1477年（成宗8）に266巻264冊が発刊された。内容は漢方医学的知識を集大成した大百科事典。
　その他、多数の医薬書を発刊した。
　疾病別専門医の制度ができた（鍼灸医、治腫医）。「治腫秘方」、「治腫指南」のような現代の観血的切開療法を連想させる特異な方法が記述されている。

救急簡易方（宝物第1236号）

　1489年（成宗20）に尹壕、任元濬、許浚らが編纂刊行した救急処方および薬方文を収録した書籍。救急処方書としては韓国唯一の完備された内容で、疾病を中風、頭痛などの127種類に分類し、その治療方法を収録している。

朝鮮中期（1506〜1637年）

　朝鮮時代中期には1592年から7年にわたっての壬辰倭乱（文禄・慶長の役の韓国での呼称）と1636年の丙子胡乱（清軍による兵乱）によって、国家財政が極度に窮乏した。医書の著述では多くの業績が残った。

東醫寶鑑

　1613年（光海君5）、許浚（ほじゅん）は当時の医薬学百科全書25巻25冊の『東醫寶鑑』を執筆、刊行した。内景、外形、雑病、湯液、鍼灸の5編で構成。近世臨床医学各科を網羅。出典を明らかにした。同書は日本（1724年、1799年）と清（1763年）でも翻訳刊行された。
　1644年には鍼医許任が『鍼灸経験方』を著述した。
　1622年にキリスト会宣教師のアダム・シャール（Adam Schall）がガレノス（Galenus）の人體生理説を漢字に翻訳した本である『主制群徴』がいつの間にか朝鮮に入ってきたようだ。儒学者の李翼（1675〜1776）が著述した『星湖塞説』にこの生理説が紹介されていることがその証拠である。1799年、内医姜命吉は『済衆新編』を著したが、この本は東醫寶鑑から常用医方を抜粋して70餘目で整理した

本である。付録として薬性歌がついている。丁若鏞が1798年に麻疹について有名な『麻科会通』を著したが、1796年にイギリスのジェンナー（Edward Jenner）が発明した牛痘種法を紹介し、1879年には池錫永が種痘法を最初に実施したと伝えられている。しかし、1854年頃平安道、黄海道、江原道において牛痘種痘法が実施されたという説もある。この種痘法は一部で施行されたが、西學および天主教の弾圧で中断されたと思われる。

朝鮮後期（1637～1910年）

　朝鮮時代後期には1876年頃から日本を含め欧米各国との修好条約締結によって西洋医薬学が直接、間接に流入してきた。1884年には『方薬合編』が発刊されたが、この本は東醫寶鑑の中で実用的に必要な韓方を中心にその薬方について薬物学的解説を追加し、上中下の3段階に見やすく表記式で編集したことで、臨床医に今日まで愛されている。また、李済馬は1893年に『東医壽世保元』という本を著したが、その中で人体をその気質と性格によって太陽、少陽、太陰、少陰の4象に分けて、疾病治療時病症より体質に重点を置いて、同じ疾病も体質によって異なる薬方を使うべきという「四象医学」学説を主張した。これは従来漢医学の陰陽五行説とは全く異なる独特の医説であり、今も注目されている。四象医学は今日 Pharmacogenomics を基本とする Individualized Medicine の始祖になると考える。

　西洋医学は、1876年に日本との修好条約が樹立した後、日本人が自己の居留民を保護するという口実で、ソウルや釜山などで西洋医学を用いた治療を行う医院を開設したことで始まった。初めて設立された医院は、1877年に日本海軍が釜山につくった済生医院で、韓国人も利用することができた。1883年には元山とソウルに日本人医院が建てられた。アメリカの医学は、アメリカ宣教医だったアレン（Horace Newton Allen）などが、1885年に韓国政府に建議して設立した王立廣恵院（2週間後に済衆院に改称）によって本格的に紹介された。

廣恵院（延世大学の起源）

　1884年にアメリカ人のアレンがアメリカの医学を紹介。1884年7月には高宗皇帝がマクレイ宣教師に学校と病院内にかぎり宣教を許可した。米国長老派教会の宣教部が布教活動の第一歩として医療事業に着手した。

　1884年10月に米国公使館所属医師のアレンが甲申政変で負傷した閔泳翊の治療を行う。これにより高宗と明成皇后らの信任を得た。

　1885年4月10日、アレンは甲申政変に連座した罪で処刑された洪英植の屋敷を下賜され、王立廣恵院（House of Extended Grace）を設立した。2週間後、済衆院に改称。初代院長は米国人で、宣教師かつ医師だった。済衆院は国内最初の西洋式近代病院であるとともに、宣教の前哨地でもあった。アンダーウッド（Underwood）、スクレントン（Scranton）、ヘロン（Heron）ら宣教師や、女医として初めて来韓したアリス（Alice）も済衆院で活躍した。1886年に医学教育部を備えた現代医学教育を開始した。1887年には長老派教会宣教部は済衆院を南大門付近（クリゲ）に移転させた。1894年に日清戦争、6月甲午改革により、すべての医療行政が西洋医学法に改められ、済衆院は廃止された。1897年、運営権が宣教部に移管された。1900年、米国のクリーブランドの事業家 L・H・セブランス（L.H. Severance）が病院新築のために巨額の寄付を寄せた。1904年、南大門付近に最初の病院が

竣工、セブランス病院となった。1908年、私立セブランス病院医学校の第1期生が卒業。その後、延世大学となった。

　一方、1899年には政府は直轄病院の廣済院を設置して一般の救療事業を行った。1907年には廣済院の代わりに大韓医院が設立され、医師、薬剤師、産婆および看護師の養成も担当した。大韓医院は後日、国立ソウル大学病院の母体となった。日本の植民地時代（1910〜1945年）には、朝鮮総督府の警務局衛生科が医療行政を担当した。

　劉世煥薬剤師（東京薬学校卒業）は1904年に医学教官となり、大韓医院教授となったが、1910年の日韓併合によって官職を失い、仁寿堂薬局を開設した（最初の近代的な薬局）。

　1908年には薬業総合所が設立され、2代目会長李錫模は共同生産、共同販売を目的に朝鮮売薬株式会社を創立した。

　1928年に創立された高麗薬剤師会は1945年朝鮮薬剤師会に改称されたが、1953年には大韓薬師会として再誕生した。

　1914年に韓国薬学会が設立された（会員99名）。

　1921年に朝鮮薬学会会報の創刊号を発行したが、1926年の第6号から朝鮮薬学会雑誌に改称した。

　一方、教育面では、1915年には1年制の朝鮮薬学講習所が設立されたが、1918年には2年制の朝鮮薬学校に、1930年には3年制の京城薬学専門学校に昇格した。1945年（植民地から）解放された後、京城薬学専門学校は私立ソウル薬学大学に改編され、1950年9月に国立ソウル大学校薬学大学に編入されて4年制になった。1945年は梨花女大に薬学部が設立され、1953年、戦時、釜山では成均館大、中央大、釜山大に薬学部が新設された。その後も継続して薬学部が新設され、長い間20校の大学で毎年約1300名の薬剤師が輩出された。2000年7月には医薬分業が完成し、2005年には薬学部の6年制が確定され、2009年から実施された。2011年に6年制下の薬学部で初めての新入生を選抜することになった。2011年からは定員20〜30名の薬科大学15校が新設され、現在総数35校の薬科大学が存在している。2015年に6年修了した薬師（Pharm D）が初めて輩出された。21世紀の医療福祉時代を迎え、韓国の薬学は6年制導入を成功させ、韓国民はもちろん、人類の生命と生活の質を向上させる使命を担うために努力している。

参考文献

1）沈 昌求：日本薬史学会特別講演「韓国の薬学史」、東京大学（2007年4月14日）
2）金 信根『韓国医薬事』ソウル大学校出版部（2001）
3）韓独医薬博物館：http://www.handok.co.kr/intro/service/foundation.asp
4）三木 栄『朝鮮医事年表』思文閣出版（1985）

総論 2

中国の薬学史

小松　かつ子

　中国の薬学の歴史は、本草学（中国の伝統的な薬物学）の歴史を紐解くことと考え、尚志鈞・林乾良・鄭金生著の『歴代中薬文献精華』[1]の上編「本草概要」を翻訳し要点をまとめた。歴代の本草を醸成萌芽期（先秦）、草創雛形期（秦漢魏晋六朝）、捜輯充実期（隋唐五代）、校刊編纂期（宋代）、薬理研究期（金元）、整理集成期（明代）、整理普及期（清代）の七期に分ける。

本草の醸成萌芽期（先秦、紀元前221年以前）

「薬」の字と「薬物」

　商（殷）代の甲骨文字には「薬」の字は現れないが、甲骨文の中に出てくる「尹」（伝説上の人物「伊尹」）について晋の皇甫謐著『甲乙経』では、「伊尹は神農本草を用いて湯液を作る。」と説いており、当時薬草の知識があったことがうかがわれる。「薬」の字が出現するのは遅くとも周代の典籍の中であり、『書経』では「薬を飲んで眩暈しないようならば病気は治らない。」と述べ、生理活性が強い薬物により頻繁に中毒が起こっていたことがうかがわれる。『呂氏春秋』には、菟絲、伏苓、菫などの薬物の記載がある。

医書中の薬学の内容

　長沙馬王堆の三号墳墓から出土した医書に『五十二病方』があり、先秦の薬物を考察する貴重な資料となっている。初歩の考証によれば、薬物約214種が収載され、産地や形態、貯蔵、製剤と炮製（加工処理）、配合などについて述べられている。
　先秦時代は毒の有無や五味など、初歩的な理論が見られる。五味は当時出現した五行学説と関連し、『管子』では五味と五臓を関連づけ、『黄帝内経（内経）』では五味を五臓、さらには五体、五竅、五色、五気などと対比している。陰陽学説も、薬物の味とその性質についてまとめられており、薬物の配伍には「君臣佐使」が見られる。

草創雛形期 (秦漢魏晋六朝、紀元前221年〜紀元589年)

「本草」という用語の出現

　「本草」という用語が出現したのは、ほぼ紀元前31年かそれより早い時期とされる。『漢書』巻25に郊祀志が「候神方士使者副佐、本草待詔、七十余人、皆帰家」と記載がある。巻12には、「天下に布告して、逸経、古記、天文、歴算、鐘律、小学、史篇、方術、本草、及び五経、論語、孝経、爾雅を教授するものを召集したところ、都に集まった者は数千人にもなった。」とあり、本草は医経などと分離され独立した分野になっていたことがうかがわれる。

　「本草」が薬物学の呼称とされた理由には諸説ある。後蜀の韓保昇は「薬には玉石草木虫獣があり、本草というのは、諸薬中、草類がもっとも多いからだ。」と述べ、明代の謝肇淛は「神農は百草を嘗めて病を治した。故に書もまた本草と呼ぶ。」と言っている。鈴木素行はさらにさまざまな説を列挙している。漢代以降、「本草」の名が付いたさまざまな薬学専門書が次々に出現し、これらを三段階(草創段階、中継段階、雛形段階)に分けることができる。

本草の主流

草創段階

　代表的な本草書は『神農本草経(本経)』である。一般に『神農本草経』の主体は前漢時代には編纂され、後漢の医家が増訂修補し、最後に陶弘景が修正したと認識されている。『神農本草経』では三層の作業を行っている。第一層は、薬名、性味、毒の有無、効能と主治、別名、生育環境などを記載し、一部に炮製、品質の標準なども記す。第二層は薬物の分類で、365種類の薬物を、養命、養性、治病の三種の効能をもとに、上中下の三品に分類した。第三層は、まず序を立て、具体的な薬物をそれぞれ分立させ、総論と各論の書籍形式を整えている。

　『神農本草経』は先秦時代の各地の薬物の知識を総括したもので、漢代以後の本草学者が本草を整理するうえで主要な資料である。

中継段階

　『名医別録(別録)』は薬物の数目を730種まで増やし、『本経』の内容を補充し、発展拡大させた。補充した内容は、性味や効能が多いが、産地名、採取時月および加工方法まで記載している。

雛型段階

　陶弘景が『神農本草経』から約365種類の薬物を選定した『神農本草経集注(本草経集注)』を著した。『本経』の理論綱領を豊富にし、新項目(諸病通用薬、七情表)を創設した。また、薬物を自然属性に基づき、玉石、草木、虫獣、果、菜、米食、有名無用の七類に帰属させた。各薬物の記載では赤(『本経』の文)と黒(『別録』の文)で書き分け、小文字で自身の注を加えて、文献の出典を識別させた。

外国の薬学史

本草の傍系

専門分野の本草

小児科では張仲景編纂の『傷寒雑病論』の序で言及される『胎臚薬録』や、『七録』が著録する『小児用薬本草』、外科では『七録』が著録する『瘍疽耳眼本草要鈔』、内科では『隋書経籍志』で述べている『体療雑病本草要鈔』がある。

禁忌の類の本草

『雷公薬対』と徐之才撰の『薬対』が最も有名である。『雷公薬対』は七情の薬性を持った薬物の適切な配伍・禁忌について記し、十八反を示した。『薬対』では薬物を君臣佐使、性毒相反、応用する疾病などに分類した。

炮製類の本草

劉宋時代の雷斅の撰とされる『雷公炮炙論』が中国最初の系統的な加工製造の専門書である。本書には300種の薬物が収載され、加工製造の前にはまず薬材を正確に鑑別するように注意がある。

捜輯充実期（隋唐五代、589〜960年）

主流本草

唐の顕慶2年（657年）、勅命により、医薬に熟達した高級官僚の蘇敬の唱導下、『本草経集注』をもとに新たな本草書『新修本草』が編撰された。『新修本草』の主要な目的は、薬物の名実を裁定し、用薬の有効性と安全性を確保することであった。本書は中国最初の勅撰本草で、ここに本草書の編纂体裁が完成した。すなわち、『本草経集注』の原書にある諸薬の書写の体裁を残し、新たに注を施し、これに「謹按」という見出しをつけ、陶弘景の注説の後に置いた。正文、薬図、図経に三分された部分が各々1冊となり、相補する方式が整った。

また、当時の多くの外来薬物を含め、114種の薬物が増やされた。本書は速やかに伝わり、中国と日本の医学生の教本となり、両国の薬物学の発展を促進することになる。なお、現存する『新修本草』は原書54巻（52巻[2]）のうちの20巻の正文を伝えるに過ぎない。

『新修本草』が編纂された80余年後、陳蔵器が『新修本草』に訂正補逸を行い、『本草拾遺』を編纂した。訂正補逸した薬物は少なくとも692種にのぼる。陳蔵器が記載した「十剤」は、中薬方剤の理論に対して大きな貢献をしたとされる。

五代の後蜀の韓保昇は、『新修本草』に対して最初の校補を行い、『重広英公本草（蜀本草）』を編纂した。唐本『図経』の内容を部分的に引用し、新薬14種を増添した。

本草の傍系

臨床薬学類の本草

『薬性論』（甄立言の撰と推定される[2]）は隋唐間の重要な本草書で、方剤の組方の需要から薬物に、君、臣、佐、使の別を付けた。薬物の薬効、方剤とその用法、方薬結合などを論じた。

五代末期、宋が勃興する時期に出現した『日華子諸家本草』においても主要な内容は薬物の効能効果と附方であった。日華子（大明）は南方の人で、薬性に関して新しいまとめ方を行い、その中には53種の涼性薬が見られる。新出の薬物については、瘟、渋、滑などの薬味を補記した。

薬物の音義および異名に関する専門書

唐代には医家の義疏の学が隆盛したこともあり、李含光撰の『本草音義』など、音義方面の著作が増えた。薬物が増えると同名異物、異名同物の現象が起こるようになり、行距撰の『諸薬異名』など異名を検索する専門書が現れた。

海薬および外域の薬物の専門書

陸上のシルクロードと海上交通のお蔭で国内外の薬物交流が促進され、少数民族の薬物に関する専門書である鄭虔撰『胡本草』七巻が出現した。本書は西北および北方地域の外来薬物を収載する。一方、五代の李珣撰の『海薬本草』および撰者不明の『南海薬譜』は南方および南洋の薬物を記載している。

食療類の本草

孫思邈著の『千金要方』の食治専門の巻では多くの食療経験に言及している。その弟子の孟詵は、有名な食療専門書である『食療本草』を撰んだ。本書は多くの食物の性味、功効（効能効果）、用法を収録しているのみならず、飲食の地域間の問題をも取り上げており、内容は豊富で多彩である。

校刊編纂期（宋代、960〜1279年）

宋が成立し国家が統一されると、商業と交通が発達した。印刷術も高度な発展を遂げ、医薬書籍の広汎な流布の技術基盤となった。北宋では歴史上最も早期の国家医薬編纂出版機構、すなわち校正医書局が成立し、重要な医薬典籍が整理された。

北宋の薬典性本草

勅撰本草が北宋期に編集され、本草史上最盛段階に達した。その発展には3つの波があり、後ほど高い。

第一波：937年に『開宝新詳定本草』が校刊され、その翌年再び校修が行われ『開宝重定本草（開宝本草）』が校刊された。『新修本草』を底本として、薬物134種と注説および引用文を増補した。また、朱墨の書き分けを木版印刷の陽陰文に変えた。

第二波：1057年に校正医書局が設立し、その第一の作業として『嘉祐補注神農本草（嘉祐本草）』と

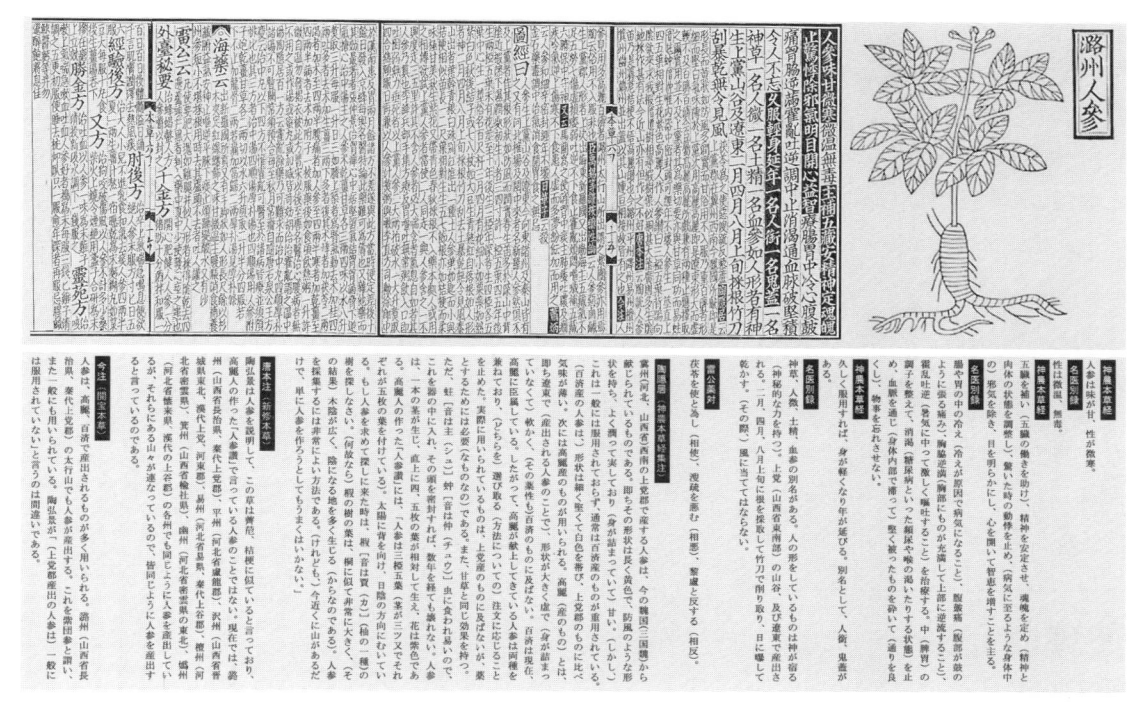

図1 『経史証類大観本草』
唐慎微撰、艾晟増訂「柯逢時影印本」(光緒30年(1904))の人参の記載とその国訳の一部。中国薬草古典「証類本草」データベース(http://ethmed.u-toyama.ac.jp/honzou/)から抜粋。

『本草図経(図経本草[2])』が編修された。二書は姉妹編であるが、重点を置くところが異なる。『嘉祐本草』では『開宝本草』を底本とし、さまざまな書籍を広く引用して、薬物99種(100種[2])を増補した。『本草図経』は蘇頌が撰写し、全国の薬物調査と薬物標本の基礎の上に用薬(処方を付す)と辨薬(薬図および形態解説)を記載した。

第三波の段階の進歩は、儒臣や医官ではなく、下層にいた医薬の専門家(陳承、唐慎微、寇宗奭など)が推し進めた。陳承は『嘉祐本草』と『本草図経』を合わせて1つとし、正文、薬図、図経を三位一体にする作業を完成させた(『重広補注神農本草并図経』)。唐慎微はさらに資料を集め『経史証類備急本草(証類本草)』を輯成した。この書では分類を改め、開宝と嘉祐の2回の薬物の撰に漏れた554種の薬品を追加して、全薬品数は1748種となった。『証類本草』は宋代およびそれ以前の本草書の集大成となった。以後、『証類本草』の基礎の上に、校正・補注・節纂・改編が行われた。大観2年(1108年)、艾晟は『証類本草』を校刊し、『経史証類大観本草』(**図1**)を完成させた。また、政和6年(1116年)、曹考忠は『大観本草』の校勘を指導し、『政和新修経史証類備用本草(政和本草)』と改めた。本書は金元時代にしばしば刊行され、最も流布した。北宋末に寇宗奭が編撰した『本草衍義』では、『嘉祐本草』などの内容が全面補訂された。医学に関連する若干の理論と実際上の問題を加えて間違いを正し、特に薬物の薬効に関して理論、解釈の面で新しい局面を切り開いた。

国定薬局方『和剤局方』と『太平恵民和剤局方』[3]

北宋政府は首都開封に太医院の修合薬所と売薬所を設けた。その後、修合薬所は和剤局と改称さ

れ、1102～1106年に薬局用の製剤規範が定められた。これが『和剤局方』で、続く大観年間に、裴宗元、陳師文らに命じてこれを校正させ、『和剤局方』5巻本が編纂された。さらに、南宋の紹興年間1148年に、売薬所が太平恵民局と改称されたことを受けて、『太平恵民和剤局方』と改称された。1151年刊行の『太平恵民和剤局方』は10巻からなり、788処方が収載され。処方ごとに主治する証候と薬物の調整法が詳しく説明された。本書には唐代の処方以外に宋代に創製された処方も収載され、宗～元代に盛んに用いられた。

南宋の臨床・節要の本草

南宋でも勅撰本草である『紹興校定経史証類備急本草』（『紹興本草』）が王継先などにより修撰された。薬条の後に増補された「紹興校定」で、薬性と薬効が全面校訂されており、諸薬の運用の要点を記載している。南宋の本草書はほとんどが『大観本草』に依拠しているに過ぎず、臨床上の用薬の需要に応じるため、節要、改編、類纂、あるいは簡略化された。

薬理研究期（金・元代、1115～1368年）

薬理探求の新潮流

北宋の医学教育はその成果として、「理論に基づいた高度な治病用薬を優先すべきであり、昔からの処方を墨守すべきではない。」という考え方をもたらした。このような北宋後期の医学理論を探求しようという風潮と、運気学説の氾濫が、金元の医家に強く影響した。

成無己：『傷寒明理薬方論』の序で、『内経』と『証類本草・序例』の中で言及される薬理原則を詳しく説き明かし、巻四の方剤の方義では『内経』の関連する薬理条文を引用して系統的な論述を行った。

劉完素：『素問薬注』、『素問病機気宜保命集』を編撰した。『素問病機気宜保命集』中の『本草論』の前半部分では『傷寒明理薬方論』と同様に、十剤、七方、気味、陰陽を重視した。気化理論を発展させ、五臓、気味、補瀉の内容を演繹した。

張元素：薬理学説を総括した『珍珠嚢』を編撰した。張氏は「薬象陰陽」のモデルを採用し、時、卦、季節などを用薬と連結させた。「諸品薬治主治指掌」の項では90品目の常用薬について性味、良毒、昇降、陰陽、帰経引経を簡潔に述べ、さらにいくつかの薬物では主要な功効を要約して、実用に合ったものにした。

李東垣：張元素の弟子。『珍珠嚢』の学説を発展させた。『用薬法象』の中では張元素が総括した若干の理論を継承したほかに、「薬類法象」を創出し、「薬物の気味、厚薄に基づいて分類し、風は昇生し、熱は浮長し、湿は化成し、燥は降収し、寒は五類を沈蔵する。百味の薬はこのどれかに帰する。」と説いた。「随証治病薬品」の項では証ごとに項目を立て常用薬を列挙し、臨床上の用薬に役立つようにした。

王好古：『湯液本草』を編撰した。本書は三巻に分けられ、上巻は総論で、東垣の『薬類法象』と『用薬心法』および王氏自身の論説を収録し、中・下巻では約200余種の薬物を分類して、『証類本草』中の臨床用薬に関する若干の内容および張元素と李東垣の説を収録した。

朱丹渓：『本草衍義補遺』を編撰した。朱氏は五行の属性に従って薬物の帰経、入臓及び功効、主

治を判断した。

　元代に現れた多数の本草書には100〜200種の薬物が記載されている。功効と主治の記載は簡単であるが、薬物の形・色・品質・軽重・潤乾・昇降・浮沈・補瀉、臓腑と経絡、四時六気、陰陽、五行などとの関連が示され、薬物と人体・天地を結合させており、その理論は豊富になった。金元の時期の作業は、医家の用薬を、それまでの経験処方から理論処方の段階へと高め、新たな隆盛を見せた。しかし、薬理モデル、運気、五行学説などがパターン化し、後の人々の考えを枠にはめてしまった。これが清代の復古派からの弾劾の伏線となった。

本草の傍系

食物本草

　忽思慧など蒙古族の食医が著した『飲膳正要』は、元代の著名な栄養に関する専門書である。本書は漢族中心の伝統的な食療本草の範囲を逸脱し、北方少数民族の特色ある飲膳の内容を大量に補充している。その他、海寧呉瑞撰の『日用本草』も比較的簡便な食物専門書である。このほか、元代のさまざまな養生類書では常に食療知識への言及がある。

本草歌括

　胡仕可が撰んだ『本草歌括』が比較的早期の薬学啓蒙の書であり、後に元の何士信や明の熊宗立が増補して、多種の版本がある。

整理集成期（明代、1368〜1644年）

南宋・金元の異なる特徴の融合

　明代の前中期は、南宋の本草の流れ（要約的な本草書）と金元の理論体系（『素問』などの用薬の原則と薬物との結合）が漸次融合し、普及的な本草書が出現することになった。

『本草蒙筌』12巻

　陳嘉謨は、『大観本草』、『本草集要』、『本草会編』の長所と短所を分析した後、本書を編撰した。『本草集要』に倣って薬物を分類し、薬図を附録とした。薬物742種を収載し、気味、産地の優劣、採集時期を挙げ、帰経、七情、主効を記述する。

『本草品彙精要』

　明代の勅撰本草。太医院院判の劉文泰によって計画され、太監の張瑜が総督となって編纂された。薬物について24項（名・苗・地…）に分けて記述し、証類本草までの伝統的な薬物の説明文を分解して、系統的に構成し直した。本書は1358幅の精密な彩色図が描かれていることにより注目されている（図2）。本書は稿本のまま宮中に秘蔵されて、民国初年に至るまで一般にはその存在さえ知られていなかったため、本草学の発展に大きな推進力となることはなかった。

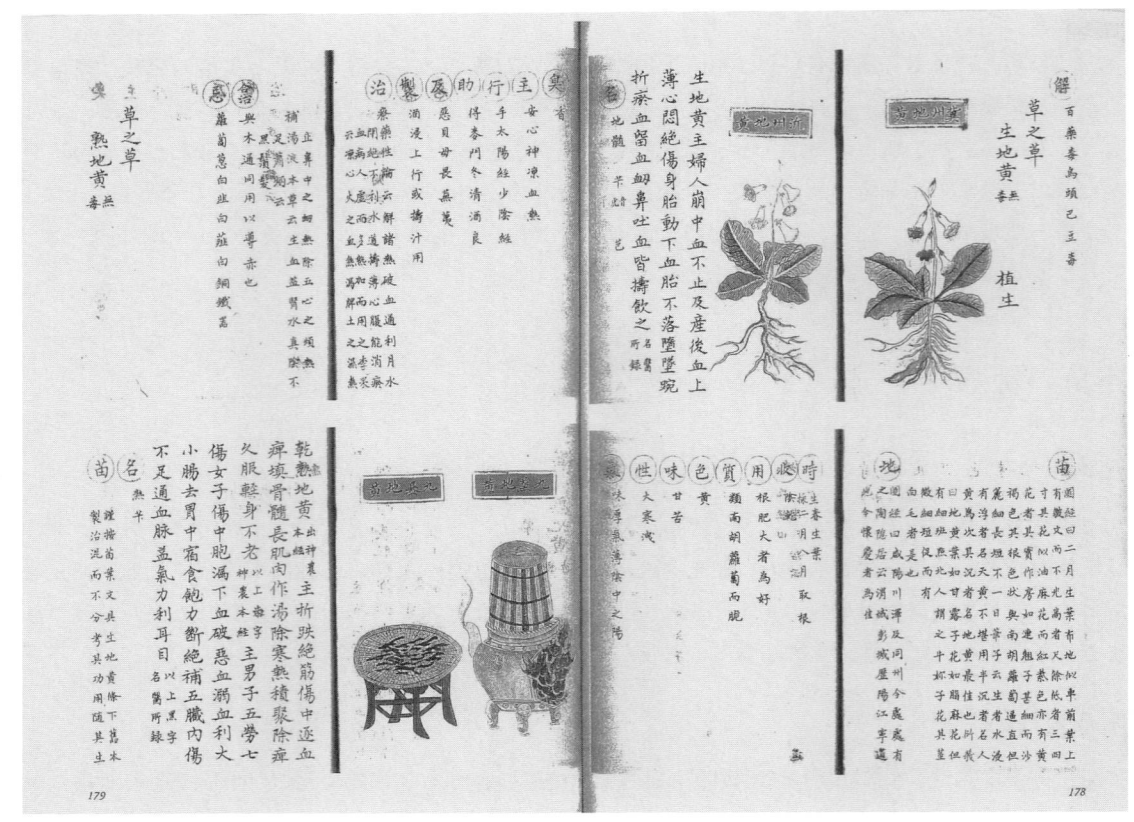

図2 『本草品彙精要』
弘治18年（1505）に劉文泰らによって完成進上された同書の1850年頃の写本を復刻したもの（たにぐち書店、2002）の地黄の記載

明代後期の特色ある本草書

特に優れているものに『本草綱目』、『本草原始』、『本草経疏』、『本草彙言』、『薬品化義』などがある。

『本草綱目』48巻（52巻[2]）

李時珍撰。1578年に完成し、1593年頃に刊行。1892種（1903種[2]）の薬物を収載し、800余家の書物を考察して、古代の本草を集大成した。『証類本草』と異なる点は、集める資料を限定しなかったことである。李時珍の医学に関する思想は主に張元素と李東垣の理論および儒家の格物窮理の影響を受けた。『本草綱目』の序例では、『証類本草』の薬学理論と金元医家の薬物の理論体系を整理し合わせた。李時珍は薬物の「発明」の項で多くの新しい見解を提出し、特に品種（基原種）の校訂と議論が詳しい。薬図は1109幅の墨線図で、李時珍の息子の李建元や李建木らが描いたものであり、『証類本草』から引用したものはわずかである。伝統的な分類について変革を行い、三品分類ではなく自然分類を採用して16部60類に配列した。各薬物では八項（釈名、集解、正誤、修治、気味、主治、発明、附方）に分けて記述した。本書は本草の最高宝典として海外にも知られている。ただし、引用した書物の文章の文字を書き改め、品種の校訂にわずかな誤りがあり、明代の本草書で未見のものがあるなどの欠点もある。

外国の薬学史

『本草原始』12 巻

　李中立が1612年に編纂。『本草綱目』から452種の薬物の性味、功効、主治、炮製などの内容を摘録し、その後に自身で行った薬材鑑別の研究成果を付した。379幅の薬材図は、当時実際に用いていた薬材の品種をよく反映する。

『本草経疏』30 巻

　繆希雍撰、1625年に刊行。『証類本草』の常用薬と少数の未収載薬物を計490種収録した。『本経』、『別録』に記載されている功効主治を明らかにすることを重視し、薬物の生成時期と環境、性味、陰陽、五行帰経、実際上の治療の観点から、臓腑理論を結合させ薬理を推察した。薬物ごとに「疏」、「主治参互」、「簡誤」の三項に分けて解説し、本経文の疏解と臨床上の配伍用薬をつなげ、内容は豊富である。

専題の本草書

救荒植物類

　この類の書は食用になる野生の植物を紹介しており、1406年に朱橚が撰述した『救荒本草』は最も成果があった書である。本書は二巻で、食用植物414種について、形態、産地、性味良毒および食用方法を解説し、墨線図を附した。

食療類

　明末で最大の『食物本草』は、李東垣が編纂し、李時珍が補訂した『食物本草』22巻である（2人の李が編訂したというのは明らかに仮託である）。食品1679種を収載する。また、各地の名泉645処を記し、1つ1つ性用を弁じる。

地方本草類

　一般に蘭茂の撰として知られる雲南地方の『滇南本草』が有名である。版本により異なるが、収載薬物数は458種を数える。

『本経』輯注類

　明代末から清代初に『本経』の内容を明らかにした本草書が相当量出現した。盧復が集成した『神農本経』(1616)は現存する最も初期の輯逸本である。

炮製類

　専門書として、繆希雍の口述を拡充した荘継光の『炮炙大法』(1622)がある。薬物439種を収載し、『雷公炮炙論』の薬物172種の内容を引用し、後世の製薬法を補充した。薬材の真偽優劣の鑑別を重視し反悪畏忌を載せ、成薬の運用や煎薬についても記述した。

整理普及期(清代、1644～1911 年)

　清が徐々に中国を統一する中にあって、漢族の知識人は仕官を放棄して医師を志した。彼らの加入は清初の医薬学に活力をもたらし、明末の医薬の急速な発展の勢いを保持し、影響力のある薬学の著作が生まれた。本草学上では、『神農本草経』を輯注する風潮の高まりが現れた。清代中後期は薬性歌賦が教材となった。これは薬学知識の普及には良かったが、反対に清代の本草全体の水準が下降したことを反映している。アヘン戦争以後、中国と西方の薬物の争いが始まり、互いに浸透し合い、中国薬物学は重要な転換期に入る。

明代本草の後続的な著作

　総括的な本草書である『本草綱目』において、後続的な著作が数多く出された。

拾遺方面

　趙学敏撰の『本草綱目拾遺』は、『本草綱目』に未収載の薬物716種を増補した。薬物中には民間の草薬が多く、自然科学史料を多く含んでいる。呉其濬撰の『植物名実図考』は植物の専門書である。1714種の植物を収載し、『本草綱目』の植物薬に比べて519種多い。植物種の校訂と附図は、伝統的本草の植物薬と現代植物学とを結ぶ架け橋となった。

節纂改編方面

　汪昂撰の『本草備要』(1694)は清代で最も影響力のあった本草書である。『本草綱目』から重要な薬物400余種を選び、各薬物について形態、気味、主治功効、産地、炮製について簡潔に述べる。

『本経』などの古い本草についての研究

　明末から清初に、『神農本草経(本経)』を尊び復古を唱える学者が登場した。張璐もその1人で、『本経』の主治用薬が最も正しいと考え、古方の配伍と薬性方面の研究を結合させて『本経逢原』を編撰した。本書では831種の薬物について主として薬理を論じている。これに対し、黄宮綉は『本経』を尊崇する張璐を指弾し、「実物に基づいて追求し、古に拘泥して今を軽視することはせず、また今を重視して古を廃することもしない。理と病との符号、薬と病との対応を求める。」と主張した。黄氏が編撰した『本草求真』では、薬物の気味、形質を調べ、臨床の療効の検験に重きを置いている。また、鄒澍は、『本草疏証』、『本草続疏』、『本経序疏要』を編纂し、その中で張仲景の用薬を論じ、また後世の常用薬を論じた。鄒氏は、経典本草を縦糸とし、経典医方を横糸として、さらに個人の医療経験を結合し、「常に論薬により論方にあたり論病をなす。」と述べて、薬・方・病とを結合させた。

『本経』などの古い本草の輯佚

　清代には『神農本草経』の輯本が最も多く作られた。嘉慶年間に孫星衍が『神農本草経』の輯復に尽力し、その後、顧観光、姜国伊、黄奭、王闓運らがそれぞれ輯本を作った。

外国の薬学史

単味薬の専門書

　清代は人口が増加し、薬物の需要も大変多くなり、薬業の組合が盛んになった。いくつかの薬物について専門書ができるまでに至った。人参の専門書が多く、陸烜の『人参譜』、唐秉鈞の『人参考』、鄭昂の『人参図説』、黄叔燦の『参譜』などがある。人参の規格鑑別および販売に関する内容を記述する点が共通する。

西洋薬学文献の伝来と影響

　明末以降、西方から伝わった薬物と製剤技術は絶えず中国市場を占領した。西洋薬学文献の伝来それ自体が、付随する薬学思想の輸入であり、伝統的な本草学にも影響を与えたのである。明代にも西洋の科学知識を身につけた科学者はかなり存在したが、清代になると中国と西洋の文化交流が盛んになり、西洋文化の影響を受けた人々がますます多くなった。

　清の中葉、アヘン戦争後、西洋の薬物が群がって流入し、西医（西洋医学）医院と学校が相次いで建設され、これに伴って西洋薬物学の翻訳書および西洋医薬の刊行物が出現した。アメリカ人の嘉約翰らが訳した『西薬略釈』四巻は常用の西薬100余種を収載し、非常によく読まれた。清末の改良主義運動や洋務運動の影響下で、外国医薬書の中国語への翻訳は早まった。中国の学者も次々に外来の医薬を自国民に紹介した。趙元益と傅蘭雅が共訳した『西薬大成』十巻は、当時最も完備した西薬書で、薬理の実験方法も紹介した。丁福保は日本の医薬書籍の編訳に尽力した。『丁氏医学叢書』には『家庭新本草』、『食物新本草』、『科学実験新本草』、『薬学綱要』、『普通薬物学』など多くの薬学書があり、光緒帝の末年に広く読まれた。

　西洋医学の理論知識も徐々に中国の伝統薬学に入っていった。陳珍閣が編纂した『新訂本草大略』（1890）は、常用の中薬328種を選び、功治（功効・治療）は伝統本草に従うが、仕組みを解明する場合には中・西を融合した。清末の唐宗海は、張伯龍と問答をして『本草問答』（1893）を撰述し、中・西薬学の相違点を比較した。唐氏の考えは当然、中薬理論の優位性を宣伝することにあった。しかし、時代の発展に随い、伝統的な薬理について疑問を提出する中医が現れた。

近現代中薬文献の概要（1911年以後）

　伝統的な本草学は徐々に解体され、さらに細かく広範な各種中薬学科に取って代わられた。本項では本草書という言葉は使わず、中薬文献という概念を用いることとする。

近代の中薬文献

伝統本草学の余韻

　清滅亡の当初、中国国外の薬学文献の翻訳編纂が増加していったが、伝統本草への影響は大きくなかった。旧教育を受けた医薬人により、旧来の本草学の内容をもつ薬学書が依然として著された（『要薬選』（1919）、『用薬禁忌書』（1920）、『薬性分類択要』（1920））。また、製薬業分野で質の高い専門

書が現れた(『中国製薬学』(1938))。伝統薬学が西洋薬学による衝撃を受けるなか、変革を望む一部の人々は中西に通じる薬学書を編纂し、また一部の人々は国粋の保護に力を尽くした。そのため、古典籍の薬学著作が重視され、発揚されることにもなった(『本経集義』(1932))。

中薬教材(テキスト)

中西論争のなか、中医の人々は伝統医薬学を発揚することでは伝統を守れず、中医教育と中医薬知識の整理を強化する必要性を深く認識した。そのため、1930年代前後に中医薬学校が続々と建てられた。中薬学は必修科目となり、それによって大量の中薬関係の教材が現れた。前述の『中国製薬学』は、当に30年代の北京中薬講習所で作られた教材で、その他にもさまざまな中薬教材が編纂される。

民国時代(1912～1948年)にはさまざまな公私の中医薬学校が多く存在したが、大半は運営期間が短かった。各学校には中薬教材があったが、今に伝わるものは少ない。

薬学辞典、薬典(薬局方)および他の薬学参考書

薬学参考書の編纂は近代に起こった。1930～1943年にさまざまな字書・辞書が出された。陳存仁の『中国薬学大辞典』(1935)には約4300条の見出しがあり、古今の関連論説を集め資料性が高い。1930年5月には当時の国民党衛生部が中国初の薬局方である『中華薬典』を頒布した。本書はアメリカの薬局方を底本とし、編纂者の多くは西洋医薬関係者であったため、中薬を収録せず、中国の薬局方にあるべき特色を欠いたものになった。

中西薬結合の著述

清末以来、中西結合が一定期間盛んとなり、薬学方面にも影響があった。近代の研究結果(植物分類、成分、薬理など)を吸収し、伝統本草の性味功治を主体とする「衷中参西(中国医学を基礎とし西洋医学を参考とする)」に至った。1920～1930年代、中西薬結合の著作は徐々に増加した。

中薬の科学研究文献

西洋薬が安価で販売され、国家の薬業が大きな衝撃を受けた時代に、多く薬学従業者は自らの力で化学薬品を研究し、生産を刷新させる試みを行った。また国薬の研究を手始めに特色ある近代薬学研究を発展させようと試み、中薬資源の調査、品種の考証、化学成分の分析、活性物質の抽出、薬理作用の研究などを行った。

現代中薬文献

中薬文献の発展は、1949～1966年、1969～1976年および1976年以後の3段階に分けられる。

1949～1966年

建国後から1954年の間に出版された中薬書の多くは中薬科学研究の類であり、後続の薬学研究者の育成と中薬の科学的研究に大きな効果をもたらしたが、伝統中薬への関心は不十分であった。1954年、共産党と人民政府は中医薬を強化する指示を出し、中国医薬学の教育と研究が議事に加えられた。第一群の中医院校の設立は、中薬学教材の編纂を促したが、当時各学校では自ら教材を編纂し、

教えながら経験を蓄積していた。また、地方の中草薬資源の調査と薬材（生薬）の品種（基原種）の鑑定経験をまとめて、質の高い著作が書かれた（『遼寧省生産薬材技術手冊』(1955) など）。これら中薬を普及する小冊子も相次いで出版された。

1958 年、毛沢東が「中国医薬学は偉大な宝庫である。その発掘に努め、発展させるべきである。」と指示を出した。中医薬政策の実施が重視され、各地で中草薬の発掘と整理のブームが起こった。各地方の薬材と中薬の手冊（安徽省衛生庁『安徽薬材』など 20 冊以上）や草薬手冊（福建省中医研究所『福建民間草薬』など 8 冊以上）が次々と現れた。建国後最初に起こった集団的な中薬調査研究の運動は 1959 年に最高潮に達した。

この集団的調査研究は主に中薬と薬材に偏っており、民間草薬についてはかなり少なかった。このほか、同時期に省レベルの中薬志や薬用植物誌および全国的な中薬著作が続々と作られた（四川中医中薬研究所『四川中薬志』(1960) など約 7 冊）。

1962～1965 年、小型の地方薬物手冊が徐々に減少し、大型の中薬著作が絶えず作られ、レベルも向上していった。また、植物関連の従業者が編纂したさまざまな薬用植物誌が出版された（裴鑑・周太炎『中国薬用植物誌』(1953) など約 9 冊）。多層的、多経路によって中草薬の研究や整理が集団的に行われ、1960 年代初頭に『中華人民共和国薬典』(第一部) が作られた。

『中華人民共和国薬典』(第一部)：衛生部薬典委員会主編、1953 年初版。始めは中薬を専門的に載せていなかったが、1963 年版以後、『薬典』は一部と二部に分けられ、第一部は伝統薬物（中薬材と中成薬）、第二部は西薬とされた。1963 年版は薬材 446 種、中成薬 197 種を載せる。この後の 1977 年版、1985 年版薬典はこの形式を踏襲し、改訂を繰り返しながら、中薬の標準化と規範化を行い、薬の保証をもたらした。

また、この前後に質がかなりよい中薬の専門書が現れた。中国薬学会中薬研究委員会編『中薬鑑定参考資料』(1958)、衛生部薬政管理局編『中薬材手冊』(1959)、中国医学科学院薬物研究所等編『中薬志』4 冊 (1959～1961；1950 年代の中薬整理の最高レベルを代表する)、劉寿山主編『中薬研究文献摘要 (1820～1961；1962～1974)』(1963、1979)、謝宗万編著『中薬材品種論述』(上冊：1964、中冊：1984) などである。これら以外に、中薬生産、中薬炮製、中成薬製剤などの著作も多い。また、1950 年代後期から 1960 年代初頭に上海、北京、湖北、四川などの地域で、中薬飲片の炮製規範が制定された。臨床応用を重視した著作には葉桶泉著の『現代実用中薬』(1951) などがある。

この時期に、中医研究院 (1955) と中医学院（北京、南京、上海、成都、広州など）が成立し、各地で中医進修学校や研修班が続々と作られた。これにより多数の中薬学教材や中薬概論が生み出された。これらの教材は主に中薬の臨床応用を論じたものであった。1960 年になると、中医学院試用教材が出版された。3 年余の実践を経て、衛生部は 1963 年 5 月～6 月に江西廬山で全国中医教材会議を開き、教材の特性を維持し中医理論の系統性を強化した第二版の中医院校教材を編纂した。成都中医学院主編の『中薬学講義』(1964) は修訂した教材の 1 つである。

1969～1976 年

1976 年まで続いた文化大革命の 10 年間で、中国の科学文化は深刻な破壊を受けた。しかし中草薬の書籍の編集は 70 年代以後に入り、1 つのピークを迎えるに至った。これには当時の政治スローガン「戦争に備える、飢饉に備える、人民の為に」と毛沢東の中医薬に向けた指示を貫徹した点とに関係がある。70 年代初頭に江西などで群衆的な中草薬運動「一本の鍼、一握の草が病を治す」が起こっ

た。これにより、鍼灸と中草薬は戦争に備え、市民に奉仕するうえで最も適した治療手段とされた。開拓欲が抑制された医薬衛生関係者は中草薬の「運動」に没頭した。短い数年間で全国の大多数の省、自治区、直轄市の組織は、当地の中草薬資源を調査し、民間の用薬経験をまとめて草薬手冊を編集した。特に省レベルの草薬手冊は専門の従業者を配置して編纂したもので、科学性が一般にかなり高く、さらに研究機構や学校が編纂した関連書籍では一層高かった。これらの中草薬書籍の内容は50年代のものと比べると草薬に偏り、質の水準もさまざまであった。このように70年代に、各地での中薬書籍の編纂が完了したと言える。

　1972年以後、群衆的な衛生運動は冷めてきた。中草薬書籍の数量は減少したが、質は向上した。個人名義の学術著作はほとんど絶えてしまい、行政機構や編集グループによるものばかりになった。この時期に『全国中草薬匯編』（上冊：1975、下冊：1978）、『中薬大辞典』（1977～1982）のような巨著が生まれた。

　文化大革命により全国の医薬学校は正常な教育秩序を乱したが、70年代初頭に徐々に回復し、続々と学生を募集し始めた。また、医薬学校が使用する教材も大量に現れた。自ら中薬教材を編集する学校も多かった。1973年、全国中医学院教育革命経験交流学習班が協定を結び、北京、上海、成都、広東、湖北、遼寧、江西の各中医学院と江蘇新医学院など22ヵ所の学校が分業で教材を編集した。

1978年以後

　中薬文献は多様化し深く発展した。各中医学院の統一教材は第三階段に入り、1982年南京中医教材編集委員会で、32門の学科の教材を編集することが決まった。中薬に関わるものには『中薬学』、『薬用植物学』、『中薬鑑定学』、『中薬炮製学』、『中薬薬剤学』、『中薬化学』、『中薬薬理学』があり、主編担当制が採用された。一方、教材以外の中薬著作については、一部のものが、60年代、70年代前半期から継続して出版された（『四川中薬志』、『中薬志』、『中薬材品種論述』、『中薬研究文献摘要』、『中華人民共和国薬典』など）。新たな薬物著作は、内容が広範にわたり、植物薬のほか動物薬や民族薬も重視された（『中国民族薬志』（1984）、『彝薬志』（1983）など）。また、中薬炮製製剤を新しく総括した著作や、植物化学や薬理学を利用し、中草薬を研究した著作も続々と現れた。中薬参考書の数量も徐々に増加した（『中医大辞典』（中薬分冊1980年）など）。

　1980年以降、衛生部古籍整理弁公室は、整理が必要な本草要籍を決定してきた。『神農本草経』の輯校と注釈作業が始まり、『本草蒙筌』などの本草名著も相次いで校点が行われた。人民衛生出版社は1975～1981年の間に『本草綱目』校点本を出版した。亡佚本草の整理修復作業も成果があがっている。本草史の研究では、薛愚らの『中国薬学史料』（1984）がある。中国薬史学会は1984年に李時珍逝世390周年の記念論文集『李時珍研究文集』を出版した。

　以上のように中薬書籍は次々と出版され、多様化の様相を呈しており、簡単に説明することは困難である。

薬学の現状について

　中医・中薬学を教育する機関として、1956年に北京中医学院、成都中医学院、上海中医学院、広州中医学院が設立された。その後、1993年には北京、上海、南京、広州、成都の5校が「中医薬大学」となり、そのうち北京中医薬大学は中医薬大学の中で唯一の「全国重点大学」となっている。現在

は大都市および各省にほぼ1校ずつ教育機関があり、中医薬大学12校、中医学院（民族医学院と蔵医学院を含む）13校、中医薬高等専科学校（民族医学高等専科学校を含む）9校などがある（2008年）。また、その他の医学大学、農業大学にも中医薬学部あるいは中医薬学科が開設されている。

　中国の医療においては、西洋医師および中薬医師が診療に携わることが可能であり、西洋医師は西洋薬・中西医結合薬（中薬エキス製剤、および中薬エキス＋西洋薬）を、中薬医師は中薬（湯液）・中西医結合薬・西洋薬を処方することが可能である。中国は古来より治療に中薬を用いてきたが、近年は大都市を中心に、西洋医学的治療を希望する患者が増加している。

　中国の大学では薬学院（薬学部）、中薬学院（中薬学部）ともに4年制の大学教育を受け、卒業後3年間の薬学実務を行った者が国家試験の受験資格を有することとなり（2年間の修士課程を修了した者は1年間のみ。3年間の博士課程修了者は必要なし）、国家試験の合格者が薬剤師としての業務を行うことが可能となる。

　薬学院出身者は薬学類執業薬師（西医薬剤師）、中薬学院出身者は中薬学類執業薬師（中医薬剤師）の資格を得ることができ、前者では中薬の特別コースを修了すれば中医薬剤師の資格を得ることも可能である。2014年6月現在、薬学類執業薬師は8万6284人、中薬学類執業薬師は4万9738人、薬学および中薬学類執業薬師は1582人、合計13万7604人を数える。

　本稿の「薬学の現状について」の項を除き、「中国の薬学史」をまとめるうえで、尚志鈞・林乾良・鄭金生著の『歴代中薬文献精華』の上編「本草概要」を参考にした。本草学すなわち中国薬物学・文献学の歴史であって、薬学史の側面しか述べていない点についてはご容赦いただきたい。また、最近の30年間については詳しく記載できていない。中国薬学史については、西洋薬の歴史を含めて、別の角度からまとめていただくことを強く要望したい。中国薬史学会の先生方にご寄稿をお願いする次第である。

謝辞

　『歴代中薬文献精華』の上編「本草概要」の翻訳は、NPO法人文字文化協會にご協力いただいた。また、本稿の編集には帝京平成大学薬学部の鈴木達彦先生にご協力いただいた。ここに記して、感謝の意を表する。

参考文献
1) 尚 志鈞、林 乾良、鄭 金生『歴代中薬文献精華』科学技術出版社（1989）
2) 岡西為人『本草概説』創元社（1977）
3) 長沢元夫「和剤局方と薬局方に関する考察」薬史学雑誌　1981：16(2)：39-43

総論 3

インドの薬学史

夏目　葉子

　インドの薬学は神話や宗教と連動している。古代、中世の薬学は、東アジアで大きく発展したのにもかかわらず、近代薬学は西洋に起こっている。そのことを念頭に置きながら、インドの薬学史を解説する。最初に、古代インドの医学の起源と伝承を概説し、それに基づく医学体系と基本的文献を紹介する。次に、中世インドの薬学を、主な医学書に記された薬学的内容と宗教との結びつきに視点を当てながら論じる。最後に、近代インドの薬学の組織化と教育体制の成立という2つの視点から解説する。

古代インドの薬学（紀元前1500年頃～紀元5世紀頃）

インド医学の起源と伝承

　古代インドの医学は、ヴェーダにうたわれる多くの神々とともに始まった。紀元前1500年頃、インド西北部に移住したアーリア人によって伝承された最古の聖典が『リグ・ヴェーダ (Ṛg-Veda)』である。その成立は、紀元前1200年前後と想定されている。そこには、当時の人々が神々を讃えて長寿・幸運・戦勝などの恩恵を祈っていた様子が記されている。そして、「ソーマ（神酒）の歌」や「薬草の歌」のような、呪法的讃歌も収められている。ここでのソーマとは、乳液を出す蔓状植物として描かれている。また、『リグ・ヴェーダ』でのソーマは月神として神格化され、「薬草の王」とも呼ばれている。このように、ソーマをはじめとする種々の薬用植物がヴェーダ祭式に用いられていた。

ヴェーダやインド古典における医薬や薬用植物に関連する記述

『リグ・ヴェーダ』

　ソーマとは、蔓性の植物である。その植物の茎を石で叩き、圧搾して得た液を羊毛のふるいで濾し、適度に水を混ぜ、牛乳などを加えて造った一種の興奮飲料もソーマと呼ばれる神酒であった。ヴェーダ祭式においてはソーマを祭火に注いで諸神に捧げ、残余を祭官その他の参加者が飲み、詩人はこの料理過程とソーマの効能を神格化して歌った。このように、ソーマを含む薬用植物の採集およ

びソーマの調製工程そのものが、神聖なものと見なされていた。そのため、装置や器具を用いた天然の薬物の抽出や精製は、古代インド薬学の起源に関わる重要な知識と技術であった。

『アタルヴァ・ヴェーダ (Atharva-Veda)』

『アタルヴァ・ヴェーダ』は、民間信仰における病魔を取り除くための治病法や、民衆のさまざまな願望をかなえるための呪文を集成したものであり、紀元前1000年を中心に成立したとされる。そこでは、呪文を書き付けた護符を薬用植物に結びつけることによって、治病効果を期待している。また、水は医薬として偉大な力を持つとされていた。『アタルヴァ・ヴェーダ』からは、当時の医術が、呪法・宗教と深く結びついていたことがわかる。

『マハーバーラタ (Mahābhārata)』、プラーナ (Purāṇa)

『マハーバーラタ』は、古代インドの叙事詩とされる。その冒頭の「宇宙紀の開闢」には、神々やあらゆる生類の創造が詳述されている。植物に関しては、森は、木々や植物によってさまざまな動物を養う存在として、繁栄の母胎や豊穣さの象徴となっている。薬用植物に関する代表的な描写としては、メール山においてそれらが神的な輝きを放ちつつ生息している様子や、乳海攪拌によって木々のエキスが海中に溶け出して不死の霊薬であるアムリタ (amṛta) が作り出される様子が挙げられる。また、インドの大叙事詩、古潭、古伝説を集成したプラーナ文献においても、神格と関連づけた植物の起源が説明されている。

インド医学の系譜

アーユル・ヴェーダを創始したのは、宇宙のあらゆる事物を創造するブラフマー神 (Brahmā) であるとされる。それは、紀元前800年頃と考えられる前期ヴェーダ時代、ブラフマーからダクシャ・プラジャーパティ (Dakṣa Prajāpati) に啓示され、ヴェーダ時代には「天空における医神」と呼ばれたアシュヴィン (Aśvin) 双神へ伝えられる。そして後期ヴェーダ時代、インドラ神 (Indra) はアシュヴィン双神の医学を学び、バラドヴァージャ (Bharadvāja) にそれを伝え、その医学がアートレーヤ (Ātreya) に受け継がれたとするのが神話上の医学的系譜である。しかしアートレーヤのあたりから、伝承は信ぴょう性を帯び始める。アートレーヤは、6名の弟子を持っていたとされている。そのうちの1人であるアグニヴェーシャ (Agniveśa) の医学を継承したとされるのが、チャラカ (Caraka) である。チャラカに帰せられる『チャラカ・サンヒター (Caraka-saṃhitā)』に基づいて、アーユル・ヴェーダの内科系医学が成立したと考えられている。一方、インドラ神からダヌヴァンタリ (Dhanvantari) に伝わり、スシュルタ (Suśruta) という人物に引き継がれたとされる、別の支流も存在する。この系統は、後代ナーガールジュナ (Nāgārjuna) が『スシュルタ・サンヒター (Suśruta-saṃhitā)』を追補・編集したことにより、外科系医学として成立したとされる。さらに紀元前6～紀元5世紀頃には、カーシー (現在のベナレス) に外科系の医学校が、タキシラ (現在のラワルピンディ) に内科系の医学校が存在しており、タキシラではジーヴァカ (Jīvaka) という医師がアーユル・ヴェーダの理論と実践について学んだとも言われている。したがって、アートレーヤ学派は、インド北西部において内科を主として行い、インド中東部で興ったダヌヴァンタリ学派は外科に重点をおいた治療を行っていたとする説がある。

アーユル・ヴェーダ（Āyurveda）

　古代インドの医学は、アーユル・ヴェーダと呼ばれる。アーユルとはサンスクリット語で「生命」を、ヴェーダは「学問、知識」を意味し、『アタルヴァ・ヴェーダ』に属する副ヴェーダとして見なされている。アーユル・ヴェーダによれば、全物質界は、地、水、火、風、空の5大元素から作られ、人体は、5大元素が変形したものの集合体として考えている。そして、その集合体がさらに変化したものをダートゥ（身体構成成分）と呼び、5大元素が体内で2つずつ組み合わせられることで胆汁（pitta）、風（vāyu）、粘液（kapha）の3つの要素を形成する（表1）。これらの均衡が乱れると、これらはドーシャ（病素）となって病気を引き起こす。そのため、健康の維持には、要素間のバランスが重要であると考えている。これがトリドーシャ説である。このように、アーユル・ヴェーダは、自然界で観察した現象に対応するものを体内に見出すことで、身体機能の原理を説明しようとしている。

表1　3要素と5大元素との関係

要素	性質	構成元素	主な働き
胆汁	熱い　鋭い　流動的	火　水	消化機能、体の代謝
風	冷たい　軽い　流動的	空　風	体内での液体・空気・食物の運搬、排泄
粘液	冷たい　重い　非流動的	水　地	体内組織の湿り気・結合・固体性保持

アーユル・ヴェーダの基本文献

　『チャラカ・サンヒター』、『スシュルタ・サンヒター』そして『アシュターンガ・サングラハ：八科集（Aṣṭāṅga-saṃgraha）』は、古代インド三大医学書として有名である。ただし、『アシュターンガ・サングラハ』は前二者に基づいた便覧的文献である。以下で、『チャラカ・サンヒター』、『スシュルタ・サンヒター』について概説する。

『チャラカ・サンヒター』

　アートレーヤの6名の弟子たちのうち、アグニヴェーシャがアートレーヤの教えを最初にまとめた『アグニヴェーシャ・タントラ』が、『チャラカ・サンヒター』の基礎となっている。それをもとに改編が繰り返され、現存の『チャラカ・サンヒター』が最終的に成立した。さらに8～9世紀頃にカシュミールの医師ドゥリダバラ（Dṛḍhabala）が、第6篇の後半部17章と第7、8篇を増補することで完結させたという伝承もある。現存の『チャラカ・サンヒター』は、以下の8篇120章から構成されている。

　　第1篇　総　論（Sūtra-sthāna）　　第5篇　器官論（Indriya-sthāna）
　　第2篇　病因論（Nidāna-sthāna）　　第6篇　治療論（Cikitsā-sthāna）
　　第3篇　診断論（Vimāna-sthāna）　　第7篇　処方論（Kalpa-sthāna）
　　第4篇　身体論（Śārīra-sthāna）　　第8篇　結　論（Siddhi-sthāna）

　内容的にはアーユル・ヴェーダの伝統八科を前提としている。治療の基本方針としては、「治療の4本柱（医師、薬物、看護人、患者）」を定義し、薬剤と食餌に基づく治療を勧めている。また、チャラカは薬物を薬効により50群に分類している。『チャラカ・サンヒター』は、医学的知識だけではな

く、自然哲学的範疇論はヴァイシェーシカ学派から、論理的な思考法はニヤーヤ学派から、身体論はサーンキヤ学派の影響を受けたとされる。「チャラカ」とは、各地を遊行しつつ病人の治療を行った医師を指していたという可能性もある。その一方で、漢訳仏典である『雑寶藏經』と『付藏因縁傳巻五』に現れる記述を論拠として、カニシカ王の侍医が『チャラカ・サンヒター』に関係しているという推測がある。『チャラカ・サンヒター』は8世紀にアラビア語とラテン語、9世紀にペルシア語、1890年以降は英語に翻訳されている。

『スシュルタ・サンヒター』

『スシュルタ・サンヒター』は、主として外科学を扱う。スシュルタが人体の総骨数についてのアートレーヤ学派と自分の考え方との違いを指摘していることから、スシュルタはアートレーヤよりも後代の人物とも考えられている。しかし『スシュルタ・サンヒター』の形成史や、スシュルタの活躍年代を立証する根拠については、あまり知られていない。『スシュルタ・サンヒター』の基になっている文献は、紀元前2世紀頃に成立したとされる『シャリヤ・タントラ』である。この文献に対して、スシュルタが2世紀頃までに『ウッタラ・タントラ』を増補することで完成したと考えられている。また、12世紀頃に活躍した、『スシュルタ・サンヒター』の註釈者であるダルハナ（Dalhaṇa）は、ナーガールジュナが『スシュルタ・サンヒター』の改訂者であったと論じている。しかし、医学者のナーガールジュナと仏教思想家のそれとは区別しておくのが一般的見解である。『スシュルタ・サンヒター』は、以下の5篇120章から成る。

第1篇　総　論（*Sūtra-sthāna*）　　第4篇　治療論（*Cikitsā-sthāna*）
第2篇　病因論（*Nidāna-sthāna*）　第5篇　処方論（*Kalpa-sthāna*）
第3篇　身体論（*Śarīra-sthāna*）　　総論への追加（*Uttara-tantra*）

ここでは、薬物を薬効と性質により37群に分類している。そして100種類以上の医療器具とナイフ・メス・刃針・ノコギリ・ハサミといった20種類の鋼鉄製手術用具が掲載されている。第3篇では、諸器官の構造、発達、機能を体系的に観察するとともに、外科手術の重要性を説き、人口耳朶の形成手術や管状の器具を用いた聴診器の導入、瓢箪や胡瓜を使った切開、蓮の茎を用いた静脈瀉血術を解説している。そのためスシュルタは、外科的治療の先駆者として位置づけられている。

『バウアー写本』（*the Bower Manuscript*）

古代インドの薬学を記した文献の一例として、『バウアー写本』が挙げられる。これは、1890年に英国軍人バウアー中尉が東トルキスタンのクチャ（庫車）で購入した54葉の樺皮写本である。そこには、アーユル・ヴェーダの医術を収めた処方集、占法と呪術、仏教に関連する内容が貝葉型グプタ文字で記されていた。その解読は、ヘルンレ（A. F. Hoernle）教授によってなされ、1897～1912年にかけて校訂・英訳註が出版された。その書名は、発見者の名にちなんで『バウアー写本』と名づけられ、研究調査の結果、350～375年頃にかけて筆記されたことが判明している。この写本の発見が、後のシルクロードと西域探検の潮流を生む端緒となった。現在、『バウアー写本』は、オックスフォード大学のボドリアン図書館に所蔵されている。

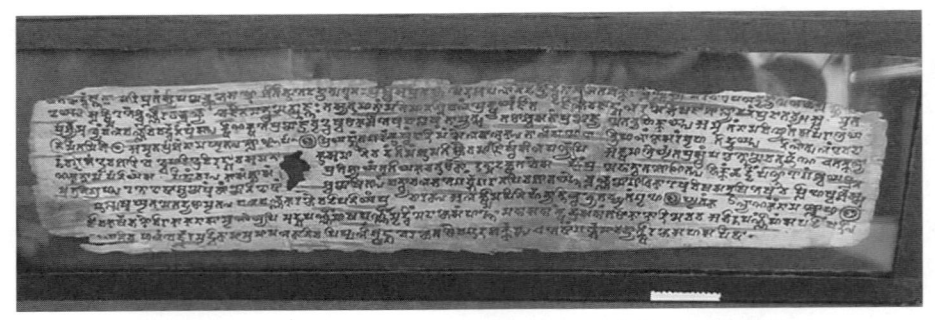

写真1 『バウアー写本』(オックスフォード大学、ボドリアン図書館より画像恵与)
Shelfmark：MS. Sansk. C. 17 (p) (folio X. Obverse)

中世インドの薬学(6~17世紀頃)

中世インドの薬学歴史には、アジア、地中海そしてヨーロッパという壮大な規模の宗教医学の交渉が見られる。本節では、この時代に編纂された主な医学書と、そこでの薬学と宗教の関係に視点を当てながら、薬学の変遷を概説する。

薬学的変遷とタントリズム

7世紀に入ると、インドでは、諸宗教に共通して、タントリズム(密教；tantrism)という潮流が強まった。その時代は、7~13世紀頃に位置づけられ、9世紀に最盛期を迎えていた。タントラ(tantra)とは、サンスクリット語で「縦糸」を意味し、経典で明確に説かれない密教の意義を解明する文献である。天文学・数学・医学などの自然科学、日常生活の法律の分野を扱い、漢訳で儀軌とも訳される。6世紀にヴァラーハミヒラ(Varāhamihira)が著した、『ヴリハト・サンヒター(Bṛhat-saṃhitā)』には、催淫剤や強壮を目的とした調合に、鉄や水銀を薬用植物と組み合わせて用いたことが記されている。そして同時代に編纂されたとされる、『アマラコーシャ(Amarakośa)』というサンスクリット語の辞書にも、鉛丹、鉛、金、水銀、銀を用いた調合が収集されている。そこでまず、中世インドの薬学の初期段階に代表される、チャラカの医学体系に基づく主な医学文献を挙げる。そのなかにはタントリズムの影響を受けたのもある。

『アシュターンガ・フリダヤサングラハ：医学八科精髄集』

7世紀頃、ヴァーグバタⅡは、前述したヴァーグバタⅠの著作と同じ分野でこの作品を著した。内容的には、『チャラカ・サンヒター』と『スシュルタ・サンヒター』を折衷させた処方集であり、8世紀にはアラビア語、11世紀にはチベット語に翻訳されている。

『マーダヴァの病因論(Mādhavakara Nidāna)』

7~8世紀頃に活躍したマーダヴァ(Mādhava)の著作として有名である。本著は、古代インド3大医学書の病因についての注釈書であり、8世紀にはアラビア語に、20世紀には本文と注釈書が英訳された。発病を引き起こす薬物を扱うが、古代インド3大医学書に比べ、薬学的内容は限られている。

写真2 『アシュターンガ・フリダヤサングラハ』の写本（15世紀頃）
（DAV college Library, Chandigarh より画像恵与）

『シッダヨガ（*Siddhayoga*）』

　ヴリンダ（Vrinda）による、古代インド三大医学書から処方を引用した10世紀頃の作品である。化合物を点眼薬の調合に用いている。

『チャクラダッタディーピカー（*Chakradattadīpikā*）』

　著者のチャクラパーニダッタ（Chakrapānidatta）は、1060年頃に活躍した人物とされる。この作品は、チャラカ、スシュルタ、ヴァーグバタとヴリンダのシッダヨガを典拠とした『チャラカ・サンヒター』の註解書であり、治療薬には鉄粉、銅粉、滑石が記される。また、タントラの儀式に関連する表現も見られる。

医療における金属使用の始まり

　ヴェーダ時代、ソーマとその搾り汁は、初期の錬金術を表し、神への崇拝の対象であった。ラサーヤナ（*rasāyana*）という言葉は、ソーマの汁を意味するソーマラサを起源とし、男性や神々を最も快活にする飲み物として知られている。そして、ラサ（*rasa*）には水銀の意味があることから、ラサーヤナは生命の霊薬・薬用植物の混合液・水銀薬を指した。そのため、錬金過程におけるさまざまな薬用植物の使用は、次第に水銀を用いた調合に関する技術を意味するようになった。その一例として、『アタルヴァ・ヴェーダ』における金は、不老長寿の霊薬としての高貴な性質が記述されている。また、呪いや魔術なども施療として推奨されていた。

　後代になると、男性たちはアタルヴァン（祈祷師）の行為に対し、災いや病苦からの救済よりも快楽を求めるようになった。そのため当時の権威者たちは、アタルヴァンを癒しを用いた邪悪な職業として見ている。そして錬金術は、ある物質を別の物質に変換する摩訶不思議な科学・技術であり、秘教団体の入門者にのみ伝授される魔術であった。このようにインド錬金術は、ヴェーダに起源をもち若返り・再生を目指す不老長寿の薬物の調合とタントラの祈祷療法とに深いつながりを持っていたのである。

インド錬金術とタントリズム

　11～13世紀頃になると、薬学はタントリズムの影響を受ける。しかし錬金術には、医化学の前兆が見られた。ここでは主たる3つの錬金術に関するタントラ文献に触れる。

『ラサラトナーカラ：水銀の珠玉の宝庫（Rasaratnākara）』

　イスラム教徒の北インド進入前の7～8世紀頃の著作で、錬金に関する大乗仏教のタントラである。そのため夢中に般若波羅蜜多（智恵の完成）が現れ、化学的知識を著者であるナーガールジュナ（龍樹）に啓示している。そしてナーガールジュナと、サーリヴァーハナ王とラトナゴーシャの対話では、不老長寿の霊薬が問題とされる。また、水銀・硫化水銀の調合、金属の浄化、金属や宝石の研磨、水銀の凝固とその過程で用いる装置を取り上げている。

『ラサールナヴァカルパ：水銀の無限の力（Rasārṇavakalpa）』

　11世紀頃に書かれたとされる、著作者不明のインド冶金の古典である。カルパとは、自身の潜在能力で作動できるものを意味し、銅や鉛などの卑金属を金や銀に変成するためのさまざまな物質の力を指す。ここでは、金属を変える潜在能力により物質を分類している。カルパはシヴァ神と伴侶であるパールヴァティとの対話の形をとり、植物、鉱物、鉱水の出所や錬金術の工程に対して神話的な説明をしている。そして物質を使用する前に執行されるタントラの儀式を強調している。ここには、物質の不滅性や変成工程に重点を置いた形成段階にある錬金術が編集されている。

『ラサラトナ・サムッチャヤ：水銀の宝の集成（Rasaratnasamuchchaya）』

　13世紀、ヴァーグバタにより著された冶金術、アーユル・ヴェーダの薬剤学・治療学の文献である。その第1章で水銀学（rasa-śāsta）の27人の学者名を挙げている。その中にナーガールジュナとナーガボーディー（龍智）の名がある。また、ラサ（水銀）を司る神はシヴァ神であり、ラサはその精髄または精液であるとして重要性と吉祥性を説いている。そのためラサには、すべての金属を吸収する力があり、老化・苦痛・死を防ぐ治癒能力があると論じている。

薬化学と仏教のタントリズム（後期密教）

　密教は、タントリズムの一部であり、開祖は7世紀のナーガールジュナである。それは、7世紀以降になると大乗仏教の影響を受けてタントラ仏教となり、8世紀以降から12世紀末までインドで行われた。しかし7～8世紀にかけ、仏教の衰退に伴い、それはバラモン教とシヴァタントラを吸収していった。10～13世紀頃には、ヒンズー教の一派とタントラ仏教が統合して、ハタ・ヨガ（hathayoga）ができたとされる。そこでは水銀と、雲母や硫黄などの化学物質の利用が、不老長寿には必須だと考えられ、施療のためにいくつかの化学物質がアタルヴァンによって用いられた。

　11～12世紀にイスラム教徒が侵入してくる以前には、ナーランダー、ヴィクラマシーラなどの仏教僧院に大学が設置され、仏教哲学だけではなく化学が研究の履修課程に入っていた。中世インドの仏教は、医学に大きく影響していたのである。古来より仏教と医療の結びつきは深く、インドでは、仏教徒の教義研鑽の補助学として規定された5つの学術（五明）の1つに、医学・薬学を扱う分野で

ある「医方明（*cikitsā vidyā*）」を取り入れていた。仏典の中にも教説の比喩として医療が説かれている。それらの記述には、アーユル・ヴェーダと共通した内容も見られ、病苦や老いに対する予防、治療法が研究されていたことがわかる。なかでもヴィクラマシーラ寺院は、13世紀頃にイスラム教徒たちによって破壊され、学僧は殺された。しかし座主たちは、ネパール、チベット、南インドへ飛散した結果、仏教と学問は亡命した地域で庇護された。このように、医学は仏教とともに各地に伝えられたのである。なかでも、漢訳仏典を通し中国にもたらされたものは、中国の医学と融合していった。

イスラム教徒侵攻後の薬学

11世紀には、ブッダの晩年の口伝を編纂したとされる『カーラチャクラ・タントラ（時輪タントラ）』が編纂されている。この文献は、インド仏教、後期密教の最後の教典として著名である。それはチベット密教の最奥義である無上ヨーガ（瑜伽）・タントラの代表的な聖典であり、チャラカやスシュルタの説く医学的因果論の及ばない死兆を扱う。そして12世紀頃には、チベット医学から脈診が導入される。また、11～12世紀頃から、古代医学文献に見られる薬草の同定を意識した、ニガントゥ（*nighaṇṭu*）という薬用植物の事典も編集されるようになった。それと同時代、鉱物性薬物の使用が盛んになり、南インドでは水銀を中心とする鉱物性薬物を用いるシッダ（*siddha*）と呼ばれる医学体系が成立している。13世紀以降は、イスラム医学であるユナニー（*unani*）の影響を大きく受ける。これは、ギリシアの医学を起源とし、ペルシア（現在のイラン）の医師・哲学者であったイブン・スィーナー（*Ibn-Sīnā*）により、11世紀に完成された医学である。

さらに15世紀の半ばになると、ケシやキナ根といった外来薬用植物を用いた薬物治療が導入されている。また、南インドのゴアでは、ポルトガル人から中国人商隊へ梅毒がもたらされ、治療薬として、燐酸、ヒ酸といった、金属を溶解させる性質をもつ鉱物酸の使用と、水銀の殺菌・殺虫作用を応用した不溶性水銀の調合が行われた。さらに16世紀の医学文献には、外来種の薬物の有効性を認める内容が見受けられる。このように、実在したとされる錬金術師および鉱物性薬物を薬学的に使用した人物たちは、中世インドの薬学の発達に大きく貢献した。

現代インドの薬学

近代薬学の組織化

インドの薬学教育の始まりは、1860年に英国領インド時代のマドラス（現在のチェンナイ）の医学校で行われた薬学の授業にさかのぼる。そこでは主として、処方箋調剤と英国薬局方に収載された主な化合物が教えられていた。しかし、この授業は未公認のものであり、一時期途絶えていた。1866年、総合病院調査報告はそのことを政府へ建議し、教育は再開されている。19世紀のインドにおいて、薬学の専門家は"chemist（薬剤師）"および"druggist（調剤師）"といった、英国から取り入れた名称を与えられていた。1894年になるとマドラスの医学校では、薬物学・化学・実用化学・薬剤学といったすべてのコースに出席した学生に対し"chemistとdruggist"の免許証が与えられるようになった。このように、インドの薬学の専門家は、「調剤をする者」から「より科学的な教育を受けた者」へと変貌していったのである。

表2 インド独立前後における薬学の主な歴史

西暦	独立前後の薬学組織設立、薬学部創立の歴史
1882	Punjab University 創立（現パキスタン領ラホール）
1885	英国薬局方がインドで施行
1894	Indian Journal of Pharmacy がカルカッタで発刊（ほどなく廃刊）
1898	英国薬局方は1900種のインドや英国連邦の薬物について追補
1901	英国薬局方のインド支配政府版が発刊
1910	Punjab University の医学校が King Edward Medical College になる
1916	Banaras Hindu University が The Central Hindi College として設立
1923	マドラス薬剤師会・調剤師会が Pharmaceutical Society of India と改称し、インド独立後1950年まで存続
1928	Bengal state Medical College 創立
1929	カルカッタ薬剤師・調剤師会成立
1932	Banaras Hindu University (BHU) 薬学部創立
1934	BHU にてインドで最初の2年制の薬学教育を開始
1937	BHU にてインドで最初の4年制課程の薬学教育を開始
同年	Andhra University 創立
1938	Madras University（現在のチェンナイ）
1943	Bombay University 創立（現在のムンバイ）
1944	Punjab University 創立（現パキスタン領ラホール）
1947	英国領からインドとパキスタンに分離独立
同年	L. M. College of Pharmacy（アーメダバード）
同年	Glancy Medical College と Khalsa College（ともにアムリサール）において、資格を与える薬学教育が独立後初めて開始
1951	East Punjab University（アムリサール）創立。修士・博士課程を創設
1963	インド病院薬剤師会成立
1964	East Punjab University の新校舎が建設（チャンディガール）The University Institute of Pharmaceutical Sciences of the Punjab University の前身
1991	National Institute of Pharmaceutical Education and Research 創立
2008	Pharm. D. 導入

独立後の薬学と薬学教育体制

　独立直後のインドは、英国統治下の組織化されていない薬剤師職能の体系をそのまま引き継いでいた。そこで政府は1948年に Pharmacy Act を制定し、薬局実務のための教育資格に関する最低基準を規制した。それにより、2年の教育と3ヵ月の実務実習を課した Diploma コースを卒業するだけで薬剤師として病院・薬局での医薬品の調剤・販売が認められることになった。この規定では、州ごとに薬学協議会を立ち上げ、薬剤師の規制や登録の管理を行うことが求められた。その履行のため、1949年には、インド薬学協議会（Pharmacy Council of India）が設立されている。このようにして、インドの薬学教育の枠組は形成されていった。1930年から1931年にかけてのインドにおける薬学を

取り巻く社会状況としては、インド政府がDrug Enquiry Committeeを設立している。この委員会は、政府に対し薬物や製薬を規制する法律制定の勧告を行った。それにより、薬品製造業と薬学に関わる職業の発展の基盤が成立し、薬学教育にふさわしい人材の育成が最大の課題となった。当時のバナラスヒンドゥー大学（Banaras Hindu University）の学長であったマダン・モハン・マルヴィヤ（Madan Mohan Malaviya）は、この勧告書の重要性を認識し、マハデヴァ・ラル・シュロフ（Mahadeva Lal Schroff）に対し、同大学における薬学教育の推進させる任務を命じた。シュロフはそれを遂行すると同時に、スリヴァスタヴァ（G. P. Srivastava）らとともに、祖国の薬学の歴史に関する研究も行った。そして、その結果を1950年から1953年まで、American Institute of the History of Pharmacyへ論文として投稿を続けた。それらを復刻編集した初版が、1953年にスリヴァスタヴァにより"History of Indian Pharmacy"として出版された。この著作は、古代インドの調剤が、インドの薬学の起源とどのような関連性を持っているのかという問題についても触れている。また、シュロフが1954年にインド政府へ提案した薬学中央研究所の構想は、当時パンジャブ大学で薬化学の教授であったハリキシャン・シン（Harkishan Singh）により引き継がれた。なお、現在のシンは、パンジャブ大学の名誉教授として、インドの現代薬学史における第一人者となっている。

そして1991年には、国立薬学教育研究所（National Institute of Pharmaceutical Education and Research：NIPER）がパンジャブ州のSAS、モハリに創設された。NIPERは現代のインドを象徴する最新鋭の薬学教育機関として、現在インド国内で他にも6ヵ所建設されている。これら7つのNIPERは、国内最高水準の薬学教育と研究を行っている。病院薬学については、バガヴァン・ダス・ミグラニ（Bhagwan Dass Miglani）が、1963年にインド病院薬剤師会を発足させ、翌年には会報誌を創刊した。現在もその発行は続けられている。

現代の薬学と薬学教育体制

インドでの薬学教育は、政府を母体とするインド薬学協議会と全インド技術教育協議会の2団体により統制されている。1980年代初頭までは、薬学教育を実施する機関において、2年制のDiplomaを育成するためのD. Pharm教育が行われた。1980年代後半から、インドにおける医薬品部門の民営化や急速な経済成長により、薬学教育も発展を遂げた。2005年の統計によれば、Diploma教育を行う薬学教育機関は383校で、入学定員は平均60名/校、計2万2928名となっている。

インドは多言語国家であるため、国家試験は州単位で行われている。そのためDiploma教育修了のみでは、他州での勤務は許可されない。そのためD. Pharmの薬剤師は、政府や民間の病院または地域薬局に従事している。しかし、ひとたび国家資格が授与されると、免許を維持するために、任意の継続的な卒後教育は必要とされない。一方、4年制の学部教育（bachelor of pharmacy：B. Pharm.）も行われている。Diploma校を修了後、編入試験に合格すれば、4年制の学部へも入学できる。標準化したB. Pharm.のカリキュラムは存在せず、大学独自に行われている。内容的には、生化学、医薬品化学、分析化学などの化学分析、数学・物理化学・無機化学・有機化学といった基礎科学と、薬剤学・薬理学・生薬学および薬局法といった薬学系科目を中心としている。そして4年制の241校のうちの115校に2年制の修士課程（master of pharmacy：M. Pharm.）があり、定員は20～30名/校となっている。最近のM. Pharm.カリキュラムには、品質管理・バイオテクノロジーも導入され、修士課程の1年目には、専門分野の論文を読み、2年目では学位取得のための研究を行う。ま

た、1996年には、マイソールの薬科大学において、臨床指向の医療サービスを提供する薬剤師の教育が修士課程のカリキュラムに導入されている。しかし、国家レベルでの臨床薬剤師の必要性は充分に認識されておらず、M. Pharm. の学生がインドの病院での臨床活動をする薬剤師を仕事に選ぶことは難しい状況にある。したがって M. Pharm. の取得者の多くは、研究・製剤開発・臨床試験などの製薬分野において活躍している。博士課程については、約30校に3年制の博士課程（doctor of philosophy in pharmacy：Ph. D.）が制定され、定員は5〜15名/校である。M. Pharm. の学生は、最短3年で博士号を取得できる。また、薬学博士（doctor of pharmacy：Pharm. D.）は、B. Pharm. の上に設置された6年間の教育研究課程である。Pharm. D. は、2008年から導入されている。

　このように、現在のインドにおいても、1人の Pharm. D. の誕生までには、10年間の薬学教育が施されるようになった。博士号を持つ薬剤師は、学界および製薬産業の研究開発部門に従事し、インドの薬学をグローバルに牽引している。2005年以降、インドの製薬産業の成長とともに薬剤師の需要はさらに増大するとともに、薬学教育機関の数は急速に増加している。そのため、約3万人の学生が毎年 D Pharm の学位を受けている。2007年には、インド国内に854校の薬学教育機関があり、5万2000人以上の4年制学部生がおり、そのうち583校が3万4000人以上の2年制 Diploma コースの学生を抱えているという報告がなされている。

　国際薬剤師・薬学連合は、2012 FIP Grobal Pharmcacy Workforce Report において、インドの薬剤師総数は68万482人、薬局薬剤師数は75万人、そして薬学教育課程修了者の累計を7万人/年と報告している。さらに2013年の統計では、すべての薬学教育課程卒業者の累計を6万6423名（女性3万9853名）/年、薬学校・薬学部総数を1026施設と報告している。

参考文献

1) Sharma R. K. and Bhagawan Dash. *Charaka Saṃhitā Text with English Translation & Critical Exposition Based on Cakrapāṇidatta's Āyurveda Dīpikā* Vol. 1-4. Chowkhamba Sanskrit Series Office. Varanasi (1998)
2) Srikantha Murthy. *Illustrated Suśruta Saṃhitā Tex. English Translation. Notes. Appendeces and Index* Vol. 1-3. Chaukhambha Orientalia. Varanasi (2008)
3) Srikantha Murthy. *Vāgbha's Aṣṭāṅgasaṃgraha Text. English Translation. Notes. Appendices and Index* Vol. 1-3. Chaukhambha Orientalia. Varanasi (2009)
4) Srivastava. G. P. *History of Indian Pharmacy*. Vol.1. 2 ed. Pindars Limited. Calcutta (1954)
5) Chattopadhyaya. D. *Studies in the History of Science in India* Vol.1 & 2. 1 ed. Book Sellers & Publishers. New Delhi (1992)
6) Jolly. Y. *Indian Medicine*. 3 ed. Munshiram Manoharlal Publishers Pvt. Ltd. New Delhi (1994)
7) Sharma. P. V. *History of Medicine in India*. 1 ed. Indian National Science Academy. New Delhi (1992)
8) 山本 智教訳『叢書/仏教文化の世界　L・ルヌー、J・フィリオザ インド学大辞典　第2巻』金花舎 (1981)
9) 辛島 昇他監修『新訂増補　南アジアを知る事典』平凡社 (2012)
10) 夏目葉子「バウアー写本第2部『ナーヴァニータカ』におけるハリータキーの記述」薬史学雑誌 2013；48(1)：75-88
11) 夏目葉子「インドにおける薬学教育の父、Mahadeva Lal Schroff の生涯」薬史学雑誌　2012；47(2)：134-143
12) 佐藤 任『密教と錬金術』勁草書房 (1983)
13) *FIP Ed Global Education Report*. International Pharmaceutical Federation (2012 & 2013)
14) Singh Harkishan「Modern Pharmacy in India, A Historical Perspective」薬史学雑誌　2008；43(2)：140-150

総論 4

ドイツの薬学史

田 中　玉 美

ドイツ史概説

　ローマ帝政期、3世紀頃に多くのゲルマン系諸民族が西ヨーロッパに流入した。これらのうちアラマン人やテューリンゲン人、バイエルン人など、現在のドイツにあたる地域に定住した人々がいわゆるドイツ人の祖であると言われている。476年の西ローマ帝国崩壊後はフランク人のメロヴィング家がピレネー以北からドイツ中部までの広い地域を治めたが、小ピピン（Pippin III. Der Jüngere；714～768）が751年に王となってカロリング朝を開いた。カール大帝（Karl I. der Große；742/743～814）はザクセンを征服して東方に王国の版図を拡大し、イベリア半島を除く西ヨーロッパをほぼ掌握した。843年、カール大帝の孫にあたる3人の王によってヴェルダンで王国の分割が決定された。さらに870年のメルセン条約で王国は再編され、ルートヴィヒ・ドイツ人王（Ludwig II. der Deutsche；804～876）が東側の領土を、シャルル禿頭王（Charles II. le Chauve；823～877）が西側の王国を継承した。このうち、東フランク王国がドイツの原型であるとされている。本稿では、フランク王国を始点としてドイツの薬学史を論じることとする。

中世の修道院における薬用植物の利用

　初期の西欧の修道院にはすでに病者のための部屋や看護をするための場所が設けられていた。6世紀ポワティエのサント・クロワ修道院は病者の世話をするための施設を備えていたことが知られているほか、830年頃に作成されたザンクト・ガレン修道院の計画書にも病者の部屋、医師の部屋、瀉血室、そして薬局と薬草園のための空間が記されている。現在のドイツにあたる地域においては、カロリング期フランク王国の時代からすでに修道院で薬草を栽培していたとみられる史料が伝来している。ライヒェナウ修道院長ヴァラフリート・ストラボ（Walahfrid Strabo；808/9～849）の『園芸についての書』（*Liber de cultura hortorum*）は、修道院の庭園で栽培されていた23の植物を題材にして作成されたヘクサメトロスであるが、この詩の中には植物の薬効と大まかな使用方法が記されている。しかしながら、薬用植物の詳細な用法を伝えるものではない。とはいえ、この時代の修道院において薬として使用するための植物が栽培され、修道士たちがその使用方法を理解していたことを示す史料であると言えよう。また、中世の修道院で『園芸についての書』のほかに薬用植物の効能と用法

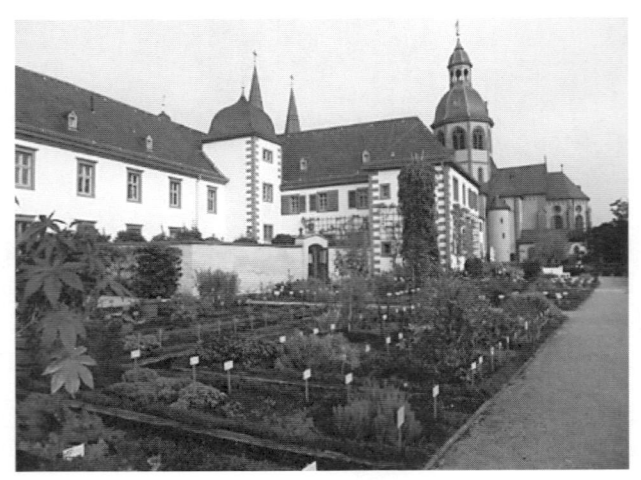

写真1　ゼーリゲンシュタット修道院薬草園

を指南する書物が著されたことが知られており、修道士たちの手によって薬用植物が使用されていたことが推察される。

　修道院における薬用植物の栽培は現在でも広く行われている。修道士や修道女の生活に使用されるほか、修道院を訪れる人々にハーブティーやハーブ塩の形で提供されている。

薬用植物に関する中世のテクスト

　カロリング期フランク王国においては、カール大帝の治世時にロルシュ修道院で薬用植物に関する書 "*Liber medicinalis*" が著された。『ロルシュの薬方書（*Lorscher Arzneibuch*）』とも呼ばれるこの書物には、5～6世紀頃から伝えられたと推測される実践的な薬草の処方が記されている。その後約400年間、ドイツで薬草に関する書物が著されたという証拠は残っていない。

　12世紀にライン地方の修道女ヒルデガルト・フォン・ビンゲン（Hildegard von Bingen；1098～1179）によって2冊の書物が残された。『病因と治療（*Causae et Curae*）』は、その名のとおり病気の原因と治療法が記された書であるが、その理論には体液説のほか、自然界を大宇宙（マクロコスモス）、人間の身体を小宇宙（ミクロコスモス）と捉える自然観、並びにキリスト教の救済思想の影響が見られる。ヒルデガルトのもう1つの著作『自然学（*Physica*）』は、第一の書「植物」に始まり、「元素」「樹木」「石と宝石」「魚」「鳥」「動物」「爬虫類」「金属」の全9巻で構成されている。それぞれの巻の冒頭では人間の体の構造、動植物と物質の成り立ちと役割などについて、中世の自然観に基づいた解説がなされている。解説に続き、ほとんどの項目において医療資源としての使用方法が記されている。

　上記の著作はいずれもラテン語で書かれたものであるが、14世紀にコンラート・フォン・メゲンブルク（Konrad von Megenburg；1309～1398）が『自然の書（*Buch der Natur*）』をドイツ語で著した。この書物はトマ・ドゥ・カンタンプレ（Thomas de Cantimpré；1201～1272）の著作『自然の事物に関する書（*Liber de natura rerum*）』をもとにしてコンラートが新しい知識を付け加えたものである。*Buch der Natur* は薬用植物のみならず天候等も含む自然全般を取り扱っており、当時の人々が自然をどのように捉えていたのかを示す史料としての性格も持ち合わせている。

　さらに時代を下ること15世紀、フランクフルトの医師ヨハン・ヴォネッケ・フォン・カウブ（Johann

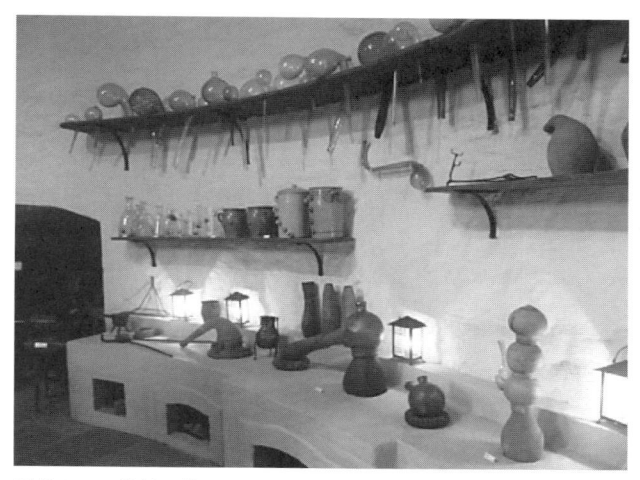

写真 2　16 世紀に使用されていた蒸留装置

Wonnecke von Kaub；1430 頃〜1503/04）は、ベルンハルト・フォン・ブライデンバッハ（Bernhard von Breidenbach；1440 頃〜1497）の依頼によって編纂を進めていた『健康の庭（*Gart der Gesundheit*）』を 1485 年に出版した。薬用植物の解説を中心に執筆されたこの書物は、活版印刷技術の普及に伴い多くの部数が発行されたことが知られており、当時のドイツで広く利用されたと推測できる。

都市の薬局と薬剤師の登場

　キリスト教圏西ヨーロッパにおける薬局の登場は 12 世紀と考えられている。遅くとも 1180 年にはモンペリエに薬局が存在した。その後、13 世紀にはフランスおよびイタリア各地に薬局が開設されたが、ドイツの都市に薬局が登場するのはこれらの地域よりも 100 年ほど後のこととなる。15 世紀、ニュルンベルク、アウグスブルクなどのバイエルンの大都市、および北部沿岸のロストックやその他のハンザ都市では、都市のマルクトに薬局があった。その後、19 世紀の終わりまでには各地の小都市にも薬局が開設された。

　薬局および薬剤師に関する最初の規定は、13 世紀前半に神聖ローマ皇帝フリードリヒ 2 世（Friedrich II.；1194〜1250）によってシチリア島で定められた規約 "*Constitutiones*" である。この規定には、医師が薬局を開設することの禁止、医師の監督下での調剤といった、薬局開設の制限や医薬分業の概念がすでに見られ、この時代のイタリア半島南部における薬局の状況を示唆するものである。ドイツにおいても 15 世紀から領邦や薬局ギルドがこの規定を採用した。16 世紀半ばからドイツの諸都市、主に帝国自由都市が薬剤師の規定を設け、1600 年には 200 にのぼる都市でフリードリヒ 2 世の法令に準じた内容の規約が定められた。この時代すでに薬局の開設は許可制をとっており、一部の例外を除いて薬局開設は薬剤師にのみ許された。経営者が薬剤師でない場合は、都市に認可された薬剤師を雇わなければならなかった。

　薬剤師の養成については、16 世紀まではこれを詳細に示す史料は残されていない。大学に薬学部が設置されるのは、ドイツにおいては 18 世紀以降のことである。薬剤師を志す者は、まず古代ギリシアの医師で植物学者であったペダニオス・ディオスコリデス（Pedánios Dioskurídēs；40〜90 頃）が著した『医療資源の書（*Materia medica*）』（『薬物誌』とも言う）を学び、徒弟制度のもと師となる薬

剤師に従って実践的な知識を身に着けた後に、薬局での業務に携わることができたと推測される。

初期の薬局方

　薬局開設および薬剤師に関する規定が整えられていく中で、薬剤の規格化も進められていった。1546年にニュルンベルクで編纂された薬局方 "*Dispensatorium*" が現存する最古のドイツ薬局方である。1564年にはアウグスブルクでも "*Pharmacopoeia Augustana*" が著された。その後も各都市で薬局方の編纂や改訂が行われ、17世紀から18世紀にかけて薬局方の形式はほぼ一定であり、諸都市の薬局方は大方以下のような3部から成る構成であった。第1部では薬用植物、鉱物、海洋資源といった薬用資源が取り扱われ、植物については根、樹皮、草、葉、花、果実、種子、樹脂、真菌に分類され、それぞれの薬効と使用方法が記された。第2部は基材と剤形に関する規定である。調剤に使用する蒸留水、アルコール、蒸留酢のほか、チンキ剤やシロップ剤、軟膏などの規格が定められている。第3部は水銀やアンチモン、硫黄といった無機物に関する記述である。これら薬局方は、薬剤の規格化および品質の安定化によって、処方箋に依らない調剤を可能にする目的で編纂されたとも言われている。とはいえ、当初は法的拘束力のないものであった。18世紀以降、化学の発展とともに度重なる改訂が行われて内容が変化し、次第に公式の規定として採用されるようになった。

ドイツの大学における薬学部の設立と薬学教育の変遷

　薬学と化学とが密接に結び付くようになった18世紀に至るまで、西ヨーロッパでは古代ギリシアから伝えられた四体液説に基づく薬用植物学が薬学と同等であった。薬学は医学部の中で教えられる科目の1つに過ぎず、このため当時の薬学は独立した専門分野ではなく医学の中に包括される概念でしかなかった。先述のようにドイツの大学に薬学部が設置されるのは18世紀以降のことである。ディオスコリデスの『医療資源の書』が、薬用植物学の教科書として主に用いられた。もともとはギリシア語で書かれたこのテクストは6世紀にミラノでラテン語に翻訳された後、9世紀から10世紀にかけて主にイタリア半島北部で写本が作成されたものの、アルプス以北にはわずかに伝わったのみであった。このため、ディオスコリデスの著作がドイツで広く知られるようになったのは16世紀半ばにフランクフルトで刊本が出版された後のことである。この時期ヨーロッパ各地の大学医学部では薬学が必須科目に数えられ、『医療資源の書』を中心に薬用植物に関する講義が開講された。いくつかの都市では、薬剤師も大学医学部の薬学の講義に出席することが許されていたようである。

　ドイツではミュンヘン大学がいち早く薬学教育の変革に取り組み、1754年には化学分野出身の教授が薬学の講義において教鞭をとった。1760年には化学薬学研究所がインゴルシュタットに開かれ、化学と薬学とを関連づけた研究および教育が行われた。続いて1800年、近郊への移転に伴い名称を変更、薬学化学研究所となった。19世紀には他の大学においても薬学部が医学部から独立して化学分野との結びつきを強め、薬用植物学ではなく有機化学を中心とした薬学教育へと移行していった。

　薬学が医学から独立するきっかけとなったのが化学であるとすでに述べたが、ドイツにおける化学の大きな転機は、1817年のフリードリヒ・ゼアテュルナー（Friedrich Wilhelm Sertürner；1783～1841）によるモルヒネの単離であると言えよう。1831年にハインリヒ・マイン（Heinrich Friedrich Georg Mein；1799～1864）がアトロピンを、1860年にはアルベルト・ニーマン（Albert Niemann；

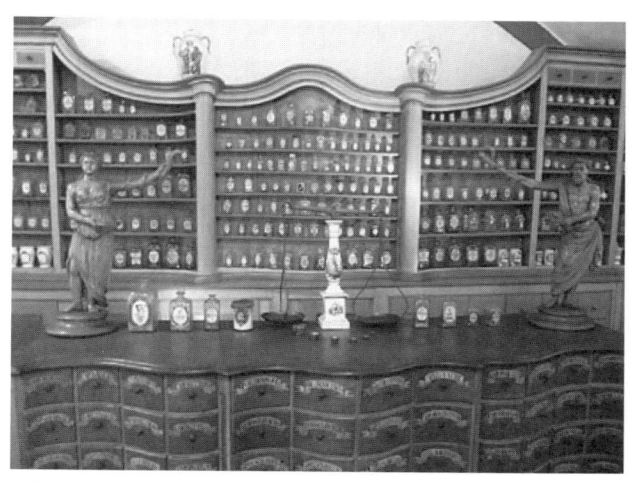

写真3　18世紀のドイツの薬局

1834〜1861) がコカインを単離するなど、19世紀には強力な作用をもつアルカロイドの発見が相次いだ。また、フランスでもアルカロイドのほか、グリコシドが発見され、このような化学の発展は薬学に大きな影響を及ぼした。

以上に述べてきたように、薬用植物学から化学中心の教育へと大学における薬学の在り方が変化してきたが、1930年代になるとさらに薬理学にも重点が置かれるようになり、現代薬学教育の土台がこの頃に形成された。第2次世界大戦後、ドイツ連邦共和国（旧西ドイツ）では1970年代初頭より薬学教育カリキュラムにおける実習制度が整えられた。東西再統一後のドイツでは臨床現場で薬剤師が果たすべき役割が見直され、それに伴い薬学部における臨床教育が重要課題に数えられている。

ドイツ製薬企業のあゆみ

19世紀に起こったアルカロイドやグリコシドといった切れ味の鋭い薬効成分の発見と単離は、薬剤師の日常業務を変化させた。一投与における正確な用量設定の必要性は古代からすでに認知されていたが、この時代までは実現されなかった。しかしながら、アルカロイドなどの薬剤は劇的な効果を持っているために厳密な投与量を守らなければならず、このため錠剤やカプセル、注射剤といった剤形が開発され、企業における薬剤の製造が一般化されるに従って、薬剤師の業務はすでに製品化された薬剤を扱う現在のような形態へと変化した。

ドイツ製薬企業の原点は16世紀にまでさかのぼることができ、テューリンゲン地方には精油を薬品として販売する商人がいたという記録が残っている。17世紀、18世紀にも精油や化学物質の医師あるいは薬局への販売を生業として成功した薬剤師の存在が知られている。しかし、製品化された薬剤を薬局でそのまま使用することについては薬局方に規定がなく、1862年にプロイセンの薬局方 "*Pharmacopoeia Borussica*" 第7改正において許可されるまでは、製薬企業は調剤原料の供給を行うのみであった。

かつてドイツで発展した、あるいは現在もドイツに本拠地を置き活動を続けている製薬企業には、メルク、バイエル、バスフ、ヘキスト、ベーリンガーインゲルハイムなどが挙げられる。いずれも19世紀に創業され、製薬ないしは化学工業の分野で多くの製品を開発した。1899年にバイエルから

発売されたアスピリンは、世界初の合成薬品であり、現在でも世界中で広く販売されている。バスフ、バイエル、ヘキストの3社は1904年に相互の権益を守るための契約を結んでいたが、これにさらに数社が参加して一大カルテルを形成、ドイツ国内外においてさまざまな化学物質の製造および販売を行った。この企業同盟は第1次世界大戦まで成長を続け巨額の利益を上げたが、ドイツの敗戦により解体、ドイツ製薬企業の衰退へとつながり、結果としてアメリカやイギリスの化学工業が発展を遂げた。これに対抗すべく1925年、カルテルに参加していた6社を中心としてイーゲー・ファルベンを設立、ドイツ製薬化学工業の再起を図った。やがてナチスが台頭し始めるとこれを支持し、ナチス統治下ドイツにおいて市場を拡大してイーゲー・ファルベンによる製薬化学工業は隆盛を極めた。

1945年、ドイツの敗戦によってイーゲー・ファルベンもまた前述のカルテル同様に解体するよう命じられた。ドイツ民主共和国（東ドイツ）では化学企業および工場は国営企業に併合されるかソビエト連邦に没収されたが、旧西ドイツにおいては1952年に解体の手続きが完了し、バスフ・バイエル・ヘキストの3社を含む数社に再編された。戦後のドイツでこれらの製薬化学工業が目覚ましい発展を遂げたことは言うまでもなく、ドイツの製薬企業は今なお世界中に数多くの医薬品を供給し続けている。

ドイツにおける薬学の現状

ドイツ国内では22の大学で薬学を学ぶことができる。ドイツにおいては個々の大学で入学試験を行うことは稀であり、日本の小学校高学年から高等学校にあたるGymnasium（ギムナジウム）を卒業する際にAbitur（アビトゥア）と呼ばれる大学入学資格試験を終えることが入学の条件である。ドイツの大学には学年が存在せず、Semester（ゼメスター）と呼ばれる学期単位で講義や実習が行われる。ゼメスターには夏学期と冬学期があり、日本の大学の前期および後期にほぼ一致する。

薬学部の場合は通常8ゼメスター大学で学ぶ。最初の4ゼメスターの基礎教育終了後に薬局や病院などで4週間の実習を行うことで国家試験第一段階合格となる。次の4ゼメスターで臨床に必要な知識を学び、すべての学科試験に合格することが国家試験第二段階の条件である。その後12ヵ月間、薬局で実務実習を行う。このうち最低6ヵ月は薬局で学ぶことが義務づけられている。実習終了後に最終の国家試験が行われ、これに合格すると薬剤師の資格を得ることができる。ドイツの大学には学部と大学院の区別がなく、Bachelor（バチェラー）コースとMaster（マスター）コース、国家試験コースを入学時に選択する。薬学部は国家試験コースである。学位は与えられず、国家試験合格をもって教育課程修了となる。博士課程には国家試験終了後に進むことができる。薬学部入学の定員はドイツ全体で1871人、薬学部に在籍する学生は2014年時点で1万4632人である。

2014年の統計によれば、人口約8100万人に対し、ドイツ国内の勤務薬剤師数は6万1973人である。勤務実態の内訳は、薬局4万9821人（うち開局薬剤師1万6269人）、病院2183人、製薬企業や研究機関等9969人となっている。また、医療機関に勤務する医師は2012年時点で合計約34万8700人、看護師数は2010年で約110万人である。

薬局数は2008年の2万1602件をピークにここ数年減少し続けている。新しい薬局の開局も2008年には1年で360件あったのに対し、2014年では163件に留まっている。廃業する薬局数は2006年までは年間あたり300件以下であったのが2007年には350件を上回り、さらに増え続けて2012年には501件の薬局が廃業するまでに至っている。2014年に廃業した薬局の数は384である。従来の法

律では薬剤師1人につき1件の薬局のみ営業が許可されていた。2004年の規制緩和によって本店の薬局の他に3件まで支店を持つことができるようになり、632件の支店薬局（Filialapotheke）が開設された。支店薬局は近年増加の一途をたどり、2014年時点で4172件となっている。薬局間の顧客獲得競争の激化と支店薬局展開による営業の効率化によって、ドイツにおける薬局を取り巻く環境はここ10年ほどで大きく変化したと言えよう。

参考文献

1) Cowen, David L. *et al. Die Geschichte der Pharmazie in Kunst und Kultur*. Köln, Dumon Buchverlag (1990)
2) Helmstädter, Axel, *et al. Leitfaden der Pharmaziegeschichte*. Eschborn, Govi-Verlag Pharmazeutischer Verlag, 2. Überarbeitete Auflage (2011)
3) Jankrift, Kay Peter. *Krankheit und Heilkunde im Mittelalter*. Darmstadt, Wissenschaftliche Buchgesellschaft (2003)
4) Kallinich, Günter. *Zweihundert Jahre Pharmazie an der Universität Ingolstadt-Landshut-München 1760-1960*. Frankfurt am Main, Pharmazeutischer Verlag (1960)
5) Mayer, Johannes Gottfried *et al. Kräuterbuch der Klostermedizin*. Leipzig, Reprint Verlag (2003)
6) Ohlmeyer, Albert *et al.* ed. *Das Lorscher Arzneibuch. Klostermedizin in der Karolingerzeit*. Lorsch, Die Arbeitsgruppe Kräutergarten des Heimat- und Kulturvereins Lorsch e. V. (2002)
7) Schmitz, Rudolf. *Die deutschen Pharmazeutisch-chemischen Hochschulinstitute. Ihre Entstehung und Entwickelung in Vergangenheit und Gegenwart*. Ingelheim am Rhein, C.H. Boehringer Sohn (1969)
8) Schönberger, Otto, ed. Walafridus Strabo, *De cultura hortorum. Über den Gartenbau*. Stuttgart, Reclam (2002)
9) Sipperges, Heinrich. *Der Garten der Gesundheit ; Medizin im Mittelalter*. München, Arthemis Verlag (1985)
10) Watt, W. Montgomery. *The Influence of Islam on Medieval Europe*. Edinburgh, Edinburgh University Press (1972)

統計資料

1. *Der Arbeitsmarkt in Deutschland Arbeitsmarktberichterstattung 2011 Gesundheits- und Pflegeberufe*. Bundesagentur für Arbeit（ドイツ公共職業安定所）
2. *Die Apotheke Zahlen Daten Fakten 2012*. Bundesvereinigung Deutscher Apothekerverbände（ABDA）（ドイツ薬剤師会）
3. *Die Apotheke Zahlen Daten Fakten* 2015. Bundesvereinigung Deutscher Apothekerverbände（ABDA）
4. Statistisches Bundesamt（ドイツ連邦統計局ウェブサイト）
https://www.destatis.de/DE/Startseite.html（最終閲覧日2015年5月14日）

総論 5

ポーランドの薬学史

奥田　潤

ポーランドの歴史

　ポーランドの歴史は、956年のグニエズノの王子ミェシュコ1世の頃、ピアス王朝の成立により始まったとされる。1025年にボレスワス1世がポーランド国王となり、カジミェシュ大王（1333～1370）によってポーランドが統合された。クラクフが首都となり、1364年にクラクフ大学が設立された。1596年にワルシャワが首都になり、1817年にワルシャワ大学がつくられた。1795年ポーランドはロシア、プロシヤ、オーストリアの3国によって分割占領され、次いで第1次世界大戦後の1918年に独立を果たした。

薬学の教育

薬学教育の変遷

　1364年にクラクフにクラクフ大学（ヤギェロインスキ大学）が設立され、1570年にヴィルノに、1661年にルブフに、1817年にワルシャワに、それぞれ大学が設立された。クラクフ大学に最初の薬学部が設置されたのは1783年である。しかし、ポーランドは上述のように1795年にロシア、プロシヤ、オーストリアによって三分割され、教育改革が中止された。
　13世紀から1788年まで薬局の中での職業教育が行われ、1783～1861年までは薬局の中での教育が充実し、その後薬学部が設置され、初期の大学教育が始まった。
　1861～1918年の間は、半ば職能教育で半ばアカデミックな教育が行われ、1918年以降、薬学部において教育、薬学部の増設、研究施設の増設が行われた。

ポーランドにおける大学の医学部、薬学部

ヤギェロインスキ大学（クラクフ）

　1364年に4つの学部、すなわち法律、物理学（医学教育を含む）、数学、倫理学の学部が設立され

た。卒業生には、ハイデルベルグの学長になったマテウシュ・ド・クラコヴィエ (Mateusz de Cracovie)、有名な天文学者ミコワイ・コペルニク (Mikołaj Kopernik) などがいた。

1783年、医師・薬剤師であったヤン・シャスター (Jan Szaster) によって薬学部が設立された。そこで行われた講義は、水理学、化学、毒物学、食品学、ガレヌス薬学などである。実習はポド・スロンセム薬局およびその薬草園で行われた。その後、道義学と薬学史の講義を行っていたユゼク・サヴィチェフスキ (Jozef Sawiczewsk；1762～1825) が、薬学部の責任者となった。

ステファン・バトリ (Stefan Batory) 大学 (ビリニュス、現・リトアニア首都)

1570年にポーランドの王ステファン・バトリによって創設された。薬学コースは1785年に始まり、ヤン・フレデリク・ウォルフガング (Jan Fryderyk Wolfgang) は1810年に最初の薬学部をつくり、1818年に薬学会を組織し、「薬学雑誌」を編集した。18世紀の終わりから、この地域を占領したロシアによって大学が閉鎖されたが、第1次世界大戦後にポーランドが独立して1920年に再開された。第2次世界大戦後、リトアニア共和国となり、同国の最古の大学になっている。

ワルシャワ大学 (ワルシャワ)

1809年に薬学部を附属施設として持つ最初の医学アカデミーが、スタニスワフ・スタシク (Stanislaw Staszic) によって設立された。1817年に王立大学となるが、1831年に閉鎖され、1819年にワルシャワ帝国大学の名で再開された。第1次世界大戦が終結し、ポーランドが独立したことにより、ポーランドの大学として再開した。この大学はドイツ軍による占領下（1939～1945年）で再び閉鎖されたが、それでも秘密裏に機能していた。

ヤン・カジミエシュ (Jan Kazimierz) 大学 (ルブフ)

1661年にイエズス会のアカデミーがもとになって建設された。この大学には数学と哲学の学校があった。薬学教育は哲学の学校で始まった。この地方は1880年までオーストリア、ハンガリーに占領されていたため、薬学の講義はドイツ語で行われていた。第1次世界大戦と第2次世界大戦の間に大学は発展し、薬学教育は続けられていたが、第2次世界大戦後、ヤルタ協定によりソビエト連邦の統治下に置かれることになった。

アダム・ミツキェヴィッチ大学 (ポズナニ)

150年間にわたる分割の時期が終わって、ポーランドが復活し、1919年に大学が建設された。薬学部は哲学部の中にあった。第2次世界大戦が勃発する前、薬学の教育はバカロレアに合格した後4年間続けられ、薬局実習も含まれていた。

第2次世界大戦以後の薬学教育

1951年に薬学を含む医学教育は大学から離れることになり、医学アカデミーがウッジ、ルブリン、グダインスク、ポズナニ、クラクフ、ヴロツワフ、ワルシャワ、ビャウィストクに設置された。1970年にはカトヴィツェにも設置された。

1957年以後、バカロレアと入学試験に合格した後、5年間の教育を受け、論文を提出して卒業論文を提出して卒業することになった（1991年現在）。第3学年の終わりに、「薬局、製薬、臨床薬学、薬

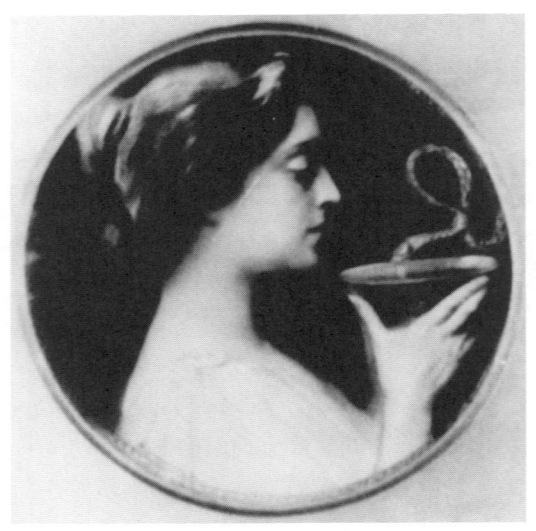

写真1 ポーランドのヒュゲェイア（健康の女神）の肖像[2]
ピオトル・スタヒエビッツ（Piotr Stachiewicz）画

物分析、衛生分析・疫学、薬用植物」6つのコースから選択することになっている。

ポーランドには9つの薬学部があり4000人の学生が学んでいる。

薬局

ヨーロッパ全般の薬局

ヨーロッパでは薬局は8世紀頃に現われ、12〜16世紀にかけて調剤師の店、修道院の調剤室が増えていった。

①初期の薬局

1135年：プラハの病院薬局、1220年：ケルンの薬局（ドイツで最初の薬局）、1180年：パリの薬局、1248年：シヴィドニツァの薬局（現・ポーランド）。

②初期の薬局関連組織

1180年：フロレンス地方の調剤師組合、1297年：ブリュージュ（ベルギー）の調剤師組合。

③初期の薬局関連の法律

1170年：フランスアルルの町条令（医師と調剤師の職業の定義をしている）、1240年：フレデリック2世による医薬分業の条令。

④中世の薬局

調剤師の店の飾り付けは非常に貧しく、薬の壺には中身の名前もなく絵もなく、形と材質だけで区別されていた。ドイツでは Hof Apotheker（宮廷薬剤師）と Reise Apotheker（随行薬剤師）があった。

⑤17、18世紀の薬局

内部も外観も美しく飾られ、薬局は薬の研究の場であり、製造と販売の場でもあった。

外国の薬学史

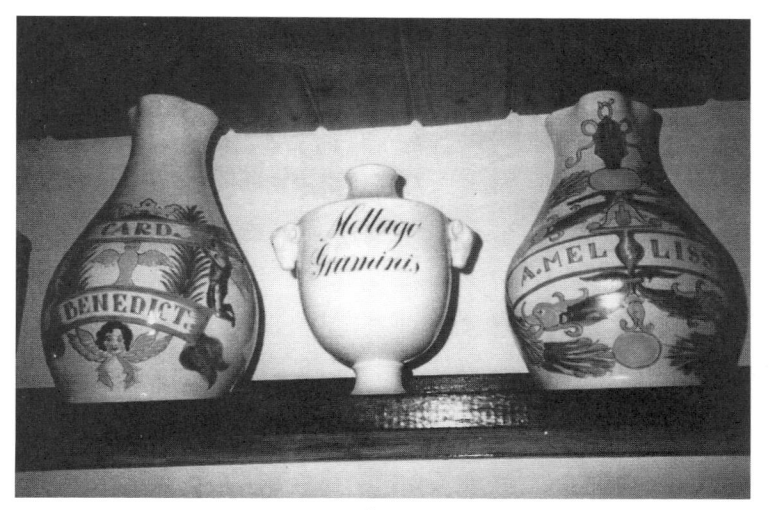

写真 2 ポーランドの薬局の装飾用壺[2)]
中央：羊の頭を型どった飾りのついた壺（19 世紀後半）
左右：薬局の壺（19 世紀）

ポーランドの薬局

　ポーランドではキリスト教が 966 年に伝来して以来、調剤の技術は修道院の修道士の手にあった。最初に薬局ができたのはベネディクト派の修道院である。12 世紀に"Apotheka"という言葉は、香辛料の店を意味していた。13 世紀の終わりには"Apotheka"は薬を扱う店の意味に用いられた。

　1662 年、イエズス会の人々は調剤術を教える権利を王から与えられた。

　初期の町の薬局は、1248 年にシヴィドニッァ、1287 年にヴロツワフ、1333 年にクラクフ、1389 年にトルン、1403 年にグダンスク、1446 年にポズナニにつくられた。

　普通の薬局は市町村に属するか、あるいは組合に属し、薬局を開局するためには、まず薬局で数年間見習いとして働いた後、市町村の承認を得る必要があった。

　1633 年以降、クラクフ市とその周辺で薬局を開くためには、クラクフ大学医学部の試験に合格する必要があった。16 世紀以降、薬業連合会が設立された。

　宮廷の薬局で働く薬剤師は宮廷にのみ属し、税金が免除され、王室の紋章を薬局の戸口に掲げるなどの特権があった。

19 世紀のポーランドの薬局

　1815 年以降、ワルシャワ公国はポーランド王国になり、薬剤師に関する法律を作成した。ワルシャワには 1448 年に 1 薬局だけであったが、1885 年には 40 薬局（人口 43 万人）となった。

第 2 次世界大戦以降の薬局（1945～1991 年）

　1945 年、ポーランドは社会主義国となり、1950 年以降、薬局は国家に取り上げられてしまった。その法律は、次のような項目からなる。
　　―薬局の運営、人材およびその資格
　　―薬局の形態を公営とし、病院薬局を廃止

—薬および医療品の受付に関する規則
　—麻薬交付の規則
　—卸商並びに薬品の監督、管理の機構など

　1987年のポーランドの薬局数は5631であり、その主な内訳は、市内薬局および病院薬局が3495、特許製剤の販売薬局が1834、監獄の薬局が32である。当時、ポーランドには8143人の薬剤師と7710人の調剤助手がいたことが報告されている。
　1990年以後、新政府が採用した民営化政策を受けて大部分（80％）の薬局が民営化した。薬局数について法律の制限がないため、多くの薬局が新設され、1990年以後の薬卸商は500社である。
　最近のポーランドの薬学教育[3]について下記のデータが発表されている。
　—薬学教育、年間の卒業生：1300（女性は910）
　—薬学部の数：10
　—教育年限：修士、5.5年
　—実習場所（必須）：開局薬局、病院薬局
　—実習場所（選択）：開局薬局、病院薬局、製薬工場

製薬会社

　ヨーロッパと同様、ポーランドには19世紀の初めには製薬会社がなかったが、19世紀になって急速な発展を遂げた。
　1815〜1870年、薬局を母体にした小規模な工場が生まれ、人工的鉱水の生産を行った。1870〜1918年、ポーランドの独立を目指して、ポーランド資本の有限会社が生まれた。
　1918〜1939年、昔の占領国から離れた近代工業が設立された。1939年にポーランドの製薬会社は自国の消費量の75％に相当する薬を生産し、輸出も盛んであった。1945年〜戦後の連合国ポルファ（Polfa）の枠内で近代化した。

ロシアに占領されていた地域（ポーランド王国）

　1822年にルドウィク・スピエス（Ludwig Spiess）が薬と化粧品および肥料を製造する会社を創設した。その後、株式会社となり、ガレヌス製剤や化学薬品を製造し、ドイツと競争してロシアへ輸出した。1825年、鉱水研究所が設立された。
　1860年、フェルディナンド・ヴェルネル（Ferdinand Werner）教授が、自身の薬局で薬の製造を始めた。糖衣丸剤、細粒丸剤をつくり始めた。彼の息子が銀、鉄、鉛、亜鉛の塩類およびガレヌス製剤をつくる工場を建設し、薬草園をつくった。同年には、クラヴェ（H. Klawe）薬局が、クラヴェ化学薬品会社となった。
　1884年、薬剤師ゲスナ（E. Gessner）は薬局の実験室で錠剤、丸薬、注射用の溶液をつくり、ロシアへ向けて輸出し、1914年には200万本のアンプルと3トンの糖衣錠を製造した。

オーストリアに占領された地域

　ズロツォフのザフラドニク（Zahradnik）の薬局とヒゲア（Hygea）という化学薬学研究所で、薬用

ブドウ酒、カプセル、丸薬が製造された。また、1グラム以下の分銅をつくり、形で見分けられるようにした。

ルブフで「トレン（酸素）」という名の会社ができ、合成医薬品、過酸化水素、化粧品、衛生用品を製造した。

クラクフの薬局でシロップ剤、染料、カプセル、サリチル酸、アンチピリン、ブロム化合物、薬用植物、消毒液を製造した。1893年には、血清とワクチンの製造工場が設立された。

プロシアに占領された地域

第1次世界大戦前にドイツ国王は自国の産業保護のため、ポーランドの地域産業、特に化学産業に制限を課した。第1次世界大戦前は8つの薬局と小さな薬品製造会社があった。1869年に設立された製薬企業は、薬や化学薬品、薬局販売品を製造した。

2つの世界大戦に挟まれた時期（1818～1939年）

第1次世界大戦後、ポーランドが主権を取り戻した1918年以前には、小規模な薬品製造所が62あった。1921年当時、国営の製薬工場が新しい薬20品目を製造していたが、1939年の終わりには2000品目となった。1939年には352社が薬を生産していた。

ワルシャワのスピエス社がフランスのローヌ・プーラン社と提携してスピエス・ローヌ・プーラン社が設立された。450人の社員のうち、10名は技術者、16名は薬剤師、6名は医師、1名は臨床検査技師であった。同社は、スルフォンアミド剤を売り出した。

ワルシャワのグラヴェ社は3つの工場を有し、55品目の自社独自の薬を製造し、全部で347品目の製品を扱っていた。

当時、スイス、イギリス、ドイツ、フランス、オーストリア、ベルギー、ルクセンブルグが、ポーランドの7つの主要都市に代理店を置いていた。

第2次世界大戦以後

終戦の1945年、国営の製薬工場の80％は破壊されていた。1950年までに再建し、ポーランド薬品工業協会ポルファ（Polfa）に統合された。ポルファは13の工場と2つの研究所（抗生物質研究所と薬品の品質管理研究所）、1つの企画設計事務所と科学情報センターから成っている。

薬局方

薬に関する国の公のリストとそれについての記述、製法、分析法、および定量法を合わせたものを薬局方という。ヨーロッパでは、初期の薬に関する公のリストは市町村条例のような形でつくられ、1818年に国定の薬局方がフランスで作成された。国際的に規格の統一を図る目的で、WHO（World Health Organization：世界保健機関）が1951年に国際薬局方を発行するようになった。

ポーランドでは、1419年に出版された『解毒剤（Antidotarium）』という本が、また1472年にヤン・スタンコ（Jan Stanko）が著した『薬の解説書』が知られている。

また、1560年に『薬局方（Pharmacopea）』という名前の本が、ヤン・プラコトムス・ブレット・シュナイダー（Jan Placotomus Bretschneider）というグダインスクの医師・薬剤師によって書かれて

いる。

市町村で出版した薬局方

最も古いものは、グダインスク市の要請を受けて、J・シェフラー（J. Scheffler）とJ・シュミット（J. Schmidt）の2人の医師が編纂した『グダインスク薬局方』である。クラクフ市の最初の薬局方は1683年に編集、出版された。

軍隊の薬局方

1794年に発行された『国立病院と軍隊の薬局方』、1831年の『ポーランド軍隊のワルシャワの薬局方1831』の2つがある。

病院の薬局方

1838年、1880年に病院薬局方が出版された。

国定の薬局方

1817年に『ポーランド王国薬局方』がワルシャワで出版された。1818年に主権が戻った後、1937年に『ポーランド薬局方第2版』が出版された。第3版は1965年に第1巻が、1971年に第2巻が、1990年に第3巻が出版されている。

ポーランドの薬博物館

①クラクフ市のミコワイ・コペルニク医学アカデミー薬博物館
②ワルシャワ市のアントニナ・レシエフスカ薬博物館
③ウツジの薬学博物館

参考文献
1) Mme Monika Debska-Donnet「ポーランドの薬学の歴史と薬に関する史的工芸品」パリ第11大学、シャトネマラブリ薬学部 1991年薬学国家博士学位論文（奥田 潤、奥田陸子訳、76、1993）
2) 奥田 潤、奥田陸子「ポーランドの薬学の歴史」薬史学雑誌　1993；28：38-45
3) 2013 FIP Ed Global Education Report

総論 6

フランスの薬学史

辰野　美紀

はじめに

フランスの成立

　現在、私たちが一般にフランスと呼んでいる国は、大きく3つに分けることができる。

　1つ目は、ローマ帝国の支配地であったライン河以南のガリア（ゴール：Gaule）地方である。やがて、ゲルマン人（フランク族）の大移動によって、フランク族がライン河東岸からガリア全土に流入した。その地の支配者としてクロヴィス1世が、さらにシャルルマーニュ大帝（カール大帝）がアーヘンで戴冠した。その後、834年にこの地方は3つに分割されたフランク王国の1つ、西フランク王国として建国された。やがてカペー家がフランス君主となり統治し、さらにブルボン家の絶対王政により統一された。地域的に、ここはフランス中央部を占め、また首都パリ（古代はパリス族の住むルテチア（シテ島）を中心に発展し、後にローマ人の支配地となった）を有している。この地域では、言語的には原母語としてのゴール人の言語は残っておらず、ローマ人の用いていた俗ラテン語から発生したフランス語（オイル語系）を用いてきた。フランス語は、現在はフランス国家（ナシオーン）の洗練した統一言語として用いられている。

　2つ目は、ヴァイキング（ノルマン人）の流入によって建国されたノルマンデイー地区で、英国とのつながりも強かった地域である。

　3つ目は、南フランス（プロヴァンス）の地中海文化圏にあり、民族的（ケルト人）にも、文化的にも（南イタリアにも類似）言語的にも（オック語圏）他地域とは異なっている。

　そのほか、現在のフランス国内にもいくつかの民族や文化の異なる小地域は多く存在し、海外（現在は独立国となっている国を含む）にもフランスの旧植民地が存在するが、ヨーロッパ地域でフランス語を統一公用語とし、近代的ナポレオン法典の体系に基盤を置いた中央集権原理の国家をフランス国と称することになっている。

ヒポクラテスの四体液説とガレノスの薬物論

　コス島のヒポクラテス学派は、紀元前5世紀後半から紀元前4世紀頃、観察による診断を重視し、

四体液説を主張した。これは、シチリアのエンペドクレスが紀元前7世紀から紀元前6世紀に唱えた自然哲学の四元素説（宇宙の万物は、「水、火、空気、土」の4要素で構成されているという説）を人間の身体と病いの分野に適応させた説と言われている。ローマのガレノスは、紀元前2世紀から四体液説から四気質説へさらに薬物論を確立した。この理論は、中世の間、約1000年間優位な医薬学理論として医学校で教授された。

開局薬局の調剤師と薬剤師の歴史

古代から近世まで

医療を行う職業と薬の調製と販売を行う職業は、その独占つまり専売の権利をめぐって、何世紀もの間、いくつかの領域の団体の間で争ってきた。

12世紀ルネッサンスと呼ばれる時代（11〜13世紀）

古代ギリシャの知的財産は、まずビザンチン世界（ヘレニズム文明）へ、さらにイスラム世界へと受け継がれた。中世になって、政治的安定、経済的上昇、知的活性化などによって、また十字軍を契機にしてアラブの高度な文化と文明との接触に触発されて、西ヨーロッパ世界（イベリア半島のトレドやシチリアのパレルモなど）には、ギリシャ語やイスラム語文献をラテン語に翻訳するセンターが建立された。ラーゼス（ラージー）（864〜925）の錬金術書『秘密の書』の内容と実験（蒸留、昇華、精製、溶解、結晶化、アマルガム化など）や、アヴィセンナ（イブン・シーナー）（980〜1037）の『医学典範』も紹介された。

この時代、地中海世界はアラブやアジアとの交易が活発化し、今まで手にしたことのなかった薬物が流入した。この貴重な薬物の独占権をめぐって、特に調剤師（アポテイケール：apothicaire）と香辛料商（ピグメンタリウス、エピシエなど）との争いが激化し、なかなか決着がつかなかった。1224年、シチリアの開明的王である神聖ローマ帝国の皇帝フリードリッヒ2世の国権によって定められた憲法（Constitutiones）、（いわゆる医薬分業を含む）薬業制度を定める規則・法律が発布された（追補1240年）。これは、罰則も含むもので、現存する最古の資料と言われている。当時、薬物の流通が盛んに行われた南イタリア（シチリアとナポリ王国）と南フランス（アルル、アヴィニオン、マルセイユなど）を中心に、類似したギリシャ語とラテン語の憲法の写本が存在しているが、当時この憲法とその追補はシチリア内でも地域によって実効性に差異があったことがわかっている。歴史的、政治的、経済的分析については、いくつかの南イタリア史が言及しているが、今後のより詳しい医薬史研究解明が必要である。

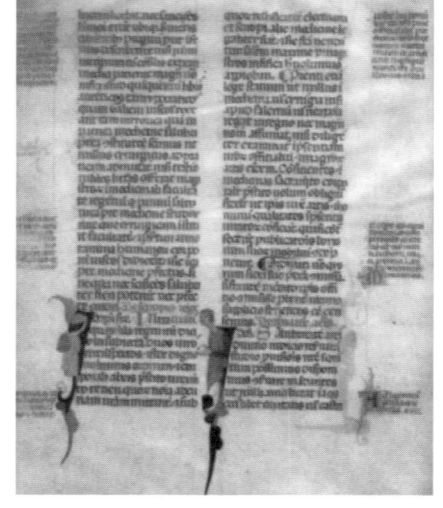

写真1　フリードリッヒⅡ世の憲法

パリにおける調剤師に対する規則

　パリにおける調剤師と薬舗営業については、パリ大学医学部が1271年に「くすりの調製のみに従事すること」を命じ、1322年には「調剤師に処方集の所有の義務化」（医師の処方箋なしに、下剤、毒薬や堕胎薬を販売することを禁止）などを規定したと言われている。しかし、これらの規則は必ずしも厳重には守られていなかった。そこで、1336年にフィリップ4世が、1352年にはジャン2世が市長に対して規則が守られているかの監視を命じており、薬舗の視察も定めた。この視察は、年2回、調剤師組合長と医学部長に任命された2名内科医と、市長から任命された2名の調剤師との5名によって行われたという。1484年、シャルル8世は重要な勅令を発布した。「香辛料、薬種、蝋および砂糖漬の製品を扱う業者は、（調剤師などの同業組合長と国王に対して）宣誓をしなくてはならない」ことが義務づけられた。それにもかかわらず、調剤師と近似業者との間の組合や組合内部においての軋轢は、16～17世紀まで、さらに1774年の国王宣言の発布まで決着しなかった。

　1774年4月25日、国王（ルイ16世）宣言が規定され、調剤師以外は、人に摂取させるように調製された薬、生薬、塩類などの販売が禁止された。

　しかし、1789年にフランス革命が勃発すると、すべての専門職による同業組合（Collège de Pharmacie）は解散させられ、「くすり」を扱う特権はすべて撤廃され、数百年にわたった権利獲得争いは停止し、医薬業は自由業としてすべての人に開放された。これは、後になって、資格のない医師による事故や医薬販売の混乱を生むことになった。

病院調剤師と薬剤師の歴史

施療院から病院の誕生へ

　宗教的慈善的施療院の中で、パリで最古の施療院（hospice）であるオテル・デイユ病院（施療院）（l'Hôtel-Dieu）において、1495年に専属の調剤室（薬局）が誕生し、2人の修道女に任された。「施療は、一般に僧院（修道院）の中で行われた。そこには一種の施療所と入院（収容）施設のほかに、調剤室（Apothicairerie）またはただの（薬）戸棚が備えられていて、これは調剤僧（修道士（女）の調剤師；moine apothicaire）に委ねられていた」とある。当初（1150年頃）、薬は付近の生薬商人（アポテイケール）や香辛料商人（エピシエ）たちから生薬類を買っていた。シテ島に架かるプチ・ポン橋の両側には、それら商人のほかに、理髪外科医、歯医者などの店が並んでいたという。

　15～16世紀になると、施療院の運営は宗教団体（カソリック）だけでなく都市に台頭した新興勢力（ブルジョアジー）との共同管理に移行していった。オテル・デイユ施療院は、ノートルダム大聖堂（12世紀頃設立）前広場からセーヌ河のポント・ドゥーブル橋上へ、対岸（左岸）へと病室を拡大した。

　やがて、施療院は2つのタイプに分類された。1つ目はカソリック改革運動を背景にした慈善的施設（オテル・デイユ、シャリテなど）、2つ目は強制収容施設（サルペトリエール、ビセートルなど）である。どちらも身体の治療を目的とした施設というよりも、不治の病者、巡礼者、家出人、放浪者、貧困者、売春婦（娼婦）、犯罪者、狂者などが魂の癒しを求めて、または今日1日の食糧とねぐらを求めて流入するのを、社会的"大いなる閉じ込め"（le grand refermement）（1656年、ルイ14世布告）政策によって、その人々を収容する大型施設であったと言われている。

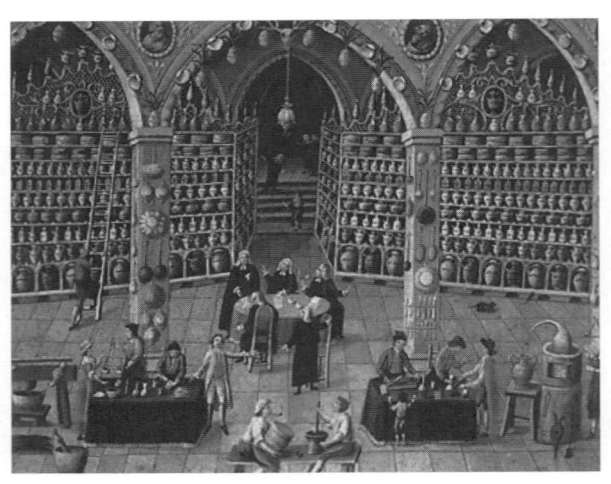

写真2　18世紀のパリの薬局

　フランス革命後、死亡率が高く、悪評高かった施療院（hospice）は、大型の病院（hospital）へと改組されていく。

近代医薬学の発祥

臨床医学の誕生

　臨床医学については、M・フーコー著の『臨床医学の誕生—臨床的まなざしの考古学』（Naissance de la clinique-Une archéologie du rugard médical）に勝るものは、いまだに見出せない。

　フーコーの言う臨床医学（clinique）とは、フランス革命によって18世紀までの医学・医療のほとんどを廃止し、1000年以上続いたガレノス医学理論も放棄した後に、新しい共和国にふさわしい実践的な医学・医療（すなわち1776年に組織された王立内科医協会が中心となった集団的流行病に対応できる医療）を創る目的のために導入された教育システムであった。内科、外科、薬学の学生たち（アンテルヌ；interne、internés）は、まだ若く経験のない指導者たちとともに臨床現場に配置され、まず診断の理論を確立するために、「病人よりも病気を観ること」、そして「観察した病気をあるがままに記述すること」を合言葉に、ひたすら膨大な記録を残した。この時期にフランスで展開された臨床医学的経験は、従来までの示説としての臨床教育（たとえば、17世紀のオランダのブールハーヴェの臨床医学講座など）とは異なり、新たな医学理論と医療技術の探求の「発見の場としての臨床教育」であったことが特徴と言える。

病理解剖的まなざしの成立

　ビシャ（X. Bichat；1771～1802）は、1800年に『諸膜論』（Traite des membrances）と『生と死に関する生理学的研究』（Recherches physiologiques sur la vie et la mort）を、1801年には『一般解剖学』（Anatomie générale, appliqué à la physiologie et à la médecine）と『記述解剖学』（Anatomie descriptive）の第1巻を出版した。彼は、身体内部の組織に局在する病気の存在を見つけるために、病

外国の薬学史

理解剖（1801年から1802年にかけて600体の剖検）を行った。

臨床医学の膨大な記録とビシャら外科医による屍体解剖の記録とが結びつき、新たな体系化が行われるときがやってきた。

フーコーは、「西洋医学における大きな切れ目は、まさに臨床医学的経験が、病理解剖—臨床医学的まなざしと化した時から始まる」、「症状論的医学は次第に退行し、器官や病巣や原因の医学、また病理解剖学に従って完全に秩序立てられた臨床医学というものの前に姿を消していくことになる」と論じている。

このような新しく出現したものの、見方によっては古典主義時代までの疾病分類学は捨てられて、医学・医療は再構成され、まったく新しい疾病の概念が形成された。これを医学史上「近代西洋（欧）医学」と称し、これは18世紀末から19世紀初めの間に、主としてフランスで誕生したものを指している。その後の医師のまなざしは、患者の身体の可視の表層を貫いて、身体の内部に存在する不可視の「病気の本体」を見つけ出して（診断）、それに対応するもの（治療）となっていった。

臨床薬学の誕生

パリでは、1803年までにすべての医療は病院総務委員会によって中央集権化され、中央入院事務局、中央ぶどう酒貯蔵所、中央製パン所、病院薬剤センター（P.C.H.：パリの各々の病院薬局に薬品を供給するために、薬剤の購入、調・製剤、貯蔵などを一括してつかさどる大型薬局）が作られた。革命以前は修道女などが薬を扱っていた薬局に、革命後は中央薬剤センターと各薬局に、薬剤師（ファルマシアン；pharmacien）が配置された。臨床医学教育を受ける医学生と同様に、薬学生たち（後のアンテルヌ）は、臨床の現場に出て、先輩の薬剤師とともに実務を通じて新しい薬学の創設のために試行錯誤を繰り返した。これを筆者は、世界に冠たるフランスの臨床薬学（pharmacie clinique）と称したいと考える。

臨床の現場に身をおく薬剤師（アンテルヌ）は、古い薬物や処方を排して、新しい医学理論に則った薬物療法の構築に努力していた。その過程をビシャに、「体液病理学者も個体主義者も同じ薬を連綿と使っている。理論は変わったが薬は同じまま残った」と言わしめている。薬剤師たちは、病床に出て、日々の臨床薬学活動に励むなかで、ひたすら患者群の処方に関する膨大な「観察と記述」を繰り返していたが、やがて、その経験が別の活動と合流し生かされるときがやってきた。詳細については、以下を参考にされたい。これらは、フーコーの著作では語られなかった近代薬学の発祥についての研究と言ってよいであろう。

近代薬物有効成分の特定

化学は、この時代に誕生した新しい華々しい学問であり、フランスでは、18世紀末、ラヴォアジエ（A. Lavoisier；1743～1793）やフルクロワ（A. de Fourcroy；1755～1809）などの高いレベルの研究と実験によって、国内的にも国際的にも認められていた。さまざまな物質の本体が化学物質であることが、次々に明らかにされた。

19世紀初め、ついに生薬や薬物の神秘性にも手がつけられた。

それまで、錬金術による天然薬物から薬霊や薬精を取り出す方法として、水や酒などによる浸・煎

法、または蒸留による濃縮法が用いられていたが、薬物の中に目に見えない「本体」(後に有効成分という概念で捉えられるもの) として存在するものを、結晶成分として取り出したいという新しい目論見が始まった。

パリの薬局主ドローヌ (Ch. Derosne；1780〜1846) は、1803年にアヘンから抽出して得られる塩をドローヌ塩 (Sel de Drosne) と名づけ、この新物質の少量は多量の原料アヘンと同様の (薬理) 作用を持つことを発表した。また、フルクロワの助手のセガン (A. Seguin；1780〜1823) も、1804年にアヘンからごく特異な植物性の活性成分を得たことを口頭発表した。フランス人によるこれらの研究結果のプライオリティーが決定したかのように思われた。しかし、後になって、ドローヌ塩はモルヒネとナルコチンの混合物であり、セガンが抽出し結晶化した物質も不純物を含むものであることが明らかになった。とはいえ、これらの今までになかった先駆的考え方 (天然薬物の本体は化学物質であり、それは取り出して目に見える結晶として特定できること) を提示したことについては、医・薬学史的に大きく評価すべきであろう。

ドイツ (プロシア) の薬局の見習い薬剤師であったゼルチュルナー (フランス語読みで、ザーチュルナー) (F. Sertürner；1783〜1841) は、アヘンに60種類あまりの化学物質を作用させる実験の結果、1803年にメコン酸を、さらに1806年にアヘンから酸性溶液に可溶でアンモニアによって沈殿する新物質を分離した。この物質は弱塩基性をもち、アヘンの特異的麻酔成分の純粋結晶であろうと結論づけた。彼は、ドイツの薬学者の協力のもとで、その化学的性状や薬理効果を犬や自分たちで確認した後、1817年に新物質をモルヒネ (morphine) と名づけて論文発表した。フランスの大化学者ゲイ・ルサック (J. Gay-Lussac；1778〜1850) は、パリ高等薬学校の教授ロビケ (P. Robiquet；1780〜1840) に追試実験させた後、ゼルチュルナーの業績を高く評価し、1831年、フランスの学会は彼にモンテヨン (Monthyon) 賞と2000フランを授けた。このような植物塩基がアルカリに類するとの意味で「アルカロイド」と名づけられたのは、1818年、マイスナー (W. Meissner；1792〜1855) によってである。有機塩基 (アルカロイド) が次々発見され得ることとなり、また無機と同じく有機も酸、塩基、塩に分類できることが示唆された。

フランスのペレティエ (P. J. Pelletier；1788〜1842) (後にパリ高等薬学校の副校長になった化学の教授) は、1815年に白檀からサンタリンを、ウコンからクルクミンを分離し、さらにオテル・デイユ病院のマジャンディ (F. Magendie；1783〜1841) と協力して、吐根からエメチンを分離した。マジャンディは、エメチンの催吐作用を動物実験と人体実験 (生体実験) とで実証的に確かめた。1818年、ペレティエはカヴァントウ (J. Caventou；1795〜1877) と共同で聖イグナチウス豆の種子からストリキニーネを、1819年にマチンからブルシンを単離した。1820年、当時あらゆる熱性疾患に卓効をうたわれ霊薬視されていたキナ皮からキニーネとシンコニンを分離することに成功した。マジャンディは、これら新しく発見されたばかりの植物塩基を積極的に臨床に導入し、1821年に『数種の新薬の製法と応用処方』を出版した。マジャンディは、著作の序章で「化学的に純粋な物質が調製されたこと、薬と毒とが人間と動物では違って作用するという古い偏見を克服したことによってこの仕事が可能になった」と記している。この

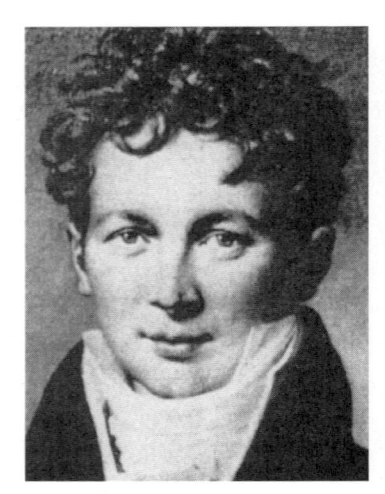

写真3 フランソワ・マジャンディ

処方集は次々と版を重ね、さらに各国語に翻訳され（特にドイツでは早速翌年にはドイツ語に翻訳されている）、広く利用されることとなった。

上記の詳細に関しては、参考文献5）および11）に掲げた発表を参考されたい。

近代医薬学教育の成立

薬学にとって画期的な法律であるジェルミナール法が1803年（共和暦11年芽月21日）に制定された。このジェルミナール法の最初の3編は、薬学教育の組織に関するもの、最後の1編は薬局経営に関するもので、以後138年間有効であった法律である。骨子は、薬局の国家的監視と指導を通するものと言える。

1794年11月27日（共和暦3年霜月（フリメール）7日）、フルクロワは国民公会に対して、パリ、モンペリエとストラスブールに衛生学校（健康学校；École de Santé）を開校し、新しい時代に適応した医学・医療教育を施すべきとして報告書を提出した。パリの衛生学校は、先に閉鎖された外科学校の建物（医学校通り）において、同年12月4日に開校し、共和国の全地方から平等に選別された医学生（ビシャなど）の医学・臨床教育がスタートした。この新しい学校では、内科と外科と薬とが同じ学校で統一的に教えられた。

さらに、1803年4月11日（共和暦11年芽月）、パリ、モンペリエ、ストラスブールの3ヵ所に薬学の専門教育機関が創設された。パリでは1803年8月3日、薬学会（薬学アカデミー）が組織され、さらに同年、パリ薬学専門学校（École supériere de Pharmacie）（後のパリ第5大学：オブセルヴァトワール）が初代校長にヴォークラン（L. Vauquelin；1763〜1829、フルクロワの一番弟子）を選び発足した。現在のパリ第5大学の前庭には、ヴォークランとパルマンチエ（A. Parmentier；1737〜1813、軍陣薬学・農芸化学者）の像が並んで立っている。

実験生理学の興隆

実験生理学・実験薬理学者のマジャンディのコレジュ・ド・フランスの後継者となったクロード・ベルナール（Bernard；1813〜1878）は、講義「医学に応用される実験生理学講義」（2巻）や『実験医学序説』などの研究によって、さらに医学理論を精緻に導いた。

人間と家畜の伝染病対策

パストゥール（L. Pasteur；1822〜1895）は、物理、化学の領域で博士号とアグレカシオン（教授資格）を取得後、結晶ないし分子の非対称性の研究（酒石酸とパラ酒石酸（ラセミ体）の旋光性など）で成果を上げた。その後、発酵現象の解明から進んで生物（微生物）の自然発生説の業績へと進んだ。同時期に、ドイツのコッホ（R. Koch；1843〜1910）は、医学的細菌学的研究とさらにヘンレの法則から進んだコッホの3原則の提示、また、病因病原論を発表した。近代医学・医療は、人類の悲願であった流行病（伝染病）の原因究明と治療に集約することとなった。しかし、現代では、死亡率は、がんや心臓病など慢性病（生活習慣病）が高位となり、近代西欧医学のさまざまな問題が山積している。

おわりに

病院薬学の現在

　1898年に薬事法が改正され、病院薬剤師の業務から臨床現場における薬学活動を規定する部分は削除された。あれほど画期的であったフランスの臨床薬学も次第に忘れ去られていった。代わりに、臨床生物学（臨床検査分析、日本の臨床生理検査など身体的接触を除くと臨床検査学とほとんど重なる）の活動が病院薬剤師の業務として重要となっていった。元来、臨床の化学的研究は、19世紀初めから薬剤師たちが開拓した分野であった。たとえば、ヴォークランとその多くの弟子たちは、植物、鉱物（水銀、銅、鉛などや毒物も含む）とともに生物（血液、尿、栄養など）の定性、定量分析などに卓越した才能を発揮していた。

　しかし、臨床薬学活動は、別の活動としてアメリカで再燃することとなる。アメリカの薬史学者のA・ベルマンが、20世紀中頃のアメリカ薬学の低迷を解決するために、フランスの薬剤師は、医師とともに臨床に出ていたことを報告したからである。

　1971年、アメリカの臨床薬学活動の影響により、第1回ヨーロッパ臨床薬学シンポジウムが開催され、1980年代には、フランスの病院薬局でも入院患者への薬剤選択、血中濃度測定、副作用監視、輸液の調整などが導入され、またいくつかの病院の病棟にサテライト薬局も作られている。

薬学教育の現在

　フランスの薬学教育は、複雑な構造を有している。まず、全国に24の大学薬学部（U.F.R.）があり、薬局助手（アシスタント）養成学校は70ある。U.F.R.の入学には、高等学校（リセ）の卒業資格（バカロレア）が必要である。パリでは、薬学第1学年の入学者は、第11大学では、薬学（薬学、生物学系研究単位）で約1万人。薬剤師（pharmacien）および臨床検査技師（臨床生物学）（biologist）の6年制教育（一部9年制）の中の第2学年に進める枠は約2250人（法的規制）。全員に開局薬局の2ヵ月の実習が課せられている。第6学年で6ヵ月の研修の後、専門分野を決定する。専門コースは、研究者、開局薬剤師および病院薬剤師（60％）、製薬産業（30％）、臨床検査などに分かれ、卒業には、学位論文を提出し薬学国家博士を取得することが義務づけられている。研究者の中で薬学教育に従事する者は、さらに教授資格（H.D.R.Habilitation）が必要である。卒後教育システムも完備している。

開局薬学の現在

　20世紀になると、開局薬剤師にとっても、自己の薬局で薬の創薬・調製を行うことは稀となった。薬局の棚には、製薬工業、それも自国のみならず多国籍企業で生産された薬剤が並ぶようになった。フランスの薬剤師数は7万3259人、開局薬局数は2万5426であり、薬剤師の存在に危機感がある。日本でも、薬剤師教育の大学の過剰、研修期間の見直し、研修内容の不均等など問題になっている。しかし、両国とも地域医療の分野（訪問薬学など）や介護医薬学の分野に大きな未来があると言ってよいだろう。

参考文献

1) ルネ・ファーブル、ジョルジュ・デイルマン、奥田 潤、奥田陸子共訳『薬学の歴史』白水社 (1973)
   (Rene FABRE, GeorgesDILLMANN：Histoire de la Pharmacie, Collection Que sais-je?N,1035,P.U.F., Paris, 1961)
2) 奥田 潤：フランス薬学史年表、SFJP（日仏薬学会）、Correspondance, vol.17, no.2, Avril (2010)
3) ミシェル・フーコー、神谷美恵子訳『臨床医学の誕生―臨床的まなざしの考古学』みすず書房 (1969)
   (Michel FOUCAULT：Naissance de la clinique-Une archéologie du regard médical, P.U.F., 1963)
4) 中川米造『素顔の医者』講談社 (1993)
5) 辰野美紀「近代薬学の誕生、近代病院薬剤師の職業専門化の歴史的過程」日本薬史学雑誌、第1報から第4報 (1993～1997)、第5報、32(2)：200-205 (1997)
6) 辰野美紀「臨床薬学の誕生―近代薬学概念の形成史」日仏会館シンポジウム (1998年12月)
7) Minori TATSUNO：Histoire de la professionnalisation du pharmacien clinique modern. 第32回国際薬史学会 (ICHP), Paris (1995)
8) Minori TATSUNO：Histoire de la professionnalisation du pharmacien clinique modern, (II) Materia medica a début du 19 siècle. 第34回国際薬史学会 (ICHP), Firenze (1999)
9) 辰野高司『日本の薬学』薬事日報社 (2001)
10) Fraçois MAGENDIE：Formulaire pour la préparation et l'emply du plusieurs nouveaux médicaments (1821)
11) Minori TATSUNO：Histoire de la naissance de la pharmacie modern, (III). 第41回国際薬史学会 (ICHP), Paris (2013)
12) E.H. アッカークネヒト、舘野之男訳『パリ病院 1794―1848』思索社 (1978)
13) 日仏薬学会「フランスの薬剤師・薬学・医薬品」FIP リヨン報告 (2003)
14) FIP Global Pharmacy 2012
15) FIP Global Education Report, 2013

総論 7

スイスの薬学史

François Ledermann

　スイスの薬学の歴史は、近隣諸国のそれと類似しているが、ヨーロッパの薬学とは明らかに異なる側面もある。本稿では、スイスの薬学教育、薬学の文献、初期の薬剤師、薬事法、製薬産業、薬博物館の歴史について述べる。

薬学教育の歴史

　一般的に他の技術職と同じように、薬剤師教育は中世に始まった。最初の数年の研修では、ラテン語の知識が要求され、その後に傑作と言われる作品を提出し、試験に合格して研修を終える。

　多くの国々では、研修の規則はギルドによって異なっていた。スイスでは都市によって未来の薬剤師に対する要求が異なり、バーゼルでは1320年宣誓が要求され、薬剤師には知識と技術の両方と、薬剤師は薬局に必要なすべての薬をつくることを学ばされた。そして、若いときに本で学ぶのみでなく、薬局の店主によって研修が指導された。

　19世紀後半まで、薬剤師の養成は州の責任によって行われた。各州はその州でのみ通用する職業の実務を示して、合格者に免許を交付した。各州はそれに加えて次第に学術的教育を要求するようになり、スイス国内では不十分な場合、外国での教育が追加された。この州による規制は人々の移動が緩やかに増加するにつれて支持されなくなり、1877年に州の法律が医師、薬剤師、獣医師に影響を及ぼすようになった。この新しい法律は規定された研修の内容の統一化と、スイス国内のすべての地域に対し、医療者の自由な移動を可能にした。このようになるまで1世紀以上を要したが、薬学の勉学の発展が保証されるようになった。

　薬学の授業は19世紀の初めにスイス国内で始まった。最初の授業は、医学の授業を参考にして、たとえば偉大な生薬学者であったフリードリッヒ・オーグスト・フリュキガー（Friedrich August Flückiger）の講義が行われた。最初の薬学校は1900年頃、最初にベルン、チューリッヒ、ローザンヌで、少し遅れてジュネーブ、バーゼルに設立された。20世紀の間に教育に関する規則が変わり、薬学教育は大学で行われるようになった。この教育は理論づけられ、次第に医学や臨床に関するものが増え、女子学生が増加した。最初の女子薬学生は20世紀の初めにベルンで学んでいたが、現在は薬学生の4分の3以上が女性となった。ジュネーブ、チューリッヒ、バーゼルの3つの大学のうち、後者の2校で薬学の歴史の教育が行われている。薬剤師になるための教育は2段階に分けられ、最初

の3年はバチュラー（一般教養、理学士教育）に重点が置かれ、それ以上の年限は州の薬剤師免許取得のためと製薬産業部門のマスター教育受講のために当てられる。その後、Ph.D. 取得の機会が与えられている。

薬学の文献、特に薬局方の歴史

　スイスの薬局方の歴史は、ヨーロッパの他の国々と異なり特別な面を持っている。18世紀の後半まで、スイスは都市や地域のための公式な薬局方はつくられていなかった。バーゼル、チューリッヒ、ベルンでは、ドイツのニュールンベルグやアウスブルグなどの都市の16世紀以降の薬局方が用いられてきた。中世の間は、サレルノの"Antidotarium Nicolai"や古代アラビアの書物である"Mesue"の印刷物がしばしば利用された。

　16〜18世紀の間、個人の薬局方がスイスで発刊された。それらは古典的なもので、1529年にバーゼルで出版されたスクリボニウス・ラルガス（Scribonius Largus）著"De Composition medicamentorum liber"や、1536年にバーゼルで出版されたマルセルス・エムピリカス（Marcellus Empiricus）の"De Medicamentis empiricus ac rationalibus liber"、そして1549年にバーゼルで出版されたニコラウス・ミレプソシン（Nicolaus Myrepsos）著の"Medicamentorum Opus"などがある。

　18世紀へ向けて、1771年にバーゼルで『スイス薬局方』が、1780年にジュネーブで3人の医師ドゥ・ラ・ロッシュ、オディエル、デュナン（De La Roche, Odier, Dunant）によって『ジュネーブ薬局方』として出版された。明らかに啓蒙思想によって、医学関係は48製剤に削減され、植物はリンネ式命名法によって書かれ、動物起源のものはなくなった。ジュネーブ薬局方は、ジュネーブだけでなくスイス西部地方でも公式な書物として認められた。バーゼルにおいてはスイス薬局方が公文書として取り扱われた。

　18世紀の終わりから1840年まで、スイスにおいて薬局方は出版されていない。このことは、フランス革命に続いたナポレオン戦争によって、社会的および政治的に不安定であったことが理由の1つとも考えられる。この間、スイスの薬剤師は外国の薬局方を参考にした。たとえば、チューリッヒおよびシャフハウゼンではプロシヤの薬局方を参考にし、その間、ベルン市はビュルテンブルグの薬局方を用いた。

　1840〜1860年の間は、政治・社会生活は革命によって特長づけられる。民族主義者の意見が尊重され、州の力が強化された。このことは、いくつかの州の薬局方が出版されたことからも明らかである。1844年に聖ガレン（Gallen）が著した『Sangallensis 薬局方』は、プロシャの薬局方の解説以上のものではなかった。

　1852年、コンシルム・メディクム（Consillum Medicum）の指導のもとで、ベルンの薬剤師カール・フュテル（Karl Fueter）によって編集された『テンタメンベルン薬局方』が出版された。不幸にも、この本はベルンで公文書とはならなかった。おそらくその理由は、薬物化合物についてのみ書かれており、簡単な薬物が書かれることになっていた第2巻が出版されなかったためと思われる。それは、この薬局方を執筆することによって、フュテルはドイツの薬局方について学び、ベルンの彼の薬局で働くことが忙しくなったためであろう。このことから、19世紀の科学の発展における薬剤師の役割が明らかになった。

　この時代、第3の州薬局方"Farmacopea Ticinese"がイタリア語で、1844年に州健康委員会の助

力を得てルガノで出版された。その国の薬局方を編集しようとするヨーロッパ内で見られた傾向はスイスに影響を及ぼしたが、国の政策によってその計画は遅延することとなった。

最初のスイス薬局方が若い薬剤師会の援助で完成した。特にスイスの薬剤師のなかでも、偉大な生薬学者で編集に努力したフリードリッヒ・オーグスト・フリュキガーに注目したい。

最初の薬局方は2、3の州で認められたのみであったが、スイス薬剤師会によって1872年に第2版が出版された。しかし全州では採択されず、第2版のギャップを埋める1875年の付録のように取り扱われた。

1880年以後、医師と薬剤師の代表者らは、スイス国の薬局方を出版するように働きかけた。国内薬局方の委員会が設立され、スイス政府が第3版を出版した。この第3版はラテン語ではなく、ドイツ語、フランス語、イタリア語で出版された。第4版は1907年に出版され、ヨーロッパにおいて主要な薬局方として認められた。

アレキサンダー・ツチルヒ（Alexander Tschirch）はスイス・ドイツの教授で薬剤師で、この成功の重要な部分に貢献した。薬物の生産や職業の変遷に影響を及ぼした科学の進歩は、2012年までのスイス薬局方の編集と第11版の出版を促進した。その間、ヨーロッパ薬局方はスイスにおける公定書として認められた。今日スイスの薬局方は、ヨーロッパとスイスの薬局方からつくられている。

薬剤師の歴史と開局薬局、病院薬局の活動

9世紀に始まった聖ガル（Saint Gall）大修道院の計画は、スイスにおける薬学の発展の最初のきっかけとなった。その修道院は、薬剤師・修道士の働き場所として、その植物園における薬用植物について整理されていた。

1270年頃、スイス国内において、最初の開局薬剤師がバーゼルとジュネーブで現れた。薬事に関する最初の規制は、1309～1321年の間に発表されたバーゼル薬剤師の宣誓である。その後、スイスの主な都市に薬剤師の活動に関する法律が施行された。この法律には、薬剤師の研修と医薬分業の呼びかけ、そして公式な薬業規定、たとえば"Antidotarium Nicolai"の使用薬局の査察、薬品の価格の遵守などが決められていた。バーゼルやベルンの薬剤師と異なり、チューリッヒやジュネーブの薬剤師は、医療の専門家であるばかりか、薬の卸業にも重要な役割を果たしており、経済的・政治的に活躍した。当時の薬剤師は、さまざまな場所に旅をする外交官や銀行家のようであった。15世紀末までは、バーゼルやチューリッヒでは「サフランのギルト」のように、薬剤師たちはギルトのように集って活動していた。19世紀になるまで、スイスの薬局は、都市に特有なものであった。

19世紀における化学の分化の一部として、多くの薬剤師は、ジュネーブのヘンリー・アルバート・ゴス（Henri-Albert Gosse）のように、科学の方位決定の学習社会の創設者であった。この頃、薬局は自然科学の源であった。多くの薬剤師の科学的仕事は、植物、分析のみならず、化学や物理の分野にまで及んだ。たとえば、ベルンのクリスチャン・ミューラー（Christian Müller）やチューリッヒのテオドル・ヒュブシュマン（Theodor Hübschmann）らが活躍した。

最初の州の薬剤師会がこの時代に設立された。今日では、スイスの薬剤師会は"pharmaSuisse"と呼ばれているが、エルンスト・フリードリッヒ・テオドル・ヒュブシュマン（Ernst Friedrich Theodor Hübuschmann）によって1843年に設立された。これらの薬剤師会はギルドに置き換わり、ベルンのフリードリッヒ・オーグスト・フリュキガー、アレキサンダー・ツチルヒ、チューリッヒのカー

ル・ハルトウイッチ（Carl Hartwich）やジュネーブのロバート・コダ（Robert Chodat）のような薬剤師が大学の教員たちによって入れ替わるまで、開局薬局の科学的好みと活力を持ち続けた。

　19世紀にドイツから多くの薬剤師がスイスに移住し、薬局や大学で重要な役割を果たし、専門的政策を形成していった。1846年に刊行された"Swiss Pharmacist Journal"（スイス薬剤師雑誌）はPharma Journalの名で現在も発行されており、スイスの薬局方は1865年以来、その出版が続けられている。

　1848年の憲法の主旨は、健康サービスの自由化を可能にし、他のヨーロッパの国々と比較して特異であったある州の医師による薬物の供給を可能にした。このことは医師と薬剤師間で医院における薬物の調剤についてドイツとスイスの間で大論争を巻き起こしたが、いまだに決着していない。薬物の規制について、1900年に州間の薬務所が設立され新薬の取り扱いも可能になった。この施設は、現在スイスメディック（Swissmedic）と呼ばれ、処方箋で取り扱われる医薬品、非処方箋取扱い医薬品の分類を行い、薬物の配送に責任を持っている。

　最初の病院薬局は1810年にチューリッヒに、1826年にベルンに、1882年にローザンヌに設立された。小さい都市では開局薬局がほぼ病院薬局の代理を務めている。第2次大戦以来、薬物製造の最初の責任は薬剤師が持ち、薬剤師が臨床活動を行っている。ベルンの市の軍隊には、1589年に軍薬剤官が勤務していた。

　スイス軍薬剤官制度は1910年につくられた。

製薬産業の歴史

　19世紀後半のスイス製薬産業には2つの特色があった。1つ目は化合物、色素とタール物質の製造、2つ目はスルフォナール、アンチピリン、アスピリンのような有機合成薬品が発見され、その製造が始まった。

　スイスの製薬会社は高い付加価値のある革新的な医薬品を重点的に生産することにより利益を得てきた。最初にバーゼルにチバ（Ciba）ができ、19世紀には80社が加わり、ラ・ロッシュ、サンド、ガイギー（La Roche、Sandoz、Geigy）などが設立された。これら4つの大きな会社に小さい会社ができ、薬物の生産と販売まで担当した。サンド、チバ、ガイギーをもとにして、1996年にはノバルティス（Novartis）が生まれた。

　2つの要因が製薬産業の発展を促した。まず、国民に対する優れた一般教育が達成され、大都市において自然科学、薬学、医学の分野で勉学と研究が進められ、確固とした基礎をもった大学の存在があったことが挙げられる。そこで大学と産業界との間で共存が図られた。例として、タデウス・ライヒシュタイン（Tadeusz Reichstein）のような証人がいる。彼はコルチコステロイドの研究でノーベル賞を受賞し、ETHチューリッヒの教授でバーゼルの薬学研究所の所長であった。ライヒシュタインはビタミンCの合成に最初に成功し、ホフマン・ラ・ロッシュ（Hofmann La Roche）が工業生産を始め、大量販売の道を開いた。

　また、スイスの製薬会社はヨーロッパの中央に位置しているため、2回の世界大戦でも国内で戦争が行われなかったことが幸いした。そのため第1次世界大戦中、ドイツの医薬品が欠乏することもなく、第2次世界大戦後、直ちに生産を開始した。このように戦後、生産が早く始まり、国際化に遅れることなく、スイス銀行は財政的に製薬会社を支持した。

1950年以降、即座的な対応はゆっくりと低下したが、完成薬品は薬剤師によって薬局の実験室でつくられた。スイスの製薬会社は、ロッシュにおけるベンゾジアゼピンが、ガイギーでイミプラミン系降圧剤が、アルベルト・ホフマン（Albert Hofmann）によるLSDの発見によってサンドで麦角アルカロイドの開発が促進された。

　最期の10年はスイスにおける外国企業の進出によって特長づけられるが、同時にワンダー（Wander）がサンドに吸収され、チバ、ガイギーがノバルティスとなった。ロシュはスイスに単独で残ったが、多くの外国の後発品の製造を始めた。このことは、スイスの製薬産業は消えることなく、新しい治療薬の方向性を見出しつつあることを意味している。

スイスの薬学史博物館

　スイスにおける薬学の博物館の設立は、19世紀後半にジュネーブの薬剤師ブルカラト・レーベル（Burkarat Reber）によって始められた。彼はスイスの最初の病院薬局の薬局長であった。レーベルは骨董品の情熱家で、考古学の専門家で蒐集家としてその力を発揮した。彼は薬学や医学の古い品々を購入し、同時に多くのテキストを出版し、薬の歴史に関する蒐集品のいくつかを紹介した。彼は1893年に古文書や蒐集品を展示する機会に恵まれ、一般大衆や薬剤師が注目した。薬剤師でベルンの大学教授であったフリードリッヒ・オーグスト・フリュキガーはレーベルの鑑定家としての能力を賞讃し、ジュネーブの湖のニオン（Nyon）城にその蒐集品が飾られている。

　個人の蒐集家の努力によるところが大きいが、バーゼルには薬学の歴史博物館があり、スイスの薬学に関する代表的な博物館である。1920年になって、間もなく開局薬剤師でバーゼル大学の教授であったジョセフ・アントン・フェフリガー（Josef Anton Häfliger）がバーゼル大学へ薬学の歴史に関する彼の個人的な蒐集品を寄贈した。このようにして生まれたバーゼルの博物館はヨーロッパを代表する博物館の1つであり、すでに1世紀にわたる歴史を有し、同博物館のウェブサイトでも説明されている。この薬学博物館には薬物、薬学関係装飾品、実務器具、陶器類、機械、本、美術品、芸術品が飾られている。この博物館は古い建物"Zum Volderen Sessel"の中にあり、有名なヒューマニストであるエラスムス（Erasmus）やアルケミストであるパラセルスス（Paracelsus）がかつて住んだ家である。専門家のみならず、素人でも楽しめる。

　最後に、ベルン大学の医史学研究所内にあるスイスの薬学史図書館について述べる。6000冊の本と1500年から今日に至るまでの文献を所蔵しており、薬学の教授であったアレキサンダー・ツチルヒが購入した本は、希少価値の高い植物、生薬の本であり、薬局方と薬学の歴史書も含まれる。

（奥田　潤　訳）

参考文献

1) Bähler-Borner, Andrea：Die akademische Ausbildung der Apotheker im Kanton Zürich bis 1990. Die Entwicklung des Apothekerberufs von einer handwerklichen zu einer wissenschaftlichen Disziplin, Liebefeld, 2013（Veröffentlichungen der Schweizerischen Gesellschaft für Geschichte der Pharmazie, 31）
2) Baechi, Beat：Natürliches oder künstlliches Vitamin C? Der prekäre Status eines neuen Stoffes im Schatten des Zweiten Weltkriegs, Zeitschrift für Geschichte der Naturwissenschaften, Technik und Medizin, 16, 445-470（2008）

3) Brunner, Eduard : Der Wunsch nach einem eidgenössischen Medizinalgesetz. Zentralismus und Föderalismus in der Schweizer Pharmazie, 1999. Bern, Diss. Pharm.
4) Charles, Corinne : Pharmacies et Pharmaciens en Suisse romande aux XVe-XVIe siècles. Genève, 2005.
5) Haenni, Catherine : im Spannungsfeld zwischen Arznelmittel und Rauschgift, Zur Geschichte der Betäubungsmittelgesetzgebung in der Schweiz. Bern, 1998 (Veröffentlichungen der Schweizerischen Gesellschaft für Geschichte der Pharmazie, 19)
6) Hörmann Ursula : Die akademische Ausbildung der Apotheker im Kanton Bern, 1998 (Veröffentlichungen der Schweizerischen Gesellschaft für Geschichte der Pharmazie, 18).
7) Kessler, Michael, et al. Strömung, Kraft und Nebenwirkung. Eine Geschichte der Basler Pharmazie. Basel, 2002 (Neujahrsbiatt. Hrsg. v. d. Gesellschaft für das Gute und Gemeinnützige Basel, 180)
8) Ledermann, Francois, ed. : Schweizer Apotheker-Biographie, Festschrift zum 150 jährigen Bestehen des Schweizerischen Apothekervereins, Bern, 1993 (Veröffentlichungen der Schweizerischen Gesellschaft für Geschichte der Pharmazie, 12)
9) Model. Corinne : Von der Farmacopea Ticinese (1844) bis zur Pharmacopoea Helvetica III (1893). Dietikon, 1996 (Basler Dissertationen zur Geschichte der Pharmazie und Naturwissenschaften, 10)

総論 8

イタリアの薬学史

鈴木　伸二

くすりの歴史

　イタリア文化はアラビア、ギリシャの影響がかなり強く、ローマ帝国の時代にもその影響は著しいものであった。その当時、皇帝ネロの医師を務めていたギリシャ人・ディオスコリデス（Pedanius Dioscorides, 40?～90?）が、77年頃に著したと言われている『マテリア・メディカ（*De Materia Medica*：『薬物誌』）』全5巻には、約600種の薬草、80種の動物性薬物、50種の鉱物性薬物など、1000種類以上の治療薬が記載されている。同書は、その後のイタリア医学および薬学の発展に大きな影響をもたらしたとされている。

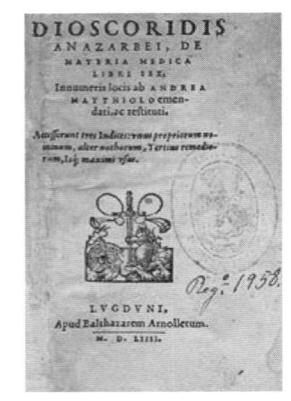

写真1　ディオスコリデス著『マテリア・メディカ』（原著はラテン語）

薬局の歴史

　古代ローマ時代には薬を扱う場所としての名称として「クスリの貯蔵所」（*Tabernae medicinae*）の存在が知られている。これは単に薬を保存する場所ではなく、分け与えたりもしていたことになる。
　一般的に、イタリアの薬局の起源は、もともと修道院の僧侶たちがさまざまな薬草を栽培していたことから出発しているので、現存する古い薬局の起源をたどるとすべてが僧院にたどり着くといっても過言ではない。その当時は薬局という概念ではなく、さまざまな薬草類の保存所といった規模の存在であり、必要に応じてそこから薬草類を取り出して医療目的で使用されていたに過ぎない。いずれにしても、ある意味では薬局の出発点は修道院にあると認識することは可能である。
　その後、11世紀に入ると、最もその由来が古く、記録に残されており、かつ現存する薬局体系を整えているものの1つに、トスカーナにあるカマルドリ僧院（Monastero di Camaldolii）内にある薬

注：本稿ではすべてイタリア語資料を参照しているので、日本語表記の場合にはすべてがイタリア語読みにしてある。したがって、中には誤解を招くようなカタカナ表記がある。たとえばFrederico IIはフレデリコ2世と表記されているが、これはフリドリッヒ2世のことである。そのほか、Firenzeはフィレンツェとなり、フローレンスとは表記されていない。なお、ラテン語表記はイタリック体で記してある。

外国の薬学史

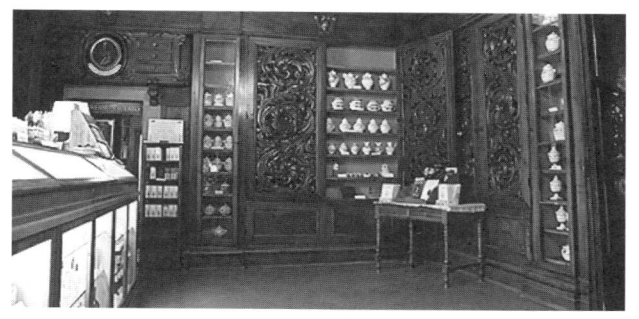

写真2 現在のカマルドリ薬局内部
出典：www.monasterodicamaldoli.it/index.php?option=com...id.

局が挙げられる。この僧院は1024年から1025年にかけて設立された。1046年にはこの僧院内に医院が開設され、その当時からさまざまな薬草などを原料とした薬が使用されていた。15世紀からそれらの作成法、使用法などの記録が蓄積され、1543年に僧院内の一部が薬局として改装され、現在に至っている。なお、この僧院内の医院は、1810年にナポレオンによって廃止されている。

もっとも、これら由緒ある薬局も開設当時は、薬局という概念よりも、薬の貯蔵・管理場所といった概念のものであった。（注：したがって、現存するイタリアで最も古い薬局としては、1543年に開設されたカマルドリ僧院薬局が相当する。そのほかにもフィレンツェには1561年に開設されたと言われているアヌンツィアータ薬局（Farmacia Annunziata）があり、それ以降にも同じ市内にはサンタ・マリア僧院（basilica di Santa Maria delle Vigne）内に1612年に開設された薬局がある。）

薬局の独立

今日の概念で理解している薬局は、中世期前後のイタリアから出発している。当時は医者や薬屋などの職業行為の厳密な名称や区別はなく、病人を見て医者が治療を施し、場合によっては当時の薬草類を使って医者が患者を治療したり、あるいは戦で傷ついた兵士に簡単な手術をしていた外科屋などがいた。その一方で、薬屋はさまざまな薬草などから治療薬を調製し、さらには必要に応じて歯の治療をしたり、浣腸を実施する行為などが入り混じっていたとされている。したがって、当時のこれらの人々に対しては、医者、薬屋、外傷手当屋（外科屋）のような表現を用いることが現実的であるかもしれない。（注：なお、古代ローマの時代から浣腸という行為は使われていた。）

ちなみに、当時の浣腸器はパビアのガティナリア（Gatinaria）により1840年に考案されたと言われているが（Joseph-Francois Malgaigne：Œuvres Complétes d'Ambroise Paré）、定説ではなく、アヴィセンナ（Avicenna；980〜1036）とする研究者もい

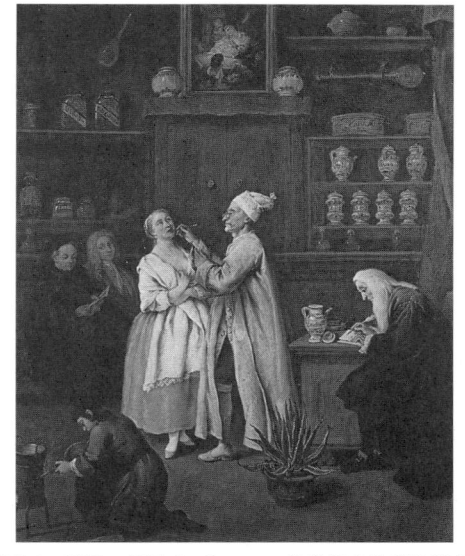

写真3 薬屋の風景（ベネツィア科学学会美術館所蔵）

る（Adrien Phillippe：Histoire des Apothiecaire, 1853）。ガティナリアの場合には1840年とされているので、年代的考察をすると、それ以前のアヴィセンナのほうが妥当性が極めて高い。（注：当時の薬屋は浣腸を実施する役割をも担っていたので、薬屋を意味するシンボルとしてある時期には浣腸器の絵が用いられていたこともあった。この浣腸器は後の注射器の原型となったと言われている。）

そもそも薬剤（farmaco）という名はギリシャ語のpharmakonに由来し、薬、毒を意味しており、古くはエジプトのコクト語のpahre, fahriに由来し、その意味は治療、薬（rimedio）を意味している。中世期前後になると、イタリアでもさまざまな薬草、薬根などが治療薬として盛んに用いられるようになり、その当時の薬屋は薬草屋（Speziale）、あるいは薬根屋（Rizotomo）とも呼ばれるようになった。（注：現在でもイタリアの地方町村での高齢者のなかには薬局のことをいまだにSpezialeと表現していることからも、イタリアでは現在の薬局（Farmacia）という名称を使用する歴史はそれほど長いわけではない。ちょうど日本でも昭和の初期頃までは、薬局が生薬屋と呼ばれていた状況に類似している。）

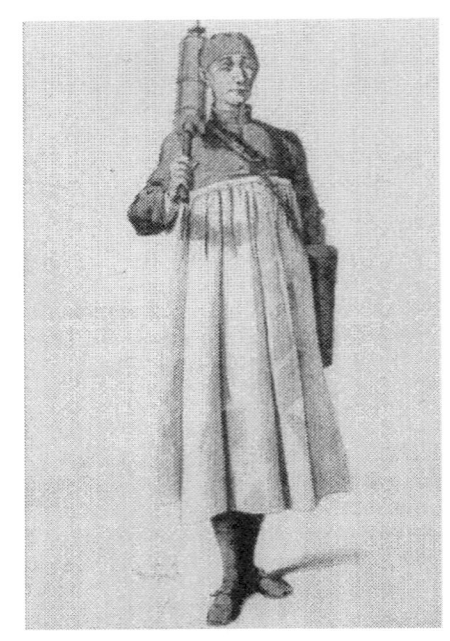

写真4 浣腸器を持っている薬屋
出典：www.culturaevita.unimore.it/site/home/corsi/2012-2013/documento21024182.html

このように、13世紀頃までの時代には医者、薬屋、外科屋、床屋といった職業的な役割は存在していたが、その区別は明確でなく、たとえば簡単な歯の手当てや簡単な外科的手当なども床屋や薬屋が兼ねて行ったりしていた。つまり、この当時まではそれぞれの役割分担は便宜的なものであり、また特別な規則もなく、極言すれば少しの技量があれば誰でもできるといった、混沌とした状況下にあった。特に戦争での傷の手当てはそれまでの薬草などを使った医学的治療は役に立たず、外科的な手法が必要であったため外科屋の存在が大きかった。この傾向は戦争が頻繁になされ、外傷が日常茶飯事であった古代ローマ時代には顕著であった。（注：現在の床屋（Barbiere）という表現は野蛮人（Barbara）に由来する。ローマ帝国の衰退とともに北ヨーロッパから髭や髪の毛を伸ばしていた人々がイタリアに来るようになり、それらの人々を野蛮人と呼んでいたが、そのような格好を改めさせる役割を担っていた人に対してBarbiereという表現が使われていた。なお、古代ローマ帝国時代には、剃髪に従事していた人はTonsoreと呼ばれていた。その後、これらの人々が北ヨーロッパから来た「野蛮人」の髪や髭などを整えたりするようになったと理解できる。つまり、床屋（Barbiere）という表現は少なくとも古代ローマ帝国の時代には使われていなかった。特に古代ギリシャやローマ帝国の上流階級の人々はほとんど髭などを蓄えていなかった。もっとも、15世紀頃から外科的手当てを専門にしていた職種が明確化、制度化され、さらに外科医となるためには特別な教育を受けなければならず、それまでの外科屋の役割を維持することが困難になった。その結果、それまで外科的な行為をしていた人々が床屋の分野に入り込んできたとされている。このような背景を理解すると、古代ギリシャからローマ帝国時代には当時の床屋が外科的行為をしていたのではなく、その逆に外科的行為者が中世期以降の資格の厳格化に伴い、徐々にそれらの外科屋が床屋に移行したものと理解すべきである。つまり、日本での通説として信じられている床屋が外科的業務をも行っていたのではなく、現在

の床屋という職種、少なくともBarbiereやBarberという表現が使われるようになった当時の職種の中に外科屋が入り込んできたものと理解すべきである。したがって、日本で通説となっている「当時のヨーロッパでは理容師が外科医を兼ねていて床屋外科と称されていた」のではなく、その逆である。)

　しかし、時代とともに行政の各分野での法的規制、立法社会への認識が高まり、さまざまな分野で法律作成の動きが高まった。たとえば、「アルレスの法律」は下記の「医薬品に関する法令」よりも40年ほど前に制定されていた。この「アルレスの法律」は1162年から1202年にかけて施行されたと言われている。(注：この法律も1162年から1202年の間にとか、あるいは1162年に作成されたとか、1202年に作成されたとも記録されている。)

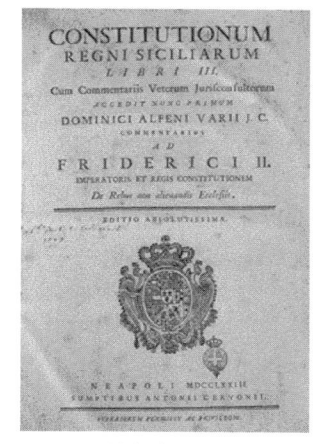

写真5　メルフィ勅令 (Costituzioni di Melfi)
出典：www.stupormundi.it/liber_augustalis.html

　「アルレスの法律」では医者がシロップ製剤 (facere syropum) などをつくることが禁止され、薬屋に限定されている。(注：アルレスは地域的には現在のフランス南東部にある都市アルルのイタリア語読みではあるが、当時のフェデリコ2世の治政領域内にあり、イタリアの薬学史の範疇に入れることができる。この法律により、当時の医者と薬屋との職域が明確化されていたことになる。したがって、現在の医薬分業発祥という観点から理解すると概念的にはこの法律が後述のフェデリコ2世の「医薬品に関する法令」よりも約20年ほど先行していることになる。)

　(http://www.farmacista33.it/radici-della-professione-nel-nasce-farmacista/)

　一方、ほぼその時代にシシリア地方でも、薬草屋、薬根屋という職業の拡大と独立性に対する認識も高まり、さらには医者の法律的確立、明確化という観点からそれらの職種の役割を明確にする必要性が認識され、1231年にシシリア国王フェデリコ2世 (Federico II) により「フェデリコの勅令」(Ordinanza di Federico) が設定された。(注：フェデリコの勅令 (Ordinanza di Federico II) はメルフィで公布されたので「メルフィ勅令」(Costituzioni di Melfi) とも称されている。また、皇帝による書簡という意味で「皇帝の書 (リベル・アウグスタリス：*Liber Augustalis*)」とも呼ばれている。なお、日本の文献ではこの勅令は「シシリア王国法典」とも訳されている。)

　この勅令は255条から成り立ち、メルフィの会議で、フェデリコ2世はかつてのローマ皇帝たちが施行した法令を参考にして、ピエル・デレ・ビイニェ (Pier delle Vigne) の協力により編纂されたもので、その内容はかなりの広範囲にわたっている。その中で医療に関連する項目では、貧民を対象とした無料の診察や薬価の制定が挙げられる。

　フェデリコ2世の勅令では、各分野での規範書 (*corpus normativo*) が設定されており、たとえば医師はサレルノ医学校を卒業した者に許され、偽薬や危険薬の取り扱いについても規定されている。つまり、この勅令によって医師の資格が明確、厳格にされることとなった。

　その後、時代の変化に応じ、前述のような医者や薬屋などの職業をより明確にする必要が認識され、1240頃に「医薬品に関する法令」(Ordinanza medicinale di Federico II/*Constitutiones medicinales*) が施行された。(注：この法令の施行時期も明確ではなく、1231年あるいは1240年、場合によっては1231年から1240年の間とも記載されているが、多くの文献では1240年が用いられている。

なお、この法律の別名称もあり、「医薬品憲章」（Constitutiones medicinales）とも表記されている。）

この法令は他の法令と同様にラテン語で書かれてあり、その 45 条（*Ut nullus audeat praticare nisi in conventu publice magistrorum Salerni sit comprobatus*）では医者になるための資格、条件が規定されている。

また、法令の 46 条（*De medicis*）には医者は薬屋と混同すべきではなく、薬屋が医者の処方に基づいて薬剤を調合することと規定されている。この勅令に従わなければ厳罰に処せられ、最悪の場合は死刑に処されるとされていた。

一方、その 47 条（*De fidelium numero super lactuariis et sirupis stratuendo*）は、45 条とは異なり、薬屋そのものの職業の規定ではなく、薬を調合する行為そのものに重点が置かれ、作られた飲み薬やシロップ薬などはサレルノの自然科学の権威者（*Salernimaxime per magistros in phisica*）による品質管理が規定されている。この 47 条には薬屋は *confectionarius*（調剤師）あるいは *vendantur*（販売者）とも表記され、また薬局は *apothecis* と表記されている。このように、この法令の中では医師は *medicis* と表記されているが、一方の薬剤師は farmacista との表記はこの法令の中ではいまだ使われていなかった。

このように薬屋（speziale）の役割、製造方法などが明確化され、薬屋が薬の製造、調合に関わり、その品質保証の必要性など実務の詳細が規定されている。

「46 条の要約」医師（*De medicis*）

a) 医師になるための勉強をするためには、その前に少なくとも 3 年間の倫理学（*scientia loycali*）を勉強してからでなくてはならない。
b) 3 年間の予備教育を受けたのちに医師の勉強をするためには、5 年間の勉強を必要とする。
c) 上記の 5 年間の間には外科の勉強も必要である。
d) その後に、該当機関の権威者による試験に合格しなければならない。
e) 新しく医師の認可を得た医師（*medicis*）は調剤師（*confectionarius*）が持ち合わせていない医療行為の能力を貧者に対して無料で施さなければならない。
f) 医師は病人を少なくとも 1 日に 2 回は訪問し、必要とあれば一晩に 1 回は訪問すること。
g) 医師は調剤師と協調してはならず、報酬も一定額に限定され、病院のような施設を設けてはならない。
h) 調剤師は一定の料金でくすり製品を調製し、医師の証明がなされ、さらにこの法令に基づいた適正な料金を設定し、製品が正しいものであることを宣言しなくてはならない。
i) 調剤師はこの法令に準拠した製剤で収入を得ることができ、調製された製剤は薬局内に 1 年以上保存してはならない。製剤の性格上、あるいは何らかの理由で 1 年以上薬局に保存されている製剤の価格を変更することができる。
j) 本法令の適用範囲はシチリア王国内の特定都市に適用される。
k) 上記の 5 年間の医師の勉強をしてから 1 年を経過しても実務に付いていなければ医師の業務をすることはできなくなる。
l) 外科医（*cyrurgicam*）は権威当局の認可を得て、少なくとも 1 年間の医学教育を受け、解剖学の知識並びに実務の研修を受けていなければならない。

その当時は、このような法令による職業の明確化はシシリー島だけに限定されていたが、そのような法令の影響はその後まもなくイタリア全土、北ヨーロッパに拡大されていった。

　それとほぼ同じ時期には、ベネツィアでも似たような法制化の動きが見られていた。すなわち、ベネツィアの決議（Capitolari di Venezia）が1258年に公布され、この決議に基づいてイタリアで最初の薬局が開設されたとも理解されている。

　したがって、このような時代の変化に伴い、薬剤師（Speziali）という業務内容、職業、表現はさらに進展し、最終的には中世期のほぼ同時期にそれぞれ異なった地域で施行された3種類の規範（decreti）によって確実なものとなったと理解することができる。

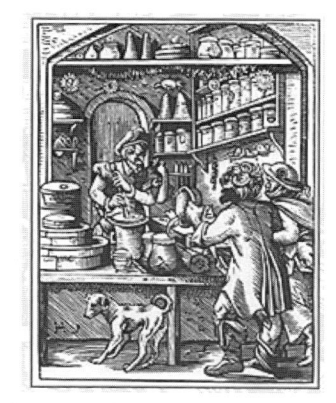

写真6　1258年当時のベネツィアの薬屋（Gli Speziali a Venezia）

　これら3種の規範とは、アルレスの法律（Statuto di Arles：1162-1202）、上記の医薬品に関する法令（Ordinanza medicinale di Federico II/Constitutiones medicinales：1240）、そしてベネツィアの決議（Capitolari di Venezia：1258）を意味し、これらの規範によりその後の薬剤師の職業としての役割が大成したものと理解することができる。（注：イタリアの薬剤師の間ではこれら3種の法律により、職業としての薬剤師が確立され、この時期をもって医薬分業が実施されたとの理解が定説になっている。特にイタリアの学会ではベネツィアの決議に基づいてイタリアで最初の薬局が1258年に制定されたとの解釈がなされている。Renato Vecchiato："Gli speziali a Venezia―Pagine di storia"）

　たとえば、「ベネツィアの決議」は「ベネツィアにおける職業の決議」（Capitolari delle Arti Veneziane）とも称され、医師と薬剤師との職業分担を明瞭にしており、市民保護の役割としての認識を念頭に置いている。この決議の中で明確にされていることを要約すると以下のようになる。

a）毒劇薬の販売の禁止
b）薬剤師は医師の処方に対して自らの経験を踏まえて助言すること
c）宣伝の目的で第三者を利用してはならない
d）偽薬や欠陥医薬品は直ちに行政当局に報告すること
e）患者に対して医薬品の適正な値段を提示し、この決議に異議を唱えることがあれば直ちに通告すること
f）薬剤師の品格は、医師と比較して、人間的にも、また技術者としても比較されるべきであること

　一般的には上記の「医薬品に関する法令（Ordinanza medicinale di Federico II）」が医薬分業という概念を基本的に規定しているものと理解されているが、この法令の目的は医師の職業を明確に定義し、その職域をも規定し、薬剤師というよりは実際に作成される薬の取り扱いを明確にしていることになる。したがって、厳密な解釈をすれば医薬分業というよりは「医師・薬剤師業務の明文化」と捉えることができる。

　また、同じような時期にさまざまな法令が施行された結果、現在の概念での医薬分業が確立したものと理解すべきである。つまり、1つの法律で医薬分業が法制化、完備されたと理解するよりは、ほぼ同じ時期に異なった地域で施行された前記の3種の法令により中世期のイタリア、フランス、ドイツなどでの医薬分業が確立したことになる。（注：日本の医薬分業に関した解説書に「フレデリコ2

世の5ヶ条の法令」との説明があるが、このような「5ヶ条の法令」は存在せず、上述の法令が5項目に要約されたものである。）

その後になって、さらに1260年に制定されたパドバ（Padova）の決議内容はかなり厳格であり、たとえば、薬剤師になるためには、熱心なカトリック信者であること、良い家庭の出身であること、少なくとも3年間の徒弟研修を受けていること、父親の許可を得ていること、25歳以下であること、ギルドに加盟していること、年間の税金を納めていること、などとその資格が厳しく限定されている。(R.Cotti：Farmaci salute e società 2007：anno 5, no.5)（注：日本では医薬分業の起源は医師による毒殺を防ぐために、その使用を禁じる意味で薬剤師が毒薬などの薬剤を管理するようになったと解説されているがこれは曲解である。フレデリコ2世は法治国家としての立場から医師や薬剤師の役割に言及していただけである。このような曲解の背景には、薬剤（farmaco）という名のギリシャ語pharmakonには「薬、毒を盛る」のような意味があることから、毒殺と結びつけていたものと考えられる。）

このように13世紀頃までは薬屋の表記はSpezialeと表記されており、現在のような薬剤師（Farmacista）という表現は18世紀初期頃からSpezialeという表現が徐々にFarmacistaに置き換えられるようになり、かなりの長い期間はSpezialeという表現が使われており、どの時点からFarmacista（英語：Pharmacist）が使われ始めたかとの文献上の明確な推定は困難である。ただ、興味あることには上述のフェデリコ2世の法令の中でくすりを扱う場所、つまり薬局が*Apothecis*とラテン語で表記され、ドイツ語の薬局Apothekeの起源になっていることである。

ヴァチカンの薬局

ヴァチカン内にある薬局は、1874年にアントネリ枢機卿（Antonelli）の要請に基づいて、ローマのサン・ジョバンニ病院の薬局長であったフロンメン（Eusebio Ludvig Fronmen）により開設され、現在に至っている。

薬局方（Farmacopea Ufficiale）

往時には、処方集のような形でいろいろな記録、文書に保存されていた解毒剤、処方薬、一覧表、伝統薬、薬屋の秘薬などを異なった製薬所で特別に貯蔵されていたものを、総括的に正しく製造する目的でまとめる必要性が認識されていた。したがって、そのような成書は現在の薬局方の原点であると理解することも可能である。

そのため、どの時点から現在の概念の薬局方ができあがったかを定義、明記することは難しい。たとえば、すでに681年にはミラノの司教、ヘネデット・クリスプス（Benedetto Crispus）が当時使われていたキズク、没薬、ヒヨスなどの製造解説書（*Commentarium Medicinale*）を編集していた。その後、たとえば前述のカマルドリ僧院内には設立当時からさまざまな薬草などを原料とした薬が使用され、15世紀頃からそれらの作成法、使用法などの記録が蓄積されていた。このように理解すると、薬局方という原点としての内容の成書はかなり古い時代にすでに存在しており、たとえばイタリアで中世期になってサラディノ・フエロ（Saladino Ferro）によって1488年に出版された『薬草事典』（*Compendium Aromatarium*）は当時の疾患、流行病の治療などに用いられた薬草類の使用法などを解説したものであり、ある意味では薬局方の原型とも見なすことができる。もっとも、イタリア各地

に散逸していたさまざまな製造法や処方集のようなものを全国的にまとめた時点で「薬局方」の概念の誕生とすることは可能かもしれない。

　このような時代変化に伴い、それまでは個々に編集されていた都市単位の処方集として統括されていたが、政治形態の変遷に伴い1つの国単位での処方集の概念が生まれ、13世紀にシシリア国王フェデリコ2世の後援、保護のものと処方集、薬局方のような形ですでに編集が始められていたとされている。したがって、当時はそれぞれの処方集には独特の名称が使われており、Dispensari（処方集）、Ricettari（処方集）、Formulari（処方書）、Teatri（製造書）、Lumi（教示書）、Tesori（宝庫書）などの名のもとで編集されていた。

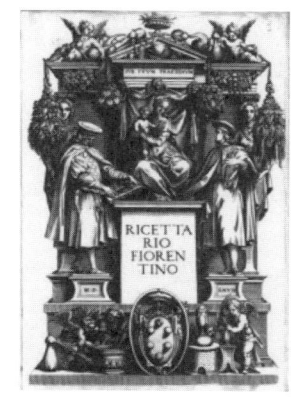

写真7　フィレンツェ処方集
出典：www.poligrappa.com/

　中世期に入ってからは、主要都市（マントバ、ベルガモ、ボロニア、トリノ、パルマ、ピアチェンツア、ベネツィア、フィレンツェ、サレルノなど）ごとに処方集のような形で編集、利用されていたことが記録に残っている。当時のイタリア主要都市は都市国家的な機能を有していたので、各都市で独立して処方集のようなものが作成されていた。たとえば、1480年にフィレンツェでフィレンツェの優れた医師たち（Collegio degli Esimi Dottori fiorentini）により『処方集』（Ricettario Fiorentino）の名のもとで編集、作成されていたが、薬局方（Pharmacopaea）の名称はいまだ使われていなかった。そのほかにもマントバでは1559年に処方集が作成されていた。

　このような時代変化に伴い、それまでは個々に編集されていた都市単位の処方集として統括されていたが、政治形態の変遷に伴い1つの国単位での処方集の概念が生まれ、13世紀にシシリア国王フェデリコ2世の後援、保護のものと処方集、薬局方のような形ですでに編集が始められていたとされている。したがって、当時はそれぞれの処方集には独特の名称が使われていた。

　そのような状況下で、ベネツィアでは1617年に医師クルツィオ・マリネロ（Curzio Marinello）によって初めて「薬局方」という名称で出版されていたが、その後かなりの誤りがあったため、この薬局方は回収されていた。したがって、少なくともイタリアで薬局方（Pharmacopaea）の名の下で出版されていたことから、イタリアで最初の薬局方というタイトルで出版されたとみなすことはできる。

　したがって、薬局方（Farmacopea）という名称が使われていた例としてはこの1617年にベネツィアの医師による薬局方が最初のものと理解される。当時はイタリアが全国的に統一されていなかったため、それぞれの主要都市単位での薬局方であった。（注：ちなみに、薬局方 Farmacopea の名称の語尾 poea はギリシャ語の poiia、「作る」という意味がある。つまり、いろいろな薬を正しく創る目的で作られていたのが現在の概念の薬局方である。最初の Farma はギリシャ語の pharmakéia に由来し、「薬、毒を盛る」の意味がある。）

　その後、イタリア全国の薬局方とし、1802年になって「イタリア共和国、薬剤師と医師のための薬局方」（La FARMACO-

写真8　イタリア最初の「薬局方」の表題の出版物（Glie Speziali a Venezia）

総論8　イタリアの薬学史

PEA AD USO DEGLI SPEZIALI E MEDICI MODERNI DELLA REPUBBLICA ITALIANA）としてナポリで発行されている。もっとも、これはナポレオンによるイタリア共和国の薬局方とも理解されている。

現在のような全国的な薬局方が正式のものとして施行されたのは、『イタリア王国のイタリア薬局方』であり、1892年5月3日に第1版が発行され、現在は第12版が施行されている。（注：イタリアが全国的に統一され、イタリア王国となったのが1861年、その後イタリア共和国となったのは1945年）

このように、どの時点から薬局方ができあがったのかとの判断には、次のような異なった視点から考察することができる。

①処方集のような形で記録されている。
②少なくとも都市単位の薬局方という名称のものが編集されている。
③イタリアが統一され全国的な範囲で薬局方が発行されている。

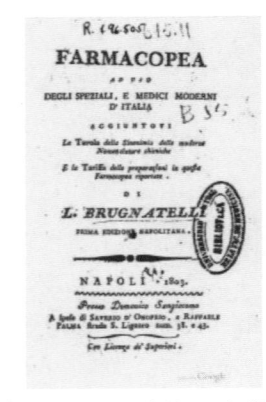

写真9　ナポリで発行された薬局方
出典：www.storiadellafarmacia.it/archives/402

このように理解すると、イタリアでは少なくとも薬局方という名称で発行されたのは前述のベネツィアで1417年の幻の薬局方が最古のものとなる。（注：従来の日本の文献では1498年に発行されたフィレンツェの処方集が世界で最も古い薬局方と理解されているが、これには薬局方という名称はなく、「処方集」であり、もし処方集をもって薬局方の概念で解釈するならば、世界で最も古い薬局方は前述の681年にミラノの司教、ヘネデット・クリスプスが編集した『製造解説書』が相当することになる。）

薬剤師の現況

最近の統計によるとイタリア国内の薬剤師数は総数が7万9000人、そのうち女性は66％、そして薬局勤務の薬剤師数は6万2354人となっており、欧州の中では最多の国となっている。なお、薬剤師会に登録し、薬剤師としての職能を発揮できる人は7万2779人となっている。薬剤師会に登録していても薬局、病院で働いていない人もいることになるが全体的には極めて少ない。なお、過去20年の間に薬剤師の数は2倍になっている。もっとも、2012年のデータでは登録薬剤師数は8万1856人、そのうち女性は5万4024人となっており、女性が7割近くを占めている。

現在の薬局事情

最近の統計（2013年3月現在）ではイタリア国内の薬局数は1万8039であり、基本的には人口1万2500人以上の町村では4000人当たり1薬局、それ以下の人口の町村では5000人当たり1薬局の開設が基準となっている。総体的に1薬局当たりの人口数は3442人となっている。

薬学教育の歴史

　大学の薬学部は最初から薬学部という学部（Facolta）から出発していたわけではなく、最初は薬学課程（Scuola Farmacia）として教育がなされていた。たとえば、パドバア大学（Università degli studi di Padova）では薬学部となったのは1935年である。パドバア大学は1222年に設立され、この大学には1592年から1610年にかけてガリレオ（Galileo Galilei）が教職に就いていて、この大学の科学的レベルの向上に貢献したとされている。もっとも、この大学でいつの時代から薬学教育がなされていたかは不明である。

　そのほかにも、1224年に設立されたナポリ大学は世界最古の国立大学の1つであり、現在はフリードリヒ2世の名前を冠して「Universita degli Studi di Napoli Federico II」と呼ばれている。ナポリ大学は数世紀にわたって南イタリアの学術の中心地として機能していた。そのほかにもイタリアで最も古い大学の1つであるボロニア大学が挙げられる。

　現在、イタリアでの薬学教育に関与している大学数は34校であり、その中でいわゆる薬学部の名の下にある大学は28校でありその他の6校は薬化学部、薬学・サイエンス学部のような名称になっているが、いずれも薬剤師になる資格を得るための学部となっている。いずれにしても、薬剤師の資格を得るためには大学勉強中に6ヵ月間の薬局ないしは病院での研修が義務づけられている。（注：なお、イタリアには日本のような薬学専門の単科大学は存在しない。）

　大学で薬学の学位（Laurea di Farmacia）を得てから国家試験に合格すると薬剤師会（Ordine dei Farmacisti）に登録することにより薬剤師（Farmacista）となり、薬局を開設したり、病院で働くことが可能となる。

　薬剤師の資格を得てからもさらに専門課程として病院薬剤師の課程が1977年にナポリ大学に設置され、その他にも薬剤師取得以降の専門課程（Masterの称号）として化粧品科学（2年過程）、病院薬局長（1年過程）、前臨床並びに市販後調査過程（1年過程）、マーケティング・マネジャー過程（1年過程）、などが一部の大学に設置されている。（注：イタリアの大学を卒業すると、「薬学博士（Dottore in Farmacia）」という学位を得るが、その後に上記に挙げたようないろいろな分野での研修によりMasterの称号を得ることができる。イタリアではMasterという表現は称号であって学位ではない。）

参考文献

1) Carlo Pedrassini：La Farmacia Italiana nella Storia e nell' Arte (Editrice IGAP. S.p.A., 1934)
2) Leonardo Colapinto/Giacomo Leopardi：L'Arte degli Speziali Italiani (Editore：L'Ariete, 1991)
3) Federigo Kernot：Storia Della Farmacia E Dei Farmacisti (Napoli 1872/reproduced)
4) Renato Vecchiato：Gli Speziali a Venezia, Pagine di Storia (Mazzanti Libri, 2013)
5) Luigi Boriani：Introduzione alla Storia della Farmacia in Italia (Bolognia 1897/reproduced)
6) GianCarlo Signore：Storia della Farmacia, Dalle origini al XXI secolo (LSWR S.r.l., 2013)
7) Aldo Gaudiano：Storia della Chimica e della Farmacia in Italia dalle piu Lontane Origini ai Primi Anni del Duemila (ARACNE editrice S.r.l., 2008)
8) Collana Schiapparelli：Per una storia della farmacia e del famacista in Italia/Venezia e Veneto (Edizioni SKEMA, 1981)
9) Collana Schiapparelli：Per una storia della farmacia e del famacista in Italia/Sicila (Edizioni SKEMA, 1975)
10) www.storiadellafarmacia.it/

総論 9

英国の薬学史

柳澤　波香

　英国では、薬事は主として商業と結びつきながら発展した。中世の時代には、ペパラー (pepperer) やスパイサー (spicer) と呼ばれる食料雑貨品とともに薬を商う業者が組合 (ギルド) を結成し、職業団体としての権益を保護しながら、自立的かつ自律的に発展した。やがて、そのなかから薬や薬草の取引を専門に扱うアポセカリ (apothecary) という集団が現れた。

　ヨーロッパ大陸諸国では国家や地方政府が医薬の規律を行い、13世紀前半から医薬分業制度が開始されたのに対し、英国では、自由放任主義の精神を尊び、国家の干渉を回避する風潮があったため、20世紀初めに至るまで、医薬の分業が開始されなかった。

　この医薬分業の遅れは、医と薬の対立を生じさせ、はじめは薬種商や薬屋であったアポセカリが、内科医との対立や社会状況の変化のなかで開業医へと変容することにつながった。これに応じるように、アポセカリに代わり、薬業の領域に進出したのが chemist and druggist である。この chemist and druggist の大多数は薬局店舗を経営する商人であり、今日の英国の薬剤師の祖を形成するが、chemist and druggist の間のプロフェショナリズムをめぐる意識の相違は、英国の薬剤師制度が確立するまでの複雑な過程を反映するものとなった。

　本稿では、薬業の発達史、アポセカリの歴史的変容、薬剤師協会の発足、薬学教育、薬剤師制度の歴史を中心に論じる。

黎明期の薬史：古代〜11世紀

　ブリテン島における薬の歴史に関し、記録として確認可能なものは1世紀にさかのぼる。西暦43年にブリテン島に侵攻したローマ人はギリシャの伝統を受け継いだ医薬の知識を伝え、薬瓶、フラスク、乳鉢、軟膏壺を遺している。また、ローマの軍医ラルグス (Largus) が持参した処方集には輸入薬に関する記述があると言われる。

　ローマ人がブリテン島から撤退した後、この島を支配したアングロサクソン族の時代には、9世紀に『ボールドの医学書』が編纂されたが、この時代には薬草を用いた民間療法が主で、医薬に関する発展はあまり見られなかった。

薬業の興隆：11～16世紀

　英国における薬業の興隆が見られ始めるのは、11世紀後半のことである。1066年、北フランスからノルマン人がブリテン島に移住し、医薬を取り巻く環境に変化が生じた。彼らのなかには、当時の医学研究の最高峰であったサレルノ大学で学んだものがおり、ギリシャ・ローマの医薬、アラブの医薬の知識が英国に伝わった。

　また、11世紀末から展開された十字軍の遠征は、交易を拡大させ、地中海を中心とした商業圏の拡大は東方の産物の西欧社会への流入を促進させた。英国では、砂糖、塩、香辛料、香料、木の実、乾燥果物、染料、蠟のほか、薬品および薬草が珍重され、輸入量が増大した。

　12世紀になると、これらの商品や食料品および雑貨の取引を行う商人がロンドンに出現した。彼らはペパラー（pepperer）およびスパイサー（spicer）と呼ばれた。ペパラーの名称は文字どおり胡椒に由来するが、胡椒は香辛料のなかで最も人気のある商品であった。ペパラーもスパイサーも同様の商品を扱ったが、両者の違いは、ペパラーが港湾部や沿岸地を拠点として物品の輸入を行う卸売業者であったのに対し、スパイサーは内陸部に店舗を構え、物品の販売を行う小売業者であった。ペパラーは1180年に、スパイサーは1184年にそれぞれ同業者組合であるギルドを設立した。

　薬の商取引はこのようにして発展し、13世紀半ばになると、さらにスパイサー・アポセカリ（spicer-apothecary）と呼ばれる者が出現した。アポセカリの語源はギリシャ語のapotheke（ἀποθήκη）で、香草や薬草の保管所、倉庫を意味した。薬業の発達に伴って現れたスパイサー・アポセカリは、店舗で薬や他の物品、日用品を販売するだけではなく、薬の調合を始めた。

　14世紀に入ると、スパイサー・アポセカリのなかから、薬草や薬の販売、調合を専門に行うアポセカリ（apothecary）が派生した。一方、この頃から、卸売業者であったペパラーは次第にグローサー（grocer）と呼ばれ始め、ペパラーの組合はグローサー組合（Company of Grocers）へと発展した。グローサーの呼称は、彼らが卸売業者として物品を大量買占（engross）し、卸売するというその業態に由来する。

　このように13世紀から14世紀にかけて英国の薬業は発達したが、その背景にはフランス南部モンペリエにおける医薬研究の発展がある。モンペリエ大学は医薬に関して当時のヨーロッパをリードする存在であったが、当時、フランス西部のガスコーニュ地方は英国の領土であり、この地を経由して本国へと薬の知識が伝えられ、薬業のさらなる発展を促した。

　15世紀に入ると、商品の卸売、輸入に関して独占権を持つグローサー組合には国王の勅許状が与えられ、スパイサー・アポセカリやアポセカリらもグローサー組合に加入した。

アポセカリ協会の成立と発展：17世紀

　16世紀末、強大になったグローサー組合は、食料雑貨、日用品、スパイスのほか薬や薬草の販売を管轄し、アポセカリの店舗への立入監察権を持つようになった。これに対し、アポセカリは、薬の販売と調合に関する独占権認可をエリザベス1世に申請したものの、グローサー組合の激しい抵抗と、スペインとのアルマダ海戦の勃発により、実現をみなかった。

　17世紀初頭、アポセカリは、ギデオン・ド・ローヌ（Gideon De Laune）を中心に、グローサー組合の覇権に抵抗する運動を開始した。ド・ローヌは、国王ジェームズ1世に仕えるアポセカリで、万

能薬の製造、販売で成功し、名を馳せた富裕なアポセカリであった。1617年、アポセカリの専門性を認識したジェームズ1世は、アポセカリのグローサー組合からの分離独立を認め、勅許状を与え、アポセカリ協会 (The Worshipful Society of the Art and Mystery of Apothecaries') がロンドンのブラックフライヤーズレーンに設立された。

アポセカリ協会設立の目的は、職能団体としての権益の保護のほか、売薬の品質の管理と向上、アポセカリの資質の向上であった。また、徒弟修行の期間 (7年間)、アポセカリ

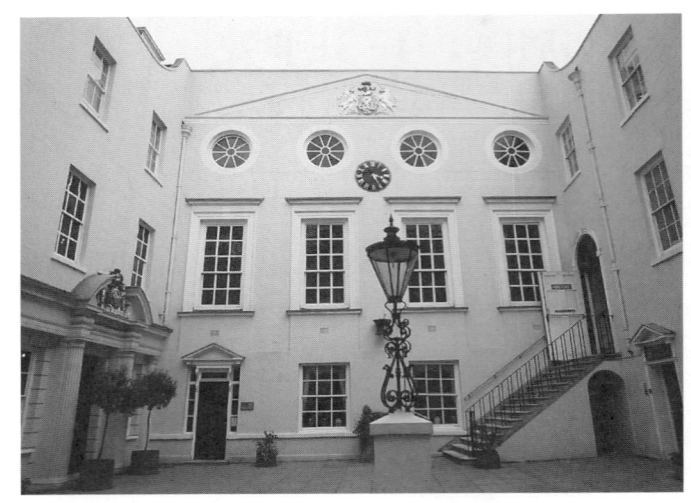

写真1　ロンドンのブラック・フライヤーズ・レーンにあるアポセカリ協会 (The Worshipful Society of Apothecaries) の中庭 (2014年9月筆者撮影)

によるアポセカリの店舗への立入検査制度の導入、実務に関する細則を定めた。徒弟期間の終了時には、薬の調合、調剤、投薬、取扱に関して口述試験を課し、その合格者には、ロンドンおよびその近郊でアポセカリとして店舗を構え、営業する資格が与えられたが、これはそれ以外の地域には適用されなかった。

職業集団として確立したアポセカリは、1623年には研究所を、1632年には会員の集会所となるホールを設立した。さらに、1673年には植物園を造り、そこでは国内外から収集された薬草を栽培し、研究を行った。やがて、アポセカリは薬を販売する際に医療的な助言を行うようになったため、庶民にとっては、かかりつけ医のような存在となった。

当時、内科医は数のうえで少数であり、内科医の患者は富裕層か疾病貧民を対象とした病院の患者であった。一方、アポセカリは中間層の患者の治療者であり、17世紀以降、アポセカリは地域社会の住民の健康に関して重要な役割を担うようになった。さらに、イギリス内乱 (1642～1649年) 時には、アポセカリの多くは勝利を収めた議会派であったこと、また1665年にペストが大流行した際に、内科医は富裕層に随行してロンドンから逃避したが、アポセカリはロンドンに留まって患者の救済を試みたことから住民の信用を得た。

初期の薬局方と薬草誌：17世紀

英国では薬局方の作成がヨーロッパ大陸諸国に比べ遅れていたが、1618年、王立内科学会 (Royal College of Physicians) は、アポセカリの協力を得て、ロンドン薬局方 (London Pharmacopoeia) を発行した。これは、内科医の処方どおりにアポセカリが正確な調剤を行うこと、また偽の売薬を取り締まることを目的としたが、初版は誤謬が多く、直ちに改訂版が出版された。当時の薬局方は、現代的視点からみると不適切と考えられる治療法も散見される。薬局方の発行に伴い、この時代には薬局方を解説し、補完する書物も発行され、化学者のロバート・ボイル (Robert Boyle) もそれらの著者のひとりであった。

アポセカリにとって、植物の知識は、薬の調合、調剤に関し、必須であったが、その重要な情報源となる薬草誌（Herball）を著すものが現れた。たとえば、パーキンソン（J. Parkinson）は植物の正確な栽培法を記した園芸書を記し、それは英国の草本誌のなかで最も美しいものと評されている。植物学の研究、発展に貢献するアポセカリのなかからは17世紀後半に科学アカデミーである王立協会が創設されると、その主要なメンバーとなるものもいた。

アポセカリと内科医の抗争：18世紀

　アポセカリが店舗で薬の販売を行う際に、医療的助言を行っていたことや、その社会的地位の向上、および薬草に関する知識の蓄積は内科医との軋轢を生じさせるようになった。18世紀初頭には、両者の職権、利益をめぐる訴訟が生じた。これはローズ事件と呼ばれる。処方を行う権限は内科医に限られていたが、ロンドンのアポセカリであったローズは、自ら処方を行い、薬を調合し、医療的助言を付して患者に薬を販売した。ローズの行為を違法と考えた王立内科学会は提訴に踏み切った。訴訟は3年に及んだが、裁判所はアポセカリによる医療的助言や処置を妨げることは公共の利益に反するという裁定を下した。この結果、アポセカリは患者に対し、処方料、診察料は請求できず、薬代しか請求できないものの、医療行為を行うことが認められるようになった。

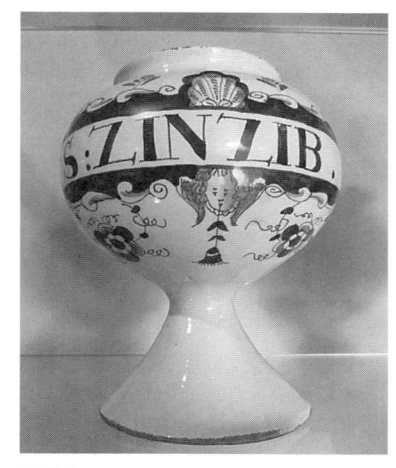

　このローズの判決を受けてアポセカリの医療者としての職務は拡大し、王立内科学会との対立を深めた。ただし、王立内科学会会長を務めたハンス・スローン（Hans Sloane）は植物や動物への関心が強く、彼自身がアポセカリの資格を有していたため、両者の融和に努めようとした。スローンはアポセカリをむしろ活用することを考え、衰退しかけていたアポセカリ協会の植物園に資金を提供し、援助を続けた。この植物園は現在もチェルシー植物園として存続し、有名である。

　ローズの判決以降、アポセカリの多くは薬業よりもむしろ医業の分野へと進出した。診察料は請求できないが、患者を診る権利を法的に認められたアポセカリは、内科医よりも社会的地位は劣るものの、実質的な医療行為者となった。18世紀末にアダム・スミス（Adam Smith）は、「アポセカリは常に庶民の医師であり、重篤ではない場合には富裕者の医師でもある」と述べている。また、病院内の薬局に勤めるアポセカリはときに医師の代診も行った。

写真2
17世紀後半から18世紀に使われたアポセカリの薬壺。写真は生姜シロップの壺で、消化をたすける薬として用いられた。壺の形状は薬剤の形状により異なる。絵柄には有翼天使像、ホタテ貝、花鳥などが好んで使われた。（The Royal College of Physicians of London 蔵）（2014年9月筆者撮影）

医と薬の変動期：19世紀

　19世紀の前半は、イギリスの医と薬に関する諸相の変動期と言われる。この時期にはアポセカリが医業へと進出する一方で、chemist and druggist が薬業の領域へと進出した。

　1815年に制定されたアポセカリ法は、アポセカリに5年の徒弟制度による修業のほか、化学、解剖学、植物学、薬物学、生理学、医学概論の受講、6ヵ月間の病院実習などを義務づけた。さらに、

アポセカリ協会が実施する医業開業資格試験の合格者にはイングランドおよびウェールズでの医業開業が認可された。この医業開業資格者は、いわゆる総合医であったが、たとえばロマン派詩人のジョン・キーツ（John Keats）はこの医業開業資格を持った医師であり、また、医学校への門戸が女性に開放されていなかった時代に、エリザベス・ガレット・アンダーソン（Elizabeth Garrett Anderson）はこの資格制度を利用して英国初の女性開業医師となった。なお、徒弟制によるアポセカリの修練は、外科医の修練と共通する面があり、アポセカリと外科医を兼務するものも多かった。

医師資格審査機関となったアポセカリ協会は学術団体としての地位を固め、さらに、アポセカリの助手として調剤を行う調剤助手（dispenser）の試験を行い、証明書を付与した。

多くのアポセカリが医業へ専念していく一方で、アポセカリが従来行ってきた薬の小売、調合、調剤の分野に進出しはじめたのが、chemist や druggist である。いわゆる薬店であり、薬のほか日用雑貨品も扱った。彼らがいつから出現したのか正確には特定されていないが、17世紀の後半にはその台頭が確認され、アポセカリが医業に進出した18世紀を通じ、その数は増大した。chemist は化学薬品を、druggist は動植物由来の薬を扱い、それぞれ独立していた時代もあったが、やがて両者は統合し、19世紀初めには chemist and druggist と呼称されたと言われる。

また、アポセカリのなかでも、医業には進出せずに、従来どおり店舗での小売業に専念するものは、むしろ chemist and druggist の集団へと含まれていった。chemist and druggist は、医薬品需要の高まりとともに、アポセカリが専門としていた薬の領域に進出し始めた。この趨勢に関して、アポセカリは医業へ向かいつつも、既得権を守るため、chemist and druggist が十分な修業を積まずに処方箋の調剤を行い、医薬品や製剤の販売を行っていることを非難した。

英国薬剤師協会の設立と薬学教育の始まり：19世紀半ば

英国の人口の増大、衛生に対する人々の意識の高まりは、医療、医薬品に対するニーズを増大させた。産業革命の影響を受けて進展した諸科学、特に化学の発展は製薬業の発展を促し、化学と薬学の統合が始まった。

アポセカリが医業へ進出しつつも、chemist and druggist を統制する動きを行ったことは上に述べたが、これは chemist and druggist の向上心を覚醒させることにつながった。一方で、当時は、chemist and druggist が店舗を開くには、資格も免許も必要とはされなかったため、教育や修練が十分でなく、薬に関する知識の不足も散見された。また、職業集団としての確立がなされていなかったため、社会的に脆弱な立場にあった。

この状況を憂えた chemist and druggist の有志者は、1841年、ロンドンのブルームズベリーに The Pharmaceutical Society of Great Britain を創設した。これは、今日の英国薬剤師協会の先駆けであるので、本稿では、以降、これを英国薬剤師協会または薬剤師協会と呼ぶ。英国薬剤師協会設立の発起人は、製薬業者のアレン（William Allen；1770〜1849年）、アレンとともに製薬会社アレン＆ハンベリーの経営者であったハンベリー（Daniel Hanbury；1794〜1882年）、製薬業者ベル父子（John Bell；1810〜1859年、Jacob Bell；1810〜1859年）、外科医・化学者のユール（Andrew Ure；1778〜1857年）らで、創設当時の会員は約800名であった。協会の設立の趣旨は、職業集団としての権益の保護、社会的地位および資質の向上、統一教育の実施と促進、困窮会員および会員の寡婦・孤児の救済、化学と薬学の発展への寄与であった。協会の初代会長にはアレンが就任した。また、薬剤師協会

の専門雑誌 Pharmaceutical Journal が刊行された。

　薬学教育はすでにヨーロッパ大陸諸国、北米ではすでに進展していたが、スコットランドを除く英国では、薬理学関連科目は医学校およびアポセカリ協会で行われていただけで、後発であったため、英国薬剤師協会は協会付属薬学校（London School of Pharmacy）を1842年に開学し、従来の徒弟修業制の下では限界のあった教育の充実を図った。

　付属薬学校への初期の入学者は、chemist and druggist の子弟が多く、薬学校の運営には学生が納める授業料と協会会員が納める会費が充てられた。設立当初は、chemist and druggist のなかに、十分な教歴や知識のある者が少数であったため、ロンドン市内の医学校で教鞭を執るものがこの薬学校で講義を行った。このため、この薬学校では設立当初から質の高い授業が行われた。外科医トムスン（A.T.Thomson；1778～1849年）は植物学および薬物学の講義を、外科医・化学者のユールは化学を教授した。薬学担当のレッドウッド（T.Redwood；1808～1892年）ならびに有機化学担当のフォーンズ（G.Fownes；1815～1849年）はともに化学者であった。フォーンズはドイツのギーセンに学び、実用化学のテキストを著したが、これは当時英語で書かれた実用化学のテキストのなかで最高のものと言われた。医師の処方箋はラテン語で記されていたため、未修者にはラテン語の授業も実施された。英国薬剤師協会が設立したこの薬学校は現在のロンドン大学薬学部の前身である。

　英国薬剤師協会は付属薬学校の課程終了時に、上級試験（Major Examination）と普通試験（Minor Examination）という2種類の専門試験を課した。上級試験の合格者は Pharmaceutical Chemist と呼ばれ、薬業の経営、薬局店舗の所有、経営が認められ、英国薬剤師協会の正会員となった。普通試験の合格者は Chemist and Druggist と呼ばれ、薬局店舗の助手となり、薬剤師協会の準会員となることができた。

薬事法改革と薬剤師の国家資格化：19世紀後半

　英国薬剤師協会設立の発起人のひとりであったジェイコブ・ベル（Jacob Bell）は、chemist and druggist 全体の社会的地位の向上と専門職化の進展を図るため、1850年下院議員となった。そして薬剤師協会が行う資格試験を国家資格へと昇格させ、すべての chemist and druggist に試験を課すことを提案した。しかし、英国の風潮である自由放任主義の精神を尊重し、国家干渉を嫌う多数の議員が反対し、実現しなかった。地方在住の chemist and druggist たちも英国薬剤師協会の施策はロンドン中心志向であると考え、賛同しなかった。

　1840年代以降、英国では毒物に関する事故、事件が連続し、社会問題となったことから、毒物販売規制の必要性が認識され、砒素法の審議が行われた。英国薬剤師協会は、砒素の販売権を医師と chemist and druggist のみに限定する旨を請願したが、実現せず、1851年に制定された砒素法は、砒素の購入量と目的、購入者のサインを義務づける程度の販売方法に留まった。

　薬剤師協会の請願が退けられたのは、chemist and druggist には法的定義がなく、また、薬剤師協会の試験を経て得られる Pharmaceutical Chemist の資格は国家資格ではなかったためである。英国薬剤師協会は議会に新たな法案を提出し、法案の審議にあたって英国内外の医薬、科学界の代表が議会証言、陳述を行った。この結果、1852年に薬事法（Pharmacy Act）が成立し、薬剤師協会の上級試験の合格者である Pharmaceutical Chemist の資格取得者は国に登録され、薬剤師資格は国家資格となった。

しかし、1852年以降もPharmaceutical Chemistの資格を持たずに薬局店舗を経営することは可能であり、実際にはプロフェショナリズムを求めずに、薬局店舗を経営するchemist and druggistは数多くいた。1851年砒素法の規定を遵守するのであれば、日用雑貨品の販売とともに薬品の販売や調合を行うことは、誰でも可能であった。これを改正し、薬局および薬剤師の業務を規定したのが1868年薬事法である。

　1868年薬事法は、15種の指定毒物の販売、調剤、調合業務を、薬剤師協会が実施する普通試験の合格者であるChemist and Druggistおよび上級試験の合格者であるPharmaceutical Chemist、ならびに医師に限定した。その一方で1868年以前に薬局店舗を経営していた者には自動的にChemist and Druggistの資格が付与され、薬局店舗の助手として3年以上勤務していたものには略式の試験が認められた。なお、薬剤師の国家資格審査機関となった薬剤師協会は毒物関連の訴追権も獲得した。

　このようにして、薬剤師は国家資格とはなったが、従来どおり薬局店舗で薬品のほか日用雑貨品や化粧品を販売する大多数の薬剤師はむしろ商人であり続けたため、上級試験を受験してPharmaceutical Chemistの資格を得ることは考えず、また医師の処方箋に基づく調剤を行う者は非常に少なかった。調剤は医師が自ら行うか、あるいはアポセカリ協会が実施する訓練や試験を経た調剤助手が調剤を行った。当時、調剤助手の仕事は女性に人気があり、ミステリー作家のアガサ・クリスティ（Agatha Christie）もそのひとりであった。

　先に述べたように1868年以降、薬剤師となるには英国薬剤師協会が実施する試験に合格して薬剤師資格を得ることが必須となったため、遅れていた地方の薬学教育に進展が見られた。私設の薬学校が設立され、薬剤師資格を得ようとする受験生は試験に備えた。

　また、英国の薬学教育に影響を与えたのは、1889年の技術教育法の成立であった。英国では技術教育がヨーロッパ大陸諸国やアメリカに比して遅れていたため、ロンドンを中心に技術専門学校（ポリテクニク）が19世紀末から創設され始め、1896年、ロンドンのサウスウエスタン・ポリテクニクでは薬学関連講義が始められた。ここが今日のロンドン大学キングス・コレッジ薬学科の前身である。

医薬分業の開始と薬学教育の進展：20世紀～現代

　英国では他のヨーロッパ諸国に比べて医薬分業が遅れていたが、1911年の国民保険法（National Insurance Act）の成立により、医薬分業が始まった。同法は、調剤業務を医師から分離し、国民保険法に基づいて行われる処方の調剤は薬剤師が行う旨を定めた。医薬分業の開始により、薬剤師が扱う処方箋の枚数は3倍に増加した。ただし、これは篤志病院と救貧院医療には適用されず、国民保険法が適用されない処方の調剤は、医師やその調剤助手が行うことができた。

　医薬分業の開始に先立って制定された1908年薬事法は、英国薬剤師協会に薬剤師養成のための必修科目、学習課程および資格試験規約を規定する権限を与えた。また、1919年の第1次世界大戦終了に伴い、復員兵の就業支援の一環として薬剤師の養成講座が各地で始まった。

　1924年、ロンドン大学では薬学士号（Bachelor of Pharmacy）が創設された。これは医学部に導入されたものであったが、このロンドン大学薬学士号は、英国薬剤師協会から同協会が実施する資格試験取得と同等に認められた。さらに1926年、英国薬剤師協会附属の薬学校（London School of Pharmacy）はロンドン大学の一部となり、そこでは2年制の薬学士取得コースが開設されたが、大戦間

期にあたり、進学者は少数であった。また、治療薬の研究と標準化を目的として、薬剤師協会には附属研究所が開設された。

　1933年毒物および薬事法により、それまでChemist and DruggistであったものはPharmaceutical Chemistに昇格し、Pharmaceutical Chemistであったものは英国薬剤師協会の上級会員（Fellow）に昇格した。さらに病院内では薬剤師が指定毒物の保管状況を調査し、署名の有無の確認を行い、病棟を訪問することが定められた。また、同法により枢密院が薬剤師協会の監督機関となり、違法行為、非倫理的行為を行った会員の除名、処罰を行った。1941年には薬剤師の倫理規範が制定された。

　第2次世界大戦後、1948年に施行された国家医療制度（National Health Service）は、全国民に無料で医療を提供することをモットーとし、これにより薬剤師の調剤業務は著しく増加した。20世紀後半には、薬物療法の進展、臨床薬学の興隆により、薬学教育に関して変化が生じた。1946年、ロンドン大学には3年制の薬学部が発足した。さらに各地の大学薬学部およびポリテクニクで3年制の薬学教育が始まった。

　1953年薬事法により、Chemist and Druggistの資格は廃止され、薬剤師の資格はPharmaceutical Chemistに統一された。1967年になると、薬剤師となるためには所定の教育機関での薬学士（Bachelor of Pharmacy）称号取得がその要件となった。1997年、英国の薬学教育は4年制となった。従前の3年制の学部卒業者と区別するために、これ以降の薬学部卒業生にはMaster of Pharmacyの称号が付与されるが、これは学部卒の学位（学士号）である。なお、薬剤師資格を得るには、大学課程を修了し、地域薬局または病院薬局で1年間の実務訓練を行い、国家試験に合格することが必要である。2014年末現在、英国の大学薬学部の数は26であり、さらに3つの大学が認可申請中である。

　1988年、英国薬剤師協会は現女王より「ロイヤル」のタイトルを与えられ、名称は英国王立薬剤師協会（Royal Pharmaceutical Society of Great Britain）となった。21世紀に入り、2010年、協会はその機能と権限の一部を薬事評議会（General Pharmaceutical Council）に移譲し、薬剤師の国家試験資格審査とその登録は薬事評議会が行っている。なお、同年、英国王立薬剤師協会の名称は、王立薬剤師協会（Royal Pharmaceutical Society）と改称され、現在に至る。

　2012年現在、英国の薬剤師数は5万664名で、うち女性が2万9443名である。

参考文献

1) Anderson, Stuart. Making Medicines. 2005. Pharmaceutical Press.
2) Copeman, W.S.C. The Worshipful Society of Apothecaries of London：A History 1617-1967. 1967. Pergamon Press.
3) Hunting, Penelope. A History of the Society of Apothecaries. BAS Printers Limited. 1998.
4) Tallis, Nigel and Kate Arnold-Forster. Pharmacy History：A Pictorial Record. 1991. Pharmaceutical Press.
5) Wallis, T.E. History of the School of Pharmacy. 1963. Pharmaceutical Press.
6) 松原なぎさ「英国逆さメガネ18. 薬剤師誕生―職能確立までの長い道程」Pharmatribune　2012；2（7）：36-38
7) 村岡健次『近代イギリスの社会と文化』ミネルヴァ書房（2002）
8) 山本千代喜. 香辛料. 世界大百科事典. 平凡社（1963）
9) History of the Society. Royal Pharmaceutical Society. www.rpharms.com/about-us/history-of-the-society.asp. Retrieved on 2 August, 2014.
10) International Pharmaceutical Federation. 2013 FIP Ed Global Education Report.

総論 10

アメリカの薬学史

Julia Yongue・奥田　潤

　1776年7月4日、アメリカが独立して現在（2016年）までに240年が経過した。この240年に、独立前の準備期間としての100年を含めても、わずか3世紀半の間に、アメリカは薬学の分野で、教育、研究、薬剤師活動、製薬企業の業績のどれをとっても、世界の薬学を主導する大国となった。その理由は、4つの要因からなると考える。すなわち、自由な思想（民主主義、特に資本主義に基づく徹底した個人競争）、教育の機会均等、強い産学連携、医薬品行政（産業奨励と医薬品の安全規制のバランス）である。しかし、近年はこれらの要因は機能しなくなったのか、懸念する声が増えた。

　本稿は、E・W・マーチン（E.W. Martin）、E・フーラートン・クック（E. Fullerton Cook）による"Remington's Practice of Pharmacy"（1956）に収載された"History of American Pharmacy"を要訳し、筆者らが加筆したものである。

建国前のくすりと医療

　クリストファー・コロンブス（Christopher Columbus）が、1492年にインドの薬物や薬味（スパイス）を輸入するための最短ルートを見つける目的で航海し、アメリカ大陸を発見した。アメリカの先住民は「インディアン・ドラッグ」と呼ばれた多くの生薬を知っていたと言われる。ヘバー・W・ユングケン（Heber W. Youngken）が、1925年のアメリカ薬局方とアメリカ処方集に、アメリカン・インディアンが使用していた56種の生薬を掲載した。その代表的なものは、ウワウルン、ヒオウギ、フジバカマ、ショウブ、カスカラ樹皮、セイヨウタンポポ、ニワトコ、ニンジン、アヤメ、ヤラッパ、ヤマゴボウ、キイチゴ、セネガ、ヒメコウジ（冬緑油）などであった（「外国の医療史各論4」）。

　1620年、巡礼者がプリマス（マサチューセッツ州）に上陸し、1628年に清教徒がボストンに住み始めた。1646年、イギリス移民で薬剤師であったウイリアム・ディヴィス（William Davis）が、アメリカでの最初の薬局をボストンに設立した。ジョン・ウィンスロップ（John Winthrop）は1630年から1649年まで、イギリスから持ち込んだ薬物を調合して患者に与えた。彼はマサチューセッツの最初の総督となったが、その息子（John Winthrope, the Younger）もコネチカット地区の総督となり、医薬を患者の治療に用いた。しかし、2人とも医師でも薬剤師でもなかった（「外国の薬学史各論25」）。

　1681年、クエーカー教徒が、ウイリアム・ペン（William Penn）に引率されてフィラデルフィアに定住した。1710年、モラビア人がペンシルベニアに入植し、ベスレヘムでシモン・ラウ（Simon

Rau)が薬局を開いた。

　これらの各グループは、彼らの祖国の薬品を紹介した。同時に、家庭の主婦が家庭薬について学び、家族の健康を守り、医療を次世代に伝えた。

建国後の薬剤師の養成と薬科大学の設立

　1776年7月4日にアメリカが独立し、多くの国からの移民を抱え、ヨーロッパの薬学の進歩を取り込みながら、薬剤師の養成が各地の薬剤師会を中心に始まった。最初は薬局における徒弟制度による薬剤師養成であった。薬科大学として最も早く設立されたのは1821年に発足したフィラデルフィア薬科大学で、チャールス・マーシャル（Charles Marshall）が1821年から1824年まで学長を務めた。この薬科大学はフィラデルフィア薬剤師会の努力によって生まれた。

　1829年にはニューヨーク、1840年にメリーランド、1859年にシカゴ、1865年にセントルイスに薬剤師会が設立され、これらの市に薬科大学がつくられた。

　フィラデルフィア薬科大学では、1870年に同窓会の援助で、薬学と化学の実験室がつくられた。フィラデルフィア薬科大学は全米の薬学教育に大きな影響を与えたが、なかでも1837年に同校を卒業したウィリアム・プロクター（William Procter, Jr.）による努力が大きい。彼はアメリカ薬学雑誌を編集し、自ら薬局を経営し、1846年には同校の薬剤学の教授に選出された。"Practical Pharmacy"（実務薬剤学）を発刊、1862年にアメリカ薬剤師会会長に就任した。再び教授に選出され、1874年に最後の講義を終えて帰宅し、狭心症のため57歳で死亡した。彼は「アメリカ薬学の父」と呼ばれている（「外国の薬学史各論36」）。プロクターは薬局の実務に興味を持っていたマイッシュ（J.M. Maish）と、植物学と薬物記録集、分析化学に秀でていたパリッシュ（E. Parrish）とともにアメリカ薬学の創立に力を注いだ。

　1843年、パリッシュは長年自分の薬局の裏の部屋で薬学の指導を行ったが、ペンシルベニア大学の隣に薬局実務学校を開校し、当時、薬局が存在しなかったので、医学部の学生が薬学の実務を学ぶために訪れた。

　1868年以降、フィラデルフィア薬科大学では、卒業証書を授与する条件として、21歳以上で性格がよく、4年間薬局で研修し、論文を提出し、試験に合格することとした。

　1871年、アメリカ薬科大学会議（Conference of Schools of Pharmacy）が設立され、その後1900年にAmerican Conference of Pharmaceutical Facultiesとなり、1925年にAmerican Association of Colleges of Pharmacyとなった。

　1871年、プレスコット（Albert Benjamin Prescott）教授は薬局での徒弟制度によるアメリカ薬学教育を改革し、ミシガン大学薬学部で物理や化学の実験室をつくり、これらの科目の教育を始めた（「外国の薬学史各論40」）。

アメリカ薬局方（1877～1882）

　イタリアでは1498年にすでに薬草事典（薬局方の原型）が出版され、イギリス、フランスでは公定処方集（Codex）が作成された。アメリカでは1820年に医師の仕事として薬局方の初版がつくられたが、薬剤師がその作成に参加することはなかった。1831年に第2版が出版されたが、薬学関係者か

らの要望がその中に取り入れられた。1870年、アメリカ薬局方の編集をスクイブ（E.R. Squibb）医師が提案したが、医師会の同意が得られず、薬剤師会の主導で編集が進められた。ニューヨークのベルビュー病院の主任薬剤師チャールス・ライス（Charles Rice）が編集長となり、1882年に『アメリカ薬局方（U.S. Pharmacopoeia：USP）』新版が出版された。編集助言者としてA・B・プレスコット、W・プロクター, Jr.、J・P・レミングトンらが名を連ねた（「外国の薬学史各論41」）。

　1879年頃、パーク・デービス社は、麦角製剤を販売することになった。しかし、その使用は妊婦の出産の時期決定に極めて重要で、麦角エキス製剤の標準化が必要になり、ミシガン大学のリオン（Albert Brown Lyons）教授がアルカロイドの定量を行い、一定のアルカロイドを含んだ麦角エキス製剤が同社から発売された（「外国の薬学史各論42」）。

　1886年頃、ルスビー（Henry Hurd Rusby）教授は、南米のジャングルで多くの薬用植物を見出した。彼は1884年にニューヨーク大学医学部を卒業した医師で、アマゾンの源流地ボリビアへ出かけ、コカ葉、コシナラの樹皮などを集め、200種の新植物を発見した。後にコロンビア大学薬学部長を務めた（「外国の薬学史各論43」）。

　19世紀の間に、アメリカの初期の薬学に貢献した薬学人32名の肖像画をフィラデルフィア薬科大学で見ることができる。その代表的な薬学人としてF・B・スミス（Smith）、E・パリッシュ、W・プロクター, Jr.、J・P・レミングトン（Remington）、J・M・マイッシュらがいる。

　19世紀後半のアメリカの薬学は、レミングトンによってさらに発展した。彼は決断力、管理能力、演説に長けており、倫理観の強い人物であった。

　1927年にミシガン大学付属病院でインターンシップ（病院実習）が始まった。

　1940年にアメリカ薬科大学協会常任委員会が開催された。

アメリカ薬史学研究所

　1941年1月22日、ジョージ・ウルダング（George Urdang）、エドワード・クレマー（Edward Kremers）、アーサー・ウール（Arthur Uhl）、ジェニングス・マーフィ（Jennings Murphy）、ルロイド・パーク（Lloyd Parks）、そしてルイス・ブス（Louis Busse）の6名の創設者の協力によって、アメリカ薬史学研究所（American Institute of the History of Pharmacy）が設立された。創設以来、同研究所は、所属先であるウィスコンシン大学の薬学部との協力関係を保ちながら、薬学史上で重要な収蔵品の収集、保存、管理に携わってきた。研究機関の活動に加えて、非営利団体である史学会として活躍している。学会会員の多くは、アメリカ在住の薬剤師である個人会員である。現在、法人会員を加えると、会員数は約700名である。教育機関として活用していないため、資格や学位を授与しないが、他の研究機関の薬学史研究者や大学院生に研究活動ができるよう助成金（grant）を供与している。

　研究所の主な目的は、全米の各地域、各時代の薬業史に関する情報を収集し、それを薬剤師の活動に役立てることである。特に薬剤師という職業をアメリカで発展させるため、資料、薬業に関する道具の収集に力を入れている。多数の薬史学に関する本やパンフレットなどを作成し、ホームページ（www.aihp.org）で紹介している。2013年までに、学術雑誌"Pharmacy in History"を55巻（年4回）発行し、さらにニュースレター、AIHPノート、薬学史カレンダーの出版およびシンポジウムや会議を開催している。

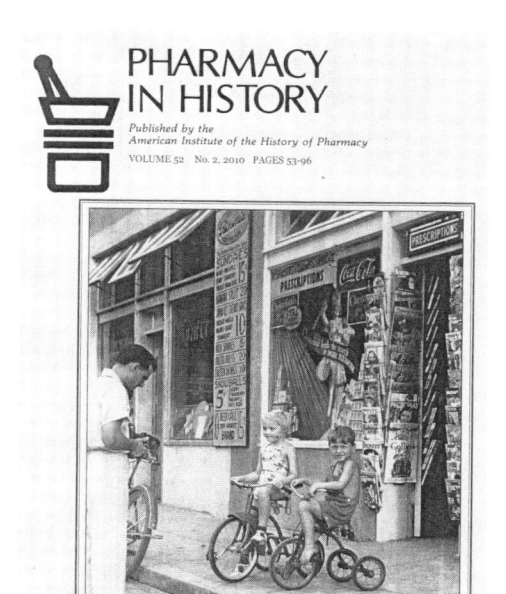

図1 "Pharmacy in History" Vol.52, No.2 の表紙（図版が毎号新しくなる）。

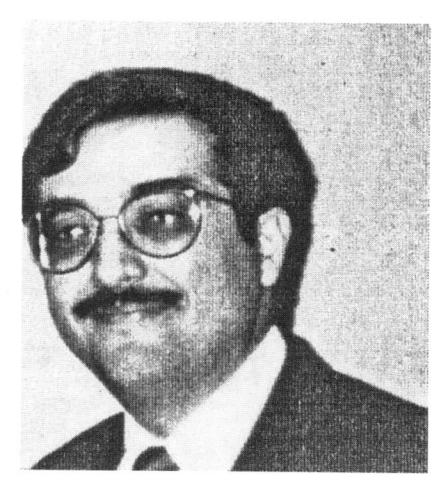

図2 G. Higby 博士（AIHP 所長）"Pharmacy in History" Vol.29, No.4（1987）より

　上記の紹介文は、同研究所所長グレゴリー・J・ヒグビィ（Gregory J. Higby）博士より筆者の1人 J. Yongue への私信を翻訳したものである。ヒグビィ博士の御好意に感謝する。

　1942年、アメリカ薬学教育基金が設立された。

　1944年、L.W. Rising が臨床薬学の概念を提唱。

　1945年、薬学教育は4年制となり、ワシントン大学のライジングが薬学教育に医療との関わりが必要であると提言した。

　1948年、アメリカ薬科大学協会が2年の予科専門教育と4年の専門教育終了者に Pharm. D. の授与を認可した。

　1950年、南カリフォルニア大学薬学部で Pharm. D. 教育が開始された。

　1953年、ヤンケンはクリニカル ファーマシーの必要性を提唱した。

　ヒグチ・タケル教授（薬剤物理化学－アメリカ2世の活躍）については、本書「日本の薬学史各論101」（p.353）を参照されたい。

　1950年後半から、それまでの Products oriented 薬学教育に批判的になり Patient oriented 教育、すなわち臨床薬学（Clinical Pharmacy）が発展した。

　1952年、臨床薬学を支える施設の1つとして、イリノイ大学薬学部に薬物中毒センターが設立された。

　1957年、ドラッグインフォメーション（Drug Information：DI）活動がアメリカ病院薬剤師会のD.E. Francke によって開始され、同氏は「10人の薬剤師の DI 活動によって、100万人の患者の治療をする数千の医師の要望に応えることができる」と述べた。

　1962年には、ケンタッキー大学に初めて DI センターが設立された。

総論10　アメリカの薬学史

1966年、臨床薬学のモデル病院となったのは、カリフォルニア大学病院薬剤部モフィット病院（Moffitt Hospital）で、病棟の患者の薬物治療を迅速、適切に行うために、病棟薬局分室（Satellite Pharmacy）がつくられた。

　1970年頃までに全米で約75の薬科大学がつくられた。

　1977年、カリフォルニア州議会で薬剤師処方権の法制化が行われ、薬剤師に限定的な処方権を認めた。この法律は、1979年にワシントン州、1983年にミシシッピー州に広がり、17州が認めている。

　1982年、Get the Answers CampaignがFDAの後押しでNational Council on Patient Information and Education（非営利団体）などによって開始され、薬剤師による患者の薬物治療上の問題解決に積極的な姿勢が求められた。

　1986年、特殊な実務経験を有する看護婦に調剤権が与えられた。

　1988年、フロリダのC・ヘプラー（Hepler）博士とL・M・ストランド（Strand）博士によってPharmaceutical Careの必要性が唱えられた。

　1993年の第2回WHOの世界薬剤師会議で、ファーマシューティカルケア（Pharmaceutical Care）とは「薬剤師の活動の中心に患者の利益を捉える行動哲学である」と定義された。

　1998年、すべての薬学部が6年制となった。

　2013年までに全米で薬科大学は129校となった。

アメリカ薬剤師の活躍と薬剤師会の設立

　上述のとおり、すでに1646年にアメリカでイギリスからの入植者が最初の薬局を設立した。その後、各国の薬剤師がアメリカへ入植し、薬局を開いた。

　1729年に、クリストファー・マーシャル（Christopher Marshall；1709～1797）がフィラデルフィアで薬局を開設した。彼の2人の息子も薬剤師となり、長男のクリストファー（Christopher, Jr.）は薬局の業務を継ぎ、二男のチャールス（Charles）はフィラデルフィア薬科大学の最初の学長を1821年から1824年まで勤めた。その後、3代にわたって1825年まで100年近く薬局を経営し、塩化アンモニウムとグラウバー塩（$Na_2SO_4・10H_2O$，下剤、利尿剤）などの薬品製造も行った。これがアメリカでの製薬の始まりである（「外国の薬学史各論27」）。

　1730年、避雷針を発明し、アメリカ独立宣言の起草委員であったベンジャミン・フランクリン（Benjamin Franklin）は、薬学、植物、医学に興味をもち、フィラデルフィアの自分の店で売薬（patent medicine）、一般薬を取り扱っていた。1752年、フランクリンはペンシルベニア病院内の薬局の開設に努力し、北米における医薬分業の最初の大切な仕事を成し遂げた。

　最初のペンシルベニア病院薬剤師は、ジョナサン・ロバート（Jonathan Roberts）であった。彼の後継者はジョン・モーガン（John Morgan）で、その後ヨーロッパで医学教育を受け、1765年にペンシルベニア大学医学部設立式で「医薬分業」の実施を唱えた（「外国の薬学史各論29」）。当時の医師は徒弟制度によって医業を学んだが、一部の医師は、モーガンのようにヨーロッパの医学部で教育を受け、医師となった。

　1770年、ベンジャミン・フランクリンは食用ダイオウの種をロンドンの薬剤師から取り寄せ、友人である植物学者のジョン・バートラム（John Bartrum）に送り、ジョージアに移植した。この試みはロンドンの薬剤師会とジョージアの受託者会が共同で行った。また、中央、南アメリカの薬用植物

もジョージアに移植した。

1775年7月、ジョン・モーガンらが中心になり最初の陸軍病院を設立した。アンドリュー・クレイギー（Andrew Craigie）が処方薬の調剤のため、陸軍病院の薬局で働いた。独立戦争の間、クレイギーは戦場で多くの傷ついた兵士の援助のために働いた。戦争で多くの病院がつくられ、薬剤師の必要性が叫ばれた。クレイギーは初めて薬剤将校（中佐）となった（「外国の薬学史各論30」）。

1776年7月4日、アメリカは独立した。

1793年、フィラデルフィア市民5000人が疫病（黄熱病）で死亡し、薬局を除いてほとんどすべての商店が閉鎖され、薬剤師は重要な職業であることが印象づけられた。

18世紀の間に、ヨーロッパに倣って医療関係者の間に処方箋を書く習慣ができ、医業とは別に薬業が職業として認められるようになった。

19世紀になると、科学と職業の発展に明確な方向性が示された。

1813年、サムエル・トムソン（Samuel Thomson）は、No.6と称する薬について最初の特許申請をして、アメリカ製の特許薬を売り出した。トムソンの薬品集は、植物薬と混合薬について書かれて、Thomsonian systemという代替医薬（alternative medicine）を作り、流行になった。薬局での特許薬の販売は、製造と販売の両者を発展させることにつながった。

1817年、サウスカロライナ州は、薬学の実務を行う薬剤師の試験を行い、州として初めて合格者に免許を与える薬事法を通過させた。

1821年4月、若いクエーカー教徒の薬剤師と薬の卸商は、ヘンリー・トロス（Henry Troth）の指導で、薬業の統制と標準化のために、アメリカ薬業グループの最初の会合を開いた。

この頃、東部の大きな都市では、薬学はますます医学からの独立を強め、医薬分業が進み、医師は自分の処方箋の調剤を薬剤師に依頼するようになった。

1825年、エリア・デュラン（Elias Durand）というフランスの薬剤師がフィラデルフィアで薬局を開設し、科学的なフランス薬局を宣伝した。

ドイツ式薬局は、マイッシュが教育者でもあったが、薬局を経営し、薬局開設の免許が必要となる前に、州の要求を満たした薬局の元祖となった。

言語学者であり、科学記者でもあり、3つの薬局方の改訂委員会の議長を務めたチャールス・ライスと、薬剤師であり、分析化学者であり、作家でもあったフレデリック・ホフマン（Frederick Hoffman）が活躍した。

アメリカ薬剤師会の設立

アメリカ東部に設立された各地区の薬剤師会は、薬科大学をつくった。1852年、フィラデルフィアの薬剤師会は、ニューヨーク、マサチューセッツ、リッチモンド、シンシナティの薬剤師会の代表に手紙を送り、バージニア、カリフォルニア、コネチカットの薬剤師にも声をかけ、アメリカの薬剤師会の設立を呼びかけた。これらの地区から代表や委員14名が1852年10月6日午後4時、フィラデルフィアの薬剤師会ホールに集まり、アメリカ薬剤師会が設立された。最初の会長はD・B・スミス（Smith）、議長はW・プロクターが選出され、規約と薬剤師倫理規定の作成、薬学教育の奨励と薬科大学への支援、秘薬とインチキ医療の調査、不正医薬品差押えの法律の制定などが討議された（「外国の薬学史各論38」）。

1861年に南北戦争が始まり、1865年まで続いた。薬剤師は、南北戦争（1861～1865年）の前に各地に5つの薬剤師会を設立した。マサチューセッツ（1823年）、ニューヨーク（1829年）、メリーランド（1841年）、シンシナティ（1850年）、シカゴ（1859年）、戦争の終末期にセントルイス（1864年）に薬剤師会が設立された。

　1876年に結成された西部薬卸業組合は1882年に全米薬卸協会に、1883年全米開局薬剤師組合は1898年に全米薬剤師協会に改組された。

　20世紀の前半は、それ以前の世紀よりも科学的にも職能的にも大きな進歩を見せた。合成化学と応用物理学が発展し、植物性薬品（生薬）の使用が減少した。1932年にアメリカ全州に薬剤師会が設立された。1933年にはチェイン薬店の国内会議が行われた。

　1995年、アメリカの病院薬剤師会は American Society of Health-System Pharmacists と名称を変更した。

　FIP（国際薬剤師・薬学連合）の最近の報告（2012年）によると、アメリカの薬剤師数は27万5000人、そのうち女性は12万7600人、毎年1万2000名の薬剤師（薬学部卒業者数は1万3000名）、薬局の補助者5万人が養成されている。また、薬局数は4万3629、開局薬局は9037、薬局の補助者の養成学校は700校ある。また、2013年のFIPの報告によると、薬学部卒業者は1万2719人、うち女性7782人、養成年数6年間、資格は Pharm. D. となる。在学中開局薬局、病院薬局での研修のほか、2.5ヵ月の別途研修が必要と報告されている。薬科大学数は現在129校である。

アメリカにおける薬物規制の歴史

　ウースター・ビーチ（Wooster Beach；1794～1841）と彼の協力者は、いかさま薬を追放した。多くの鉱物性薬物を拒否したが、利益となるものは、彼らの仕事の中に持ち込み、適合させるために、処方箋を変更した。さらに、この頃薬局の運営を正すために、法律の改正が試みられた。

　1848年、最初の薬物輸入法が施行され、アメリカへの偽せ薬や粗悪薬品の輸入が阻止されるようになった。

　1852年10月6～8日のアメリカ薬剤師会設立のフィラデルフィア大会においても、アメリカへの港での不良薬品の輸入の規制と国内での不良薬品の使用阻止が議題となった。

アメリカ食品医薬品局（Food and Drug Administration：FDA）の活躍

　1906年、連邦食品医薬品法（ワイリー法）が議会を通過した。当時の化学局のワイリー（H.W. Wiley）局長の功績を評価して、この法律はワイリー法と呼ばれている。

　FDAはアメリカ合衆国の政府機関であり、食品や医薬品、化粧品、医療機器、動物薬、玩具など、消費者が通常の生活において接する機会のある製品について、その許可や違反の取締りなどの行政を専門的に行っている。

　FDAはワシントンD.C.の北部シルバースプリング市（メリーランド州）にあり、2008年の報告では9300人の職員と23億円の予算で運営されている。

　1914年、ハリソン麻薬取締法が作成され、阿片、コカ葉の販売が医薬として使用する分以外は使

用が禁止された。さらに、大麻とその製品も取締りの対象となった。

1927年に、農務省化学局は食品・医薬品・農業局となり、1930年に現在の名前に改称された。

1937年、薬剤（エリキシール・スルファニルアミド）に混合されていたエチレングリコールによる中毒（腎毒性）によって、テネシー州で児童を中心に100人以上の死者を出す事件があり、1906年に製薬会社に対する法律の改正が行われた。具体的には、市販前の安全性試験を業者に義務づけ、製造業者の責任を明らかにし、消費者保護の視点を設けた点が新しくなった。

1906年に作成された食品・薬品取締規則は、1938年に「化粧品」が追加されて、食品、薬品、化粧品を使用する消費者の健康を守ることになった。

1940年代から1950年にかけて、インスリン、生物学的製剤、ペニシリンなどの純度や力価を規定する法律が定められた。また、工場に対し査察を行うときは工場に査察と標本の採取を行う旨の通達を義務づけ、これによってFDAは連絡すればいつでも査察が行えるようになった。1958年に食品添加物改正法が、1960年に色素添加物改正法が施行された。

1962年、睡眠薬サリドマイドに催奇形性があることが判明し、FDAは他の国とは異なり、サリドマイドを承認せず、アメリカでのその薬害を防止した。アメリカ国内で医薬品に関する規制を強化すべきであるという世論が高まった。

1962年、キーフォーバー・ハリス医薬品改正法（Kefauver Harris Drug Amendments）が提出された。医薬品製造業者に対し、医薬品GMPの遵守、臨床試験におけるインフォームド・コンセントの義務化、副作用の迅速な報告の義務化、医薬品の有効性の証明の義務化、臨床試験の開始前のFDAへの報告と許可を申請することが求められた。

FDAは下部組織として生物学的製剤評価センター、医療機器・放射線保健センター、医薬品評価研究センター、食品安全・応用栄養センター、動物薬センター、国立毒性研究センターなどをもつ。

アメリカ薬剤師倫理規定の歴史

薬剤師倫理規定（Code of Ethics for Pharmacists）は薬剤師の自覚（内面的自発性、主体性、意識の保持）に基づく自発的な良識の呈示であり、薬剤師が理想として掲げる目標であり、薬剤師の行為の基準を公的に明示するものである。

イギリスやフランスでは、薬剤師倫理規定は薬剤師法の中に組み込まれ、違反すると罰則が科せられる。アメリカ（日本など）では法律でなく、自らの約束事として倫理規定を作成して会員が積極的、自由に守ることになった。

19世紀初頭、アメリカの薬品を取り巻く環境は劣悪であった。当時、地方や国による法律規制は効力をもたなかったため、現場の薬剤師ができることとして個人に自由な遵守を求める倫理規定の制度が考えられ、1848年に薬剤師の一般的義務を規定する倫理規定が、フィラデルフィア薬科大学で採択された。

同規定は1852年のアメリカ薬剤師会設立時にW・プロクターが議長となり、アメリカ薬剤師会倫理規定として制定された。

この規定では21歳以上の全会員を対象に、日常的な実務問題に焦点を当てた6原則を掲げた。その後、本規定は1922年、1952年、1969年、1981年、1994年に改訂された。1994年の規定では8原則のうち5原則が患者に関する内容となっており、患者主体の医療が定着した社会となっている。

社会の変動とともに倫理規定は改訂すべきであり、薬剤師倫理規定をつくるためには患者に関する倫理、医療職倫理、薬剤師専門倫理、その国の特殊倫理を並べれば良いと考える。

付　アメリカの薬剤師倫理規定[*]

（アメリカ薬剤師会、1994年10月27日制定）

序文：薬剤師は最良の薬物療法をもちいて個人を援助する医療従事者である。薬剤師によって起草され支持されたこの規定は、薬剤師の役割と責任についての基本原則を社会に知らせるために作成された。道徳的義務と行為に基づいたこれらの原則は、患者、医療従事者、及び社会との関係を薬剤師に示すために定められたものである。

(1)薬剤師は患者との誓約的関係を尊重する。
(2)薬剤師は愛情と思いやりにあふれた、信頼のおける態度ですべての患者の利益を増進する。
(3)薬剤師は各患者の自主性と尊厳を尊重する。
(4)薬剤師は職業上、正直で誠実に行動する。
(5)薬剤師は専門的能力を維持する。
(6)薬剤師は同僚や他の医療従事者の能力と価値を尊敬する。
(7)薬剤師は個人、地域、及び社会の要求に応える。
(8)薬剤師は医療資源の分配に公正を期する。

出典：奥田　潤、川村和美訳：日本薬剤師会雑誌　1996；48(11)：55-58

アメリカ製薬企業の歴史

アメリカで初めて製薬企業を起したのは、イギリス（アイルランド）のダブリンからの移民クリストファー・マーシャル（前出）で、1729年にフィラデルフィアで薬局を始めた。アメリカの南北戦争では北軍が用いる薬品の多くをマーシャル薬局が供給した。1776年にアメリカが独立し、1786年頃にはマーシャルは2人の息子とともにマーシャル薬局の奥でも6～12人の若者と一緒に働き、塩化アンモニウムとグロウヴァー塩の製造を行った。

1793年、ジョン・ハリソン(John Harrison)は、フィラデルフィアで化学薬品の製造を始め、1世紀後にE・I・デュポン・ド・ネムール(E.I. du Pont de Nemours)社が設立された。

1822年、ローゼンガルテン・アンド・ソンズ(Rosengarten & Sons)という製薬会社が設立された。この会社は純粋化学薬品を製造していたが、最終的にメルク社(Merck)の一部となった。

19世紀にスターンズ(Sterns)、マリンクロッド(Mallinckrodt)、パーク・デービス(Parke Davis)、スクイブ(Squibb)、イーライ・リリー(Eli Lilly)、デュポン(Du Pont)、シャープ＆ドーム(Sharp & Dohme)、アボット(Abbott)、ダウ(Dow)、レダリー(Lederle)、ウィンスロップ(Winthrop)、ワイス(Wyeth)、上記したメルクなどの製薬会社が設立され、後に研究開発と生産で世界的規模となった。

1929年にロンドンでアレキサンダー・フレミングが抗生物質を発見すると、イギリスでその製造が試みられたが、第2次世界大戦に巻き込まれ、量産ができなかった。それを助けたのはアメリカの製薬会社で、ペニシリンのみならず多くの抗生物質がアメリカで発見され、製造されるようになった（「外国の薬学史各論46」）。

2009年の統計によると、世界で規模の大きい製薬会社20社のうち、半数の10社はアメリカの製

薬会社が占める。それらはジョンソン・エンド・ジョンソン (Johnson & Johnson)、ファイザー (Pfizer)、アボット (Abbott)、メルク (Merck)、ワイス (Wyeth)、ブリストル・マイヤーズ・スクイブ (Bristol-Myers Squibb)、イーライ・リリー (Eli Lilly)、シェリング・プラウ (Schering Plough)、アムジェン (Amgen) で、その順位の変動は厳しい。

おわりに

　17～18世紀ヨーロッパの薬剤師たちが自由を求めてアメリカへやってきた。彼らは、必死になってアメリカの薬学を建設したため、さまざまな医薬分野において、祖国よりも大国として成長した。アメリカの薬学発展の理由については、本項の冒頭で4項目を挙げたが、移民であるアメリカの薬剤師とその子孫が、それぞれの祖国の薬学のよい点を取り入れ、新大陸で発展させえたことは、彼らにとって幸せなことであった。

　本稿「アメリカの薬学史」が、多くの国の薬学の今後の発展に参考となれば幸いである。

参考文献

1) E.W. Martin, E.F. Cook：Remington's Practice of Pharmacy, The Mack Publishing Co. Easton, Pennsylvania, p.p.10～13 (1956)
2) Kremer's and Urdang's History of Pharmacy (Sonnedecker), J.B. Lippincott Co., Philadelphia (1963)
3) G.A. Bender, R.A. Thom：Great Moments in Medicine, Northwood Institute Press (1966)
4) G.A. Bender, R.A. Thom：Great Moments in Pharmacy, Northwood Institute Press (1967)
5) 松葉和久「期待される薬剤師業務を目指して（平成10年度、病院、診療所薬剤師会テキスト）」日本薬剤師会 (1998)
6) 2012 FIP（国際薬剤師・薬学連合）Global Pharmacy (Workforce Report)
7) 2013 FIP（国際薬剤師・薬学連合）Ed Global Education Report
8) FDAホームページ (http//www.fda.gov, http//ja.wikipedia.org)
9) 奥田 潤、川村和美『薬剤師とくすりと倫理（改訂7版）』じほう (2007)
10) 「Monthly ミクス　2009 増刊号」エルゼビア・ジャパン (2009)

総論

古代ギリシア・ローマの薬物史

岸本　良彦

φάρμακον の意味

　pharmacy、pharmacie、Pharmazie は全て古代ギリシア語の φάρμακον (pharmacon) に由来する。この語は、人に害を与えたり癒したりするのに用いられる植物つまり薬草を表し、すでにホメロスの『イリアス』や『オデュッセイア』にも見える。もともと両義性をもっており、例えば『オデュッセイア』第4巻230の「非常に多くの麦を実らす畑がたくさんの役立つものと有毒なものの混じり合った薬草 (φάρμακα) を生産する。」のように、形容詞を付けて有益なものと有害なものを区別する。薬としての用法も、ホメロスでは外用薬として傷に使用する例が多いが (例えば『イリアス』第4巻191)、『オデュッセイア』第10巻326のように服用される場合もある (ただしこの場合の pharmacon は人を豚に変える魔法の薬、呪い薬で、以下にあげる第3の意味)。ヘロドトス『歴史』第4巻160に見えるものも服用薬である。3番目に、『オデュッセイア』第4巻220以下に見えるような魔術的効果のある薬草、特に媚薬の意味もある。このような pharmacon の用例は一応除外すると、プラトンの対話篇でもやはりこの語の両義性が保持されている。例えば『国家』406d の pharmacon は病からの回復をもたらす薬だが、ソクラテスの死を描いた『パイドン』57a や 115a の pharmacon はソクラテスを殺すための毒である。pharmacon が本来「薬草」の意である以上、こういう両義性は使用法によっても出てくるはずで、ソクラテスが飲んだというドクニンジンも、ディオスコリデス『薬物誌』第4巻78では治療上の用途が非常に多いと記されている。人体に対する生理活性の激しい物質は、植物だけでなく動物や鉱物も、一方で人に有害な作用をもたらすが、他方で適切にコントロールして用いれば特定の疾患に対する治療薬となるからであろう。今でも薬の用法や用量を間違えて事故が起きていることを思えば、こういう pharmacon の両義性は依然として妥当するだろう。

　φάρμακον の語源はどこに求められるのであろうか。シャントレンヌによれば[1]、φάρμακον は同系統の派生語や合成語があっても、ギリシア語の中では他の言語からの借用語ではないかと思えるほどに他の語との関連が薄いとしながら、その語源を探る試みとしてまず語根としての φαρμα を手がかりとする以下の4説をあげる。(1) φαρμα を「魔法にかける」という意であるリトアニア語の burti やラトビア語の burt と関連づけ、「魔法」「魔術」の意とする説。(2) リトアニア語の burti とともに

---

[1] Pierre Chantraine "Dictionnaire étymologique de la langue grecque" Editions Klincksieck, 1968.

外国の薬学史

「打つ」「切る」の意をもつ bher- に結び付け、φαρμα は悪鬼によって加えられた「打撃」の意で、φάρμακον はその打撃を癒すものを意味するとする説。(3)φαρμα-μακον（μακον は「捏ねる」という意の μάσσω に由来する語）つまり「魔術に使用する目的の混合物」とする説。(4)「溶かす、浸す」を意味するギリシア語の φύρω に結び付ける説。しかしこれらは、φάρμακον が基本的に「薬草」の意であることを考慮していないとする。それより興味ある説として、以下の2説を提示する。(1)φαρμα を「もたらす、運ぶ」を意味する φέρω ないしはロクリス・ドリス方言である φάρω と関連づけ、「大地のもたらす植物」「大地の産物」とする説。この場合、φαρ- はアルバニア語で「草、干し草」を意味する bār とも関連する可能性があるから、φαρμα は「大地の産物、収穫物」を意味する φέρμα とも親縁関係にあるだろう。(2)先にあげた bher- をドイツ語の Heu「干し草」つまり "das Gehauene" ないし "das zu Hauende"「刈り取られたもの」「刈り取られるもの」と関連づけ、それに由来する語と見る説。しかしいずれも決定的な説とは言えず、φάρμακον の語源については未だ明瞭ではない。

『薬物誌』と訳されているディオスコリデスの書のギリシア語表題は "περὶ ὕλης ἰατρικῆς" である。これをラテン語では "De materia medica" とする。いずれの場合も前置詞を取り去った部分の意味は「医術に関わる素材」あるいは「健康の維持と回復に関わる素材」を意味する。そしてディオスコリデスの書から知られるように、「薬物」つまりその素材には小麦や大麦、米、豆類、野菜などの食物やブドウ酒その他の酒類まで入っており、ディオスコリデスやさらにヒポクラテス全集中の薬物の種類を数える場合には、これらの飲食物まで含めるのが普通である。ディオスコリデスは、例えば小麦の項にパップにして外用する場合もあげているが、基本的にはこれらは穀物や野菜として普段食べるものなので、医食同源ないし薬食同源を当然と見る人ならともかく、一般には薬と飲食物を同じく薬物とすることに違和感があるかもしれない。しかしこれらはまさに「大地のもたらすもの（植物だけでなく動物や鉱物も含む）、大地の産物」であり、その点では上述した φάρμακον の語源とも重なる。なお、古代ギリシア・ローマ時代の薬物に関する書の表題を見ると、現存の文献ではギリシア語の "ὕλη ἰατρική" ないしたんに "ὑλικά" のほうが目に付く。だが、ディオスコリデスが『薬物誌』序文の冒頭で呼びかけているアレイオス (Lekanios Areios) には "Συναγωγαὶ τῶν φαρμάκων"（『薬物集成』）という著書があったようである。要するに、φάρμακον は有益かつ有害なものを含む狭義の薬物、ὕλη は飲食物をも含む広義の薬物ということになろうか。ただし、それほど厳密に区別する考え方は古代にはなかったようである。

ヒポクラテス全集（Corpus Hippocraticum）における薬物

現在では約70の論文を含む医学論文叢書は、ヒポクラテス全集ないしヒポクラテス集典と訳される。その中のどれがヒポクラテスの真作かという問題は、最初からヒポクラテスの名を冠したかどうかは別にして、おそらくこの叢書が編纂されたアレクサンドリア時代からあっただろうが、編纂に携わった文献学者たちにも確定できなかったようである。現存する最古のヒポクラテス伝の著者エペソスのソラノス（Soranos A.D.1～2世紀）も、その末尾近くにさまざまな問題点に言及して決め手はないことを示唆している。プトレマイオス王朝はその経済力を背景に有名なアレクサンドリアの図書館に多くのギリシア語文献を収集し写本の校訂や編纂を行った。医学論文も当然ギリシア各地からもたらされただろう。それを集大成したものが、やがてプラトンの対話篇にも言及されるほど著名な医師だったヒポクラテスの名を負うようになるのは自然な成り行きだろう。B.C.200年頃のタナグラ出身

のヘロピロス（Herophilos）派の医師バッケイオス（Baccheios）がこの全集の注釈と語彙集を作っているから、その頃すでにその名を負う書が読まれていたはずである。とはいえ編纂した当時の人々にとって古代の医学論文は全て貴重なものだっただろうから、真作問題とは別に、ヒポクラテスの属するいわゆるコス学派のみならず、ライバルであったクニドス学派の論文も収録された。ほぼ同時代の医学派だから両派にそれほど極端な違いがあったわけではなかろう。実際、体液病理説のように共通する考え方もあり、相互の影響も想定される。だが従来、両派の特徴として以下のような点が指摘されてきた。すなわち、クニドス学派は個々の器官の変調に留意して的確な診断（diagnosis）を下そうとし、治療も患部を重視する局所的な手法を採る。一方、コス学派は病気を全体としての患者の生命という脈絡に発生した出来事としてとらえ、患者の病状の経過を観察し病気の推移の予測（prognosis）を重んじ、治療も自然な状況での回復を目指す。さらにまた気候や飲み水や土地の特性のようないわば環境と病気の関連にも配慮する。それが φύσις の重視あるいはいわゆる自然治癒力（vis medicatrix naturae）という考え方にもつながる。この観点から両派の文献を分けようとする試みもあるが、真作選別と同様、これもなかなかに難しい。現代フランスのヒポクラテス学者ジョリィ（Robert Joly）の説を紹介すると、真作の可能性の高い論文として「流行病1・3」「予後」「空気・水・場所について」「神聖病について」「骨折について」「関節について」「急性病の摂生法について」をあげる。さらに若干の外科書もその可能性があるとする。一方、ライバルのクニドス学派に属する可能性のあるのは「疾病について1・2・3」「疾患について」「内科疾患について」「婦人病1・2」などである。

　薬物についていうと、ヒポクラテス全集においても、医術やさらに健康の維持回復に関わる ὕλη 型の広義の薬物と毒性を持ちながら薬にもなる典型的な φάρμακον 型の狭義の薬物がともに使用されている。

　まず、全体として身体内の4体液ないしその性質たる温冷・乾湿のバランスを保つことが健康の維持増進につながるとともに病気の元を断つ手立てと見て、δίαιτα が重視される。δίαιτα はダイエットという日本語にまでなっているが、本来は痩せるための食事制限の意味ではない。動詞 διαιτάω とも関連し、一定の規則に従った生活の仕方をいう。したがって運動や沐浴の仕方、睡眠の取り方までも含む。「食餌法について」と訳される "περὶ διαίτης" 第2巻に沐浴や睡眠、運動のことが述べられているのもそのためである。だが基本はやはり食餌法である。この主題は特に「食餌法について2」に取り上げられているので、簡単に紹介する。なお「食餌法について1」は、いわゆる4体液ではなくて、同じく温冷・乾湿の2組の性質を用いながら、動物を含む人間は全て火と水の要素から成るとし、火は水から湿の性質を、水は火から乾の性質を受け入れると主張する。「食餌法について2」の各性質もその点から考慮されているようである。

　植物から見ていくと、乾性つまり体を乾かす収斂作用のあるものは、アスパラガス、サルビア、セイヨウカリン、タマネギ、ナナカマド、マルメロ、メボウキなどである。湿性のものは、新鮮なイチジク、燕麦、カブ、クロミグワ、ダイコン、ニラネギなどである。温性つまり体を温める作用のあるものは、アーモンド、干したイチジク、イノンド、キダチハッカ、キャベツ、コエンドロ、西洋梨、玉葱、ニンニク、ハナハッカ、ブドウ、レンズ豆などである。冷性のものは、亜麻、燕麦、大麦、キュウリ、キクジシャなどである。温冷・乾湿の2組から見ているので、当然、乾にして温、冷にして湿であったりする。基本性質から離れて特殊な生理作用のあるものを見ると、ウイキョウやリンゴ、ニンニク、ヘンルーダなどには利尿作用、エンドウ、キャベツ、クロミグワ、ゴマ、ササゲ、西洋ニワトコ、セロリ、ニンニク、ヒヨコ豆、ヤマアイ、ベニバナには便通作用があるとする。

動物では、乾性のものは猪、兎、雉鳩、鹿、数珠掛鳩、鶏、湿性のものは家鴨、鳶鳥、狐などである。温性のものは犬とチーズ一般である。冷性のものは焼いた鵐鵠や家鳩である。また狐や鹿には利尿作用があるとされる。魚介類は一般に乾性とされる*2。

次に有害な面もある狭義の薬物の使用例を「婦人病1・2」からいくつか拾ってみよう*3。

まず16には、粘液と胆汁を吐瀉させて身体を浄化し体内のガスを出すものとして、ヘレボロスを取り上げている。78には同じくヘレボロスが出産後に子宮に潰瘍ができたり炎症を起こしたりした場合の子宮洗浄用注入剤の成分として見える。82では粘液過多の場合の注入洗浄剤としてヘレボロスをブドウ酒に溶かしたものをあげる。109ではしぶり腹用浣腸剤の成分に加えられ、115では子宮に炎症があって、腐った卵のような悪臭を放つ黄みを帯びた赤い下り物がある場合に、ヘレボロスを投与して3・4日したら下剤をかける治療法を説く。しかし126では、ヘレボロスによって窒息の発作が起こるとされている。これは有害な一面もあげたので、いわば副作用の示唆であろう。

74には子宮を浄化し肉汁のような排出物を出す挿入薬の成分としてウマノスズクサが見える。206では子宮に痛みがあるときに他のものといっしょにウマノスズクサをブドウ酒に入れたものを温めて飲ませるようすすめる。74では血を導き出す刺激性の挿入薬の成分にマンドラゴラの液汁ないしその根を他のものとゲッケイジュ油やスイセン油に混ぜた挿入薬を説く。199では下り物に対する挿入薬として硫黄とマンドラゴラの液汁を羊毛に入れたものをすすめる。ただしマンドラゴラは有毒なので服用には使用していない。

テッポウウリの使用例もかなり多い。78ではその種子からの抽出物が悪露の排出を促す挿入薬や子宮の潰瘍・炎症に対する注入洗浄剤の成分とされ、80では胆汁過多のための注入洗浄剤の成分とされる。92では子供が喘息の発作を起こしたときの坐薬の成分となる。またテッポウウリの液汁は78では子宮から胎盤を出す挿入薬に使用される。190では雀斑に対し乾燥した根をブドウ酒滓といっしょに砕き潰して塗るようすすめる。

78では出産後に子宮に起因する片足の不具合や立ち上がり困難に対して、ヒヨスの実を赤ブドウ酒に入れて3日間飲ませるよう説く。だがこの記述に続けて、これを飲むと頭が混乱するという。これは副作用の指摘に他ならない。そしてその場合、コップ1杯のロバのミルクを飲ませてから粘液を排出する作用のある薬を飲ませれば、それを解消することができるとして副作用の解消法まで加えている。

ケシの使用例を見ると、「婦人病」だけでなく全集全体においても、ケシの種子や果皮を服用に用いることが多い。しかし「婦人病」201には、子宮によって心臓が締め付けられるような圧迫を受けて息苦しくなり喘息状態に陥ったときに、「眠りをもたらす作用のあるケシの乳液」を服用させるようすすめている。また206では子宮の激しい痛みに対して、バラの葉、シナモン、ミルラ、苦扁桃油、ケシの乳液を材料にして薫香をいくつか作り、それを壺の破片の上に置いて熱し、赤くなってきたら燻蒸に使用するよう説く。そうすると実際にはこの薫香の煙を吸飲することになるはずで、これらは阿片の使用を説いた全集中では稀な例である。

以上に見たように、「食餌法について」は薬食同源ふうに広義の薬物を、「婦人病」は有害な作用もある狭義の薬物を説く。クニドス学派が症例の詳細な区別に拘るとすれば、食事を含む生活の仕方によって全般的な体調を整えることよりも、細かな症状を解消するために有効な狭義の個々の薬物の使

---
*2 大槻眞一郎「ヒポクラテス全集」エンタプライズ、1987、第3巻p481～p486参照。
*3 「婦人病」は第1巻と第2巻に分かれているが、各節に通し番号を振ったので特に関数は表示しない。110以降が第2巻である。

総論　古代ギリシア・ローマの薬物史

用を説くようになるのも納得されるだろう。

ヘレニズム時代の薬物史

　ヘレニズム時代の医学ないし医術は、プトレマイオス王朝治下のアレクサンドリアで前3世紀頃に研究・著述を行ったヘロピロス(Herophilos)とエラシストラトス(Erasisitratos)に代表されるといってよい。後に教条学派(λογικοί ないし dogmatici)と称されるが、彼ら自身は学派を同じくすると思っていたわけではない。すでにヒポクラテスの晩年あたりからコス学派内に医学の理論面に対する関心が生じていた。「人間の自然性について」で、体液病理説を4体液説にまとめて季節や病気との関連を体系化したポリュボス(Polybos)にもそういう傾向が認められる。前4世紀半ば頃にアテネの人々から「若手のヒポクラテス」と称されたらしいカリュストスのディオクレス(Diocles)も、病気の原因や療法を論じ解剖学にも関心を向けたという。彼はまた"Ριζοτομικόν"という書を著したとされる。この書の表題は「植物の根を切ること」を意味する形容詞に由来するので「植物採集」の意になるが、実際は薬用植物誌で、この種の書としては最古のものに属するが現存していない。ディオクレスの思想はコスのプラクサゴラス(Praxagoras)に継承された。彼がヘロピロスの師である。したがってヘロピロス医学にはコス学派的一面が継承されている。一方、エラシストラトスの師はクニドス学派のクリュシッポス(Chrysippos)とされる。両巨匠の没後に教条学派として合体せずヘロピロス派とエラシストラトス派のような形になっていったのも当然であろう。しかし彼らはともに解剖学や生理学のような医学の基礎的方面の研究に関心を向け、積極的に人体解剖も行った。だが、その研究が実際の治療にどれほど役立ったか疑問である。

　そこで早くも前3世紀半ば頃にヘロピロスの弟子の1人だったコスのピリノス(Philinos)はピュロン(Pyrrhon)の懐疑主義哲学の影響を受けて、臨床にもっと有効な分野の研究を重視するある種の医学派を創設した。これを経験学派(ἐμπειρικοί ないし empirici)という。彼らは生理学や解剖学のように死体から得た知識には懐疑的で、一貫して経験から得られた治療法と特に薬物学を重視する。経験を尊重する姿勢がその集積としてのヒポクラテス全集に対する強い関心も惹起するので、かつてピリノスの学友だった上記のバッケイオスがヒポクラテス注解と語彙集を著したのも経験学派との関連から考えられよう。

　ヘロピロス派内においても、例えばマンティアス(Mantias B.C.2世紀後半?)のように薬物研究を重んじた人があった。経験学派の薬物研究のいわば代表者でディオスコリデスの『薬物誌』序に見えるタレントゥムのヘラクレイデス(Heracleides B.C.75年頃)も、当初はヘロピロス派に属し、マンティアスを師としたようだが、やがて経験学派に移っていったとされる。ディオスコリデスの序に見えるカリュストスのアンドレアス(Andreas B.C.217年死去)もピリノスとほぼ同時代のヘロピロス派の医師で、"Νάρθηξ"(「薬箱」の意)という薬物書や"περί δακέτων"「蛇の咬み傷について」という書を著している。ギリシア語で蛇毒のような動物性の毒を'ἰός'と言うことから'iology'(毒物学)あるいは'iolog'(毒物学者)という英語が作られたが[*4]、この方面で著名な医師はアレクサンドリアのアポロドロス(Apollodoros)である。彼は"περί θηρίων"「有毒動物について」という書を著し、後世「iologyの父」とされた[*5]。現存する解毒剤の書としてよく知られた、6歩格958行の詩"Θηριακά"(有

[*4] toxicology の τοξικόν は本来「矢毒」だから、特殊な用途の毒しか表さない。
[*5] T.C. Allbutt "Greek medicin in Rome", 1921, MacMillann, p363。

毒動物の咬み傷や刺し傷およびその解毒剤を扱う）と630行の詩 "Ἀλεξιφάρμακα"（食中毒を起こす動植物鉱物の毒とその解毒剤を扱う）を著したのはコロポンのニカンドロスだが（Nicandros B.C.132年頃に死去したらしい）、彼の本領はむしろ詩作にあったので、必ずしも根っからの医師ではない。iology の大家というべきアポロドロスの著作がすでにあったおかげで、それを詩の形に表現できたのであろう。アポロドロスの著作はさらに直接ないし間接的にヘラクレイデスや、彼より少し後のヘロピロス派の薬物学者で "περὶ εὐπορίστων φαρμάκων"（「入手しやすい薬について」またそこから「家庭薬について」とも訳される）を著したアポロニオス・ミュス（Apollonios Mys）、さらにはローマ時代に入ってからも "περὶ ὕλης"「薬物について」を著したニゲル（Sextius Niger）、そのニゲルを称揚するプリニウス（Plinius）、ニゲルをあまり評価しないディオスコリデスにまで影響を与えたようである。

最後に、すでにローマ時代に入りつつある時代の植物学者にして薬物学者（ῥιζοτόμος）[*6] であるクラテウアス（Crateuas）に触れておこう。その生卒年は不明だが、彼は自らも毒物とその解毒剤ないし防毒剤の研究に熱心だったポントスの王ミトリダテス6世（Mithridates VI Eupator B.C.120～61）に仕え、今日に残る資料によれば少なくても2種の著作を著した。ひとつは各植物をギリシア語のアルファベット順に並べて色彩画を入れた薬用植物誌である。色彩画を添付したことをプリニウスは『博物誌』第25巻8で批判しているが、こういう形の書は一般の人々のは歓迎されただろう。彼の植物画の一部は、後のディオスコリデス『薬物誌』のいわゆるウィーン写本（Cod. Vindobon. med.gr.1）の挿画の典拠にもなった。もうひとつは "Ῥιζοτομικά" というディオクレスのと同じ表題の薬物書で、ミトリダテス6世に捧げたものである。クラテウアスの著書もディオスコリデスやプリニウス、ガレノスの典拠となった。なおクラテウアスが仕えたミトリダテス自身も、プリニウスによると（『博物誌』第25巻8）特に毒薬と解毒剤の研究に熱心で、種々の解毒剤や防毒法を発見したという。そのためローマとの抗争でポンペイウスに敗れ最後に服毒自殺しようとしたが毒が効かず、親兵に剣で刺し殺させたといわれている。この伝説から、彼の考案という37ないし54種の成分からなる解毒剤を "Mithridatium (antidotum)" あるいはギリシア語で "Μιθριδατικόν" という。彼のような支配者にとっては、薬としてより毒としての φάρμακον のほうに強く惹かれたのであろう。

ローマ時代の薬物史

百科全書的な博学者だったティベリウス帝治下（A.D.14～37）のケルスス（Celsus）も、『医学論』（"De Medicina"）の第1～4巻で全体的な体調を整える victus（δίαιτα のラテン訳で「生活様式」の意）について論じた後、第5巻でさまざまな薬物（medicamenta つまりギリシア語の φάρμακα）を記す。まず単純薬を止血剤、外傷の癒合剤と列挙していき、次いで症例に応じた各薬物の調合や剤形を述べる。だが、ケルススの書は当時の医学書としては珍しくラテン語で書かれているので、この点から見てローマ時代の医学薬学の潮流からはいくらか外れた特異な位置を占めている。

以後の薬物史に非常に大きな影響を与えたのは、キリキアのアナザルバ出身で、生卒年は不明だがクラウディウス帝およびネロ帝治下（A.D.41～68）の軍医だったディオスコリデス（Dioscorides）であ

[*6] ディオスコリデス『薬物誌』序では、ῥιζοτόμος がクラテウアスの添え名として用いられている。なお『薬物誌』は Max Wellmann "Pedanii Dioscuridis Anazarbei De materia medica" vol. I～III, 1958, Weidmannsche Verlagsbuchhandlung, Berlin を底本とする。

る。彼の薬物書として2作が現存している。ひとつが後世に多大な影響を及ぼした著名な『薬物誌』（περὶ ὕλης ἰατρικῆς）、もうひとつが『単純薬について』（περὶ ἁπλῶν φαρμάκων）[*7]である。後者にはかつて偽作説もあったが、最近は真作説に傾いているようである。2作の著述時代については、プリニウスの『博物誌』との関係も含めさまざまに論じられるが、オルバットの説によると[*8]、『薬物誌』が書かれたのはA.D.77年頃で、『単純薬について』はそれより前、プリニウスの『博物誌』は『薬物誌』より後の成立とする。（ディオスコリデスとプリニウスの記述には重なる部分もあるが、それは両者が同じ文献を典拠にしたからで互いに相手の著作は見ていない。）

『単純薬について』は全2巻の小品で、第1巻で外用薬を、第2巻で内服薬を扱う。記述は頭部の疾患から始まり、基本的に疾患を中心に進む。疾患によっては単独の薬物ではなく数種を調合して用いる場合もある。記述の仕方から推して治療の際の手控えのような印象がある。それに対して『薬物誌』では何らかの点で類似する薬物を何種類かずつ一括し、疾患ではなく薬物中心に記述する。また例えば第4巻64のケシの項を見ると、その種類や乳液の採取の仕方、ケシを巡る先人の諸説、保存法や舐剤の作り方など具体的で細かな点にまで及ぶ。同巻150のテッポウリの実から吐瀉剤を作る方法や良品の見分け方、同巻75のマンドラゴラの保存法、その乳液の服用の仕方とその作用および副作用の記述も、ヒポクラテス全集から彼の時代に至るまでの薬物研究の長い歴史が集約されている。

薬物の効果を説明する場合、しばしば「粘液の排出を促す」「濃い体液や胆汁を浄化する」「胆汁を下す」のように、基本的には体液理論に従うが、4体液説のように体系化しておらず、広くヒポクラテス全集に見られるような素朴なものである。だが、それだけではない。例えば第3巻35には'μετασύγκρισις'という名詞が見え、その動詞形が第5巻6に、形容詞形が第4巻153に使用されている。この用語は、ガレノスによるとディオスコリデスと同時代の方法学派の医師テッサロス（Thessalos）が使用しており、「細孔の状態を変える」ことを意味する。方法学派では生体の隙間に細孔があって、そこを身体の機能を司る微粒子が流れており、細孔が狭まったり歪んだりして流れが停滞すると発熱や炎症が起こって病気になると考えたので、細孔の状態を変えれば回復が望める。ディオスコリデスも上記の項ではその理論を採っている。序に見るようにどちらかというとディオスコリデスは方法学派には批判的だが、先行する特定の理論を一方的に退けたりしていない。

後世、ローマ医学のいわば最高峰とされるガレノス（A.D.129〜200?）も「単純薬の配合と作用について」「患部に応じた薬物の組み合わせについて」などの薬学書を著し、「ガレノス製剤」という語さえあるが、オルバットによると、彼はディオスコリデスの名を出さず自由に彼の記述を用いており、個々の薬物の性質を自ら直接に検証はしていないようである[*9]。多くの先人に対して批判的だった彼もディオスコリデスを内心高く評価していたのであろう。

[*7] この書の表題を『家庭薬』（Εὐπόριστα）とする説もあるが、ヴェルマンに従う。
[*8] Allbuttの前掲書p375。
[*9] Allbuttの前掲書p380。

各論 1 有史以前の医学・薬学

　440万年前、類人猿から猿人への過度的な猿人がアフリカに現れ、約180～160万年前にアフリカ原人が、東南アジアのジャワにジャワ原人が進出した。一方、25～20万年前にはユーラシア地域で原人が旧人化し、20～15万年前にアフリカの新人ホモサピエンスが登場し、各地に移動した。

　紀元前8000年にはイラク北東部の遺跡で農耕、牧畜を示す石器が出土し、紀元前7000年には中国で稲作が始まった。紀元前3000年頃にはメソポタミアでシュメール人による都市文明が築かれ、紀元前3000年～紀元前2000年頃、西シベリアで青銅器文化が始まった。紀元前2600年頃、エジプト第4王朝がギザにピラミッドと神殿を建造し、紀元前2300年～紀元前1800年頃にインドの西部にインダス文明が成立した。

古代の医療

　このような古代の人類の歴史のなかで、医学・薬学はどのようにして始まったのであろうか。おそらく、人類の誕生とほぼ同時に始まったと考えられる。原始人は常に本能に導かれて、怪我をした家族や仲間たちを身近なものを用いて手当てする方法を会得していったと思われる。木から落ちたり、切り傷を負ったり、石斧で怪我をして、血が勢いよく噴き出た場合、人は本能的に傷口に何かをぴったりとあてがって痛みを取り、血の流れを止めた。その何かとは、ある種の草や粘土がより効果的であることを学んでいった。

　単純ながら思考力をもっていた当時の人々は、必要に応じて、これらの経験を次第に取り入れるようになった。また、人々が移動し、他の部落の人々と出会ったとき、伝染病に罹患した病人に接触すればたちまち両部落に伝染病が流行し、多くの人々が死んだものと想像される。予防薬も治療薬もなかった当時は、多くの経験から、病人をまず部落から離れた特別な場所に隔離し、看護したと思われる。それは、家族や仲間の数が少ないため、病人の怪我や病気が治り、再び働けるようになるために助けることは、自分の生命の保持にも役立つことを知ったからである。

　原始人の中には賢い長老がいて、自分の経験や先人からの口伝えで、さまざまな草木の医・薬学的知識を蓄えており、怪我人や病人がでると、その枕辺に呼ばれて、病人を観察し、看護し、内用薬や外用薬を調合して与えていたものと考えられる。いわゆる医術、調剤術の始まりである。そして薬の実用化は、人類が発展させてきたその他の文化的、自己保存的方法と同じように、有史よりはるか以前に生まれていたと思われる。

各論 2

古代バビロニアの薬学

紀元前 2600 年頃

　現在のイラクのチグリス、ユーフラテス両河に挟まれた沃土メソポタミア（ギリシャ語で両河の間の土地の意）は、文明の発祥地の1つと考えられている。この地方には石というものが少なく、古代住人であるバビロニア（Babylonia）人やシュメール（Sumer）人は、その考えや行為や出来事などを粘土板に楔形文字で記録し、焼き固めて残した。幾世紀を経て発展してきた薬業の実務に関する記録の一部は、アッシリア王国、アッシュールバニパルの粘土板から得られたものである。バビロニアの医療は原始的で、エジプトよりも古い時代のものと思われる。バビロニアには薬の調製に関する最古の記録がある。トムプソン（C.J.S. Thompson）は「調剤術は常に神秘性を伴っていて、それを行うものは霊魂の世界に通じていると人々は信じていた。こうした経緯から、原始時代にみられた賢者は、今日の未開人の間に見られるような特別なまじない師へと発展していった」と述べている。

　人体から病魔を追い出す初期の方法は、呪文を唱え、薬草などを与えることであった。呪文を唱える声は病人の神経を鎮めるのに何らかの効力を持っていたのであろう。バビロニアでは、このようなまじない師がさらに進んで、調剤師・医師の仕事をする僧が生まれた。粘土板にみられる古代バビロニアの医学記事には、まず病状の記録があり、薬の処方と用法があり、その後に神に対する呪文の言葉が書かれているという。

　彼らは、スギやヒノキの油、没薬（ミルラ樹脂）、甘草、蜂蜜、ケシの汁、没食子をすでに使用していた。薬物の投与方法としては、薬酒、生汁、混合物、軟膏、塗布薬、湿布、浣腸、パップ剤、ギブス、外用薬、注入液、浸剤、煎剤、燻蒸剤などが用いられた。さらに、化学薬品としてはミョウバン、硫化砒素、硫黄、硫化水銀、緑青（りょくしょう）、石灰、岩塩などが扱われた。古いシュメールの文献によると、これらの製剤が4500年前に用いられていたことが知られている。また、バビロニアの記録によると、紀元前2250年にバビロニアとエジプトの間で薬の交易が行われ、「10シケルのイトスギの油、3シケルの没薬の油、5シケルのヒマラヤスギの油が外国から得られる（1シケル＝14グラム）」と書かれている。

　バビロニアでは、秤量（重さ、長さ）法が発明されていたにもかかわらず、薬物投与に際して定量的な投与がなされなかった理由は解明されていない。バビロニア・アッシリアの魔法は蛇崇拝で、ニナザ（Ninaza）という医学の神がいて、彼の息子は使者の役目を果たしていた。バビロニアの神話では医療のシンボルとしてすでに蛇と杖が用いられており、それが後のギリシャ文化へとつながり、現在の医学、薬学のシンボルとなっている。現在、我々は病気になると、医師に診断を願い、処方箋の薬の調剤を薬剤師に依頼し、僧（牧師）にお祈りをしてもらうというように、科学と宗教を分けて考えるが、古代は3者を同一人物が兼ねていたに過ぎない。

外国の薬学史

各論 3

医学史、薬学史と蛇
紀元前 24 世紀〜紀元 20 世紀

　生物学の分類では、蛇は爬虫綱有鱗目蛇亜目に属する四肢の退化した細長い動物の総称である。蛇の祖先型はトカゲのプラチノータ群から三畳紀（約2億年前）に分化したものと言われ、8000万年前から生息していると推測されている。現在、約2500種が知られ、ニシキヘビなど9メートルの長さに達する蛇もある。そのうち約250〜300種は毒蛇で、毒腺には血液毒、神経毒、心臓毒などを含み、毒牙を通じて毒液をネズミなどの獲物の体内に注入し、相手を倒すか、絞め殺して補食する。

　一般の風習として蛇は嫌悪されるが、蛇の出現を何らかの予兆と考えるところが多い。中世のヨーロッパ、アラビア、南アフリカでは蛇の出現を吉兆としたが、ノルウェーでは不幸が起こる前兆と考えられた。蛇はその生態から地界や水に関係し、死者の霊魂と見なされることもあるが、インドでは水神、雨神、作物神として崇拝される場合もある。一方、東南アジア諸国や中国では善神として古来崇められてきた。蛇は呪力をもつとも考えられ、蛇には足がなく、ウロコがあり、陸上動物と魚類との区別を乱して、人間の住居にも出没する変則的動物と考えられてきた。

　紀元前2350年〜2150年にかけてのシュメール文明において、2匹の蛇が絡み合ったデザインが描かれた彫刻や献酒盃が発見されている。また、医療のシンボルとして蛇と杖が用いられ、ギリシャのヘルメス神は、2匹の蛇が絡まった蛇杖（カドケウス）をもつ神の姿で生まれた。ギリシャ神話の中の医神アスクレピオスが1匹の蛇と杖を持つ像として、その娘のヒュゲェイアもワイングラスと蛇を持ち、薬学のシンボルとして崇められている。また、ヘビ神アンビアラオスによる治療と題する紀元前4世紀頃の彫刻も見つかり、アテネ国立博物館に所蔵されている。古代エジプトの象形文字は紀元前3500年頃につくられたが、蛇に関する文字では角があるクサリヘビとコブラがあり、子音のf. d. を意味する。

　インドではバラモン教やヒンドゥー教が信じられたが、ヴィシュヌ神、クリシュナ神、シヴァ神などが蛇を退治した神として崇拝され、カーリー神は、滋養強壮の薬として評価の高い蛇をむさぼり食う像が存在する。

　ヨーロッパでは、紀元前100年頃にポントウス国王ミトリダテスが解毒薬ミトリダトム（「外国の薬学史各論9」）を作製した。これにクサリヘビの肉、および阿片末を加えて紀元50年頃、万能秘薬「テリアカ」（「外国の薬学史各論11」）がつくられた。高価なテリアカを貯蔵する美しい薬壺には、蛇の形の取手が使用されていることが多い。

　最近、医・薬学の記念のコインに蛇が多く描かれている。1948年に発足したWHO（世界保健機関）のシンボルマークは、1匹の蛇が杖に絡まり、地球とオリーブの葉を配した図が用いられている。

各論 4

古代中国の薬学
神農
紀元前 2000 年頃

　紀元前 3000～紀元前 2200 年の間に、中国には燧人(すいじん)(火をつくり灸を始めた)、伏羲(ふくぎ)(八卦を創始した)および神農(しんのう)(Shen Nung)という三皇がいたと言われる。神農は炎帝とも言われ、本草学の始祖であり、草木の薬理作用を調べるために、日に 70 種の毒物を試したと世の語り草となった。

　神農は麻黄という竹に似た草について調べたと言われ、後世の薬物の専門家の間で注意が払われてきたが、日本の長井長義がその中にエフェドリンを発見した。また神農は、肉桂皮、チョウセンアサガオ、トリカブト、大黄(だいおう)について調べたと言われる。太陽神でもある神農は鋤をつくって耕作を教え、五穀を実らせ、太陽が中天にかかる日中を目当てに、人々を市場に集め、交易、商業を盛んにした。

　歴史家の中には、神農が紀元前 2838 年～紀元前 1700 年より前に生存していたのか否かについて疑問を投げかけている者もいる。

神農本草経

　神農に名を託した書に『神農本草経』という生薬について解説した古典がある。張仲景、華佗のような多くの人々によって書かれたと言われ、後漢代(紀元前 25 年～紀元 220 年)にほぼ完成した中国薬学の基本書である。同書には 1 年の日数に合わせた 365 種の漢方薬が収載されており、それらは上薬、中薬、下薬の 3 部に分類されている。上薬は 120 種あり、君主の役目をし、養命薬であり、毒性がなく不老長寿の薬で、人参、地黄(じおう)、茯苓(ぶくりょう)などが含まれる。中薬は 120 種あり、臣下の役目をし、病気を予防し、虚弱な身体を強壮にし、芍薬(しゃくやく)、葛根(かっこん)、麻黄などが含まれる。下薬は 125 種あり、佐使すなわち召使の役目をし、病気の治療薬で毒性があるため長期間服用してはならない。大黄、附子(ぶし)、半夏(はんげ)、杏仁(きょうにん)などが含まれる。西洋では薬とは治療薬つまり下薬を指すが、中国では薬とは健康増進作用をもつ物質を指し、その概念が広い。

　「本草」という語は紀元前 50 年頃から使われ、紀元初期頃に 1 つの学問として成立し、本草書も見られるようになった。この語の出典は蜀本草の「薬に玉石草本虫獣あり、しかるに本草というのは諸薬中、草類もっとも多きためなり」と書かれたのが最初であるとされている。

　神農は人身で角を 2 つもつ姿で画かれたり、造像される。神農は、農耕、医薬、商業の神として祀られ、大阪道修町(どしょうまち)の神農祭は有名である。東京では御茶ノ水近くの湯島聖堂に、徳川家光の命によりつくられた神農像を祀った廟があり、毎年勤労感謝の日に医薬関係者が集って、神農祭が行われる。

　神農の想像図は、本書巻頭内扉に掲載しているので参照されたい。

外国の薬学史

各論 5

パピルス・エベルスの頃 エジプト

紀元前 1500 年

　古代エジプトはメソポタミア文明の影響を受け、紀元前2900年頃にナイル川流域に統一神政国家ができ、宮殿やピラミッドを築いた。医学は当時ジェゼル（Zoser）王のお抱え医師イムホテプ（Imhotep）から始まったとされているが、正確な記録は紀元前1900年以降にならないと始まらない。

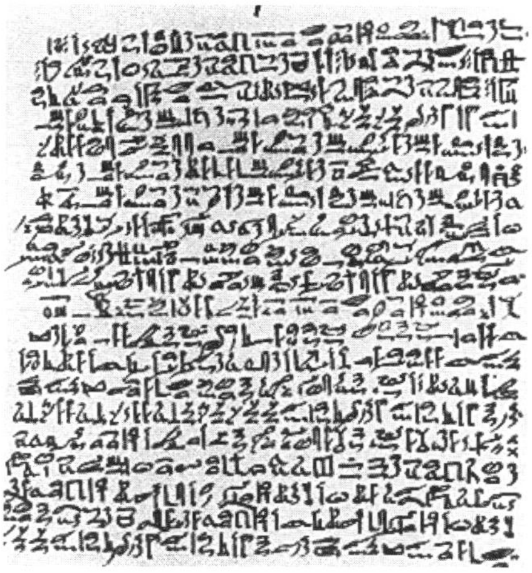

図1　パピルス・エベルス（紀元前1500年）

薬学の神たち

　初期のエジプトでは、医師や薬剤師その他の技術者たちは低い階級の神官で、主神を祀った神殿を中心に集っていた。病気の治療のため、まじないや儀式が行われていたが、彼らは多くの薬物を知り、それらの調製法や投与法に関する知識も進んでいた。また、エジプト人は旅行家であったため、自分たちと同時代に他国にも進んだ文明があることを知っていた。

　神話の中で薬学に関係のある神々は、ソース（Thoth）、オシリス（Osiris）、イシス（Isis）およびホールス（Horus）などである。イムホテプは、紀元前3000年頃に生存していたが、死後2500年後、初めて神格化された。紀元前1500年頃、つまりパピルス・エベルス（Papyrus Ebers）が書かれた頃、薬学の実務に関係した主神はアネプウ（Anepu）であった。エジプトには地下から発掘されたいわゆる医学パピルスが8枚あり、紀元前1900年〜1100年の間に書かれたという。1822年にフランスのエ

表　代表的な排膿のための処方例

ヒヨス	2ro
ナツメヤシ	4ro
ワイン	5ro
ミルク	20ro

1ro＝約15ml
沸騰させ、濾過して、4日間の間に飲む。
エジプトの古代治療では、4日間を1つの単位とする習慣があった。
乳鉢、臼、篩、天秤が、薬剤を調製するために用いられた。

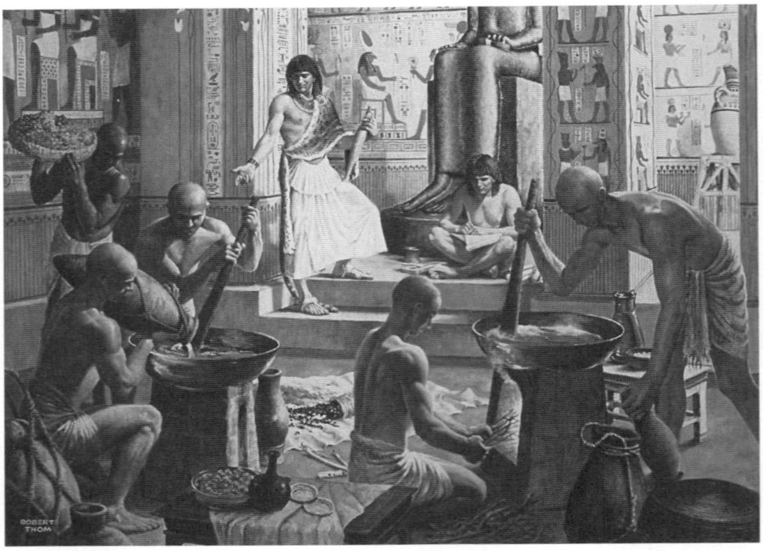

図2 エベルス・パピルスの時代（紀元前1500年）
エジプトの薬の歴史は紀元前2900年から始まったが、エジプトの薬とその調合に関する知識で最も素晴らしい記録と言えば、エベルス・パピルスであり、それには870もの処方が記載されている。当時、薬学も含めて種々な専門職を演じたのは神殿の司祭たちであった。
Printed with Permission of American Pharmacists Association Foundation.
Copyright 2009 APhA Foundation.

ジプト学者シャンポリオンによって象形文字が解読され、パピルス・エベルスの解読も可能になった。

一種の処方集

　薬学に関するもので最も重要なものは、紀元前1500年頃に書かれたもので、1875年にドイツ人のエジプト研究者ジョージ・エベルス（George Ebers）がルクソールで発見したものである。現在、ライプツィヒ大学図書館に所蔵されている。パピルス・エベルスは一種の処方集であり、870種の処方が書かれ、植物、動物、鉱物起源の薬物が約700種述べられている薬品集でもある。植物起源のものが多いが、アカシア、トウゴマ、ヨモギ、マメカキ、ウイキョウ、イチジク、ニンニク、ケシの種などがある。鉱物起源の薬としては、ミョウバン、酸化鉄、大理石、炭酸ナトリウム塩、硫黄などが含まれる。また、薬剤の溶解剤としてビール、ミルク、ワイン、ハチミツがあり、ハチミツとロウは結合剤として用いられた。製剤としては、含嗽剤、かぎたばこ、吸入剤、座薬、燻蒸剤、浣腸剤、湿布剤、軟膏、煎剤、浸剤の処方が書かれている。エジプトの処方はシュメールのそれとは異なり定量的である。

　パピルス・エベルス中の処方は誰がつくったものかわからないが、太古の昔から受け継がれてきたものであろう（パピルスとはナイル河岸に生える長い葦（*Cyperus papyrus*）からつくられた紙）。

　なお、パピルス・エベルスの他に、紀元前2200年の婦人病学、獣医学を記したカウン・パピルス（Kaun Papyrus）、紀元前1600年の外科術、内用薬を扱ったパピルス・エドウィン・スミス（Papyrus Edwin Smith）が知られている。

外国の薬学史

各論 6

薬学の紋章
ヒュゲェイア像

紀元前

　ヒュゲェイア (Hygeia) は、ギリシャの神話で健康の女神として紹介されている。

　医学の神アスクレピオス (Asclepios:「外国の医療史各論5」) の娘であるヒュゲェイアは、古代のエピダウルやアテネで崇められた。ペロポネスの南西にあるメセヌで見つかったいくつかの遺跡で、アスクレピオスとヒュゲェイアに捧げられた寺院と祭壇の跡が見つかっている。

　ヒュゲェイアは、サルス (Salus) 名でローマ神話に出てくる。ヒュゲェイアの名はしばしば医業、薬業の中で使用され、ヒポクラテス (Hippocrates) の誓詞などに「私は医師アポロン (Apollon)、エスクロウプ (Esculape)、ヒュゲェイア、パナセ (Panacee) …の名において誓います」と書かれている。

　ヒュゲェイア像は、医業、薬業において長い間、象徴として用いられてきた。最もよく知られたものは、「ヒュゲェイアの像と不思議な力をもつ聖蛇と薬の入った器」を持っているもので、薬学の正式な紋章となった。1706年、調剤師アンリ・ルヴィエール (Henri Rouvière) は、コインを叩いて伸ばし、座っているヒュゲェイアとカップに巻きついた蛇を浮き上がらせた。1803年、フランスの薬学アカデミーの前身であるパリ薬剤師会は、八角形のコインの表面に、王冠型の髪飾りをつけたヒュゲェイアを浮き上がらせ、左上部にヒュゲェイアの名を、右上部にサルスの名を刻み込んだ。1875年以降、パリの薬学部の権標として、王冠をつけたヒュゲェイア女神、王の雄鶏、帝国の鷲が次々と用いられた。1955年以降、フランス薬学アカデミーの会員選挙において、選出されたメンバーにこのコインが贈られている。ヒュゲェイアの原像はパリのルーブル博物館に保存されているが、ロンドンのウェルカム医学史博物館にも立像がある。

　ヒュゲェイアの父親であるアスクレピオス像 (医学の神) は、1本の杖に巻き付いた蛇をもつ像として紹介されている。

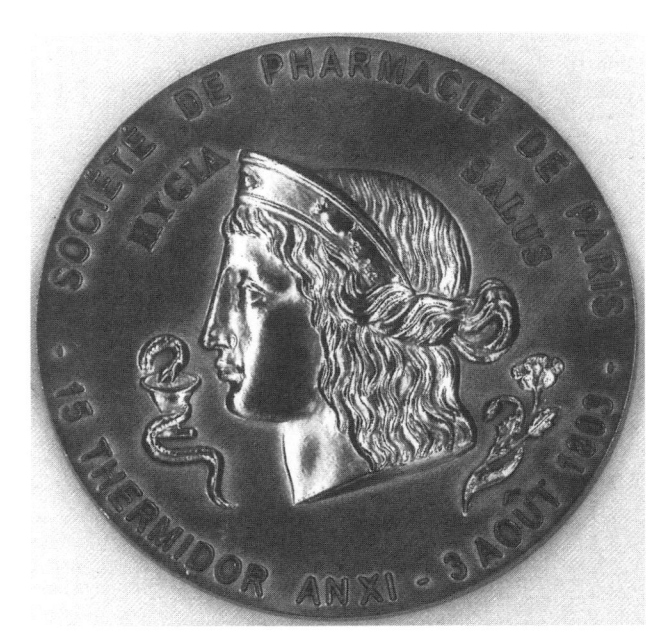

図　フランス薬学200年祭 (2003年) のメダルに彫刻されたヒュゲェイア像 (Hygia または Hygeia (別名 Salus) の字が読める。

各論 7

テラ・シギラタ（刻印粘土錠）昔の商標つき薬品
紀元前5世紀

特別の原料や、特別な場所で作られたことを証明する商標のついた薬の製造は、キリスト時代よりはるか以前から調剤技術の一部になっていた。このような商標による保証が、顧客の信用と商いの利益を得る手段として重要であることを人々は早くから知っていたのである。このような商標付き医薬品は、決して新しい事柄ではない。

刻印付粘土錠

証印を付した医薬品として最古のものと認められているものの1つに、エーゲ海のレムノス島でつくられた粘土錠（Terra Sigillata：刻印粘土錠）がある。

ヒトは地球上に生まれ、生き、そして死んでいく。土は有史最古の時代以来、薬として内用にも外用にも用いられてきた。神秘主義的思考や実験主義に根ざした経験は、土の治療効果を信じるのに役立っていた。内用に用いられていた限りでは、普通の土の代わりに、次第に特殊な土、すなわち、シリカ、アルミニウム、チョーク、マグネシウムや微量の酸化鉄を含むかなり脂っこい粘土を用いるようになったのは、数多くの実験に基づいていたようである。

今日の知識に照らすと、このような成分を含む粘土は吸着剤として働くことが考えられる。したがって下痢止めや制酸剤として効いたであろう。ところが、19世紀初頭までテラ・シギラタは、解毒剤として用いられ、その他赤痢、胃腸潰瘍、出血、りん病、しつこい熱病、腎臓病、あるいは眼病などにも用いられていた。これらの効能の多くは疑いもなく非現実的であるのに、それでもなおテラ・シギラタが約2000年もの間にわたって薬学の文献に残り続けてきたのは、それだけシンプルな性質を備えていたからと言えよう。これに対応するカオリン、ベントナイトやマグネシウム、アルミニウム、シリコンの化合物も、今日の薬局方において決して軽視されてはいない。

ところで、この薬物に関して最も印象的な事柄は、それが売買された方法と特定の出所を証明し保証するためにとられた方法である。

古代の商標

このような形で売買された最初の粘土は、少なくともヘロディトウス（Heroditus：紀元前5世紀）の頃から、レムノス島の人里離れた丘の粘土掘り場から掘り出されたものと言われる。粘土を掘り出し、近くの村へ運び、洗浄し、板状に伸ばし、まだ軟らかいうちに直径約2〜3センチほどに型切り

外国の薬学史

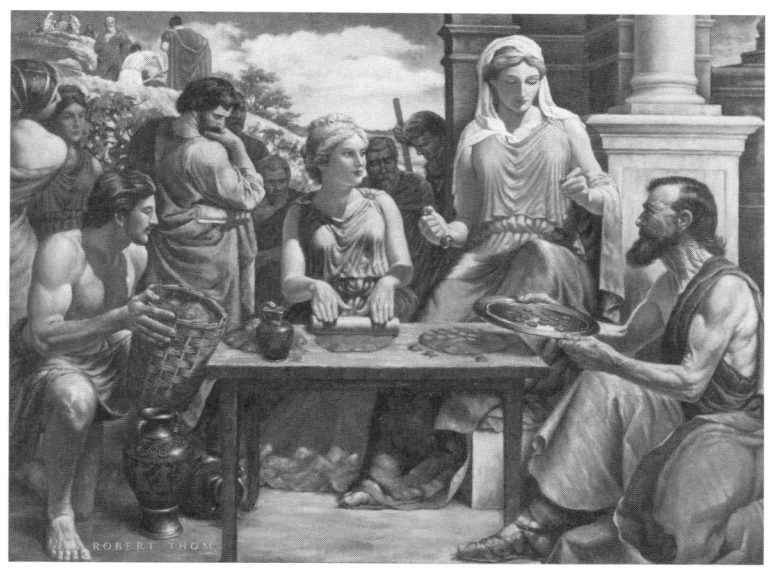

図　テラ・シギラタ
公の印、いわゆる「商標」が刻印された最初の製剤である粘土製剤「テラ・シギラタ」は、早くも紀元前500年に売り出され、それ以来2000年の間売られていた。
Printed with Permission of American Pharmacists Association Foundation.
Copyright 2009 APhA Foundation.

して押印したものである（はじめは山羊の血が混ぜられた）。最初に使われた印章は山羊をかたどったものと言われている。その後、女神ダイアナの頭像が使われた。さらに後にはキリストの頭像となり、それからトルコ軍によるレムノス島の征服によって、トルコの半月の印がレムノス島の粘土に押されるようになった。

　粘土の掘り出しは、しきたりとして、年に一度、島の主だった人々を集めて厳しい儀式をもって行われた。もとはこの儀式は、ダイアナ崇拝と結び付けて5月6日に行われた。キリスト時代にはギリシア正教の暦上のキリスト祭に当たる8月6日に行われた。

　レムノス島の粘土堀り場が開かれた日、地方の高位の人々や物見高い見物人の立ち並ぶ中で、厳格な宗教的、市民的な儀式が行われた後、粘土が掘り出され、カゴに入れて寺へ運ばれる。寺でそれは尼僧たちによって洗われ、精製され、湿った状態の塊が適当な厚さの平板にして筒状に巻かれ、直径1～2センチの錠剤状にカットして押印され、日光に当てて乾かされる。乾いて固くなった後、この錠剤はいろいろな手段で広く各地に分配された。ヨーロッパの薬博物館で黒ずんだテラ・シギラタを見ることができる。

　しかし、現在商標として知られるこのような証印を、このような昔、おそらく世界で最も古く医薬品に適用したことは、ほとんど意味がなかったと思われる。今日、一般に買い手と売り手の双方の利益と権利を保護する手段として考えられているこの方法も、その背景を調べると、2500年に及ぶ人間の経験から生まれたものであることがわかる。

　お陰で現在では、直径7ミリの錠剤の表面に会社のマークと番号が印刷されて、識別が容易となった。

各論 8

植物学、生薬学の父
テオフラストス
紀元前 372 年頃～287 年頃

　植物学の祖と言われ、生薬学の父とも呼ばれているテオフラストス（Theophrastus）は、エーゲ海のレスヴォス島のエレソスで生まれた。古代ギリシャの哲学者、科学者の中でも最も偉大なアリストテレス（Aristotle）の親しい同僚であり、彼の後を継いで、アテネのアリストテレス学派のリーダーになった人物である。この学派は決まった会合場所をもたず、知識を求めて各所を移動しては、ちょうど具合のよい場所と時に出会えば議論を展開するという人々であった。

　テオフラストスは、その雄弁と、あらゆる事物に対する鋭い洞察力の才能が認められていた。今日まで残っている彼の著作の中でも、植物学に関するものは内容が最も本質的かつ重要である。

　テオフラストスを植物学の祖とするのは、彼以前に植物について著述をした人物が存在しなかったという意味ではない。しかし、我々の知りうるかぎりにおいて、彼は当時の社会にまかり通っていた迷信的な考えや、根拠のない独断的主張に対して、敢然と系統的に立ち向かい、彼自身の確かな観察と筋道の通った推論でそれらを訂正していったことは疑う余地がない。

　テオフラストスの植物学研究の題材の大部分は形而上学的な思索とはまったく無縁な、綿密で正確な記述からなっている。彼は『植物史』を著すのに、植物は何からできているかということを記述することから始めようとした。『植物史』の中で、特に植物の薬理作用と特性を扱っているのは第 9 巻である。テオフラストスが薬学に寄与したのは、生物学の基本となっている植物学上の観察によるばかりではない。彼は、別の章で、植物から得られる薬の製法と用法について、素晴らしく鋭い観察ときちんと整った記述で記している。彼の薬学的、薬物学的観察は、大概は今日の知識に照らしても正確である。我々の知るかぎり、彼はシダについて、またその薬理作用について述べた最初の人物である。また、香、没薬、センナについて、詳しく記している。「芳香について」という論文の中で、水浴とその用法についても詳しく述べている。

　テオフラストスはまた、栽培と移植によって植物の性質を変え得ることを知り、これを利用した。たとえば、野生のハッカ（*menthastrum*）を栽培可能なハッカ（*mentha*）にした。また、彼はこのほか、ペパーミント、乳香、月桂樹、シロバナイリス、イチジク、タイム、杜松（としょう）、ウイキョウ、ベラドンナ、クロコショウ、海葱などの薬草についてよく知っていたことは間違いない。

　テオフラストスは植物科学に対する全般的基礎研究をする一方で、自らの多くの知識をいわゆる薬理学、生薬学に捧げることによって薬学に不滅の足跡を残した。そのなかで最も重要なことは、これらの科学に合理的な基盤を与えたことである。また、彼の植物に関する著書には『植物史』のほか『植物原因論』もあるが、今日でいう野外活動を通じ直接観察したものが多く盛り込まれている点は、偉大な業績と言わねばならない。

外国の薬学史

各論 9

毒物学者国王 ミトリダテス6世

紀元前120年頃～63年頃

　人間の不安や欲望、また野心はさまざまな科学を芽生えさせてきた。薬学および医学と深い関係にある毒物学も、猜疑心が動機となって行われた研究から生まれたものである。

　紀元前約120年から63年にかけて小アジアのポントウス国を治めていたミトリダテス（Mitridates）6世は、ローマに抵抗してさまざまな手段で生涯をかけて戦ったこととその強い個性から「大王」と呼ばれたが、医学と薬学の追究を生涯の「道楽」とした国王の代表的な例である。ミトリダテスは小アジアの王子で、ギリシャの教育を受けていたことと、22ヵ国語をこなしていたことにより、小アジアの諸国民に気に入られ、ローマ軍と同盟を結ぶことになった。彼は殺人が政治的謀計として極めて当たり前に行われていた社会に生き、彼自身もそれを広く行ったと同時に、恐れてもいた。上辺はギリシャの教義で飾っていたが、実際は当時の東洋人と同様、陰険で迷信を重んじ、理不尽に疑い深く、驚くほど我慢強いといった性質を備えていた。

毒殺術と解毒術

　長い間、宮廷では特に毒物による殺人が流行した。ミトリダテスは先頭に立って、あるいは先頭の1人として、毒殺術および毒の予防と解毒の術を行っていたと言われ、これらの研究をミトリダテス自身、そして彼が雇った科学者がさまざまな研究を行っていたと言われる。雇われ科学者の一部にはかの有名な「リゾトミスト（植物を採集し研究する人）」がいた。毒物学の創始者であるミトリダテスの時代に起こったことは、かなりの確実性をもって言えることである。

　戦争が小休止した間も、ミトリダテス6世は衛兵に命じて捕虜に毒物を飲ませ、その毒物の作用を熱心に観察し、「リゾトミスト」たちとともに自らが作り出した解毒剤の作用を試そうと「臨床実験」を行ったと言われる。トリカブトやショウガ、リンドウなどの植物を使用した。そのほか、古代ギリシャ・ローマで酒に水を割るときに用いた大杯を、中に浮かせた第二の容器の中身を冷やすために冷水や雪を入れるための外側の容器として用いた。

　57年間の治世の間、勝利と敗北を繰り返したミトリダテスの生涯は、東ヨーロッパの国々やギリシャ・ローマでも伝説化されて伝わっている。彼は誰も信用していなかったが、恨み重なる敵であるローマ軍を賛美し、自らの軍隊をローマ軍のファッションにならって装備させたりした。A.C. Wootenは『薬学年代史（Chronicles of Pharmacy）』の中で「彼の薬物の秘密にまつわる伝説はローマ人の想像をかき立てた」と述べている。紀元前67年ローマの将軍ポンペイウス・マグヌス（C. Pompeius Magnus）がミトリダテスを最後に破った際に、ニコポリスでこの暴君のおびただしい量の書類を奪っ

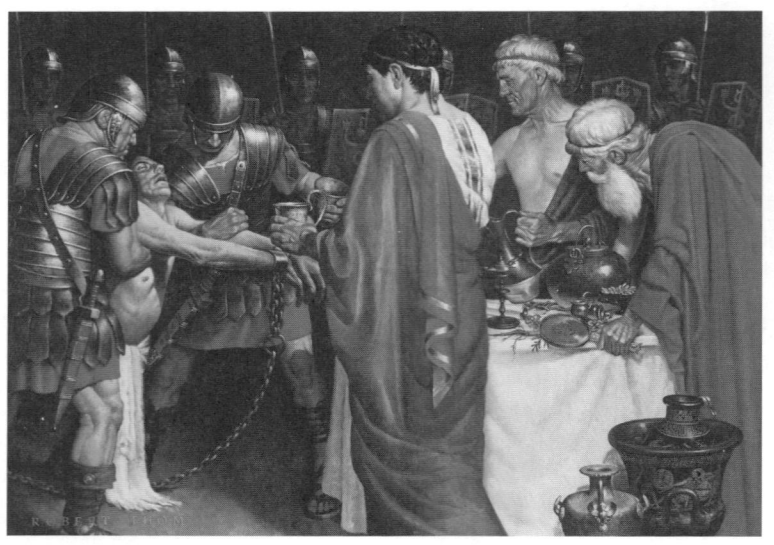

図　ミトリダテス：毒物学の王（紀元前100年）
小アジアの戦争の要塞、ポントゥスの王であったミトリダテス6世は、時間を見つけては、中毒だけではなく、防毒や解毒法について徹底的に研究し、それらを彼自身、そして戦争の捕虜に試した。
Printed with Permission of American Pharmacists Association Foundation.
Copyright 2009 APhA Foundation.

たと言われており、それらの書類の中に薬の処方があったと報告されている。
　一方で、ミトリダテスはこの戦いをさらに続けるための助けを求めていたが、彼の同盟国、息子、そして部下は、ことごとく彼に愛想をつかしていた。絶望したミトリダテスは、妻と娘たちを毒殺し、自らも毒を仰いだ。しかし、ローマの物知りたちによって広められたと思われる伝説によると、彼はあらゆる毒物の作用に絶え得る免疫力を身につけていたので、どの毒物も効力を示さなかったとのことである。そのため、ゴール人の軍人の介助を頼まねばならず、この軍人が槍で彼を刺したと言われている。

解毒剤ミトリダトム

　ポンペイウスがミトリダテスの机の中から発見したと言われている処方は、その後、次第にすべての毒に対する解毒剤であるとして名を馳せるようになり、さらに後には万能薬と言われるようになった。それはミトリダトム（Mithridatum）と呼ばれ、こうして王家の道楽者の名を冠し、彼の死後1000年以上も薬学の文献に残されている。ポンペイウスが見出したミトリダトムの歴史的な処方の真偽はともかく、それは非常に単純なものであり、今日の知識からみて、何の解毒作用を持たないものであった。

外国の薬学史

各論 10

ヒエラ・ピクラ
聖なる苦味薬
2000年の歴史

　古代ギリシャから現代への秘薬のように使用される3つの薬がある。それはここで述べるヒエラ・ピクラ（Hiera Picra）と、テラ・シギラタ（「外国の薬学史各論7」）とテリアカ（「外国の薬学史各論11」）である。ヒエラ・ピクラの主成分はアロエ（Aloe）とカネラ（*Canella*：白肉桂）で、その他10種類以上の成分からなり、アロエによる苦味とカネラによる芳香を有する。カネラは西インド諸島産の樹木（*Canella alla* または *C. Winterand*）の樹皮で香辛料である。

ヒエラ・ピクラ

　この古い秘薬ヒエラ・ピクラは、以下に述べるように、時代によってその処方が異なり、その命名についてはよくわかっていないが、古代ギリシャにおいてアスクレピオス寺院の薬として用いられたという記録がある。ヒエラ・ピクラは「聖なる苦味薬」という意味であるが、アスクレピオス寺院のものであるという説を支持する1つとなっている。ヒエラ・ピクラは、中世においては"Hygry Pigry"、"Gira Pigre"さらに"Hickery Pickery"、"Hickey Pickey"とその名が変わっていくが、現在もイギリスの地方で使用されている。

ヒエラ・テミソン

　最古のヒエラの処方として、シリアのラオデイセアのテミソン（Themison）によって書かれたものがある。テミソンは紀元前43年にローマで活躍した医師である。彼の処方はアロエ100ドラクム（388.7グラム）、乳香樹脂、サフラン、インド甘松、カルポバルサム、カナダサイシンを各25グラム混合したものを粉末とし、蜂蜜、糖蜜でねり薬、丸薬とした。

ヒエラ・パチウス

　紀元52年、チベリウス王の医師であったスクリボニウス‐ラルガス（Scriboniusu Largus）によると、パチウス（Pachius）によって作られたヒエラ・パチウスは評判がよく、高価であった。パチウスは処方を秘密にしていたが、彼の死後、スクリボニウスがその処方を公開した。

　コロシント、寒天、ニガクサ、白ニガハッカ、ラベンダーを各10オンス、オポパナックス、サガペナム、パセリの種、ウママズグサの丸い根、白コショウの各5オンス、甘松、シナモン、没薬、サ

フラン各4オンスの粉にハチミツを加えねり薬とする。この処方はアロエを含まず、苦味をもつコロシントウリを代わりに用いている。後世、ヒエラ・パチウス、ヒエラ・スリボニウス・ラルガス、ヒエラ・ディアユロシンチディスと呼ばれ、18世紀以後の多くの薬局方に掲載された。

偉大なヒエラ・レグドハヤ (Leghudhaya)

有名で33成分を含む。主な成分は以下のとおりである。

アロエ、コロシント、スカモニア、カシア桂皮、肉桂皮、クリスマスローズ、没薬、リンドウなど。このヒエラは万病に効いたと言われる。

ヒエラ・アルチゲン (Archigenes)

紀元100年に作られたと言われ、23種の成分を含む。主な成分は以下のとおりである。

アロエ、コロシント、クリスマスローズ、スカモニ（ヒルガオ）、コショウ、リンドウなど。目まい、ハンセン病、象皮病、てんかんに効いたという。

ヒエラ・テオドルトゥス (Theoduretus)

紀元110年に作られ、25種の成分を含む。主な成分は以下のとおりである。

アロエ、ダイオウ、サフラン、イリス、コロシント、肉桂皮、コショウ、スカモニ、リンドウなど。蜂蜜を加えねり薬とする。遅延性で頑固な発熱、肝、腎、脾臓の病気に有効であった。

偉大なガレンのヒエラ

紀元130年、ガレノス（ガレンともいう）はヒエラ・ピクラの効能を信じ、処方を簡略化して、ソコトラ（南イエメン）のアロエ、肉桂皮または白肉桂皮、甘松香、ギレアドバルサム（香木）、乳香、細辛、サフランをハチミツでねり薬とした。

ヒエラ・アレキサンダー

紀元550年頃にトラルのアレキサンダーによってつくられたが、ヒエラ・ディアコロシンチディスの名前で1724年のロンドンの薬局方に掲載された。

ヒエラ・ニコラス・ミレプサス (Nicolas Myrepsus；1250年)

ニコラスはニカイア（Nicaea：小アジア北西部ビスニアの古都）で育ち、サレルノで勉強し有名な医師となった。その主成分はコルシント、テルペンチン樹脂、アブサン（アニスで香りをつけたリキュール）、硫酸水銀、バラ葉など、18種の成分を含み、ねり薬または浣腸薬として使用された。

外国の薬学史

ジョン・アルデルンは1370年、イングランドでヒエラ・ピクラが浣腸剤として用いられたと報告した。その後、ヒエラ・ピクラは坐薬として用いられたという。最初の正式な薬局方であるヌヴォ・レセプタリオ（1498年出版）に2種のヒエラ・ピグフラ（Pighra）の存在が記されている。

　1627年に出版されたロンドン薬局方には、ヒエラ・シンプレックス・ガレン、ヒエラ・クム・アガリコ、ヒエラ・パチィなどが記載され、チンキ剤としても使用された。サルモン（Salmon）は1678年に、ヒエラ・ピクラは体を寛解させ、不快な気分を取り除いてくれる。また、閉塞を解き、濃い粘液質を浄化すると述べている。

　1721年にロンドン薬局方からその処方は削除されたが、アロエと白肉桂を含むヒエラ・ピクラは、正式ではないものの今日（1929年）も生き続け、使用されている。

　1788年のロンドン薬局方には、ヒエラ・ピクラがアロエ末（Pulv.Aloetias）として収載され、索引にはオリム・ヒエラ・ピクラとして引用されている。これがロンドン薬局方にヒエラ・ピクラが引用された最後の例である。しかし、アロエ・グアイアクム（Aloes・guaiacum）が記載されたが、1851年以降は記載されなくなった。

　ヒエラ・ピクラはベルギーの田舎で"Master Conserve"または"Holly Bitter"として知られている。ヒエラ・ピクラはイングランドで丸剤として、バーミンガムでは"Pickery Sticks"として小さな棒状のものが発売され、少量を折って服用されている。

　中世の頃、ヒエラ・ピクラは多くの病気に有効とされ、ハンセン病、象皮病、肝、腎臓、胃の病気にも効果があるとされ、堕胎薬、月経促進薬として使用された。また、丸薬として用いられるようになった。

各論 11

古代ヨーロッパの万能秘薬
テリアカ
紀元50年頃

　紀元前100年頃、小アジアのポントウス国の王であったミトリダテス6世は、当時流行していた毒殺から逃れるために、種々の生薬を混合して解毒薬（ミトリダトム、「外国の薬学史各論9」）を創製した。

　ミトリダテス6世の死後、暴君ネロ（Nero Claudius Caesar：ローマ皇帝、37〜68）の侍医アンドロマク（Andromaque）は、ミトリダトムに毒蛇であるクサリヘビ（マムシの類）の肉と多量の阿片を加え、さらにいくつかの生薬を加えて64種の成分をもつ万能薬をつくり「ガレーヌ」と名づけた。しかし、別の人々はアンドロマクがその薬名をテリアカ（Theriaca）に変更したのではないかと考えている。

　テリアカという言葉は、紀元前2世紀、古代小アジアのイオニア町コロフォン出身の医師で詩人であったニカンドル（Nicandre）が、有毒動物による咬み傷の薬を主題としたテリアカという詩をつくり有名となった。

　テリアカの調製法については、医師であり、フランス王立科学アカデミーの会員であったニコラ・レムリー（Nicolas Lemery）が、1698年に著した『一般薬局方（Pharmacopée Universalle）』に記載されている。

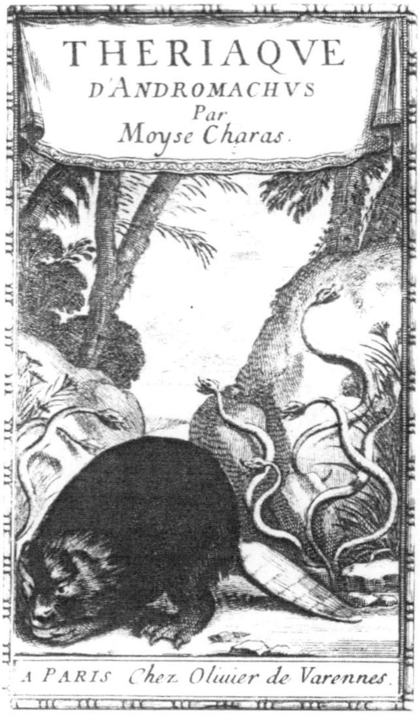

テリアカの主な成分

　その特徴は、下記の4種類の成分が含まれていることである。
クサリヘビの肉をトローチ状にしたもの
海狸香（カストレウム）…ウミダヌキ（*Castor fiber* L.）の香嚢
微粉末状の阿片
舐剤の粘性の基となる蜂蜜
鉱物成分は3種類
レムノス島（エーゲ海）の粘土
硫酸鉄
ユダヤ地方の瀝青またはアスファルト
多数の植物成分
根：アリストロキア、アリサラム、ゲンチアナ、メウムなど

図1　モイス・シャラス画：アンドロマクのテリアカ
出典：Histoire de la Pharmacie

外国の薬学史

樹皮：シンナモン、レモン
葉：ハッカ、月桂樹、スコルディウム（シソ科）など
花：赤いベラ、オトギリ草、サフランなど
種子：黒コショウ、白コショウ、ウイキョウ、アニスなど
樹液：キオスのテルペンチン（松脂）、バルサム樹脂
濃縮液：阿片、カンゾウなど
ゴム状樹脂：乳香、没薬、オポパナックス（芳香性樹脂）など

製造法

　テルペンチンとバルサムを除いた全材料を乾燥してすりつぶす。篩にかけて微粉末とする。ハチミツとスペイン産ワインを加熱して溶かす。濃縮してシロップ状とする。冷後、薬物の微粉末を少しずつ加え、バルサム樹脂、テルペンチンを加え弱火で加熱して溶かす。よく撹拌して壺の中に入れ、密栓し、「練り物」を数ヵ月間放置してから粉末状に砕いて用いる。

使用法・効能

　テリアカは最初は解毒剤として作られたが、瞬く間に数え切れない効能をもつ万能秘薬と考えられるようになった。投与量は1スクリュビュル（1.27グラム）から1ドラム（3.24グラム）である。テリアカ1スクリュビュル中に阿片約0.0176グラムを含む。ペストや悪性の発熱、天然痘、有毒動物による咬み傷、毒人参、トリカブトによる中毒に有効である。その他、疝痛、喘息、間欠的発熱、麻痺、昏睡、卒中、てんかん、嗜眠、ヒステリー性の疾患にも効く。

　その他、ダカン（Daquin）のテリアカや効力の弱い乞食のテリアカが知られている。

テリアカの壺

　非常に高名な薬であるテリアカは、最高に美しく権威のある陶器、錫容器に入れられた。公的に大量のテリアカが作られるようになると、テリアカの壺が病院の薬局や個人の薬局を美しく飾った。現在でも多くのテリアカの壺が保存されている。テリアカは100年ぐらい前まで、2000年近くにわたって作られてきた。それだけ人を引きつける効能があったが、20世紀初頭から作られなくなった。

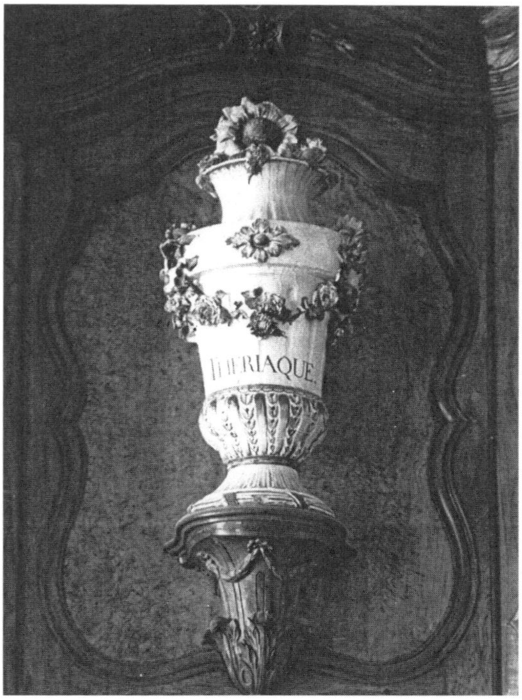

図2　テリアカの壺（ロワールのホテル・デュの薬局所蔵）
出典：G. Kallinich：Schöne alte Apotheken

各論 12

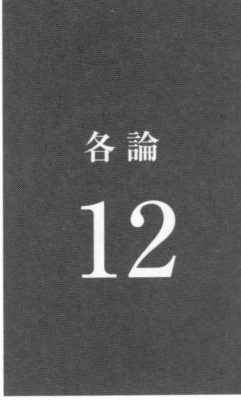

薬物学者 P・ディオスコリデス
紀元1世紀頃

　多くの人々によるさまざまな知見や、1人の人物による鋭い研究が科学の域に達したとき、1つの新しい知識体系が生み出される。そのような意味で、薬学の領域ではペダニオス・ディオスコリデス (Pedanios Dioscorides) が大きな貢献をした。

　ディオスコリデスの正確な生年月日と死亡年月日は不明であるが、小アジアのアナザルボスに生まれたことは確かである。

　本草学者で医師でもあったディオスコリデスは、ローマ軍に従って、小アジア、イタリア、ギリシャ、ゴール、スペインを旅した。その知見をもとに、紀元77年に『マテリア・メディカ (Materia Medica：薬物誌)』5巻を著し、約600種の薬物について書いた。ディオスコリデスより1世紀後の薬学者ガレノスは「ディオスコリデスはマテリア・メディカの中で草、木、種、天然ないし人工の液汁や、鉱物性、動物性薬物も扱っている。彼こそ薬について最も見事な論考を試みた人物である」と評している。

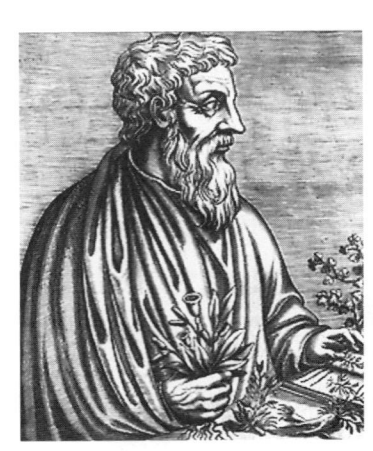

図　ディオスコリデス

　マテリア・メディカの原本 (ギリシャ語) はすでに存在しないが、中世にギリシャ語、ラテン語、アラビア語などで写本がつくられ、最も古いものが512年に製作され『ウィーン写本』と言われ、そのレプリカ (1970年) が明治薬科大学資料館 (明薬資料館) に保存されている。

　16世紀にパラケルスス (Paracelsus) らが、錬金術的要素の濃い近代化学的鉱物性薬物を生み出すまで、実に15～16世紀の間、ヨーロッパ、アラビアの薬物学はディオスコリデスのマテリア・メディカが中心であった。ディオスコリデスの記述は、現在の論文の書き方と同じように科学的に秩序立てて書かれていることから、後世の人々は彼を生薬学の師として認めるようになった。1500年の歴史のなかで真正のディオスコリデス著作中に記された薬物が古代のある地域、ある時代から中世、近世に到るまでどのように変遷していったか、歴史の研究の1つの手法を提供しているとも考えられ、興味深い。

　また、アレキサンダー・ツチルヒ (Alexander Tschirch) は著書『生薬ハンドブック』(1910) の中で、「ディオスコリデスは古代社会における薬物科学の最も重要な代表的人物であり、彼の仕事は正確で緻密であったので、彼の時代のみならず、ずっと後世でも、彼のみが薬物科学の師として敬意が払われてきたのは当然のことである」とディオスコリデスを讃えている。(本書外国の薬学史総論. 岸本良彦「古代ギリシア・ローマの薬物史」を参照されたい)

外国の薬学史

各論 13 古代から中世までの古い薬学書
1～16世紀

　紀元1～16世紀頃までは薬物に対する化学的理解が進まず、植物学的観察と経験的な薬効を記述したものが中心であった。その中でも当時から16世紀まで、本草学的基礎の中心になったのがペダニオス・ディオスコリデス (Pedanios Dioscorides) の『薬物誌 (マテリア・メディカ)』である。

De materia medica (薬物誌)

　著者のディオスコリデスについてはすでに述べた(「外国の薬学史各論12」)。また、その中で『薬物誌』についても簡潔に紹介した。

　マテリア・メディカは、原著の様式に従って項目がアルファベットでないものとアルファベット形式につくり直されたものがあり、主なものでも16種がイオアネス (Ioannes) の校訂本 (2世紀) から15世紀頃までに作成された。最初はギリシャ語からラテン語に翻訳され、日本ではウィーン写本の英語版について、1983年に大槻真一郎、鷲谷いずみらが研究、翻訳している。

　ディオスコリデスの日本語版は5巻からなり、植物が中心で、動物、鉱物、酒類が含まれ全部で960項目近くについて解説されている。植物もすべてではないが、383種について画が掲載されている。

　第1巻：芳香植物、油類、香油、樹脂、木の実
　第2巻：動物、ハチミツ、乳、獣脂、穀物、煮野菜、香辛料として用いる薬草
　第3巻：日常的な使用と医療用に用いる根類、液汁、薬草類および種子
　第4巻：薬草類と根類のうち未記載のもの
　第5巻：ブドウ、ブドウ酒、その他の酒、鉱物など

Commentarium Medicinale (医薬解説書)

　807年から849年にかけてミラノのベネディクタス・クリスプス (Benedictus Crispus) が執筆した。

Regimen Sanitatis (衛生養生学)

　11世紀にサレルノ医学校で編集されたもので、出版後600年間にわたって利用された。内容は食事による健康維持、生活の規則が書かれ、健康保持の本で、できるだけ強い作用の薬を用いないように指導されている。しかし、下記の薬は作用が弱く体に良いとされた。

セージ（シソ科）、ウイキョウ、ウスベニ・タチアオイ、サクラソウ、ラベンダー、緑色の柳、ヘンルーダ（興奮薬）、ヤナギハッカ、サンクフォイル（バラ科）、ベニロイアル、ハッカ、オオグルマの根、カラシナの種、黒コショウ、サフランなど。また無機薬物として、砒素、硫黄、石灰、石けんなども用いられた。

Antidotarium（解毒薬）

1140年にサレルノのニコラ（Nicolas）によって書かれたもので、医療で用いた薬物について書かれている。舐剤（ねり薬）、燻蒸剤、硬膏、シロップ剤、軟膏の製剤がつくられ、1世紀後の処方箋に書かれた糖剤、オキシメル（蜂蜜を酢で稀釈したもの）、薬用ドロップ、軟膏について記述された。また、この本の中には種々の病気に対する処方、ワインについての短い論文、バラ油、マンドレーク（催眠剤）の油の調製法、ヒエラ・ピクラ（「外国の薬学史各論10」）について記述されている。

Antidotarium（解毒薬）

ニコラウス・ミレプスス（Nicolaus Myrepsus）によって書かれた。この本は14、15世紀に医療について学んだすべての人々が学んだ教科書的な書物であり、食塩、水銀、アンモニウム塩について記載されていた。しかし、1541年まで印刷されず、レオナルド・フーチ（Leonard Fuch）が著したものを含め『Medicamentorium Opus（薬物解説書）』という題で1549年に出版された。1473年にヨハネス・ダマスセヌス（Johannes Damascenus）によって印刷され、その後ギナリウス（Guinarius）によって、また1476年にペトラス・モンタグナナ（Petrus Montagnana）によって出版された。

Compendium of Medicine（医学概論）

13世紀に修道士ギルベルト・アングリカヌス（Gilbert Anglicanus）によって執筆されたが、その中で酒石の油、酢酸アンモン、水銀について、また軟膏の調製にはカラシの種を加えることを推奨している。ギルベルトの処方はロンドンの最初の薬局方に記載された。

Rosa Anglica

ガデステンのジョン（John）はエドワード2世の主治医で、オクスフォード・メルトンカレッジの医学部の教授でもあったが、1310～1320年の間に『Rosa Anglica』という薬物書を書いた。彼の処方は動物性と植物性の薬物からなる。

Lilium Medicinae

1307年にベルナード・ゴルドン（Bernard Gordon）がアラブ初期の著者の業績をまとめた。

Brevarium Bartholomei (B.B.)

　14世紀後半にジョン・ミルフィールド（John Mirfield）によって書かれたもので、彼はスミスフィールドの聖バーソロミュウの修道院の研修医であった。この修道院はヘンリー（Henly）1世の時代にラヘール（Rahere）によって建てられた。この本B.B.はダルシィ・パワー（D'Aarcy Power）卿によって詳細に紹介され、ロンドンの最も古い病院の最初の医学の本であった。頭、喉、首の病気について述べ、単味薬、複合薬について記述されている。

　ミルフィールドは患者たちがジャコウ鹿の香、アロエの木、エゴの木の樹脂（香料）、ヨーロッパシソ、コハク、および他の芳香物質の匂いを嗅いだり、飲み込んだりして流行病から身体を守ってきたことを知った。また、彼は過食や飲み過ぎに注意を促し、酢の入ったシロップを朝に、スミレのシロップを昼に冷水とともに飲むように推奨した。聖バーソロミュウの兄弟の1人、ジョン・ヘルム（John Helm）は流行病に対し、没薬（ミルラ）とアロエの混合物を温かいワインの中へ入れて服用するよう勧めた。温かいパンの2、3片を食べると悪疫性の空気を防ぐ効果があるとされた。当時、時計はほとんど見ることはできず、腕時計は知られてなかったため、祈祷師の祈りの時間が基準となった。

Lumen Apothicario

　マステル・ケリコ・ドゥ・オーギュスティス・ドゥ・テルソナ（Master Querico de Augustis de Terthona）によって14世紀に著わされ、1492年にツーリン（現在のイタリア・トリノ）で印刷された。この本は既報の論文を編集し、調剤師にとって極めて有用な著書であった。

　糖薬、ねり薬、溶液、ドロップ薬、粉末薬、シロップ、軟膏、硬膏、油、錠剤などについて説明されていた。彼は28種の錠剤を調製し、錠剤は薬物の投与方法として最もよく用いられた剤型であった。

　テルソナは混合液剤について書き、また肺病のための混合製剤、強壮剤の処方を示した。また、彼はシロップ、蜂蜜、オキシメル、砂糖水の調製法について述べ、23種の軟膏と31種の異なった薬用ドロップ、アジパン（アーモンドの粉と砂糖を練り合わせた糖薬）の最も古い製法を記した。1500年までに7版を重ねた。

Dispensatory of Nicolas Prepositus or Privost of Tours

　過去の論文を編集し、1490年頃にニコラス（Nicolas）によって印刷された薬品解説書である。1517年の版では、プラテリウスのDe Simplici Medicinaの内容も含めてリオンで印刷された。

　本書は3部作で、酢、蝋膏、糖薬、浣腸、ねり薬、硬膏、砂糖水剤、蜂蜜を酢で稀めた製剤（去痰）、丸薬、水薬、粉末薬、シロップ、液剤、座薬、におい玉入れ、糖蜜、薬用ドロップ、ワイン、軟膏、庶糖などについて書かれた。15世紀に薬学の知識の摘要を作成することは大きな努力を要した。

Compendium Aromatariorum（解毒薬解説書）

　サレルノ医学校の卒業生であったサラディヌス（Saladinus）が15世紀中期に書いた本である。彼はジョバァニ・アントニオの主治医で、ナポリの高官であった。彼は当時の調剤師の技術に新しい光を投げかけた。1488年にボロニャで最初に印刷され、次いでメスエ（Mesué）の業績を加えて1559年にヴェニスで改訂版が出版された。

　サラディヌスは薬剤師が自らの図書室へ備えるべき図書として、アヴィセンナ（Avicenna）とセラピオン（Serapion）の De Simplicibus（単味薬）、ニコラ（Nicolas）の Antidotarium（解毒薬）、ディオスコリデスの著作を挙げている。そして薬局には16種の脂肪、7種の胆のう、59種のねり薬、46種の水、36種の錠剤の処方、27種の薬用ドロップ、27種の油、薬物の砂糖漬、12種の蜂蜜製剤を保存しておくことが必要であると書いている。

　また、薬局はガラス、鉛、錫、鉄、銀、金、角からできた容器を用意するべきで、これらは薬品を入れたら口を羊皮紙で覆い、ピッチ木で栓をし、ロウで封印する。サラディヌスは錠剤の作り方について詳述し、小さく丸い形にし、硬くなった錠剤を投与する。

　また、ロール状にし、湿度を失わないように保存し、必要な時に錠剤とした。

アヴィセンナのキャノン（Canon Medicinae）

　この時代に著わされ、薬学、医学の発展に大きな影響を与えた医薬書である彼の著した『医学正典（Canon Medicinae）』は、ギリシャ・アラビア医学の最後の教典となり、西洋医学における医学・薬学に大きな影響を与えた。『Canon』は5巻に分類され、2巻は簡単な薬物に関するものを、5巻では調剤薬について記されていた。ガレノス製剤で有名なC・ガレノスの考えを採用しつつ広め、彼自身もアラブのガレノスとして名声を得た。（「外国の薬学史各論19」）。

各論 14

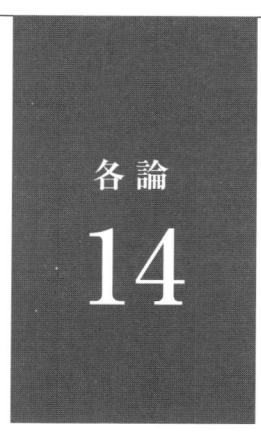

調剤の実験家
C・ガレノス
129〜201 年

ガレノス製剤

　古代の医学・薬学で名を残している人物の中でも、ガレノス (Claudius Galenus：英名ガレン (Galen)) は間違いなく第一人者である。129 年に小アジアのベルガモンに生まれたガレノスは、ローマで薬学と医学を見習い学んだ。ガレノスは 201 年に生まれ故郷の町で没したが、ヒポクラテス哲学に基づいた彼独特の液体病理学の概念は 1,500 年もの間、西洋の医学を支配した。現在でも、機械的な調剤法で調製する薬剤 (本草薬物) のことを、彼の名を冠して「ガレノス製剤」と呼んでいる。

　薬学におけるガレノスの重要性は、彼が書物の中でも、また実際の医療や研究の中でも、薬の正しい調合と用途に多大な注意を払ったことにある。ガレノスは「複合薬の生みの親」と言われているが、確かに薬物の作用と用法に関する彼の研究の一部は、今日の薬物学に当たるものと見られよう。

　コールドクリーム (Unguentum Aquae Rosae：バラ香水軟膏) は、化粧品界に信じられないほどの繁栄をもたらしたが、今日のコールドクリームの処方と本質的には同じ処方のものをガレノスが創製している。「人は薬を欲しがっている」という言葉も彼が述べたものと考えられており、この言葉に従って彼は治療に当たっていたと考えられている。

イアトレイオンとアポテカ

　ガレノスはローマ時代、当時の医師が患者を診察し調剤を行う場所として一般に使用していた、いわゆる「イアトレイオン (Iatreion)」のほかに、薬の貯蔵と調製のための部屋「アポテカ」をもっていた。彼は薬剤師であり、医師であり、実験科学者であると同時に、なかなかの世渡り上手でもあった。最初は剣闘士たちの医師であったが、後にローマ皇帝や社交界の最上層の富豪や貴族のお抱え医師となった。ガレノスは薬を自ら調製していたし、調製法と用途に関する論文には多数の処方が見られる。彼の多数かつ多彩な著作の中で、薬学に関するものは 30 巻を超えている。彼の処方にはアヘン、ヒヨス、ヘレボルス、コロシント、ブドウ汁、ブドウ酒、その他の搾り汁がうまく使ってある。

　ポール・ディプゲン (Paul Diepgen) は著書『医学の歴史』(Geschichte der Medizin, Berlin, 1940) の中で、薬の概念に関するガレノスの考えについて、「生体を次第に太らせるのが食品であるのに対して、生体に何らかの変化をもたらすものすべてが『薬』である」と述べている。ガレノスは調剤に対する科学的根拠を求め、注意深く各患者に合わせた容量を割り出そうと努めた。これは、間違いなく、患者にとって有利な事柄であった。

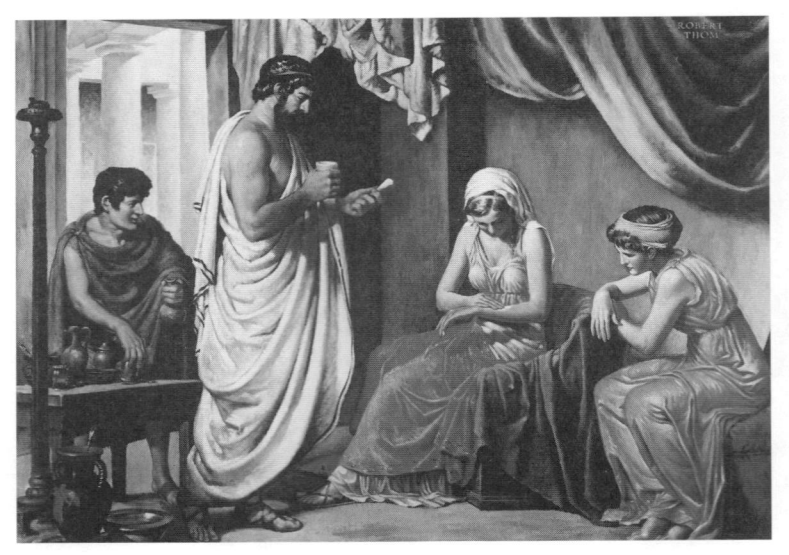

図　ガレノス（129〜201）
科学の実験者であり、演出家であり、薬学と医学の師であったガレノスは、薬物の抽出、精製、そして混合法を用いていわゆる「ガレノス製剤」をつくったが、その中でもコールドクリームは、今日の薬物の調合の基礎となった。
Printed with Permission of American Pharmacists Association Foundation.
Copyright 2009 APhA Foundation.

　薬の作用に関してはより良く知り、それによって彼の治療がより良く効き、より正しい結果が得られることを願って、ガレノスは薬を混合したり、抽出したり、精製したり、組み合せたりする方法をいろいろと考案した。それらは18世紀の後半まで使われ続け、さらに今日でも、調剤台や製薬工場で同じような調合法が行われている。

　ムニエ（Munier）のJanus Vol.IXには、「ガレノスは、鋭い哲学的精神を備えた学識ある実験家であり、優れた思慮深い診断家であり、運に恵まれた折衷主義の臨床医であり、そして彼自身、衆目の中におくことに特異の才能を持ったなかなかのやり手であったと言われ、1800年後の今日でさえも、薬学の分野では尊敬されている」と書かれている。

　ガレノスは、ペルガモンの自宅に戻り、201年（諸説あり）に72歳で死去した。

各論 15

薬学と医学の守護神 ダミアンとコスマス
3世紀頃

　ダミアン（Damian）とコスマス（Cosmas）について伝えられている多面的な業績のうち、ここでは特に健康に関わる2つの職業、すなわち「薬学と医学」の両輪関係について述べる。

　アラビア人の子孫で、敬虔なキリスト教信者であった双子の兄弟ダミアンとコスマスは、3世紀の後半に生き、彼らの村（小アジア地方、エゲア・シリシア）を訪れた巡礼者の中に病人がいると、彼らに医療と薬を施し、また神の教えを伝え、病人たちを慰めていた。そのためにお金を受け取ることはなかった。彼らが行った奇跡の数々が記録に残されている。

キリスト教大弾圧

　彼らのこうした慈善的な仕事は、303年2月24日、突如として終止符を打つことになった。この日、ローマ皇帝ディオクレチアヌス（Diocletianus；245頃～313）が、すべてのキリスト教信者に宗教を捨てるか死を選ぶかの選択を迫るキリスト教大弾圧の勅令を下したからである。シリシア地方のローマ奉行リシアス（Lysias）はキリスト教を憎み、とりわけ忠実にこの勅令に従った。そのため、ダミアン、コスマス兄弟も真っ先に逮捕された。A.G. Wootonは『薬学年代史（Chronicles of Pharmacy）』の中で、彼らの運命について次のように述べている。

　「彼らは溺死刑を宣告されたが、天使が彼らを縛ってあった縄を断ち切ったので、彼らは岸へ泳ぎ帰ったと語られている。彼らは次いで焼身刑を受けた。しかし火は処刑者たちを攻め、そのうちの数名を焼き殺した。次に彼らは十字架に縛られ、射手が矢を放った。ところが矢は射手に向かって引き返し、彼らを縛った者たちを射殺した。最後に彼らは断頭刑に処せられ、そのとき彼らの魂が天へ昇って行くのが見られたという」

　数世紀にわたって、シリアのサイラスにある彼らの墓は病気治癒の奇跡が起こる聖地として人々が訪れた。6世紀には、ユスティニアヌス（Justinianus；527～565）皇帝が、ダミアン、コスマスのお陰で重い病気が治ったと信じてシリア市を美化し、強化し、また彼らを記念するために、コンスタンチノーブル（現在のイスタンブール）に美しい教会を建てさせた。その後、彼らの遺骨はローマに移され、フェリックス（Felix；527～565）教皇は、そこに彼らのための教会を建てた。イングランドのケント州のブレアンの森に現在も教会が残っている。

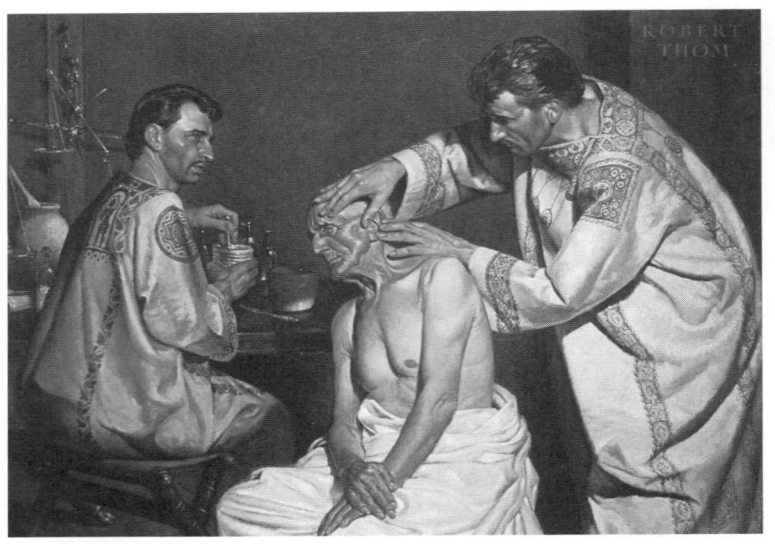

図　ダミアンとコスマス
薬学と医学の綿密な関係を示すかのように、アラビアのクリスチャンの双子の兄弟、ダミアンとコスマスは304年に迫害されるまで、一緒に薬業と医業を実践した。200年後に聖人に列せられて以降、彼らは薬学と医学の聖者となった。
Printed with Permission of American Pharmacists Association Foundation.
Copyright 2009 APhA Foundation.

キリスト界の医師と薬剤師

　以来、ヨーロッパのキリスト界の医師と薬剤師は、毎年9月27日に彼ら兄弟を記念して祝うことになっている。

　ダミアンとコスマスの物語は何世紀にもわたって多くの画家や彫刻家の興味をひいた。ダミアンは普通調剤師として、調剤の道具に囲まれて描かれ、コスマスは医術の象徴である尿検査用のガラス瓶をもった像として描かれる。昔は、尿の検査が診断の大事な手段の1つと考えられていたからである。ダミアン、コスマスの奇跡と生活の場面を描いた画家たちの中に、ボッティチェリ（Botticelli）、フラ・フィリポ・リピ（Fra Filippo Lippi）、ミケランジェロ（Michelangelo）、ティントレット（Tintoretto）、フラ・アンジェリコ（Fra Angelico）などの巨匠たちが挙げられる。

　通常、画家たちはダミアンとコスマスを描くのに、その画家の時代のアラブの地方の人物のように衣装や顔立ちを描き、頭の後ろに聖者の後光を描いている。ドイツの画家フェーファー（Höfer）だけが、1932年に彼らをアラビア人の顔立ち、衣装、道具建てで描いている。フラ・アンジェリコは、ダミアンとコスマスの物語を絵で説明した。物語は「足の悪性の腫れもので悩んでいた男が、ローマにある2人の聖者の教会で祈ったところ、睡眠中に1人の聖者が現れて、病気の足を健康な足につけ直し、元気を取り戻した」という内容である。

　仕事を分担しながら、しかも協力し合っているこれらの兄弟の図は、薬業と医業の仕事と責任の分担性と統一性の必要が、そのころすでに認識されていたことを上手く象徴していると言えよう。

外国の薬学史

各論 16

中世の修道院の薬局
5～12世紀

　暗黒時代とも呼ばれる中世ヨーロッパでは、さまざまな征服者たちによる攻撃や、ローマ帝国とキリスト教徒の勢力争い、さらには北方からの侵略者たちによって、古代文明が大きく破壊された。この時代に、薬学と医学に関する古来の知識のうち、修道院に保存されたものは残り、その後も利用された。科学の燈火をともし続けるのに、修道士が大きな役割を果たしたのである。キリスト教会が病人の看護を義務として受け入れるようになるにつれて、古い異教徒の医神にかわって、前出のダミアン、コスマス兄弟（「外国の薬学史各論15」）のような聖徒が現れるようになった。

　このようなキリスト教徒の奉仕を最初に組織化しようとしたのは、東ゴート族の王テオドリック（Theodoric）の側近であったマーカス・オーレリウス・カッシオドルス（Marcus Aurelius Cassiodorus, 490～585）とラヴェンナ（Ravenna）における彼の後継者たちであった。ギリシャの書物が修道士たちの手でラテン語に翻訳され、ラテン語の薬学・医学の書物が僧院の図書室に保存された。聖職者には、当時の大学者が多数加わっていた。

　967年頃にスペインを訪れたオリラックのゲルベルト（Gerbert）、後の法王シルベスター（Sylvester IIとなった）は、アラビアの知識を北ヨーロッパにもたらした最初の人物であり、それによって修道院における科学に新しい花を咲かせた。

　薬学と医学は、イギリス、アイルランド、フランス、スイス、ドイツなどでは、早くも7～9世紀には修道院で行われ、また教えられていたことが判明している。シャルルマーニュ（Charlemagne；742～814）の治世下で、修道院に学校が建てられ、他の学科とともに薬学、医学の学問と技術も教えられていた。

　薬を調製し、修道医の監督のもとで病人に投与することが修道調剤士の役目であった。これら修道医と修道調剤士が共同して修道院の病院と薬局の仕事を担い、外来の病人やけが人の面倒を見ていたのである。

　修道院の薬局で使われた薬は主に植物起源の薬物であり、初期には原料の大部分を近くの森や野原から集めていたが、後には修道士が経験上特に有効性が認められた植物を修道院の庭で栽培するようになった。このような薬草園は、中世に多数存在した修道院のどこにもあったと考えられている。

　ニューヨークのメトロポリタン博物館の分館として運営されている中世修道院芸術と建築のすばらしい博物館「ザ・クロイスターズ（The Cloisters）」（フォート・トライオンパークの中にある）の庭園の中に33種の薬草が存在するという。

　今日の薬学は、魂の救済と身体の治療を結び付け、また過去の記録を保存して、教育と研究の光を後世へ伝えたのは、これら中世の修道院の調剤師によるところが大きい。

各論 17

世界最初の薬局
バグダッド
754年頃

アラブの最初の薬局

　薬を調製し、商うための薬局ができたのは、8世紀中頃のバグダッドであったと言われている。そのような薬局は個人によって経営されていたが、政府の監督下に置かれていた。有史以来、薬業が大衆の健康管理体制の正当な一部門として、初めて専用の一定の場所を持つことになったのである。

　それまでにギリシャやローマでも、多くの場合、調合を主な任務とする薬の小売商人は多くいたが、彼らは薬剤師としての本来の合法的な仕事をする者としてよりも、むしろ医師の権利のみならず医師の義務までも侵す侵害者と見なされていた。

　5〜12世紀にかけて、アラビア人が薬学に対して果たした功績は、世界のその他の国々よりも大きかったことがはっきりと理解できよう。古代エジプトでも、また古代エジプト以上に、西欧でも薬の知識とそれらを治療に利用する知識はかなり進んでいた。しかし、薬の調製法に関してはかなり原始的で、限られたものであった。ローマ人とキリスト教との間の争いのため、また後にはヴァンダル（Vandals）族、ロンゴバルト（Longobardi）族、西ゴート（Visigoths）族、東ゴート（Ostrogoths）族らの侵入のために多数の図書館や学校が破壊された結果、西欧社会の科学知識は大幅に失われ、世間から隔絶した修道院の中に保存されて残ったわずかなものだけになってしまった。

　西欧社会のこうした没落期に、アラブのマホメット（Mahomet）教社会は、ギリシャ・ローマの知恵を受け継いだだけでなく、少なくとも自然やそれのもたらす恩恵に関する知識、それらの医学、薬学への応用の知識をさらに蓄積していった。アラビアは、芳香性樹脂や各種スパイスの原料植物の産地で、それらを当時知られていた国々に供給していた。ギリシャ・ローマでは知られていなかったショウ脳、桂皮、丁子、クベバ、麝香、ナツメグ、大黄、白檀、センナおよびタマリンドといったペルシャやインドや中国の薬のことがアラビア語の論文に書かれている。そして、それらの未加工品やそれらを調合した製剤が、当時建設された薬局の棚や引き出しにしまわれたのである。

シロップ、アルコールの創製

　アラブ人が占領した土地にはサトウキビが育った。そのため、砂糖が適切な値段で生産され入手できた。この砂糖が、熟練者の技術を必要とする各種の新型製剤（各種シロップ剤、各種糖剤）を生み出すことになった。また、芳香水の蒸留、少し後にはアルコール性飲料の蒸留がアラビア薬剤師のほとんど独占的な仕事となった。アラビアの書物の一部から判断すると、当時すでに正規の薬学教育が

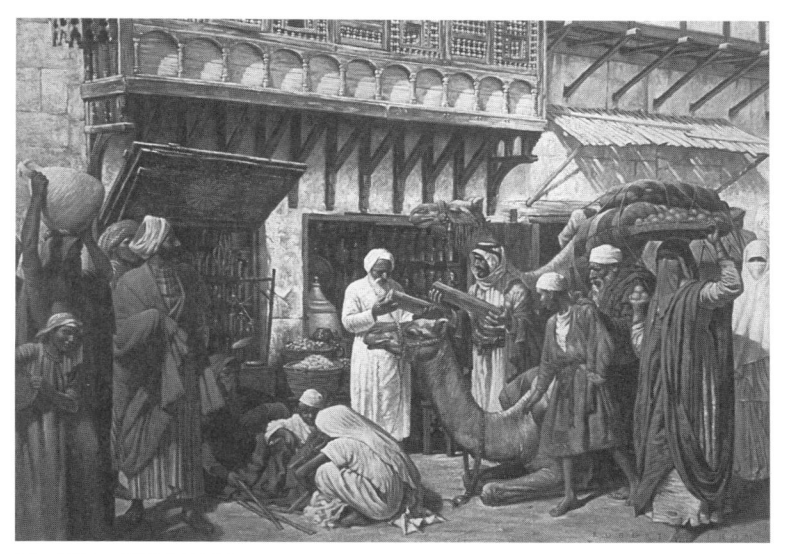

図　最初の薬局（754年）

アラブ人が薬剤師と医師の技術を分離し、バグダッドに世界で最初の個人経営の薬局を設立したのは8世紀のことである。そして薬の科学はイスラム教の進出に伴って、西ヨーロッパに伝えられた。

薬局では旅商人がもってきた「白檀（びゃくだん）」の丸太を薬剤師が調べ、町の人々による買い物や商いが行われた。子供たちはサトウキビの茎を美味しそうにかじっていたと想像される。

Printed with Permission of American Pharmacists Association Foundation.
Copyright 2009 APhA Foundation.

行われていたものと思われる。

　アレキサンダー・ツチルヒ（Alexander Tschirch；1851～1939）は、著書『生薬学ハンドブック』に次のように記している。「薬局は、アラビア人が創造したものであり……そして、もしヨーロッパ医学、薬学がアラビアの影響を受けていなかったと仮定した場合、薬学が今日のような形に発展したかどうかは、はなはだ疑問である」

バグダッド初の薬局

　古代薬学史の専門家トンプソン（Thompson）によると、バグダッドの最初の薬局は、カリフ（Caliph、マホメットの予言者の後継者）自身に教唆されて、A・C・I・スザンダラニ（A.C.I. Szandalani）という人物が開設し所有していたらしい。

　遊牧民族であるアラブ人は、勢いを得てペルシャ湾から西方へ、アフリカの北海沿い、地中海を越えてシシリア、スペイン、南フランスにも出かけ、彼らの技術や習慣をそれらの国々に持ち込んでいる。西欧社会で受け継がれている薬局の様式のあらましは、アラブ人が作り出したものである。

　スペインのマドリッド大学薬学部の薬博物館に古代のアラブの薬局が展示されている。

各論 18

アラブの調剤師の進出
8〜12世紀

　6世紀の西アジアでは、ビザンツ帝国とサザン朝ペルシャの対立が激しくなり、ペルシャから地中海に抜ける東西交易が衰退し、イスラム教の聖地メッカがあるアラビア半島を経て紅海を渡り、地中海へと抜けるルートができた。

　アラブ人はさらに西進し、アフリカ北部の国々を滅ぼしてスペインからフランス王国まで攻め上がった。アラブ帝国の拡大とともに、アラブの調剤師たちはヨーロッパの調剤技術に大きな影響を与えた。

アラブの薬学の発達

　8〜12世紀の間、アラブの薬学は発達し、多くの貴重な薬をもたらした。アラブは芳香性樹脂、香辛料（乳香、没薬、肉桂皮、カシア桂皮）を生産する植物の自生地であり、アラブ人は近東諸国からこれらの薬物を集めて、東から西への香料商の商業ルートを開いた。また、アラブ人は化学の勉強を奨励し、植物や薬草の知識を広めた。

　754年、バクダッドにマホメッドの後継者カリフ（Caliph）によって医学の学校が設立され、薬店がつくられた。これは調剤師によって運営され、病院の付属の薬局になり、指導者が医学生に薬物の調製法を学ばせた。薬店では薬品を適当な条件で保存し、その純度に注意するようになった。

　バクダッドの最初の薬局はアブ・コレイシュ・イサ・エル・スザンダラニ（Abu-Coreisch-Isa-el-Szandalani）によって運営され、カリフの指導によって開かれた。薬局は東方都市のモスクの近くのバザール（市場）にある薬店とは異なり、開放型で多くの色の付いた陶器や木の壺やジャーが棚に並べられ、前の机には秤や乳鉢や他の道具が置かれた。後世のヨーロッパの薬局における薬壺やカーボーイ（薬壜）の展示につながったと思われる（「外国の薬学史各論17、31」）。

アラブ人調剤師のコルドバでの薬局開設

　アラブ人は遊牧民でもあり、ペルシャ湾沿いに北上し、アラビア半島からアフリカ北部を経てスペインに達した。

　アブド・エル・ラフマン（Abd-er-Rahman）1世はスペインをカリフの独立国とし、8世紀にはスペイン南部のコルドバは科学教育の中心となり、ムーア人（モロッコ人、アルジェリア人など）の都市となった。

アブド・エル・ラフマン3世はコルドバに20万戸の家を建て、900の公衆浴場をつくった。そこではコチニール（エンジムシから取り出した鮮紅色の色素）、アンチモン、硫黄、サフラン、ショウガや香辛料を東方から地中海を経て運んできた。1139年にはコルドバにアラブの大きな薬局が開かれた。このようにして、モハメドのターバン族たちは、西部ヨーロッパに全勝の幟をたて、進出した土地に薬学の技術を定着させた。

スペインのトレド、セヴィル、グラナダはアラブ人の支配下に入り、大学がつくられ、12世紀の前に医薬を調製する薬店がつくられた。

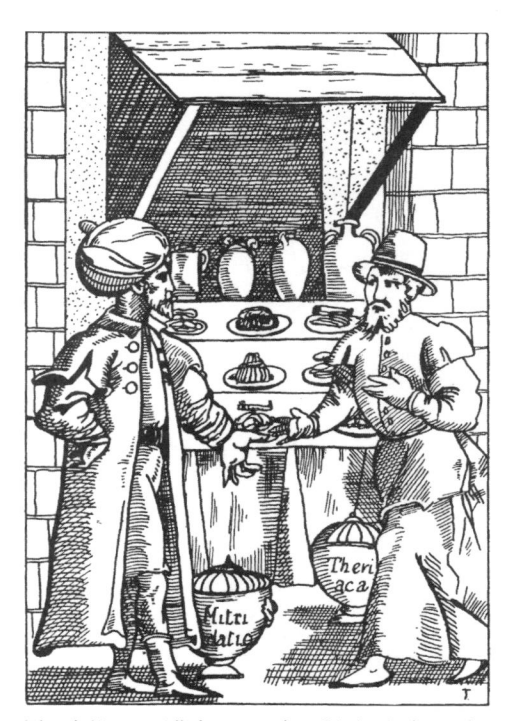

図　東部アラブ薬店：1505年の版画より（Ref.3）ミトリダトム、テリアカの壺が見える。

アラブの薬店

アラブの薬店は、①簡単な薬品や処方薬でない製剤を決められた価格で売る薬局、②医師の処方箋に従って調剤する薬局、の2つに分けられた。

法律によって、医師は不良薬品を売る薬剤師を政府に通知するよう求められていた。アラブ人の間で、調剤師の技術は医師のそれとは明らかに異なっていた。

アラブ人は病人に薬を投与する場合、最初は作用の強い薬を与え、次に作用の弱い薬、たとえばセンナ、マルバダイオウ、タマリンド、ジャコウ、肉桂、楠、ニクズク（香辛料）、丁字、サフラン、ウイキョウ、甘草などを与えた。これらの薬物のほか、多くの生薬が西洋諸国で使用されるようになった。

アラブ人は丸薬を金箔や銀箔で包み飲みやすくし、バラ香水を蒸溜した。11世紀にはホミカがヨーロッパに紹介された。アラブ人が使用していた言葉、たとえばアルコール、アルカリ、シロップ、ナフサ、牛黄（結石）などは、現在も薬学で使用されている。化学においては、硝酸カリ、硫酸、塩化第二水銀、硝酸、亜砒酸、硝酸銀、酢酸鉛についてアラブ人は進んだ知識をもち、現代人は彼らの知識から学んだものが多い。

当時ヒポクラテス、ガレノスについてはシリア語に翻訳されているが、薬の調製法について記述したセラピオン（Serapion：802〜849）、有名な錬金術者であったヤビル・イブン・ハヤン（Jabir-Ibn-Hayyan（Geber））、アラブの有名な医師メスエ（Mesué：780〜857）はギリシャ人やローマ人が好んで用いた峻下剤の代わりにセンナなどの緩下剤を推奨した。ハロウン・アル・ラシド（Haroun-Al-Raschid）がバクダッドでカリフとして活躍した。その他、後述のアヴィセンナ（「外国の薬学史各論19」）、ラーゼス（「外国の医療史各論9」）はアラブの医学・薬学に貢献した。

当時のバクダッドの人口は100万人、大学には6000人の学生がいたという。

ハロウン・アル・ラシドは、807年にシャルルマーニュ（Charlemagne：カール大帝）に使者を送り、芳香性樹脂、甘松樹脂、軟膏などを贈ったとされる。

各論 19

ペルシャのガレノス
I・S・アヴィセンナ
980頃～1037年

　およそあらゆる分野において、1人の天才的な人物がその時代の主な仕事をほとんど一手に成し遂げたため、その人物がその時代を象徴しているように見えることがある。その意味で、アラブの薬学と医学に関してはアラブ語ではイブン・シナと呼ばれ、西欧ではアヴィセンナ（Ibn Sina Avicenna）と呼ばれたペルシャ人（イラン人）こそ、まさにそのような人物であった。ジョージ・サルトン（George Sarton）によると「アヴィセンナ」はすべての種族、場所、時代を超えて、イスラムの最も有名な科学者の1人であった。

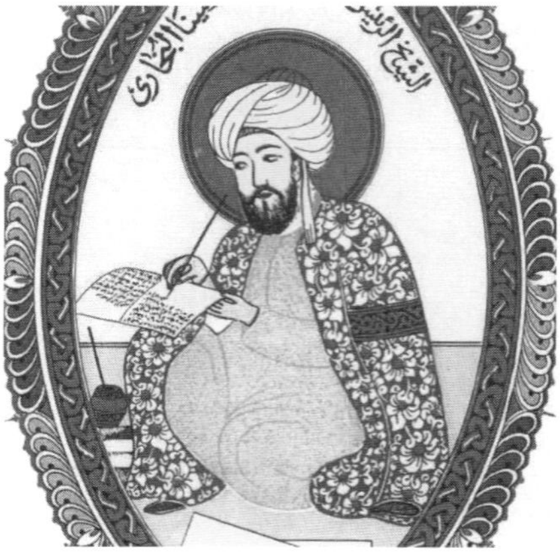

図1　アヴィセンナ

幅広い薬学、医学知識

　980年頃、何不自由のないペルシャ政府の高官であったシナの孫として、「フセイン」と名づけられた子供が中央アジアのブカラ市に生まれた。彼は、後にアヴィセンナとして西欧に広く知られるようになった。若い頃は頑固な意志の持ち主で、西欧諸国のラテン語とよく似たアラビア語で自らの研究の大部分を書物に著した。

　アヴィセンナの驚くべき知識の広さは薬学、医学と自然科学は言うに及ばず、哲学、詩、外交面にまで及び、生存中すでに有名人であった。58年の生涯の間、よく旅行し、その時代の大きな研究について調べ、多くの学生を教え、200近い本や論文を著し、大臣となって国政にも参加した。王子たちはいつも彼の科学的業績を賞賛し、励ましてくれた友人であり、いつも可愛がられていた。彼は大臣として成功したわけではなく、人生の後半において獄中で過ごし、世間の目を避けて過ごした時期もあった。しかし、そのような困難な時期でさえも、彼は時間を無駄にせず、獄中で、また潜伏所において多くの本や論文を書き綴った。

Canon Medicinae の出版

　アヴィセンナの医薬学面での主な業績は、彼が著した『医学正典（Canon Medicinae）』であるが、この本はギリシア・アラビア医学の最後の教典となった。東洋西洋における医学と薬学に対するその

外国の薬学史

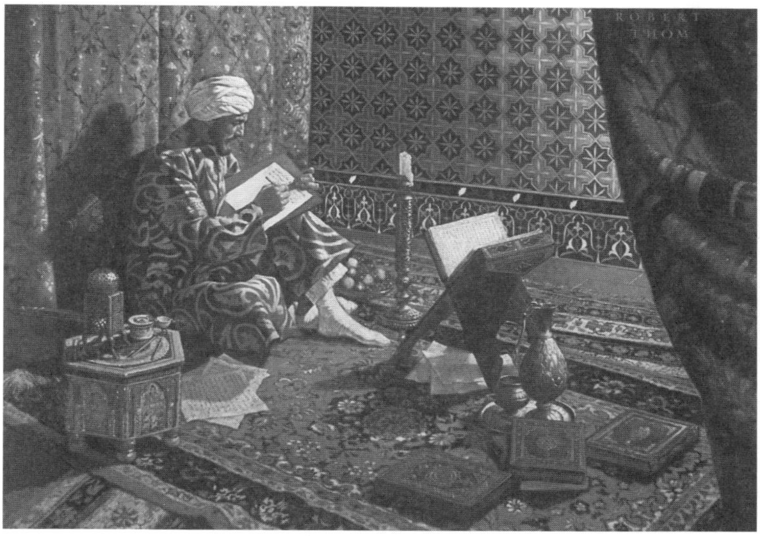

図2 アヴィセンナ："ペルシャのガレン"（980〜1037）
薬剤師、医師であり、そして自然科学と同時に哲学、詩、外交の専門家でもあったペルシャ人のアヴィセンナは、薬局の家に隠れているときに薬剤学のテキストを書いた。それは何世紀にもわたって世界中に広まった。
Printed with Permission of American Pharmacists Association Foundation.
Copyright 2009 APhA Foundation.

影響は計り知れないものがあり、『Canon』は17世紀まで引用された教書であった。東洋では、現在においても重要な書物である。

『Canon』は5巻に分類されているが、第2巻は簡単な薬物に関するものであり、第5巻は調合薬に関するものである。ガレノスの考えを採用しつつ広め、彼はアラブのガレノスとして名声を博した。『Canon』の中で、薬学にとって非常に重要な部分は、アヴィセンナが政治的な投獄から逃れた後、薬学の友人の家にかくまわれて生活していた間に書かれたものである。彼はこの原稿の中で、薬物の正しい調製法に最も注意を注いだ。彼は丸剤の主薬の悪臭と味をなくすための方法として、丸剤を金粉や銀粉で被うことを推奨し、同時に金粉や銀粉は血液の清浄効果もあると考えた。彼は種々の形の鉄を用い、食物や飲物はわずかな発酵ミルクあるいは酢によって酸性とするように推奨した。

アヴィセンナはこのように驚くべき精神力を持っていたが、彼の身体はこの精神力に長く耐えられなかった。彼は古代エクバターナ、現在のハマダンというテヘランの南西300キロにある都市において1307年に亡くなった。彼の墓は、現在もその地にある。

1952年にイラン政府の主催で行われたアヴィセンナの千年祭において、アリ・アシュハン・ヘクマート（Ali Asghan Hekmat）は「アヴィセンナは、11世紀から18世紀までの哲学と医学の分野で、完全な君子であったと讃え、ルネッサンス時代と同様に中世の長い期間を通じて東洋と西洋の間の思想の伝播に重要な地位を占めていた」と述べている。

アヴィセンナの前後の時代において、アラビアの偉大な科学者たちの名が知られているが、アラビアの薬学あるいは医学が語られるとき、常に最初に強調して語られる科学者の名はアヴィセンナである。

イラン政府の援助によって、1952年に記念碑が彼の墓の上に建てられ、ペルシャ人であったが世界の人々に尽くした科学者アヴィセンナを讃え、記念切手が発行された。

各論 20

医薬分業の始まり
フリードリヒ2世
1194～1250年

　歴史的にみて、薬学は多くの偉人たちの功績によって、偉大かつ豊かな伝統ある地位へと押し上げられてきた。そのような功績は、薬学人以外の人々によって始められた場合が少なくない。彼らは人類に貢献している薬学の独自性とその価値を鋭く見抜いたわけである。とはいえ、薬業という職業を愛し、その質を高めて、他の職業よりも高い地位を確立させた無名の薬剤師たちの静かな、そして粘り強い仕事があったからこそ、これらの偉人たちの鋭い洞察も育ち、支えられたことは間違いない。

図　フリードリヒ2世

第一級の立法者としての活躍

　薬業の大義を推進させた世界的リーダーのうち、13世紀の東洋と西洋の間の生きた絆であったフリードリヒ（Friedrich）2世は、シュタウフェン（Staufen）朝最後の神聖ローマ国（後のドイツ）の皇帝兼シチリア（Sicilia）王であったが、その存在はひときわ目立つものであった。フリードリヒ2世は、薬業に1つの職業としての法的独立性を初めて与えたことで知られている。7～12世紀にかけて、スペインとシチリアではイスラム教、キリスト教、ユダヤ教が共存していた。ギリシャ、アラビアの医学がラテン諸国に伝えられた主な地点はシチリアとスペインであった。878年にシチリアの都市シラクーザがアラビア人の手に落ちた後、1061年にノルマン人がこの島の征服に乗り出すまでの間、シチリアはアラビア文化の影響下にあった。ノルマン人のシチリア征服は1091年に達成された。

　アラビア文化の影響を受けたヨーロッパ諸国の多くの場所で、11世紀あるいはそれより早くから公共の薬局が現れ始めた。しかし、薬学が医学から法的に独立して、アラビアにおける公衆の福祉体制の重要な一部を担うようになったのは、フリードリヒ2世が東洋と西洋の生活様式をもつ「2つのシチリア」王国を法律によって統一しようとした1240年からである。

　半分はノルマン人の、後の半分はフランス人とイタリア人の血を受けていたが、フリードリヒ2世は徹底したイタリア人であった。イスラム教、ユダヤ教そしてキリスト教にも温厚に接して教育された彼は多数の言語を操っただけでなく、彼の本拠地であるパレルモを通じて伝わってきた諸々の文明の中から、最も優れたそして最も役立つ知識を自分の王国に取り入れた。

　13歳で両親を亡くし17歳で国王となった彼は、その優れた人格が幾多の試練によって鍛えられ、

領地を改革して、優れた支配者となり、当時として最も教養のある人物の1人、第一級の立法者となった。彼は、サレルノ（Salerno）医学校を再興し、ナポリ大学を建設して、宗教を問わず誰にでも科学者への門を開いた。

勅令により薬剤師の独立を認可

　1240年、薬剤師たちに関するさまざまな事例を聞き及んでいたフリードリヒ2世は、勅令によって臣下の薬剤師たちにその職業の独自性を認めた。

　フリードリヒ2世によるこの薬剤師の独立の認可は、保証条項なしで与えられたものではなかった。賢明にも彼は、この権利に対してさまざまな義務を付加した。その一部は今日の我々の法規における要件とほとんど変わらないものである。フリードリヒ2世が制定した法律のうち、薬業に関する規則は次のとおりである。

　①医業を薬業と完全に分離し、医師と薬剤師が仕事上公然の、あるいは秘密の関係を結ぶことをすべて禁止した。
　②薬業を公的に監督し、薬剤師の義務違反に対して厳しい刑罰を科した。
　③処方箋集（一種の薬局方）に基づいて処方することを義務づけた。これは薬局の薬の信頼性と画一性を保証するためである。

　特に注目すべきは、薬剤師の違反は動産没収の形で処罰される（財産の喪失のみ）のに対して、いかなる詐欺行為でも、これを見逃した監督官に対しては死罪を科すことになっていたことである。

　本書内扉にフリードリヒ2世が薬剤師の代表に医薬分業の詔書を渡している式典の想像図が掲げてあるので参考にして欲しい。

　なお、フリードリヒ2世の医薬分業の詔書については本書外国の薬学史総論8「イタリアの薬学史」を参照されたい。

各論 21

世界最初の薬局方
イタリア・フィレンツェ
1498年

　薬学生が学習を始めて最初に感じることの1つは、「薬局方」という書物は薬剤師のバイブル、つまり「医師が処方する薬を交付する場合に従わなければならない基準の書」のような印象を持つことである。しかし、キリスト教の神の教典（バイブル）と対照させることは適切でない。ラテン語に由来するバイブルという語は「本」、すなわち「信頼するに足りる本」という意味である。

薬局方の出版

　「薬局方」のような公的な出版物の主な目的の1つは、薬の成分の画一性とその材料の純粋性を保証することであった。各行政区内のすべての薬剤師を従わせるような公的権威を持った薬局方（Pharmacopoeia）の概念が最初に生まれたのはイタリアのフィレンツェである。1498年に Nuovo Receptario（新しい薬局方）が出版され、ヨーロッパで初めてこの目的が実現された。

薬の貿易地、フィレンツェ

　中世のイタリアが栄えた主な理由は、東洋の商品がヨーロッパ諸国に届く前に、まずイタリア人の手を通らねばならないという経済的環境にあったためである。12～16世紀にかけて、イタリアの貿易は、コンスタンチノーブル、ダマスカス、アレクサンドリア、チュニジアから南ドイツ、フランス、イギリス、イベリア半島、ポーランドにまで広がっていた。ヨーロッパで東洋の薬や香料の貿易が盛んだったのは、特にフィレンツェ、ジェノバ、ヴェニスである。また、ヴァスコ・ダ・ガマ（Vasco da Gama）がインド航路を発見し、極東の珍しい品々をヨーロッパにもたらしたのも1498年である。コロンブス（Christopher Columbus）の新大陸（アメリカ）発見は、それよりわずか6年早い1492年であった。

　医師によって処方され、薬剤師によって交付されるべき薬の種類やその薬効を保証する基準を求める要求が出てきたのは、さまざまな出版物でさまざまな見解が発表されているように、単味の薬や複合薬の処方および調製法を本にしたものがなかったからというのが大きな理由ではない。

　ヨーロッパで公的な薬局方は「Receptario Composto dal Famossisimo Chollegio degli Eximii Doctori della Arte et Medecina della Inclita Cipta de Firenz」というものであるが、これを訳せば「フィレンツェ大都市の、医学およびその他の科学の優れた博士を擁する最も有名な大学が編集した新しい処方集」となる。当時の独裁政治下にあっては極めて当然のことであったが、同書には権威筋の人間

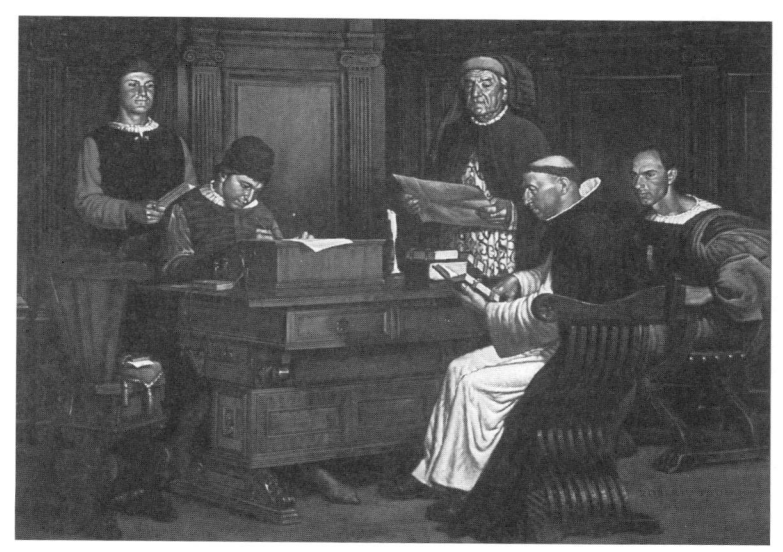

図 最初の薬局方（1498年）
1498年に初めて薬局方がフィレンツェで政府によって認可され、発行された。その作成にあたって医師と薬剤師が協力した。その頃のフィレンツェの指導者であった修道士、サヴォナローラは政治顧問として薬局方の制定に参加した。
Printed with Permission of American Pharmacists Association Foundation.
Copyright 2009 APhA Foundation.

に捧げる序文も献辞もないこととあわせて、その平易さが人目をひいた。この本が出版された日（1498年1月10日）、フィレンツェにはこれを捧げるにふさわしい人物（しかも安全に捧げられる人物）は1人もいなかった政治の空白期であったのである。約1世紀にわたって共和国を支配してきたメディチ一族はフィレンツェを追放され異郷に暮らしていたし、一方、僧侶であり宗教家で威嚇の旗頭であり、薬局方制定にも参画したジロラモ・サヴォナローラ（Girolamo Savonarola）は、1494年以来フィレンツェの実際の指導権を握っていたが、彼の支配権がこの頃には急速に衰微し、この5月に彼は火刑に処せられた。

　この書物の前文で「この書は薬剤師ギルドの実行委員の要請により医師たちによって編集された」と述べられており、この公式の地位の印として薬剤師ギルドの印章が押されていることは注目に値する。

　イタリアの薬剤師は常に支配階級の一員と考えられ、イタリアの政治や社会生活に重要な役割を果たしていたと考えられている。Nuovo Receptarioを作ろうとした努力は、後に異なった職業間の協力関係が得られるように、協調の精神の最初の発露であったと言えよう。

　フィレンツェの例にならって第二の公式の薬局方が現れたのは、これより約50年後のことである。1560年にヨハネス・プラコトニウス（Johannes Placotonius）によって、現ベルギーのアンベール（Anvers）で、Recettario Fiorentinoのラテン語訳として"Pharmacopoea（薬局方）"が初めて出版、使用された。

　その後、多くの国で公定書薬局方が出版された（本書外国の薬学史総論8「イタリアの薬学史」参照）。

各論 22

フランス薬剤師のカナダでの活躍
ルイ・エベール
1575～1627年

　多くの薬剤師のパイオニアたちの生涯における特徴の1つは、自己を犠牲にして仲間に尽くす勇敢な精神を示すことであるが、その最良の例としてルイ・エベール（Louis Hébert）の生涯を見てみよう。彼はカナダ（新フランス）で最初の薬剤師であり、北米大陸でもこの道の草分けの1人である。

父はメディチ家付の薬剤師

　メディチ家の女王カトリーヌ（Catherine）のお付きの薬剤師を父にもつルイ・エベールは、1575年頃にパリに生まれ、彼自身も薬剤師となった。セーヌ河畔の小さな店に海の向こうの大きな、豊かな、それでいて粗野な新世界のスリリングな話の持ち主たちがやってきて、この若いフランス青年に冒険の血を湧き立たせた。1535年にジャック・カルチェ（Jacques Cartier）がセント・ローレンス海峡をさかのぼって以来、ニューフランス（カナダ）に冒険家や毛皮商人や伝道者たちが相次いで足を踏み入れたが、定住するには至らなかった。そのため、1604年にドゥ・モン（de Monts）卿が恒久的な植民地を建設するために仲間の募集を始めると、薬剤師ルイ・エベールはこれに応募した。このときの仲間の中には有名な探検家でフランス王アンリ（Henry）4世のお抱えの地理学者であったサミュエル・ドゥ・シャンプラン（Samuel de Champlain）やプートランクール（Poutrincourt）男爵がいた。

　探検家は嵐にあいながら航海し、ついにカナダ東部ヴァス・コチアの西南端近くのポート・ロイヤルに落ち着いた。そこは現在のカナダ領のヴァスコシア半島西のアナポリス入江北岸のグランヴィルであり、そこを渡るとアナポリス市がある。1605年にドゥ・モン社は、この地にシャンプランの企画に基づいて住宅団地を築いた。この住宅団地は、16世紀の北フランス地方の農家の中庭を囲んで建物が並び、南面の二方を砲台と柵で固めてあった。1605年から1613年にかけて使われたこのポート・ロイヤルの住宅団地の建設は、イギリス人の定住地ジェームズタウンに先立つこと2年、ケベック建設に先立つこと3年、そして巡礼者のプリモス到着より15年前のことであった。

農業と植物にも造詣

　エベールがその薬学の知識を、そして彼の副業である農業の知識の価値を認められたのはこの団地においてである。モリス・ビジョップ（Morris Bishop）著の『シャンプラン－不屈の生涯－』の中に次の一節がある。「春がきた、あらゆる人々が紳士も平民も庭の手入れをし、種をまき、そしてその処女地は喜んでそれに応えてくれたのであった。パリの薬剤師ルイ・エベールはとりわけ土を愛し、そ

外国の薬学史

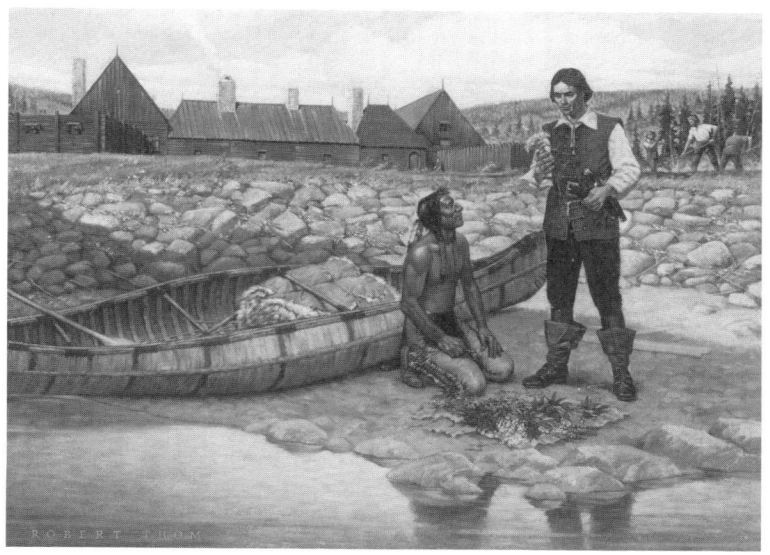

図　ルイ・エベール：最初のカナダの薬剤師
シャンプラン（フランスの探検家）がポート・ロイヤル（ノヴァ・スコチア）にカナダの最初の移民を定住させることを企てた。1605年、この計画に参加したパリの薬剤師のルイ・エベールは、そこで病人を介護し、薬用植物を栽培した。後にケベックでカナダにおける最初の農園を設立した。
Printed with Permission of American Pharmacists Association Foundation.
Copyright 2009 APhA Foundation.

の優しい心を土に注いだ。彼はまた林の草を調べ薬になるものを探した」

　彼は、友人のミクマク・インディアン（Micmac Indian）が持ってきた薬草を調べた。この中には、*Eupatorium*（ふじばかまの一種）、*Verbascum*（もうずいか属の植物）、*Arum*（てんなんしょう科の植物）、*Hydrastis*（きつねのぼたん科の植物）など、いずれもこの地方固有の植物が識別された。住宅団地（近年にシャンプランが初めて立てた場所に復元された）と、低い丘の懐に抱かれたような畑があり、その向こうはファンディ湾がある。

　しかし、ポート・ロイヤルでの定住は短くして終わった。1613年にバージニアからアルガル（Argall）に率いられたイギリス人がやってきて略奪し、壊したからである。この植民地の残留者とともに、エベール一家はパリに戻り、セーヌ河の畔に薬局を開設した。カナダにおけるエベールの足跡は消えることなく、この新大陸に薬剤師としてではなく農夫として名を留めている。1617年、シャンプランは再びエベールを説いて家族とともに移住させた。このときは、セント・ローレンス川に沿ったケベック州に行く一団と一緒であった。エベールは、開拓民および貿易商会の社員に任意の健康管理を行うという契約に署名している。しかしながら、彼が原住民たちや入植者たちと取り引きすることは禁じられていたため、彼の薬局薬剤師としての生活はそれで終わった。ケベックにおいて、彼はカナダに最初の農場を作り、農業の追求と野生植物の研究で名を馳せた。

各論 23

ヨーロッパ・アメリカの製薬産業史
1600～1950年

　ヨーロッパの製薬産業は、1600年代に開局薬局から育ち始め、それが軌道に乗りかけたのが1700年代の中頃である。1918年に始まった第1次世界大戦によって製薬産業は刺激を受け、本当に発展し始めたのは1940年代の始め、人力と機械が不足し、新しい方法と機具装置が必要とされるようになってからである。アメリカの製薬産業はヨーロッパに遅れて発達したが、本当に発展したのは、第2次世界大戦末期頃からである。ともに薬局の実験室で行っていた小規模生産が基礎となって、製薬産業へ発展した。

薬局の実験室から製薬産業へ

　G・ウルダング（G. Urdang）博士は「200年前、18世紀の中頃、個人薬局の実験室で行われた伝統的小規模生産に代わって、製薬産業が始まったことは明らかである」と述べている。

　薬局が18世紀、19世紀初期に若い科学者を育て、薬品産業や化学の応用技術に関した実験室をつくった。この科学的発展は、イギリス、フランス、ドイツで行われた。

　1660年頃、偉大なイギリスの物理化学者ロバート・ボイル（Robert Boyle；1627～1691）は、若いドイツ人のA・G・ハンクヴィッツ（A.G. Hanckwitz）をロンドンに連れてきて、薬局と広々とした実験室を与えた。1700年頃、この薬局はゴッドフレイ（Godfrey）という名前で、多くの薬品、化学品、ガレノス製剤を製造し、国際的に有名な薬品企業となった。

　1752年、パリの薬剤師アントワーヌ・ボーメ（Antoine Baumé；1728～1804）は、パリの薬局主任（メートル・ダポチケール）という名誉ある名簿に登録されただけでなく、薬学出身の科学者名簿にその名前が掲載された。彼は自分の薬局に、科学的知識と技術に基礎をもつ製造工場をつくり、塩化アンモニウムの製造を始めた。そこで彼の名前をつけたボーメの比重計をつくった。また蒸溜法を改良し、エーテルの精製法を1757年に作成した。さらに1775年には2400種の薬品や化学品の価格表（88頁）を発行した。

　このように、フランスやドイツの多くの薬剤師が、薬局の実験室を工場へ拡大していった。

　19世紀初め、アルカロイドに特別の注意が注がれ、理論面と臨床面での応用について多くの発展を見た。特に薬品の純度が薬品産業の大きな目標となった。

　イギリスでは明確な薬学の職業は1800年まで存在しなかった。イギリスの薬剤師は医学に対する羨望をもち、薬学はつまらない仕事であると思われていた。一方には化学者がいて、他方には薬種商がいて、職業的薬剤師は非常に少なかったが、近代的イギリスの製薬産業に対する基礎的仕事をする

表1　イギリス、フランス、ドイツの薬剤師がつくった製薬工場・企業（17〜19世紀）

1660	Robert Boyle—イギリス	1820	Joseph Pelletier and J.B. Caventou—フランス
1741	Burgoyne, Burbidges & Co., Ltd.—イギリス	1821	Thomas Morson and Son—イギリス
1752	Antoine Baumé—フランス	1827	H.E. Merck—ドイツ
1780	J.F. Macfarlan & Company—スコットランド	1831	Squire & Sons, Ltd.—イギリス
1780	Savory and Moore, Ltd.—イギリス	1833	Stafford, Allen & Sons, Ltd.—イギリス
1790	Wright, Layman & Umney, Ltd.—イギリス	1834	May & Baker, Ltd.—イギリス
1795	Allen and Hanburys, Ltd.—イギリス	1837	Hermann Trommsdorff—ドイツ
1798	John Bell & Croyden—イギリス	1851	Ernst Schering—ドイツ
1807	Howard and Sons—イギリス	1856	Friedrich Witte—ドイツ
1814	Daken Brothers, Ltd.—イギリス	1880	Stanislas Limousin—フランス
1814	J.D. Riedel—ドイツ	1880	Burroughs, Wellcome & Company—イギリス
1817	Friedrich Wilhelm Sertürner—ドイツ		

薬剤師が何人かいた。

表1に、イギリス、フランス、ドイツの開局薬局の薬剤師が、製薬工場をつくった例および製薬企業名を示す。

アメリカの製薬産業

アメリカでは製薬産業は少し遅れて発達したが、ここでもまた開局薬局が製薬産業の発展の基礎となった。アメリカでの製薬企業の発展は植民地時代にはなかった。国は弱体で、交通網は未発達で、母国イギリスがアメリカで産業を発達させようという意図は最初はなかった。独立戦争が終結し、クリストファー・マーシャル・ジュニア、チャールズ・マーシャル兄弟の薬局が、フィラデルフィアに製薬工場をつくったのが1786年で、そこで塩化アンモニウムとグラウバー塩（$Na_2SO_4 \cdot 10H_2O$、下剤）の製造を始めた（「外国の薬学史各論27」）。

フランスで発明された製薬技術の1つである浸出濾過法（Percolation）は、主にアメリカで発達し、大規模製薬の出発点となった。

1914年にデトロイトで開催されたアメリカ薬学会第62年会において、「薬品製造の45年」という論文が、F・O・テイラー（F.O. Taylor）によって発表された。

それによると、当時アメリカの薬局では、ガレノス製剤は自分の薬局でつくっていた。しかし、数社が、小規模ながら製薬工場での生産を始めた。なかでもデトロイトのパーク・デービス社の発展のおよその年代史について、興味ある報告をしている（表2）。

第1次世界大戦以前のアメリカでは、ドイツの薬品・化学製品を販売することが主で、製造はされなかった。1955年1月、薬品と化粧品産業（Drug and Cosmetic Industry）が、1949年12月までの製薬企業31社のリストを発表した（表3）。

表2　パーク・デービス社の発展の歴史

①形成時代　　　　1867〜1874
②植物研究時代　　1875〜1882
③標準化時代　　　1882〜1894
④有機化学合成時代　1883以降
⑤生物製剤時代　　1895以降
⑥ホルモン研究時代　1901以降
⑦ビタミン研究時代　1909以降
⑧抗生物質時代　　1940以降

表3　31社の古い製薬企業名

1752	Caswell-Massey Co. Ltd.	1856	William R. Warner & Co.
1781	Schieffelin & Company	1858	E.R. Squibb & Sons
1808	Lanman & Kemp-Barclay & Co.	1860	Reed & Carnrick
1824	The Tilden Company	1860	Wyeth, Inc.
1826	S.S.S. Company	1863	The Burrough Bros, Mfg. Co.
1828	The Wm. S. Merrell Company	1865	Buffington's
1833	McKesson & Robbins	1866	Parke, Davis & Company
1833	Strong Cobb & Co.,	1868	Borcherdt Malt Extract Company
1835	Boericke & Tafel	1870	Lloyd Brothers, Inc.
1840	Otis Clapp & Son	1871	Valentine Company
1841	Smith, Kline & French	1872	Henry K. Wampole & Co.
1844	Carroll Dunham Smith Pharmacal Co.	1875	Chilcott Laboratories
1845	Sharp & Dohme	1875	Lvdia E. Pinkham Medicine Company
1847	Solon Palmer	1876	The Arlington Chemical Company
1855	Chicago Pharmacal Company	1876	Eli Lilly & Company
1855	Hance Bros. & White Co.		

表4　上位20社の製薬会社（2009年）

Johnson & Johnson（アメリカ）	Bayer Health Care（ドイツ）
Phizer（アメリカ）	Bristol・Myers Squibb（アメリカ）
GlaxoSmithKline（イギリス）	Eli Lilly（アメリカ）
Roche（スイス）	Schering-Plough（アメリカ）
Novartis（スイス）	Behringer-Ingerheim（ドイツ）
Sanofi-Aventis（フランス）	Amgen（アメリカ）
Astra Zeneca（イギリス）	武田薬品（日本）
Abott（アメリカ）	Genenteck（アメリカ）
Merck（アメリカ）	Merck-Serono（ドイツ）
Wyeth（アメリカ）	Teva（イスラエル）

　テイラーの1914年のレポートによると、開局薬剤師が用手法でつくっていた錠剤は、機械化によって1日10時間に150万錠生産できるようになり、1890年代1年に100万個つくっていたカプセルが、60年後には1時間で生産できるようになったと報告されている。

　第2次世界大戦によって鉄鋼やその他の金属が不足し、人力が不足したが、製薬会社は機械化を促進し、抗生物質の生産のために20万リットルのタンク培養を可能にした。さらにアメリカはヨーロッパ、アジア、南米、アフリカ各地に製薬原料を生産するための工場を設立し、原料の濃縮物を輸入し、製剤化して、薬品を輸出する国になった。

　この間、開局薬局の小さな特権を製薬工場がすべて持ち去ってしまったため、開局薬剤師と製薬工場の間に争いごとが発生した。しかし、この間に開局薬局が減少したわけでなく、その数は増加した。個人薬局と製薬工場の間に争いが消失したのではなく、薬業という1本の木に薬局と製薬産業という2つの枝ができたと考えるべきではなかろうか。

　なお、2009年の統計によると上位20社の製薬会社は**表4**のとおりである。

外国の薬学史

各論 24

イギリスの調剤師会 ロンドン

1617 年

　中世の頃、薬や香辛料の取引はロンドンのコショウ商組合がほぼ一手に担っていた。この組合の最初の記録は 1180 年に現れている。そして、1428 年にヘンリー 6 世（Henry VI；1421〜1471）から勅許状を授かった際に、コショウ商組合という名前を食料雑貨商組合と改めた。

　この頃、ヨーロッパ本土と同じように、イギリスでも調剤の技術が急速に発達した。それに伴って、自分たちのような技術を持たず、性が合わない食料雑貨商や香辛料商とは縁を切って、調剤師（アポセカリ）だけの同業組合を作りたいという欲求が生まれたのは当然のことである。

イギリス調剤師会の設立

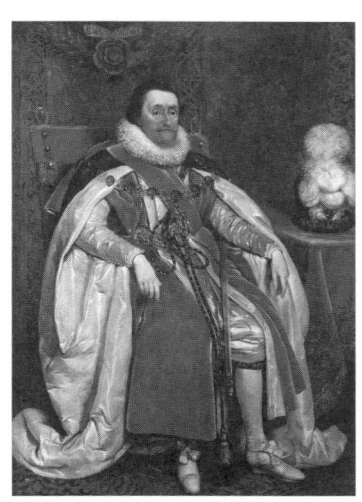

図 1　ジェームス 1 世

　ロンドンの調剤師会は 1606 年に設立され、イギリスの最初のスチュアート（Stuart）王ジェームス（James）1 世によって勅許状が授けられた。しかし、この勅許状にも効力の限界があり、司法権上は食料雑貨商組合と縁を切ることができなかった。

　調剤師独自の組合を作る動きは、長年にわたる意見の衝突や苦い経験、摘発やそれに対する反訴、そして政治的策略などがたび重なった結果として生まれたものであり、勅許状を交付するだけの中途半端な手段で片付くものではなかった。調剤師たちは、王室付きの調剤師テオドール・ドゥ・マヤーヌ（Theodore de Mayerne）やヘンリー・アトキンス（Henry Atkins, 1618 年に出版されたロンドン薬局方の生みの親でもある）、女王付き調剤師ギデオン・ドゥ・ローヌ（Gideon de Laune）の助力を得ながら、独立した職業として確かな承認を得るために努力した。ジェームス王は近寄り難い人物であったため、調剤師たちは王の取りなしの人たちの影響力に強くすがりつくほかなかった。1617 年 12 月 6 日、ついに王は調剤師たちに新しい勅許状を授け、「ロンドン市調剤技術および技工の熟練者および官吏の組合」という名の組合をつくらせた。これは、アングロ・サクソンの世界では初めての調剤師だけの組織である。

　有名な政治家であり、哲学者であり、科学実験の擁護者であったフランシス・ベーコン（Francis Bacon）が、調剤師会憲章の著者の資格で、食料雑貨商組合に対する異議申し立て者代表として、「憲章」の最終的裁可を求めてそれを王に示した。

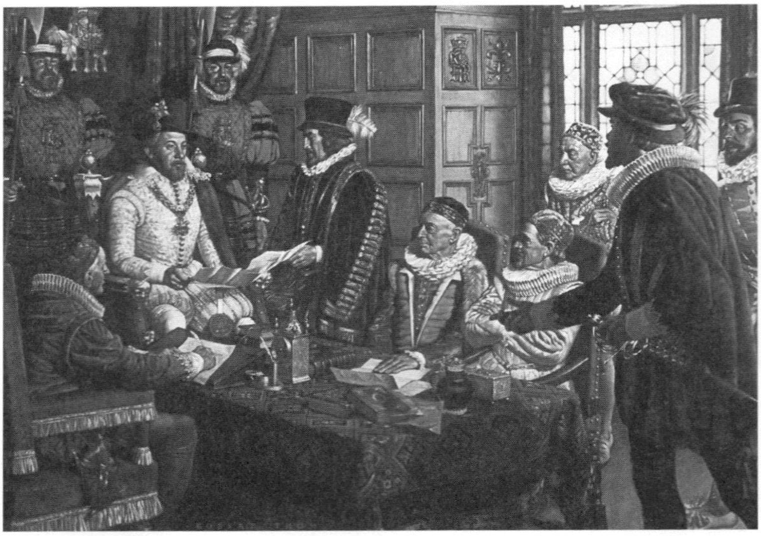

図2 調剤師協会（1617年）
中世の英国調剤師は食品雑貨商組合に支配されていた。1617年、激しい論争の末、ジェームスⅠ世はロンドンの調剤師に調剤師会の設立許可状を授与した。同会は最初のアングロ・サクソンの調剤師組織となった。
Printed with Permission of American Pharmacists Association Foundation.
Copyright 2009 APhA Foundation.

調剤師に勅許状

　調剤師に勅許状を授与したことは、ジェームスⅠ世の温情の現ればかりとは言えないようである。イギリス王国の最初の公立の薬局基準である『ロンドン薬局方』は、当時出版を待つばかりに準備されており、王室の医師たちがその動きの中心となって、翌年に出版された。もしこの薬局方が法的権力を与えられるべきものであったなら、その権利義務をもち、責任を負うことのできる明確な技術屋集団が存在すべきであった。

　この勅許状は、ロンドンの調剤師会会員に薬局所有の独占権を授与し、「ロンドン市内、郊外、あるいは市から7マイル以内の土地で、いかなる薬や薬用品を売ったり、調合したり、調製したり、服用させたりすること、あるいは調剤のあらゆる技術を使用すること」が、食料雑貨商その他の人間には許されない不法行為であるとしている。また、この勅許状は調剤師となるための7年間の見習いと、調剤師資格をも規定している。

　食料雑貨商たちは食料雑貨商組合から調剤師が離れることを阻止しようとし、王がそれを拒絶した際に力を発揮したのは、フランシス・ベーコンの思想であったことは疑いない。ジェームスⅠ世は、「食料雑貨商は職業技能を何ももたないただの商人に過ぎないが、調剤師の実務は『秘法』であり、それゆえ、彼ら自身の団体をもつことが適当と私は考える」と述べている。（本書外国の薬学史総論 9「英国の薬学史」参照）

各論 25

病人を治した植民地総督 J・ウィンスロップ
1588〜1649年

　植民地アメリカの最初の100年の間、薬の扱いや医療は、総督か聖職者あるいは教育者という3つの職域の人たちによって行われていた。当時は原始的、開拓的社会であったため、薬をつくったり服用させたり、病気の手当てをするのは各家庭の主婦による場合が多かった。

図　J・ウィンスロップ

未知の国アメリカへの船出

　17世紀のはじめ、ヨーロッパ、特にイギリスの人々は不安と不満のどん底にあった。経済的、宗教的に耐えがたかったという条件に加えて、大手貿易会社の中でも特に向こう見ずな輩が、彼らの眼を大西洋の向こうにある未開の土地の可能性に向けさせたのである。彼らは冒険心に富んだ者や抑圧された人々を募って風変りな一団を結成し、未知の国へと船出していった。

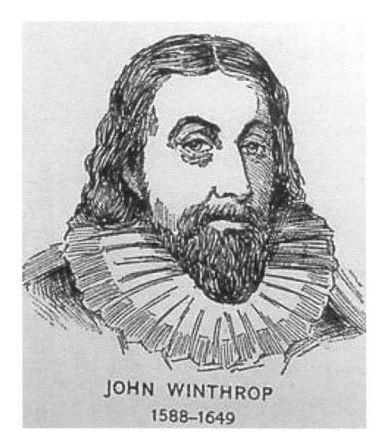

　さまざまなスポンサー会社が提示する気前のいい契約条件に魅せられて、人格も富も備わった多くの人々、とりわけ非国教徒たちが新たな植民地の可能性に夢を託した。そのような人々のリーダーの1人がジョン・ウィンスロップ（John Winthrop）である。

　1630年6月12日、ジョン・ウィンスロップ総督をリーダーとするマサチューセッツ・ベイ・カンパニーという名の一団を乗せたイギリスの小艦隊の旗艦アラベラ号は、それより2年ほど前に築かれたセイラム港に錨を降ろした。ところが、セイラムはそこの残留住民を養うのがやっとの状態だったため、ウィンスロップの一行はそこから移動してチャールズに町をつくった。困難と苦痛はひどかった。食物が少なく多くの人々は壊血病にかかり、天然痘が蔓延していた。死は日常茶飯事であった。とうとう水が欠乏してきたので、一行はショーマット半島に司令部を設け、その地をボストンと名づけた。

総督の調剤

　1629年から始まるウィンスロップの日記の中から、当時の薬の調製法や投与法の実際をいろいろと伺い知ることができる。母国から常用薬の詰まった薬箱を持ってきた者もいた。野生の薬用植物が

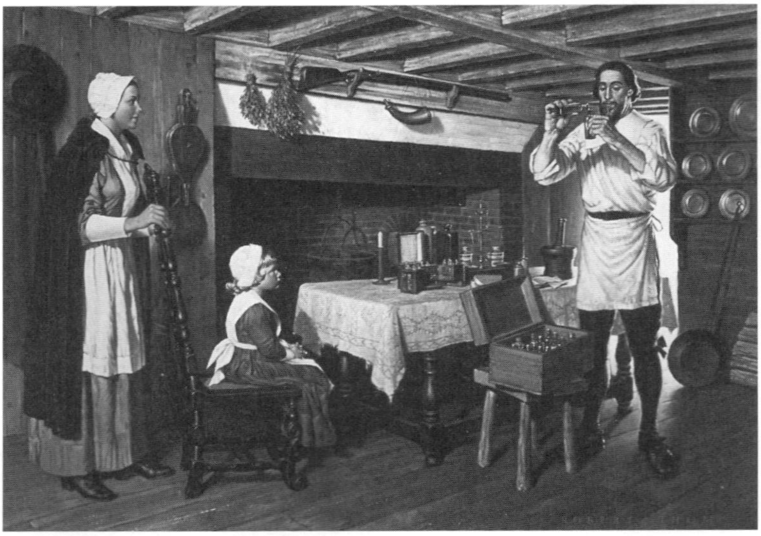

図2 病気を治した総督（1640年）
アメリカ植民地時代より以前の新世界では、薬剤師や医師がほとんどいなかったため、マサチューセッツの総督であったジョン・ウィンスロップ（1588〜1649）は、手紙で助言を求め、薬剤師の代わりに彼自身の家で患者に薬剤を投与した。
Printed with Permission of American Pharmacists Association Foundation.
Copyright 2009 APhA Foundation.

ニューイングランドの沼沢や森や丘陵地に豊富に自生していた。原住民からもいろいろと教えてもらい、植民地生活の間、大いに助けられた。ブラッドレー（Bradley）の記述によると、「宗教の狂信家」たちによって騙され、強奪され迫害されるという事件が起こる以前は、原住民は白人に対して親切で、移住者たちが医師や薬剤師を渇望していたときに、病人を治す方法を教えてくれた。

このようにいろいろな手段はあったものの、彼らの力では満足できない緊急な治療手段の要求があったに違いない。その責任は総督であるウィンスロップにかかっていた。彼らはイギリスから医療経験のある専門家を説き伏せて新大陸に呼び寄せることができなかったため、イギリスの友人たちと文通で助言を受けることにした。1643年、彼はロンドンのエドワード・スタフォード（Edward Stafford）から「各種疾病の治療薬処方集」を受け取った。これは8頁半ぐらいのもので、約50種の薬草や薬物のことが書かれており、その中にはブラックパウダーと呼ばれたおたまじゃくしや蛙を焼いた灰なども内用および外用薬として使われていたことが書かれている。

大抵の材料は手近にあるものであり、ジョン・ジェラード（John Gerard）の『本草書』に収録されたものである。『本草書』の第2版は、トーマス・ジョンソン（Thomas Johnson）によって、『ロンドンの市民と薬剤師』として1636年に出版された。周辺の山野から薬の原料を採取し、保存し、また加工するためにウィンスロップが知恵を傾けたことは明らかである。彼はまた、機会さえあれば貴重な薬をイギリスから取り寄せて確保しておくようにした。彼のこうした奉仕的な仕事が広く一般に知られていたという事実は、彼の書簡から推察できる。彼の家はこの地域における病人の治療の中心地であったのである。

貴重な輸入薬品の入った箱から、また彼の家の炉端で乾かした薬草から、ウィンスロップが薬を調合し、住民に渡した。彼らにとって、また彼らの周囲の者にとって、このよき総督は大西洋の西の世界で唯一の薬剤師であり医師であった。

各論 26 薬剤師としてのキリスト画
17〜20世紀

　聖書に書かれた「自らは医師なり、自らは薬なり」というイエスの言葉をもとに、1530年頃から調剤室の中にいる処方者イエスが描かれたが、調剤室で薬剤師の象徴である天秤をもった薬剤師としてのキリスト像が描かれ始めたのは、1630年頃からである。

画像98点が確認されている

　薬剤師としてのキリスト画は、バイエルン（南ドイツ地方）に35点、オーストリア地方に23点、アルザス・スイス地方に31点、その他の国に9点（ハンガリー1点、ソビエト2点、アメリカ2点、フランス2点、スウェーデン1点など）の計98点が判明している。

　17世紀前半から20世紀にかけて薬剤師としてのキリスト図像が増えていった背景には、これらの画が教会などに掲げられ、調剤室にある神秘な薬壺の表面にキリストの言葉である信仰、希望、愛などの言葉を書き入れられ、キリスト教の布教に用いられたと思われる。このことは当時の薬剤師が人々から尊敬され、結果的にキリストの名のもとに薬剤師の地位も向上していったものと考える。

　現在、ドイツ・ギュッセンスタットのセント・ミハエル教会に所蔵されている薬剤師としてのキリスト画（高さ80センチ、幅65センチ）は1670年に画かれたもので、薬局の調剤室の中に立つキリストが左手に天秤をもち、調剤台の上の薬壺には薬物の名でなく、ワイン、水、薬、グラジオラス、アンゲリカ、忍耐、十字架、精神、正義、平和などの言葉がラベルに書かれ、背景の壁には「こちらに来て金を払うことなくブドウ酒、ミルクを買いなさい。疲れた者、重荷を負った者は誰でも私のもとに来なさい。私が休ませてあげよう」と書かれている。

　また、ドイツ・ハイデルベルグの薬博物館が所蔵している18世紀後半の油絵（高さ90センチ、幅71センチ）では、薬壺が並んだ棚の前にキリストが立ち、左手に天秤をもち、調剤台の上には紙がたれ下り、「神の言葉に耳を傾け、愛を保つ者は幸いなり」と書かれ、下の紙には「総べて重荷を負える者、われのもとに来れ、われ汝を救わん、われを呼べ、われ汝らの願を聴き届けん、探せ、さらば見出さん、願え、さらば見出さん、戸を叩け、さらば戸が開かれるであろう」と書かれている。

　日本においては、7、8世紀の初期の薬師如来像は薬壺をもたないが、僧・不空による薬師如来の教典にあったように、薬師如来像に薬壺をもたせるという記述が日本に伝わって、10世紀初頭から薬師如来像の左手に薬壺をもたせるようになった事実と、時代は大きく異なるが類似する面もあり、当時の民衆の心に具象性をもった偶像の姿に、薬剤師の先祖である薬師如来像が薬壺をもつようになったことと重なって興味深い。薬剤師としてのキリスト像は本書内扉のカラー絵を参照されたい。

各論 27

薬学王国アメリカ マーシャル薬局
1729～1825年

　北アメリカの薬局の発展は、クリストファー・マーシャル（Christopher Marshall；1709～1797）と彼の家族、子孫に負うところが大きい。18世紀の初期、フィラデルフィアにマーシャル薬局が設立され、1729年から1825年までの約100年間続いた。

薬学王国を築いたマーシャル薬局

　マーシャル薬局は北アメリカの薬系企業のパイオニアであり、大規模な化学薬品製造会社やアメリカ最初の薬科大学の礎を築いた。また、アメリカで女性薬剤師が初めて生まれた場所でもある。

　イギリスのダブリン（現在のアイルランド）からの移民であったクリストファー・マーシャルは、フィラデルフィアで1729年に自ら土地を借りて薬業を始めた。彼は独立戦争と建国直後のアメリカで卓越した職業開発力を発揮し、家族愛に満ちた関係を築いた。

2人の息子の協力

　クリストファー・マーシャルはアイデアに優れた社会文明、職業を発展させ、2人の息子を育てた。1人はクリストファー・マーシャル・ジュニア（Christopher Marshall, Jr.；1740～1806）、もう1人はチャールス・マーシャル（Charles Marshall；1744～1829）と彼らの子供たちである。

　クリストファー・マーシャルは彼の薬局で2人の息子に薬業の知識と従業員への配慮を、生活の哲学とともに伝えた。2人の息子は、これらの教訓を彼ら自身の成長と発展に反影させ、生計を助けた。

　1756年、クリストファー・マーシャルは2人の息子を協力者とし、1772年に彼の薬局から退いた際に、薬局をジュニアに任せ、海運業のマネージャーとして店を拡大することにした。彼は大衆への奉仕を広げるとともに、一種の薬学教育施設をつくった。薬局では機敏で包容力のある若者が働き、店の奥では薬を混合する部屋をつくり働いた。6～12人の若者が絶えず働き、店は町で最も活気のある薬種商であり、薬局であり、多くの若者の研修の場ともなった。

　二男のチャールス・マーシャルは、フィラデルフィア薬科大学の最初の学長を1821年から1824年まで務めた。この大学は、若い人に必要な薬学の技術と、科学に対する基礎的伝統を教え、発展させた。数年後、同大学の学長になったダニエル・B・スミス（Daniel B. Smith）はチャールス・マーシャルについて次のように述べている。

　「約30年前は、フィラデルフィアにはたった1つの薬局しかなかった。医師はそこで、外国の新し

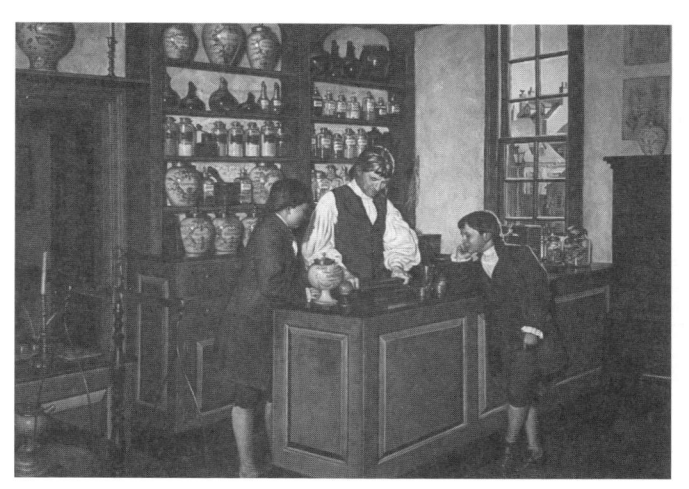

図　マーシャル薬局（1791～1825 年）
19 世紀、フィラデルフィアにあったクリストファー・マーシャル薬局は、薬剤師の養成学校となり、薬物製造の中枢ともなり、戦時中は薬物の補給所となった。彼の息子、クリストファー・ジュニアとチャールズは職業の伝統を受け継いだ。
Printed with Permission of American Pharmacists Association Foundation. Copyright 2009 APhA Foundation.

い薬品を知り、薬局長の指示監督下につくられた薬と処方箋に対応でき、近代の製薬の技術と責任をもつ薬局はマーシャル薬局だけであった。業務における彼の成功の"こつ"は、厳しい誠実さと良心的な正確さと、彼の粘り強い注意力によるものである」

2 人の息子の指導下にあった企業は、化学薬品の大量製造をはじめ、アメリカの最初の私的企業となった。独立戦争の間、植民地軍への薬品を大量に供給し、ペンシルベニア、ニュージャージー、メリーランド、デラウェア、バージニア州の軍隊は、医薬品をマーシャル薬局から購入した。

1786 年にマーシャル薬局は塩化アンモニウムとグラウバー塩（$Na_2SO_4 \cdot 10H_2O$、下剤、利尿剤）と他の化学薬品の大量生産を始めた。

クリストファー・マーシャルは、薬局の仕事から手を引いて、独立戦争の間、「戦うクェーカー教徒」という製薬慈善団体に力を注いだ。クリストファー・マーシャルは、長期間、医師たちの素晴らしい信頼を得てきたが、「平和友人協会」の会員としても活躍した。彼は 18 世紀の終わりに薬品企業となった 1 つのクェーカー団体であるウェザーリル（Wetherill）と一緒になり、自由クェーカー協会を結成した。

女性薬剤師の孫娘の活躍

1776 年には、フィラデルフィアの病院の患者の求めに応じる仕事も始めた。

1801 年にすべての企業から一旦手を引いたが、3 年も経たないうちに、チャールズ・マーシャルの管理のもとで信用貸しを始め、破産した。彼の伝記作家が述べるように「軽率さ」が出てきたと言われた。1804 年、娘のエリザベス・マーシャル（Elizabeth Marshall）が管理者として、その企業を見事に立て直した。このアメリカ人女性薬剤師のもとで、この企業は 1825 年まで続いたが、チャールズ・エリ（Charles Ellis）、アイザック・P・モリス（Isaac P. Morris）に売却された。

各論 28

スウェーデンの薬学者 C・W・シェーレ
1742～1786 年

　カール・ウィルヘルム・シェーレ（Carl Wilhelm Scheele）は世界的な化学者であり、薬剤師であった。その短い生涯の間に数々の発見を行い、人々に計り知れない利益をもたらした。彼自身はあまり恵まれなかったが、薬剤師としての勤めをないがしろにすることはなかった。

　彼の研究や発見は、初めは弟子として、次いで主任として勤めたスウェーデンの薬局で、また後には自らが経営したケービングという小さい町の薬局で行われた。

薬局へ弟子入り

　薬史学者ジョージ・ウルダング（George Urdang）は、その著書『薬局の化学者カール・ウィルヘルム・シェーレ（The Apothecary Chemist—Carl Wilhelm Scheele）』（Madison, Wisconsin, 1942）の中で次のように書いている。

　「シェーレの幼年期には、後年の彼の偉大さを示すものは何もない。彼は当時のスウェーデン領ストラルスンド（Stralsund）、ポメラニア（Pomerania）のヨアヒム・クリスチャン・シェーレ（Joachim Christian Scheele）というビール醸造業者の 11 人の子供の 7 番目として生まれた。彼の生後 2 年目に父親の会社が倒産したので、彼は貧乏のため教育を受けられなかった。14 歳のとき、彼は学校を去り、イエーテボリのユニコーン（Unicorn）で薬局を開設していた薬剤師マーチン・アンドレアス・バウチ（Martin Andreas Bauch）に弟子入りした。ここで彼の人生後半の才能と力が伸びたのである。彼は身辺にはまったく未知のあるいはよく知られていない天然物がたくさんあり、それらは彼が思い通りに研究や実験の対象とすることができることを知った。彼の主人は、彼の並々ならぬ研究熱を認めて、研究に必要な資材や時間をできるだけ与えたばかりでなく、その立派な蔵書も自由に使用させた。後にシェーレが古今を通じて大化学者と認められるようになった数々の発見の大部分の基礎は、1757～1765 年まで過ごしたこのイエーテボリの 8 年間の生活と、続いて 1765～1768 年まで過したマルメ（Malmö）にあったピーター・マグヌス・キールストレーム（Peter Magnus Kjellström）薬局の主任としての 3 年間の生活の間に築かれた」

種々の実験を重ねる

　初期の実験は、倉庫の隅に間に合わせにつくった実験室で行われた。もしバウチやキールストレームの薬局が、シェーレに日常的に実験をさせず、もっと店の仕事に精を出すように追い立てていた

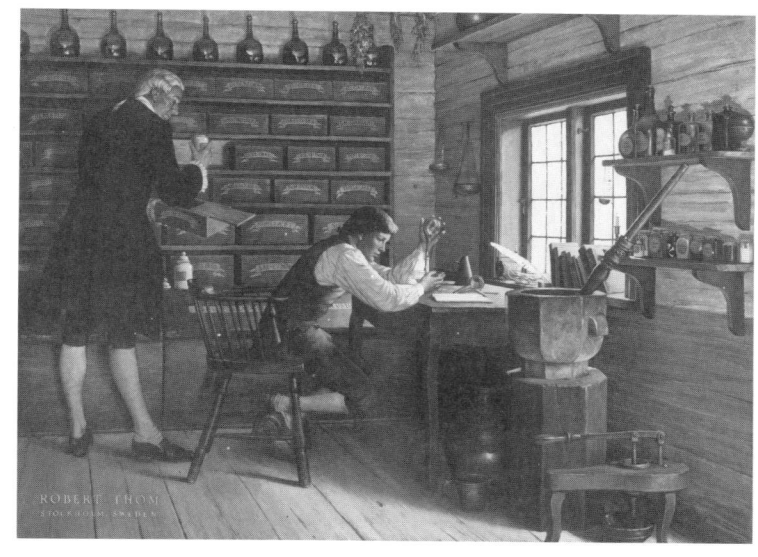

図 カール・ウィルヘルム・シェーレ (1742〜1786)
偉大な薬剤師—化学者であったシェーレはスウェーデンの薬局でいつも実験をしていて、酸素、塩素、有機酸、そしてグリセリンをはじめ、多くの化学的発見を行い、今日の産業や日常生活に貢献した。
Printed with Permission of American Pharmacists Association Foundation. Copyright 2009 APhA Foundation.

ら、世界はこの偉大な天才を失っていたかもしれない。

マルメ時代に彼の才能をいち早く認めた科学者アンダース・ヤハン・レチウス(Anders Jahan Retzius)は、1876年頃の手紙で友人に次のように書き送っている。

「彼(シェーレ)の才能はまったく自然科学向きだ。彼はそれ以外には少しも興味を示さない。それというのも、自然科学以外の事柄については優れた才能をもたないように見える。彼の記憶力は抜群だが、これも科学に関することに限られていたようだ。彼はあらゆる実験を手当り次第に試み、それらの実験から彼は理論主義者では得られない多くのことを学んだ。彼は一定の原理によらずに実験するというやり方だったので、理論主義者が自分の理論に合わないから不可能だと考えることを、多く観察し発見した」

32歳のとき、まだ薬剤師試験を受けなければならない見習いの身で、スウェーデンの科学者の最高の権威であるスウェーデン王立科学アカデミーの会員に選ばれた。この会の権威は大変高かったし、彼の正直でさっぱりした性格が人々に好感を与え、よくある科学によるねたみや争いは起こらなかった。彼の「空気と火に関する論文」の発表が出版社の怠慢で遅れ、同様な他人の論文が先に発表されたことがあったが、シェーレが他人の論文を盗用したという者はいなかった。

43年の生涯を終えるまで、薬剤師シェーレは次々と新しい発見や観察を発表し、同世代の人々を圧倒した。一方では科学に、もう一方では市民に薬を供給する仕事に専心していたため、私生活はまったくなかった。シェーレの発見が世にもたらした恩恵は多々ある。たとえば、塩素による漂白、洗濯産業、化学消毒の広範な利用、特に浄水は現在でも塩素による消毒なしには考えられない。彼が発見したクエン酸などは、近代食物飲料工業には最も重要である。彼が発見への道を開いたタングステンとモリブデンは近代鉱業に不可欠である。グリセリンは我々の日常品や産業に多用されている。彼の発見をニトログリセリンや爆発物工業に応用し、建設的なことや破壊的なこともできるようになった。

1892年にストックホルムに彼の記念碑が建てられたが、彼に対する敬意が払われたのはおそらくこのときであろう。当時の世論は、「シェーレは我々の時代の発展に、外交上の交渉や戦争によるよりもはるかに多くの貢献をした」と評価した。

各論 29

植民地アメリカにおける最初の病院薬局

1755年頃

　独立戦争（1776年）以前の北アメリカが未開発状態であったことは、1751年までの植民地時代に病院というものが1つもなかったという事実からも想像できよう。

　アメリカの薬学にとって特に注目すべきことは、1751年に病院が創立されてからわずか1年後に、アメリカ最初の病院薬剤師が置かれたことである。画期的なことは、これらの新しく重要な企画があのアメリカの偉人、自国のみならず世界に大きく貢献したベンジャミン・フランクリン（Benjamin Franklin）の活動力と心の清明さに帰していることである。

ペンシルベニア病院薬局の設立

　ペンシルベニア病院の創立については、アメリカ薬剤師会雑誌に、ジョセフ・W・イングラント（Joseph W. England）博士の次の論文が掲載されている。「その設立の提案は、フィラデルフィアのトーマス・ボンド（Thomas Bond）博士によってなされた。彼はそのような施設を創立するのに寄付金を集めようと思ったが失敗に終わった。彼の提案はアメリカでは新しいものであり、よく理解されず人を動かさなかった。そのためボンド博士はフランクリンを訪ねた。すると彼は、すぐにその運動に同情的な関心を示し、大衆の支持を得る計画を立てた」

　ペンシルベニア病院の記録簿 No.6（p.66）には、「ボンド博士とフランクリンは、1751年にキンゼー家として知られた借家に8台のベッドを入れ、4人の患者で病院を開設した」と書かれている。その1年前に注文してあった薬がロンドンから到着していたが、それは予想外に大量かつ高価であった。余分の船荷を返すよりも、むしろ病院の薬局をつくり、そこで使うことを決めた。そして東側の部屋に薬局をつくり、下に引き出しを取り付けた棚用の場所を区切ってつくることも許された。ペンシルベニア病院に、最初の永久的な独立した薬局が1756年12月に完成した。今日、それは現在の建物の東棟の場所に当たる。

　病院内に薬局を設け、アメリカで最初の専門の薬剤師を雇うことについて、1752年5月のペンシルベニア病院開設に関する報告書にフランクリン自身が次のように書いている。「1752年12月に、これまでは開業薬剤師たちは慈悲で無料の薬を与えていたが、支配人たちはロンドンから薬品の詰め合わせを入手していたので、病院内に薬局を開設した。そのため薬剤師を雇い、薬剤師は毎日出勤して処方箋に従って調剤することにした。この薬剤師は年に15ポンドの手当てが支給され、また2人の確実な保証人をたて、誠意をもって業務を果たす約束をすることにした」。ボンド博士は、ジョナサン・ロバート（Jonathan Roberts）という薬剤師の保証人の1人となった。彼は最初の病院薬剤師

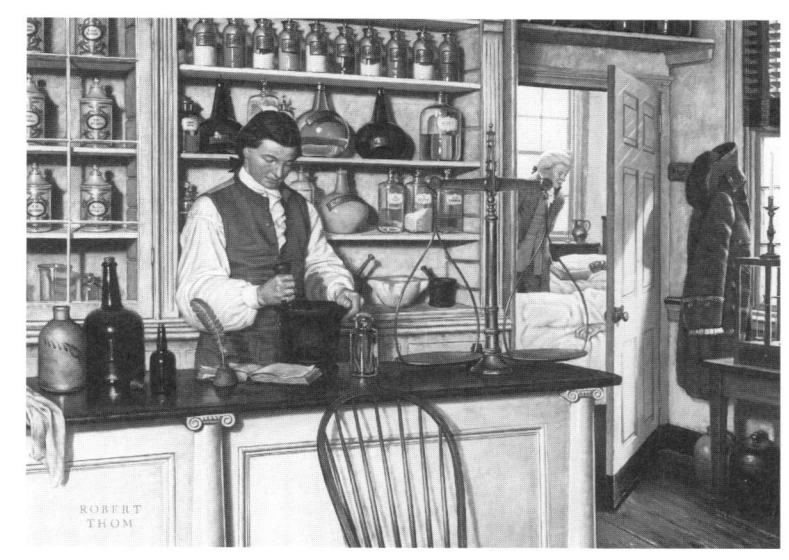

図 アメリカの最初の病院薬剤部（1755年頃）

ペンシルベニア病院がフィラデルフィアの民家につくられた1年後、植民地アメリカの最初の病院薬剤部が1752年に設立された。ジョン・モーガンは2番目の病院薬剤師であり、後に医師となったが、2つの専門職を独立させることに努力した。
Printed with Permission of American Pharmacists Association Foundation. Copyright 2009 APhA Foundation.

として1755年の4月から翌1756年5月まで勤め、誠実かつ真面目に働いた。

後継者モーガンの功績

　彼の後継者はジョン・モーガン（John Morgan）であった。彼はジョン・レッドマン（John Redman）博士に学び、フランクリンに保証人の1人になってもらった。

　ペンシルベニアの社会史に関する古い新聞の記述によると、モーガンは当時20歳の若さで、ペンシルベニア病院の薬剤師としての責務を果たしていたという。彼の細身の彫像に「手と足は細く小さいが、凛々しい男らしい顔で、青い目で誇りに満ちた口元、品の良い身なりと身のこなし」と刻まれていた。彼は初期の荒れたペンシルベニア病院の一角に勤めていた。この環境で薬学と医学について、彼の哲学の基を考えたのであろう。この考えが彼の後半の支えとなったものと思われる。

　モーガンはペンシルベニア病院での仕事から離れた後、医学について研究した。5年の月日を費やしてロンドン、エディンバラ、パリ、イタリアで勉強し、経験を積んだ後に帰国し、アメリカの医師たちに投薬方法の規則に従って処方箋を書くように、ヨーロッパの習慣を身につけさせた。モーガンのアメリカの医学部についての論文が、1765年にフィラデルフィア大学に付設された（植民地時代の最初のもの）医学部の開学の際の記念講演会で発表された。彼は「内科医、外科医、薬剤師といった異なった職業は、1人1人の別々な人によって行われなければならないことを、我々は認識すべきである。なぜなら、これらの職業はそれぞれ異なる才能を要するからである」と述べた。

　当時、植民地時代は、まだモーガン博士の考えが熟する状態ではなかった。彼は以前は病院薬剤師であり、後には医師となり調剤学・薬物学・製薬学・薬化学に関するアメリカで初めての教授となった。ジョセフ・カーソン（Joseph Carson）博士は、『ペンシルベニア大学医学史』の中で「モーガン先生によって求められた道は、合衆国における薬学の専門職業の開拓と、その独立した職業を認めさせる原動力となったと言っても差支えないだろう」と述べている。

各論 30

アメリカの最初の薬剤将校
A・クレイギー
1775〜1783年

　アメリカの軍隊において薬剤将校としての地位を最初に得た人物は、ボストン出身のアンドリュー・クレイギー（Andrew Craigie）である。ボストンで現在の小学校程度の学校を卒業してから、どのような教育、訓練を受けたかについての記録は何も残っていない。彼の生年月日についてもわかっていない。歴史家によってさまざまな記録がなされてきたが、フレデリック・ヘイブン（Frederick Haven）が、その著書『クレイギー家』の中で発表したものによれば、1754年2月22日という生年月日が最も正しいようである。この著書は次のように主張している。父親である同名のアンドリュー・クレイギー（造船業者）には、アンドリューという名をつけた2人の息子がいたが、長男は幼児のときに死に、次男が10年ほど後に生まれた。当時の記録がまったく不確実なため、アンドリューという名のクレイギー兄弟の生年月日はしばしば混同された。2人のうち生き残ったほうが1819年9月19日に脳卒中で死亡したことはすべての記録で一致している。

独立戦争で薬剤官になる

　クレイギーはある程度の地位をもった有能な薬剤師であったに違いない。なぜなら、アメリカ独立戦争が始まった1775年の4月30日に、彼はマサチューセッツ植民地保安協会の医薬品取扱業の事務局長に任命され、寝台、寝台用品、その他、患者のための必需品を徴用する使命を受けたからである。

　クレイギーがバンカーヒルでの戦いに参戦し、傷病兵士の看護を手助けしたことはよく記録に残されている。当時の薬品の供給は困難を極めていた。薬品箱はわずかに前線に配給されるのみであり、なかには民家から徴収したものもあった。医師ベンジャミン・チャーチ（Benjamin Church）は医務官の地位にあり、クレイギーの所属する部隊の医療部長であった。歴史的な戦いがあったバンカーヒル（実際に血の丘と言われた）での負傷兵を、D・タウンゼント（D. Townsend）医師が手当てするのをクレイギーが手伝ったと言われる。

　1775年7月4日、マサチューセッツ植民地議会は、決議によりクレイギーを軍隊の医務将校に昇任させ、また薬剤官に任命した。マサチューセッツ植民地だけに限ったことではあったが、これがアメリカ最初の法的な軍隊での薬剤官の任命であった。クレイギーはボストン包囲の間中、この資格で身を呈して働いた。月給は5ポンドであった。1775年7月17日、当時の大陸議会はそれぞれの軍病院に職員として薬剤官の地位を設け、その任命は各々の行政指揮官と医務主幹によることを制定した。1777年4月7日に大陸会議は陸軍医務局の再編成を実施する決議を通過させ、薬剤部長の地位（陸軍中佐の地位とともに）が創設され、クレイギーが被任命者のうちで最も重要な人物であった。

外国の薬学史

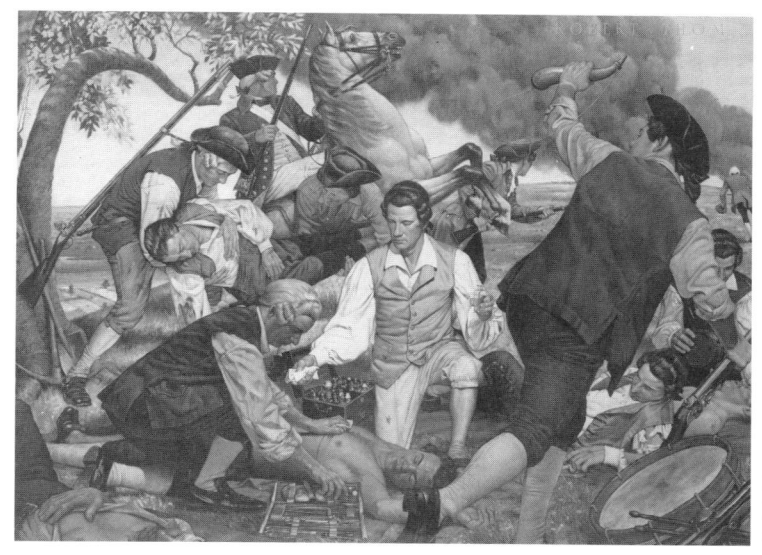

図 アメリカの最初の薬剤師将校（1775～1783年）
ボストン出身のアンドリュー・クレイギーは1777年にアメリカの最初の薬剤将校に任命された。それ以前に彼はマサチューセッツ安全委員会に薬剤師として勤めており、バンカーヒルの戦いに参加していた。彼は独立戦争の間、ずっとアメリカ人のために尽くした。
Printed with Permission of American Pharmacists Association Foundation. Copyright 2009 APhA Foundation.

　その決議の記録によると、各々の部隊にはそれぞれ薬剤部長は1名配属され、その任務は部隊長（指揮官）の命令に従って、病院と軍部への薬剤およびその他、部に必要な物品の納入、準備、配給であった。1780年10月6日、大陸会議で軍の医務局はさらに再編成され、地区の薬剤部は廃止され、権限は1名の薬剤部員に集中した。数人の同じ地位の人がもっていた薬剤部長という称号は次第になくなった。そして、1名の薬剤部長と5名の補佐が決定された。クレイギーは薬剤部長になり、1783年までこの地位にいた。

製剤業と販売者

　クレイギーが、友人をつくるだけでなく、任務の遂行に関しても有能な人物であったことは、ワシントン将軍がクレイギーを薬剤部長に任命することを大陸会議の主要な議員宛に書いた書簡から明らかである。陸軍の医学上の要望に応ずるために、総合的な実験所と薬品貯蔵庫の設立を1778年に提案し実施した。これは「病院での薬品のほとんどは、ペンシルベニア、カーライル（Carlisle）にある薬剤部長のクレイギーの製剤所で製剤し調合された」という報告からも明らかである。つまり、アメリカにおいて初めて大規模に薬剤を生産することを公に認められたものと言える。

　薬剤師クレイギーの才覚は別の方面にも発揮された。ライマン・F・ケブラー（Lyman F. Kebler）のアメリカ人伝記辞典によると、「革命軍で勤務している間に、彼は巨額の財産を得、政府の約束手形証券の購入やその他に投資した。また、現代的な卸売りの薬品販売者となった」と書かれている。

　クレイギーは革命戦争の後にボストンに戻り、1792年に有名なクレイギー住宅を購入した。この住宅は、後に詩人ヘンリー・ワーズワース・ロングフェロー（Henry Wadsworth Longfellow）の邸宅となった。

　晩年の彼に対する評価は二分され、投機家として成功したと言われる一方で、莫大な損失を被り、失意のうちに余生を送ったというものもある。

各論 31

薬剤師、薬種商のガラス壺「カーボーイ」の秘密
18～20世紀

　カーボーイ（Carboy）として知られる大型ガラス壺のいくつかに異なる色の水を入れ、ロンドンの薬局のショー・ウィンドーを飾ったことは、一般大衆に不思議なことの1つと思われてきた。
　この薬局の古い習慣が1930年頃になくなってしまった。
　ロンドン市民が親しんだ「センチメンタル・トミー」という詩を書いたジェームズ・バリー卿（Sir James Barries）は、「薬局の色つきガラスが消えつつある。その薬局の薬剤師はペテン師である」と書いている。
　また、チャールズ・ディケンズ（Charles Dickens）は、「暗く湿った夜に、ロンドンの通りで輝く光は、薬局のショー・ウィンドーのカーボーイのうっとりとした光だった」と述べている。
　このカーボーイの起源はよくわかっていない。16世紀頃、中近東のモスクの近くの市場（バザー）の中にある薬種商の店の周りに、色がついた液体が入ったガラス壺や壺が並べられていた。18世紀までは薬局と薬種商の店が混然としていて、薬種商は薬用植物の根茎、葉、果実、草、香水などを大量に仕入れて、薬局に販売していた。このようにして、カーボーイは薬種商の所有物となっていった。
　これらの大きな球形または梨型のガラス容器は、1ガロン（4.5リットル）から、4ガロン（18リットル）の大きさで、カーボーイとして17世紀後半から知られるようになった。
　「カーボーイ」という言葉は、オックスフォード辞典によると「ワインやバラ香水の大型ビンのペルシャ（現在のイラン）語のなまりである。その名前は、緑色か青色のガラスの大きなビンにつけられたもので、そのビンは時々カゴで包まれ、木枠で囲まれ、正式にはワインを、その他、酸や種々の液体を運ぶために使用された」という。
　最も古いものはカンフェン（Kamphen）によって、その形が1702年に画かれている（図1）。18世紀の文献には、イスパハン・ワインのカーボーイ、バラ香水のカーボーイ、ケープ・マデイラのカーボーイなどが知られている。
　18世紀の薬種商の象徴となったカーボーイやその他の壺は、時々金色に塗られ、アルケミスト（錬金術師）は、金属塩やその他の物質を貯蔵するために利用された。
　薬種商はカーボーイの表面に円、四角、三角、直線などで印をつけた。下記のものはカーボーイに画かれた標識である（図2）。これらの記号は19世紀の初めにカーボーイに画か

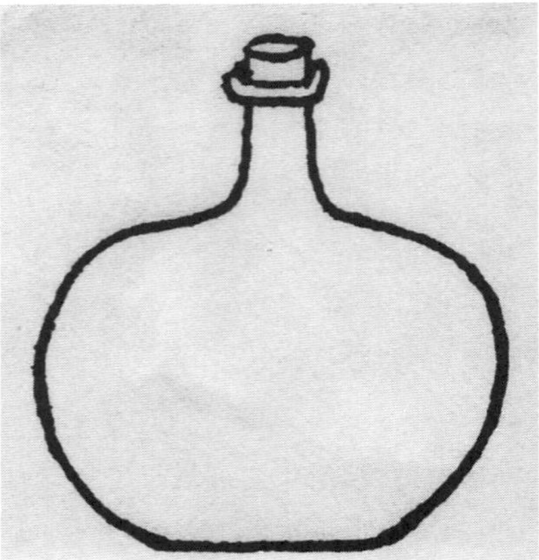

図1　1702年のカーボーイ[3]

外国の薬学史

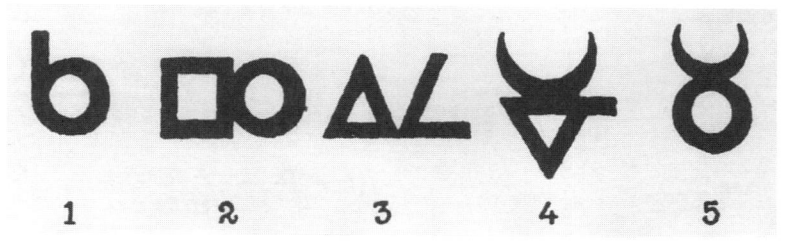

図2 18世紀にカーボーイの上に画かれた記号の一部[3]
1. 円は金属を示し，上につき出た棒は熱素を示し，融解金属をあらわす。
2. 四角は中性を示すので金属の中性塩をあらわす。
3. 三角はアルカリ，角は硝酸であるので，硝酸アルカリをあらわす。
4. 三日月は硫黄，棒がつき出た三角はアルカリ，酸素を示す硫酸アルカリ塩をあらわす。
5. 金属の硫化物をあらわす。

れたものと思われる。カーボーイと類似するものとして、大きなシリンダーのような容器は「本物のジャー」と呼ばれ、金属製の蓋か、金色の蓋がつけられ、薬局のショー・ウィンドーを飾った。18世紀後半から、これらのジャーの内側が白、茶、黄色に着色され、ジャーの中に酸化マグネシウム、ダイオー根茎末、硫黄が入っているように見せかけた。

　カーボーイはやがて過去の遺物となり、王室、薬剤師会の紋章となり、不死鳥の記号や、薬局と関連のある団体の象徴として使用された。1828年に帝国度量衡法が制定されるまで、イングランドの各都市は独自の計量器具を作成したが、薬種商がもつものを参考にした。

各論 32

紀元前から実験を重ねられた薬学の研究
18～20 世紀

　紀元前 2000 年頃の神農（「外国の薬学史各論 4」）、紀元前 300 年頃のテオフラストス（「外国の薬学史各論 8」）、紀元 100 年のディオスコリデス（「外国の薬学史各論 12」）、そして紀元 129～201 年のガレノス（「外国の薬学史各論 14」）など、数え切れない人々が鋭い観察力を持って、試行錯誤の実験を繰り返し、多くの薬学の研究を行ってきた。

　16 世紀前半、パラケルスス（Paracelsus；1493～1541、「外国の医療史各論 10」）は、「医療に用いる薬は、わずかな純粋な物質を用いるべきである」と主張した。その実現には化学、特に有機化学の発達が必要であった。

　K・ミーシャー（K. Miescher）博士は、論文「科学の進歩の中の薬物」の中で次のように述べている。

　正確で系統的な研究によって得られた薬物の製造は、化学や物理などの幅広い発達が達成されるまで、待たなければならない。自然科学と医学の歴史は、西洋思想の一般的発展の一部か、ひとまとめにしたものに過ぎない。その発展を特徴づけているものは、例えば、以下のものなどがある。

　①推理によって、自然の秘密に分け入るギリシャ流の方法
　②パラケルススの時代の薬剤師によって試みられた、薬化学の最初の進歩
　③ルネッサンス時代の数学を基礎にした、自然科学の決定的転換
　④ラヴォアジエ（Lavoisier）によって基礎づけられた、1790 年頃の近代化学の始まり

薬学への化学の導入

　18 世紀と 19 世紀初頭に、薬局の中で化学が始まり（「外国の薬学史各論 27、28、29」）、化学の実験室がリービッヒ（Liebig）の先駆的努力によって刺激を受け始めた。このようにして、化学は薬学の大きな発展に貢献し、その果実は 20 世紀の間にゆっくりと実った。

　19 世紀後半に至るまで、薬学の研究はよく知られた薬物から純粋な物質を単離することに重点が置かれた。その後、分子組成、化学構造の解明、そして簡単な低分子の物質から合成が行われた。最後に未知の薬が誘導できるかどうかが検討された。

　薬学研究の発展について、I・グリフィス（Ivor Griffith）によって「薬品の製造」という論文が発表されている。

　「多くの人々は薬学の研究は、ドイツで行われたと信じているが、それは厳密な意味では正しくない。ドイツは、実質的な進歩があった化学分野では研究の養母であり、研究に"はずみ"を与える国であった。若いイギリスの化学者 W・H・パーキン（William Henry Perkin；1838～1907）は紫色の

アニリン色素をつくり出したとき、イギリス人は彼を援助しなかった。しかし、ドイツは合成色素の分野に莫大な資金をつぎ込んだ。創造する化学が、ドイツの方法で育ち、色素だけでなく、医、薬、爆薬、金属の分野にまで大きな進歩が見られた。この進歩の"うねり"は、第1次世界大戦によって、研究が中止に追い込まれるまで続いた」

そして、薬学研究の優位はドイツからアメリカに移った。

K・ミーシャーは薬学研究のいくつかの際立った時期について次のように述べている。

「19世紀の初期、ドイツの薬剤師ザーチュルナー（「外国の薬学史各論35」）は、含窒素有機化合物が植物性生薬から薄い酸によって抽出されることを発見し、阿片からモルヒネ（モルフィン）を単離した。時に1817年であった。しかし、その化学構造を決め、全合成が行われるのに長期間が必要だった。現在1000種以上のアルカロイドが知られている。19世紀の終わりには、有機化学と薬理学が発達し、自然界に存在しない合成薬品をつくり出すことが可能になった。その最初の成功例が解熱鎮痛剤であるアンチピリンの合成であった」

アンチピリンはその後の解熱鎮痛作用をもつ薬剤に対し、基準として用いられた事実は、重要な意味をもっている。1898年、ビシェングラン（Bichengrun）によって紹介されたアスピリンは、アンチピリンよりも作用が強かったが、アンチピリンによって引き出された学問的関心をアスピリンから引き出すことはなかった。グリフィス博士は、「すべての産業のうちで、薬品産業は組織化されて研究を育成する必要があり、財政的援助をすべき最初の産業であった」と述べている。

アメリカでの薬学研究

アメリカの薬学研究の歴史は、いくつかの時期に分けることができる。

1800年代は研究の形成期であって、開局薬局で開発された研究を拡大する時期であり、小さな製薬工場がつくられ始めた。1875年頃から始まったのは薬用植物研究期（「外国の薬学史各論43」）であり、この時期に薬理作用をもつ新しい植物が集められ、植物から薬物を抽出する方法が開発された。1883年に始まった標準化の時期（「外国の薬学史各論42」）には、薬剤の抽出、分析法が検討され、製剤の効能が一定値を示すよう標準化が行われた。1895年に生物学的製剤の時代が始まった。その結果、ワクチンの開発など医学にも大きな進歩をもたらした（「外国の薬学史各論34」）。

1940年代に各種化学療法剤（「外国の薬学史各論45」）、および種々の抗生物質（「外国の薬学史各論46」）が次々に発見され、感染症治療に大きな進歩を示した。

これらの研究分野は、薬学や医学に大きな影響を与えたが、さらに継続し、近代医療に貢献しつつある。たとえば、1950年代は植物学者と化学者が長期間解明されなかった、ラウオルフィア（印度蛇木）について、血圧低下作用、鎮静作用を示すレセルビンなど有効成分の分離に成功した。

薬用植物分野の研究は、1930年代後期から1940年代初期にかけて第2次世界大戦によって刺激され、発展した。このような研究の進歩は、会社、大学、政府による資金援助によって得られたものが多い。一方で、研究は今まで個人の努力、能力によることが大きかったが、最近は種々な専門家が集って1つのチームを組み研究を推進させることが多くなった。

各論 33

シェーカー教徒と薬草
18～20世紀

　人間が病を治すために神の土地から恵みを得るという昔の修道院の庭についての考えが、北アメリカの植民地に住んでいた新教派の人々の間に再び蘇った。

　薬用植物を栽培し、研究するための薬草園は、アメリカでは1700年代に見出すことができる。最も初期の記録ではフィラデルフィアに、他にはペンシルベニアのナザレスとベツレヘム付近のモラビア（Moravian）教徒の協同体に見出すことができる。これらのアメリカ新教派の人々の冒険的とも言える事業の中で、最も特徴のある重要な薬草園は、ニューヨーク・ニューレバノンでシェーカー派教徒によって造園され、後年ほかの地では、他のシェーカー派協同体の人々によって守られた。

250種も栽培する

　シェーカー教徒（the Shakers）とは、イギリスのクエーカー・キリスト教徒の一派で、平和主義を唱え18世紀頃から自由な信仰を求めてアメリカに渡った教徒のことである。1800年頃から始まったこのシェーカー教徒の事業は100年以上も続いた。19世紀第3期目（1850～1875年）にはその規模は最大となり、248種以上もの植物が集められ、栽培されて、その抽出物がトン単位で生産され、シェーカーの名声はその製品の信用と純度で、世界の人々に知られ、広くその市場に鳴り響いた。

　キリストの復活を信じる信者団体は、一般にシェーカー派として知られている。その創始者アン・リー（Ann Lee）の指導によって、ニューヨーク・アルバニー近くのニスキューナに最初の本拠地を置いたのは1774年で、独立戦争の始まる前年であった。アン・リーは「アンお母さん」と弟子たちから尊敬され、イギリスのマンチェスターの迫害から逃れるために、彼らを導いた。神によって啓示され、彼女は次のように説いた。すなわち、神は男性と女性の両性をもち、それぞれ機能上の特徴は神のうちにいまだ1つであり、神のうちに同等に存在すると説いた（Father-Mother God）。それゆえ、等しい権利と義務が男と女に命じられ、その信仰会の人々は清浄に純潔に生きた。つまり、生涯独身で過ごした。最初に組織されたシェーカー派協同体は、ニューヨーク・レバノン山の坂に築かれた。全体的な組織の中で、ニューレバノンはすべて他のシェーカー派協会のために形式を整え、宗派の精神の中核をなした。

　薬草栽培業は、シェーカー派教徒の園芸と農業への初期の興味が自然に発達したものであったし、彼らの自給のためでもあった。シェーカー派教徒は1794年から初期営業を始めていた。薬草業は1800年頃から始められ、「わが国で最古の種類のものである」と記載されている。しかし、「マニフェスト」（公的な協会の月刊誌）によると、シェーカー派教徒は1820年頃までは販売のために薬草や薬

草の根茎を用意していたのではなく、医師や薬剤販売者に供給の便宜を図るためであったとしている。

1830年には薬草の見本表が発行され、ロンドンやパリへの輸出が始まった。1830年には、約4000ポンドの薬草や薬草根茎が市場に送られた。1836年には6000ポンドに達し、さらに1849年には1万6500ポンドに達した。また1852年には、4万2000ポンドの根・葉・皮の圧縮されたものと、7500ポンドの抽出物が製造された。1864年には、1万6450ポンドの抽出物だけが製造された。

シェーカー薬草業は、1820年頃の協同体の一員であったE・ハーロウ（Harlow）女史と優れた植物学者のG・K・ローレンス（Lawrence）が、彼らの業務に注意を与え、さらに系統的な整備と科学的な運営方法とを勧めた。そして、特に収集の季節、種類に関して助言を与えた。初期の頃は野生の薬草が主な供給源であったが、後に栽培品が主となり、品質が一定になり、供給も安定化した。やがて徐々に需要が増え、しばらくの間は部分的に野外の植物に頼る必要があった。

製薬も行ったが19世紀末に終わる

シェーカー薬草業の成長は、医師や薬剤師がシェーカーのレッテルに期待するようになり、その信頼度が高まった。1850年、ニューレバノンにある薬草園は約50エーカーの広さを持ち、ヒヨス、ベラドンナ、タンポポ、アコニット、ケシ、レタス、セージ、西洋ハッカ、シソ、スイバ、ゴボウ、カノコソウなどが栽培された。タンポポの抽出物は重要な生産品であった。約50種の少数の植物も取り上げられた。200種近くのその土地固有の植物が集められ、30～40種は南西諸国から、あるいは欧州から取り寄せられた。

1858年にシェーカーから紹介されたヴェラトルム・ヴァーライド（Veratrum Viride）のノアウッド・チンキ（Norwood's Tincture）は、80数年間販売を続けたという目立った特製品となった。シェーカーは最初に圧縮した形、つまり「かたまり」一包み形式を採用した。それは小さな固形が1オンスか1ポンドの重さで計られ、厚手の紙に包まれ、レッテルが貼られた。その飾り気のないシェーカーブルーの壁、ハンガーボード、手製の装置、簡単な身なりはまさにシェーカー教徒独特のものである。

1850年にニューレバノンの薬草工場は、蒸気釜と乾燥、抽出のための球形の銅製真空鍋が整備され、仕事は加速した。3つの圧力器は1日に100ポンドの薬草を圧搾することができ、手動式の機械にとってかわった。

シェーカー薬草業も19世紀の終わりとともに衰えた。しかし、1890年という遅い時期にも、6人の修道士と同数の修道女の奉仕が必要であったと報告されている。また、1900年までは、マンダラゲ（鎮痛、鎮痙薬）やコロシント（下剤）のような抽出物もつくられており、ノァウッドチンキは少なくとも40年間はつくられた。

彼らは子供を産まないため、信者会は衰えていった（独身のシェーカー教徒は、福音伝道・修道女の入会・新教徒の基になる孤児の養育などの仕事に携わっていた）。1900年以前に機械の運転を止めてしまった組織もいくつかあった。1950年にわずか50人くらいの信者が、マサチューセッツのハンコック、ニューハンプシャーのカンタベリー、マインのニューグロセスターで、運営上の組織に残っている。しかし、シェーカー精神はいまだ強く彼らの中にある。彼らは、自分たちの組織が、精神的にも実用的にも、薬学に医学にまたその他のいくつかの産業や活動を通して、「外の世界」に尽くした功績を誇りにしてよいであろう。

各論 34

免疫研究から始まった生物学的製剤
18〜21 世紀

　生物学的製剤（Biologicals）とは、狭義には抗毒素剤、トキソイド剤、ワクチン剤、免疫血清、インターフェロンなど、微生物や動物個体の免疫機能による生産物を材料とした薬剤で、各種疾患の診断、予防、治療に用いるものを言う。広義には、ヒト血液製剤のように輸血用全血、血液成分（赤血球、白血球、血小板、血清などを分離調製した）製剤も含まれることもあるが、抗生物質は含まれない。
　生物学的製剤は、免疫の研究から始まったと考えられる。

天然痘ワクチン

　人工免疫の導入の考えは、イギリスの医師エドワード・ジェンナー（Edward Jenner；1749〜1823、「外国の医療史各論 22」）によって始められた種痘の実験の成功による。それは、1796 年 5 月 14 日、牛痘にかかった乳搾りの女性の膿（牛痘ウイルス）を、あらかじめ別のヒトの腕に傷をつけた部位に塗付しておくと、人痘を予防できたというものであった。
　ジェンナーはこの方法によって、広がりつつあった痘瘡の治療に成功した。種痘に用いたウイルス（牛痘）は痘瘡ウイルスを牛に順化、継代したり、ヒトからヒトへ接種、継代している間にできた、牛痘ウイルスと痘瘡ウイルスの雑種ウイルスと考えられている。
　ジェンナーは『天然痘ワクチンの効果について』という本（75 頁）を著した。当時、ジェンナーの業績は、フランスの化学者、免疫学者であったルイ・パストゥール（Louis Pasteur；1822〜1897）、ドイツの細菌学者ロベルト・コッホ（Heinrich Hermann Robert Koch；1843〜1910、1905 年にノーベル生理学、医学賞を受賞）およびドイツの細菌学者、免疫学者エミル・アドルフ・フォン・ベーリング（Emil Adolph von Behring；1854〜1917、1901 年にノーベル生理学、医学賞を受賞）の 3 人の偉大な科学者の業績とともに賞賛を受けた。4 人の業績については「外国の医療史各論 30」を参照されたい。

抗ジフテリア血清

　1894 年にブダペストで行われた国際衛生学会議で、ベーリングとフランスのエミル・ルウ（Emil Roux；1853〜1933）が、抗ジフテリア血清の臨床的意義を明確に示した。
　ブダペストで行われた歴史的会議の後、ヨーロッパとアメリカで抗ジフテリア血清の生産が始まった。ヨーロッパでは、ベーリングがマールブルグとブレメンの工場で血清の製造を始めた。一方、ア

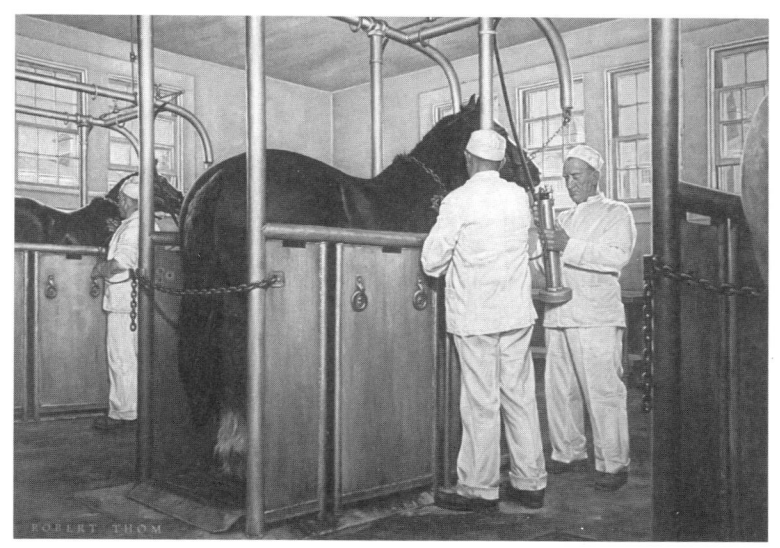

図 生物学の時代
1894年、ベーリングによるジフテリア抗毒素の発見により、微生物から生物学的製剤がつくられるようになった。製薬会社が抗毒素、ワクチンを製造するようになってから数え切れないほどの生命が救われてきた。
Printed with Permission of American Pharmacists Association Foundation.
Copyright 2009 APhA Foundation.

メリカでは、1896年ミシガン大学のマック・クリンテック（Mc Clinteck）は、パーク・デービス社に招かれて、ジフテリア抗毒素をつくる実験室を立ち上げ、組織化することを依頼された。これはアメリカにおける、この種の最初の研究所であった。

1895年1月7日に最初の馬にジフテリア毒素が注射され、同年3月22日に免疫された馬から最初の血液が採取され、ジフテリア抗毒素血清の製造が開始された。600単位の血清は免疫化のために、1000単位、1500単位のものは治療目的のために製造された。その後、パーク・デービス社では抗破傷風血清、抗連鎖状球菌血清、抗結核菌血清、痘瘡ワクチンなどが製造された。

インターフェロン

インターフェロンは糖タンパク質の一種で、抗ウイルス性タンパク質をコードする遺伝子の転写を選択的に誘導することにより、ウイルス非特異的に、宿主特異的に抗ウイルス活性を示す分子である。インターフェロン製剤は、抗ウイルス作用、抗腫瘍作用、免疫増強作用を呈するため、従来治療困難とされていたウイルス感染症や悪性疾患の治療薬として使用されるようになった。

各論 35

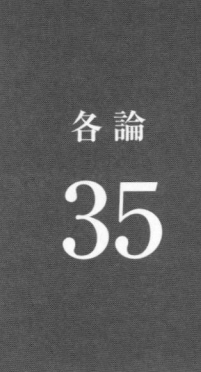

モルフィンの発見者 F・W・A・ザーチュルナー
1816～1817 年

　古くから数えきれない多くの病人たちは、苦痛や苦悩からの解放を求めて「けし」の濃縮液を使用してきた。しかし、粗製の阿片の投与は患者に多くの害を与え、不幸な結果をもたらした。

　パラケルスス（Paracelsus：スイスの医学者・錬金術師：1493～1541、「外国の医療史各論 10」）の時代以来、「けし」から効果的な成分を分離することは多くの薬学研究者の夢であった。偉大なスウェーデンの薬剤師シェーレ（Scheele；「外国の薬学史各論 28」）は、薬局の奥の実験室で、阿片の構成物質である植物の酸を 1 つずつ分離する方法を開発したが、依然として阿片の催眠性の謎は解明されなかった。

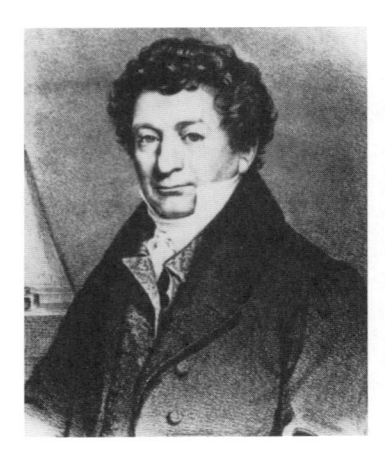

図　ザーチュルナー

阿片の謎に挑戦

　阿片の謎を究明し、阿片の主な催眠性の本質はモルフィンであり、同時に自ら行った仕事の重要さを十分に認識していた若いドイツの薬剤師見習いがいた。彼はまだ 5 年の見習い期間が過ぎたばかりであった。その男の名はフリードリッヒ・ウィルヘルム・アダム・ザーチュルナー（Friedrich Wilhelm Adam Sertürner；23 歳）と言った（ゼルチュルナーとも言う）。

　またしても薬局の奥の部屋が世界的に重要な研究の舞台となった。ザーチュルナーは 1803 年にドイツのパデルボーン（Paderborn）のホフ（Hof）薬局で阿片の実験を始めた。1805 年に、実験結果を有名な薬化学者ヨハン・バーソロメウス・トロムスドルフ（Johan Bartholomäus Trommsdorff）が編集していた薬学雑誌 "Journal der Pharmacie" に初めて報告した。トロムスドルフはその報告に疑惑をもちつつも掲載した。これらの初期の報告書は、第一にメコン酸（meconic acid）の発見を取り上げたが、一方でザーチュルナーは、1806 年に同雑誌に阿片の催眠性の本質の分離についてさらに詳しく発表し、それを "principium somniferum" と呼んだ。同時に彼の発見は、モルフィンの分離そのものよりも、はるかに重要な化学的意味を含んでいた。この新物質は塩基性であり、"塩" として精製できるという点で代表的な有機物であった。それは有機酸だけでなく、無機酸が塩を形成するように有機塩基が酸と結合して塩を形成するという最初の発見であった。ザーチュルナーはこの大胆な結果を得るために 57 の実験を計画し実行した。また、薬剤師カール・ウィルヘルム・フリードリッヒ・マイスナー（Karl Friedrich Wilhelm Meissner）は、1818 年にこの分離に対してアルカロイド化学（ア

外国の薬学史

ルカリ性状態を伴った物質)という言葉をつくった。

大発見にも嘲笑や中傷

　ザーチュルナーの発見に対する科学界の反応は、彼を勇気づけなかった。代表的なものには嘲笑や中傷する者がいた。フランス人の薬化学者デロスネ (Derosne) はザーチュルナーの少し前にモルフィンを発見したと主張したが、後に間違いであると証明された。一方、ザーチュルナーは26歳でアインベック (Einbeck) に開局した。彼は自分の業績に異議を唱える者たちに抗しながら実験をし、結果を発表し続けた。1817年、彼は阿片に関する研究を終え、最終的に再評価した論文にまとめた。それには自分の主張を確証するための新しい大胆かつ驚くべき実験の報告が加えられていた。「モルフィン (Morphine：新塩形成有機塩基) とメコン酸—阿片の主要成分に関して」と題して、ギルバート (Gilbert) が編集する"Annalen der Physik"に発表した。こうして初めてモルフィン (モルヒネとも言う) という名が世に出た。モルフィンの名は、ギリシャの夢の神モルヘウス (Morpheus) からとられた。ザーチュルナーはこの新物質は酸素・炭素・水素だけでなく、窒素も含んでいるだろうと主張した。

　最後に、彼と3人の青年たちが人体実験をし、その結果を発表した。45分間に被験者はそれぞれモルフィン3.5グレイン (1グレイン = 0.0648グラム) を飲んだ。これは実際、服用過多でかなり悪影響を及ぼしたに違いない。しかし、この人体実験でモルフィンの効果は証明され、数日後には正常に回復することが観察された。彼の発見を最初に確証し、承認したのはフランス人医化学者のゲイ-ルサック (Gay-Lussac) であった。彼は薬化学者ロビケ (Robiquet) が翻訳したフランス語の翻訳論文を発表した。ついに彼の研究が認められ、栄誉が与えられた。1819年、偉大な哲人ゲーテの主催する「エナ鉱物学学会」の会員資格を与えられ、博士号を授けられた。他の科学学会も会員資格を与えたが、なお彼を激しく中傷したフランス人の薬科学者ヴォーケラン (Vauquelin) は、モルヒネの発見はフランス人セガン (Séguin) によると主張し、ザーチュルナーを盗作者と非難した。しかし、1831年にフランス学士院は「モルフィンのアルカリ性を証明し、偉大な医学の発見に導く道を開いた」とモンテヨン (Monthyon) 賞を授与した。1820年、彼はハンメルンで開局し、後年も数々の実験をし、数冊の著書を出版した。堅実で時に予言的な考え方にもかかわらず、彼の努力は正しい評価を得られず、1841年2月20日に57歳で失意と傷心のうちに死んでいった。柩には友人から贈られたモルフィン1キロが置かれたという。

　亡き薬剤師の霊は彼が開局していたパデルボーン、アインベック、ハンメルンと生地であるノイハウスに、それぞれ銘板をもって讃えられている。そして、彼の偉大な貢献は、彼がその基盤を築いたアルカロイド化学に、今日も生きている。

各論 36

アメリカ薬学の父
W・プロクター, Jr.
1817〜1874年

　ウィリアム・プロクター, Jr.（William Procter, Jr.）に「アメリカ薬学の父」という名前がつけられたとき、彼はすでにその名にふさわしい素晴らしい肩書きと名声を手にしていた。彼は「薬学に見合うほどの研究主題が他になかった」と言って、薬業のために卓越した仕事を残した。

　彼は薬局の開設者として薬局の手本を示し、その一方で根気強い編集者であった。また、組織化された薬学の中ではリーダーだったが、本質的には無限の科学的好奇心をもった教育者であった。彼の機敏な精神力は、身体的な弱さを克服した。

　1817年5月3日、ウィリアム・プロクターはイギリスのクェーカー移民だったアイザック・プロクター（Isaac Procter）の第9子としてバルチモアに生まれた。父親が早くに亡くなったため、

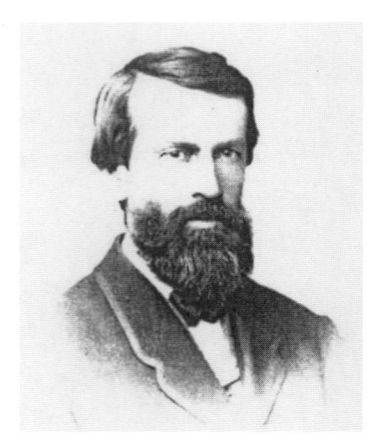

写真　ウィリアム・プロクター, Jr.

ウィリアム・プロクターには一般教養を学ぶ機会が与えられなかった。1831年、14歳のときにフィラデルフィアの第6ペインストリートにあったヘンリー・M・ゾリコファー（Henry M. Zollickoffer）の薬局に見習生として就職した。

薬局を熟知した大学教授

　1837年にフィラデルフィア大学薬学部を卒業し、その3年後、その後長期にわたって有名な協会となったフィラデルフィア薬剤師会の役員に選出された。彼の貢献によって、最初のアメリカ薬学雑誌である American Journal of Pharmacy が発刊された。

　1841年にアメリカ薬局方改訂委員会の委員長に就任し、以降30年間にわたって、その職務を務め上げた。

　1844年5月12日、ゾリコファー薬局で長く働いた後、全額を出資して第9ロンバートにあるひなびた敷地に、自らの薬局を開局した。

　1846年、フィラデルフィア大学薬学部は重要な時期にさしかかっていた。1821年以来続いていた同学部の生薬学と薬学の合同講座を、生薬学講座と薬学講座に分けたのである。プロクターは満場一致で薬学講座の教授に選出された。彼の講義は好評で、たちまち名声と名誉を得た。1846年から1866年までの間、フィラデルフィア大学薬学部の薬学講座の責任者を務めた。

外国の薬学史

プロクターは間もなく教授として、その講義に特性を発揮した。彼は充分な実務経験もあったので、論点を強調するために講義で実例を取り入れることは容易だった。当時、薬学はもはや活気がなく、単調で、機械的な手順に従うものが多くあったが、プロクターの指導によって、その実務者に最高なものを求め続ける技術的な職業に向上した。それから20年間、彼は薬局で薬剤師としての仕事を続け、編集者としての責務を全うし、考えられるかぎりの独自の実務的な研究を続け、同僚の薬剤師のためにそれを公表した。

多才な知性

　「アメリカ薬剤師会は、プロクターの能力と多才な知性によって生まれたものである」とアルバート・E・エバート（Albert E. Ebert）は述べている。アメリカ薬剤師会の設立に関する彼の行動は、特筆されるべきものがあった。プロクターは、1852年から1857年の間、薬剤師会の事務局長として最初の理事会の理事を務めた。理事会では、まず1859年から1860年の間は初代の副会長を務め、1862年にフィラデルフィアの会合で会長に選出された。彼は生涯を通じてその組織のために働き、自らが取り組んだ仕事のすべてに自らの優れた知性を注ぎ込んだ。

　また、彼は1855年から1867年までアメリカ薬剤師会の事務局長を務めた。1868年と1869年はフィラデルフィア大学薬学部の第2副学長として、1869年から1874年までは第1副学長として働いた。

　プロクターの多くの研究論文の中でも、植物化学の領域におけるシラカンバ（*Betula leuta*）とヒメコウジ（*Gaultheria procumbers*）の実験は多くの注目を集めた。彼らはこれら2種の植物から得られた揮発性油は「サルキュロス酸に類似した有機物」であることを証明したのである。フランスの有名な化学者であるカホール（Cahours）がこの酸をサルチル酸メチルであると発表したとき、プロクターは大変喜んだ。

　プロクターのその他の薬学に対する貢献は『Mohr and Redwoodの実践薬学』の編集と増補、そしてアメリカの読者のためにこの本を1849年に合衆国初のテキストとして出版したことである。長年にわたる多彩な責務のために、身体の弱いプロクターには休養が必要であった。

　1866年に薬学部の職を辞し、1867年に「郵便配達人の休日」と称してヨーロッパへ旅行に行く決心をした。実は、彼はアメリカ薬剤師会の派遣委員として、パリでその年に行われる国際薬学会議に出席するためであった（「外国の薬学史各論39」）。

薬学雑誌編集者としても活躍

　プロクターの編集者としての経歴は、彼の他の多くの行動に劣らず華々しいものであった。1840年からいくつかの論文を投稿しはじめ、その後、間もなく学部の会員に選出された。1846年に続いて薬局を開局し、講義を始めた。プロクターはアメリカ薬学雑誌の編集者であったジョセフ・カーソン（Joseph Carson）教授の共編者として働いた。1850年、カーソン教授の引退に伴ってプロクターは単独で編集上の責任を引き受けた。

　このアメリカで出版された初の薬学雑誌は、サムエル・ジャクソン（Samuel Jackson）の編集のもと、最初の4年間に出版された4冊のみが「フィラデルフィア大学薬学部雑誌」と題して1825年に薄い小冊子として作られた。1829年には、ベンジャミン・エリス（Benjamin Ellis）教授が編集者とな

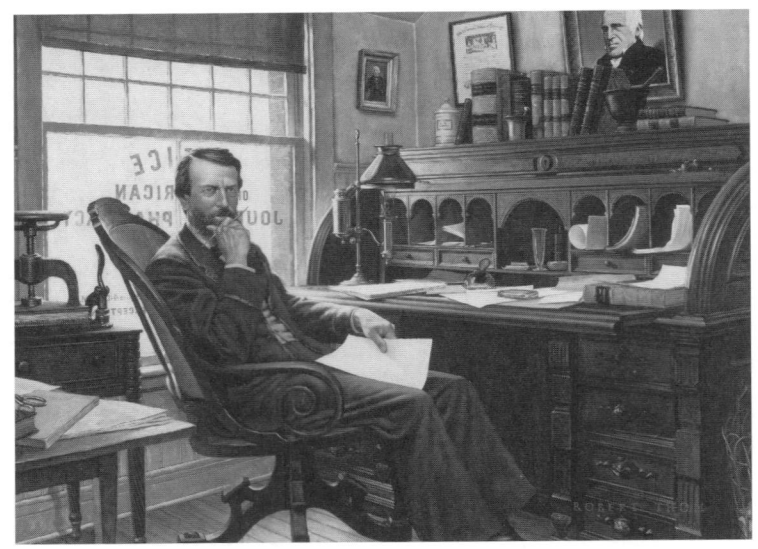

図　アメリカ薬学の父、ウィリアム・プロクター, Jr. (1817〜1874)

ウィリアム・プロクター, Jr. は薬局を開業し、20 年間フィラデルフィア薬科大学で教え、アメリカ薬剤師会の創設に助力し、アメリカ薬局方のために 30 年間働き、"The American Journal of Pharmacy" を編集し、文字通り "仕事中に" 死んだ。
Printed with Permission of American Pharmacists Association Foundation. Copyright 2009 APhA Foundation.

り、1831 年には R・エグレスフィールド・グリフィス（R. Eglesfield Griffith）が 1835 年まで引き継ぎ、そのときに名称が "American Journal of Pharmacy" に変更された。

プロクターは「ニーズに応えてあらゆる題材でこの雑誌のページを満たし、アメリカの薬剤師教育に貢献した」。彼はその 22 巻の雑誌の編集に責任を果たした。数多くの論説と抄本を別にして、彼の名前を記した原著は 550 もあった。

彼の生涯における編集に対する愛着の深さは、1871 年 4 月 1 日に編集された「友人と読者へ、退職する編集者より」からもうかがい知ることができる。

「その編集者の仕事は、常にスムーズで苦悩のないものではなかった。個人的な交友が頻繁にあり、苦痛を伴い、編集の方針がうまく行かないことがあった。故意ではなく、動機が誠実感に基づいたものであったとしても、違反に他ならない。しかし、結果を認めながら、進路を着実に先に進め続けた。このようにして生まれた苦痛のほとんどは、記憶しているかぎり優しく癒された。同僚の薬剤師の間で、編集者は労働者であり、時々ボランティアとして、薬局のために援助し続けた」

その雑誌が月刊誌になったのを確かめた後、プロクターは編集者の職から退いた。

しかし、常に骨の折れる仕事が待っていた。1872 年にエドワード・パリッシュ（Edward Parrish）教授の死によって薬科大学の教授の席が空き、評議員たちは直感的にウィリアム・プロクター, Jr. を指名した。プロクターはいくらか考慮した後、「学校のため、より若く、より活気に満ちた人がよいと思うが、私は最近、教師に必要とされているのはいくらかの経験と、その立場を理解してちょっとした着目のもとに最大の努力を約束することだと思っている」と答えた。

プロクターの生涯に終わりがきたのは、おそらく彼の選択だったのだろう。1873 年から 1874 年の最後の講義は 2 月 9 日で終了した。その日の夕方、いつものように講義をし、聴衆は喜んだ。その後、明らかに普通の健康状態で帰宅した。眠りについた後、間もなく呼吸障害を起こし、目を覚ました家族が医療の救援を呼ぶ前に、狭心症のため生涯の幕を閉じた。

各論 37

キニーネの発見 P・J・ペレティエと J・B・カヴェントゥ
1820年頃

　18世紀の終盤、ヨーロッパ人がマラリア熱や他の間欠熱の解熱にキナの樹皮が効果的であることに気づくようになって以来、科学者は次々にキナ皮の効能の秘密を明かそうとしていた。1818年、学会誌"Journal de Pharmacie"に、薬学者ランベール（Lambert）はこの研究を手掛けてきた医学者、化学者、薬学者など30名ほどの名前を挙げている。

　ドイツ人薬学者ザーチュルナー（Sertürner,「外国の薬学史各論35」）が、最初に分離したアルカロイドであるモルフィンが塩基性であることを発見して以来、アルカロイドの効果的な分離法の研究が進められた。しかし、彼の研究の特長は1817年まで、当時のフランス人研究者には見過ごされていた。そして、問題となっていたのは、次にどの植物が実験の対象になり、それは誰によって、またどのような結果が発表されるかということであった。

理想的な研究班を組む

　分析された重要な植物とその成分について、年代順に示すと、最初は *Ipecacuanha*（根）、次に *Strychnos nux vomica*（ignatia bean）、そして *Cinchona*（樹皮）が研究対象となった。その結果、エメチン（emetine）（1817年）、ストリキニーネ（strychnine）とブルシン（brucine）（1818年）、そして最も重要な物質キニーネ（quinine）（1820年）が発見された。

　これらの発見に成功した研究者は、理想的な研究班を組んで、研究をした2人のフランス人の青年

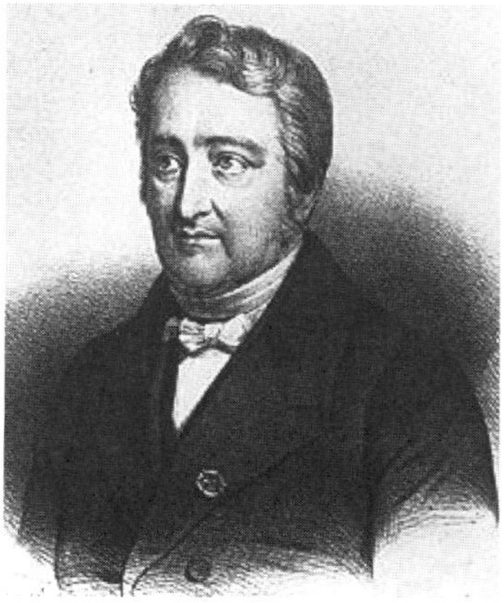

図1　P・J・ペレティエ 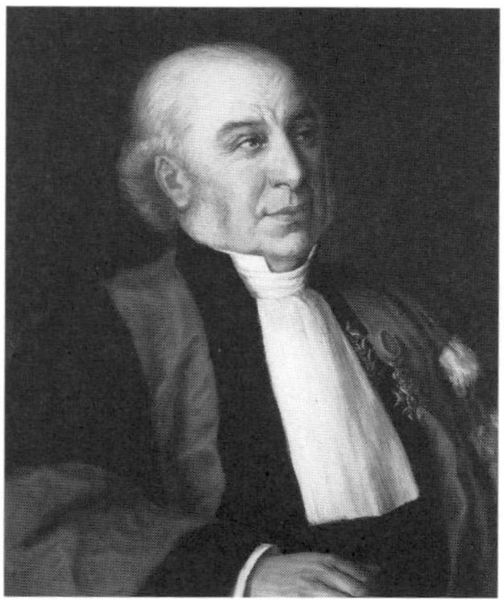　　　　　　図2　J・B・カヴェントゥ

薬剤師ピエール・ジョセフ・ペレティエ（Pierre-Joseph Pelletier）とジョセフ・ビエンネメ・カヴェントゥ（Joseph-Bienaimé Caventou）である。1820年、ペレティエは32歳、カヴェントゥは25歳であった。シェーレ（Scheele）、ザーチュルナー（「外国の薬学史各論28、35」）の報告にもかかわらず、ペレティエとカヴェントゥが取り組んだ問題は、簡単には解明されないものであった。それぞれの植物には、固有の問題があった。1811年にポルトガル人の医学者B・A・ゴメズ（Gomez）は、灰色キナ（*Cinchona condamina*）の樹皮からある成分を分離した。しかし、彼はキナ皮の根本的な効能は、この成分によるものと決定するに至らなかった。

　ペレティエとカヴェントゥは、ゴメスの研究を改良した方法で繰り返した結果、初めて純粋なシンコニン（cinchonine）を得た。この物質は塩基性を示し、有効なものであった。もし、この2人がここで研究を止めていたならば、キニーネ、つまりキナ皮の最も有効なアルカロイドは発見されなかったであろう。しかし、彼らは他の種類のキナの樹皮についてもよく調べ、黄キナの樹皮（*Cinchona cordifolia*）に続いて最後に赤色キナの樹皮（*Cinchona oblongifolia*）について調べた。その結果は、この2人の研究者によって「この効果的な主成分は塩酸塩として分離でき、シンコニンは灰色キナにあり、キニーネは黄色キナに、両物質は赤色キナに存在している」と発表された。

　ペレティエはカヴェントゥと共同して研究成績を発表し、自らパリ化学学士院に行き、1820年9月11日と10月16日の2回の講演会で発表した。その原稿は現在も学士院の古文書保管所にある。それは「アカネ科の植物についての化学的研究、キナ皮に関する第一報」で61頁から成り立っている。ペレティエが、この研究論文を発表したときの学士院の研究発表会は、最も出席者が多く、最も記録に残るものであったと言われている。

　ペレティエとカヴェントゥは、シンコニンとキニーネを分離し、一連の塩を調製するとすぐにパリで最も優れた医師であり有名な生理学者のマジェンディ（Magendie）にこれらの物質の臨床実験を委託した。その結果は、彼らの期待を十分に満たすものであった。どんな生成物よりもキニーネの硫酸塩が優れていることが明らかになり、あらゆる種類の間欠熱に最良の薬であることが立証された。

製法を人類のために公開

　この発見の商業的な可能性を知ったペレティエはキニーネの大量生産を始めたが、キニーネの製法、特に硫酸塩の製法を公表して、人類のためにこの発見を専売することはなかった。間もなく、キニーネの製造はペレティエの薬局の奥にある実験室の設備よりも大きいものが必要となったため、別の工場が設立された。その後、何度も場所や名称が変わった。

　数年の間に、キニーネの製造は世界中で開始された。この2人の薬学者はキニーネの成功を収めた後も研究活動を止めなかった。彼らは2人一緒、また別の研究者たちと共同して、さらに数々の発見をしたが、キニーネの発見こそ、最も記憶に残されるであろう。

　薬剤師の息子であったペレティエとカヴェントゥは、彼ら自身が薬剤小売業者であると同時に、研究者であり、教師でもあった。1827年に彼らはモンテヨン（Monthyon）賞を受賞し、1900年にはその名誉を讃えてパリに像がつくられた。この像の除幕式で、有名な薬学者の1人であるフッ素を発見したアンリ・モアッサン（Henri Moissan）が、「今キニーネによって世の人々に恩恵を与えた2人は不滅のブロンズ像になった」と述べた。1941年にナチスがこの像を強引に倒し、溶かしてしまったが、1951年に一般からの寄付で彼らの名誉に対して最初の像よりも簡素な、新しい記念碑が建てられた。

各論 38

アメリカ薬剤師会の結成
1852年

　1821年、フィラデルフィア薬科大学は北アメリカのいくつかの地区で薬剤師会が結成されることを知った。ほぼ同じ頃、1841年にイギリス薬剤師会が設立され、1847年にはアメリカ医師会が設立されて、アメリカの薬剤師会の機構が完成しつつあった。そのきっかけをつくったのは、悪質な輸入薬品に対する統一した薬事法の作成である。

ニューヨークの薬科大学が呼びかけ

　ニューヨークの薬科大学は、全米の薬科大学や薬剤師会に対して、港における医薬品のための特別な審査官の手引書を作成するため、1851年10月15日にニューヨークに代表を送るように呼びかけた。その呼びかけを受けて、会合が開かれた。その後、団体、非団体組織の各薬剤師会から各3名の委員を派遣し、1852年10月の最初の水曜日に薬剤師の職務に関するすべての重要な案件とアメリカ薬剤師会の設立方法を討議するため、フィラデルフィアに集まることになった。

　会議にはゼーン通りにあるフィラデルフィア薬剤師会のホールが使用され、すべての派遣代表が集まった。議長はウィリアム・プロクター, Jr.（「外国の薬学史各論36」）が務め、1852年10月6日の午後4時に会議が始まった。会議には、マサチューセッツ、ニューヨーク、リッチモンド、シンシナティ、フィラデルフィアの各薬剤師会にコネチカットの有志を含め14名が集まった。出席者はD・B・スミス（D.B. Smith）、C・エリス（C. Ellis）、W・プロクター, Jr.ら、その他サンフランシスコ、ニューヨーク、フィラデルフィア、メリーランド、ペンシルベニアからも委員が出席した。

　最初の議案は役員の指名選出であった。会長にはD・B・スミスが指名された。彼はこの会合の組織委員の1人であり、1829年からフィラデルフィア薬剤師会の会長を務めており、さらに2年間会長職を務める予定であった。副会長にはG・W・アンドリウス（ボルチモア）らが選出された。渉外書記官としてW・プロクター, Jr.（フィラデルフィア）が選ばれた。プロクターは1846年からフィラデルフィア薬科大学の教授を務めており、後にアメリカ薬学の父と呼ばれた人物である。

薬剤師会設立を協議

　プロクターが議長となって前年の委員会の内容が報告され、以下の9件の議案が討議された。
①アメリカ薬剤師会の設立、代表の性格、規約と制度、職能に対する倫理規定の作成
②薬剤師会を通じての薬学教育の奨励と薬科大学への支援

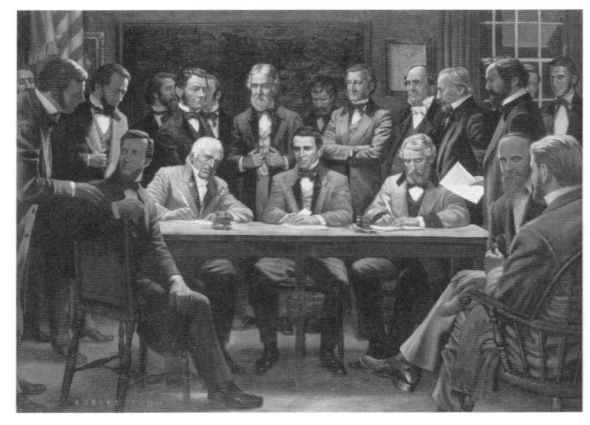

図　アメリカ薬剤師会（1852年創設）
教育基準の必要性と薬剤師間のよりよい情報交換を図るため20人の代表がフィラデルフィアに集まった。そこでアメリカ薬剤師会が創設され、倫理規定がつくられ、今日まで薬剤師の基盤となっている。
Printed with Permission of American Pharmacists Association Foundation.
Copyright 2009 APhA Foundation.

③薬局見習いの選択と実践へのさらなる配慮
④秘薬とインチキ医療についての調査
⑤不正な低級な薬品の運送の差し押さえに関する州立法の強化と憲法の制定
⑥薬局製剤に関する手引きの薬局方への採用
⑦毒物の販売の抑制
⑧医業から薬業の分離、開局薬剤師からの医師への、また開業医から薬剤師の中傷の禁止
⑨科学、研究、委員会から調査を依頼された項目に対する会員による原著論文の作成の促進を薬剤師会から働きかける

　プロクターが委員を務めた別の委員会では、これらの勧告を検討した結果を同会議に提出した。2日目に同会議は規約を採択し、この会議をアメリカ薬剤師会と呼ぶことを宣言した。しかし、アメリカ薬剤師会は各地区の代表が会員となるのか、個人会員が会員となるのかについて問題となり、活発な討論が交わされた。その結果、同会の会員は21歳以上の薬剤師と薬種商で構成し、会員は会の規約、倫理規定を道義的にも職能的にも遵守することが要求された。

倫理規定を作成

　会議は倫理規定を採用した。この規定は1848年にフィラデルフィア薬剤師会がアメリカの薬剤師のリーダーになる薬剤師のために、特別な道義的規定として作成したものであった。
　当時の課題としては輸入薬の品質の標準化、その他委員会に課せられた多くの課題があった。大会の最後の会議は10月8日に行われ、規約の草案が採択された。
　この規約が新しいアメリカ薬剤師会（APhA）の規約となった。その考え方を共有する他の協会が一緒になって、この賞賛すべき、尊敬しうる薬剤師会が、薬学の最高の強さを発揮する。
　活発に発展を続けるAPhAはすべての薬剤師が自信を持ちうる組織である。1世紀以上にわたって薬学の権威を高め、会員のみでなく、聴講するすべての他の薬剤師にその活用と刺激と激励と情報を与えた。利己的でなく、他のアメリカ国内の地方の州の団体が加盟している。
　1950年当時、薬科大学の在学生の半分以上が学生部会の会員であった。APhAは職能の行動と品位の基準を定めている。

各論 39

ヨーロッパ薬学と
アメリカ薬学の出会い
1867年

　ヨーロッパとアメリカの薬学の代表者の間には、何年にもわたって倫理的、科学的な目的について不一致な点があった。両者について最初の会合が開かれたとき、薬局の義務の限界について大きな意見の相違があった。

　第1回の国際会議は1865年にドイツのブランスヴィックで行われたが、アメリカの代表は参加しなかった。1867年8月21日から24日まで、フランスのパリ大学薬学部議事録室で行われた第2回薬学国際会議で、討論が行われた。アメリカから討論に参加したのは、アメリカ派遣委員代表のウィリアム・プロクター, Jr.（William Procter, Jr.）であった。

薬局営業の自由度を討議

　この会議は、実際の国際化の考えと発展、そして重要性に関するものであった。この会議におけるアメリカの代表は特別な地位にあった。

　アメリカ薬剤師会（APhA）の最初の事務局長であったジョン・M・マイッシュ（John M. Maisch）が、パリの会議から1ヵ月後のAPhA大会で行った報告によると、薬局の実践について3つの質問があった。

- 第1に通常の商売において完全な自由があるか否か。
  この質問に対し、すべての代表がないと答えた。
- 第2に薬科大学の卒業証書と通常の法律のもとで個人の責任があれば、薬局において自由な活動が許されているか否か。
  これに対し、すべてのヨーロッパの薬剤師は許されていないと答えた。一方、アメリカの薬剤師は各個人の責任があれば、自由な営業が保証されると答えた。
- 第3に国民の利益を守るために法律による賢明な規制があるか否か。
  アメリカの代表は規制はないと答えた。次いで開局薬局の無制限の開局の可能性について、ヨーロッパは無制限ではないと答え、アメリカは制限はないと答えた。

　この場合、ヨーロッパといってもイギリスは入っていなかった。APhAのレポートでイギリスの代表が1人もいなかったことは、非常に残念であったと述べている（イギリスの薬剤師たちがアメリカの薬剤師と薬局の業務の強制的な規制の反対について意見を一致させたかもしれない）。

　この明確な見解の相違は修正できず、8月22日にプロクターによって英文の宣言書が読み上げら

れた。プロクターが発表した内容は、次のようなものであった。

「アメリカでは、国民の意見によって薬局や薬業の発展は大きく影響される。また、アメリカでは、薬科大学の卒業者はその卒業証書によって将来を約束されることを喜んでいる。アメリカの薬業は、ヨーロッパ、特にドイツから来た薬剤師の移民の何人かが、その改善に際立った貢献をした」

実際に多数の薬局の集中的な設置問題がないわけではない。与えられた地域に多くの薬剤師が存在することは、地域住民をより満足させることを考えている薬種商にとっては少なからず問題となろう。多くの薬局が必要なほど移民のため人口が増えないかぎり、後から参入した薬剤師が成功すれば、以前からの開局者は閉店せざるを得なくなるであろう。このような競争は改革の手法として作用するが、ヨーロッパ大陸の既存の開局者に対しては、冷酷に見えるかもしれない。

しかし、生活のためにすべての人々に多くの機会を与えている国においては、特別な権限に関するアメリカ国民の意見が許されており、その人の経歴（職業）を変更する困難さは何もない。

プロクターの出身州であるペンシルベニアの州議会は、すべての住民のグループに対して、医学、薬学、ホメオパシーを教える許可を与えている。法律の対象は、すべての人の悪い行為に対するものであるので、インチキ医者の無知についても、外科医の不注意についても、同じように法を適用する。

プロクターが米国薬学の現状を力説

アメリカにおける薬学の現状の考えを伝えるために、私（プロクター）は完全に私自身の意見をもってきた。もしもそれを発表するよう依頼されたら、私は正常な薬科大学を卒業した者のみが薬局を開局することを認められ、そして多くの開局薬局数を調整するために、職能の特殊性や競争を完全に残しておけるようにしたいと考えている。一般的なアメリカ人の生活と同様、競争の力がアメリカの薬学を大きなものへと変化させることであろう。アメリカの開局薬局は多くの変化をし、多くの顔をもっている。

営利主義に金切り声を上げて真面目な保守主義から揺さぶられ、職能側の支配によって揺さぶられたとしても、アメリカ方式は普及し、競争の考えと力が薬局の数と地域を決定する。認定されたアメリカの薬科大学を卒業した者のみが薬業につけるというプロクターの夢が実現するまでに40年の月日がかかった。

マイッシュ事務局長のレポートによると、1867年のAPhAの会議では薬局に関する一定の規制が重要であることが種々の州で認められ、その決議が採択された。

1868年、マイッシュは「アメリカにおける薬事法」をAPhA総会に報告した。

委員会で薬事法の草案が作成され、1868年に薬剤師会に提出された。その後、全州の薬剤師会で回覧され、1900年までに州薬事法の規範となった。

1904年までにプロクターの最初の夢は実現しなかったが、ニューヨーク州が1905年に薬剤師の薬科大学卒業義務化法を通過させた。

各論 40 アメリカ薬学教育の改革 A・B・プレスコット教授
1871年

何事も進歩すればそれを阻止する要因が現れる。

独立戦争以前はほぼ同じ講義を繰り返していたアメリカの薬学教育は、他のすべての教育と同様、独立戦争の影響を受けることになった。その顕著な例が、薬剤師会の支持を受けたフィラデルフィア薬科大学の独立の歴史である。

薬学教育の徒弟制度廃止

1860年、ミシガン大学のS・H・ダグラス（Silas H. Douglas）教授が要請した薬学の実験室講座の使用が始まった。その目的は医学部の学生を教育するためであったが、その後8年かかって、1868年にようやくミシガン大学に薬学部が設立された。その直前の1865年にはオハイオのボールドウィン大学に、初めて薬学を教える教育施設がつくられた。

1867年、南カロライナ州の医学部で数人の男子学生が薬学課程を卒業した。

1868年、ミシガン大学で薬学講座が始まった。独立した薬学部となり、1人の教授にその将来が託された。この改革に着手したのが、アルバート・ベンジャミン・プレスコット（Albert Benjamine Prescott）教授である。その改革とは、薬剤師として卒業に必要な徒弟期間を完全に廃止することであった。

プレスコットは、ニューヨークのハースチングで1832年12月12日に生まれた。1640年にイギリスからボストンに移住したジョン・プレスコットの9代目にあたる。アルバートの祖父（ウィリアム・プレスコット）は大佐でバンカーヒルの戦いにおいて植民地軍の指揮官であった。プレスコットは9歳のときに右膝を損傷した以降、杖をついて歩いた。1860年にミシガン大学の医学と外科学部に入学し、1864年に卒業した後、アメリカ陸軍の医療部門で勤務した。

1865年にプレスコット博士はミシガン大学に戻って、化学の助教授となった。

当時、多くの独立した薬学部は、従来の徒弟制度を重視する伝統に寄り添うか、徒弟制度を採用しないミシガン大学薬学部に従うかのいずれかであった。

ミシガン大学の講義は、アメリカの薬学教育における大きな変化の予兆であり、先駆けとなるものであった。特に実験室で行われた教育は、薬学の基礎科学をはじめとする明確なカリキュラムを含み、学生に常に細心の注意を喚起させるものであった。

プレスコット教授の改革的思想とその実践は、当時の古い薬学教育者と組織を打ちくだいた。

プレスコットは1871年にセントルイスで行われたアメリカ薬剤師会会議に出席した。会議は9月

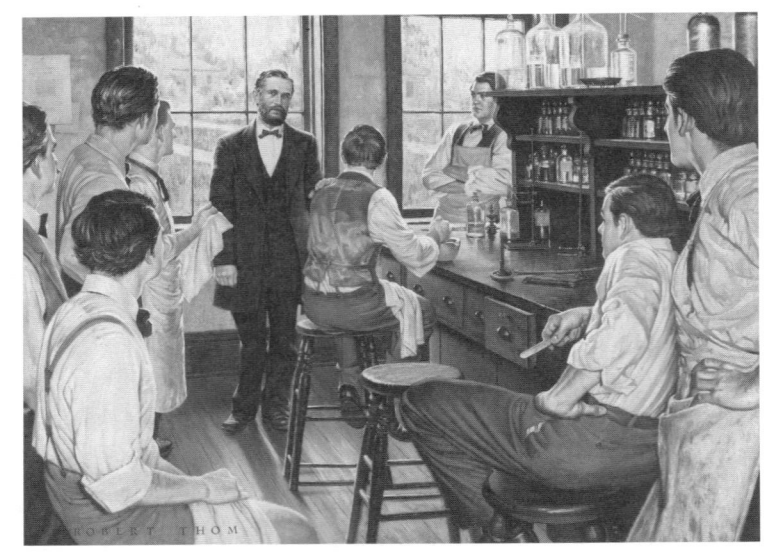

図 薬学教育の改革（1871年頃）
アルバート・B・プレスコット博士は、ミシガン薬科大学を創立したとき、学位習得前の伝統的な徒弟制度を廃止したために非難された。しかしその後、彼の"革命的な"新制度は他大学により一般的に受け入れられるようになった。
Printed with Permission of American Pharmacists Association Foundation. Copyright 2009 APhA Foundation.

12日に始まり、熱い討論が続いた。プレスコットの出席は、多くの出席者に、当時行われていた薬学教育に対する挑戦と受け止められた。39歳のプレスコットは、薬剤師会への入会は認められたが、規定により、彼のミシガン大学薬学部は、薬学部ではなく、薬剤師によって組織された場所でも、教育の場所でもなく、卒業生に適宜な実践教育を保証しない学校であると決めつけられた。

薬学教育に物理・化学を導入

翌日、プレスコットは重要な文書を出席者に配布した。それは前向きかつ公正なものであった。薬学における科学教育の擁護者で、思慮深い教育者である彼は信念をもって語りかけた。

彼は「物理や化学は薬学部で教えなければならない。学生は物理の力や化学の作用を自由に取り扱うことができねばならない。そして、その技術は薬学部の実験室で最もよく得られるものである」と説いた。プレスコットの意見はやがてすべての薬科大学で採用された。

28年後、プレスコットは1899年から1900年までアメリカ薬剤師会の会長として働く栄誉を得た。さらにアメリカ薬科大学協会の組織委員長となり、初代会長になった。

彼は薬学で与えられた名誉に加えて、1886年ロンドン化学会の特別会員になり、同年アメリカ化学会の会長に就任した。また、ミシガン大学は哲学博士と法学博士の学位を授与した。1902年にはノースウェスタン大学も彼に法学博士号を授与した。プレスコットは、親切心と強い精神力をもち合わせた最も控えめな、先見性のある紳士であった。

ミシガン大学名誉学部長でプレスコットと親しかったE・W・クラウス（Edward W. Kraus）は、「プレスコット教授は薬学と化学についてこの国の偉大なリーダーの1人で、学生に目を向けていた先生であった」と述べている。

人に親切で多くの正確な知識をもち、それを他の分野に与える能力をもっていたプレスコットによって薬学の改革が行われた。そして、薬学は彼の努力から計り知れない利益を受けた。

外国の薬学史

各論 41 アメリカ薬局方
1877～1882 年

　1498 年にイタリアのフローレンスで最初の薬局方が出版されたのに続いて、各国で独自の薬局方や処方集が作成されるようになった。その後、イギリスでは大学で、フランスでは国王の要請によって公定処方集 (Codex) が作成されたが、初期の薬局方は医師が中心となって執筆されたものが多い。アメリカで最初の薬局方が発行されたのは 1820 年で、医学と科学と文献の集大成と受け止められた。この薬局方はアメリカの医師の仕事として行われ、薬学の団体が編集に参加することはなかった。

　1831 年に第 2 版が出版されたが、その編集にフィラデルフィア薬科大学、薬剤師会、薬学教育者団体から種々の要請があり、受け入れられた。

　1870 年、アメリカ薬局方 (USP：United States Pharmacopeia) に対する薬剤師の関心は増大したが、医師の関心は低下した。E・R・スクイブ (Squibb) 医師は、製薬産業関係者、薬学教育者に USP 改訂プログラムの変更を提案した。スクイブ医師は、アメリカ医師会 (1847 年設立)、アメリカ薬剤師会 (1852 年設立) に対し、全委員会の全面的な指導と監督のもとで、医師会の下部組織として、医師会薬学委員会にその編集を依頼しようとした。この案は 1876 年のフィラデルフィアでの会議で、アメリカ医師会の同意が得られるように思われた。数ヵ月後、アメリカ薬剤師会がフィラデルフィアで会議を開き、「医師会は薬局方の取扱う薬品の項目、その品質、製剤について指導する権利を有しているが、仕事の詳細は明らかに薬学関係者の担当とする」とした。

　スクイブ医師はこの案をアメリカ医師会に提出したが、意外にも敵意をもって迎えられ、冷たい仕打ちを受けることとなった。3 ヵ月後、1877 年にアメリカ薬剤師会の会議がカナダのトロントで開かれ、スクイブ医師は「アメリカ医師会はこの問題について行動することを明確に拒否した」と述べ、自らが改革の指導者になろうとした。そのとき、ドイツ生まれのニューヨークの薬剤師で作家であり、ジャーナリストでもあった F・ホフマン (Hoffmann) が、次のような発言を行った。

　「アメリカの薬剤師会は、アメリカ薬学の主唱者であり、職業と薬局方の両方の適格な保護者である。時代が到来したので、薬剤師会は薬局方の作成に義務を果たすべきである」

　そこで薬剤師会から 15 人の委員が選ばれ、薬剤師が薬局方の編集をすることになった。編集長にはニューヨークのベルビュー (Bellevue) 病院の主任薬剤師であるチャールス・ライス (Charles Rice) が選出された。1877 年 12 月 28 日、彼はニューヨーク薬科大学で薬局方の改訂に関する会議を開いた。1 年後の 1878 年にアメリカ薬剤師会がアトランタで開催されたとき、ライスは編集計画を明快に説明した。編集の助言者として、A・B・プレスコット (Prescotte) 教授、フィラデルフィア薬科大学学部長で、W・プロクター, Jr. の教え子であった J・P・レミングトン (Remington) らの名があった。かくして 1882 年、U.S. Pharmacopeia (USP) 新版が出版された。

各論 42

薬剤の標準化
A・B・リオン教授
1883年頃

19世紀の薬剤師の技能と誠実さにもかかわらず、植物起源の2種の製剤が同一方法で作られたとしても、同一効力を有することは稀であった。

成分量の変動が問題

同一の薬用植物でも生産地、採取時期、製剤方法によってその有効成分量が変化する。ガレノス製剤を製造する場合、処方する医師にとって、また製剤化する薬剤師にとっても、その成分の含量の変動は大きな関心事であった。さらに、このような製剤を処方された患者にとっても、期待される薬効が得られなかったり、まったく効力がないか、毒作用すら現れる恐れがあった。

当時、ミシガンのデトロイトにあるパーク・デービス社の実験室にもたらされたこの種の問題に対する答えに関して、議論すらできないように思われた。

過去13年間使用されてきた工場で、「麦角エキス製剤」(商品名：Liquor Ergotae Purificatus)の製造が1879年9月から開始されることになった。この麦角製剤の使用は、妊婦の出産の時期決定に極めて重要で、その標準化は薬学の重要な一歩であると考えられた。

G・ウルダング博士によれば、「標準化された製剤とは、有効成分の一定量を含有する薬剤、チンキ剤、抽出製剤をいう」と規定されている。元来、この薬剤の標準化が試みられてきたが、満足できるような結果には至らなかった。アメリカやイギリスで、マイヤー(Meyer)試薬[*1]が関連するアルカロイドの定量に有用であった。その後は薬局方の大部分がチンキ剤、抽出製剤のアルカロイドの定量法を掲げている。同時に標準化した製剤のアルカロイド量を規定している。

1914年にフランク・O・テイラー(Frank O. Taylor)が、「製造薬学の45年間」という論文(Journal of American Pharmaceutical Association, IV, p.468-481)を発表しているが、彼はその中で標準化について、最も大切な仕事をした人物はアルバート・ブラウン・リオン(Albert Brown Lyons)博士であると述べている。

[*1] マイヤー試薬：アルカロイド試薬の一種で、塩化第2水銀13.56グラムとヨウ化カリウム49グラムを水に溶かし、1リットルとしたもの。アルカロイドの塩酸塩、硫酸塩の溶液に加えると白色の沈殿を生ずる。

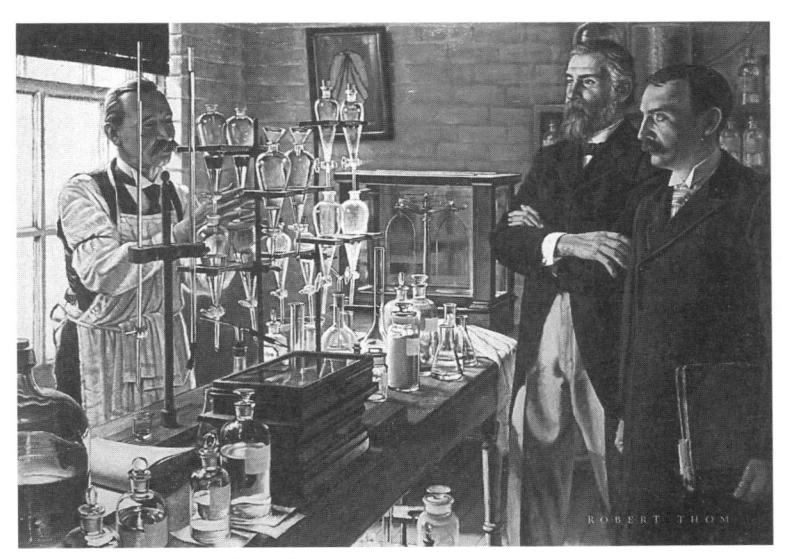

図　薬剤試験の標準化（1883年頃）
19世紀の生薬の製剤には2つとして同じ効果を示すものはなかった。アルバート・B・リオン博士は生薬成分の正確な定量法を確立した。パーク・デービス社は彼の仕事の重要性を認識し、定量した薬の販売を始めた。
Printed with Permission of American Pharmacists Association Foundation.
Copyright 2009 APhA Foundation.

麦角エキスの標準化

　リオン博士はパーク・デービス社で化学的に「麦角エキス製剤」の標準化を行い、1883年2月に同社から同製剤が発売された。リオン博士は、この仕事の責任者であり、分析法を確立した人物である。

　リオン博士は1841年4月1日に宣教師の息子としてハワイ島で生まれた。オアフ（Oahu）大学で教育を受けた後、ミシガン大学医学部に進学し、プレスコット教授（「外国の薬学史各論40」）から薬化学を学んだ。医師免許（M.D.）を取得後、デュフィールド（Samuel P. Duffield）教授の助手となり、1866年にデュフィールド教授はパーク・デービス社で働き始めた。リオン博士はこの職を12年間務めた。同時に彼は薬局を開局し、10年間そこで働いた。1869年にミシガン大学医学部の化学の教授となった。

　1881年、リオン博士はパーク・デービス社の分析および化学部門の助言者となり、薬物製剤の標準化の重要性に興味をもち、1888年まで勤務した。

　その後、オアフ大学で化学の教授を務め、1915年にアメリカ薬学会の名誉会長になった。

　パーク・デービス社は、1895年に社内に最初の薬理学実験室を設け、ミシガン大学のE・M・フートン医師がそこで働くことになった。薬物製剤の薬理的標準化を進め、薬物の薬理効果に保証を与えた。フートン医師は薬理面での標準化の重要性を予見し、薬物の信頼性の改善に大きな役割を果たした。しかし、別の改良方法が報告された。

　標準化は薬学、医学にとって重要であるばかりか、一定の効果をもつ薬剤を患者に投与することは最重要課題である。

各論 43

ジャングルの秘密
H・H・ルスビー教授
1886年頃

　有用な薬理作用をもつ植物を求めて、人類は未知のジャングルを探しまわった。その歴史は、人類の歴史と同じくらい古い。テオフラストス（Theophrastus；紀元前288年）やディオスコリデス（Dioscorides；紀元77年）が、薬理作用をもつ植物を求めて、多くの国を旅したことはすでに紹介した（「外国の薬学史各論8、12」）。

薬用植物を探す歴史

　ツチルヒ（Tschirch）は、著書『生薬学ハンドブック（Handbuch der Pharmacognosie）』（ライプツィッヒ、1910）に、中近世における薬用植物を探した人類の歴史を次のように書き残している。
　①1498年東インドへの水路が発見され、薬物の知識が広められた。
　②アメリカ大陸の発見によって、新しい植物が紹介され生薬学の内容を豊かにした。
　③15世紀終わりから16世紀にかけて、多くの薬用植物が発見された。香辛料や薬物が高価で、権力者がその発見ルートを探すのに躍起となった。
　④17～18世紀にかけて、香辛料やその他の商品の取引を独占するため、海洋国間で戦いが起こった。ポルトガルとスペインの戦争は、オランダ、イギリス、フランスの間にも広がり、植民地化が促進された。
　⑤19世紀の後半4半世紀には、薬局（企業）がスポンサーになってジャングルの薬用植物の調査が行われた。

　この頃、植物学者で、医師でもあり、そしてコロンビア大学の薬学部長を永年勤めたヘンリー・ハード・ルスビー（Henry Hurd Rusby；1885～1940）は、その青春時代を南アメリカのジャングルの植物の探検に費やしていた。

アマゾン源流で植物調査

　ルスビーは、1855年4月26日にニュージャージーのフランクリン近郊で生まれ、10歳の頃は父親の農場で育った。植物学に興味をもち、ニュージャージーの木の花を集めた。教師になることを志したが、彼の生涯は、薬学（薬用植物）に捧げられたと言っても過言でない。彼はさらなる教育を望みながら、デトロイトのパーク・デービス社の薬品部に手紙を送り、そこで働きたいと願い出た。同社

外国の薬学史

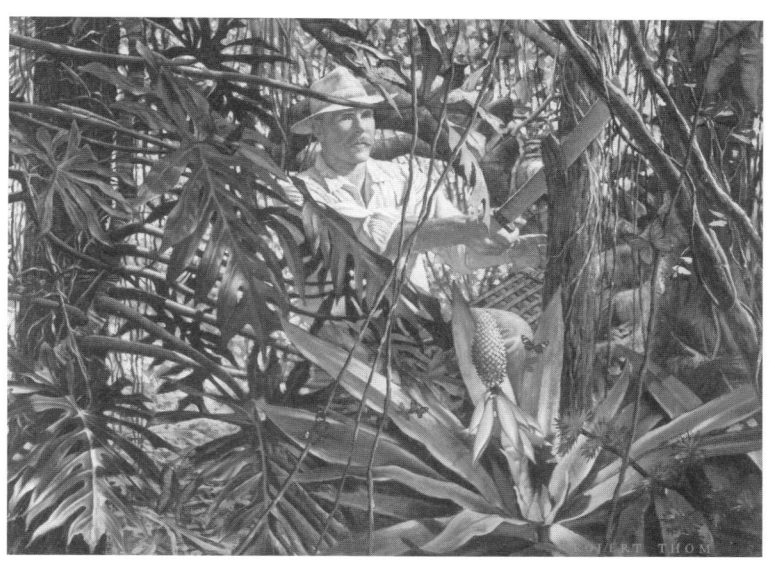

図 ジャングルの秘密を探る（1886年頃）
19世紀後半に科学調査隊は広大で新しい薬学の分野を開いた。1885年にペルーに着いたヘンリー・H・ルスビー博士は途方もなく続く困難を克服して、南アメリカを横断した。そして去痰作用をもつコシナラの樹皮を含め、4万5000もの植物標本を持ち帰った。
Printed with Permission of American Pharmacists Association Foundation.
Copyright 2009 APhA Foundation.

の担当者は、ルスビーにアメリカもしくはヨーロッパの大学で教育を受け、卒業後5年間、会社のために働いてくれるならば、月40ドルの奨学金を提供すると伝えた。ルスビーは1884年にニューヨーク大学医学部を卒業後、直ちに植物採集のため、会社の依頼で南アメリカへ出発した。

ルスビーは、アマゾンの源流地ボリビアに出かけ、コカ葉（2万ポンド、25万ドルに相当）を採集したが、コロンビアの革命で失った。パーク・デービス社はルスビーに帰国するよう打電したが、彼は探検隊を組織し、アマゾンの源流地域で数ヵ月の間に4万5000種の植物を集めた。そのうち数百種は未知の植物であった。彼はブラジルの大西洋側パラ州に行ったが、インディアンに殺害されたと思われた。ルスビーはそこで Guapi の変種コシラナ（*Cocillana*）の樹皮（去痰作用を持つ）を採取した。その後、幸運にも故郷に帰ったが、ジャングルの厳しい生活と病気でやつれ、父親は最初息子とは信じられなかった。

帰国後、パーク・デービス社で多くの講義を行った。

1888年、ルスビーはニューヨーク薬科大学の植物学、生理学、生薬学の教授となった。1905年に学部長となり、コロンビア大学薬学部の学部長を1930年まで務めた。教職期間中、フィラデルフィアの H.K. マルフォード社（H.K. Mulford Co.）がスポンサーとなった南アメリカとメキシコの薬用植物探検隊の隊長として出発したが、体調を崩し、病気のため探検が終了する前に帰国した。ルスビーは1933年に、1885年から1887年の探検のことを書いた "Jungle Memories" という本を出版した。

その後、数年を経て、1940年11月18日に85歳で他界した。ニューヨーク・タイムズ紙は、この優れた学者の死を惜しんで、1940年11月19日に彼の業績を掲載した。

ジャングルの薬用植物の探検は、化学療法剤と競合しつつ、ルスビー教授の死後も続いている。1927年、薬用植物、香辛料の利用と保護を目的に、ウィーン大学薬学部生薬学教室（リチャード・ワシッキイ教授、Richard Wasicky）によってその国際協力が始まった。

各論43　ジャングルの秘密　H・H・ルスビー教授

各論 44

薬学の発明家 E・S・A・A・リムザン
1886年頃

　時代を経て、人類は薬学の実用面を必要な科学知識と技術の応用によって進歩させてきた。好奇心、探究心、独創的な精神で、知識と技術を結び付けることで、人類はこれからも確実に進歩するであろう。

　フランスの開局薬剤師スタニスラス・リムザン（Euphrasie-Stanislas-Alexis Arsène Limousin；1831〜1887）は有能な薬学の発明家の1人である。パリのブランシュ通りの彼の薬局で余った時間を実験に費やした。彼は、薬剤師と医師が直面する困難な問題を解決しようとした。実務面の発見から、彼は無数の命を救い、数えきれない何百万の病人を安心させた。

　薬剤師リムザンは薬の滴ビンをつくり、特色のある呈色反応による毒物、特にヒ素、昇汞の鑑定法を考案し、オブラートを紹介した。

　リムザンの時代から20世紀初頭まで、彼の努力によってゼラチンの硬カプセルの製造が大規模になり、また、デンプンの皮膜のカプセルに粉薬を詰めて密閉したカプセルの製剤技術が著しい発展を遂げた。多くの中毒試験の彼の規定は、パリの薬剤師によって採用された。また、カプセル充填機は薬局の設備の1つとなった。しかし、リムザンが世間で有名になったのは、酸素療法の装置の設計とアンプルの発明であった。

酸素吸入

　リムザンを記念して書かれた小冊子の中で、アルベール・ゴリ（Albert Goris）が、リムザンの業績について次のように論じている。「彼の研究は、酸素吸入器についての発明であり、パリのブランシュ通りに開局した、若い薬剤師に医療に携わる人々が注目した。そのうえ1866年から亡くなるまで、リムザンは、酸素治療の研究を決して中止しなかったことを、述べなければならない」

　1864年、デマルケィ（Demarquay）とルコンテ（Leconte）は、生物（人間を含めて）に対する酸素の効果について十分な研究をした後、治療に酸素の導入が必要であると感じた。しかし、実際には、酸素の準備や製造や投与が不便でその使用は困難であった。リムザンはこれらの問題を順々に装置を改良していった。ゴリは、次のように述べている。「これらのボンベは今でも現に使用されている。医療目的のための酸素の必要性は無視できない。リムザンが始めた酸素による吸入で、人々が彼の恩恵を受けていることは疑う余地はない。彼は運の良い細工人であることに満足せずに、酸素吸入時の一酸化炭素の除去について研究を行った。彼は、偶然に起こった痛ましい事故を避けるように注意した」

外国の薬学史

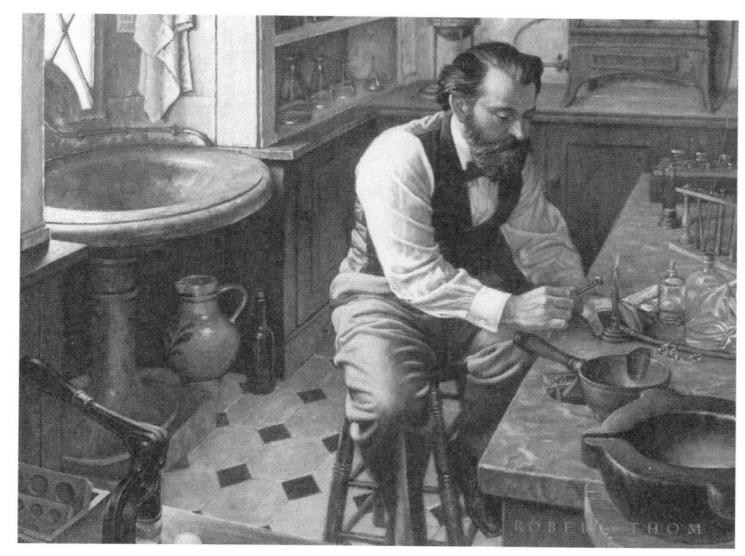

図 薬学の発明家、スタニスラス・リムザン（1886年頃）
フランスの開局薬剤師、スタニスラス・リムザンは薬学と医学に関する多くの器具を発明し世に送り出した。その中で最も素晴らしい業績と言えば、ガラスのアンプル、滴瓶と酸素吸入装置を作製したことである。
Printed with Permission of American Pharmacists Association Foundation. Copyright 2009 APhA Foundation.

　1874年初期、リムザンは、酸素による治療のための特別な設備を自らの薬局の特別室に設置して、一般に提供した。初めの趣意書には2つのことを書いた。「私は、ブランシュ通りの自分の薬局に酸素吸入の特別室を開設した。その部屋に医師が患者を連れてくるか、医師が酸素吸入を必要とする患者を送る」、「朝の9時から11時、午後3時から5時までに、医師の紹介か、処方を持ってきた患者は、受付を済ませ、私の監督のもとで処方された量の酸素を吸入する」。一般の治療手段としての酸素の使用は、初期の予想の通りには使われなかったが、人命救助の価値は変わらないままである。

アンプルの発明

　皮下注射は、医師ドゥジャルダン・ボーメッツ（Dujardin Beaumetz）による試みが成功して流行し始めたが、注射液の保存法が問題であった。あらかじめ用意した水溶液は、カビの発育が早く品質を低下させ、大きな障害となった。そのうえ大量の容器は輸送に不便であった。医療機器会社の会長である医師デュオム（Duhomme）の示唆を受けて、リムザンはガラスのアンプルを用いて、皮下注射が持つこれらの不便さを解消した。彼の古いエッセイ「皮下注射用アンプル」（Arch. Ph. 1：145, 1886）にその方法が書かれており、その原理は現在に至るまで同じである。「これらのアンプルは小さな卵型のガラス容器で先細りのガラス管から液体を充填させる。そして容積はわずか1ccである」
　「私は、パストゥール（Pasteur）先生の方法を用いて、200℃の炉の中で小さなガラス容器の内側を殺菌消毒した。それから冷たい液に熱いアンプルの先を入れるか、またはアンプルの先端から小さな注射器で熱い液を入れることによって、薬液をアンプル中に充たした」。「酸化炎の上の部分で管の開いている端をつかみ、薬液が充填されたアンプルを閉じた」。この古く簡単な方法で、薬剤師リムザンはアンプルの製造に関して重要なことを示した。その後、アンプル製造の技術は進歩しているが、リムザンの簡単な方法は、現在もなおその基礎をなしている。このように、医薬品の管理の新しく大切な方法は定着し、医師が安全に使用できるようになり、多くの患者が喜んだ。
　リムザンは、自らが発明した技術の発達や応用を見ることなく、「皮下注射用アンプル」のエッセイを出版した1年後に亡くなった。しかし、人々は控えめなこの開局薬剤師に感謝している。

化学療法の発達
E・F・A・フルノー
1872～1949年

各論 45

　薬業は、医療のために用いられる薬の調製と製造に関わる職業として、19世紀末になって大きな広がりを見せつつあった。生物学的製剤が生まれたばかりのこの時期、薬学は化学療法（化学物質を使った体内の病的な組織への直接的な作用）の時代に入ったのである。

　病気の原因になる微生物と体内で戦う新しい化合物の開発に最も成功した研究者の1人に、フランスの薬学者エルネスト・フランソワ・オーギュスト・フルノー（Ernest François Auguste Fourneau, 1872～1949）がいる。フルノーは1889年に出生地であるビアリッツ市のフェリック・モリュー（Felix Moureu）薬局に弟子入りした。後にパリの薬学部を卒業し、1898年に薬剤師の免許を得た。その後3年間の実習をドイツで高名な指導者らのもとで行った。当時ドイツは合成薬を供給している世界でほとんど唯一の国であった。

パストゥール研究所での研究

　化学会雑誌（Journal of the Chemical Society）のT・A・ヘンリー（T.A. Henry）は、フルノーについて次のように記述している。「フルノーは、フランスの産業をこの分野で最先端の国にするために、最善の努力をすることを決意した。彼はブーラン研究所に入る機会を得た。1903年に同研究所の所長となり、1911年まで勤務した。1911年にルー（Roux）博士が彼にパストゥール研究所（パリ）の化学療法研究室の室長の地位を与えた。彼に適したこの環境で、フルノーはその後の人生を研究に捧げた。フルノーの仕事を評価するためには、彼が、①薬の効果は一種の分子構造に関わりがあるということを鋭く見抜く力を持っていたこと、②広範囲の治療薬に化学が応用できたこと、③彼が考えたアイデアを実現するための苦労に耐える能力を備えていたことを忘れてはならない」

　フルノーの初期の研究の中で、アミノアルコールとその誘導体の局所麻酔作用に関するものがある。この研究から、有名なストバインが生まれた（興味深いことに、彼はこの物質に自らの名前を意味する英語を使った。フランス語のfourneau（炉）は英語ではstove）。ストバインやその他の多くのアミノアルコールの合成に、彼はグリニヤール反応を応用した。フルノーの実験室は彼が使用していた当時とほとんど変わらないまま、今日も残されている。トレフル（Trefouel）夫人がこの実験室を使用していたが、彼女はフルノーのポストの後任者であり、パストゥール研究所の所長であるジャック・トレフル（Jacques Trefouel）の妻でもあった。

　フルノーが、20世紀初頭の化学療法上、価値のある化合物について多くの貢献をしたのは確かである。フルノーを有名にしたのは、1910年、ドイツの医師であり化学者であったポール・エールリッ

外国の薬学史

ヒ（Paul Ehrlich）とその共同研究者である日本人の秦佐八郎博士が、梅毒の特効薬として発見したサルバルサン606号、つまりアルスフェナミンについて世界中をかけ巡った電信情報であった（「外国の医療史各論35」）。

薬史学者ウルダング（G. Urdang）は次のように述べている。「そのちょっと後のこと、フルノーはルーマニアの化学者コンスタンチン・ルヴァディチィ（Constantin Levaditi）と共同で、エールリッヒの考え方と方法を応用して、ヒ素の変わりにビスマス（蒼鉛）を用い、アルスフェナミン誘導体と同じ働きを持ち、それに代わるいくつかのビスマス化合物を合成した」。

アメーバ赤痢の治療のみならず、一部の梅毒の予防と治療のために経口投与できる有効なヒ素化合物アセタルゾンを、世界に紹介したのはフルノーであった。彼はそれをストバルソールと名づけた。やはり彼の名前を付けたのであった。しかし、広く世界に彼の名をさらに不朽にしたのは、ドイツが経済的な面だけでなく、政治的な圧力をかける手段としても独占してきた2つの物質の製法の秘密を、誰もが手に入れることができるものにすることに成功したという事実である。

ドイツの発見者（1920年代の初め）にちなんで「バイエル205」あるいは「ゲルマニン」と名づけられ、熱帯地方の植民地で国家的な関心で政治的に利権として扱われようとしていた。この薬が、嗜眠的な病気に対する特効薬の製造の代わりに、「フルノー309」という名前でまったく同じものが製造できるようになったのは、フルノーの実行力と発明の才能によるものであった。

ドイツの「奇跡の薬物」プロントジルの製法の秘密が明かされたのも同じく、フルノーの指導によるものであった。この薬物の素晴らしい効き目は、この複雑な分子のごく一部、つまりアミノ-ベンゼン-スルフォンアミドに負っているということを発見したことによって、フルノーの共同研究者であるコンスタンチン・ルヴァディチィとトレフル夫妻は一連のスルフォンアミド製剤への道を開き、それがフルノーの救命主的な能力を繰り返し証明した。さらに、抗ヒスタミン剤の名前を冠するようになった最初の一連の化合物は、パストゥール研究所のフルノー研究室で生まれた。

化学療法の創始者

ポゲンドルフ（Poggendorff）の人物事典にあるフルノーに関する記事は、事実上、自伝によるものであると編集者は述べている。この自伝的な記述で、フルノーは自分自身を何よりも先に薬剤師であると述べている。彼は、この適切な職業を明確にした後で、彼自身のさまざまな業績や、彼が就いたポストなどを挙げている。

彼が自らを薬剤師であると考えていたのは、単に彼が若いときに薬剤師としての資格を必要としたからという理由だけではなく、必要薬の改善と拡大であるとして生涯を通して捧げた仕事が薬学であったからである。フルノーは「薬学とは、薬の販売、製造、研究のすべてを網羅したものである」と考え、これらのさまざまな活動分野での彼自身の成功の結果が、彼を有名にしたのであろう。

パストゥール研究所の年報に掲載されたフルノーを記念した記事の中で、この偉大なる薬学者-化学者は「エールリッヒの後継者であり、化学療法の創始者である」と書かれている。生前にも評価されなかったわけではないが、今日生きている多くの人々は、病気と戦う化合物のおかげで命を救われたことについて、この薬学者に感謝の念を抱いたことであろう。

各論 46

抗生物質の発見と耐性菌の出現

1928 年

　抗生物質の発見とその発展が薬学や医学に与えた革新的な影響は、未だ押しはかることはできない。世界中に住む人々が抗生物質によってどれだけ救われたか、これからも救われるかわからない。しかし、一方では耐性菌の出現による新たな戦いなど、今後解決すべき課題が生まれつつある。

　20 世紀の第 2 の 4 半世紀、人間の観察力と科学の理解力が、抗生物質の力を認め、その利益を引き出した。このことは、病気を攻撃する従来の薬学的、治療的戦略とは異なる新しい出発であった。

　治療薬としての抗生物質の概念は、19 世紀の中頃から始まった一連の研究に端を発する。

　1877 年にルイ・パストゥール (Louis Pasteur、「外国の医療史各論 30」) と彼の協力者 J・ジュベール (J. Jouvert) は、尿中に生育する炭疽菌 (*Bacillus anthracis*) が、普通の細菌とともに培地に散布された場合、死滅することを発見した。これは、科学的に抗生（相互に有害な作用を及ぼす細菌の拮抗現象）を、最初に見出した観察であったと思われる。パストゥールの主な関心は免疫分野にあったため、彼らはそれ以上、抗生現象について研究しなかった。

　しかし、年を経るにつれて、多くの科学者が微生物間の抗生現象に気づくようになった。

　フランスのコニール (A.V. Conil) とバブ (V. Babes) は、1885 年の医学雑誌に、もしも細菌の相互拮抗作用の研究が十分に進めば、細菌によって起こる病気は、他の細菌によって治癒されるであろうと述べている。

　またドイツの科学者ドエル (K.G. Doehle) は 1889 年に *Micrococcus anthracotoxicus* (*MA*) と炭疽菌を一緒に培養すると、*MA* 菌のまわりに抗生物質が拡散し、炭疽菌が死滅することを発見した。

　さらに、イタリアのゴシオ (B. Gosio) は、最初にペニシリウム菌株がつくり出す抗生物質を発見した。それは、現在ではミコフェノール酸と呼ばれ、炭疽菌を阻害する作用を有する。

　一方、ベルギーのグラチア (A. Gratia) は、1923 年から 1939 年の 16 年間に放線菌の培養液から抗生物質を見出し、この物質は後にアクチノミセチンと呼ばれた。フローリー (Florey) によれば治療の目的で臨床に用いられたという。

ペニシリン

　カビや細菌による初期の実験では、偶然の汚染がよく見られる。そのような偶然と、訓練された科学心による観察がうまく結びついたとき、新しい思考と研究の道が見えてくる。

　ロンドンのセントメアリー病院のアレキサンダー・フレミング (Alexander Fleming) 教授は 1928 年のある日、ブドウ状球菌を培養したペトリ皿を偶然にもフタをせずに、開けた窓の前に置いた。そ

の翌日、彼は空気で運ばれてきたカビ(後にそれは *Penicillium notatum* という青かびであることがわかった)が発育すると、一定の間隔を空けてある物質が拡散し、ブドウ状球菌は発育を止めるか、死滅することを知った。

　このことは、青かびからその物質を抽出できれば、ブドウ状球菌を阻害することができ、治療の可能性が出てくると考えられた。しかし、その阻害物質の抽出は困難であった。

　フレミングは、その物質は加熱で分解すること、動物に比較的無害であること、グラム陽性病原菌の大部分の発育を阻害することを突き止めて、この物質をペニシリンと名づけた。フレミングはこれらの成績を1929年、イギリスの実験病理学雑誌に報告した。この報告は10年間放置されたが、オックスフォード大学の病理学者ハワード・フローリー(Howard W. Florey)が取り上げ、エルンスト・B・チェイン(Ernst B. Chain)らの発酵学者のグループが抽出に成功し、安定で純粋なペニシリンを得た。

　ペニシリンの大量生産については、ペニシリウム・ノタトゥムが好気性菌であったため、タンク培養ができた。第2次世界大戦中であったが、イギリスとアメリカの間で間断のない情報の交換があり、大量生産が可能になり、価格が大幅に下げられ、イギリス宰相チャーチルをはじめ、多くの人々の命を救うことができた。

　フレミングによるペニシリンの発見は、近代抗生物質の研究と生産を引き出す端緒となった。

　そして、抗生物質発見の栄誉は、ペニシリンを発見し、最初に単離し、臨床的有益性を見出し、体からの排泄の仕方の解明に貢献したA・フレミング、H・フローリー、E・チェインにノーベル生理・医学賞が1945年に贈られた。

ストレプトマイシン

　ウクライナ出身のS・A・ワックスマンは、若いときにアメリカに移住し、ラトガース大学の研究室で、*Streptomyces griseus* という放線菌から、1944年にストレプトマイシンと名づけた抗生物質を単離した。ストレプトマイシンは結核菌によく効く抗生物質であったため、多くの軽症の結核患者の治療に成功したが、重症の患者に投与したところ、死から免れることはできたが、難聴を訴えるものが現れた。日本でも別の放線菌からストレプトマイシンがつくられた。1952年ワックスマン博士にノーベル生理・医学賞が贈られた。

クロラムフェニコール

　広範囲な抗菌スペクトルをもつクロラムフェニコール生産菌は、エール大学のP・R・バークホルダー(P. R. Burkholder)博士が、ベネゼラの土のサンプルから見つけた *Streptomyces venezuelae* であった。パーク・デービス社の研究者が短期間にその構造を決定した。この抗生物質はグラム陽性菌、グラム陰性菌の発育を阻止するのみでなく、発疹チフスのリケッチアを死滅させた。当時ヒトの腸チフスに効く抗生物質はなかったが、東南アジアにおける腸チフス患者に投与し、著効を示した。

　この物質は毒性は少ないが、大量に長期投与すると造血臓器に毒性を示す。現在は合成法により生産されている。

テトラサイクリン類

　元ウィンスコンシン大学農芸化学の教授のダガー（Dagger）博士は、定年退職後に研究部長としてレダリー社に入社し、1945年頃、ミゾリーの牧草地から分離された放線菌（*Streptomyces aureofaciens*）から抗生物質を単離し、オーレオマイシンと名づけた。この菌を培養した場合、培養液にはオーレオマイシンは少なく、菌体を含む固形物中に多量存在することが明らかになったが、その理由はオーレオマイシンが金属イオンと結合して沈殿することによるためであることが明らかとなった。

カナマイシン

　1957年、日本の梅澤濱夫らは、放線菌 *Streptomyces kanamyceticus* の培養液からアミノ配糖体系抗生物質を分離し、カナマイシンと名づけた。カナマイシンの抗菌スペクトルは、ストレプトマイシンより広く、ストレプトマイシン耐性の結核菌にも有効であり、耐性ブドウ球菌、耐性赤痢菌にも効果をもち、多くの国で使用されるようになった。

耐性菌

　各種の抗生物質が大量に生産され、臨床で患者に使用されるようになると、抗生物質の効力が減少し、さらに大量の抗生物質を患者に投与するようになった。その理由は、病原菌がその抗生物質に耐性を獲得したためと考えられる。

　耐性発現には、薬物代謝酵素の上昇、薬剤受容体数の減少など生体側の感受性の変化がある。耐性はその抗生物質だけでなく、類似の化学構造をもつ薬や、同一の薬理作用をもつ抗生物質に対して生じることもあり、交差耐性と呼ばれるようになった。また、染色体上の遺伝子の伝達により、多剤耐性、交差耐性が臨床的に見出されている。特に耐性プラスミドの遺伝子による耐性発現が問題視されている。

　患者は一種の病原菌による病気のみでなく、複数の病原菌による同時感染が絶えず見られ、薬物耐性の問題の解明は、治療をさらに複雑困難にしている。

参考文献（外国の薬学史―各論）

A. 特に参考にした文献
1) G. A. Bender, R. A. Thom：A History of Pharmacy to Pictures, Park-Davis (1960)
2) G. A. Bender, R. A. Thom：Great Moments in Pharmacy, Northwood Institute Press, p.238 (1967)
3) C. J. S. Thompson, The Mystery and Art of the Apothecary, J. B. Lippincott Co., p.287 (1929)

B. 特別な項目に参考とした文献（番号は項目番号）
1) 吉川弘文館編『日本古代史年表』吉川弘文館 (2006)
3) 奥田 潤、清川理一郎「シンボルとしての蛇と医・薬学―その史的考察」薬史学雑誌　2000；35：25-40
4) 小曽戸 洋『漢方の歴史』大修館書店 (1999)
11-1) 奥田 潤、市野和彦「古代ヨーロッパの万能秘薬テリアカ」薬史学雑誌　1998；33：147-162
11-2) P. Bourrinet (高木　要訳)「テリアカ、ブリネ教授のテリアカ談義、Correspondance」日仏薬学会誌　2011；18：1-6
12-1) 小川鼎三、柴田承二編集顧問、大槻真一郎、大塚恭男、岸本良彦編、鷲谷いづみ訳『ディオスコリデスの薬物説』エンタプライズ (1983)
26) 奥田 潤「中・近世ヨーロッパにおける"薬剤師としてのキリスト画"」薬史学雑誌　2001；36：175-179
35) 田端 守「モルヒネの発見者ザーチュルナー史跡」薬史学雑誌　1998；33：9-17
46) 梅沢浜夫『抗生物質の話』(岩波新書、472) 岩波書店 (1962)

C. その他の参考文献
1) G. Sonnedecker：Kremer's and Urdang's History of Pharmacy 3rd ed., E.B. Lippincott Co., 464p (1960)
2) E.W. Martin, E.F. Fullerton Cook：Remington's Practice of Pharmacy, The Mark Publishing Co. (1956)
3) Société d'Histoire de la Pharmacy：Dictionare d'Histoire de la Pharmacia, Pharmathèmes, 435p (2006)
4) 奥田 潤「くすりの歴史（世界の薬学）」『くすりの小箱』湯之上 隆、久木田直江編、南山堂 (2011)
5) 伊藤正男、井村裕史、高久史麿編『医学大辞典』医学書院 (2003)
6) 広実源太郎ほか編『新編西洋史辞典』東京創元社 (2000)
7) P. Fougère：Grand Pharmaciens, Buchet/Chastel (1999)
8) 野呂征男、荻原幸夫、木村孟淳『新訂生薬学』南江堂 (1992)

外国の医療史

本章は、外国の薬学史各論、文献1の姉妹編で、George A. Bender（著）、Robert A. Thom（画）、Great Moments in Medicine, Northwood Institute Press（1966）から38項目を取り上げて要訳し、項目27は別に作成した。
　また、関係の切手（カラー）を本書内扉に掲載し、医療史各論27、33に掲載した。これらの切手は元日本薬史学会常任理事の平林敏彦氏より提供されたもので、感謝の意を表したい。

奥田　潤

各論

1 古代エジプトの医療
紀元前 3000 年～紀元前 1500 年頃

　歴史の夜明け前の医療の起源についてはよくわかっていない。おそらく、人類の歴史と同じくらい昔から病気、けがを治す医療は始まり、歴史とともに発展してきたものと考えられる。古代の医療においては、それまでの知識と、より良い生活を求めて人々が行ってきた魔術と宗教が結びつけられたと思われる。

医療は文明の発展とともに発達

　最も古い記録によると、現在のイラクの 2 つの大河であるチグリス河、ユーフラテス河に挟まれたメソポタミア地方と、アフリカ北東部のナイル河の渓谷の周辺で、医療は文明の発展とともに発達してきたと想像される。組織立てられた人々がこれらの地域の恵みを受けて、6000 年前に文明を開化させたと言われる。

　医業の古代史は、記録に残るものとしては、紀元前 3000 年頃に始まっている。国家が成立する以前でも、多くの場合、部落の長老が口伝えによって、先代から受け継がれてきた医療についての経験や指針、知識や祈りを大切に守ってきた。

　エジプトは、紀元前 3000 年頃に最初に組織化された国家になったと思われる。医療に関する知識は、第 3 王国（紀元前 2980～2900 年）の時代に集められ、ファラオ（Pharaoh）時代のゼセル（Zeser）王（紀元前 2700 年頃）がその中心になっていた。当時、実在したインホテップ（Imhotep）は、サッカラ（Sakkarah）の階段ピラミッドを設計し、政治家、建築家、神官、占星家でもあり、医療にも通じ、医神として神格化された。ギリシャ人は彼をギリシャの医神であるアスクレピオス（Askleopios）と考えている。

　上述のように、古代エジプトの医師は宗教や魔術と深い関係にあり、多くの薬を持っていたが、それを患者に与えて薬の作用を魔術の効果を強めるために利用したものが多い。

パピルスに書かれた医療

　パピルス（Papyrus）という葦からつくられた紙パピリィ（Papyri）には医学に関する魔術、祈りの言葉が書かれているものがある。ヘルマン・ランケ（Herman Ranke）は「人間が助けを求めたとき、超自然的なものから得た」と述べている。

　パピルスに書かれた医療の文献には、紀元前 1600～1500 年に書かれたエドウイン・スミス・パピ

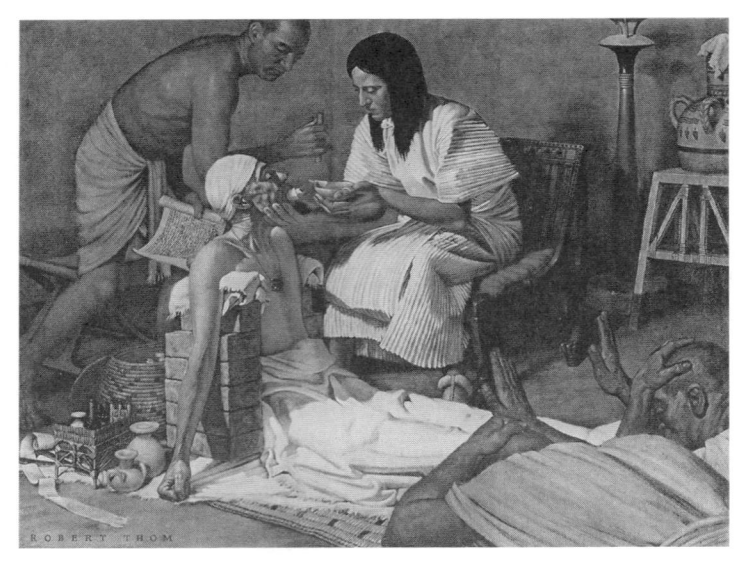

図 古代エジプトにおける医療
紀元前1500年、エジプトの医師は、葦で出来た紙（パピルス）の巻物に書かれた指示に従って破傷風患者を治療し、一方で神官が治療のために決められた儀式を行った。エジプトの医療は、古代世界において2500年間重要な位置を占めていた。
University of Michigan Museum of Art, Collection of the University of Michigan Health System, Gift of Pfizer Inc.
UMHS. 1

ルス（Edwin Smith Papyrus）とエベルス・パピルス（Ebers Papyrus）がある。一説にはこれらのパピルスは紀元前2500年の王朝時代のものと言われる。エドウイン・スミス・パピルスは外科医用のものであり、エベルス・パピルスは内科医用のものである。

　エドウイン・スミス・パピルスは48の項目からなるが、医師は傷病者について優れた診断力をもっていたことがわかる。後世のギリシャ文献に書かれた弱い脈拍、麻痺、難聴などの言葉が、頭部傷害時の記録としてすでに書かれ、また、寄生虫、眼病、糖尿病、リウマチ、住血吸虫病、破傷風病についても記載している。当時のこれらの病気の存在は、後世にミイラの骨や組織についての古代病理学の手法によって明らかにされている。

宮殿にいた薬の専門家

　これらのパピリィには、多くの合理的治療法（食事療法、物理療法、薬物療法）が書かれている。薬物としては、タンニン酸、テルペンチン、センナ、鉛塩、銅塩が使用されているが、効果は疑わしい。カストール（トウゴマ）油は、エジプトの医師が非常によく用いた薬剤で、内用にも外用にも用いられた。

　エジプトの医師たちは、ペルシャや東方の王、実力者の宮廷に招かれたが、紀元前6世紀にはギリシャの医師が代行するようになった。しかし、それ以前のエジプトの医師たちは、宗教と魔法に頼るところが多かったが、確固とした医術を行っていたわけで、彼らの貢献は古代エジプト文明の中で、評価されるべきであると考えられる。

　当時は薬剤師という職業は存在せず、医師が代行して薬を探していたと思われるが、エジプトの宮殿には少数の薬の専門家がいて、パピルスに記載された処方を頼りに薬をつくっていたと思われる。

　また、古代エジプトでは薬の貯蔵室とくすりや香油を塗ったミイラの守り人はアネプウ（Anepu）と言われ、種々の神の指示に従って薬を調合する調剤師でもあった。アネプウは耳の大きな狐の頭部をもち、左手に杖を携えた擬人像として英国の博物館に保存されている。

外国の医療史

各論 2

医療法の原典―ハンムラビ法典（メソポタミア）

紀元前 2000 年頃

　現在のイラクの中央にある、チグリス河とユーフラテス河の両河に挟まれたメソポタミア地方は、肥沃な土地であり、文明の発祥の地と言われている。

　エジプトと同じく、紀元前4000年から人間が住み、紀元前3000年には医師が存在していたという。

　当時、そこに住むメソポタミア人は、粘土板や石に日頃の出来事を記録していた。エジプトと異なり、メソポタミアでは言語が発達し、政府ができ、その後何年かにわたって変化し発展した。

　シュメール人、アッカド人、アモリ人、アッシリア人、エラム人、カルデア人はこの土地に住み、関係の緩いバビロニア（Babylonian）文明を築いた。社会と宗教と人々の生活様式は少しずつ変わったが、病気の治療法は1000年以上も大きな変化は見られず、宗教色の濃い医療が行われた。

王が記した282条の法律集

　紀元前3000年頃のシュメール人医師の印鑑と処方箋が発見されている。しかし、最も古い記録のうち、特に医学に関係のあるものとして「ハンムラビ法典」がある。これはバビロニアのハンムラビ（Hammurabi）王が、その晩年に書いた法律集である。その年代については専門家の間で意見の相違があり、紀元前2123年〜1686年の間と言われているが、一般的には紀元前2000年とされている。それには黒い閃緑岩の柱の表面に、古い法律と経済と習慣を成文化したものが刻み込まれている。

　ハンムラビ法典の282条文の中で、11条文が医師、獣医師に関したものである。チャールス・エドワード（Charles Edwards）による抄録に次の記述がある。

　「もしも、医師がある患者の重傷を金属ナイフで切開手術し、患者が快復したとき、別の患者の腫瘍を金属ナイフで切開摘出し治療が成功したとき、患者の眼病を治療したときに、医師は10シゲル（銀通貨、1シゲルは約2分の1オンス）を受け取る」

謝礼は患者の身分で決める

　ハンムラビ法典の精神はバビロニア以前から広がっており、旧約聖書や昔のユダヤ教に「目には目を、歯には歯を」という言葉があり、当時のハンムラビ王朝時代、南部にウル（Ur、紀元前2112年〜2004年に存在した）というユダヤ国家が存在していたことからも了解される。

　また、紀元前2000年に小手術を行う公認の医師がいたことが報告されており、その手術の謝礼は患者の社会的身分によって決められていた。

古代メソポタミアには、ユダヤ、キリスト、イスラム教の寺院が建てられ、そのいくつかが修復されて現在も残っている。

　医療に用いられる本能的な予言は、メソポタミア人によって大いに発達した。そのためにいくつかの技術が用いられた。夢を利用する方法は、今日でも迷信に影響を及ぼしている。占星術は魔術のために利用された。生けにえになる動物の肝臓の精巧な模型がつくられ、予言や予想の出所として扱われた。本能的な予言が病気の診断のために利用された。しばしば美しい詞が詠唱の中で歌われた。

　バビロニアの粘土板の記述は精巧なものではなく、内容はエジプトのパピリィの内容に類似するものが多かった。トンプソン（Thompson）によれば、アッシュールバニパル（Ashurbanipal、紀元前668～627）王の王宮図書室から発見されたクサビ形文字で書かれた粘土板3万枚が発見され、それらを翻訳した"Assyrian Herbal"には250種の植物と120種の無機物について書かれていたことが判明した。

科学的な医療

　メソポタミアの医療のいくつかは、現代の治療法に照らしてまったく科学的であった。たとえば、次のようなものが知られている。

- ケシとマンダラは鎮痛作用、催眠作用をもつ。
- エンテリウム（テッポウウリ）は抗刺激作用をもつ。
- カンナビス（大麻）は神経痛と神経衰弱に効く。
- ベラドンナは鎮痛剤として膀胱痙攣、月経困難症、喘息の治療に効く。

　古代エジプトの医療のように、古代メソポタミア医療は直接的には初期のギリシャ医療に、間接的には近代医療に影響を及ぼしている。アッカーネヒト（Ackernecht）が指摘したように、バビロニアはユダヤ教に神話、法律、接触感染、隔離、1週間のうちの休息の考え方についても影響を及ぼしたが、世界の西洋文明はこのような考え方をユダヤ教から学んだ。これらの考え方は、現代の病気の予防に何世紀かの時を経て、計り知れない利益をもたらした。

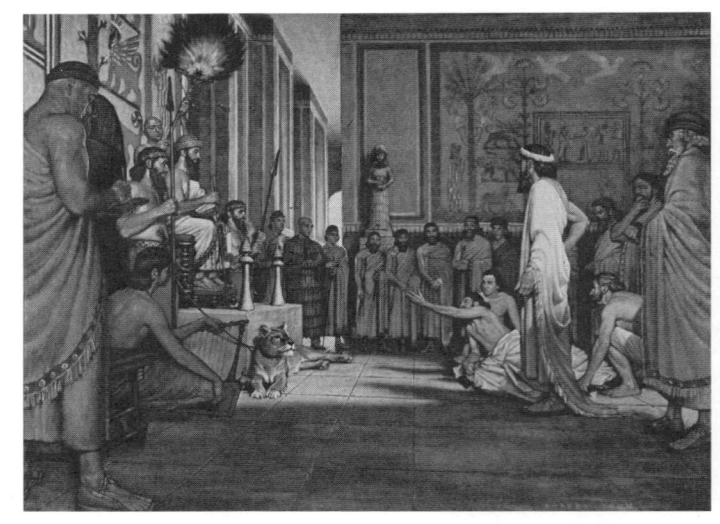

図　ハンムラビ法典
古代メソポタミアの粘土板には、5000年前の医学について書かれている。ハンムラビ法典には当時すでに医師の診察料金が定められていて、患者と医師は王様の法廷で診療について訴えることができたと書かれている。
University of Michigan Museum of Art, Collection of the University of Michigan Health System, Gift of Pfizer Inc.
UMHS. 2

各論

3　古代ペルーの穿頭術(せんとうじゅつ)
10000年～8000年前

　ペルーの医療の歴史の中で最も重要なものの1つが、外科手術トレフィニング（Trephining：穿頭術）である。1531年から2年を費やしてスペイン人がペルーを占領したとき、ペルー人の墓から穴のあいた頭蓋骨が大量に発見された。このような穿頭術の手術の痕（穴）のある頭蓋骨の歴史は、ペルーでは1万年～8000年前にさかのぼる。トレフィニングは、世界の種々の場所で独立して行われたのか、世界のどこかに中心があり、それが源となって世界に広がったのかは明らかではない。

　穴のあいた頭蓋骨は、フランスやヨーロッパの他の場所、北アフリカ、アジア、ニューギニア、タヒチ、ニュージーランドでも見つかっている。おそらくその手術は、ユーラシア大陸からベーリング海峡を渡ってアラスカ、アメリカを経て南アメリカ、アンデス（ペルー）にまで伝えられたと思われる。トレフィニングは紀元後1世紀鋭利なナイフが入手出来、発達した。

　古代ペルー人は筆記文字をもたず、「紐の結び目の文化」によって交流してきたと考えられるが、我々はそれを解読することができない。それゆえ、トレフィニングに関する大部分の情報は、ペルー人のミイラと葬儀の追葬品、特に故人を象った陶器などから得られたものである。その最も豊富な記録はパラカスから得られた。

　当時の戦争は、投石や木や石の棒、斧などで行われ、頭部の骨の陥没を伴う頭蓋骨の複雑骨折を治療するためにトレフィニングが用いられたと思われるが、頭蓋骨に5つの穴があいたものも見つかっており、トレフィニングを複数回受けたと考えられる。また、トレフィニングは頭痛や精神疾患を治療するためにも用いられ、鬼や悪魔を追い出すためにも実施された。

　手術者とその助手は必要な技術を習得していたと思われるが、極めて危険な手術であった。そのため、ペルーのトレフィニングを行う外科医は黒曜石か、石、青銅製のよく切れるナイフのほか、キリ、包帯、綿などを用いた。手術は型どり、削り、ノコギリやキリも用い、開口部は十字架だったり、四角、多角形、円形、卵形に穴が開けられた。

　診断を行うときは別の儀式が行われ、診断名と治療法が告げられた。ペルー生まれのモルモットが患者の患部の上部に置かれた後、屠殺されると病気はモルモットに乗り移って患者は治癒できると考えられた。ヨーロッパと同じように、浣腸は治療法としてペルーでも伝統的に用いられた。

　風や季節はある種の病気を生じさせると考えられていたが、次第にそれは自然現象であると理解されるようになった。16世紀のスペイン人による侵略前に、ペルー人によって行われていた医療への貢献として、薬草の採集がある。特にコカインを含むコカ葉、キニーネを含むキナ皮の採集がその例として挙げられる。ペルー人は動物、鉱物由来の薬物も利用した。

　古代ペルー人の医術はエジプトやメソポタミアの古い文明をもつ医術と比較すべきと考えられる。

各 論

4 原始時代の医療

　原始時代の医療の歴史は、旧石器時代の洞窟の住人と同じくらい古く、1万年ほどの歴史をもつと考えられている。医療が行われた場所は、アフリカ、アジア、南アメリカ、オーストラリア、太平洋の島々などであり、北アメリカではインド系部族の人々やエスキモーの社会で行われたと思われる。

　書き言葉をもたず、簡単な技術しかもたない原始時代の人々が、未発達の医術をもっていた。彼らは単に部族の長老の意見に従って、病気に対して手持ちの薬物を用い、その場しのぎの医療を行っていたに違いない。

超自然な方法で行う

　病気と死は自然が原因であると考えられていた間は、病気を克服するためには、人々は超自然的なもの、たとえば神、聖人、幽霊、魔術師などに頼ることを考えた。

　患者やその家族が霊魂や幽霊を無視したり、神聖な決まりを破ると、病気になると考えた。また、病気は病人の体の中に魔物やその精神が入ったり、患者の魂が他の非合法的な方法で誘惑されると、病気が起こると考えた。

　原始時代の医療人は、超自然の方法、たとえば魔術、失神、星占い、水晶占い、骨投げ、罪の告白、手の震え、夢のお告げなどによって病気を治そうとした。これらの行為は、魔術や宗教の儀式の中で行われた。したがって、当時の医療人は、魔術師であり祈祷師でなければならなかった。そして、その治療は生理的、精神的治療法である必要があった。

　物理療法としては、入浴、嘔吐、アンマ、放血法が行われ、薬草は多くの儀式の中で使用された。原始伝承民間薬物療法は、いくらかの効果のある薬物のほか、現在の知識ではまったく効果が望めないものの混合物が用いられた。いくつかの薬物は緩下剤、コカイン、ストロファンチン、エメチン、クラーレ、エフェドリン、レセルピンなどを含む植物が、複雑な儀式の中で魔術の一部として用いられた。また、家庭では患者、家族や客人に薬が与えられ、医療者自身も服用した。

　原始時代には儀式を伴う精神治療は明らかに効果を発揮し、自然な自白や医療人による暗示によって、患者が治療後に快復感をもったと言われる。

　原始時代の医療では、体の病気と精神の病気の区別をしなかった。魔法や宗教の儀式や魔除けの行動、たとえば入浴、下剤の服用、割札、性行為や食物の禁忌、排泄物の土中への埋め込みは、個人と部族の健康の維持に大きな助けになったと思われる。乱切法という医療では、時々患者に天然痘が接種された。

外国の医療史

原始時代の医療人は、初期は僧侶もしくは祈祷師であった。彼らは教養があり、他の人々より卓越した知識をもつ長老で、その部族に大きな力をもっていた。彼らの魔術や幻想的な行動は象徴的であり、厳格な規則に従い、執り行う儀式が確立されていた。彼らが行うことは誠実であり、文化人類学者は現代の医師の誠実さと同様であったと信じている。

ナヴァホ族の砂絵儀式

　アメリカ南西部ニューメキシコ、アリゾナ、ユタの乾燥地帯に住むナヴァホ（Navaho）インディアンは、1万年前にアジアやシベリアから渡来してきた人々の子孫である。ナヴァホは深い宗教性のアタバスキャン（Athabascan）部族の人々で、カナダ北西部の人種と似ており、紀元1000年頃にアメリカ大陸へ移動してきた。彼らが行う宗教、神聖な踊り、魔法、祈り、賛美歌、神話は理にかなった振舞いで、今日でも美しく、神聖な歌の式典は1世紀以上変わることなく彼らによって守られてきた。大部分のナヴァホの儀式は、心に健やかな快復、病人には免疫力を獲得させるために行われた。ナヴァホは死と死に関するものは何でも恐れた。彼らは死は幽霊が人間を疫病の世界へ連れて行くと信じ、患者の死が避けられなくなったとき、ナヴァホの医療人は治療から手をひいた。

　ナヴァホは神から神聖な許可を得るために歌う。それぞれの式には特別な歌と祈りと特別な薬草の投与と、そして特別な砂絵が一組となっている。

　およそ600種の砂絵がナヴァホの神話の儀式に使用された。砂絵は清潔な砂の上に、時々鹿の皮や代用の布の上に描かれる。砂絵の作製は通常ホーガン（Hogan）と呼ばれる椀型の住居の中で、時には特別な医療用の小屋の中で行われた。砂絵をつくるためには砕いた種々の無機物と植物が用いられた。歌は砂絵や祈りによって大きく異なるが、ナヴァホの基本的な方式は常にほとんど変わらない。砂絵が完成したとき、患者の家族や友人がホーガンの中に集って式に参加する。

　患者は砂絵の上に座り、歌や祈りが始まり、治療が完了すると患者はホーガンを去り、砂絵は壊され、運び出され儀式に従って処理される。

　その最後の夜は、人々が集まり楽しいときを過ごせるようになっている。患者は費用を支払うが、おそらく寄付もして、患者に栄誉が贈られるようになっている。

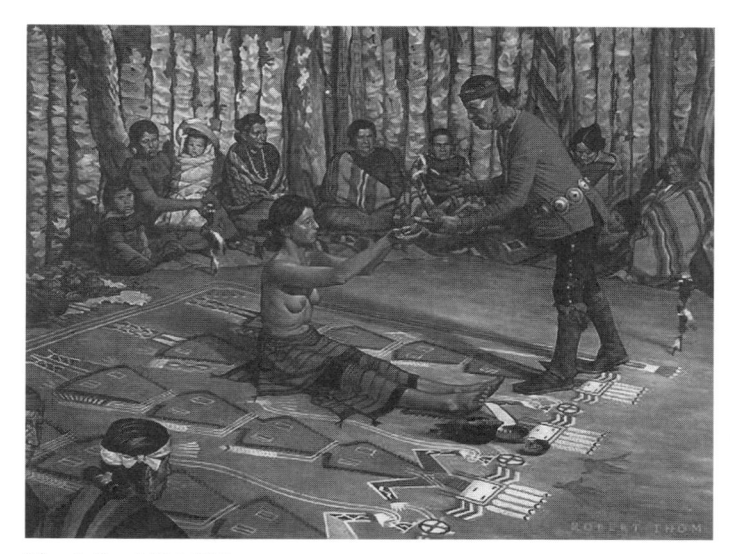

図　ナヴァホ族の医療
初期の医学の歴史は穴居人の歴史と同じくらい古く、今日でも新しい。アメリカのナヴァホ族インディアンの砂絵儀式は、具体化された信仰、魔術、歌唱、生理学的療法、心理学的療法、薬物の民間伝承などが含まれ非常にすばらしい。
University of Michigan Museum of Art, Collection of the University of Michigan Health System, Gift of Pfizer Inc.
UMHS. 4

各論

5 ギリシャの医神アスクレピオスへの崇拝とその寺院
紀元前500年～紀元500年

　古代人の歴史と同様、ギリシャ医療の始まりも紀元前にさかのぼる。それは神話と合理性が奇妙に混ざり合ったものであった。人民が尊敬する神への服従とともに、ギリシャの医療人は、他国の人々が経験した宗教の束縛から比較的自由であったと思われる。

　科学的なギリシャ医療の発展とともに、宗教的な医学崇拝がギリシャでは際立って育てられた。アスクレピオス（Asclepios）崇拝である。

高度な医療知識をもつ

　ギリシャの文献においてアスクレピオスが初めて記載されたのは、ホメロス（Homeros：紀元前8世紀頃のギリシャの詩人、Homer（英、独）とも言う）の叙事詩『イリアス（Ilias）』である。その中で、アスクレピオスは昔の貴族の長老で、医師で、医師の父として紹介されている。

　彼は乗馬が上手で、上半身は人間で下半身は馬として画かれた。ホメロスによるとアスクレピオスには2人の息子マシャオン（Machaon）とポダリリウス（Podalirius）がいて、いずれも軍医として紀元前1180年～1184年頃のトロイア（Troia）の歴史的包囲戦に参加した。彼らがアスクレピオスの実子であるのかどうかは明らかではない。アスクレピオスにはヒュゲェイア（Hygeia）という娘がいて、薬学のシンボル（「外国の薬学史各論6」）となった。アスクレピオスは紀元前1237年に死んだと伝えられている。

　ホメロスの記載によれば、アスクレピオスは高度な医療の知識をもち、当時のギリシャ医療を改変したという。彼は半分神と思われ、アポロン（Apollon）の息子で、死の運命をもっていたとも言われる。アポロンによって殺害された彼の母親の子宮から助け出されたが、彼を育て、教育したケイロン（Chiron）に寝返ったという。ついに神の最高神であるゼウス（Zeus）は、アスクレピオスが死から生き返ったので、雷電で殺そうと考えた。

　アスクレピオスの像は、紀元前525年頃から年代を越えてギリシャ中に200像もつくられ、彼を神の列に引き上げようと人々の意見の高まりを見せた。後悔していたゼウスの温情によって、アスクレピオスは不死を与えられ、医学の神として彼の父親の資格を得た。

　紀元前293年には、ローマ人によるアスクレピオス信仰が高まり、エピダウリアの使節がローマのテーベル川をのぼると、舟から蛇が川へ飛び入り、テーベル島に泳ぎ着いたので、その地にアスクレピオス寺院を建設したという。アスクレピオスはグレコ・ローマンの治療の神となり、その力は紀元500年まで続いた。

外国の医療史

寺院と訪問者たち

　アスクレピオスの寺院は宝物や金で飾り立てられた芸術的なものであり、アバトン（abaton）という第2の重要な建物は巡礼者の休息所として使用され、神が患者の夢の中で訪問する場所でもあった。彼らは床に横たわるか、わら敷きのベッドの上で寝た。この行為はインキュベイションと呼ばれ、通常の祈りの習慣でもあった。寺院には神聖な井戸、森、ホステル、浴場、体育場が設備され、戸外には劇場やスタジアムまでつくられ、ゲームが行われたと言われる。僧侶と助手、少年コーラス隊、音楽隊の人々も必要であった。寺院の壁は奉納物、テラ・コッタ（赤土の焼物）などの置物で飾られた。銘板には信心深い金銭の寄付について記載されていた。

　アスクレピオス寺院の訪問者には、種々の病人や健康人も含まれていた。健康な人は、さらなる健康の保証を祈るためや、休日、温泉における快楽を祈るために寺院を訪れた。

　祈り、誓い、歌は巡礼者たちをより良い精神状態に導くための助けとなった。悩みをもった人は、貧富の差を問わずにいつでも祈るために寺院に入ることができた。ソクラテス、アレキサンドロス大王などはアスクレピオスの信奉者であった。貧乏人も裕福な人も権力者も同じ治療を受けた。思いやりがあり、与えることができるものは支払い、「ごまかし」は罰せられた。大切なことは心地よく寺院に入るために純粋に神聖な考えをもつことであった。しかし、死に近い人、出産の近い妊婦の入室は拒否された。出生と死は、寺院の域内では受け入れることを許されなかった。

　アバトンで眠りについた巡礼者に神（アスクレピオス）が現れ、巡礼者は歩いているのか夢の中にいるのか妙な状態に落ち入る。顎ひげを生やしたアスクレピオスの顔は優しく、静かで、美しい顔立ちの若者のようになって現れたという。彼の手は田舎者のようで杖をもち、その杖には蛇が巻き付いていた。患者は恐れるものは何もなかったが、最初の夜に神が訪れなければ、次の日もインキュベイションが続けられた。アスクレピオスが患者と接触すると、病気を治すか治療を続ける指示を出した。蛇は患者たちの夢の中に現れ、彼らの傷を舐めて治療を行った。記録によると神は、麻痺、てんかん、盲目、はげ、水腫、傷、頭痛、虫、結核、消化不良、痛風、その他多くの病を治した。彼の寺院は逃亡者、奴隷の保護施設でもあった。

　キリスト教会の神父にとって、アスクレピオスは競争者であった。彼らはアスクレピオスを激しく攻撃した。初期の教会の主導者は古いギリシャの神とキリストの類似性を認め、アスクレピオスが医師であり、病気の治療者でもあり、心気症の治療を受ける患者には魅力的な神であった。

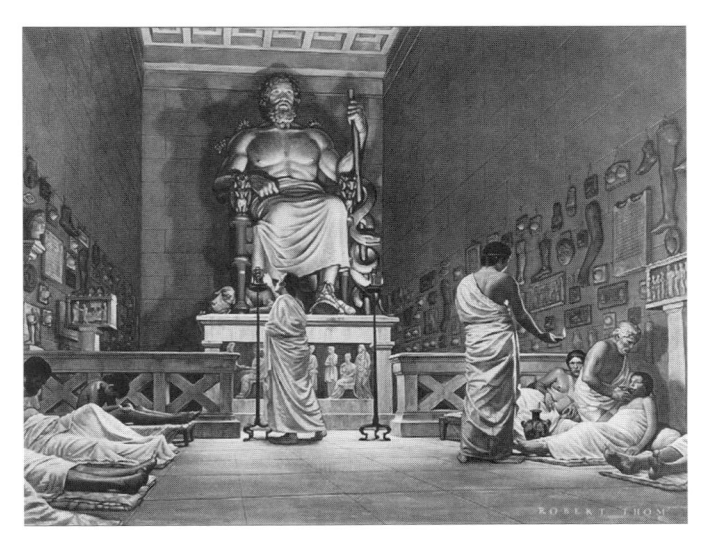

図　アスクレピオスの寺院と崇拝
紀元前500年から紀元後500年の1000年間、夜ごとに病気や悩みを持った巡礼者が、アスクレピオスのギリシャ神殿に集まった。そこでは古代の医学の神が夢の中に現れて治療法と助言が告げられた。
University of Michigan Museum of Art, Collection of the University of Michigan Health System, Gift of Pfizer Inc.
UMHS. 5

各論

6 ギリシャ医療を科学にした医師 ヒポクラテス

紀元前460年頃～紀元前361（375?）年頃

ギリシャ医師が臨床分野を築く

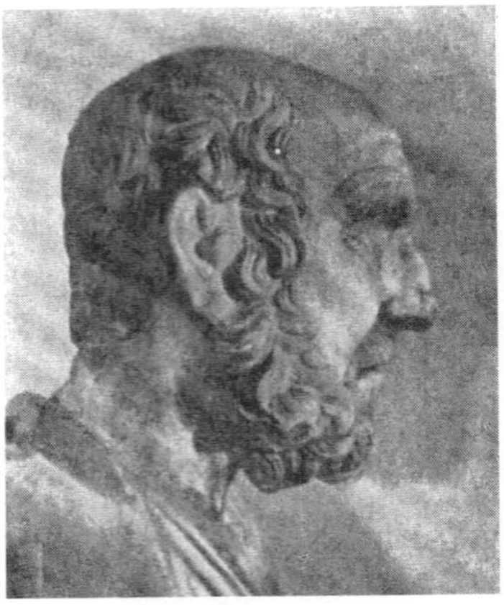

　ギリシャの医術は、紀元前500年から紀元500年の1000年の間に最も発達した。この時代のギリシャの医師たちが、先見性と鋭さをもった臨床の分野を築き上げたことは確かである。

　紀元前500年より前の数世紀はギリシャ医療は宗教魔術に従っていたが、医学者が自然科学的になり、しばしば不正確であったものの、医業を洞察力の鋭い理論的な職業へと変えていった。しかし、多くのギリシャの医師たちは、他の国々における同時代の医師のような僧侶ではなく、職人であった。そして職人の経験的な知識と、哲学者の洞察力が鋭い理論を結び付けていった。

図1 ヒポクラテス

　これらの疑似科学の知識の集大成が「体液説」である。人間の体液は4つの体液、すなわち血液、黄色の胆汁、黒い胆汁、粘液質から成り立っており、体液のバランスが保たれているうちは健康であり、バランスが崩れると病気になると思われ、自然にものを捨て去ることによって、健康を取り戻すことができると考えた。そして、医師たちはただこの自然の力を助ける職人であると考えた。2600年以上この体液説は生き続け、sanguine（多血質の）、melancholic（憂鬱な）、phlegmatic（粘液質の）、bilious（胆汁の）といったギリシャ由来の言葉が今日でも使用されている。

　ギリシャ医学に大きな影響を与えた哲学者によって、紀元前5世紀には、臨床医学は推測する医療から合理主義的医療への変化が始まった。ギリシャ医学のこの創造的時代を代表する医師としてヒポクラテス（Hippokrates）がいる。彼はペリクレス（Perikles）、ソフォクレス（Sophokles）、ソクラテス（Sokrates）などの哲学者とほぼ同時代に生きた医師であった。

　ヒポクラテスは「医療は技術であり、科学であり、職業である」と唱えた。ヒポクラテスは以後2000年以上「医学の父」と言われた。

99歳の生涯

　ヒポクラテスの個人史については、わずかしか知られていない。彼はエーゲ海のコス島で紀元前460年頃に生まれた。父親はヘラクレイデス（Heracleides）と呼ばれた医師で、ヒポクラテスは7人

の息子のうち2番目の息子であった。

　伝説によると、ヒポクラテスはコス島のアスクレピエイオンで医学の勉強を始め、アスクレピエイア、クニデウス、タソス、テサリイでも勉強し、伝記作家によると、その後エジプト、シチリアにも滞在したという。その後、コス島に帰ったが、広く旅行をし、彼の評判は広まり、患者の治療を行うコーアン（Coan）学校の代表に選ばれた。

　ヒポクラテスは、紀元前361年に99歳でテッサリイ近くの町ラリッサで死去した。

　ヒポクラテスには2人の息子テッサルス（Thessalus）とドラコ（Draco）がいて、2人とも優れた医師となった。義理の息子ポリバス（Polybus）もいた。彼らはヒポクラテスの格言に基づいて教条主義の学校を設立し、ヒポクラテスの信念、著名な父親の名のついた論文を注意して保存した。

　セルサス（Celsus）は「ヒポクラテスは医学を哲学の妄想と迷信の束縛から最初に解放した医師である」と述べている。

　ギリシャの医師は従来、奉公先で研修し、彼らの教師と誓いによって結ばれ、職業について高い倫理を学んだ。学者たちは「ヒポクラテスの誓詞」がヒポクラテス自身によって書かれたことに疑問をもつ。長年の間、医師たちによって誓詞は引き継がれ、尊敬されてきたが、この文書はヒポクラテスの死後の数世紀のうちに、優れた医師グループによってつくられたものであることが明らかになってきたと思われている。この誓詞は見事に医師の原則と教訓を与えている。そして、医師の職業の研修に入る人々によって誓いの言葉として受けとめられてきた。

　ヒポクラテスの『マテリア・メディカ（薬物誌）』に記載された薬品数は限られており、彼は下剤と鎮静剤を主として用いた。

　患者の検査と診察に基づいた観察は、医師の最も有効な診断材料となった。

　ギリシャの医書には、よく知られた病気であるマラリア、肺結核、流行性耳下腺炎（おたふく風邪）、破傷風、炭疽病、卒中などの有効な診察について報告されている。

　糖尿病、ジフテリア、ハンセン病（癩）、伝染病、強直、精神疾患、皮膚病などは、ずっと後世になってはじめて、西洋諸国の医学者によって見出されたことが多い。

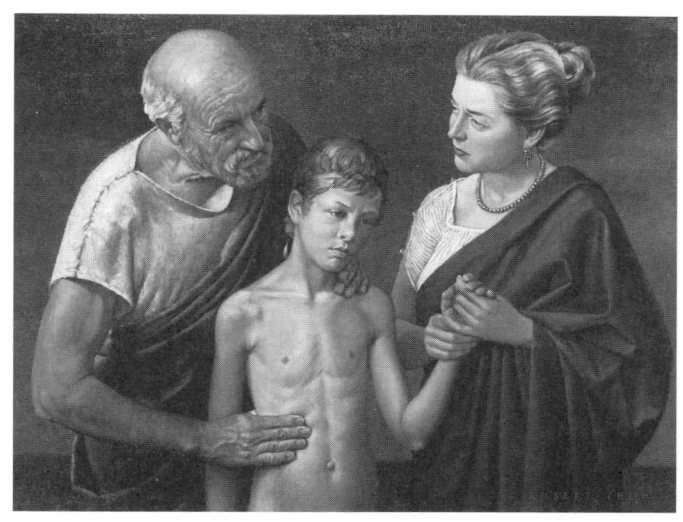

図2　ヒポクラテス：医学が科学になる
子供の患者を診察するとき、ヒポクラテスの示した親切、関心、愛という治療技術の全ては、彼がすばらしいギリシャ医師であり、「医学の父」という不朽の称号を得るに値する医師であったことを物語っている。
University of Michigan Museum of Art, Collection of the University of Michigan Health System, Gift of Pfizer Inc.
UMHS. 7

45 世代に影響を及ぼした C・ガレノスの古典医学

129〜201年

　ヒポクラテス（Hippocrates、「外国の医療史各論6」）とガレノス（Claudius Galenus：英名はガレン、Galen）はギリシャ医学の頂に輝く2つの尖塔である。ヒポクラテスは紀元前500年から紀元500年にかけて1000年近く続いたギリシャ医学の科学的創造時の初期に君臨した。一方、ガレノスは、その末期に薬学の知識を発展させた（「外国の薬学史各論14」）。

図　ガレノス

72年間の生涯

　ガレノスは129年頃小アジア国（現トルコ領）のペルガモンで建築家ニコンの1人息子として生まれた。ニコンは温和で子供の教育に熱心な比較的裕福な人物であった。反対に母親は難しい性格で召使いに当り散らし、夫との喧嘩が絶えなかった。

　ガレノス（静かで穏やかという意）の少年時代の教育は父親の監督下にあり、14歳のときペルガモンで哲学と数学を学んだ。公平な心を養うために、当時の一流の4人の哲学者による学校で学んだ。父親がアスクレピオスの影響を受け、夢をもっていて、ガレノスに医学を学ぶように勧めた。

　17歳のときにペルガモンで解剖学の勉強を始めたが、哲学の勉強も続けた。その後、スミルナ、コリンス、アレクサンドリアで勉強を続け、158年に28歳となったガレノスは、ペルガモンの自宅に戻った。アスクレピオンの司祭は、彼に剣闘士の医師となるよう勧めた。ガレノスはそこで衛生および医術の実際と、人の解剖学を学ぶ機会も得た。ガレノスは試合でひどい傷を負った剣闘士たちの治療を行った。

　4年後、世界の都であるローマへ向けて旅立った。ローマでは多くのニセ医者、競争相手、敵がいたが、それにもかかわらず、彼は卓越した診断、治療を行い公衆への演説、討論もこなし、生理学の実地教育、著作にも優れ、有名になっていった。

　ローマ皇帝・哲学者であったマルクス・アウレリウス（Marcus Aurelius）は消化不良に悩まされており、彼の評判を聞いて、治療を依頼した。複雑な診断名を提出した他の医師を退けて、ガレノスは宮廷医に選ばれた。

　ガレノスはしばしばローマを離れ、多くの国を訪れ、疫病の治療など医学の研修を行っていたがアウレリウス大王に呼び戻され、王子の主治医となった。192年、ローマの政情が不安定となったため、

哲学者や学者たちはローマを離れ、ガレノスもペルガモンの自宅に戻った。しかし、自宅に戻って間もない201年（諸説あり）、72歳で死去した。

医師で調剤師

　医学者で、病理学者でもあったガレノスは、その考え方が哲学的・科学的であり、同時に鋭い観察者で、そつのない臨床家であった。またガレノスは医師であり調剤師でもあった。薬物治療の分野では、時々1ダース前後の成分からなる複合剤を記憶していたし、粉砕、混合、浸出などの方法によって得られた主として植物性のチンキ剤、煎剤など未精製薬剤を患者の治療に用いた。現在でも「ガレノス製剤」として薬学の分野で用いられている。

　ガレノスは、食事と生理的治療法を用いて患者を治療するヒポクラテス方式を多用し、衛生と病気の予防に当たった。

　ガレノスは若いときは優れた外科医であったが、ローマでは外科治療を行わなかった。彼の弟子たちは賞賛すべき「膿の理論」を習おうとしたが、彼自身は化膿させずに傷を治療することを試みた。また当時、ガレノスは吸角法を行ったと言われる。吸角法は患者の腹部、背部などに吸角器を置いて減圧にして、その部分をうっ血させ治療する方法である。

　ガレノスは人を手術することはほとんどなかったが、動物を切開、解剖するときはその知見を書きとめ利用した。それらの中で、心臓の血管や中枢神経系の神経の起源に関するものがあった。また、サルや豚の解剖から得られた骨と筋肉に関するものは優れていた。

　解剖学上の彼の間違いは、ヴェサリウス（Vesalius、「外国の医療史各論12」）によって訂正されたが、ガレノスが行った動物の解剖は、後世になって人体の解剖の理解に役立った。また、血液に対するガレノスの考え方は、1400年後にハーヴェー（Harvey：「外国の医療史各論13」）によって改められたが、ガレノスはハーヴェイ以前の最も偉大な実験生理学者であったことは確かである。その他、ガレノスは動脈、尿管、再生神経、脊髄について明らかにし、運動感覚神経と、筋肉の張力と収縮を理解していた。

ガレノスの哲学・科学

　ガレノスは科学者であると同時に技術者であった。ヒポクラテスにとって医学の第一は技術であったが、ガレノスにとって第一は科学であった。

　ガレノスは、アリストテレス（Aristotle，紀元前384～322）の目的論によって、創造主である神が、すべての器官はそれぞれの目的をもち、どのように機能するのかを明らかにできるという彼の哲学的な考えのために、動物の生理解剖学の知識から人間の生理学を推論したため間違いが起こった。しかし、中世時代のガレノスの想像的かつ独断的な考えが近代の我々に影響を及ぼしている。たとえば1つの問題を取り上げたとき、ガレノスはあらゆる可能性について説明を試みていることである。

　ガレノスの仕事は多様で、多岐にわたっている。その主な項目を取り上げれば、食物、病理、治療、薬学、解剖学、生理学、衛生学、医学、哲学、ヒポクラテスの解説書、現実、宇宙にまで広がる。ガレノスの仕事はギリシャ語から古代シリア語へ、古代シリア語からアラビア語へ、11、12世紀にはアラビア語版や解説書はラテン語に翻訳されたが、ガレノス自筆の専門書は完全に失われた。

各論

8 中世につくられたヨーロッパとアラブの病院
500〜1500年

　科学と医学に関するかぎり、中世は緩慢で非生産的な期間であった。この1000年の間に人類の幸福にとって意義ある貢献があったとすれば、それは病院の建設であったと思われる。この間、西欧社会では、政治の大変動、伝染病による荒廃、新しい宗教概念の発生の痛み、旧教育による実りのない執着が続き、人類の進歩を止めた。ローマ人が地方に設営した軍隊のために大きな建物を建設したとき、彼らは病院用の施設も建築し、病人や、近くの住民のために解放した。

中世紀のヨーロッパの病院

　初期のヨーロッパの病院は、老人のための家のようなものであり、貧困者の救護施設でもあった。そこには救助が得られない人、貧民、巡礼者、旅行者、老人、孤児その他貧困者も含まれていた。このような人々のために、キリスト教の慈善運動家が"hospitality（もてなし）"の場として、特に食物や仮の宿を提供した。

　中世初期の病院は、病人を治療することは稀であった。一般に病人は、再び働けるようになるまで、彼らの精神的要求の世話をするために病院に受け入れられた。最初の有名なキリスト教の病院は小アジアのカエサレア、メソポタミアにあった。これらは370年につくられ、ローマには400年に建設された。コンスタンティノーブル（現在のイスタンブール）に大きな病院が6世紀につくられた。

　フランスで最も古い病院は、フランク国王チルデベール（Childebert）1世によって542年リヨンに建てられた市立病院（Hôtel-Dieu）である。また、625年頃には、第28代司教セント・ランドリー（St. Landry）によってパリ市立病院が建てられた。

　イタリアで最も古い病院は、898年にシエナ（イタリア中部）につくられたサンタ・マリア・ドゥラ・スカラ病院である。

　12世紀に十字軍によって、14世紀には伝染病（ペストなど）によって、病院の建設が促進された。当時多くの人々が聖地パレスチナに向かって巡礼の旅に出た。1184年聖ヨハネ（St. John）によってエルサレム病院が設立され、一般医療の規定が発行された。多くの人々が移動し、伝染病が蔓延したため、ヨーロッパの多くの都市に聖霊病院が設立された。ローマ教皇インノケンティウス3世（Innocentius Ⅲ；1160〜1216）は、1198年ローマに建築する病院の出資者となった。

　ドイツにも多くの聖霊病院がつくられたが、市立病院として運営された。

　イギリスでは937年に最初の病院がヨーク、次いでサクソンにつくられた。1084年にセント・グレゴリー病院が、1123年にセント・クロス病院が、1215年にセント・トーマス病院が設立された。

外国の医療史

712

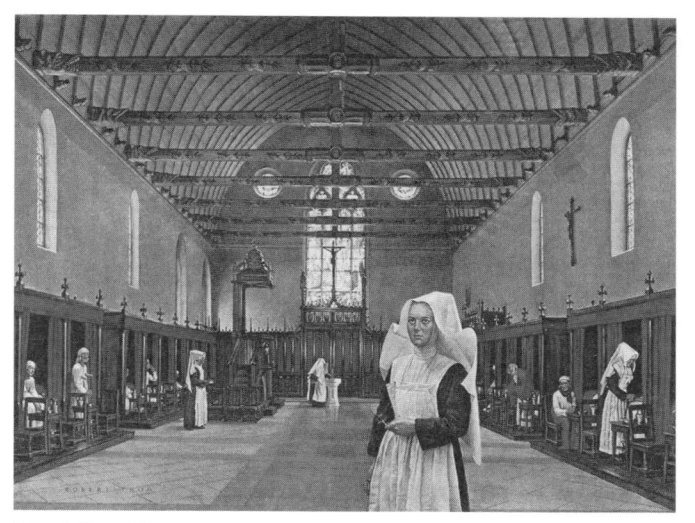

図　中世の病院
中世におけるフランスの代表的病院であるボーヌのホテル・デュは、1443年に創建された。聖マルタのシスターたちは、ここで500年以上もの間、戦争、環境、政治の変化に妨げられずに患者を看護した。
University of Michigan Museum of Art, Collection of the University of Michigan Health System, Gift of Pfizer Inc.
UMHS. 10

1123年、素晴らしいセント・バソロミュー病院がロンドンに建設された。
1566年、スペインでは、フェリペ2世によってマドリッドに一般病院が設立された。

イスラム諸国とアメリカ大陸の病院

　ヨーロッパより少し遅れて、イスラム諸国にも病院ができはじめた。707年にダマスカス、874年にカイロに、918年にバグダッドに、925～977年にはカイロに3つの病院がつくられた。1283年にはカイロにアル・マンスル（Al-Mansur）病院という最大規模の病院が建てられたという。この病院には、重病人、女性、回復期の患者のための別病棟があり、講義室、図書室、外来患者診察室、食堂、複合製剤調製室、孤児室などもあり、入院の制限はなく、回復するまで滞在できたという。

　1500年代の初期にはメキシコ、1596年にマニラに、1639年にカナダ・ケベックに、1644年にカナダ・モントリオールに病院がつくられた。アメリカでは1751年にベンジャミン・フランクリンの助力を得て、ペンシルベニア病院がフィラデルフィアに、1735年にニューヨークにベルビュー病院が、1736年にニューオーリンズに慈善病院がつくられた。

現存する最古の病院

　「貧しい人の大部屋」という1443年以来最も古い建物で、今でも病院の一部として患者のために使用されている病棟がフランスのリヨン近郊のボーヌにある。15世紀の状態が注意深く保たれて、小さなチャペルが室の隅にあり、伝統的な看護婦の衣服をまとったシスターが、戦争や経済の大変動、政治の変化にも耐えて、500年以上患者の治療に献身している。医療とは何かを現代に問いかけている。

各論8　中世につくられたヨーロッパとアラブの病院

各論

9

アラビア医学の創始者
ラーゼス
865～925年

　ギリシャの医学は紀元前500年から紀元500年までの1000年間、医学の世界を支配した。次の紀元500年から1500年までの1000年は中世紀の医学であるが、大きな戦争や社会政治の後退と前進の影響を受けた。消滅したローマ帝国の古典的伝統、未開な異教徒による進入、新興キリスト教の哲学などがルツボの中で混合された時期であった。

　ただ、残存していたキリスト教修道院の修道士たちによって残された論文などは、壊れた回廊の壁の背後に隠され、それらの一部は複写され保存された。修道士が医業も行っていた修道院の診察室や薬草園は、修道士の活動に役立った。しかし、1130年クレルモンでの公会議によって、修道士による医業を禁止する命令が出された。

ヒポクラテス、ガレノスの信奉者

　クレルモンの公会議の265年前、865年頃にペルシャの都市ライ（Rai）で、ラーゼス（Razes）は生まれた。正式名はAbu Bakr Muhammad ibn Zakuriya（al-Raziとも言う）で、ラーゼスは欧米における通称名である。彼は13歳まで音楽、物理学、錬金術を学んだと言われる。バクダッドの病院を訪れた折、医学に興味を示し、自らの生涯を医学に捧げる決意をした。ギリシャ、ペルシャ、ヒンドゥー医学に精通したユダヤ人医師Ali ibn Sah al-Tabariに師事した。907年、ラーゼスが32歳のときに故郷の病院の部長に就任した。やがてバクダッドの大きな病院の院長となり、宮廷医にも指名された。彼はコルドバ（現在のスペイン）、エルサレムをはじめ、アフリカの都市を訪れ、教育者、学者にもなり、貧しい者の味方でもあった。ラーゼスは273冊の本を執筆し、そのうち36冊は現存していると言われる。彼は科学に関する多くの本を書いたが、臨床家としてガレノスの教えを守り、ヒポクラテスの信奉者であり、彼の著作は個人的な観察力による独創性の強いものが多かった。

天然痘、はしか、子供の病気について記す

　ラーゼスの著作の最も重要なものは、彼の死後、彼のノートを用いて作られた"Continens"という書名の医学百科事典である。この本の最大の特長は「天然痘」と「はしか」という2つの重要な感染症に関する記述であった。より小さい医学百科事典はペルシャの王子アルマンソール（Almansor）に捧げられた。しかし、今日で最も評判の良い本は「天然痘」と「はしか」について書かれたラーゼスの小さい本である。

外国の医療史

ラーゼスの著書は、問題に対し率直で鋭い観察に基づいて書かれている。彼はシャックリ、下剤、脊髄損傷、切胎術などの種々のテーマについて執筆したほか、猿で効力をあらかじめ確かめた後、緩下剤として水銀化合物を使用し、一方では動物の腸から縫合糸を作製し、傷の縫合に使用した。また、条件反射についてのスケッチを残している。

　彼は「子供の病気」について最初と思われる医書を執筆した。また、『1時間以内の治療』という本を書いて好評を博した。彼の著作の1つである『鼻カタルの原因について』には、バラが香り出す春に鼻カタルの患者が多く発生することが記載されており、今日の花粉症について記載した最も早い記録と思われている。

　また、食道に詰まった異物を取り除くために、曲げることができる鉛製のカテーテルを発明した。

　ラーゼスはインチキ療法に対して痛烈な批判をしており、患者をニセ医師に回す医師の不適切な行為を指摘した。

　ラーゼスは思いやり深い人物であり、貧しい人や傷ついた患者に対し、多額の治療費を負担したため、彼自身は貧しい生活を送っていた。晩年に白内障を患ったが、手術を拒んだため盲目となった。記録は曖昧であるが、925年に死去したという。ラーゼスの死後、1037年の医学の進歩の今日でさえ、彼の仕事に対し、今日の医学者による賞賛の声が届けられている。

ラーゼスとアヴィセンナ

　ラーゼスの死後まもなく、980年頃にアヴィセンナ(Ibn Sina Avicenna)が中央アジアのブカラ市に生まれた(「外国の薬学史各論19」)。イスラムの哲学者で医師でもあり調剤師でもあったアヴィセンナは、中世医学の教科書ともなった『医学正典』を著した。彼は最も有名なペルシャ人の医師の1人で、1037年に60歳で死んだ。

　ラーゼスとアヴィセンナは最も偉大なアラブの医学者である。マイヤーホフ(Meyerhof)は「イスラムの医学と科学は、古代ギリシャの太陽の光を反射して、月のように中世の最も暗いヨーロッパの夜を明るくした。月と星は夜明けに消え去り、いくつかの明るい星が自らの光を14世紀から始まったルネサンスに貸し与えた」と述べている。

　しかし、1347年から1351年まで、西ヨーロッパ、中央ヨーロッパでペストが流行し、人口の大減少が起こった。

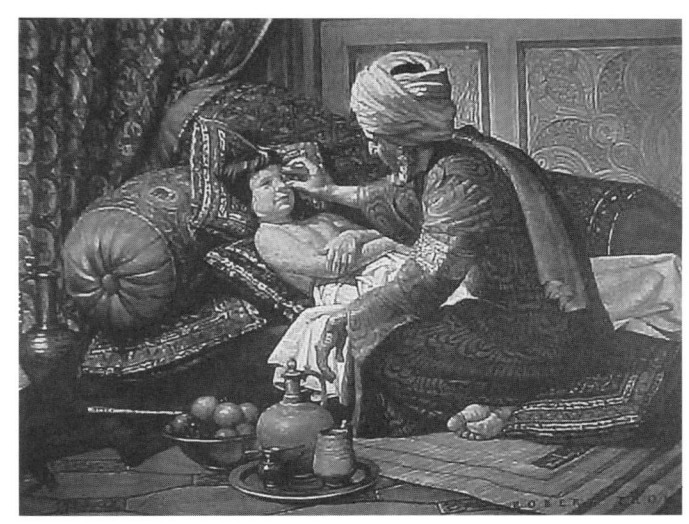

図　ラーゼス：アラビアの医学
ペルシャで生まれた医師ラーゼスは、麻疹と天然痘について記述し、光に対する瞳孔の反応を観察し、子供の疾病に関する教本を出版した。彼はアラビアで医学を最高の地位に引き上げた。
University of Michigan Museum of Art, Collection of the University of Michigan Health System, Gift of Pfizer Inc.
UMHS. 9

各論

10

古典医学の疫病神
P・A・パラケルスス
1493〜1541年

　医学の長い歴史の中で、パラケルスス（Paracelsus）ほど論争に明け暮れた医師はいないであろう。1541年に48歳で他界したが、彼ほど賞賛され、非難され、尊敬され、けなされ、聖人として祭り上げられ、ニセ医者の中のニセ医者として酷評された医師はいない。

　彼は先見性のある考えをもっていたが、通常の人々の心とは相容れないものをもち、過去のものを否定し、実験を通して得た事実を信じ、自己流の想像に神の存在を折りまぜて人を説得しようとした。彼の通称名はフィリップス・アウレウス・パラケルスス（Philipus Aureolus Paracelsus）、本名をテオフラストゥス・ボンバストゥス・フォン・ホーヘンハイム（Theophrastus Bombastus von Hohenheim）といった。署名するときは本名を用いた。

ガレノスの本に失望

　パラケルススは、1493年12月17日にスイスのアインジーデルンで生まれた。父親のウィルヘルム・フォン・ホーヘンハイム（Wilhelm von Hohenheim）は医師で、パラケルススが9歳のときカリンチャのフィラッハ（現在のオーストリア南部の都市）に移住した。彼は残りの32年間を尊敬すべき医師として働き、1534年に他界したが、この地方は鉱山地域で、パラケルススは医学の初期の手習いを父から、化学を鉱山の技師たちから学んだという。パラケルススは有名人でありながら、彼が受けた予備教育、大学教育についてはまったく知られておらず、医学博士の学位を授与されたという証拠も残っていない。

　ハイデルベルグ、フライブルグ、コローニュ、チュービンゲン、ウィーン、エルフルトの大学を訪れ、1513年、20歳のときアルプスを越えてフェララ（イタリア）を訪れている。訪れた大学から提供されたガレノスの古い本の内容に失望し、やがてそれらの本を嘲笑し、彼自身の医術をつくり出そうと考えた。パラケルススは古い本から学ぶことはせず、小作農、錬金術師、占い師、こそ泥、音楽家、妾、床屋、風呂屋、ジプシー、怠け者、老女、そして時には他の医師からも知識を得た。

薬の特性と追求

　彼は薬の特性は何かを探し求め、その特性を「神秘（arcana）」と呼んだ。1500年当時、多くの戦争が起こったため、外科的治療を行う多くの機会を得た。パラケルススは傷口を清潔に保つことを心がけ、「感染を防ごうとするなら、自然が患者の傷を治すようにするであろう」と述べたという。

外国の医療史

パラケルススは、薬は毒物でもあり、薬用量（効力を発揮させる用量）を科学的に決めることに力を注いだ。イタリアでの戦いに参加した後、パラケルススはスペイン、フランス、オランダ、スウェーデン、ロシアからコンスタンチノープル、エジプト、ギリシャ、バルカンへも出かけた。

　1524 年にパラケルススは父親の家に立ち寄り、精錬所や鉱山で働いた。鉱山には肺疾患患者が多く、彼らを助ける機会を得て、最初の本『鉱山肺病について』を執筆した。パラケルススは、ザルツブルグの近くに滞在しようとしたが、地方の戦いが起こったため、急いで町を出た。パラケルススの旅は自発的なものから、必要に駆られて急いだ軽はずみな旅へと変わっていった。長期間彼に宿を貸し与える者はいなくなった。そんなとき、有名なルネサンスの出版社のフローベンが足に感染症を患い、その他の医師は足を切断するように進言した。当時は致命的手術だと思われた。

大学へ迎えられ、追われる

　フローベンの友人がパラケルススを呼び出し、バーゼルのフローベンの家で治療を受けさせた。そこでロッテルダムの哲学者エラスムス（D. Erasmus）にも会い、彼らはパラケルススに市医とバーゼル大学の教授となるよう申し出た。パラケルススはすぐにこの要請を受け入れたが、大学の医学部は彼の経歴がはっきりしないとして彼を反逆者として扱おうとした。彼の講義は聴衆を集めたが、教授たちを公然と非難した。

　1527 年 6 月 24 日の聖ヨハネの日に大事件が起こった。パラケルススが、大学が大切にしていたアヴィセンナの医書（Canon）を大衆、学生とともに持ち出し、火の中に投じたのである。パラケルススは「医学の王国は追放された」と書いた。大学にいられなくなったパラケルススは、コルマル、エスリンゲン、ニュルンベルグへ逃れた。ニュルンベルグのハンセン病施設で 15 人の患者のうち 9 人の治療を行った。そこで梅毒患者の治療に用いるグアヤクを売却し、スイス、南ドイツ、ボヘミア、オーストリアをさまよい歩いた。1532 年頃のことである。パラケルススは当時の強い宗教崩壊を経験し、『神秘的な神学専門書』の執筆をはじめた。その後、友人の紹介で患者を治療し、ただ旅を続けた。

　1540 年、ザルツブルグの主教がパラケルススに宿泊施設の提供を申し出た。疲れ果てていたパラケルススは、1541 年 9 月 24 日に 48 歳で死去した。彼はアルコールを好み、人生の後半において時々問題を起こした。一方で、彼は性的無能者であったという。

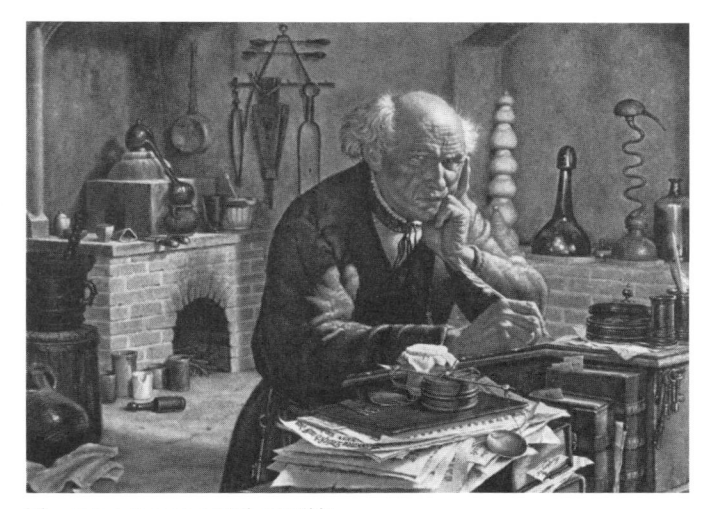

図　パラケルスス：医学の反逆児
「化学の台所」と言われたルネサンス時代に、パラケルスス（1493〜1541）は、亜鉛、水銀などの塩類をつくって病気に用いようとした。彼は、重要な医学論文を書き、医師、宗教家、政治家に対して激しい非難を浴びせた。彼は、化学薬品の医療的使用を推進させ、ガレンの間違いを明らかにした。
University of Michigan Museum of Art, Collection of the University of Michigan Health System, Gift of Pfizer Inc.
UMHS. 11

各論

11

真の外科医へ
A・パレ
1510〜1590年

　荒々しく革命的なパラケルススが医学に対して起こした挑戦、輝かしく大胆なヴェサリウスが解剖学に対して起こした改革の後、物静かで親切かつ注意深いアンブロワーズ・パレ（Ambroise Paré）が、ルネサンス時代の外科において果した業績は何であったであろうか。軽蔑されていた理髪師・外科医の職域を、能力をもった専門の外科医という地位に引き上げたのはパレであった。

　彼が実例を示した著書は、彼の同僚や教え子たちに対し、混乱した16世紀の外科に新しい概念を与えた。彼の著作はすべてフランス語で書かれている。彼の唯一の悩みは、職業上における彼の成功に対する同僚の妬みであった。

外科の実務者

　アンブロワーズ・パレは、1510年パリから西南西275キロにあるラバル（Laval）の近くの村（ブルグ・ヘルセント）で生まれた。父親は召使いで理髪師であった。兄弟の1人ジャン（Jean）はビトレ市で、義兄弟の1人ガスパール・マルタン（Gaspard Martin）はパリの理髪師・外科医であった。パレは最初ジャンから技術を学び、1532年か1533年にパリで理髪師・外科医の研修を行ったと思われる。

　当時パリの医師は、一般医師と大学の医学部職員で診療にあたる医師と外科医の3種があり、聖コスマス（Cosmas、「外国の薬学史各論15」）の聖職者協会に属していた。外科医は手術をしていたが、患者に対して包帯、軟膏、焼灼を行い、理髪師・外科医のときは静脈の切断、カッピング法、ヒルを用いる吸血、患者のヒゲ剃り、傷の手当などを行った。理髪師・外科医はラテン語を知らず、医学の古典を理解していなかった。しかし、彼らはパリの外科の実務者であった。

　パレは、理髪店に長い間留まらず、パリの市民病院（Hôtel-Dieu）で外科見習いとなった。現在のインターン生と思われる。パリの市民病院は唯一の公立の病院で、経験を積むのに最適の場所であった。4年間の研修後、1536年にフランス歩兵大佐マレシャル・ド・モンテヤン（Mareschal de Montéjan）の外科医としてフランスの戦いの1つに参加した。

銃創への沸騰油の適用を中止させる

　当時、銃創を受けた患者は火薬の毒に侵されていると信じられており、局所に沸騰油を注いで毒を洗い流す必要があると考えられていた。この症例について、彼は後年出版された著書『謝罪と専門書』に次のように書いている。

「ニワトコの油を沸騰させ、それにわずかのテリアカ（「外国の薬史学各論11」）を加えたもので銃創を洗浄するという治療法を先輩の助言を参考に実施した。しかし、ニワトコの油がなくなったので卵黄とバラ油とテレピン油の消化混液を傷口に塗った。翌朝早く患者を診察した。消化混液で治療した患者は発熱も少なく、痛みも少なく傷口の腫れも少なかったが、沸騰油を用いて治療した患者の傷口は激しい発熱と痛みと腫れがあった。そこで銃創の患者の治療には沸騰油を使用しないことにした」。

この戦争の後パリに戻ったパレは、解剖学について学んだ。1541年、パレは試験を受けて理髪師・外科医となった。同年ジャンヌ・マゼランと結婚し、数人の子供を授かったが、1人の娘キャサリン（Catherine）のみが育った。若い外科医パレは有名になった。

パレはパリの大学の解剖学者シルヴィウス・ジャック・ド・ボァ（Sylvius Jacques de Bois）に勧められて、1545年に銃創患者の治療に関する本を出版した。また、傷の原因となる弾丸の摘出法についても書いた。

結紮法の実践

1552年に手足の切断部の出血を止めるために従来使用していた焼きごてを用いず、血管を結紮した。この結紮法はヒポクラテスによって紹介されたと言われているが、古代に忘れ去られていた。焼灼法は患部の痛みがひどく、結紮法はパレによって止血のために取り入れられたと思われる。しかし、パレを妬む医学の同僚、医学部の教授たちによって批判された。

この批判は彼の著書『The Apology and Treatise』の完成を早めた。この本の中で結紮によってうまく行った症例を紹介し、反対者の抗議に答えなかったが、彼の戦地での外科の経験を示し続けた。

パレは新しい外科用器具装具の開発にも関心を示し、脱腸帯、義手義足、義眼を作製した。彼は迷信と戦い、一角獣やミイラや、効果がないと思われた薬物の使用に反対した。また、パリでは天然痘や伝染病と戦った。

30年の職業生活の間、ヘンリー2世、フランソワ2世、チャールズ9世、ヘンリー3世の4人の王の宮廷医となった。

1554年、宮廷における彼の卓越した医術によって、外科医長に昇進し、長い礼服を着ることができた。プロテスタントであったパレは、チャールズ9世のお陰で、ユグノー教徒による残酷な殺りくを免れた。その間、王宮の室に留まるよう命令された。後年、パレはパリのサン・ミッシェルの土地を与えられた。

最晩年の舞台

アンブロワーズ・パレが歴史の舞台に最後に登場したのは1590年、ヘンリー4世の軍によってパリが包囲され、リオン大司教の守備軍との間で対立が続いたときである。年老いたパレは、大司教との会議に出席し、貧しく苦しんでいる市民のためにパリを解放するよう頼んだ。数日のうちに包囲は解かれ難民は救われた。パレは1590年12月20日、80歳で死去した。

パレが残した哲学的な言葉として、「私は患者の傷に包帯をする。そして神が患者を治療した」というものがある。

各論

12

人間の解剖学の創立者
A・ヴェサリウス
1514〜1564年

　ガレノス（Galenus：「外国の医療史各論7」）が行った動物の解剖学に対し、アンドレアス・ヴェサリウス（Andreas Vesalius）が、直接観察により人間の解剖を行い、過ちを正し、科学へと導くのに5年とかからなかった。

　ヴェサリウス以前に人体の解剖を行ったのは、1315年のボローニャのモンディノ（Mondino）、フランスのギー・ド・ショーリアック（Guy de Chauliac）らがいた。また、1506年イタリアのパドヴァ大学の医学部の最初の教授のマルク・アントニオ・デラ・トール（Marc Antonio della Torre）は解剖を始めた。1521年にベレンガリオ・ド・カルピ（Berengario de Carpi）が人体解剖の描写を試みた。ギォヴァニ・バティスタ・カナノ（Giovanni Batista Canano）は静脈弁の発見者であった。1530年、チャールス・エスティエンヌ（Charles Estienne）はすべての動脈と静脈と神経系を描写した。

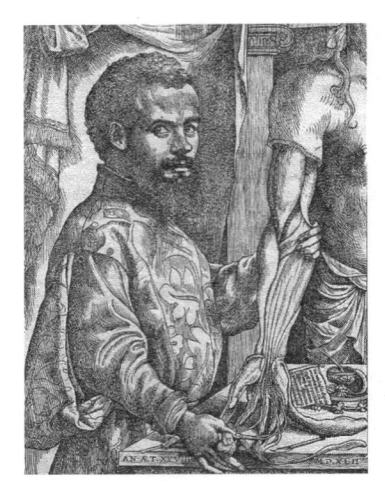

図　ヴェサリウス

　人体解剖の初期の時代において、専門画家は重要な役割を果した。たとえば、レオナルド・ダ・ヴィンチ、デュヴェル、ドナテラ、ヴェロチロ、ミケランジェロ、ラファエルなどが活躍した。

　彫刻家、画像家は解剖の自然観察に立会い、確固たる信念をもってその責を果し、16世紀には芸術家が通常のように解剖に参加するようになった。

医学部教授への道

　ヴェサリウスは、1514年12月31日にブリュッセルで生まれた。彼の家は代々医家が多く、曾祖父の父親はアヴィセンナの解説書を著し、曾祖父はラーゼスの解剖書について研究した。父親はオーストリアのマーガレットの薬剤師で、母親イサベラとの間に解剖学者アンドレアスが生まれた。

　ヴェサリウスは若いときの数年間を生家で過し、母親の励ましを受けて自宅にあった膨大な図書に親しんだ。若い頃から解剖に興味をもち、小さい動物を解剖した。ルーヴァン大学に入学後、ラテン語、ギリシャ語を学んだ。1533年にパリ大学へ行き、医学部の教育はガレノスに忠実であったが、動脈、静脈、神経系の描写に優れていることを知った。当時の若い学生と同様、ヴェサリウスは最初はガレノスの解剖学を受け入れたが、肉屋で動物の解剖を学ぶよりも大学で学ぶ解剖の時間が少ない

外国の医療史

ことに不満をもった。それにもかかわらず、自主的にパリの墓場や絞首台を訪れ、多くの知識を得た。

　パリでの3年間の研究の後、ルーヴァン大学に戻り、絞首場からほぼ完全な人の骨格を得た。彼の評判は高まり、1537年に23歳でルーヴァン大学で人間の解剖を最初に行う許可を得た。その後、バーゼル、ヴェニスに次いで、パドヴァを訪れた。ルネサンスの中心地の1つは、1222年に創立されたパドヴァ大学であった。16世紀、その医学部は進取の気概に満ち、批判精神で有名であった。ヴェサリウスがパドヴァで認められるのには多くの時間を要せず1537年12月5日に行われた会議で医学博士の学位を受け、次の日に解剖を実施し、パドヴァ大学医学部の外科教授に任命された。

人間解剖図『ファブリカ』出版

　若い教授は伝統を打ち破り、難しい解剖学の研究と実地教育に取り組んだ。ヴェサリウスは解剖し、示説を行うために、学生、医師、他の人々で満員となった階段教室を降りていった。討論を明確にするために、1538年ヴェサリウスは種々の解剖をスケッチした大きな図を用意した。ヴェサリウスは彼の図を出版することで間違った図が配布されることを防いだ。

　1538年に6枚の解剖図が出版された。正確かつ鮮明であったのみならず、印刷技術の向上によって、その木版画が新しい基準となった。ヴェサリウスがガレノスの過ちを完全に改めるのには1539年まで待たなければならなかったが、1543年に正確な解剖図が"De Humani Corporis Fabrica"（通称：ファブリカ）として出版された。ファブリカは、判型、活版印刷の素晴らしい協力と、適切な解剖実例の提供とその描写によって完成し、印刷された。この解剖図『ファブリカ』は絶賛されたが経験の浅い研究者のために"エピトーム（Epitome）"と呼ばれる要約版も出版された。

　1544年にイタリアでの戦争が終わり、スペインのチャールス5世（Charles V）の宮廷医師となった。彼はフランス中部のサン・ディジィエにいて、自らの外科技術を検死に役立たせた。当時、フランスの軍医パレ（Ambroise Paré；1509～1590、「外国の医療史各論11」）もサン・ディジィエにいて、ヴェサリウスの『ファブリカ』をフランス語で書くことによって、その教えを普及させた。

宮廷医師となる

　1543年の冬、宮廷薬剤師であった父親が死去し、ヴェサリウスはブリュッセルの実家に戻った。そしてAnne van Hammeと結婚し、1女（Anne）を得た。彼の評判はますます上がり、チャールス5世がブリュッセルに来て、ヴェサリウスは宮廷医となった。彼は王宮での生活を楽しんだが、彼の「医学は体全体として学ぶものであってそれぞれの臓器のみを学ぶものではない」という信念が同僚の怒りを買うことになった。その後、『ファブリカ』の2つ折り版が1555年8月に出版され、初版より上品になり新しい内容が追加され、間違いが訂正された。『ファブリカ』に用いられた木版の原型は各所に保存されていたが、最終的に第2次世界大戦でミュンヘンが爆撃されたときに破壊された。

　1564年、ヴェサリウスは聖地パレスチナへの巡礼に出発し、ヴェニスに立寄ったが、教え子のファロピウス（Fallopius）はすでに死去して会えず、パドヴァ大学の空席となっていた解剖学教室に戻ったかどうか不明である。パレスチナの帰路、ギリシャのイオニア海の小島（ZanteまたはZakinthos）の近くで船が難破して、1564年10月15日に死去した。

　アンドレアス・ヴェサリウスは「近代科学の創始者」と言われている。

各論

13 血液循環説を打ち立てた W・ハーヴェー
1578～1657年

　生理学で最大の発見は何であったであろうか。

　17世紀の初頭、解剖の講義の一部として「血液循環」が静かに発表された。世界中の医学の信頼を揺り動かし、ガレノス医術の伝統を覆し、人体の機能について新しい概念が打ち出されたが、ファンファーレも鳴らず、賞賛の演説もなかった。

　この革命をもたらした男の名はウイリアム・ハーヴェー（William Harvey）である。背は低く、黒ずんだ顔色をしたイギリス人で、光り輝く目とエネルギーに満ち溢れた神経の持ち主であった。

　ハーヴェーが血液循環について説明したことは確かだが、彼がこの生理現象を最初に研究したわけではなかった。

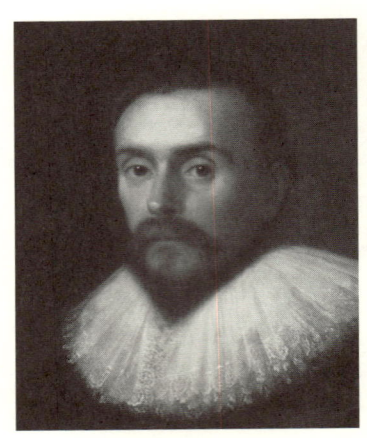

図　W・ハーヴェー

心臓の重要性はパピルスに記述

　心臓は、重さが10オンス（280グラム）しかない素晴らしい筋肉質の臓器で、動脈、毛細血管、静脈の循環系を通じて、数分の間に5.67リットルの血液を送り出すことができるポンプである。

　心臓の心拍の重要性については、3500年前、エジプトのパピルスの中にすでに書かれている。ヒポクラテスは、紀元前400年に心拍は血管の運動によると考えた。また、哲学者アリストテレスは心臓に大きな意義を付け加えた。しかし、ガレノス（「外国の医療史各論7」）が紀元2世紀に書いた考えによると、人体にとって重要な臓器は肝臓、心臓、脳の3つであり、食物は小腸から吸収され、肝臓へ行き、血中へ入り、自然の気となる。心臓は生命の気を与え、脳は動物の気を与えると説明された。肺静脈は空気を肺から心臓へ運び、心臓の隔壁は多孔性であると述べた。また、動脈は体へ生命の気を運び、静脈は栄養の気を運ぶと教えた。

　ウイリアム・ハーヴェーは、1578年4月1日にイギリスのロンドンの南東の港町フォークストンで生まれた。父親のトーマス・ハーヴェーは市の官吏であり、商人であった。ハーヴェー家は大家族であったが、兄弟たちは商人として成人した。ハーヴェーは長男で早くから医学を志し、キングス校を経て、ケンブリッジ大学で学んだ。1597年に大学を卒業（文学士）後、イタリアの医学の名門大学パドヴァ（Padova, Paduaとも言う）大学に入学した。この大学はヴェサリウス（「外国の医療史各論12」）が研究を成し遂げた大学であった。同大学の解剖学の教授ファブリキウスは、解剖を示説するために卵型で6階の階段教室をつくった。ハーヴェーは多くの学生の1人として立って、死体の解剖

外国の医療史

722

に見入った。

　1602年24歳のとき、パドヴァ大学から医学博士を授与された。1604年11月にはエリザベス・ブラウン（Elizabeth Browne）と結婚した。彼女の父親はエリザベス女王の最初の侍医であった。

血液循環説の発表

　1607年、ハーヴェーは29歳で内科医師会の会員に選ばれた。1609年、31歳のときにロンドンのバーソロミュー病院で働きはじめ、1643年に65歳まで勤務した。1615年8月4日、ハーヴェーは37歳で医学部の解剖学教授と同等の資格をもつ内科医師会のルムレイアン（Lumuleian）講師に選ばれ解剖の講義を週2回行い、死体解剖の示説を半年間行った。6年周期で講義は繰り返された。

　ハーヴェーは1616年4月に講義をはじめた。講義ノートによると、ハーヴェーは80種の動物の解剖を行ったとある。1628年、ハーヴェーはこの偉大な仕事をわずか72頁の小冊子にまとめて発表した。間違いが多くあったが、この本に書かれた考えが革命的であったため、血液循環を知らせることができた。彼の著作の名はラテン語で書かれているが、英訳すると"An Anatomical Treatise on the Movement of Heart and Blood in Animals"（動物における心臓と血液の運動についての解剖学的教本）である。

心臓についての結論

　心臓についての結論は、ハーヴェーの最初のルムレイアン・ノートに観察と示説について詳しく書かれている。彼の方法は、①仮説を立てる、②仮説を導く思考経路を明らかにする、③仮説の証明（または反証）のための実験を行う、④結論を書くの4段階からなる。

　ハーヴェーの観察を要訳すると、「心臓は筋肉質の臓器で収縮、拡張する。血液は心室へ入り込み、心室が収縮すると血液は大動脈に流れ込む。動脈の血液は心臓に弁があるから心臓へ戻ることはできない。心臓を通過する血液量は1時間あたり人間の全体の3倍の重量である」とし、それゆえ、血液は何回も心臓を通過すると考えた。

　ハーヴェーの実験は簡単で問題を解決するものであった。止血帯の使用によって、末端を締め付けると動脈を心臓の方向にうっ血させる。そして、止血帯の前の方へ静脈を膨らませる。ハーヴェーは1、2本の指で目に見える静脈を押さえることによって、静脈血の流れる方向を示した。

　わずか72頁のテキストを作成することによって、ハーヴェーは当時の医学的思考経路を変えた。そして世界中の人々が彼の意見を受け入れるのを見届けるまで生きることができた。

　ハーヴェーは1657年6月3日、79歳で死去した。彼の死後から4年、1661年にマルピーギ（Marcello Malpighi）が顕微鏡を用いて、肺の毛細管で動脈から静脈へ血液が流れるというハーヴェーの仮説を証明した。また、1688年にレーウェンフーク（Anton van Leeuwenhoek、「外国の医療史各論15」）は末梢血管の血液循環を自分で磨いたレンズで観察した。

各論

14

臨床医学の提案者
T・シデナム
1624～1689 年

　中世の医学の教科書は、患者不在であったと言われる。
　17世紀、イギリスでは不況期となり、社会的反抗、ピューリタン革命が起こった。特にチャールス1世（1600～1649）の時代に、王政と社会について矛盾が表面化した。
　当時、秘薬に対する法外な代金の患者への請求は、内科医師会によって廃止されることになった。またいんちき医者が流行した。
　このような世情不安定な中、トーマス・シデナム（Thomas Sydenham）はイギリスのワインフォド（ドーセット州）に1624年に生まれた。
　父親のウィリアムは社会活動家で、オリバー・クロムウェル（軍人、政治家）に仕えた。父と母マリーの間に10人の子供がいて、トーマスは8番目で、5番目の息子であった。
　シデナムは大きく頑強な体をもち、赤ら顔で灰色の目をしていて、髪の毛は最初茶色であったが、後に灰色に変わった。髪は長く、髪飾りはなく、自然な長い巻き毛であった。
　彼の行動はシンプルで、清教徒らしく行動の人であった。父のウィリアムは議会軍の大尉となった。彼の母は王党派の兵士によって殺された。6人の兄弟のうち4人は議会派騎兵隊で働き、そのうち2人は戦争で死んだ。

オックスフォード大学で医学を学ぶ

　18歳のとき、1642年5月20日にオックスフォード大学に入学したが、政変により退学し、議会派の騎兵隊の大尉となった。1647年にオックスフォード大学の医学部に入学し、1648年4月14日に医学部を卒業した。親友のロバート・ボイル（Robert Boyle、物理化学者、ボイルの法則の発見者）は"見えない大学"を設立したが、シデナムはそのグループには参加しなかった。
　彼の故郷の教区の記録によると、シデナムは1655年にマリー・ギィ（Mary Gee）と結婚し、ウェストミンスター病院で働きはじめた。1659～1661年までフランスのモンペリエ大学で勉強していたが、ロンドンを離れていたため、1660年の王政復古の政治問題に巻き込まれることもなく、1661年にロンドンに戻り、ウェストミンスター病院で再び働きはじめた。
　1663年、39歳のときに王立内科医師会の免許状所有者として認定され、以後同病院の医師となった。1676年にはケンブリッジ大学から医学博士号を授与された。彼は患者のベッドサイドでのみ医学は学ぶことができると考え臨床医学において、理論よりも症状の観察の重要性を強調した。

外国の医療史

臨床家としての活躍

　30歳になる前から中風を患い、生活の重荷になった。シデナムは、臨床では彼の明るく正直な強い性格により、患者に自信を持たせることができた。彼は薬の投与を控えめにするか、まったく使用しないことが多かったが、発熱患者には繰り返しキナ皮（キニーネ）の使用を勧めた。当時阿片は抽出固形物を与えていたが、シデナムはアヘンチンキを用い有名になった。

　彼の治療法は奇異に思われたこともあった。たとえば、子犬を患者の胃部に置いたり、少年、少女と患者を一緒に寝かせたりした。

執筆活動

　シデナムは最初の医書『発熱』を執筆するために田舎での休暇を利用した。この本は彼自身の観察によるもので、1661年以降の症例について書かれたものである。156頁の本で、親友で大物理化学者ロバート・ボイルに捧げられた。この本はラテン語で書かれたが、イギリスはもちろんヨーロッパ諸国でも多くの読者を得た。第2の本は『発熱』の2版で少し大きくなり、1668年に出版された。親友のジョン・ロック（John Locke）による詩が最初に書かれているが、ロックは医師であり、哲学者で政治家でもあり、シデナムの非正規な医学の考え方に共鳴し、シデナムが往診するときによく同行した。

　1676年には『医学的観察』と題する伝染病に関する本が出版され、1682年には天然痘とヒステリーについての論文が発表された。また中風と浮腫についての報告も世に出た。

　シデナムの執筆活動は、持病の中風の悪化で制限されるようになったが、彼の著作は自身の観察に基づいて書かれ、他の著者のものを引用することは少なかった。しかし、ヒポクラテスは別格であり、よく引用された。シデナムの多くの論文の中で、中風、ヒステリー、コレラ、赤痢、猩紅熱、はしかなどに関するものは模範的著作となった。彼はまた、倫理についても深い知識をもっていた。

　1686年、小児に多発する急性の舞踏病について初めて報告した。また、猩紅熱と麻疹を初めて区別して記載した。

内科医の心構え

　最初の著書『発熱』の緒言において、内科医としての心構えを次のように書いている。

　「臨床医は患者の生命に対し、高等裁判所の裁判官のように責任を取るべきである。どのような技術と知識をもっていたにしても、人類の幸福を神の栄光に捧げるべきであり、患者は神による高貴なものとして取り扱われるべきである。自らも通常の運命から逃れることはできず、死と病気の対象である。すべての内科医は正直な人物であることを望み、病人が健康を取り戻すことに最善を尽くすべきで、診療がより豊かになり、墓の中に入った後でさえ、人類に何らかの利益を与えるよう尽くすべきである」

　シデナムは、中風に加えて尿路結石に悩まされ、1689年12月29日に自宅で死去した。ウェストミンスターにあるセント・ジェームス教会に埋葬された。

　彼の死後、イギリスにおける「臨床医学の父」、「英国のヒポクラテス」として賞賛された。

各論

15 自分のレンズで小動物を観察
A・レーウェンフーク
1632〜1723年

　人類は、しばしば非科学的と言われるような非正規の方法によって病気の治療を進歩させ、すべての人々に恩恵を与えてきた。そのような人物がアントン・ファン・レーウェンフーク（Anton van Leeuwenhoek）である。彼自身は秘密の方法により苦労して磨き上げたレンズを用い、種々の生命体を初めて観察し、報告した。

　1632年10月24日、レーウェンフークはオランダのハーグ市近郊のデルフトという町で生まれた。彼の父親はカゴつくり屋で、母親は醸造家の娘であった。5歳のときに父親が他界し、4人の姉妹とともに母親に育てられた。1648年、16歳のときにアムステルダムのリンネル反物職人の店に奉公に出た。6年後、レーウェンフークはデルフトに戻って結婚し、服飾小間物商となり、ワインの検査官の資格を取得した。以後、70年間デルフトで働いた。

　レーウェンフークが、いつ頃からどのようにしてレンズを磨くことに興味をもち、レンズを通して小さな動物を観察するようになったのか、説明できる物は何も残されていない。レンズの研磨術をどのように学んだのかも、明らかにされていない。

高い倍率係数が認められる

　彼が仕事部屋と称した物置の一室で、多くのレンズを「つまみネジ」で高さ、長さを調節して固定器に装着した。彼の顕微鏡のレンズは単レンズで、複合レンズではなかった。レンズの倍率係数は通常160以下であったが、275のものもあった。

　1673年、友人であり有名な医師グラーフ（Reijnier de Graaf：グラーフ卵胞の発見者）がロンドン王立協会の秘書宛にレーウェンフークの研究を紹介する手紙を書いた際に、レーウェンフークの手紙も同封して送った。この手紙は、レーウェンフークが王立協会に50年かけて送った375通の手紙の最初の1通であった。王立協会は彼の報告を大変喜び、秘書のヘンリー・オルデンブルグ（Henry Oldenburg）は、今後も報告を送るように励ました。レーウェンフークの報告はほとんどオランダ語で書かれ、簡単で単純な口語体で、率直かつときに粗野な言葉で書き送られた。また、彼は見たものや考えたことを書き記し、作文上の文法や文体の美しさを気にしている暇はなかった。また、当時の顕微鏡学者に援助を仰ぐこともなかった。

　1680年、彼はロイヤル・アカデミーの会員に選ばれた。これはイギリス人以外の外国人に名誉を与えるためであった。1699年、パリの科学アカデミーは彼を外国の通信会員に選んだ。

　彼の観察レポートは興奮をもって読まれたが、誰もそれをさらに発展させようとはしなかった。

外国の医療史

原生動物、細菌類をスケッチ

　レーウェンフークの研究対象は、毎日彼の周りから集められ、彼の飽くことない好奇心の対象となった。雨水、池の表面の膜、コショウの実の浸出物、筋肉、動物、人間の組織、こすりとったもの、排泄物、鉱物、植物などが研究された。

　レーウェンフークは原生動物、細菌類を「アニマルクルズ」(Animalcules) と呼び、種々の原生動物、細菌、スピロヘータの代表的なものについてスケッチをした。彼は解剖学について勉強し、動物の組織、臓器の名前は正確に書き、筋肉の外見および精子について研究し、細胞分裂、出生、生命、死を観察した。

　レーウェンフークは1686年、訪問者のために非常に小さい魚やウナギの稚魚をガラス管の中へ入れ、澄明な尾や血液循環を観察できるように工夫した。1661年にマルピーギ (Malpighi) が同様の観察を行っているが、レーウェンフークがマルピギーの研究発表を知っていたかどうかよくわからない。レーウェンフークは、心臓へ戻る血液を運ぶ血管が静脈で、心臓から血液を末梢へ運ぶ血管が動脈であることを目で観察している。これはハーヴェーが推測した事例である。

　レーウェンフークが有名になるにつれて、多くの人々が彼を訪問するようになった。訪問希望者のリストには旅行者、医師、有名な科学者、政治家、王、女王、ドイツ皇帝、ロシアの大王が含まれていた。

　1716年、レーウェンフークは84歳となり、彼の業績を讃えて、現ベルギーのルーバァン (Louvain) 大学からメダルと学位記が贈られた。

　視力の低下と老化による障害に悩まされたが、観察は生涯続けられた。亡くなる36時間前に最後の記録を書き、1723年8月26日、91歳で静かにその生涯を閉じた。彼はデルフトの古い教会に埋葬された。

　レーウェンフークは「アニマルクルズ」の1つの細菌が病気の原因となることについて書いていないが、次の150年の間、その知識は直ちに医学に生かされることはなかった。しかし、彼の仕事はパストゥールの先駆的仕事や、19世紀後半に判明した細菌や原生動物の恐るべき増殖の研究の基礎となった。

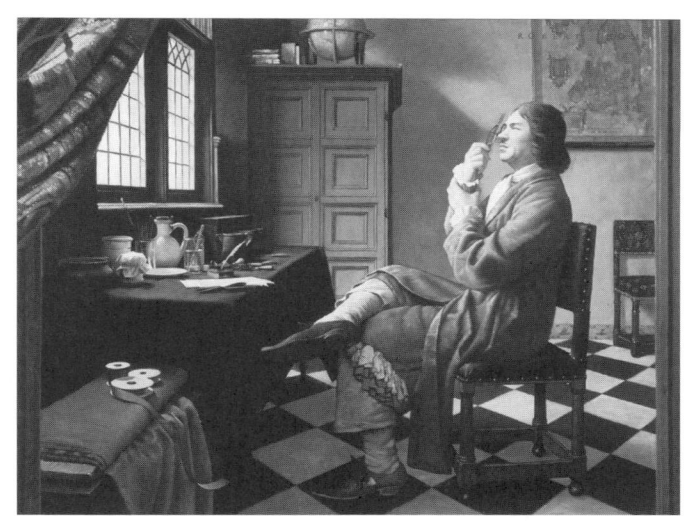

図　レーウェンフークと"小動物"
オランダのデルフトの衣料品商アントニ・ファン・レーウェンフーク (1632〜1723) は、空き時間にレンズを磨き、"小動物"（バクテリアと原生動物）について報告した。
University of Michigan Museum of Art, Collection of the University of Michigan Health System, Gift of Pfizer Inc.
UMHS. 15

各論

16
病気の解明に病理解剖を始めた G・B・モルガーニ
1682〜1771 年

　ルネサンス（14〜16世紀）の間に、人々はヒポクラテス、ガレノスの考え方に疑問をもち、検死が始まった。系統的な調査によって、病気はその初期に1つの組織か1群の組織が変化し、時々長期間、体の1ヵ所に止まることが判明した。病気に関するこの新しい知見は、医師たちの考え方を急速に変え、病気の診断と治療法が変化した。しかし、医学校や医師たちの間で、長年にわたり過去の学説との間で不調和が続いていた。18世紀の終わりになっても、「病気は局所的な病変による」という解剖学的考えが主体になることは決してなかった。

医学の変換に貢献

　この医学における考えの変換に大きく貢献したのが、1761年に出版された『病気の座と病気の原因』という医書である。著者は79歳のイタリア・パドヴァ大学（Padova、Paduaとも言う）の解剖学の教授ジョヴァンニ・バティスタ・モルガーニ（Giovanni Battista Morgagni：英語にするとJohn Baptist Morganiとなる）であった。この本の出版は医学史の偉大な業績の1つと考えられた。医学や外科学においても大きな進歩が19世紀に見られ、病気の局所的病巣の存在についての発想は、上述のモルガーニの本がなければ到達できなかったであろう。

　病気の病理解剖から病気の診断へと進む考え方を提唱したモルガーニは、幸福で家庭を愛し、風格のある飾らない人物で、それまでの医学の歴史の中で波乱の人生を送った医学者とは好対照であった。彼は大家族でほとんどの人生をパドヴァで過ごした。大教師で大著作家であったのみならず、王、王子、司教、枢機卿たちの親友でもあった。

　モルガーニは1682年2月5日、イタリアのボローニャの南東にあるフォルリ市で生まれた。父親はモルガーニが若いときに亡くなり、教育は母親から受けた。15歳のとき、ボローニャの大学の医学部で勉強を始めた。2人の有名な教授アルベルチニ（Albertini）とヴァルサルヴァ（Valsalva）の影響を受け、耳の解剖の研究をしていたヴァルサルヴァの生徒となり、後に助手となった。

　1701年、モルガーニは19歳で医学と哲学の博士号を授与され、卒業研究の間でもヴァルサルヴァ教授が欠席のときは、代理を務めた。1704年にそれまで書き集めた論文集『Adversaria Anatomica』を出版した。モルガーニの評判はよく1711年にパドヴァ大学から第2教授に就任するよう要請され、1712年3月に受け入れた。3年後の1715年、ヴェニスの上院が彼をパドヴァ大学医学部解剖学教授に推薦した。このようにして、ヴァリスニエリ（Vallisnieri）教授の退任後、モルガーニは35歳に達する前に18世紀の有名大学の教授となった。同ポストは有名なヴェサリウス（Vesalius）、ファブ

リチオ (Fabrizio d'Acquapendente) らが教授であったポストである。

モルガーニは熱心な教育者で、学生からの拍手以外のものを期待しなかった。彼の講義と示説は、1594 年にファブリチオによって設計された有名な階段示説教室で行われた。この教室はパドヴァ大学の学生のみならず、北ヨーロッパから来た学生からも好まれた。現在はパドヴァ大学の展示教室として保存されている。

医科学の新分野に挑戦

モルガーニは、医科学の新分野として病理解剖学を始めた。モルガーニは天才的観察による人体解剖、病巣の解剖学的変化と病気の外部の徴候を結びつけようとした。彼は執筆家として、また文学者、歴史家、実験的生理学者としても一流であった。

彼の研究した症例は、患者の病気の徴候を記述することから始まり、死後検死時に行われた観察記録、病変部の記録に加え、モルガーニは集められた理論的実験結果に種々の想像を交えて結論を引き出した。そして、これらを同様な病気をもつ患者の治療を担当する医師に提供した。また、ヒトの臨床課題を解決するために、他の動物を用いて比較解剖学的研究を行うこともあった。

彼は体内の病巣部位から遠い部位の症状との関連について、神経の関与に興味をもっていた。そして血液循環や脈流（拍動流）に対する心や感情の影響について注意を払った。彼はその他、卒中の原因は脳の組織の病変ではなく、脳内血管の病変であることを知った。

病理解剖記録書を発表

1761 年、モルガーニは約 700 例の臨床所見を含めた『病理解剖記録書 (De Sedibus et Cansis Morborum per Anotomen indigatis：病気の症状と原因について―解剖所見による)』を発表した。

モルガーニの著書は 1 つの大きな発見を示したものではないが、当時の人体についての医学的知識に重要な知見や観察が加えられるようになったことから、貴重な本と言うべきである。当時の医師たちがよく理解できなかった病気の区別が、彼の記述から明らかになり、多くの病気が決定された。

1724 年にイギリスの王立アカデミー、1731 年にパリの科学アカデミー、1754 年にはベルリンのアカデミーなどの会員となり、これらの国から名誉を受けた。

彼は人生のほとんど最後まで教鞭をとり、1771 年に 90 歳で死去した。医学の語句の中にはモルガーニの名を記した病変や臓器名としてモルガーニ白内障 (cataract)、モルガーニ孔ヘルニア (foramen hernia) などが知られている。

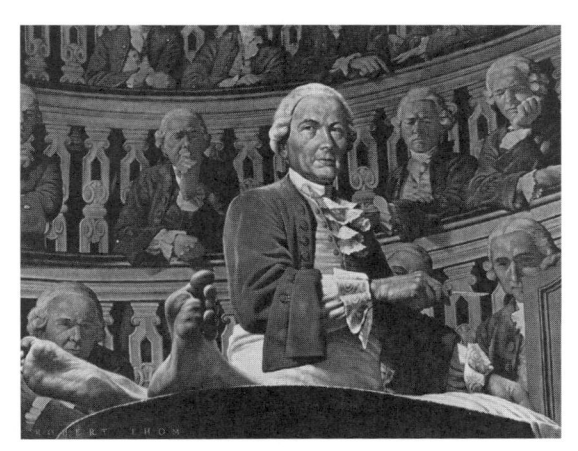

図　モルガーニと病理解剖
パデュア大学の有名な解剖学示説階段教室において、G・モルガーニ (1682～1771) は、病気は特定の臓器、組織から始まることを初めて証明した。
University of Michigan Museum of Art, Collection of the University of Michigan Health System, Gift of Pfizer Inc. UMHS. 18

各論

17

船乗りの病の克服者
J・リンド
1716～1794年

　18世紀中頃、船員の病気について観察、調査、解決し、それらを政府高官にはっきりと納得させ、世界探検の歴史と国の命運を変えた注意深いイギリス海軍の外科医がいた。当時、7つの海へ乗り出した帆船を悩ましたのは壊血病であったが、この壊血病を克服した人物こそがジェームス・リンド（James Lind）である。

　壊血病（Scurvy）は、古代人によって知られ報告されていた。しかし、オールで漕ぐガレー船が1500年後に帆船に代わり、公海での長い航海が可能となると、船員たちにとって栄養障害である壊血病は重大な病気となった。

　16世紀の初めから国々が発展し、大洋への船旅が多くなるにつれて、食糧の供給と保存、船乗りの確保が問題となった。16～18世紀頃、船員の関心事は「壊血病」の予防であった。

　1600～1800年にかけて、100万人以上の船員が壊血病（ビタミンC欠乏症）で亡くなった。船医はその治療法と予防法について発表していたが、信頼できるものはなかった。

壊血病が生命を奪う

　絵のように美しい帆船の木部は、決して乾くことなく、ゆっくりと腐敗が進行していた。食物や貯蔵品にはカビが生え、船内にはネズミがはびこり、人々は樽の中の恐ろしく臭い水を飲まねばならなかった。船内の環境は次第に劣悪となり、汚染され、赤痢の原因となった。塩漬けの豚肉、牛肉、船員用のビスケットは不充分で、ウジ虫、ゴキブリがうんざりするほどいた。衣服はぼろぼろになり、いつも濡れていて、船室は風通しが悪く、船員は汚れたハンモックで寝た。

　こうした環境から船乗りは容易に伝染病にかかり、発疹を伴い、呼吸器感染症になった。海上での2、3週の航海後、多くの船乗りは壊血病となった。

　1519年にマジェラン（Magellan：マガリャエンスという）が世界一周の航海に出たが、5隻の船に265人が乗り込み、スペインに帰ったのは1隻で18人のみとなっていた。1740年にイギリスのロード・アンソン（Lord Anson）が率いた世界航海では、961人の船員のうち200人のみが生存して帰国した。多くの船員は壊血病で健康を奪われて死んだ。

　18世紀の最後の数年間に、政府の命令によって状況が変わり、イギリスの「船の衛生の父」と言われたリンドの提案に従って、壊血病を予防するよう改善された。

　ジェームス・リンドは1716年10月4日にスコットランドのエディンバラにある裕福な上流の中クラスの家庭に生まれた。15歳のとき、リンドはエディンバラの医師ジョージ・ラングランド（George

Langlands) のもとで研修した。1739 年、リンドは外科医として海軍での勤務を始めた。同年、イギリスとスペインの間で戦争が始まった。

リンドの外科医としての務めは、1 日 2 回患者を往診し、船員の健康状態を報告するとともに、その改善方法を提案し、記録の作成、検査の実施、傷病者を治療することであった。

10 年間の勤務によって、リンドは多くの船員が壊血病にかかっていることを知った。リンドは壊血病について、以下のように記録している。

「脱力感、弱さ、手足のはれ、歯肉の軟化と出血、皮下出血、紫色や黒ずんだパンチ模様の出血が現れた。病状が進行すると、歯が抜け落ち、呼吸不全、体力の喪失、立つことも立っていることもできなくなる。ほんのわずかに触れるだけで強い痛みを感じる。さらに極度の疲労、心臓疾患、急性感染症、肺炎を起こして死亡する」

リンドは、柑橘類のジュース、発酵キャベツ、新鮮な野菜が壊血病に有効であることは知っていたが、効果のわからない治療法や薬物も知られていた。

オレンジ＋レモンが有効

1747 年 5 月リンドは 12 名の壊血病の患者を船の前倉に集め、朝食にカユ（粥）、昼食には羊の肉のスープ、夕食には大麦と干しぶどうなどを与えた。12 名の患者は 2 名を 1 組とし、第 1 組はサイダーを、第 2 組にはエリキシール・ヴィトリオルを 25 滴、第 3 組にはヴィネガーをスプーン 2 杯、第 4 組には固いハムの中の腱を、第 5 組には 2 つのオレンジと 1 つのレモンを毎日、第 6 組はナツメグを与えた。

実験の結果によれば、最も急速に壊血病の予防効果が現れたのが「オレンジ＋レモン」組であったが、その他の組では 2 週間の実験で明確な効果は認められなかった。

リンドは 1748 年に海軍を退役し、大学から医学博士号を得るためにエディンバラ市に戻った。そして、市の医師会から免許を授与された。

1757 年リンドは「壊血病に関する論文」をエディンバラで出版した。同書は 20 年の間に 3 版を重ねた。

1758 年リンドは王立ハスラー海軍病院（ポーツマスの近く）の医師長になった。そして、多分ロード・アンソンの称号を授かり海軍省の最初の長官に選ばれた。当時、ハスラー病院はヨーロッパで最も大きな病院で患者数は 2200 人を超えた。リンドはそこで 25 年間務め、彼の助手として海軍の軍医となった息子のジョン・リンド（John Lind）を迎え入れ、1783 年に退役後はジョンが跡を継いだ。

リンドはハスラーに勤務する前、最初の著書『王立海軍の乗組員の健康保持についての最も効果的方法についての小論』が 1757 年に出版された。

次いで、第 2 の著書『航海医学』を出版した。第 3 の本『熱帯地方のヨーロッパ人が罹患する病気についての評論』は 1768 年に出版され 6 版を重ねた。これらの 3 部作は航海中に見られる病気の記録である。リンドの著作の読者は、彼の論法の誠実さ、観察の正確さ、彼が病気について展開する論理に感銘を受けた。

1794 年 7 月 18 日、リンド博士は 78 歳の生涯を閉じた。彼の仕事は死後もイギリスのみならず世界中の海上交易に、探検に偉大な恩恵を与えた。

各論

18

科学的外科学の創立者
J・ハンター
1728〜1793年

　中世の内科医と外科医は、別々の治療法と技術をもつ両者が同一部門であることに不都合を感じていた。18世紀に入り、外科学は医学の独立分野となり、19世紀に行われた再統合へのステップとなった。ジョン・ハンター（John Hunter）はイギリスでこの再統合に最も貢献した人物である。

　ジョン・ハンターは1728年2月13日に10人の子供のうち最後の子供としてスコットランドのグラスゴー近郊、ラナーク州のロング・カルテル・ウッドで生まれた。父親はハンターが13歳のときに亡くなった。母親はわがままであった。少年時代のハンターは粗野な茶色の頭髪の田舎少年で、勉強嫌いで正式な教育は受けなかったが、好奇心が旺盛で、終わりのない質問を周囲の人々に浴びせていた。そのため機械が彼の教材となり、本はほとんど読まなかった。

兄の影響で医学へ

　ハンターには10歳年上の兄ウィリアムがいた。ハンターとは正反対の性格で、最初は牧師になることを希望していたが、医学に転向し、ロンドンでの勉強の甲斐あって、外科医、解剖学者、産科医となり、後に内科医にもなり評判の医師となった。当時、ウィリアムはコヴェント・ガーデンに解剖学の学校を開校した。1745年、外科学は理髪業から離れ、尊敬される職業になりつつあった。その頃、ハンターは20歳になっていた。時間を浪費することに疲れたハンターはウィリアムに手紙を書いた。ウィリアムから親切な返信を受け取ったハンターは、1748年にロンドンでウィリアムと再会した。ウィリアムはハンターを解剖示説教室に連れて行き、解剖に立ち会わせたところ、ハンターは素晴らしい解剖を行ったので、助手として採用した。標本の作り方などを教え、後には教育の責任をもたせた。ハンターはウィリアムの解剖実験室で11年間働いた。

　夏は解剖には不向きであったため、チェルシア病院とバースロミュー病院で外科治療の実際を学んだ。1753年、外科医協会から解剖学のマスターの称号を受け、1754年にハンターはセント・ジョージ病院に外科の生徒として入ったが、元の解剖学実験室へ戻り、比較解剖学に打ち込んだ。リンパ系の研究を行ったが、精力的な研究によって健康を害した。

　ハンターは、コヴェント・ガーデンの学校を去り、イギリス軍の外科医としてベルアイルとポルトガルの軍事行動に参加し、1761〜1763年まで病院の外科医長として銃創の治療に従事した。1763年にポルトガルから帰国し、ロンドンのゴールデン・スクエアの外科部門で働いた。

　彼は外科医の仕事を好まず、比較解剖学の資料の収集を始めた。生きた動物について研究するために、1764年にロンドンから2マイル離れたブロムプトンに2エーカー（1エーカー＝4072 m^2）の土地

を購入し、「伯爵中庭」と名づけ、家を建て、通常動物、希少動物の「動物園」をつくった。

ハンターは、そこで「鯨の構造と経済」と題したレポートを書いた。彼はアイルランドの有名な巨人バーン（Byrne：1783年死亡）の骨格を組み立てた。若いバーンの身重は2.44メートルあり、健康は衰えた。バーンが死亡したとき、ハンターは遺体を保存させて欲しいと申し込み、鉛の棺に入れて水葬にした。現在でもハンターのコレクションとして、その骨格を見ることができる。

王立アカデミー評議員となる

1767年、ハンターは王立アカデミーの評議員となり、翌年、聖ジョージ病院の外科医の1人に選ばれた。彼は四半世紀、死ぬまでその職にあった。その間に499人の若い人々を教育し、その多くは有名となった。たとえばエドワード・コールマン（Edward Coleman、後に獣医学校の校長になった）、アメリカ人でフィリップ・S・フィシクル（Philip Syng Physicle、アメリカ外科学会の父と言われた）、そしてエドワード・ジェンナー（Edward Jenner、バークレイで種痘を始めた）がいる。

1771年に『人間の歯の自然史』を出版した後、軍医時代の友人の娘アン・ホーム（Anne Home）と結婚した。2人の間には4人の子供がいたが、1人の息子と1人の娘が成人した。

1773年、ハンターは最初の狭心症発作に襲われたが、1776年王の外科医を務め、1777年には『人の歯の自然史』の第2版を出版した。1778年、兄ウィリアムと胎盤構造の発見について論争し、兄が亡くなる1783年まで続いた。1785年、彼が動物実験からヒントを得て自分の膝窩静脈瘤について思い切った手術を受け、動脈をつないで下肢部への血液循環が可能となった。1788年にはロンドンの外科医会会長に就いた後、アメリカ哲学会会員、1790年にイギリス軍外科医長官、病院の監察長官を歴任した。彼の有名な収集物は全部で1万3682点に達し、その他、数え切れない原稿とノートブックと紙片に書かれたメモが残された。戦争の支出で苦しんでいた国会であったが、1万5000ポンドを出して収蔵品を購入し、外科医協会に渡し、それらの管理は彼の秘書や生徒に任された。

ハンターの行った外科学や比較解剖学の手法は、同僚たちから意見の相違や妬みによって非難され、ハンターは挫折を繰り返した。1793年10月16日、会議の開始直後、彼が反論をはじめると間もなく狭心症発作に襲われ65歳の生涯を閉じた。

ジョン・ハンターの遺体は1793年10月22日にセント・マーティン・イン・ザ・フィールズ教会に埋葬されたが、その柩は1859年まで忘れ去られ、放置されていた。1859年3月28日、遺体は名誉をもってウェストミンスター寺院の北側廊に再び埋葬された。その墓の上の真鍮の額には「科学的外科学の父」と刻まれている。

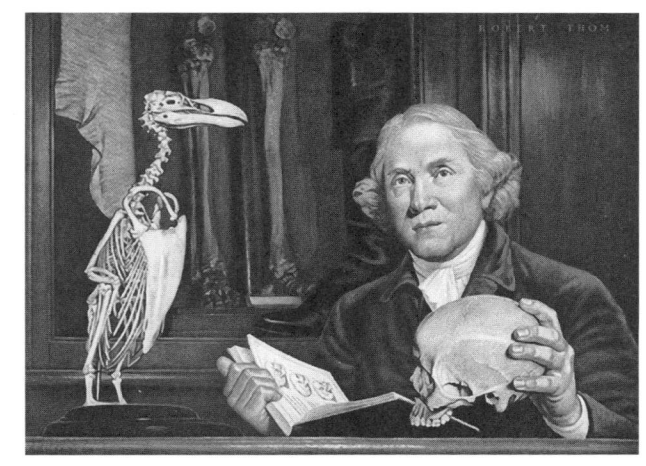

図　ハンター：科学的外科の創始者
J・ハンターは一流の外科医で比較解剖学者であった。アイルランドの巨人の骨格はロンドンで展示されている。
University of Michigan Museum of Art, Collection of the University of Michigan Health System, Gift of Pfizer Inc.
UMHS. 20

19 酸素と燃焼・呼吸を解明した A・L・ラヴォアジェ
1743〜1794年

　18世紀の医学に最も貢献した人物の1人は、呼吸の秘密を解明したフランス人、アントワーヌ・ローラン・ラヴォアジェ（Antoine Laurent Lavoisier）である。彼は医学者ではなく、化学者であった。呼吸については、数千年の間はっきりとしたメカニズムがわからず、不確かな憶測の時代が続いていたが、ラヴォアジェは呼吸の吸気と排気の成分に疑問を投げかけた。

　ラヴォアジェは1743年8月26日パリで生まれた。彼の家庭は中流で経済的には裕福な生活をしていた。幼少のときに母親が亡くなったため、おばと弁護士の父親によって育てられた。父親の指導により最初は法律をマザラン大学で学び、1763年に法学の学士号を、1764年に修士号を得た。そして天文学、数学、植物学、化学、地質学の当時の有名な教授たちと知り合った。

化学者の道を歩む

　1765年、ラヴォアジェは化学における定量的手法に関する論文を執筆した。1766年、23歳のときに街路灯についての賞金つき随筆コンテストに応募し、王からメダルを授与された。その2年後、王立アカデミーの会員となった。多くの委員会が彼を委員に割り当てたことが明らかになり、委員会のレポートを執筆し、アカデミーに提出することになった。

　1768年にアカデミーの正式メンバーとなった。そしてフェルム・ジェネラル（Ferm Générale：一般農家）の一部を購入した。この団体はフランス政府の財政局の要求を保証する見返りに利潤を生む税徴収専門の企業で、国民から嫌われていた。ラヴォアジェはこの組織のために真面目に働き、また税を徴収される人々に対しても公正かつ洗練された良識をもって働いた。

　1771年、28歳のときにフェルムの協力者の娘、マリー・ポール（Marie Paule、14歳）と結婚した。マリーは素晴らしい才能豊かな夫の仕事に興味をもち、献身的に協力した。彼女は夫のために、外国語からフランス語に論文を翻訳し、彼の多くの実験のノートを作成し、出版物の説明用の図版をつくり、彼の友人や、国際的に有名な科学者たちのグループのホステスを務めた。

　ラヴォアジェは酸素と呼吸の関係について研究し、以後長期にわたり用いられるようになった呼吸の化学説を完成させた。酸素はスウェーデンのシェーレ（Scheele、「外国の薬学史各論28」）によって、またイギリスのプリーストリー（Priestley）によって独立に発見されたが、イギリスのキャヴェンディッシュ（Cavendish）によって研究されていた。ラヴォアジェは彼らの論文から刺激を受け、1776年に記念すべき呼吸について酸素と炭酸ガスの定量的研究を行った。

　彼の酸素についての研究は、金属の酸化と金属酸化物の還元の実験からはじまり、数年後、彼は酸

素が空気中に5分の1程度存在していることを明らかにした。そして酸素は燃焼と呼吸に必要で、必要な酸素量と排出される炭酸ガス量の間には明確な比率が存在することを実験によって証明した。彼はまた、水は元素ではなく、酸素と水素が反応して生じる化合物であることを確かめた。科学者ギトン・ド・モルヴォー (L.B. Guyton de Morveau)、フルクロア (A.F. de Fourcroy)、ベルトレ (C.L. Berthollet) らとの共同実験の結論とを合わせて、1789年に『化学の元素概論』という書物にまとめた。この本には化学物質の命名法が書かれているが、少し変更されたまま現在でも使用されている。

火薬製造の改善に取り組む

　フランス政府がラヴォアジェに与えた研究課題は、国の安全を脅かす火薬の不足を解消するため、火薬の製造を改善することであった。そのため、フランス政府はラヴォアジェを王立火薬工場の委員会の委員長に任命した。ラヴォアジェは工場の不適格で不充分な機構を改善し、良質な火薬を作る兵器工場へと変身させ、フランスを火薬の輸入国から輸出国へと導いた。

　ラヴォアジェは王立火薬工場で燃焼と呼吸の実験を行った。燃焼において燃える物質が酸素と結合して、熱と炭酸ガスを与えることを証明しながら、ラヴォアジェとラプラース (Laplace) は種々の化学反応で生じる熱量を測定する方法を考案した。

　ラヴォアジェは炭の燃焼時に一定量の酸素が必要であり、モルモットの呼吸でも酸素が必要で両者の実験で炭酸ガスが生じることを確かめた。また、そのときに生じた水はモルモットの場合、臓器中に吸収されると考えた。その後、共同研究者であるアルマン・セギュイナ (Armand Séguina) の協力を得て、ヒトの休息中、仕事中、食事中の酸素必要量、炭酸ガス発生量を測定した。彼はこの実験でガスを貯えるために大きなガラス球を用いた。これらの実験は、火薬工場の実験室で自由時間に行われた。

　1780年から1790年の初期にかけてのフランス革命勃発直前の時期、火薬委員会の委員長で、フェルム・ジェネラルの委員長でもあったラヴォアジェは不評の中にあった。王とその家族に対して、国民は吸血鬼、強盗と罵った。徴税会社フェルム・ジェネラルのメンバーは革命の標的とされた。ラヴォアジェは革命には控え目に対応していたが、公職から退き、科学的研究に没頭していた。そしてメートル法を完成させた度量衡委員会の会長として、社会のために働き続けた。

　ラヴォアジェはパリに留まっていたが、1793年11月に逮捕され、フルクロアなど有力な友人にも見捨てられた。自らが国のために尽した業績を説明し、解放されるよう願ったが、1794年5月8日にギロチンにより処刑された。51歳であった。

　ジョセフ・ラグランジ (Joseph Lagrange) は、ラヴォアジェの墓碑銘に「その頭部を切断するのは瞬間であったが、彼が生み出したものと同じようなものをつくるには1世紀では不充分であった」と書いた。

　革命によって混乱したフランスは、ナポレオンによって統一された。

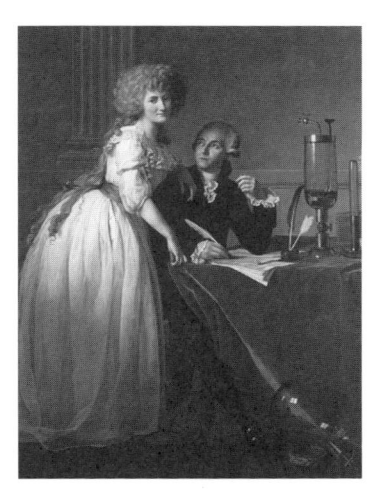

図　ラヴォアジェ夫妻の肖像画

各論

20 精神病患者を鎖から解放した P・ピネル
1745～1826年

　医学の進歩に偉大な貢献をした人々は、①不確かな伝統に対して新しい説を打ち立て、②非協力者の行為と戦う勇気をもち、③疑いをもつ人々を納得させ、④中傷する人々に効果的な結論を伝える技術をもつなど、いくつかの共通の特徴をもっている。

　18世紀になって、哀れみや看護、医療を必要とする一般の精神病患者に対し、人間的な暖かみのある態度で接し、上記の4つの性格を併せもった医師こそ、フランスのフィリップ・ピネル（Philippe Pinel）であった。

精神病患者には忍耐と理解が必要

　精神病患者が他人を殺害することは滅多にないが、精神病患者に対し、人々はその可能性を常に抱く。それは精神病患者にとって精神的、経済的な苦痛よりも堪えがたいものである。

　ピネルは、精神病患者の治療には大きな忍耐と理解が必要だと感じていた。それは医学の分野で精神科が遅れた分野であるためとも言える。一般的に、医学は16世紀にルネサンスと同時に開花したが、精神科はその時期には開花しなかった。18世紀になっても精神異常者は魔女として処刑され、19世紀になっても一般病人ではなく、動物や罪人のように扱われた。しばしば彼らは刑務所に入れられ刻印を押され、常習の犯罪者か無法者によって看護された。

　当時、精神病患者は鎖や足枷（かせ）に縛られて行動が制限され、湿っぽくて薄暗く、太陽光の入らない地下牢に閉じ込められた。冷酷なむち打ちが行われ、冷水中に突っ込まれたり、強力な下剤や催吐剤を投与され、肉体に屈辱を与えることが治療法であった。医師による回診はほとんど行われず、無学な管理人の気まぐれで、移り気なサディズム（加虐趣味）の対象であった。

　18世紀後半は、精神医学は「啓発」と呼ばれた大きな哲学的動きとともに生まれた。多くの精神科医の中で、ピネルは最も影響力が大きく、その業績は広く知られている。精神病の進歩的理解が生まれ、彼の博愛、人道主義の治療方針は、彼の教え子やその弟子によって受け継がれ、発展した。

　ピネルは南フランスの小さな村セント・アンドレ・ダライタエで1745年4月20日に生まれた。最初は牧師になろうと勉強を始めたが、父や祖父と同様、医師になるために医学の勉強を始めた。トゥールーズの大学で数学に特に興味をもち、修士の学位を得た。次いで1773年に医学の学位を得た。彼はさらに5年間モンペリエ大学で学んだ。1778年、33歳のときにパリに出てきたが、医学の研究はせずに数学を教えることで生計を立て、医学文献の調査を行った。

　彼はデロム（Delhomme）博士の病院にたびたび出かけ、そこで精神病患者を診察した。さらに『保

健衛生雑誌』の編集を依頼され、論文を書き投稿もした。その中で精神病についての問題点を追求していった。

その頃、1783年に親友の1人が精神病を患い、後に死亡したことでショックを受けた。

またピネルは、ベンジャミン・フランクリン（Benjamin Franklin：アメリカ独立宣言起草委員）、トーマス・ジェファーソン（Thomas Jefferson：アメリカ第3代大統領）との友情によってアメリカに移住するところだった。

ピネルは内気で控え目で、勉強好きで、知的で、道義をわきまえ、信心深く、保守的で、理性的で、論理的であった。しかし、問題が起こったとき、丁寧かつ落ち着いて事実に則した素早い対応ができる人物でもあった。

より良い医療を訴え続けた

フランス革命の勃発から終結後、世情が落ち着くまで、ピネルはパリに住んでいた。そしてナポレオンが現れ、消え去るのを見た。

彼は自らの信念を貫き、精神病患者がより良い医療が受けられるよう努力した。

ビセトル（Bicêtre：刑務所と男子精神病患者の収容施設）の経費を政府が保証するため、熱心な医師が集まり、その運営責任者としてピネルを指名した法令が1793年8月25日に公布された。しかし彼が受け取った運営（治療）の条件は、不充分なものであった。

混乱、無責任、無法地帯が生まれ、貧困者の鎖を外すことをピネルは願ったが、コミューンの同意と中央政府の許可なしに、実行できないことを知った。

ピネルは個人的にこれらの権威者に嘆願書を送った。コミューンの長官であったクソン（Couthon）はピネルの実験に許可を与え、「これらの動物」を解放するときは、同時に彼の保証を表明するようピネルに伝えた。ピネルはすぐに返事を書き、「これらの精神病患者は手に負えないが、その理由は、彼らの病院が新鮮な空気と自由が奪われているからです」と書き送った。

初めに数人の患者の鎖を外したところ、ピネルが予想した結果が得られた。鎖から解放された最初の患者は、地下牢に40年間いたイギリスの元高官で、彼は太陽を見たとき「おー、何と素晴らしい」と叫んだ。2年後、彼は完全に解放された。

ビセトル施設の管理のほかに、ピネルは政府が創設した医学部の教授に任命され、1795年、50歳のときにサルペトリエールの所長に任命された。この施設は現在6000人の患者と付添いを抱える大病院である。この施設はかつて「小さい兵器庫」と呼ばれ、硝石がつくられていた。しかし、ルイ14世の命令で、1656年に生活困窮の患者の病院となり、1660年に女性の精神病患者の収容施設となった。ピネルは看護婦（師）、守衛、医療関係者を再組織化し、再教育を行った。

ピネルは困難にもかかわらず、新しい体制を始めるために、精神科の治療技術の改革に専念した。ピネルは働き続け、数々の名誉に輝いた。しかし、1826年10月26日に別の脳内出血が原因で81歳で死亡した。

彼の『疾病記述論』（1789）は、20年以上もパリの医学者のバイブルであった。『精神病に関する医学・哲学論考』（1801）は彼の著書としてよく知られている。

各論

21

黄熱病と闘った医師で愛国者
B・ラッシュ
1746〜1813年

　18世紀半ば、アメリカ州の中で新しい医学の体系を築き上げた医師がいた。ベンジャミン・ラッシュ（Benjamin Rush）である。彼は当時の北アメリカにおいて最も印象的かつ論争好きな医師であった。よき教育を受けた彼は、休むことを知らない精神力の持ち主で、性急で衝動的で決断力があり、争いとなるような問題の発生を未然に防いだ。一方、彼は患者が自信をもつよう慰める方法を知っていた。

医師免許をもつ化学教授

　ベンジャミン・ラッシュは1745年（旧暦）のクリスマス・イブに生まれた（現行の太陽暦では、1746年1月4日に相当する）。出生地はペンシルベニアのバイベリーにあったラッシュ農場であった。先祖は移民の清教徒で、父親はラッシュが6歳のときに死んだ。彼のおじであるサムエル・フィンレイの指導を受け、1760年にニュージャージー大学（現在のプリンストン大学）で人文学士の学位を得た。翌年15歳のときにフィラデルフィアの医師ジョン・レッドマン（John Redman）に弟子入りし、5年間働いた。次にペンシルベニア大学病院で薬剤師ジョン・モーガン（John Morgan）、医師ウィリアム・シッペン（William Shippen）の講義を聞いた。

　1766年、20歳のときにエディンバラ大学（スコットランド）に入学し、1768年に医師免許を取得した。次いでベンジャミン・フランクリンの紹介状を得て、パリ、ロンドンを訪問し、1769年にフィラデルフィアに戻り、フィラデルフィア大学の化学教授（アメリカで最初の化学教授）に就任した。ラッシュの評判はよく、1770年に『化学教育概論』を出版した。

　ラッシュの背丈は中の上で、痩せていたが直立しており、その態度には威厳があった。顔は長く額は高く、濃い眉毛に明るく貫き通す目をもち、長い上唇は堅い意思を示していた。外見に注意を払い、上品な服装を身に着け、細くて長い指をもっていた。

　1776年1月、30歳のときにジュリア・ストックトン（Julia Stockton）と結婚し、13人の子供のうち9人が成長した。2人の息子はラッシュと同じく医師となった。1780年に生まれたリチャード（Richard）は弁護士となり、国務長官などの要職を務めた。

　ラッシュは国会でも活躍するようになり、パトリック・ヘンリー（Patrick Henry：ヴァージニア出身の愛国者）、ジョージ・ワシントン（George Washington：アメリカ初代大統領）、トーマス・ジェファーソン（Thomas Jefferson：アメリカ第3代大統領）、ベンジャミン・フランクリン（Benjamin Franklin：独立宣言起草委員、避雷針の発明者）らと親交があった。

外国の医療史

1776年に国会議員に選出され、「独立宣言」に署名した。1777年に国会での任期が切れると、ラッシュは陸軍の医務局を引き受けた。次いでフィラデルフィア大学が移行した新生ペンシルベニア大学で、1786年に化学の講義を行い、1792年には医学部と臨床医学の教授に選ばれた。

流行の黄熱病を終息に導く

　1793年、医師として、医学界のリーダーとして、ラッシュの能力を試す最大の機会が訪れた。フィラデルフィアを襲った悲劇的な黄熱病との戦いである。そのときラッシュはペンシルベニア大学医学部における講義と、病院における病人の治療と多くの執筆を抱えていた。

　この恐ろしい伝染病は何年も続き、1793年8月に死亡者が出はじめた。ラッシュは20年以上前、研修医のときに黄熱病の患者を診たことがあったし、病気として理解していた。

　何人かの患者は、最初にひどい悪寒と発熱があり、むかつき、憂鬱が襲い、徐脈、目に出血が見られ、嘔吐、麻痺状態となり、うわごとを言うようになる。ほぼ常時、皮膚の黄色化が見られ、体の表面に鮮やかな赤い斑点が見られる。ラッシュのノートによると、出血は鼻、歯肉、内臓に起こり、時には黒い物質を嘔吐し、死亡すると書かれている。

　住民は興奮状態に落ち入り、大混乱となった。そして医学的討議が始まった。ラッシュはフィラデルフィアに留まり、感染源を調査した。病気の原因を予想することは簡単ではなかったが、種々の理由から *Aedes aegypti* 蚊が感染源ではないかと考えるに至った。蚊を死滅させるため、彼は街路を清掃し、水たまり、沼地、池の水を抜き取り、市から蚊を追い出すことを主張した。

　ラッシュは1774年にジョン・ミッシェル（John Michell）が書いた黄熱病のレポートを読み直し、治療法として極端に強い下剤を与えて消耗させることが望ましいことを知った。

　HgCl（塩化水銀）とヤラッパ脂からなる下剤を投与するとともに充分な放血を行い、冷たい空気、冷たい飲物、軽食を与えた。10月半ばまでに6000人以上が黄熱病にかかり、毎日100人以上の死亡者が発生したが、わずか3人の医師で治療に当たったという。

　ラッシュは昼夜を問わずに働いた。彼の妹は下剤の調製を担当していたが、黄熱病にかかり死去した。ラッシュ自身も黄熱病にかかり、重症であったが、何とか生き延びて、再び患者の治療に従事した。

　霜が降りるようになって伝染病は終息したが、フィラデルフィアの人口の10分の1に相当する3万5000人が亡くなった。ラッシュは翌1794年『胆汁を分泌する黄熱病の報告』を出版した。伝染性の黄熱病はその後も1794、1796、1798年に流行し、恐怖と死にもの狂いの病気との戦いが繰り返された。

　彼の友人であるジョン・アダムスは、ラッシュをアメリカ造幣局長官に推薦した。

　彼が最後に書いた本は『心の病に対する医学的調査と意見』という心の病についての著作であった。ラッシュは68歳まで生き抜き、亡くなる直前の1813年4月13日まで患者に語り続けた。その夜、ラッシュは悪寒と不快の気持ちに襲われ、4月19日静かに息を引き取った。イギリスの内科医ジョン・コクレイ・レットソム（John Coakley Lettsom）は「ラッシュはアメリカのシデナム（「外国の医療史各論14」）である」と語った。

各論

22

天然痘の流行を阻止した
E・ジェンナー
1749～1823年

　数え切れない世紀の間、天然痘は人間に多大な災害を与えてきた。アラビア医学の創始者ラーゼス（Rhazes、「外国の医療史各論9」）によって正確に記載されているように、天然痘は遥か昔から中国やインドで知られ、恐れられていた病気である。そして何世紀もの間、近東の人々は、その病気から自らを守る方法を探し続けた。

　天然痘は致命的な病気であり、18世紀後半には人口全体の10％の人々が死んだ。ジェンナーの仕事は、天然痘に対する勝利にとどまらず、彼の接種の原理が病気の予防のみならず、160種近く存在する他の伝染病に対する勝利につながった。

自然科学者として働く

　エドワード・ジェンナー（Edward Jenner）は1749年5月17日、イギリスのグロウセスター州のバークレイ教区司祭ステフェン・ジェンナー（Stephen Jenner）の息子として生まれた。5歳のときに父親が死に、牧師であった彼の兄が面倒をみた。

　エドワードは特に自然に興味をもち、13歳のときソードゥバリィの外科兼薬局のダニエル・ルドロウ（Daniel Ludlow）に弟子入りした。1770年、21歳のとき、ロンドンのセント・ジョージ病院の研修生となり、外科で自然科学者であったジョン・ハンター（John Hunter、「外国の医療史各論18」）の住み込み生徒となった。この関係は長く続き、ジェンナーは比較解剖学に強い興味をもち、ハンターの自然現象の研究と観察に協力した。

　若いジェンナーは、自然科学者として働き、クック船長（Captain Cook）が1771年の最初の航海から持ち帰った動物の標本の分類と整理の仕事に従事した。ジェンナーは、がっしりとした身だしなみのよい、どちらかといえばハンサムな人物であった。愛想がよく、親切な性格で、皆に好感をもたれ、嵐やぬかるみの中でも病人の診察に出かけた。彼は農家の家族を治療した後、牛にも気を配った。有能な医師であったのみならず、音楽や詩に興味をもち、韻文を作成することもあった。

　バークレイでは教会の近くのチャントリ宿舎に住み、自然史の勉強を続け、ジョン・ハンターからの手紙で求められた研究と標本の仕事に従事した。ハンターから有名な短い忠告を受けた。それは、「なぜ考える！なぜ実験をしようとしない！」という言葉であった。

　ジェンナーは天然痘予防法として接種法に精通していた。彼は少年の頃に接種を受け、接種後の厳しい症状を体験して覚えていた。

8歳男児に実験を行う

1796年、ジェンナーは決定的な実験を行った。

サラー・ネルメス（Sarah Nelmes）という乳搾りの女の手に典型的な牛痘の傷があることを発見し、5月14日、ジェンナーは幼い友人8歳の男児ジェームス・ヒップス（James Phipps）に接種した。ジェンナーは、彼女が雇い主の牛から感染したことを確かめ、手のすり傷からその物質をとり、少年の腕の2ヵ所に、長さ2.54センチの真皮にかろうじて達する切傷をつけ、その物質を塗り付けた。

7日目、少年はわきの下に不快を感じ、9日目に寒気がして、食欲がなくなり、弱い頭痛を感じていた。その日、少年は気分がすぐれず、その夜は充分な睡眠をとらなかった。次の日に完全に快復した。

ジェンナーは少年が牛痘ウイルスからわずかな影響を受けた後、天然痘の伝染から安全になったかを確かめるために、7月に膿疱の一部を腕に接種したが病気は現れなかった。さらに数ヵ月後、彼は少年に接種したがはっきりとした影響は現れなかった。

ジェンナーの偉大な発見についての論文は当初は受け入れられず、抵抗さえ受けた。1798年の3ヵ月、ロンドンでは医師も患者も興味を示さなかった。外科医のヘンリー・クライン（Henry Cline）は、ジェンナーが彼に与えた羽軸に乾燥牛痘血清が詰められており、それを患者に他の病気の治療のため、皮膚表面刺激物として用いた。その後、彼の患者が天然痘に免疫をもっていることが判明し、ジェンナーの研究に突破口が開け、クラインのレポートによって種痘が国内で広がった。種痘は一般的になったが、中傷する人もなくならなかった。しかし、ジェンナーの仕事は実験的データに基礎づけられていた。彼の結果は明らかで確実性があり安全性もあり、公的に承認を得た。1799年、ジェンナーは『牛痘接種とその後の観察』という書物を執筆し、1800年には3番目の著書『天然痘のワクチン、牛痘に関する事実と観察の続報』が出版された。

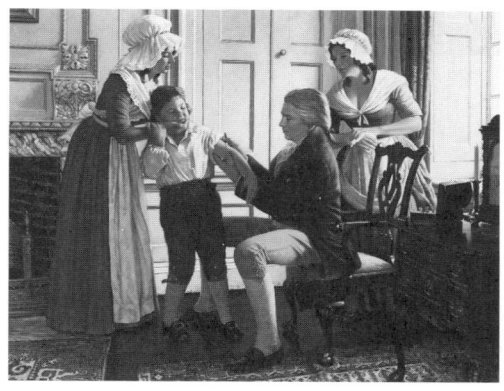

図　ジェンナー：天然痘をくい止める
英国の田舎医師E・ジェンナーは、1796年バークレーで天然痘に対して初めて予防接種を行った。人々の反対にも関わらず、ジェンナーは彼の発見を立証し、それが医学的に生命救助手段として認められるのを見届けるため生きた。
University of Michigan Museum of Art, Collection of the University of Michigan Health System, Gift of Pfizer Inc.
UMHS. 23

英国会が研究助成金を贈る

長年にわたるジェンナーの研究に対してイギリス国会は1802年に1万ポンド、1806年に2万ポンドの研究助成金を贈った。ジェンナーはイギリスのバークレイに家を建て住み続け、診療を行った。名声が高まるとともに、彼の時間は通信のために費やされた。そのような状況の中、ジェンナーは脳内出血が原因で1823年1月26日に偉大な人生に幕が降ろされた。74歳であった。ジェンナーの優しい性格を表す文が残されている。

「私はワクチンの発見をしている間、草原で私の好きなものを追い求めている感覚になり、或る種の夢の中にいるようでした。私にとって、これらの映像は、常に他人の親切によるもので、彼らへの深い感謝でいつも終わるのを思い出すことが、私の楽しみです」

各論

23

聴診器の発明
R・T・H・ラエネック
1781〜1826年

　中世以降、医師が携帯する特徴的なものは患者の尿を入れるガラス容器であったが、19世紀後半から聴診器に置き換わった。今日、医学生は2年生のときに聴診器について学ぶ。そのときから打診と聴診は心拍数と体温を調べるのと同じように、患者についても調べている。

　打診法はオーストリア人のレオポルド・ジョセフ・エドラー・フォン・アウェンブルガー（Leopold Joseph Edler von Auenbruger；1722〜1809）によって紹介された。1761年、彼は胸部の打診音についてそれまでの研究結果をまとめ、『胸部の打診法について』という95頁の小さな本を出版した。

叔父の医学部教授から教育を受ける

　ルネ・テオフィル・ヤサント・ラエネック（René Théophile Hyacinthe Laënnec）は、フランスのブルターニュ地方のカンペールで1781年2月17日に生まれた。5歳のとき、母親が肺結核で死亡した。父親は教養のある弁護士であったが子供の養育ができず、テオフィルは叔父のグミローム・フランソワ・ラエネック（Gmillaume François Laënnec）の家で過ごすことになった。

　叔父はナント市にある医学部の教授で、モンペリエ大学で学び、ロンドンのハンターの下で学んだことがあった。この叔父は若いテオフィルに基礎的かつ組織立った教育を行った。その教育は暴風があっても続けられるほど熱心なものであった。

　フランス革命が起こり、暴動と政治的残虐行為が続いた。テオフィルは窓の外の広場にあるギロチンの籠の中に少なくとも50の頭が転げ落ちるのを見た。

　15年後、テオフィルは軍隊の外科医となりナントの軍病院の研修生となり叔父を助けた。19歳のとき、ラエネックはさらなる医学教育を受けるためにパリへ出た。奨学金は底をつき、貧しい生活から健康を害することもあったが、すぐ医学部に入学し、慈善病院で働くコルヴィサート（Corvisat）と彼の助手バイル（Bayle）のもとで働き始めた。

　ラエネックは通常の学生よりも早く進級し、競争試験によって外科と内科の2つの賞を獲得した。1804年6月11日に23歳で学位を受け、卒業後5年間は医学雑誌の編集主任を務めた。この頃、彼はボージョン病院とサルペトリエール病院で働いた。

　1814年、体調を崩して休暇をとり、出生地カンペールの近くの祖父から譲り受けた家で消耗した身体と喘息の治療に専念した。

外国の医療史

子供の遊びがヒント

　1816年に35歳でパリに戻り、ネッケル病院の非常勤医師を務めた。彼の友人や指導者であったバイルから直接聴診について習ったことがあった。聴診とは患者の胸の上に医師の耳を直接押し当てて胸腔の音を聞くことであった。しかし、多くの患者はこの診断法を好まなかった。

　1816年のある日、乱雑とした広場の中を歩きながら、ラエネックは橋杭を用いて遊ぶ子供のグループに注目した。子供の1人が自分の耳を橋杭の端にあてがい、もう1人の子供が橋杭の反対の端をガリガリとひっかいたり、叩いたりした。ラエネックは物理的原理を理解すると、急いでネッケル病院の患者の病室へ行った。その思い出を次のように書いた。

　「私は紙の1帖（16枚）をシリンダーのように丸めて、一方を心臓にあて、もう一方を自分の耳にあてがった。驚いたことに私は患者の胸に耳をあてがったときより、はっきりと心臓の拍動音を聞くことができた。この瞬間、私は心臓の働きのみならず、胸部の内臓によってつくられる音のすべてと、さらに同時に呼吸、声、いびきや胸膜や心臓に出入する体液の変動の音さえも捕えることができるかもしれないと思った」

聴診器を用いる診断

　ラエネックは聴診に用いる器具をステソスコープ（Stethoscope）と名づけ、種々の形のものをつくった。彼は軽い木でシリンダー状のものをつくり、この器具はほぼ同じ長さの2つの部分とし、接続部分は滑らせるか、ねじ込みをつけた。この方法で器具をポケットへ入れて持ち運びできるようにした。

　その後、種々の改良された聴診器がつくられ、1855年にニューヨークでジョージ・フィリップ・カムマン（George Philip Camman）によって両耳で音を聞こえるものが作られた。

　1816年から1819年の3年間、ラエネックは聴診器を用いて検死時にも使用した。彼は大学協会と科学アカデミーにも論文を送り、肺胸部、気管支肥大、肺気腫、水腫、壊疽、結核の患者の診断に、彼の聴診器が使用できることを報告した。1819年に『胸の病気の伝達、聴診についての専門書』を2冊の厚い本として発刊した。ラエネックの本は冷たく受け入れられたが、何人かの優秀な医師が聴診器を使い始めた。彼の本は多くの言葉に翻訳され、ラエネックの着想はフランス国内より他のヨーロッパ諸国や北アメリカで評判がよかった。

　しかし、ラエネックの病気は再び悪化し（彼は結核にかかっていたようである）、2年間ケルロウアルネックの農場で養生に努めた。1822年にコレジュ・ド・フランスの内科の教授に指名され、1年後臨床部門の教授であったコルヴィサートの後任を務めた。1824年にはレジオン・ド・ヌール（騎士）賞を受けた。

　1826年5月末、ラエネックは風邪をひき、乾いた咳をするようになった。そして再びブルターニュに戻った。ラエネックの健康状態は悪化し、母親と同じように恐ろしく消耗し、1826年8月13日に結核により45歳で死去した。

　医学の勝利者としてのラエネックについて、シゲリスト（Sigerist）は次のように書いている。

　「ラエネックは聴診の発見者以上に、優れた解剖学者であり、偉大な臨床医であった。聴診器の発明は素晴らしいが、その聴診器を用いて彼自身が行ったことはさらに偉大であった」

24 生理化学者 C・ベルナール
1813〜1878 年

　19世紀の臨床医学の進歩に最も貢献した人物の中で、クロード・ベルナール（Claude Bernard）の功績は、①消化と膵液分泌の機能、②グリコーゲンの発見と肝臓における糖質代謝の発見、③血管神経の発見と体の機能の調節、④毒物、クラーレの働きとその薬動力学の4問題の解明であった。

　ベルナールは記念すべき自著『実験医学研究序説』（以下、序説と略す）の中で、科学研究における理論と実験、疑問と直感、証明と逆証、統計と独立の問題について書いている。体の内部環境についての彼の考え方は「いくつかの臓器が体の中で調和して高等動物の機能的安定を保っている」というものであり、現在ではより近代的な説明がされている。

脚本家から医学へ進む

　ベルナールは、フランス・ローヌ県、ヴィーユ・フラッシュの近くのサン・ジュリアンの村（リヨンの北東80キロ）で1813年に生まれた。父親のピエール・ジャン・フランソワ・ベルナール（Pierre Jean François Bernard）は小さな地主で、ブドウを植え、ワインをつくり、それを教えることで収入を得ていた。

　18歳になるまで田舎で教育を受けた後、リヨンにあるM・ミレ（M. Millet）薬局で働き始めた。しかし、ベルナールは次第に脚本家の仕事が好きになり、「ローヌのバラ」という喜劇を書いた。この作品で幸運にも彼は100フランの原稿料を受け取った。ベルナールは次に5幕の戯曲「ブルゴーニュのアーサー」を書き始めた。

　薬局での研修は18ヵ月で終わり、ベルナールは大都市パリに出て、批評家として絶頂期にあったジラルダン（Girardin）に面会した。ジラルダン教授は脚本家としてのベルナールに失望したが、親切にも医学を学ぶよう助言した。

　ベルナールはその助言に従って、1834年の秋、21歳でパリの医学部に入学した。ベルナールは優秀な学生ではなかったが、手先が器用で解剖と生体解剖に興味をもった。1836年に通学生の試験に合格し、1839年にはインターンとなり、パリのサルペトリエール病院、慈善病院、市立病院で優秀な教育医師の診療について学んだ。市立病院ではベルナールはフランソワ・マジャンディ（François Magendie）の診療に加わった。マジャンディは、コレジュ・ド・フランスの医学部の教授であり、一流の生理学者で、市民病院の医師でもあった。ベルナールの器用さがマジャンディの注目するところとなり、1841年にベルナールはマジャンディの実験助手を務めることになった。

ソルボンヌの生理学者時代

　1843年後半、ベルナールは食物の消化について研究し、同年12月に『栄養における胃液の役割』と題した学位論文を提出した。彼はその論文でサトウキビの庶糖の消化について研究をした。ベルナールは診察に携わることはなかった。1844年に研究報告数は次々と増え、次の20年は研究に打ち込み、教育することが重荷になった。しかし、1855年にマジャンディが亡くなるまで生理学の教授の資格は得られなかった。ラエネック (Laënnec、「外国の医療史各論23」) が彼の前任者であったが、マジャンディの後継者となることができた。1854年、ベルナールはソルボンヌの生理学の教授になった。

　ベルナールの講義は好評を得て、尊敬と賞賛が寄せられた。一方、研究報告数はさらに増加し、栄養と消化に関する初期の仕事を発展させるとともに、草食動物と肉食動物の消化についての比較研究を行った。これらの実験中、不消化状態の脂肪が膵管の開口に達すると乳化され吸収されることを発見し、膵液の分泌とその効果に関する研究を始め、その成績は1846年に印刷された。

　当時の生理学者の主な研究テーマは、植物が合成する糖の代謝に関するものであった。1846年初めベルナールは体内臓器中の糖が消失していくことに気づき、肝臓の働きに注目した。ベルナールは動物が糖を摂取しなくとも、彼がグリコーゲンと名づけた物質から糖が生成されることを知り驚いた。1848年、この発見を確かめるため、ベルナールはグリコーゲンが発酵によってアルコールを生成することを証明し、科学アカデミーや生物学会は臓器の機能について世界の医学会の考え方を急速に変化させた。膵臓や肝臓に関する研究と同時に、ベルナールは1844年に毒物による生物の致死作用について研究を始めた。

　彼は南アメリカ人が用いる矢毒 (クラーレ) に注目し、クラーレは感覚に影響を与えずに、すべての運動機能を破壊して、動物はゆっくりと死に至ることを発表した。一方、別の毒物である一酸化炭素の致死作用についても研究し、一酸化炭素が血中の酸素の運搬体であるヘモグロビンと結合して、体内で酸素を低下させることを明らかにした。

　その他、ベルナールは血管には2種の神経が働いていて、1つは血管を収縮し、1つは血管を拡張させることを発見し、1858年に発表した。

　1860年、ベルナールは不確定な慢性病に罹った。友人は彼に提供された実験室は暗く、湿っぽく、寒く、換気設備の悪い場所であったと述べている。

　病気が悪化したため、1862年にパリを離れ、2年間故郷のサン・ジュリアンの近くで父親の農場の静かな家屋に落ち着いた。そこからは、サオーヌ河と丘を見渡すことができた。そこでは初歩的な実験のみを行い、計画していた実験医学のシリーズものを書き始めた。ベルナールが執筆した本『実験医学研究序説』は、第1版が1865年に出版されたとき並外れた評判を得た。この著書によって医学は進歩し、世紀を通して彼の名は知れ渡った。

　ベルナールの若い同僚で良き友人であるルイ・パストゥール (Louis Pasteur) は、『序説』について次のように述べている。

　「これ以上の完全なもの、これ以上の感銘深いものはない。実験の困難な技術の本当の原理が書かれたものは未だなかった。この本は医科学、教育、進歩とその言葉にさえ大きな影響を及ぼす。私はベルナール氏の弱点を探すのに無駄な時間を費やしたが、それを見つけることはできなかった」

　ベルナールは1863年の暮れにパリに戻り、1865年に再びサン・ジュリアンに戻った。そして1867年までそこに留まった。1868年、ベルナールはナポレオン3世と面会し、自然史博物館の新実験施

設一般生理学部門の部門長となるよう依頼された。ベルナールはこの職を引き受けるにあたって、助手のポール・ベール（Paul Bert）にソルボンヌの教授職を移譲した。

フランスは彼にレジオン・ド・ヌールなどの勲位を3度贈った。

数々の栄光が訪れる

　1854年に科学アカデミーの会員、1872年には最初の科学振興協会会長となった。その間、1860年にスウェーデンとノルウェーの「北極星の勲章」を受章。1864年にロンドンの王立学士院の名誉会員、ベルリンの科学アカデミー会員、ロシアのサンクトペテルブルグなどの名誉会員となった。

　フランスではナポレオン3世により、自然史博物館の生理学部門が設けられベルナールは部門長に就任したほか、1869年には上院議員になった。その間にもフランスとプロシアとの戦争が1870年に始まり、ナポレオン3世はイギリスに亡命した。

　ベルナールは戦争末期、サン・ジュリアンに引退していたが、その間にも活力を保ち続けた。1845年に結婚したが、最初から極端な不一致に運命づけられており、夫人はベルナールに対し、悪臭を放つ実験を中止するように口うるさく伝えた。2人の息子は幼少期に亡くなり、娘たちはベルナールに反抗するようになった。1870年に離婚し、ベルナールは1人になった。彼の「科学家庭」は彼の姉妹と姪たちによってつくられ、彼女らはサン・ジュリアンにいるベルナールを度々訪れた。ベルナールはそこで暇なときは農業の仕事に従事した。

　1877年、ベルナールはいつものようにコレジュ・ド・フランスで講義を始め、最後の講義を12月28日に終えた。1878年の新年の日、風邪から腎盂腎炎に罹り、2月10日朝、死去した。ベルナールの死はフランス下院に知らされ、投票によって国葬が行われることになった。彼はこのような栄誉を受けた最初の科学者であった。

　1847年、彼は講義を始めるに当たって次のように述べたという。「科学において、既知のものは引力を失い、未知のものは魅力に溢れている」。また「科学について、新しい考え、想像的な独自な考えをもったときのみ前進することができる」と述べている。

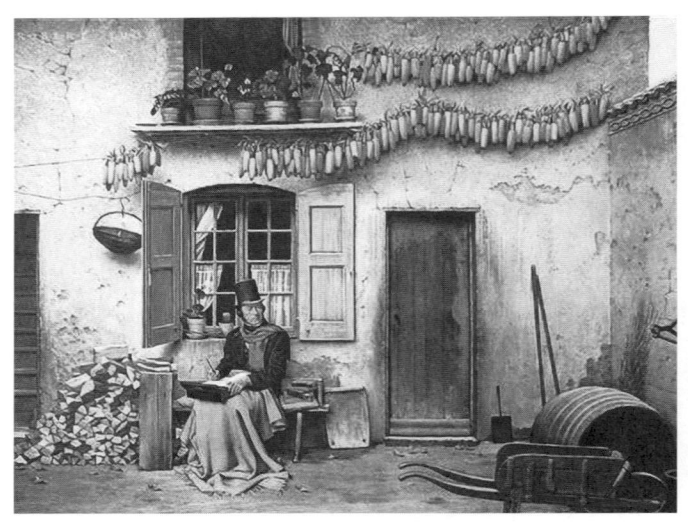

図　クロード・ベルナール：生理学開拓探求者
フランス生理学者クロード・ベルナールはパリの家の実験室で研究していたが、ローヌ聖ジュリアン近くの農場で、病気の再発から回復する間、『実験医学研究序説』という有名な教科書を書き上げた。
University of Michigan Museum of Art, Collection of the University of Michigan Health System, Gift of Pfizer Inc.
UMHS. 31

外国の医療史

各論

25

妊産婦たちの擁護者
I・P・ゼンメルワイス
1818〜1865年

　1840年頃、ウィーンの総合病院の産科病棟に入院していた貧しい妊婦たちは、恐怖におののいていた。この病院は慈善施設で、入院する妊婦には誓約書が渡され、それには「病院は妊婦の出産と子供の保護と見返りに、母親となる人は医学生や助産婦の教育のために、分娩と回復の期間中、彼女自身を提供することに同意すること」と書かれたからである。

　しかし女性たちは、内密にしたいことも許されず、しとやかさも奪われた。また、同病院の第1産科病棟を覆う死の黒い雲のため、入院をためらっていた。そこでは10人に1人、時には5人に1人が病院から家へ生きて帰れないという問題があった。産褥熱の恐怖で女性たちは打ちのめされた。しばしば、女性たちは子供が生まれるまで病院を避けたり、第1病棟でなく第2病棟に入院となるよう祈ったという。第2病棟ではよくわからない理由で生存する割合が大きかったからである。

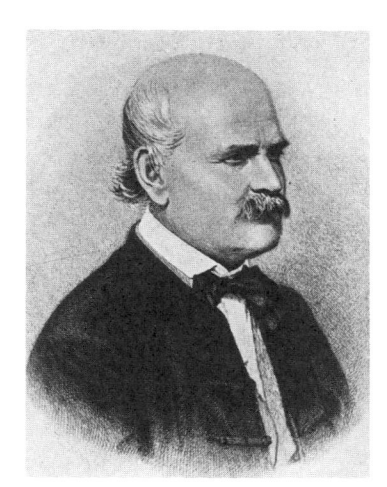

図　ゼンメルワイス

　第1産科病棟において、イグナーツ・フィリップ・ゼンメルワイス（Ignaz Philipp Semmelweis）という若い医師が働き始めた。わずかな経験しかないのに大きな仕事を抱え、その引き換えに注目されるはずだったが、多くの患者が亡くなり、挫折と悲嘆で恐れおののいた。

　ゼンメルワイスは1818年7月1日ダニューブ河岸のハンガリーのペスト市対岸ブタ市で生まれた。商人であった父親の7人の子供の4番目であった。彼の初期の生活は幸せそうに見えたが、間違った2言語教育のために、話すことと書くことは得意でなかった。

　ハンガリーのペスト大学で医学教育を受けてから、19歳でウィーン大学の法学部の学生となった。しばらくしてペスト大学に戻り、2年間勉強をして基礎課目を習得した後、ウィーン大学の医学部へ入り、1844年4月21日に医学の学位を得た。

　1846年2月27日、第1産科病棟の助手に任命された。2年間の研修によって管理の責任を負うことになったものの、産褥熱患者の死亡率が高いことで憂鬱になっていた。1846年の1年間に第1病棟へ入院した患者4010人のうち459人が死亡した。これは11.4％の死亡率に相当する。ある月には18％の死亡率になったこともある。同時期の第2病棟では3754人のうち死亡者はわずか105人で死亡率は2.8％であった。ゼンメルワイスは、第1病棟の死亡率が第2病棟より高い理由がわからなかった。次の日も次の日も教授たちと医学生は朝早く剖検室へ立ち寄り、そこから直接産科病棟へ向

かい、出産し回復する女性を診察し直接体に触れた。1846年10月20日、突然ゼンメルワイスは降格させられ、前任者のブレイト（Breit）が助手となった。彼はこの屈辱で落ち込んだ。

第2病棟でも患者が死亡したが、助産婦は剖検に立ち会わなかった。

手洗励行で妊婦死亡率低下

　ゼンメルワイスは医師、学生が第1病棟で診察する場合は「必ず手を洗う。単に石鹸と水で洗うのではなく、塩素化石灰水で解剖室の匂いが消えるまで、きれいな砂をこすってきれいにする」ことにした。想像されたように、このような注意は同僚や学生たちにはよく理解されず、憤慨する者もいた（殺菌はさらに20年後まで理解されなかった）。

　1847年4月には57人の女性が死亡（死亡率18%）していたが、6月にはゼンメルワイスの手洗い方法の導入で6人の死亡（2.38%）、7月には3人の死亡（1.2%）にまで減少した。ゼンメルワイスは産褥熱の原因は死体の腐敗によるもので、菌が医師や学生によって健康な女性の入院者に運ばれたことを発見した。大学の友人は直ちに結果を公表し、医師のグループに発表するように望んだが、彼は学生に正しく伝えたものの、書くことを拒否し、話すことについても難色を示した。

　1849年3月20日、クレイン（Klein）教授は憤慨してゼンメルワイスの再採用を拒んだ。再び産褥熱で第1病棟の多くの患者が死去したので、教授は1850年10月10日にしぶしぶ私的教員として採用した。

　その5日後、友人に別れの挨拶をすることもなくウィーンを離れ、ブダペストに戻った。

　1848年にハンガリーはオーストリアとの戦いに敗れ、被害を受けた。1851年5月20日にゼンメルワイスは名誉ある上級医師に任命されたが、給与はなくセント・ロコス病院の産科に勤務し、すぐ産褥熱による死亡を減少させた。ゼンメルワイスの着想は、イギリス、スコットランド、アイルランドで認められ、1855年7月にはペスト大学の産科学の教授に任命された。

『産褥熱の原因と予防法』を執筆

　1857年6月11日、38歳のときに18歳のマリー・ワイデンホーファ（Marie Weidenhofer）と結婚し、同年、彼の友人であり、週刊医学雑誌の編集長をしているマルクソヴスキィ（Marukusovszky）から執筆を依頼され、1861年『産褥熱の原因と予防法』を書き終えた。

　しかし、頑固な反論が続き、世界の産科病棟で母親が次々と死んでいった。ゼンメルワイスは我慢ができず、興奮し、暴力的になり、彼の2人の子供が死亡したこともあって、さらに落胆した。1865年8月13日、47歳で血液毒で死去した。

　皮肉にもゼンメルワイスが死去する前日、複雑骨折の患者の傷の治療にリスター（Lister,「外国の医療史各論31」）が初めて消毒剤として石炭酸（フェノール）を用いた。

　ブダペストを見下ろす丘の上にゼンメルワイス博物館は建っている。

26 痛みの克服と吸入麻酔剤の歴史 歯科医師 W・T・G・モートン

1819〜1868 年

　麻酔剤の歴史は古く、すでに紀元前 2250 年頃にバビロンで発見された粘土板には歯の痛みを除く薬をつくっていたと書かれている。テオフラストス（Theophrastus、「外国の薬学史各論 8」）は、紀元前 4 世紀にクリスマスローズを除痛薬として記載している。ギリシャのヘロドトウス（Herodotus）とヒンドゥーのスシュルタ（Suśruta）も大麻を除痛剤として記述している。ディオスコリデス（Dioscorides、「外国の薬学史各論 12」）は紀元 1 世紀に阿片について述べ、「死刑囚のワイン」の成分としてマンダラゲを紹介した。ディオスコリデスは麻酔（anesthesia）という言葉を最初に使用した人物でもある。麻酔という言葉は、医療者より、ギリシャの詩人や劇作家によって時々用いられた。

　中世（6〜15 世紀）の 1000 年の間、痛みを除く方法は進歩しなかった。その障害の第 1 は薬品の標準化の欠如であった。吸入する揮発性薬剤は 9 世紀に知られており、パラケルスス（Paracelsus、「外国の医療史各論 10」）は硫酸とアルコールの混合物を加熱、蒸溜してエーテルをつくった。1540 年コルドゥス（Corduss）は、ドイツのフロベニウス（Frobenius）が 1730 年にエーテルと名づけた物質を合成した。

　17 世紀の中頃、ナポリのセブラン（Severin）は冷却麻酔を試みた。エーテルは百日咳の薬として残り続けたが、外科医による手術が手早く行われたとき、エーテルの吸入によって痛みを軽減させることができた。プリーストリー（Priestley）とシェーレ（Scheele）は独自に酸素を 1771 年に発見し、ラヴォアジェ（Lavoisier）は 1792 年に呼吸における酸素の吸入の意義を明らかにした（「外国の医療史各論 19」）。これらの進歩は気体医学派を立ち上げ、吸入によって薬物を投与することが模索された。

C・ロングとエーテル麻酔

　クロウフォード・ロング（Crawford Long）博士は 1815 年 11 月 1 日ジョージアのダニエル・ヴィルの近くで生まれた。1835 年に 19 歳でジョージア大学を卒業し、ジェファーソン・グラント（Jefferson Grant）博士のもとで医学の勉強を続け、1838 年にペンシルベニア大学の医学部に入学した。1839 年に大学を卒業後、18 ヵ月を「病院歩き」と称してニューヨークの病院で外科の研修に参加した。彼の最初の成功は、外科と産科の患者にエーテルを用いる手術に説得して同意させ、同郷の人々の反対や偏見や噂の中、1842 年 3 月 30 日に手術を行い、数例の成功例を得たことである。大きな手術が続いて忙しく、手術の結果を報告する時間がなかったが、論文は 1849 年 12 月に「南医学外科雑誌」に掲載された。

W・T・G・モートンとエーテル麻酔

　ウィリアム・トーマス・グリーン・モートン（William Thomas Green Morton）は1819年8月19日、マサチューセッツのチャールトンの近くの農家で生まれ、歯科医になるため、歯学の勉強を始めた。1841年に、モートンはホーラス・ウエルズの生徒になり、1843年にウエルズの助手となった。モートンは手術時の痛みを除くためにシャンパン、アヘンチンキ、阿片について調べ、エーテルについても試みた。ウエルズの亜酸化窒素による麻酔実験の失敗を知ったモートンは、金魚、犬のほか、2人の歯科助手、自身も実験台となり、秘密裏にエーテルの麻酔実験を始めた。モートンは実験を繰り返し、より良い成績を得た。

　1846年9月30日、モートンはエーベン・H・フロスト（Eben H. Frost）にエーテル麻酔をかけ、痛みなく大臼歯を抜歯した。彼はその結果に興奮し、先輩である外科医ワーラン（Warran）博士に相談し、外科手術にエーテルを麻酔剤として使用する許可を得た。

　1846年10月16日の朝、あごに腫瘍のあるワーラン博士の患者ギルバート・アボット（Gilbert Abott）は、ボストンのマサチューセッツ一般病院で、エーテル麻酔下で腫瘍を摘出する手術を受けることになった。

　当日、多くの有名な外科医が集った。モートンは色と香をつけたエーテル「レセオン」を用い、エーテルであることを隠して麻酔を行った。モートンはスポンジを入れたガラスの吸入器に「レセオン」を入れ、静かにアボットに話しかけ、エーテルを吸入させた。最初は顔が赤くなり断続的に動いたが、やがて静かになり、モートンは「先生、患者の準備はできました」とワーラン博士に告げた。その後、麻酔下に腫瘍が摘出され、傷口を閉じて手術は成功裏に終わった。患者は手術中わずかに足を動かし音をたてた。

　患者が麻酔から覚めた後、モートンは患者に麻酔中の状況について尋ねたところ「痛みは感じず、ひっかくような感じを受けた」と述べた。

　ワーラン博士は、同僚や学生を振り返って「皆さん、これはごまかしではありません」と告げた。モートンは手術後すぐ特許を申請した。

　11月7日、マサチューセッツ病院でヘイワード（Hayward）博士が大腿部の切断手術をエーテル麻酔下に行った。手術後、すぐに外科医たちはモートンが用いた「レセオン」について説明を求めた。モートンは、それは「エチルエーテル」であると即答した。以後、モートンに対する外科医の不信感はなくなった。

　エーテル麻酔は一度承認されると急速にアメリカで普及し、ヨーロッパでも迅速に普及した。ヨーロッパにおけるエーテル麻酔下での外科手術は、1846年12月21日にロバート・リストン（Robert Liston）博士によってロンドン大学病院で行われ、大腿部に感染を起したための切断手術であったが、手術は無痛下に無事終了した。その手術の観察者の1人が、20年後にフェノール消毒を始めたリスター（Lister、「外国の医療史各論31」）であった。

　麻酔下の外科手術は、医師たちは認めたものの、聖職者たちは痛みは神が与えたものだとし、麻酔下の手術に強く反対したが、次第に反対しなくなった。

　モートンは晩年恵まれない生活を送った。1868年7月15日、ニューヨークで激怒した後、脳卒中を起こし、49歳でその生涯を閉じた。

　日本の華岡青洲は、1804年11月14日、通仙散という麻酔剤を用い、乳がんの手術に成功してい

外国の医療史

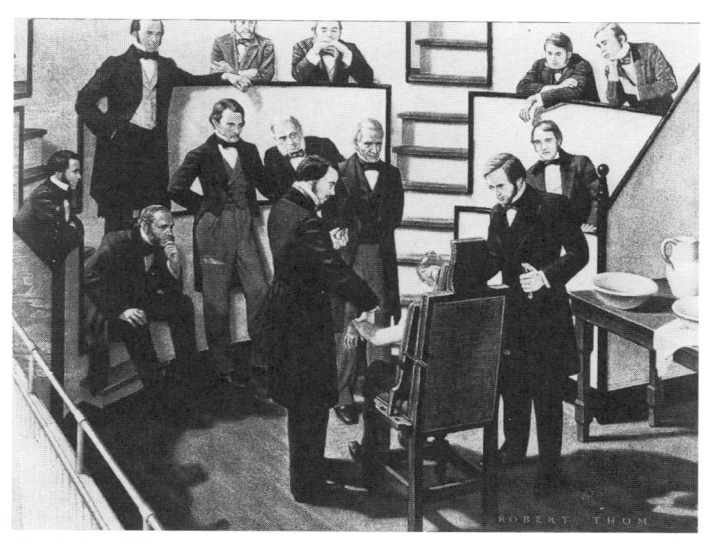

図 痛みの征服
1846年10月16日、ボストンのマサチューセッツ一般病院の手術室で、歯科医師W・T・G・モルトンは、エーテルを用い、J・C・ウォレン医師の外科患者に麻酔をかけた。1年以内にモルトンの実験報告書に従って、エーテルが外科手術の痛み止めとして世界中で使われるようになった。
University of Michigan Museum of Art, Collection of the University of Michigan Health System, Gift of Pfizer Inc.
UMHS. 25

る。これはモートンのエーテル麻酔による抜歯、外科手術より42年前のことであり、世界初の麻酔下の手術と言える(「日本の医療史各論12」)。

J・Y・シンプソンとクロロホルム麻酔

　シンプソン(James Young Simpson)は化学者ガスリー(Guthrie)が「甘いウイスキー」と称したクロロホルムが吸入麻酔薬として最も適していることを1847年頃発見し、産科と外科で使用することを宣伝した。聖職者たちは出産時のクロロホルムの使用に反対したが、ビクトリア女王が8番目の子供の出産にクロロホルムを使用し、成功したことから議論は沈静化した。
　クロロホルムには不快な匂いが少なく、少量で効果があるため一時好まれたが危険(肝腎毒性)であるとし、一般麻酔の第一選択薬としてエーテルを用いることになった。
　1860年、ドイツ人のアルベルト・ニーマン(Albert Niemann)によってペルーのコカ葉からコカインが分離され、1884年にコカインが麻酔剤として用いられるようになるまで、エーテルが麻酔剤として使用された。
　1853年にエディンバラ(スコットランド)のアレキサンダー・ウッド(Alexander Wood)博士が金属製の穴のあいた針を開発し、同年チャールズ・ガブリエル・ブラヴェズ(Charles Gabriel Bravez)は注射器にその針を装着し、注射による薬物投与が始まった。

27 看護婦の養成と活躍 F・ナイチンゲール 1820〜1910年

　フローレンス・ナイチンゲール（Florence Nightingale）はイギリス名家の娘として1820年5月12日に誕生した。両親が旅行中にイタリアのフィレンツェ（フローレンス）で生まれたため、フローレンスと名づけられた。少女時代から慈しみの心が深く、なごやかな家庭の中で育てられた。

　ナイチンゲール家は裕福な地主で、ロンドンの高級街メイフェアの邸宅に住み、ロンドンから離れたリーハーストとエンブリーに別荘を所有していた。一家は半年以上たびたび外国旅行に出かけたという。フローレンスには姉（パーセノブ）がいて、ラテン語、ギリシャ語、イタリア語、哲学、歴史、数学、作文などをともに学んだ。

　1837年2月、ナイチンゲールは「神は私に話しかけ、私を神の御用に召したもうた」と記した。この年、一家はヨーロッパ旅行に出かけていたが、その途中で病院や福祉施設を訪ね、看護婦になりたいと言い出した。当時、看護婦の社会的評価は低く、両親は反対した。

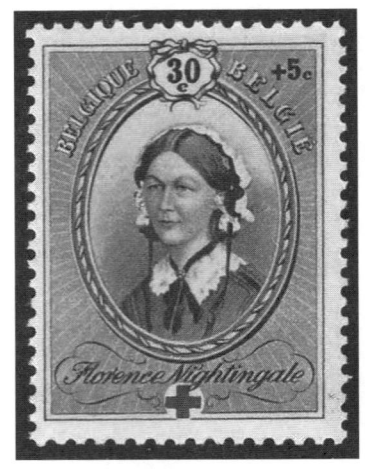

図　F・ナイチンゲールの切手

　24歳のとき、アメリカの社会事業家サムエル・グリドレイ・ハウ（Samnel Gridley Howe）が彼女の家を訪れた。その折、彼に看護婦になることの可否を尋ねたところ、「それは普通のことではないが、あなたがそれを天職と感じていたらそのように進みなさい」と伝えたという。翌1845年、ソールスベリーの病院で看護婦の訓練を受けるために出かけようとしたが、家族の反対で断念した。1849年、ヨーロッパ旅行の途次、ドイツのカイザースベルト学園を訪れ、1850年7月に2週間滞在、翌年7月から10月にかけても滞在し訓練を受けた。そして『カイザースベルト学園によせて』（1857年）を執筆し、同学園の紹介とイギリス女性への呼びかけを行った。

　1853年、ナイチンゲールはパリの慈善看護団や病院を見学し、アイルランドの看護団も視察した。帰国後、ロンドンの医療施設の監督となった。

クリミア戦争での活躍

　1853年、クリミア戦争が始まった。翌年からイギリスも介入し、多くの負傷者がイスタンブール郊外のスクタリのイギリス軍野戦病院に運び込まれた。1854年10月21日、ナイチンゲールは38名

の看護団を組織しスクタリに向かった。ナイチンゲールのクリミアでの働きは「クリミアの天使」、「ランプを持った婦人」として知られ、42.7%であったイギリス軍野戦病院での死亡率が、ナイチンゲールが病棟管理をするようになって2.2%に激減した。1855年5月には自らクリミア半島に渡り、クリミア熱に感染したが、馬や馬車で前線を歴訪した。

彼女の活動が新聞などで伝えられると、国民は感激して寄付金を差し出し、1855年11月にはロンドンでナイチンゲール基金が創始された。後にこれがナイチンゲール看護学校の創設の財源となった。1856年7月に戦争が終わって帰国するときもヒロインとなることを好まず、リーハーストの邸に戻った。翌月ビクトリア女王に初めて謁見し、軍の衛生状態、病院の管理や建築、栄養問題やインドのことなどについて意見を述べた。

看護学校の創設と著述

ナイチンゲールの行った最も大切な仕事は、1860年にロンドンのセント・トーマス病院内にナイチンゲール看護学校を創設し、近代看護の基礎を築いたことである。これをナイチンゲール方式と言う。同校の管理委員会は次のような広告をタイムズ紙に掲載した。

「25歳から35歳までの婦人で1年間の教育を受けられる。費用は不要。茶、砂糖、上着のほか、年10ポンドを支給する」

こうして15人の女性が6月24日に入学した。細心、節制、公平、忍耐を掲げ、立派な人格の女性であることが要求された。卒業生はナイチンゲール看護婦と称された。

同校にはワードローパー夫人(Sarah Elizabeth Wardroper)がいて、看護婦の資格をもつ有能な教育者で実質的に校長であった。同校には2年間の有料のコースがあり、これは管理職課程であり、卒業生はナイチンゲール方式を世界に広げた。

ナイチンゲールはロンドンの自室にいて外出もせず、人にも会わなかったが、活発な執筆活動を行い、看護学生には直接手紙で助言を与えた。

ナイチンゲールには150に及ぶ著作(単行本、論文、パンフなど)があるが、『看護の覚え書(Notes on Nursing-What it is and What it is not』(1859年)は有名でベストセラーとなり、各国で翻訳された。

ナイチンゲールは1910年8月13日90歳で永眠、イースト・ウェロー墓地に葬られた。

国際赤十字の結成

ナイチンゲールによる人道主義の思想は看護の確立をもたらし、一方では赤十字精神の実現につながった。すなわち、スイス人のデュナン(Jean Henri Dunan;1828~1910)は、1859年に起こったイタリア、オーストリアの戦場(ソルフェリノ)を訪れ、敵、味方を超越した人道主義に基づく戦傷者救援と災害を救うための国際的機関の必要性を説き、その設立を提案した。1864年にジュネーブ条約が締結され国際赤十字の成立をみた。

参考文献
1) 石原 明、杉浦暉道、長門洋治「系統看護学講座、別巻9」看護史(第5版)、医学書院(1994)
2) Fred Davis : The Nursing Profession, John Wiley & Sons, Inc.(1966)

各論 28

偉大な物理学者・視聴覚専門医 H・L・F・ヘルムホルツ
1821～1894 年

　ヘルマン・ルドウィッヒ・フェルディナンド・フォン・ヘルムホルツ（Hermann Ludwig Ferdinand von Helmholtz）は、若い頃は医師になるという希望をもっておらず、むしろ物理学者、数学者になろうと思っていた。そのため、医師となった後も、物理、数学の分野で大きな貢献をした。

　医学関係者は、ヘルムホルツを検眼鏡と角膜曲率計（眼球計）の発明家として理解している。しかし、彼が得意としている分野は、物理学的光学と色覚であり、音響学と中耳の機能についても興味をもっていた。彼の独創的な仕事の範囲はこれらに加え、心理学、化学、生理学、物理学、機械学、水理学、電気学、色彩学、気象学、数学にまで及んだ。

物理好き少年が医学へ

　ヘルムホルツは 1821 年 8 月 31 日、ベルリンの南西角にあるポツダムで生まれた。父親のフェルディナンド・ヘルムホルツ（Ferdinand Helmholtz）は高校の体育教師で、母親はペン（Penne）というハノーバー王家の大砲の教育者の娘であった。祖母はフランス人であったが、ヘルムホルツは、ドイツ人、イギリス人、フランス人の血を引いており、幼少の頃は病気がちであった。

　病気のため部屋に閉じ込もっていることが多く、読書が好きで、幾何学をブロックの遊びから学んだ。彼は自然を愛し、田舎を散歩するのが好きで、そこから自然の法則を学んだ。また、物理学に興味をもち、光学機械とレンズを用いて光学の原理を学び、望遠鏡の光路図を画き、無断で高校の講義に出席したりしていた。

　親戚の 1 人であったムルシナ（Mursinna）外科医陸軍大将の助言により、1838 年、ベルリンの王立フリードリヒ・ウィルヘルム外科医科学部に入学するための手続きをとった。彼の 7 年間に及ぶ医学校の教員の 1 人に、ヨハネス・ミュラー（Johannes Müller）博士がいた。その下にレイモンド（Reymond）、ブリュッケ（Brücke）、マグヌス（Magnus）、キルヒホッフ（Kirchihoff）、ウィルヒョー（Virchow、「外国の医療史各論 29」）などがおり、後日ベルリン医学会を設立するために一緒に行動した。

　この頃、彼は節約して、学生では持ち得なかった顕微鏡を購入した。1842 年、ヘルムホルツは 21 歳で、博士論文「哺乳動物の神経系の構造について」を提出し、当時知られていなかった神経繊維は、神経細胞の枝であることを証明した。

外国の医療史

視力障害の矯正に取り組む

1842年に卒業後、プロシア陸軍の医官として6年間務めた。余った時間を研究に費やし、パストゥールに先駆けて発酵について研究し、筋肉収縮によって熱が発生することを認めた。

1847年26歳のとき、「エネルギー保存の法則」の基礎条件と証明に関する小論文を執筆した。

1848年、陸軍を去ることを許され、ベルリンの技術アカデミーの解剖学の教授となり、1849年には現カリーニングラードの生理学の教授となった。そこでヘルムホルツは、恩師であるヨハネス・ミュラー博士が、技術的に不可能と信じていた神経インパルスの速度を測定した。

この頃、感覚の生理学に関する研究でヘルムホルツは検眼鏡を発明した。彼はその発明の経緯について次のように書いている。

「検眼鏡の最初のモデルはボール紙にレンズと顕微鏡に用いるカバーガラスから作製した。使用するのに苦労したが、辛抱して8日後に生きた人間の網膜を見たときは、大きな喜びを感じた」

彼は次に眼球の反射面の屈曲を調べるために、角膜曲率計(眼球計)を開発した。目の順応の問題を解決するためと視力障害を矯正するために角膜曲率計を用いて調べ続けた。次に色覚の問題、色盲の原因にも取り組んだ。それらをまとめて、1867年に『生理学的光学ハンドブック』を出版した。

1856年、36歳となったヘルムホルツはボン大学の解剖生理学の主任教授となり、3年後の1859年にはハイデルベルグの生理学教授となり、1871年まで12年間その職に留まった。その間、中耳の構造について詳しく調べた。

1871年、ベルリン大学の物理学の主任教授として呼び戻され、偉大なマグヌス教授の後任として、第1位の物理学者と認められた。大学での11年間に、彼は種々の題目の60の論文を発表した。1888年、ベルリン近郊のチャルロッテンバーグの物理と工学の王立研究所の最初の所長となった。これらの新しい仕事が加わったが、彼は死ぬまで大学の教授であった。

ヘルムホルツは、70歳の誕生を国家行事として祝福され、金メダルが贈られた。スウェーデン、イタリア、バーデンデューク大王、フランス共和国大統領が特別な名誉を贈った。その後も活発に仕事を続け、1892年にスコットランド(エディンバラ)でのイギリス科学振興協会の会議に、1893年にシカゴの国際博覧会に出席し、その後、カナダにも立寄った。帰路、船上で脳震盪を起した。7月にも発作に襲われ、1894年9月8日73歳で死去した。亡くなるまでの50年間に217報の論文を書いた。

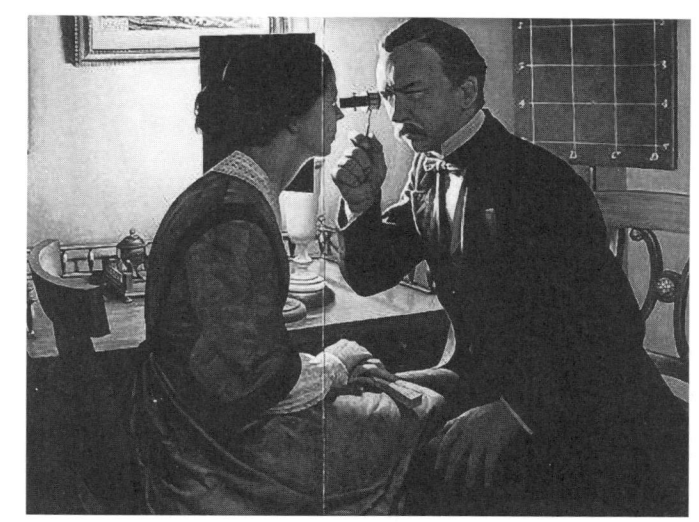

図　ヘルムホルツ:物理学者—医師
目の内部を観察するための器具、検眼鏡は、1850年ケーニヒベルグの生理学教授ヘルマン・F・ヘルムホルツにより発明された。ドイツの一流の物理学者でもあった彼の研究により、多くの科学分野の知識が進歩した。
University of Michigan Museum of Art, Collection of the University of Michigan Health System, Gift of Pfizer Inc.
UMHS. 29

各論

29

細胞病理学の始祖
R・L・C・ウィルヒョー
1821〜1902年

　12世紀もの長い間、病気の発生についてヒポクラテスの体液病理説が医学関係者に大きな影響を与え続けた。この説によると、身体は4つの体液によって調節されていて、病気はこれらの体液の不均衡の結果発生すると考えられていた。

　1761年、イタリアのモルガーニ（Giovanni Battista Morgagni、「外国の医療史各論16」）は、病気は1つ以上の特別な臓器に異変が起こることによると説明した。

　また1800年、フランスのビシャ（Marie François Xavier Bichat）は、病気は臓器をつくり上げている組織が病変を起こすためによると指摘した。

　1855年、ドイツのルドルフ・ルードヴィッヒ・カール・ウィルヒョー（Rudolf Ludwig Carl Virchow）は、生命の基本単位は細胞であり、自己再生できるが、病気は外部の影響や刺激によって細胞の活動に変化が生じた結果であると説明した。彼はこの細胞の変化を調べる学問を「細胞病理学」と呼び、生物学と病理学がその基本であるとした。しかし19世紀になっても、何人かの医学者は体液病理学に執着していた。

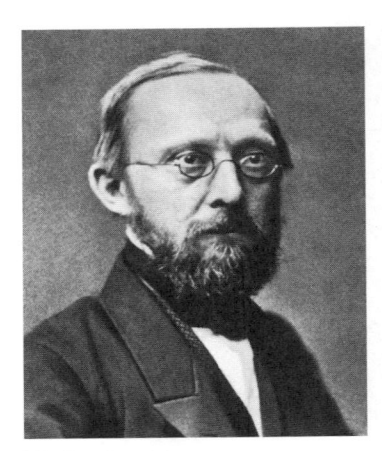

図　R・ウィルヒョー

ベルリン大学で医学を学ぶ

　ウィルヒョーは旧東ドイツ領であるポメラニア[*1]で1821年10月13日、小さな市の職員兼農家のひとりっ子として生まれた。彼は幼少時を過ごした故郷を忘れることはなかった。彼は科学について異常なほど興味を示す一方で、詩、古典、フランス語、英語、ヘブライ語、イタリア語などいろいろなものを学んだ。

　1839年10月、ベルリンのフリードリヒ・ウィルヘルムの医学部へ入り、将来軍医になる貧しい学生のクラスから、優れた才能をもつ少年たちが自由に医学教育を受けられるクラスに入った。この学校では19世紀にヘルムホルツ（Helmholz、「外国の医療史各論28」）、レフラー（Löffler）、ベーリング（Behring）などの有名人が学んだ。ウィルヒョーは独学で勉強を始めた。当時ドイツ医学のレベルは低く、医師の間にローマ医学の影響があったが、ベルリン大学には生理学、比較解剖学、発生学、

[*1] ポメラニア：東ドイツ西北部、ポーランド東北部にあった1つの州が分割されて、東ドイツ領となった。

外国の医療史

病理学の専門家であったヨハネス・ミューラー（Johannes Müller）と、卓越した臨床医であったヨハン・ルーカス・ショーンレイン（Johann Lucas Schönlein）の2人の教授がいた。

ウィルヒョーは学生でありながら、これら2人から指導を受け、生物学的、病理学的問題の研究のために、正しい実験方法を学んだ。1843年、「リウマチ特に角膜の病変」という題で学位論文を提出した。

小柄で、金髪で、黒い目の彼の愛称は「小さなドクター」で、彼の能力は個人的な感受性の高さによるものであった。

1843年にベルリンの慈善病院における輪番外科医に指名された。そこで生化学と顕微鏡による検査について研修した。そしてわずか3年後の1846年、指導者であるロベルト・フロリエップ（Robert Froriep）の後を継ぐことになった。フロリエップから、論文を書き編集する方法を学んだ。

1845年、塞栓症と白血病に関する2つの論文を発表した。1846年には病理解剖学の研究を始め、翌年26歳のときに専任講師になった。1847年、ベン・ラインハルト（Benne Reinhardt）とともに定期刊行雑誌「病理解剖学と生理学と臨床医学」の編集に携わり、1902年までこの仕事を続けた。ウィルヒョーにとって最も決定的な年は1848年で、彼の批判的かつ建設的な考えを1つの一貫した哲学にまとめることができたときであったと自ら述べている。

「顕微鏡を見て学べ」

医学ばかりでなく、行政的にも改革を唱えたウィルヒョーはベルリンから追放され、ヴュルツブルグの病理学の教授となった。そこで彼は研究上、最も充実した7年間を送った。

ヴュルツブルグでの彼の仕事は、ドイツにおける最初の「病理解剖学」を開講することであった。また「小さなドクター」は顕微鏡を用いてその分野を大いに発展させた。「顕微鏡で見て学べ」と言うのが、学生に対する彼のしつこい助言であった。彼が行った最も意味のある研究の1つは「各々の細胞は他の細胞から生ずる」という生物学の基本的規則を組織立て、説明することであった。「病気は臓器、組織、神経の中に存在せず、細胞中に存在する」という特別な考えは、病理学の中で教育の根本となった。彼は1855年に、これを「細胞病理学」という言葉で表現し、同名の本を出版した。

彼の業績は国際的にも有名となり、1856年にベルリンに呼び戻された。

ベルリンへの帰任の条件の1つは、病理研究所を建設することであった。ベルリンで過ごした間、彼はこの研究所を使用した。彼の愛称である「小さなドクター」の名はベルリンでますます有名となり、旋毛虫病について重要な仕事をした。

人類学から考古学へ

ベルリンにおいてウィルヒョーは、市と国家の政治にも関与するようになった。彼の興味の対象は人類学から考古学へと移っていった。彼はダーウィン（Darwin）の功績を認めたが、進化論崇拝者の行き過ぎた主張に警告を与えた。

彼の活動は中近東の国々にも及び、ハインリッヒ・シュリーマン（Heinrich Schliemann）による古代トロイ遺跡などの発掘を援助した。しかし、病理の研究は続けた。

1902年9月5日に心臓麻痺によって81歳で亡くなるまで講義をし、書き、編集し、研究し、政治団体でも働いた。ベルリン市民は国民・市民葬を行い、彼の名誉を讃えた。

各論

30

医学を変えた化学者
L・パストゥール
1822〜1895年

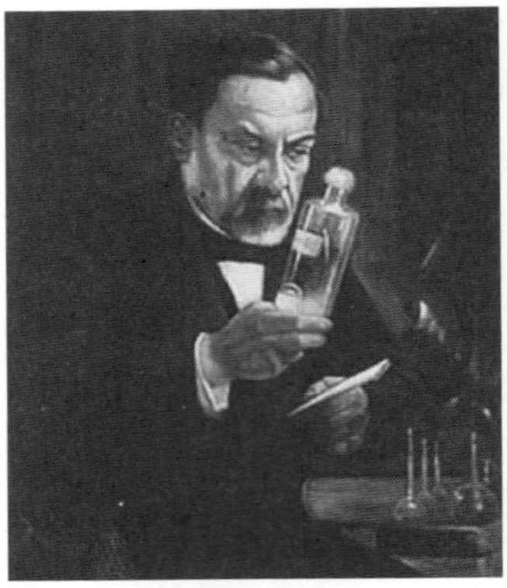

　人々の一生の仕事が、ちょっとした知識のヒントを届けられたことで、特別に運命づけられることがある。そのような事例としてルイ・パストゥール（Louis Pasteur）が選ばれるかもしれない。

　19世紀の末期、パストゥールによって多くの感染症が細菌によって引き起されることが明らかにされ、細菌の存在について論争されることはなくなった。さらに外科的治療が進歩し、細菌による感染症の予防が叫ばれるようになった。

　ルイ・パストゥールは、父ジャン・ジョセフ・パストゥール（Jean-Joseph Pasteur）と母ジャンヌ・エチエネット（Jeanne-Etiennette）の慎ましい家庭に生まれた。父親は、フランス・ユラ県ドル市（リヨンの北北東150キロ）で、なめし皮工場を経営していた。ルイはドル市北北東25キロにあるアルボアで育った。彼の趣味は芸術で、彼の父親、母親、近隣の人々の肖像画を画いた。

図1　L・パストゥール

　ルイは王立のブザンソンの高校に進学し、1842年バカロレア（科学）の試験に合格し、その年の秋にパリに行き、家庭教師をしながらエコール・ノルマル（高等師範学校）の入学試験に備え、1843年10月に合格した。彼はA・J・バラール（Balard）の助手になり、フランスの最も優れた化学者で、ソルボンヌの教授であったデュマ（Dumas）の講義を聞いた。1847年、化学と物理の試験に合格し、結晶学に興味をもった。1848年2月に革命が起きたが、平和が訪れたとき、結晶の研究に戻った。26歳のときであった。

最初の論文は偏旋光の報告

　彼は科学アカデミーへ最初の論文「結晶形と化学構造と偏旋光に関する報告」を発表した。酒石酸は化学的に同一であっても物理的に異なる結晶があり、旋光性は右旋性または左旋性で、物理的性質と一致した。

　その論文でパストゥールは、ジャン・バプティスト・ビオ（Jean-Baptist Biot）ら有名な科学者から注目された。彼が友人たちに実験結果を見せたとき、大きな喜びを感じたが、その喜びは1848年5月21日の母の突然の死によってかき消された。

　1848年9月パストゥールはデイジョンの高等学校の物理の教授に、12月にはストラスブルグ大学

外国の医療史

の化学の助教授に任命された。そこで彼は結晶の研究を続けることができた。1849年5月29日に大学の学長の娘マリー・ローラン（Marie Laurent）と結婚した。マリーは科学者が求めていた理想的なタイプの妻であった。彼女は研究に対する夫の情熱に寛大で、夫のノートや記録を整理して助けた。彼女は、活動的で多忙な夫の健康にも注意した。

　1852年、パストゥールはストラスブルグ大学の正教授となり、1854年にはリールの理学部の化学の主任教授となり、学部長も務めた。リールは砂糖大根の生産の中心地であったので、糖からアルコールへの醗酵の研究を始めた。化学者パストゥールは微生物学者パストゥールへ変身した。パストゥールはアルコール発酵時に不純物が生じるのは、悪い細菌の混入によることを顕微鏡を用いて証明した。

　1857年、パストゥールはエコール・ノルマルの理学部長に就任するためパリへ戻った。最初屋根裏の暗く、夏は暑く、冬は寒い不適当な2つの小さな部屋で実験を始め、やがて5つの狭いながらも少し環境のよい部屋に移った。インキュベーターは階段の下へ置かれた。実験室の運営資金はパストゥールのポケットマネーから支出された。これらの実験室でアルコール醗酵から乳酸醗酵、酪酸醗酵も手がけ、好気性菌から嫌気性菌も取り扱った。

自然発生説への反論「細菌説」

　パストゥールが行った最も偉大な研究の1つは、生命の自然発生説を論破するために、1860年から始まった。生命が適当な培地から自然発生するのか、親に相当する生物から生まれるのかの論争は2000年以上続いていた。

　パストゥールは大気の中に細菌が浮遊していることを顕微鏡を用いて確認した。次の問題は細菌は空中に腐敗しやすいものを露出したとき、その中へ入るのか、あるいはその物質なしで菌は発育するのかどうかを調べることであった。

　彼がフラスコを沸騰するまで加熱し、空気を遮断密封したときは、フラスコの中で何も発育しなかった。実験室の中でフラスコの口を開けたとき、汚染が起こった。高い山の比較的純粋な空気の中でフラスコを開け、閉じた場合は液体は汚染されず、低地で再び開口すると汚染が起こった。

　パストゥールの多くの実験は「スワンの首フラスコ」と称する特別なフラスコを用い、その中に薄い澄んだスープを入れて行った。首の部分は加熱し、∞の形に細く引き伸ばした。スープの入ったフラスコを加熱沸騰させ、中の空気を追い出すと、冷却したとき外の空気が中へ入る。∞状の細い管があるため、外気が入るときはゆっくりとフラスコの中に入り、空気中の微粒子は細い首の表面にゆっくりと流れ落ちる。しかし、フラスコを首の低いカーブにスープがつくまで傾けるか、激しく揺らしたときは、菌の発育が起こる。

　パストゥールはこの発見を『大気中に存在する生物』という小論文に簡潔にまとめて発表した。科学アカデミーはこの論文に賞を贈った。

　1864年4月7日、ソルボンヌで当時の多くの科学の指導者を含む聴衆を前にして、実験の詳細を説明した。このようにして自然発生説は消滅し、「細菌説」が正式に科学に取り入れられることになった。医学はパストゥール説を受け入れた。

　1861年、彼はオルレアンの酢製造業者にいかにして収率を上げるかを説明した。彼は酢からワインの研究に転じ、適当な醗酵は熟した果実の上の空中に存在する野生の酵母の作用により生まれ、ワ

インの変性は果実上に落ちたか、大桶か、圧搾機の中に入り込んだ他の寄生菌によることを示した。両者の菌は香りや質に影響を及ぼすことを証明した。

　これらの研究から、パストゥールはワインの質に害を与えずに55℃（131°F）で数分間、壜にワインを入れたまま加熱殺菌し変性を防ぐ方法を開発した。このような加熱法は、現在パスタリゼーション（Pasteurization）と呼ばれ、紹介されている。この低温殺菌法は食物の保存にも使用されている。

　1862年、パストゥールは科学アカデミーの会員に選出された。

　1863年、生命と死のサイクルのメカニズムに関する重要な論文を発表した。彼は「有機物の表面で好気的微生物が酸化や燃焼を行い、嫌気性菌が内部で腐敗を起こす。死は生命の表現そのものである」と説明した。

　1851年に生まれた息子ジャン・バプテイスト（Jean-Baptiste）と1856年に生まれた娘マリー・ルイズ（Marie-Louise）は成長し、3人の娘は死去した。後年、ジャンは政府で働き、マリーはパストゥールの若い秘書であるレネ・ヴァレリ・ラド（René Vallery-Radot）と結婚し、パストゥールの相談相手で伝記作家となった。孫のヴァレリー・ラド・パストゥール（Vallery-Radot Pasteur）は1929年パリ大学医学部の教授となり、祖父の伝記を書き続けた。

　1865年、フランス上院の強い要請で、蚕の病気（微粒子病など）の研究を始めた。パストゥールは蚕に関する知識はまったく持ち合わせていなかったが、顕微鏡を用いて原因菌を発見し、その発見法、予防法を伝えた。パストゥールの方法に反対する者が現れたが、彼の方法はフランス、オーストリア、小アジアの諸国の蚕産業を救うことができた。

　1874年に健康を理由にソルボンヌを退職、国会から賞与として年金を受け取った。

　1877年から1886年に家畜の炭疽病に関する研究を行い、それが好気的芽胞形成細菌によって起こることを証明した。彼は筋腫病、産褥熱の原因菌を見つけた。

狂犬病の研究を始める

　1880年、パストゥールは以前、教え子であったエミル・ルー（Emile Roux）の協力を得て狂犬病の研究を始めた。狂犬病の犬やその他の動物が発見されると、その地域に恐怖が襲った。1884年、彼は原因微生物を見つけることができなかった（後にウイルスであることが判明した）。しかし、最も毒性が強いものは骨髄、延髄であることを発見した。そしてその柵状組織を無菌的に乾燥し、それを用いて狂犬病の毒性を14日間無毒性とすることができた。病気の発症時である咬傷ができたときから、潜伏時期は数週間あるため、パストゥールは咬傷後治療を数日内に開始すれば治療できると考えた。

　治療は柵状組織の14日間の乾燥物で毒性は少ないもの、1～2日後乾燥した毒性の強いものを毎日注射する。このようにして、狂犬病は予防・生命が救われると思われた。

　動物に対するこれらの実験が繰り返されたが、パストゥールはこの方法を人間に用いることは決断できなかった。

　この危険な実験を人間に試す日がやってきた。田舎の母親が9歳の男児ジョセフ・メイスター（Joseph Meister）を連れて研究所を訪れた。ジョセフはその2日前に狂犬病をもつと思われる犬に14回咬まれた。子供の年齢と傷の酷さから、ジョセフは狂犬病を発症して死亡すると思われた。母親の懇願、家庭医によるせき立て、パストゥールの科学友人たちによる親切な説得があって、パストゥールは彼のワクチンを子供に試してみることにした。

外国の医療史

1885年7月7日に内科医が治療を始めた。最初は最も弱いワクチンを投与し、次第に毒性の強い懸濁液を投与した。パストゥールは注意して経過を観察した。少年はパストゥールの予想より早く立ち上がった。2〜3週間後、パストゥールは有名な報告「狂犬病の犬による咬傷後の病気の予防法」を科学アカデミーに提出した。この報告は公表された。狂犬病の治療を学ぶため、研究所の廻りに多くの人々が訪れた。数人の患者がニューヨークからやってきた。

1886年3月1日、狂犬病治療について詳細な報告を科学アカデミーに投稿した。それには350人の記録が書かれ、1人の女の子の死亡についても報告された。

1886年11月に冠不全の症状が現れたが、夫人や義理の息子の助けによって、幅広い研究を指導することができた。

表 パストゥールの主な研究テーマ

1848年	分子の不斉
1857年	醗酵
1867年	自然発生
1863年	ワインの研究
1876年	蚕の病
1877年	ビールの研究
1877年	悪性病気
1880年	ウイルス、ワクチン
1885年	狂犬病の予防

パストゥール研究所を開く

1886年11月14日、彼の名を冠した研究所が開かれた。新しい研究所でルーとイエルシン(Yersin)はジフテリア菌の培養液からジフテリア毒素の抽出に成功し、ドイツのベーリング(Behring)によるジフテリア抗毒素の発見につながった。ルーはさらに破傷風血清療法を発展させ、カルメ(Calmet)は蛇咬傷を治療する血清療法を完成させた。メチニコフ(Metchnikoft)は血液中の食細胞の存在とその働きを明らかにし、梅毒の基礎研究を行った。

パストゥールの70歳の誕生日が1892年12月27日にソルボンヌで熱烈な歓迎をもって行われ、世界中から多くの科学者や政治家が参加した。フェノールによる消毒を始めたリスター(Joseph Lister、「外国の医療史各論31」)は「パストゥールは数世紀の間、伝染病の上に蔽われていた幕を引上げた。」という祝辞を贈った。パストゥールは会の最後に話すために動いたが、彼の息子に依頼して彼の感謝の言葉が読み上げられた。

大科学者の健康は悪化し、実験室で時々仕事をすることと、共同研究者を訪ねることにとどめた。脳血管障害のため、1895年12月28日に死去した。

フランス政府は偉大な市民であるパストゥールの遺体を大理石の石棺の中へ入れ、その石棺は研究所の小さな聖堂に埋葬された。その壁の上に訪問者がよく知っている彼の業績がモザイクと銘板で書かれている。

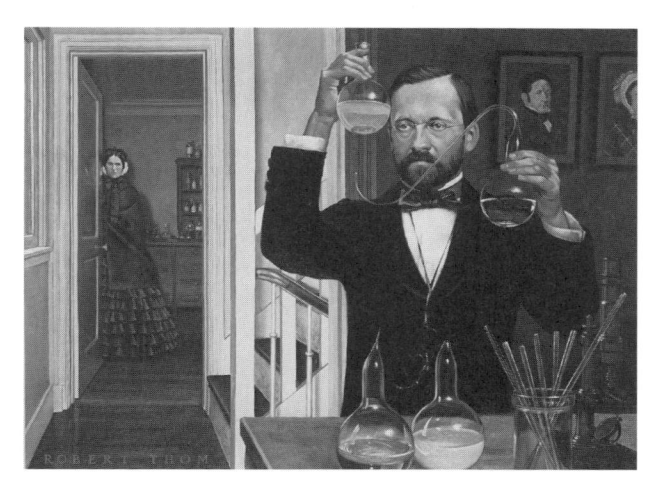

図2 パストゥール：医学を変えた化学者
パストゥールはスワンの首フラスコを用いて、空中の細菌の存在を証明した。
University of Michigan Museum of Art, Collection of the University of Michigan Health System, Gift of Pfizer Inc.
UMHS. 32

各論 31

石炭酸による消毒を始めた外科医 J・リスター
1827～1912 年

19世紀の始め頃、理髪師から真の外科医となったアンブロワーズ・パレ（Ambroise Paré、「外国の医療史各論11」）が死去して2世紀が過ぎていたが、外科は科学的にはわずかしか進歩していなかった。当時、良い外科医とは、早く手術ができ、手術時の患者の痛みの悲痛な叫びに耐え、手術後の病院生活で患者に感染症を生き抜く希望を持たせうるかどうかで決まっていた。

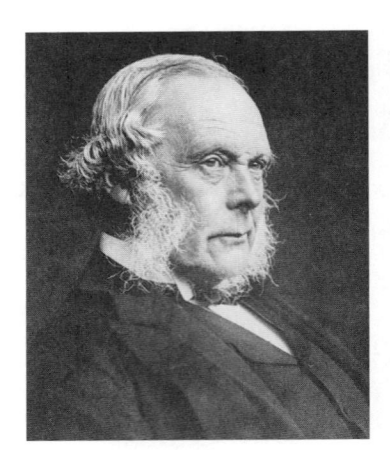

図 リスター

敗血症による死の恐怖

当時、外科病棟患者の3分の1は併発する敗血症のために病院で亡くなった。患者が外科病棟に入院することは、前もって死の記録書にサインするのに等しかった。

膿血症、敗血症、破傷風、丹毒、産褥熱、壊疽は、外科と産科の患者にとって直面する恐ろしい病気であった。いくつかの病院がこれらの病気の院内感染の広がりによって閉鎖されることもあった。

外科医にとって患者の体の表面にメスを入れ、切断術に成功しても、術後の感染症という大きな難関が次に待ち受けていた。複雑骨折の治療方法として切断術が多用され、他の方法を用いることは怠慢とさえ思われたが、切断術の生存率は50％であった。腹部、胸、頭蓋骨を切開することは考えられず、卵巣切開は1つの例外であった。

ジョセフ・リスター（Joseph Lister）が外科治療や手術に消毒法を紹介するまで、外科治療は上記のような状態であった。リスターはこの道の先人であるルイ・パストゥール（Louis Pasteur、「外国の医療史各論30」）に敬意を表した。

1827年4月5日、ジョセフ・リスターはイギリス、ロンドン東部のエセックス州のリプトンに生まれた。ジョセフ・ジャクソン・リスター（Joseph Jockson Lister）の4人の子供のうち、2番目の息子であった。家族はワイン事業によってかなり多くの収入を得ていた。兄の趣味が顕微鏡であったことは、ジョセフ・リスターにとって幸運であった。

ジョセフ・リスターはロンドン大学に入学し、1846年12月21日、イギリスでエーテル麻酔下にロバート・リストンが行った有名な外科手術を見学する機会を得た。

外国の医療史

外科医となる

　1852年に医学部を卒業し、1853年9月、前指導者の紹介状をもって、リスターはスコットランドのエディンバラ大学医学部臨床外科学の教授ジェームス・シム（James Syme）を訪ねた。シム教授は熱心な若い外科医リスターに注目し、リスターを秘書として留め置き、やがてエディンバラの古い王立病院のシムの病棟における担当外科医に任命した。1856年、リスターは王立病院の外科助手に任命され、同年に教授の娘であるアグネス・シム（Agnes Syme）と結婚した。彼女は理想的な妻で協力者でもあり、彼の忙しい教職、研究者、外科医の活動を支えた仲間でもあった。リスターは子供に恵まれなかったが、長年にわたって彼女と仕事を分担し、幸福な生活を築いた。

　この頃、リスターはいくつかの外科用器具を発明し、彼の名をつけた器具が現在でも使われている。

　リスターが行った最も重要な研究はグラスゴーの王立病院で、患者の状態や感染の原因を調べ始めた。次いで化膿を防ぐ方法を種々考えた。リスターはカーライルの町から出る汚水の消毒に用いる石炭酸（フェノール）の効果を試してみようと考えた。リスターは純粋なフェノールが水と混合でき、少量の水を加えると液状となることを発見した。そして局所の鎮静作用を有し、血液と反応し、固い粘着性の保護皮膜をつくることが判明した。

フェノール消毒で治療

　1865年8月12日、ジェームス・グリーンレス（James Greenlees）という11歳の少年がグラスゴーの王立病院のリスターの病棟に入院した。左下肢を複雑骨折した少年を、リスターはフェノールで消毒しながら傷の治療を始めた。その溶液を浸した綿花で覆い、蒸発を防ぐために錫のフォイルで包み、副え木をした。6週間後、骨は結合し、その2日後に傷は完全に治癒した。リスターは控え目に報告した。当時、リスターはゼンメルワイス（Ignaz Semmelweis、「外国の医療史各論25」）のことは聞いてなかったが、後年リスターは丁寧にこのハンガリー医師の最初の仕事に敬意を表した。

　リスターは傷の上の縫合糸に化膿が起こることから、絹の糸を消毒液に浸してから縫合に用い化膿を防いだ。手術者と助手は手を石鹸と水でよくこするように洗浄し、時々フェノール希釈水に浸した。手術器具は使用前20分間消毒液の中につけて殺菌された。患者の手術箇所はフェノール希釈水で消毒した。そして手術後消毒液を含ませたタオルで手術場所を覆った。リスターは空気中に存在する細菌を、フェノールの100倍水溶液を手術室に噴霧して消毒した。フェノールによる消毒は患者、外科医や補助者にとって息苦しいものであったが、従来不可能であった長時間の手術も可能となった。

　リスターはさらに有名になり、ビクトリア女王の膿瘍を治療するために呼び出された。1877年、彼はロンドンのキングスカレッジの外科部長となるよう招聘された。

　後年、彼は種々の名誉を授かり、1892年にパリのソルボンヌにおけるパストゥールの70歳の誕生祝賀会に出席し、1876年にはアメリカを訪問し、リスターの消毒説が受け入れられた。

　1893年、夫人の突然の死によってリスターの栄光に暗雲が立ちこめた。リスターはキングスカレッジで15年間教鞭をとり、次の12年間は旅行や講演や書き物の執筆に費やした。1903年に彼の名を冠したリスター予防医学研究所が開設された。

　妻の妹ルーシィ・シム（Lucy Syme）の看護でロンドン南西ケント州の海岸の町で数年を過ごした後、1912年2月10日に静かにこの世を去った。

各論

32 目に見えない光線で命を救った W・C・レントゲン
1845〜1923年

不思議な光線発見と報道

　1896年の新年が明けて、ウィーン大学の物理学教授フランツ・エクスナー（Franz Exner）の家で新年休暇後の祝賀会が楽しく行われていた。彼はお客をもてなし、若い物理学者エルンスト・レッヘル（Ernst Lecher）のところへ来て言った。「私は今、友人であるヴュルツブルグのレントゲン教授から極めて興味のある報告を受け取った。レントゲン教授は素晴らしい光線を発見したように思われる。皆さんはその光線を見ることはできない。その光は木や紙やほとんどすべてのものを通過する。この光によってあなた自身の手の骨を見ることができる。彼が送ってくれた写真をお見せしましょう」。レッヘルはその「新しい光線について」と題する写真を見て、側に立つウィーン・プレスの編集長をしている父親に言った。彼らは最初驚いたが、冷静さを取り戻し、素晴らしい内容を確かめた。
　そのニュースは、1896年1月5日（日曜日）の第1面を飾った。レントゲン教授の報告の意味するものについて、編集者は、この不思議な光線（X線）の多くの応用の可能性について、自らの憶測を交えて解説し、この光線による病気の診断、骨疾患の治療など医学面の応用について述べた。ロンドン時事記録（London Daily Chronicle）はこの報告を打電し、翌日に発表された。フランクフルト新聞（Frank-furter Zeitung）、パリ朝新聞（Matin）や多くの他の新聞、ニューヨークの新聞もその記事を掲載した。1月の2週目に、代表的な世界の医学ジャーナルはX線の応用の可能性を論評した。医師、物理学者、写真家はレントゲンの実験を追試し、新しい実験結果を発表した。アメリカにニュースが届いて4日も経たないうちに、X線は患者の手の中にとどまっている銃弾の所在を明らかにした。
　ウィルヘルム・コンラッド・レントゲン（Wilhelm Conrad Röntgen）はドイツのヴュルツブルグ大学の物理学教授で、物理学部長、学長でもあったが、1人の研究者で教授である静かな生活から、国際的名士へと躍り出た。1895年11月8日金曜日に彼がX線と名づけた光線による現象を最初に観察した。その週の終わりに、その発見を再確認するために学生のいないときを利用した。レントゲンは同僚や生徒に対し、実験内容を明かさなかった。その光線は肉や紙や木や多くの金属を通過することができ、シアン白金バリウム［$BaPt(CN)_4$］を塗布したスクリーンを、閉切った部屋の次の部屋に置いたときでも蛍光を発し、レントゲンは自分の目を信じることができなかった。
　彼が用いたヒットルークルックス（Hittor-Crooks）管から生まれる陰極線はチューブから数センチ離れたところにおいたスクリーンが蛍光を発し、陰極管を黒いボール紙で覆ったとき、可視光線のように陰極線はボール紙を通過した。しかも1000頁の本を貫通した。木や肉片を貫通し、黒い影のように骨を写し出した。彼の発見が囁き始められ、繰り返して行った実験で証明されたとき、レントゲ

外国の医療史

ンは急いで発表することを迫られた。クリスマスの後、新光線にX線と名づけて、原稿をヴュルツブルグの物理学医学協会の秘書に提出し、その年の同協会の雑誌の最終頁を飾った。

1896年の新年の日にレントゲンは、報告を複写して写真とともに何人かの物理学の友人に送った。送り先の1人がウィーンのエクスナー教授であった。レントゲンの50年の生涯に名誉が訪れた。

物理学教授の道程

レントゲンは1845年3月27日、ドイツのデュセルドルフの東のルール谷のレンナップ町に生まれた。織物商人の息子であった彼は3歳のとき両親が移住したオランダのアペルドールンで育った。1人息子は風変わりな生徒であった。彼は小道具作りが好きで、学業に問題はなかった。高等学校入学のための試験を受けなかったため追放されたが、オランダのユトレヒト大学に入学し、次いでスイスのチューリッヒの技術学校に受け入れられた。そこで機械工学の学位を1868年8月6日に取得した。

奇妙なことに、大実験物理学者であるレントゲンは、基礎物理学コースを取得したことはなかった。チューリッヒの技術学校を卒業した後も、いくつかの講義を受け、物理学教授オーグスト・クンドト（August Kundt）の注目するところとなり、1年間クンドト教授の実験室で研究した。チューリッヒ大学に「ガスの研究」という題目の論文を提出し、Ph.D.の学位を得た。レントゲンは、チューリッヒでベルタ・ルードウィツヒ（Bertha Ludwig）と知り合い、1872年に結婚した。1870年クンドト教授がヴュルツブルグ大学の物理学の教授として招かれ、レントゲンを助手として採用しようとした。ヴュルツブルグ大学からは、レントゲンには高校の卒業証書がなく、無給副手になることを断られた。1872年、結婚から数ヵ月後、クンドト教授によりストラスブルグのカイゼル-ウィルヘルム大学の助手に採用された。この新しく広い心をもつ大学で2年間研究するなかで、レントゲンは教育とともに物理学実験の指導に興味をもった。彼はクンドト教授と行った研究により、ホーヘンハイムの農学アカデミーの物理と数学の教授に招かれ、1年後にストラスブルグ大学の助教授となった。その後、レントゲンは優れた研究指導力を発揮し、同時に物理状態を変化させるときにその温度が変化することを発表した。彼の論文は一流の科学雑誌に次々と掲載された。

1879年、ヘルムホルツを含む友人たちはレントゲンをフランクフルトの北50キロにあるギーセンの大学の物理学の教授に推薦した。1880年、同大学の新しい研究所の所長に任命された。レントゲンの興味は電気に移りつつあった。1888年に2枚の電気的に荷電したコンデンサーの間に、ガラス板または他の適当な媒体を動かしたときに生じる磁力の効果を測定した実験で、彼の名声はさらに高まった。レントゲンはイエナ（ヴュルツブルグの東北150キロ）やユトレヒト（オランダ）などの大学から、物理の教授として招聘された。これらの申し出に心を動かされたが、1888年にヴュルツブルグ大学はレントゲンに物理学の教授と、新設の物理学研究所長のポストを申し出た。これらの申し出を受け入れてヴュルツブルグ大学に戻った。6年後、最高の地位である学長に選出された。

X線発表の反響と評価

X線についての発表の反響はすぐにあった。新聞、医学雑誌のほか、電気、写真、その他の一般雑誌まで種々の信頼性について記事を発表した。物理学者と他の科学者から賞賛の声が寄せられた一方、優先権について根拠のない批判も寄せられた。

1896年1月13日、皇帝（ヴィルヘルム2世）と客の前で彼の実験を行うようベルリンに呼び寄せられた。皇帝はレントゲンにプロシア王冠第Ⅱ種勲章を贈った。

　その間、ヴュルツブルグにおいて、同僚たちが彼の発見を見たいと彼が帰るのを待っていた。1896年1月23日の夜、レントゲンの研究所の講堂で実験が行われることになった。座席は満席となり、彼の実験の説明とX線の種々の説明と教示の後、レントゲンは同大学の有名な解剖学者アルベルト・フォン・ケリカー（Albert von Kölliker）を招待し、彼の手を写すことを試みた。フォン・ケリカー教授は同意した。わずかな間に、骨、筋肉と指輪が濃淡のある影となって聴衆の前へ映し出された。フォン・ケリカー教授はレントゲンの仕事は大きな意義があると褒め称え、「レントゲン線」と名づけることを提案した。レントゲン自身はこの光線をレントゲン線と呼ぶことはなかったし、彼自身医学の施設において、この光線の研究を行いたい人にその利益を提供すると表明し、特許を取得することを拒否し、この光線や機器から得られる商業的利益を得ることを拒否した。

　レントゲンは、このように偉大な診断法を医学に提供した。その後、X線は治療法として用いられるようになったが、彼はX線の医学的応用に関する実験は何も行っていない。ヴュルツブルグ大学は1896年3月3日レントゲンに名誉医学博士号を授与した。その最初の年、実験者たちはX線について学んだが、何人かの献身的な実験者がX線による未知の障害で犠牲となった。その結果、X線を使用するとき、医師と患者はX線の不必要な光線を遮蔽することになった。その後、出身地レネップの名誉市民となり、バイエル王冠功労賞を受けた。彼は高潔さを意味する接頭辞フォン（von）を、自らの名につけることを断った。1900年4月1日までヴュルツブルグで研究を続けた後、ミュンヘン大学のルドウィッヒ・マキシミリアン大学の物理学教授と同大学物理学研究所の所長となった。

ノーベル賞を受賞する

　1901年12月にストックホルムに旅行し、最初のノーベル（物理学）賞を受賞した。レントゲンは1920年に退任するまでミュンヘン大学で研究を続け、2つの小実験室が造られた。レントゲンは75歳となり、夫人は1919年10月31日に他界した。彼の多くの友人も亡くなった。彼はX線が医学や工業に利用されたことに満足を感じていたし、第1次世界大戦でその価値が証明された。しかしレントゲンは、悪性腫瘍のため1923年2月10日に死亡した。レントゲン線、X線のその後について、その物理学は発見後2年ですべて解明されたが、医学への応用はその後も発展し続けた。

　後にハーバード大学の生理学教授となったウォルター・B・キャノン（Walter B. Cannon、「外国の医療史各論36」）は、食物に硫酸バリウムを混ぜ、X線を用いて猫の胃の運動を観察した。3年後キュリー夫人によって発見されたラジウムは、その放射線によるがんの治療効果がさらに明らかにされた。

　X線が発見されてから20年間は、実験器具の不備、知識の不足によって試行錯誤の進歩を続けたが、次の10年間は第1次世界大戦の開戦によりさらに多くの進歩がなされた。1930年代、放射線について基礎が築かれ、1940年にはX線照射量を計測する方法が確立された。次の20年の間に、第2次世界大戦によって強力な医療機器がもたらされ、体の深部の腫瘍の発育を抑えることができるようになった。

　レントゲンによって先駆的に始まった研究によって、レントゲン学という科学が生まれた。さらに関連分野としてラジウム、エレクトロン、放射能、核分裂、核融合、放射性同位元素の調製などの研究が続いた。それぞれは生命の改善、救命に連なったが同時に破壊も見受けられた。

　その真の評価をすることができるものは歴史であろう。

各論 33

黄熱病を征服した W・リード (1851〜1902年) と M・セーラー (1899〜1972年)

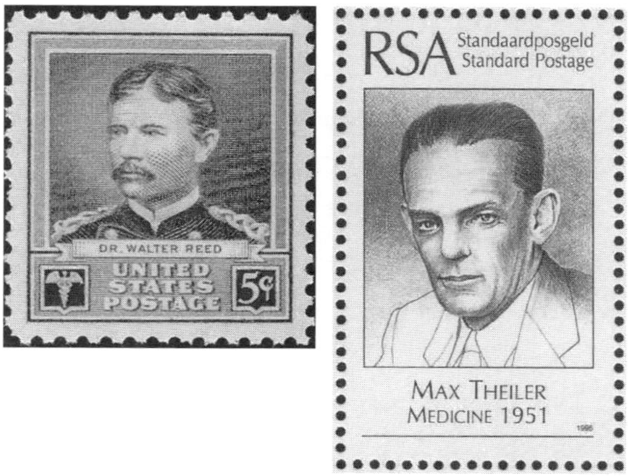

　ウォルター・リード (Walter Reed) は、アメリカ陸軍外科医少佐で、1900年12月9日49歳のときにキューバのクエマドス、コロンビア・バラックスに駐留していた。

　リード軍医は、軍の外科将軍の命令によって、研究班を率いて黄熱病を研究するためにキューバに送られ、恐ろしい黄熱病の伝染の秘密を解明しようとしていた。ハバナからあまり遠くないところに住む、カルロス・ジュアン・フィンレイ (Carlos Juan Finlay) は67歳で、黄熱病は蚊が伝染源であるという彼の説をリードに伝えた。

図1 リード(左)とセーラー(右)の切手

　黄熱病が最初に見つかった場所については諸説がある。ある専門家は15世紀にメキシコで最初に発見されたといい、別の研究者は1585年にアフリカで見出されたという。

　その病気の恐ろしい記録は、ベンジャミン・ラッシュ (Benjamin Rush,「外国の医療史各論21」) とその協力者による、1793年の黄熱病の伝染に関した報告が知られている。それは、アメリカの港へ黄熱病が上陸した唯一の記録であった。18世紀に黄熱病によりニューオーリンズで4万1000人が、フィラデルフィアで1万人、ニューヨークで3400人が死去したと伝えられ、アメリカで19世紀に10万人の人々が死亡したと言われている。

　この伝染病は、カリブ海諸島の都市、中央、南アメリカ、時々スペイン、ポルトガル、フランスの海岸都市を襲った。それはアメリカの将来に影響を及ぼし、1802年にナポレオンは、自ら軍隊の90%の兵隊が黄熱病で亡くなったため、ルイジアナを売りに出した。黄熱病によって、戦争によるよりも多くのスペイン、フランス、イギリスの人々がアメリカ大陸で命を落とした。

　リード博士は1851年9月13日バージニアの牧師の息子として生まれた。リードは1870年、ニューヨークにあるベルビュー病院医科大学を卒業し、インターン、研修医となった後、外科助手となり、軍隊に入隊し中尉となった。1876年アリゾナのフォート・ロウエルに派遣され、そこで結婚した。

　1888年、ジョン・ホプキンス病院でウィリアム・H・ウエルシュ (William H. Welch) 教授の指導のもとで病理学と細菌学を学んだ。

　リード博士は2年間ダコタで野外訓練を受けた後、アメリカ陸軍軍医学校の細菌学と臨床顕微鏡学

の教授（少佐）となった。1898年、陸軍部隊内でチフス熱について研究主任を務め、病気の媒体であるハエについてその危険性を指摘した。

黄熱病の研究を始める

　黄熱病の調査班はキャロル博士を含め、細菌の研究はリード博士が班長を務めることになった。昆虫の研究は、その専門家で、病理学者であるジェス・W・ラジャー（Jess W. Lazear）が担当した。また、キューバ出身者で陸軍付となったアリスティド・アグラモント（Aristides Agramonte）は、1900年6月リードとキャロル博士に合流した。

　この頃、リード博士とその調査班員は、黄熱病は蚊によって媒介されると主張していたフィンレー博士と面談した。

　キューバの軍政務官であるレオナルド・ウッド少将の許可を得て、リード博士らはキャンプ・ラザアーと名づけた2つの隔離病棟をクエマドスから1マイル離れた場所に設営した。彼らは実験に参加してくれる志願者を募集し、種々の質問に答えるようにした。

　2つの木造の建物は厳重に仕切られた。1つの建物は故意に換気を悪くしてあり、志願者は20日間その中で暮らした。黄熱病患者の嘔吐物で汚れ、ベッドのカバーは湿っていて居心地の悪い状態であった。

　2室の志願者のグループは、健康的で危害のない生活をした。もう1つの実験棟は明るく換気もよく2つの室は間仕切りによって分けられ、設備は同様で、1つの室は蚊に刺されるままにされ、もう1つの室は蚊から注意して守られていたが、同一の大気を吸い、同じ条件で生活した。

ネッタイシマカが中間宿主

　最初に蚊に刺された男はジョン・キッシンジャー（John Kissinger）兵であった。1900年12月8日キッシンジャーは黄熱病に侵されたことが明らかな初期症状を示したが、診断はハバナ委員会が担当し、彼が黄熱病にかかっている疑いがあるという結論を出した。

　キャンプ・レジアーでの成績は明快で、リード博士は彼のレポートの結論で、「黄熱病の病因論、1つの追加ノート」と題し、1901年2月にハバナのパン-アメリカンの医学会議で発表した。その発表は11の項目からなるが、そのうち重要なものを次に挙げる。

　蚊は *Culex fasiatus*（ネッタイシマカ）で、黄熱病の寄生の中間宿主となる。

　黄熱病は、この病気の病人の血液を吸った蚊が刺すことによって非免疫の個人に病気が伝播される。黄熱病は、この病気の第1、第2日の間に採血された血液を皮下注射することによって、病気は伝搬する。黄熱病は患者のベッド、着衣、日用品その他この病人が接したものからは伝播しない。

　黄熱病の拡大は蚊を撲滅することで止めることができる。蚊に刺されないようにすることで、黄熱病を防ぐことができる。

　ボルチモア滞在2ヵ月後、リード博士は、ハバナのカルロス・J・フィンレー博士に、蚊による黄熱病の伝染説の発表の名誉を讃えた。

　ハバナの衛生局長であるウイリアム・クラウフォード・ゴルガス（William Crawford Gorgas）は、厳密な力強い蚊撲滅運動を1901年90日間展開し、黄熱病から市民を守り、人々を数世紀続いた恐怖

外国の医療史

から解放した。

その後、テキサスのラレド、ニューオーリンズ、北、中央、南アメリカの多くの都市、メキシコ、ブラジルにおいて蚊の撲滅が行われた。そしてゴルガス博士はパナマ運河地帯の蚊の撲滅運動を行った。

リード博士の栄光の人生は長くはなく、1902年11月22日ワシントンで虫垂炎のため急死した。今日、ワシントンD.C.の近くにウォルター・リードの名を冠した大きな研究病院が建てられている。

1916年から1949年の間にロックフェラー財団は1400万ドルを蚊の撲滅のための援助金として支出した。そして黄熱病と戦った戦士たちの成功に栄誉が贈られた。日本人の野口英世博士（ロックフェラー研究所）は、黄熱病の原因であるスピロヘータを探すためにアフリカで調査を行ったが、1928年黄熱病で死去した。

ワクチン用の弱毒性ウイルス発見

1928年ロックフェラーのアフリカの研究者たち、たとえばA・F・マハフィ（A.F. Mahaffy）とA・ストークス（A. Stokes）博士らはアカゲサルが黄熱病に感染することを見出し、この発見によって、マックス・セーラー（Max Theiler）はニューヨークのロックフェラー研究所の協力者とともに、ワクチンとして用いることができる2種の弱毒性黄熱病ウイルスを開発した。その1つはフレンチ株と呼ばれるもので、マウスの脳で増殖させることができ、今日アフリカで用いられている。しかし、このワクチンは時々腎障害を起こすため、セーラーらはニワトリの脳でさらに培養し、17Dと呼ばれるワクチンの作製に成功した。このワクチンは、1937年から1940年までブラジルで使用された。ロックフェラー財団は17Dワクチンを2800万人分作製し、33ヵ国とアメリカ陸軍に無償で供給した。

1951年、セーラーは人類へのワクチンの効果を認めさせた功績によりノーベル生理学・医学賞を受賞した。

このようにして黄熱病は、数世紀の間、人類の敵であったが、半世紀の間にほとんど克服された。世界中の都市から黄熱病は撲滅された。

今後も感染蚊は彼らの領域内で人間を襲うことが起こるであろう。世界を広く旅行し、ジャングルに出入りする人間にとって今日、ワクチンは黄熱病から人々を守る唯一の方法である。

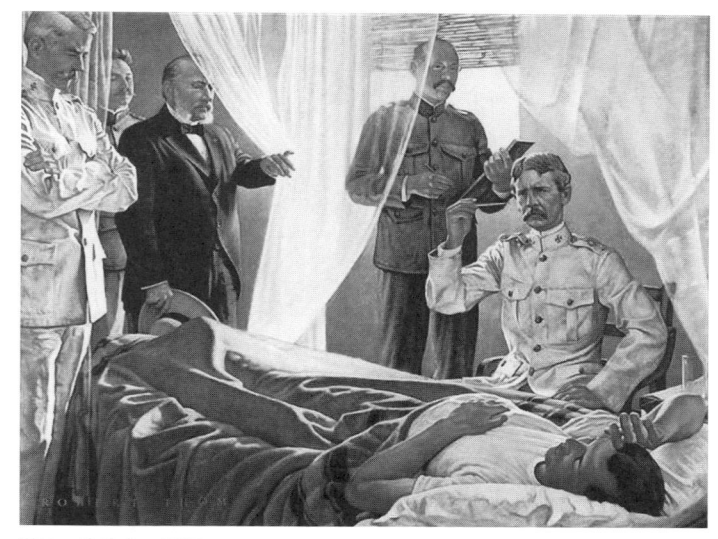

図2　黄熱病の征服
黄熱病ウイルスの運搬者は蚊であるという研究から、1900年に黄熱病撲滅法を発展させたウォルター・リード医師が、アメリカ軍の命令によりラゼア・キャンプでこの撲滅法をキューバのカルロス・J・フィンレイ医師と協力して実施した。
University of Michigan Museum of Art, Collection of the University of Michigan Health System, Gift of Pfizer Inc.
UMHS. 37

各論

34 神経組織の地図をつくる
S・ラモン・イ・カハル
1852～1934 年

　スペインのピレネー山脈の麓の町、ハカにあるラテン語学校の厳格な神父たちは、サンチャゴ・ラモン・イ・カハル（Santiago Ramón y Cajal）に多くを望んでいなかった。神父たちの報告書によると、彼はみすぼらしい生徒で、自らの記憶を利用することはなかったし、芸術に対する才能は勉学の目的よりも、怒りのはけ口として用いられていた。彼は頑強で融通の利かない子供に見えた。むち打ちや夕食を与えない罰を受けても、彼はやり方を変えなかった。傷つけられ、絶食させられたその少年は、父親の元へ帰った。父親はピレネー山脈の麓の村アイエルベで危険な生活をし、不足分は外科医の仕事で自ら補っていた。彼はひどく腹を立て、失望した。

組織学を研究

　カハルは、1852 年 5 月 1 日にピレネーの麓の小さな村ペチラに生まれた。父親は教育のため、彼を床屋や靴屋へ修業のために連れて行った。最後に父親は彼をサラゴサ大学へ送り、医学部進学課程に入学させた。幸運なことに次の年の 1869 年、サラゴサ大学医学部解剖学教授の面接を受けた。父親は彼の息子を解剖人として修練させることにした。彼らはともに秘密の解剖室で骨や人体の解剖を学び、カハルは彼らの研究で明らかになった構造を正確にスケッチした。

　1873 年、カハルは成人となり、医師免許証を受け取った。そしてスペイン陸軍に入隊した。医療部で勤務した後、大尉に昇進し、キューバでの海外勤務についた。やがてマラリアと赤痢と栄養不良のため、患者と同様に病気になり、1875 年春に退役を申し出たときは重症であった。自宅療養後、サラゴサ大学医学部解剖学の助講師に採用された。1877 年 6 月、医学博士の試験を受けるためにマドリッドに向かった。そこで 1 人の教授が、1 つの顕微鏡といくつかの顕微鏡用標本を見せた。深く心を動かされたカハルは預金をはたいて顕微鏡とミクロトームといくつかの付属品を購入した。生活は若い教員にとって楽ではなかった。

　サラゴサ大学に帰って、カハルは解剖学博物館の館長に推薦された。この控え目な保証で、若い教授はドナ・シルヴェリア・ファナナス・ガルシア（Dona Silveria Fananás García）と結婚した。彼の家族は非常に驚いた。周りの不安にもかかわらず、結婚は若い教授の健康と安定に役立った。新妻は彼らの家庭に注意を払いながら、夫の研究を励ました。サラゴサにおける解剖の教育は順調に行われ、カハルは組織学について研究を始めた。彼は顕微鏡を用いて細かい構造について明らかにした。

　1884 年、地中海沿いのバレンシア大学の解剖の教授に指名された。1885 年にコレラが流行し、彼は一時的に細菌学の研究を行い、その研究は政府から注目されるところとなったが、1887 年に組織

外国の医療史

学の研究に戻り、バルセロナ大学の組織学の教授となった。カハルは、ゴルジ（Golgi）—染色法を改良するために、写真の技術を導入した。次に、神経系の系統立った研究を始め、従来決して見られなかった鮮明さで、神経細胞や神経組織を染色してみせた。それ以上に、ニワトリの胚、鳥、若い動物の神経細胞を染色し、神経細胞の形成過程を明らかにした。

カハルは、自らが見たものを描写する特技をもっていた。彼は自らの発見と他国の組織学者と意見の相違点を明らかにするため、こわごわと発表し始めた。彼はまずドイツの解剖学会に入会するため、ドイツ語を学び、ドイツの論文を読み、ドイツ語で手紙の交換を始めた。

ドイツの研究者に自らの研究を示すことを決心したカハルは、わずかな貯えをはたいて、1889年10月にベルリン大学で行われたドイツ解剖学会に出席した。彼の鞄の中には、彼が誇りとする顕微鏡像の標本スライドと彼のスケッチが入っていた。

カハルはドイツの研究者に物珍しさと多くの疑いをもって迎えられ、学会の会員たちにスペイン人が発表することが告げられ、注目を浴びた。発表に参加していたドイツの組織学者は、懐疑的な態度を示さず、勇気あるスペイン人の同僚に賞賛が贈られるのに時間がかからなかった。出席者はどのようにしてこのような結果が得られたか、失敗した経験について質問した。彼は彼の方法を説明し、彼の発表は成功し、ドイツの組織学のアルベルト・フォン・ケリカー（Albert von Kölliker）博士の支持を得て、長い友情を確かめた。ケリカーは「最初のスペインの組織学者はあなたである。あなたは科学の崇高さに値する人である」と賛辞を贈った。

数々の栄誉を受ける

カハルの研究は国際的に認められ、家族に喜びをもたらした。彼は1892年マドリッド大学の組織学と病理解剖学の教授となった。1894年、イギリスの研究者にとっての最高の名誉を受け取り、サー・マイケル・フォスター（Sir Michael Foster：ロンドン王立協会会長）がその協会でクローニアン・レクチャー（Cronian Lecture）を行うよう彼を招待した。ケンブリッジ大学は彼に博士号を贈った。

彼は250以上の論文を発表し、専門雑誌を編集し、多くの本を書いた。なかでも、①『人間と他の高等動物の神経系の比較』は3冊シリーズで1887年～1904年にかけて出版され、1911年にフランス語でも出版された。②『神経系の変性と再生』は2分冊となり、1913年～1914年に出版された。③自叙伝が2分冊として発行された。

彼は6人の子供に恵まれ、幸せであった。彼はよりわかりやすくするために、写真の技術に夢中になり、マドリッドの公園や郊外を歩いて、自分自身の慰めとした。ほぼ毎日午後、カフェに出掛け、友人に会い、コーヒーを飲んだ上での哲学議論は『コーヒー談義』として出版され、逸話や金言が掲載された。

1900年にパリでの国際医学会に出席しモスコー賞を与えられた。1904年に王立プロシアアカデミーからヘルムホルツ・メダルを、1906年にはゴルジとカハルは、ノーベル生理学・医学賞をスウェーデンの王立カロリンスカ研究所で授与された。

1934年10月17日、82歳でこの世を去った。

35 化学療法の創始者 P・エールリッヒ 1854〜1915年

「我々は魔法の弾丸を探さねばならない。我々は寄生虫、もし可能なら寄生虫だけを攻撃しなければならない。そのために、我々は化学物質で狙うことを学ばねばならない」

ポール・エールリッヒ（Paul Ehrlich）のこの言葉は、非現実的なものではなかった。彼は実験室での集中的な研究から、彼が発展させた原理以外のものでも取り入れた。そして医学は多くの魔法の弾丸を得た。

化学療法の新しい科学は、20世紀の初めドイツのフランクフルトのポール・エールリッヒの仕事から生まれ、医学の分野で数々の貢献をした。臨床医学において、彼は血液を色素で染め、マラリアにメチレンブルーが有用であることを見出した。細菌の染色は、細菌学で非常に重要となった。彼の免疫に対する仕事は、エミル・ベーリング（Emil Behring）の発見を応用したものであった。

また、エールリッヒはジフテリアの抗毒素を標準化し、トキソイド[*1]の存在と役割を認めた。さらに最後に客観的実験を行うエールリッヒの独自性と規則性が抗梅毒薬の合成を引き出し、化学療法時代の基礎となった。

細胞の染色から研究が始まる

エールリッヒは1854年3月14日、ドイツのシレシアのストレーレンの小さな町で生まれた（現在はポーランドの一部）。裕福なユダヤ系の家族の1人息子であった。

10歳のとき、ブレスロウ（現在のポーランドのウロクロウ）の私立小学校に入学し、後に淋菌を発見したアルベルト・ネイセル（Albert Neisser）と友達になった。

1872年から1878年まで、ストラスブルグ、フライブルグ、ブレスロウで医学を学んだ。エールリッヒのすべての研究法は、1つの問題に夢中になり、枝葉のように研究を発展させた。なぜ異なった組織は同一の色素に異なった親和性を示すのか？　エールリッヒの従兄弟のカール・ワイゲルト（Karl Weigert）は後の助手になったが、アニリン色素をエールリッヒに紹介し、彼の染色の幅を広げた。

学生の頃、エールリッヒは血液の形態学についていくつかの論文を発表した。これは色素との止むことのない研究の当然の結果であった。彼は色によって血液の成分を分析できた。この研究は近代血液学の基礎となった。

24歳のエールリッヒは『組織学の染色の理論と実際への貢献』という学位論文を、ライプツィヒ大

[*1] トキソイド（Toxoid）は、単純タンパクである毒素をホルマリンなどで部分的に変性させ、毒素の免疫原性を保持したまま、毒作用を失わせ、ウマなどにトキソイド免疫を行って、治療血清を得ることができる。

学へ1878年に提出した。その中で彼の仕事全体に及ぶ基礎理論を書き、「薬理作用は、生体と関係をもたらす種々の化学物質（薬物）と生体の分子との親和性に基づく」という説を提出した。

1878年エールリッヒは、ベルリンの慈善病院の第2診療科のフォン・フレリッヒ(von Frerich)教授の助手となった。フォン・フレリッヒ教授は彼の才能を認め、エールリッヒに研究を続けることを許可した。10年の間に彼は40以上の論文を書き、『生物の酸素要求』という最初の本を出版した。

1883年にヘドウィヒ・ピンクス(Hedwig Pinkus)と結婚し、1884年にベルリン大学の教授となった。この幸せな10年は、フォン・フレリッヒの死去によって終わりを迎えた。エールリッヒは同時に肺結核に侵され、治療のため1888年までエジプトに滞在した。

共同研究を始める

1890年、細菌学で有名なロベルト・コッホ(Robert Koch)[*2]は、エールリッヒと共同研究するため彼を招待した。コッホは1882年に結核菌の染色法を発見したエールリッヒを忘れていなかった。感染症に対するコッホの新しい研究所がベルリンに建設され、エールリッヒは細菌学と免疫学について新しい研究を始めた。そこで、エールリッヒはエミル・ベーリング[*3]と共同研究を始めた。1892年、ベーリングはジフテリア菌と破傷風菌に感染した動物の血清中に特別な免疫物質を発見した。

エールリッヒは免疫の有名な側鎖の理論を展開した。その理論とは、化学と生物の関係を明らかにしたもので、本質的に感染によって豊富につくられた抗毒素を注射したとき、人工的に供給される側鎖がバクテリアから遊離したトキシンと結合する。すなわち化学的にお互いに中和されるというものであった。

フランクフルトの市長であるフランツ・アディック(Franz Adickes)博士の援助によって、実験治療の大研究所がつくられた。1899年、エールリッヒはその所長になった。そこで16年間研究し、いくつかの発見を成し遂げた。最初、彼は素晴らしい実験室と新しい施設と優秀な助手を得た。フランクフルトでは彼の仕事の一部として、がんの研究と血清の評価の研究を要請された。エールリッヒの努力は化学療法の分野に重点が置かれ、彼の疲れを知らない実験室の仕事は独創的で大胆であった。しかし、彼の助手に対して、命令したことに厳格に従うよう要求した。

エールリッヒは彼が好きな色素について研究を始めた。学生のとき、彼はメチレンブルーが神経を染色することを見出したが、この色素は抗マラリア作用をもつことを証明した。1904年、トリパンレッドという色素が、眠気を起こすトリパノソーマ原虫感染症に効果をもつことを見出した。「側鎖」は、エールリッヒに好奇心をもたせ、ベーリングの抗毒素が感染症に効果をもつ特別の薬だった。

1908年、エールリッヒはパリのパストゥール研究所のエリー・メチニコフ(Elie Metchnikoff)とともにノーベル医学賞を受賞した。

身体に害を与えずに、特別の侵入者を狙い打つ「魔法の弾丸」に関する研究は続けられた。エール

[*2] コッホ(Heinrich Herman Robert Koch) (1843～1910)
パストゥールとともに近代細菌学を確立したドイツの細菌学者。1882年に結核菌を発見し、後にコッホの原則を唱えた。それはある微生物がある病気の特有な病原菌であることを認める条件で、病変部位から特有の病原菌が検出される、検出された微生物はその疾患に限定されること、その病変を動物で再現することが可能であることのほか、再現した動物から再び同一の微生物が検出されることをいう。弟子に北里柴三郎、ベーリング、エールリッヒらがいた。1905年にノーベル賞を受賞。

[*3] ベーリング(Emil Adolph von Behring) (1854～1917)
ドイツの細菌学者・免疫学者。ベルリンで医学を学んだ後、軍医となり、1889年にコッホの研究所助手、北里柴三郎と共同して破傷風およびジフテリア抗毒素を発見、血清療法の創始者となった。1901年にノーベル賞を受賞した。

リッヒはイギリスのリバプールで研究していたトーマス (Thomas) とブレイヌル (Breinl) によって 1906年に見出された砒素化合物アトキシル (Atoxyl) に注目した。アトキシルはある種のトリパノゾーマに効果を示したが、同時に視神経に強い毒性をもっていた。エールリッヒはアトキシルの化学構造に満足せず、病原体を殺す強い力をもち、動物細胞にわずかしか害を与えない化合物を探し続けた。

梅毒に効果を示す化合物606号

アトキシルから始まって、エールリッヒと彼の共同研究者によって418の化合物がつくられ、動物実験が行われた。No.418の化合物はアルゼノフェニルグリシンでトリパノゾーマによる熱帯病に最も強い効果をもつことが証明された。研究は1907年まで続けられ、No.606の化合物ディオキシ-ディアミノ-アルゼノベンゼン塩酸塩が浮かび上がってきた。エールリッヒはこの化合物に期待を寄せたが、1人の助手がトリパノゾーマに効果はないと誤って報告したため、脇に置かれてしまった。

2つの事件がエールリッヒの化学療法の進歩に役立った。第1の事件は1905年、フリッツ・R・シャウディン (Fritz R. Schaudinn) 教授とエリック・ホフマン (Erick Hoffmann) 教授が、梅毒の原因菌、*Treponema pallidum* を発見した。このコルクスクリューの形をしたスピロヘータは数世紀にわたって人類に惨めな被害をもたらしたが、実際上薬物治療は行われてこなかった。

第2の事件はエールリッヒの友人である北里柴三郎教授の教え子であり、細菌学者の秦佐八郎が、日本から1909年エールリッヒの研究所へ到着した。

秦はウサギの梅毒について実験的に研究し、フランクフルトでさらなる研究を行うためやってきた。彼の最初の仕事はすべての化合物について、梅毒感染動物に対する効果を調べることであった。勤勉な秦博士はこの仕事を粘り強くやり遂げ、化合物606号が梅毒に対し最も効果的で、毒性が少ないことをエールリッヒに報告した。人間に対する試験を近くの病院で医師が協力して行った。投与量、中毒量などを決定し、その効果は永続するか、病気が再発するかどうか、試験を行った。

エールリッヒと秦は1910年4月19日ドイツのヴィズヴァーデンで行われた内科学会において、606号についての実験結果を、多くの国の医学者の前で報告した。マグデブルグ病院のシュライバー (Schreiber) 博士は606号を用いて梅毒患者の治療を行った最初の成績について報告した。

エールリッヒのもとへ化合物606号の提供とその依頼が殺到した。サルバルサン (Salvarsan) という名前が606号に与えられ、その名は、特許申請された。

しばらくの間、要求量が供給量をはるかに上回った。エールリッヒは、組織の変性と感染の危険性を避けるため、静脈内注射を行うようにした。彼はより良い化合物を求めて研究を行い、彼が必要とした914号を手にすることができた。この薬はスピロヘータに極めて強力に作用することはなかったが、安全性に優れ、医師による投与が容易であった。914号はネオサルバルサンと呼ばれ、ペニシリンが発見されるまで、ネオサルバルサン (ネオアルスフェナミン) とサルバルサン (アルスフェナミン) が梅毒の治療薬として使用された。

エールリッヒは「魔法の弾丸」を作製したが、彼が多くの名誉や栄誉を受けていた間、反論も受けた。いくつかは「嫉妬」によるものであり、いくつかは反ユダヤ人についてのものであった。

1914年8月の第1次世界大戦開戦とともに、付添人を困らせ、明らかにエールリッヒの生命を短縮させた。最初の発作は1914年の後半に、第2の発作は1915年8月20日に起こり、エールリッヒの命を奪った。彼はフランクフルトのユダヤ人墓地に埋葬された。

36 消化器生理学とホメオスタシス W・B・キャノン 1871～1945年

X線で消化過程を研究

　ウォルター・ブラッドフォード・キャノン（Walter Bradford Cannon）は新しく開発されたレントゲン線（X線）を用い、外科や機械的方法によらずに消化過程の研究を行った。放射線を通さない硫酸バリウムを含んだ食物を一時的に飲み込んで、今までどれだけ多くの人々がX線発生装置と蛍光幕の間に立ったかわからない。そして消化管が映った蛍光板の影像から、数え切れない人々が命を永らえた。

　キャノンは1871年10月19日にウィスコンシンのプレイリー・デュ・シアンで生まれた。父親のコルバート・H・キャノン（Colbert H. Cannon）、母親のサラ・ドゥニオ・キャノン（Sarah Denio Cannon）の息子として育った。父親は鉄道員で、最後に大北方鉄道の輸送の最高責任者になった。母親はウォルターが10歳のときに肺炎で亡くなった。彼女は死の床にウォルターを呼んで「ウォルターよ、世界のために働け」と励ました。それは、彼が決して無視できない遺言となった。

　キャノンは1892年、180ドルの現金を用意して、マサチューセッツのハーバードカレッジに入学した。ボストンのハーバード医学部で4年間勉強し、医学部の最後の年、ハーバード大学とラドクリフ大学で比較解剖学を学ぶよう勧められた。1900年6月に医学の学位を得て、ハーバード大学医学部生理学の教師となった。

　1年後、キャノンはセント・ポールの恋人コルネリア・ジェムス（Cornelia James）と結婚した。1902年に助教授となり、1906年にヘンリー・ピッカリング・ボーディッチ（Henry Pickering Bowditch）教授の後任として生理学の教授となり、1942年8月に退官するまで36年間勤めた。

　ボーディッチ教授は、ウォルター・キャノンが最初の医学研究者であったのに加え、先天的な才能を認め、動物における消化過程を研究する方法としてレントゲン線を利用するよう提言した。

　キャノンは動物を鉛遮蔽机の隙間におき、X線管の焦点となるよう設計した。彼の最初の実験の間、犬が飲んだボタンが食道を下がって行くのを観察した。多くの動物を試験した後、猫が実験に適していることを見出した。X線の不透過物質として主に次硝酸蒼鉛を用いたが、その他蒼鉛塩化酸化物と硫酸バリウムを用いた。これらの無味の重金属塩と動物の食物を混合し、動物に投与し、キャノン博士は蛍光板に写る影として消化器の自然の動きを観察した。

　X線の利用によって、キャノンは食道を通過する食物の速度、胃の蠕動とリズム、小腸の収縮、大腸の特別な抗蠕動、胃内容物の十二指腸への移動速度、食物が結腸へ達するまでの時間、消化に影響する内的、外的因子などを永い間、動物を平穏で満足な状態に保つ間、観察できることを知った。

キャノンによる動物実験のレポート「レントゲン線によって明らかにされた胃の運動」がアメリカの生理学雑誌に1908年発表された。

　彼は動物の感情の変化、たとえば心配、悩み、怒りなどが胃の運動の全体の動きを止めることを観察した。さらに消化管に対する感情の効果が、運動調節する自律神経系の研究に結びつくことを知った。これを『消化の無意識因子』として1911年に公表した。

　1915年、キャノンは『痛み、空腹、恐れ、激怒における体の変化』と題する本を出版した。

　第1次世界大戦はキャノンの仕事を妨げた。彼はハーバード医療チームとともにヨーロッパへ行き、ショックについて研究した。

　25年後に勃発した第2次世界大戦の間、キャノンはショックと輸液の国内研究委員会の議長として働いた。

ホメオスタシスを医学用語に

　人体への彼の観察によって、生体は調和のとれた平衡に常に向うことを明らかにし、キャノンはこの状態を彼の本『体の智恵』およびその他の論文で「ホメオスタシス (homeostasis)」と呼んだ。

　キャノンはこの言葉「ホメオスタシス」を、1920年の初めに医学用語として紹介し、彼の考えを次のように述べている。

　「生物の中で大部分の定常状態を保つため働く協調生理機構は、大変複雑で、生物に特有なものであり、そのために脳、神経、心臓、肺臓、腎臓、脾臓はすべて協調的に働く。私はこの状態を特別な名前、ホメオスタシスという言葉で呼ぶことにした。それは変動するが、比較的一定な状態である」

　キャノンの興味はハーバード大学内のみならず、国境を越えて広がった。1929年にパリのソルボンヌ大学と、1935年には北京の医科大学と教員の交流を始め、17ヵ国から50人の学生が新しい科学を求めて、彼の研究室で研究した。

　家庭では1人の息子と4人の娘に恵まれ、大きな愛情と静かな幸福を楽しんだ。キャノンは単純で真っ直ぐ前を向き、友情溢れる気質の持ち主であった。彼の最後の本『研究者の道』は1942年に彼が退職した後に書かれたが、内容は自伝であるとともに研究と科学における発見が生き生きと書かれている。しかし、後年放射能によると思われる急性皮膚炎に侵され、悪性リンパ腫で1945年10月1日、74歳で死去した。

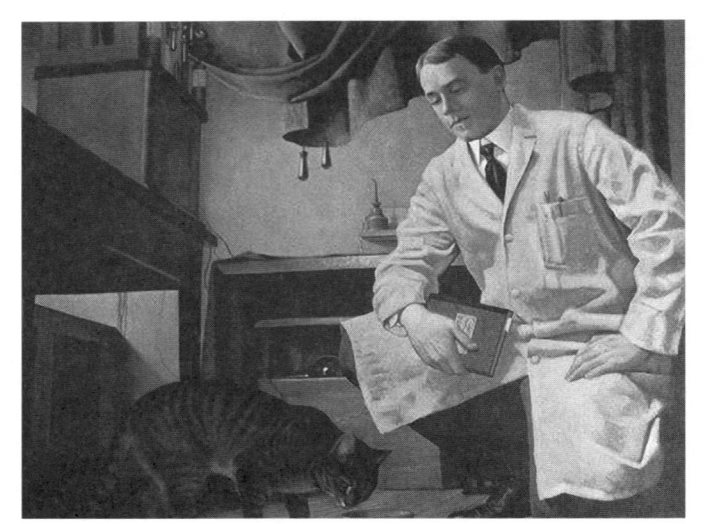

図　ウォルター・B・キャノン：生理学研究者
1896年ボストンのハーバード医科大学の一人の生徒であったウォルター・B・キャノン（1871～1945）は、新しく研究されたX線を使用し、動物消化組織の活動を研究するために、X線不透過な食物を用いた。
University of Michigan Museum of Art, Collection of the University of Michigan Health System, Gift of Pfizer Inc.
UMHS. 38

各論

37

栄養失調とビタミン欠乏症
J・ゴールドバーガー
1874〜1929年

ヒポクラテス時代からある栄養失調

　1914年、アメリカ公衆衛生局の外科医であったゴールドバーガーは、すでに経験豊かな医師であった。

　栄養失調によって起こる病気は、すでにヒポクラテス（Hippokrates、「外国の医療史各論6」）やプリニィ（Pliny）の著作に書かれていた。脚気は300年の間、極東において知られていた。ジェームス・リンド（James Lind、「外国の医療史各論17」）は、すでに壊血病はレモンの果汁によって治療、予防できることを発見した。ペラグラ（皮膚病）は、スペインの医師ガスパー・カサル（Gasper Casal）によって最初研究され、ペラクラ（Pellagra）の名は1771年フラポリ（Frapolli）によって、赤い皮膚（Pelle agra）というイタリア語からつくられ用いられていた。その後、ペラグラはアメリカからトウモロコシが輸入されるようになって、スペインやイタリアで知られるようになった。

　1864年、ペラグラはひろく広がる前に北アメリカで報告された。農村地帯で発生し、特に孤児院、監獄や、収容施設の中で多発したが、付添人や管理者が患者と接触しても感染することはなかった。ペラグラはアメリカ南部の綿花栽培地域に多発し、経済的に大きな打撃を与えていた。

　アメリカの公衆衛生院の外科医将軍は、困難な問題が見つかったとき、ゴールドバーガー博士を派遣した。

公衆衛生へ入る

　ジョゼフ・ゴールドバーガー（Joseph Goldberger）は1874年7月16日、チェコスロバキア内のヂラルトの近くの農地貸借人の家に生まれた。穀物生産の減少は農民を苦しめていた。ジョゼフが7歳のとき、父サムエル（Samuel）、母サラー（Sarah）はすべての財産を売り払い、ニューヨークに移ってきた。彼らはロワー・イーストサイドに落ち着き、8人の子供は学校に通うようになった。父親は野菜商が開けるようになるまでバワリ地区で行商を行った。ジョゼフと彼の兄弟は配達少年となった。ジョゼフはコートの下に常に本を携えて、図書館や古本屋に出かけた。彼はユダヤ信条によって厳格にしつけられ、学校では彼の仲間は多くの人種からなり、信条もさまざまであった。16歳のとき、ジョゼフはニューヨーク市立の土木学校に入学し、ベルビューの医学部に入学し、家族を驚かせた。1895年、彼はクラス2位の成績で卒業した。ゴールドバーガーは、ペンシルベニアのウィルク・バーレで診療を始めた。2年間働きお金を得たが、危険にさらされることはなかった。

スペインとアメリカの戦争が始まって、1899年に外科助手として公衆衛生局に入った。最初の勤務先はデラウェア（フィラデルフィアの近く）のレディ島であった。1902年、外科医将軍のウォルター・ワイマン（Walter Wyman）は黄熱病の研究のため、ゴールドバーガーをメキシコのタンピコに派遣した。1906年、ゴールドバーガーは、ニューオーリンズの美しく親切な娘マリー・ファラル（Mary Farrar）と結婚しようとして、彼の家族を驚かせた。彼らは1906年4月19日に結婚したが、マリーの人生はバラ色ではなかった。ゴールドバーガーの勤務先は家から遠く、常に危険に曝され、収入は少なく、多くの心配事が絶えなかった。彼がテキサスのブラウンズヒルにデング熱の研究のために出かけた36時間後に長男が生まれた。彼自身、仕事の終了前にデング熱に罹った。これらの心配事のほかは、2人の結婚生活は幸せで3人の息子と1人の娘に恵まれた。

ペラグラの研究へ進む

　ゴールドバーガーは、ワシントンD.C.とマサチューセッツのウッドホール研究所で、寄生虫の専門家になるため数年間研究を行った。

　次に彼は綿の生産地のペラグラの問題を解決するために派遣され、南へ向かった。彼はできるかぎり綿工場のある町、綿農場、丘や谷に出かけ、ペラグラ症を示す皮膚疾患、虚弱体質、消化不良、下痢、精神異常の患者など数百人と会った。

　多くの精神異常の患者はペラグラの施設に収容され、他の患者は施設に収容後、しわがよったペラグラの症状を示した。

　ゴールドバーガーが特に興味を示したのは、ミシシッピーのジャクソンの近くにある2つの孤児院であった。そこでは集団研究ができそうだった。メソジストとバプテイストの孤児院は1マイルも離れていなかった。良い施設による世話、かなり良い建物、毎日の基準食、栄養食にもかかわらず半数以上の子供が毎年ペラグラ症状を示した。ゴールドバーガーは外見上無表情な振る舞いをしていたが、子供たちは小さな顔にペラグラの症状を示し、彼をとりつかれたように見上げた。彼は、ペラグラは感染症ではなく、1つのグループの人がすべて発症するのではなく、大人と子供は同じ食事をとっており、毒物のようなものでもない。これらの施設では大人が発症することは少なく、3歳から12歳までの子供が発症する割合が極めて大きいことを見出した。

　子供たちは2歳になるまで充分なミルクを与えられていたが、3歳から12歳までは炭水化物、トウモロコシパン、おかゆ、サトウキビシロップ、糖みつを与えられていた。しかし、肉が提供されるのは1週間のうち1度だけで、エンドウや大豆などのタンパクを多く含む野菜はたまにしか与えられず、特に初春の頃にその傾向が強かった。

　ゴールドバーガーは、12歳以上の子供たちは、彼らが望む特別食が補足されていることを知った。そして、幼児期から12歳までは施設の食事だけでペラグラを発症することが多かった。

　公衆衛生院は、ゴールドバーガーが提案した補足的食事を与えることに最初は同意しなかったが、1914年9月上旬、賛成の返事をワシントンから受け取った。孤児院の管理人であるJ・R・カーター（Carter）博士とカーター夫人は非常に協力的であり、子供たちは1週間に4回、肉を与えられ、毎日卵を、ミルクを定期的に与えられた。トウモロコシ食は減量され、オートミール、エンドウ豆、大豆と他の野菜が与えられた。やがてゴールドバーガー博士とワーリング博士は、子供たちの顔面や体のペラグラの症状が消えていくのを確認した。彼らがペラグラに勝利したことは明らかであったが、

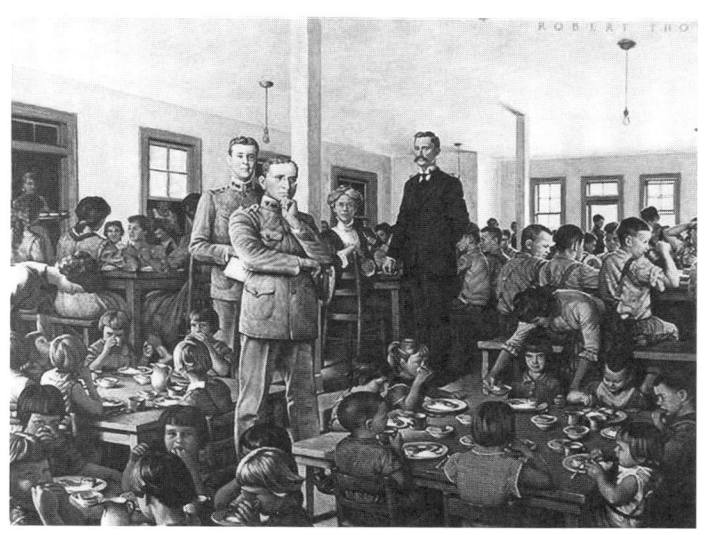

図 ゴールドバーガー：食糧不足と糖尿病

合衆国公衆衛生外科医ジョセフ・ゴールドバーガー（1874～1929）は、ミシシッピーのジャクソン孤児院、精神病院、刑務所で1914年ペラグラの研究を始めた。彼は、ペラグラの原因を食物不足に求め、他の科学者に対して健康にとって必須な栄養素であるビタミン発見の礎を与えた。

University of Michigan Museum of Art, Collection of the University of Michigan Health System, Gift of Pfizer Inc.
UMHS. 42

1915年春に病気が再発しないか否かを見守った。

その間ゴールドバーガー博士は、別の助手であるD・G・ウィレット（Willets）博士とともに、対照実験をジョージア州のミルドゲビルにあるジョージア州立療養所でも行った。

ゴールドバーガーの残りの生涯はペラグラの研究に捧げられた。ゴールドバーガー博士は、すべての食物のうち、ビール酵母がペラグラを予防するペラグラ（Pellagra）―（予防, preventive）因子（P-P-factor）を多く含んでいることを発見した。もっと時間があればP-P因子の化学的性質について究明したと思われるが、その時間は彼に与えられなかった。これらの問題はビタミンB群と呼ばれ、他の研究者にその解決が委ねられた。ビタミンB群とはその後の研究で、①ビタミンB_1（抗脚気ビタミン）、②ビタミンB_2（リボフラビン）、③ナイアシンあるいはナイアシンアミド（抗ペラグラ因子）、④ビタミンB_6あるいはピリドキシン、⑤ビタミンB_{12}あるいはシアノコバラミン、⑥抗貧血性ビタミンあるいは葉酸、⑦ビオチン、⑧パントテン酸、⑨リポ酸などの物質を含むことになった。

ビタミンは生命に必須であり、体内で合成できないものを言う。

その晩年、ゴールドバーガー博士の身体はがんに浸されつつあった。彼は愛した研究を放棄し、1929年1月17日に死去した。遺灰は彼の希望により、ポトマック川上流のハインズ・ポイントに運ばれ、ラビィ・エイブラム・シモン（Rabbi Abram Simon）、マッコイ（McCoy）博士によって簡単な式が行われた後、彼が愛した川の表面を吹き渡る風の中に播かれた。

38 ペニシリンの発見
A・フレミング
1881〜1955 年

　20世紀前半、医学において最も意義深く目覚ましい進歩は、抗生物質の導入であった。抗生物質は他の薬による感染症の治療法を変え、数え切れない多くの人々により長く、より良い生活の希望を与えてきた。

　1940年代初期に医学に抗生物質が導入されたことは、まさに国際的事件であった。ロンドンにおけるペニシリンの発見は、1929年スコットランド生まれの細菌学者アレキサンダー・フレミング（Alexander Fleming）によって発表された。10年後、オーストラリアからハワード・W・フローリー（Howard W. Florey）、ドイツからエルンスト・B・チェイン（Ernst B. Chain）、そしてオックスフォード大学のイギリス人共同研究者らがカビの培養液からペニシリンを抽出し、それを試験した。最初は動物に、次にヒトに投与し、ある種の感染菌に対し、ほとんど信じられない効果を認めた。しかも、生きた細胞に対する毒性は極めて低かった。世界中にペニシリンを提供する基礎をつくったのは、オックスフォード・チームの仕事であった。しかし、イギリスの研究者と協力して、労力のいる低収率な実験室的方法を高収率の大量生産に結びつけ、第2次世界大戦の医学的要求に応えたのは、アメリカ政府と製薬会社がもつ資源と専門的知識であった。

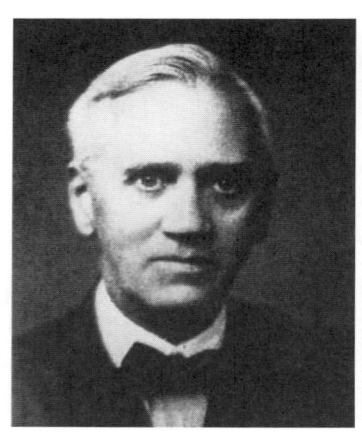

図　A・フレミング

抗菌性培養液を見つける

　アレキサンダー・フレミングは偶然、独自にペニシリンを発見した。彼はペトリ皿の中の黄色ブドウ状球菌の培地に侵入したカビがかなりの範囲のバクテリアの発育を阻止することを観察した。フレミングは、ロンドンのセント・マリー病院の予防接種部で働いており、培地の上にカビを培養し、抽出液をつくり、それを試験する変わった研究を行っていた。驚いたことに、その抽出液は多くのグラム陽性菌（黄色ブドウ球菌、化膿性連鎖球菌、肺炎双球菌など）およびジフテリア菌の発育を阻止した。彼は便宜上、そのカビ培養液にペニシリンという名をつけた。そして、それは石炭酸（フェノール）やその他の消毒剤よりはるかに強力であることを見出した。しかも、体の表面へ原液を塗っても安全であると発表した。その培養液は動物に対し刺激性はなく、大量投与しても安全であると報告した。そして血中の白血球の作用を妨害しないことも確かめた。最後に彼は、この培養液は消毒液とし

て、ペニシリン感受性感染部位へ直接適用し、注射することもできると発表した。

次の戦争では、細菌を死滅させるリゾチームについて特に涙の中のリゾチームについて活発な研究を行った。しかし、彼はペニシリンの純品が得られるまで結局15年間待つことになった。

フレミングがペニシリンを発見した1929年以降、ペニシリンの研究を中止したことはなかった。1929年の彼の論文はわずかに注目を集めたが、フレミングはその物質について実験を続けペニシリンについて語り続け論文を書き、ペニシリンの抽出について化学者の興味を引こうと努力した。彼自身は化学者ではなかったが、化学者であるハロルド・ライストリック（Harold Raistrick）とP・W・クルッターブック（Clutterbuck）と微生物学者R・ロベル（Lovell）がペニシリンの抽出を試みたが、その物質は不安定で、生成の段階で失われてしまった。そのときスルファ剤が注目を引き、その後スルファ剤に限界があり、望ましくない副作用が明らかになるまで、ペニシリン抽出の努力はなされなくなってしまった。

後に共同研究者となったフローリーは1898年オーストラリアのアデレードで生まれた。故郷で医学を学んだ後、ローデス奨学金を得てオックスフォードに学びにきた。1925年、ロックフェラー財団は、彼をアメリカに派遣し、多くの研究所で研究を行わせた。イギリスに戻ってから、フローリーはフレミングがリゾチームの研究を行っていることを知り興味を抱いた。1935年、フローリーはサー・ウイリアム・ダン医学校の病理学の主任となった。この役職でフローリーは病理学と細菌学の研究チームを指導することになった。しばらくして、フローリーは生化学部門を設立するために、エルンスト・B・チェイン（Ernst B. Chain）を招聘した。チェインは1906年にベルリンで生まれた。父親はロシア人、母親はドイツ人であった。フリードリッヒ・ウイルヘルム大学（ベルリン）でチェインは生化学と生理学を専攻し、ナチが力を発揮する直前に学位を受け取った。ユダヤ信条のため、チェインは1933年にイギリスへ移住し、1935年にフローリーと共同研究するようになるまで、ケンブリッジの生化学教室で働いた。

オックスフォードでも研究

オックスフォードの研究チームによる最初の研究は、ペニシリンに関するもので、その物質は不安定で、化学構造は未知で、黄色ブドウ球菌に殺菌作用をもっていることが"Antibiotics（抗生物質）"という雑誌に発表された。チェインとフォークは1938年 *Penicillium notatum* というフレミングのカビの培養液について研究を始めた。1939年の終わりに、フローリー、チェイン、ハートレイによって活発に研究が始まった。最初の大まかな試験培養法は、ペニシリンの収率を高めるため種々の培地の改良が行われた。そして凍結乾燥法がペニシリンの変性を防ぐために利用された。1：500,000に希釈しても黄色ブドウ状球菌に効果をもつペニシリンのNa塩を含む褐色の粉末が得られた。後で判明したが、この褐色の粉末はペニシリンをわずか1%含有していた。

不純なペニシリンが少量ずつ集められ、マウスに対する実験が始まった。最初の実験は1940年5月25日に行われ、溶血性黄色ブドウ状菌の毒性株に感染させた2群に対し、1群はペニシリンを投与、別の群にはペニシリンは投与されなかった。ペニシリン非投与群は16時間後までにすべて死亡しだが、ペニシリン投与群は生き延びた。数日後に同一実験を繰り返し、同一結果が得られた。不完全ではあったが、マウスに対する試験はペニシリンに対する希望を抱かせた。D・ガードナー（Gardner）とJ・オル-エウイング（Orr-Ewing）は細菌に対する研究を担当し、フローリーとジェニング

(M.A. Jennings)は薬理試験と生物学的試験を担当した。チェインとA・G・サンダーズ(Sanders)、E・P・エイブラハム(Abraham)は化学と生化学面を担当した。臨床試験が行われ、フローリーとその妻(M・E・フローリー)とC・M・フレッチャー(Fletcher)が、その担当者となった。このグループは"オックスフォード・チーム"と呼ばれ、後ほど他の化学者が追加された。

第2次世界大戦が勃発し、ペニシリンの計画は困難になってきた。実験器具や実験材料の供給が困難になる一方、夜間に爆弾がイギリスに投下されるようになったが、傷病者のために改良された医薬品が必要になった。

「化学療法剤としてのペニシリン」と題する最初の論文が、サー・ウイリアム・ダン(病理学研究室)から報告(ランセット1940年8月24日号)され、フレミングの目にとまった。フレミングはいつの日かペニシリンが濃縮され、精製されることを期待していた。この論文はオックスフォード大学チームが研究してきた成果に関するものであった。1940年9月2日、フレミングはオックスフォードに行き、実験室でフローリーとチェインに面談した。チェインにとってそれは驚きであった。チェインはフレミングがすでに亡くなったと思っていた。それからフレミングは時々オックスフォード大学を訪ねるようになった。しかしすでにペニシリンの小規模生産は事実上完成された仕事であった。

臨床実験が始まる

ペニシリンの最初の臨床実験は1941年に始まった。最初の患者(オックスフォードの警察官)は重症で通常の治療法では治らずに、2月12日、敗血症で死にかけていた。ペニシリンが間欠的に静脈注射された。24時間以内に彼は明らかに快復し、5日間ペニシリンがなくなるまで投与が続けられた。それから再び悪化して死亡した。ペニシリンの供給が増量され、投与時間の長さと投与量が検討された。ペニシリンの供給量を増すため、患者の尿からペニシリンを抽出して利用した。

実験室でのペニシリンの調製設備は、臨床での試験を行う量を確保するには不充分であった。そして、戦争時においてペニシリンを大量生産するためにイギリスで製薬会社を設立することは困難であった。そのため、1941年、フローリーとヒートリーらはまだ戦争国でなかったアメリカへ行き、7月4日の休日前にエール大学の医史学の教授のJ・F・フルトン(John F. Fulton)と面談した。フルトンはロス・ハリソン(Ross Harrison)国立研究委員会委員長と連絡をとり、彼らがチャールズ・トム(Charles Thom)と相談するよう提案した。トムは農学部のパーシィ・A・ウエルズ(Percy A. Wells)を紹介した。

ウエルズはフローリーとヒートリーをイリノイ州のペオリアの農学部の北部地域研究所へ案内した。より多くのペニシリンを生産することはオリビル・E・メイ(Orville E. May)と醱酵部門の部門長ロバート・D・コギル(Robert D. Coghill)に7月14日に依頼することになった。コギルはグルコン酸を製造する深部タンク培養法がペニシリンの生産に適していると提案した。

ヒートリーはペオリアに数ヵ月留まりペニシリンの生産改良に協力した。フローリーはアメリカ、カナダの多くの製薬工場を訪問、ペニシリンの生産への協力を要請し、政府機関とも相談した。彼の古い友人であるA・N・リチャードはアメリカの科学研究発展部門の医学研究委員会の議長となった。アメリカの多くの製薬会社がペニシリンの生産を始めた。なかでもメルク社、スクイブ社、チャールズ・ファイザー社、ブリストル社、アボット社、ウィンスロップ化学会社、イーライ・リリー社、アップジョン社、カッター社、パーク・デービス社などがペニシリン生産を始めた。

イリノイのペオリアの研究所からいくつかの情報がもたらされた。最初トウモロコシの浸出液を培養液に加えることが提案され、ペニシリンの生産が20倍上昇した。グルコースの代わりに乳糖を加えることがさらに収量の増加に役立った。より良いカビの研究も行われ、腐敗したマスクメロンの一種が *Penicillium chrysogenum* によるペニシリン生産をさらに増加させた。

　アメリカが戦争に参加した1941年12月7日以後、深部タンク培養法によるペニシリン生産に多くの技術が導入された。アメリカ政府は、ペニシリン生産を、戦争による必要性と緊急な民間人には要求を保証するためにその生産を調整し、販売を規制し始めた。

　1941年にはアメリカでは1人の患者もペニシリンで治療できなかったが、1942年には100人の治療が可能となり、1943年9月にはアメリカ軍を始めその他の国の要求に応えられるようになった。

　アメリカとイギリスの間で政府の研究者が情報を交換し、イギリスでもブーツ・ピュー薬品会社、英国薬品会社、グラクソ製薬、メイ・ベーカー社、ブロウ・ウエルカム社がペニシリンの大量生産を始めた。研究はさらに進められ、複数のカビによる数種のペニシリンが生産されるようになった。不純で非結晶性の粉末は化学的精製法によって結晶性塩ができ上がった。ペニシリンFがイギリスで、ペニシリンGがアメリカで生産された。

ノーベル賞を受賞する

　フローリーとチェインが彼らの結果を報告したとき、ペニシリンは一般に利用できるようになった。フローリーは1941年に王立協会の会員に選ばれた。1944年、彼らはイギリス国王より騎士バチュラーの称号を贈られた。チェインは王立協会会員となった。1945年12月、フレミング、フローリー、チェインはノーベル賞を受賞した。

　フレミングはセント・マリーの細菌学の教授となった。次いでエディンバラ大学の学長になった。サー・アルムロース・ライト（Sir Almroth Wright）の退職によってライト・フレミング研究所の所長になった。1955年に死去し、ロンドンのセント・ポールの地下聖地に埋葬された。

　フローリーは1962年にサー・ウイリアム・ダン医学部病理学教室の教授と所長を退職し、オックスフォードのクィーンカレッジの学長となった。チェインは1949年ローマにおけるイタリア国立公衆衛生研究所の国際研究所の所長となり、1861年にロンドンにおける王立科学技術大学の生化学の教授に任命され、1979年に亡くなった。

　第2次世界大戦以降進められた新抗生物質の研究の機運は、数千の生物の研究を行い、抗微生物質の数百の報告がなされた。研究室で注意深く試験され、その大部分は破棄され、しかし時々新しい抗生物質が発見され、古い抗生剤も使用しつつ、病気と戦う医師のために可能性のある武器を入れ替えさせてきた。主な抗生物質として、ペニシリン、ストレプトマイシン、エリスロマイシン、マクロライド、ポリペプチド、テトラサイクリン、クロラムフェニコールなどがある。

　フルトンは次のように書いた。「治療薬としてペニシリンを紹介した名誉は、ペニシリンを最初に単離し、臨床的有用性をはっきり証明した人に贈られる」。また、ストレプトマイシンの発見者ワクスマン博士は「抗生物質の最後の章を書くのはまだ早過ぎる。その発端はつい最近のことであるし、その発展はその歴史的評価をするには、あまりに壮観である。多くの問題はまだ解決を待っている」と述べている。

各論

39

糖尿病とインスリン
F・バンティング
1891～1941 年

　1921年7月30日のトロントの夜は蒸し暑く、不快であった。トロントはオンタリオ湖のカナダ側の岸から北の方に広がる都市である。トロント大学医学部の軒の下の実験室の中で、空気の流れは止まっていた。夜中が近づき、2人の若い研究者が睡魔と不快に襲われていた。時計の針がゆっくりと動くのを確かめた12時15分、彼らは糖尿病の犬を起こして血液と尿のサンプルを採取した。小さな鉢の中の氷水に浮かしてあった試験管から貴重な膵臓の抽出液の5ccを犬に注射した。そして通常の糖の試験を行った。

　長い間夢見た感動の瞬間がやってきた。犬の尿中の糖はなく、血糖は半減していた。フレデリック・G・バンティング（Frederick G. Banting）もチャールズ・H・ベスト（Charles H. Best）にもう眠気はなかった。彼らはその瞬間を疑い深く見つめた。それから彼らの発見の意義を理解するとともに、勝利の叫び声を上げた。静かな実験室は異様な状景に変わり、2人の研究者は喜びで躍り上がった。バンティングとベストは最初のゴールに達した。彼らはそれまで続いていた糖尿病患者の死の行進を止める可能性を見出したのである。

糖尿病に興味を抱く

　バンティングは1891年11月14日にトロントの北20マイルにあるアリストンの町の近くで生まれた。彼は父親の農場で育ち、地方の教育を受けた。両親の希望に従って聖職者になる勉強をしていたが、希望を変更してトロント大学医学部に入学した。彼の医学部での教育は、第1次世界大戦の到来で早められ、バンティングは医学部の新卒でありながら、カナダ陸軍の第50一般病院の外科士官としてフランスで働き始めた。そして戦争終了6週間前に負傷した。治療のためカナダに帰され、トロントの整形外科へ、次いで西部オンタリオ大学の整形外科教室に入局した。彼は医学部図書館の常連となり、最新の論文を熱心に読んだ。

　彼は糖尿病について興味をもち、膵管を結紮し、数週間待ち、変性させたら血糖低下物質を膵臓から取り出せるかも知れないと考えた。次の数日間、医学部の同僚と膵臓の実験について討論した。しかし、西部オンタリオ大学はそのような実験を行うには不適当で、友人らはスコットランド出身でトロントの生理学教授ジョン・リッカード・マクラウド（John Rickard Macleod）に相談するように進言した。マクラウド教授は炭水化物の代謝の優れた研究者だった。

　マクラウド教授は、最終的にバンティングが動物実験のために、夏休みの8週間、使用していない実験室を使用することを許可した。さらに生理学と生化学の高学年学生に糖尿病についてのバンティ

外国の医療史

ングの実験を手伝う学生を募集した。生化学の経験が得られることに注目して、チャールス・ベスト（Charles Best）が実験の手伝いを申し出た。

ベストは1899年カナダ系の医師の息子としてメイン–ニューブランスヴィックで育った。おばが糖尿病で死んだため、糖尿病に興味を持つようになった。彼のトロント大学での教育は第1次世界大戦で中断されたが、生理学と生化学を受講し、バンティングと共同研究を始める3日前に、この科目の最終試験を終えたばかりであった。

バンティングとベストは、1921年5月17日の朝、膵臓に関する文献の抄読を始め、糖尿病は古代エジプト人、ヒンドゥー人、中国人、ギリシャ人によって知られていて、犬から膵臓を摘出した場合、糖尿病となることが、1889年にミンコウスキィ（Minkowski）らによって記載され、ラングネス（Langnesse）は膵臓を全部摘出するのではなく、ランゲルハンス氏島を除去した場合でも糖尿病が生ずることを確かめた。これらの報告を除いて、抗糖尿病物質の発見の報告はまったくなかった。

糖尿病犬の死を防ぐ

やがて実験の犬が隣の動物室につながれて、外科手術が始まった。バンティングはベストの助力を得て、数匹の犬に麻酔をかけ、膵管を結紮した。ベストはバンティングとともに血液と尿中の種々の生化学の試験を行った。消化酵素が組織内で変性するのに6週間待った。彼らの説が正しければ、ランゲルハンス島と呼ばれる特別の膵臓組織が残っているはずと考えた。破壊的な消化酵素がなくなれば、血糖を下げる未知の物質が見つかるかもしれないと推察した。

6週間が過ぎた頃、バンティングとベストが犬の腹部を開き膵臓を調べたところ、結紮糸がなくなって元気な膵臓が顔をのぞかせた。6週間が徒労に終わった。彼らは結紮糸を別のものにして再び6週間待った。7月の終わりに彼らは1匹の犬の膵臓を摘出し、糖尿病犬をつくった。消化酵素をつくる膵臓の一部、腺房細胞は衰退し、ランゲルハンス氏島は健在であった。縮んだ膵臓を摘出し、冷却した乳鉢で砂とともにすりつぶし、リンゲル液中に懸濁し、ろ過した。7月30日の夜、その液を糖尿病の犬に注射した。血中の糖と尿中の糖の試験を繰り返し行った。高血糖は減少した。血糖を低下させる物質を「イスレチン（Isletin）」と呼んだが、後に呼びやすい「インスリン（Insulin）」に変えた。

9月が近づいたとき、研究チームはその不思議な物質（インスリン）が糖尿病犬の死を防ぐ確かな成績が得られるまで実験を繰り返した。

夏休み中大学にいなかったマクラウド教授は彼らの結果に疑いをもった。そのため、マクレオド教授は彼らに実験を繰り返すことを要求した。多くの場合、彼らは同一の満足すべき成績を得た。

インスリンを抽出、患者に使用

一方、ベストはインスリンを成牛の膵臓を酸性にしたアルコールで抽出できることを発見した。

1921年末のクリスマスと新年の間に、論文がトロントにある生理学ジャーナルとアメリカ生理学会に、そして1922年2月にトロントの医学アカデミーに送られた。それからしばらくして新聞が新しい問題を解決した研究結果を掲載し始めた。人々は世界中で数千人以上いる糖尿病患者の命を救うインスリンの生産を求め始めた。しかし、当時は不純なインスリンが実験室で少量得られるばかりであった。マクラウド教授は化学的に手助けするためにJ・B・コリップ教授をチームに迎え入れた。

トロントの一般病院に入院していた20歳の男子レオナルド・トンプソン (Leonard Thompson) は、糖尿病で死にかけていた。毒性について自ら試験した牛膵臓から抽出したインスリンを、少年の主治医であるウォルター・キャンベル (Walter Campbell) 博士が注射した。その効果は奇跡的で、インスリンの投与で彼は快復し、数年間生き延びたが、オートバイの事故で死んだ。

　あらゆる機会に、バンティングは発見に対する名誉はベストと共有したいと述べていた。1923年ノーベル賞がバンティングとマクラウドに授与されたが、バンティングはすぐさま賞金はベストと分け合うと述べた。マクラウドは賞金をコリップと分け合った。

　1922年初め、インディアナ州のインディアナポリスにあるイーライ・リリー (Eli Lilly) 社はインスリンの製造に興味を示した。リリー社の科学者はベストとイギリス・ロンドンの国立医学研究所のサー・ヘンリー・デール (Sir Henry Dale) とその共同研究者とインスリンの製造研究を始め、1年以内にインスリンは世界で広く販売されるようになった。

　インスリンの製造は急速に進歩し、ベストは1925年に医学部を卒業し医学の勉強とともに、インスリン生産の研究と管理を結合させ、ロンドンのグル研究所で数年を過ごし、ロンドン大学から科学博士の学位を得た。1928年にトロントに戻り、新しく設立されたトロント大学の生理衛生学教室の主任になるとともにコンノート研究所の副所長となった。マクラウド教授が退職し、ベストは生理学教室の教授となった。

研究所が開設される

　バンティングがマクラウドとともに1923年にノーベル賞を受賞してから、多くの名誉が彼に贈られた。彼にとって最も喜ばしいことは、トロント大学にバンティング・ベスト医学研究所が完成したことであろう。彼は1925年にその最初の所長に任命された。次いでバンティング研究財団が設立された。1934年にはイギリス国王からナイトの称号を贈られた。1939年、バンティングはヘンリエッタ・ボール (Henrietta Ball) と結婚した。その生涯は幸せであったが短かった。

　第2次世界大戦が開戦し、彼は軍隊に入隊し少佐に昇進した。悲劇的なことであったが、彼は軍隊の仕事で飛行機に乗り、嵐に遭いカナダ東部のニューファンドランドで事故のため飛行機が壊れ、怪我をして死亡した。1941年2月22日のことであった。

　バンティングの死後、ベストはコンナウト研究所と衛生学の仕事を退職

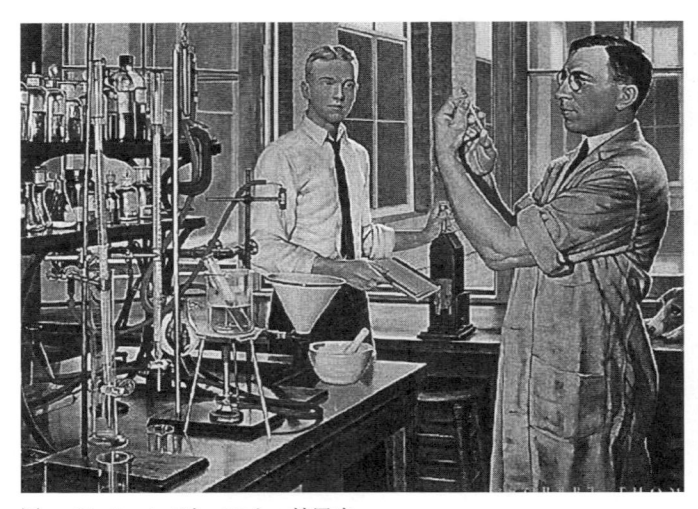

図　バンティングとベスト：糖尿病
1921年、カナダ、トロント大学生理学教室で研究していた若い生物学者チャールズ・H・ベストとフレデリック・G・バンティングは、糖尿病を治療できるインスリンを膵臓の抽出物中に発見した。インスリンは、命を失いかけた何百万人もの生命に希望を与えた。
University of Michigan Museum of Art, Collection of the University of Michigan Health System, Gift of Pfizer Inc.
UMHS. 43

外国の医療史

し、医学部生理学の教授と医学研究の指導も引き受けることになった。

　1954年にトロント大学通りのバンティング研究所の隣にチャールズ・H・ベスト研究所が完成し、1961年に新しいウイングが建設された。2つの研究所は高架通路で結ばれた。ベストの指導で1921年に若い2人の研究者が始めたように研究が始まった。

　糖尿病の発症の原因解明は将来の研究成果に委ねるべきであるが、バンティングとベストの貢献に対して何百万の糖尿病患者が感謝を捧げることであろう。

　フィジビー（Feasby）は「バンティングなくして糖尿病について何も試みられなかったが、ベストなくして何も発見されなかったであろう」と述べている。

日本の薬学史・医療史年表

西川　隆・五位野　政彦・近藤　晃司

　本年表（日本編）は、紀元210年頃の古代から2014年（平成14）までの薬事制度、薬学教育関連、薬剤師、薬種・製薬関係の4分野を中心にした。

◇古代から奈良・安土桃山時代（紀元210～1600年頃）

210年頃	中国古代医学書『傷寒論』と薬物書『神農本草経』ができる
414年	天皇病気で新羅より医師・金武が来朝、天皇治癒する［外国医術を用いた始め］
538年	百済の聖明王が仏像、経典などを献上し、仏教が伝来［一説には552年］
554年	百済から採薬師の施徳藩量豊、固徳丁有陀が来日［採薬師渡来の始め］
593年	難波に四天王寺を建立、療病院、施薬院などを設ける
607年	法隆寺の「薬師如来像」が成る
611年	推古天皇、5月5日百官を率いて大和菟田野に「薬猟」に行く［この日を 薬(くすりひ)日とし薬猟の恒例日となる］
701年	「大宝律令」が制定される［わが国最古の医事薬事制度］
730年	皇后職に「施薬院」を設置［薬草を買い取り毎年進上させた］
753年	鑑真和上が来朝、「薬物鑑定」を教える
756年	光明皇后が聖武天皇遺愛の品や愛用の薬物を東大寺に奉納
799年	和気広世が自著『薬経太素』（254巻）を講ず［薬効を記した現存する最古の医書］
808年	安倍真直、出雲広貞らがわが国固有の医方を集め、『大同類聚方』100巻を著す［伝来は偽書というのが通説］
918年	深根輔仁が『本草和名』二巻を著す［わが国最初の本草書］
927年	藤原時平の「延喜式」が公布
984年	丹波康頼が『医心方』（30巻）を撰述［随・唐の医書を要約した、わが国に現存する最古の医学全書］
1107年	宋の陳師文らが『和剤局方』を著す
1214年	禅僧・栄西が『喫茶養生記』二巻を著す［茶と桑の効用を伝える］
1259年	良観房忍性が鎌倉極楽寺内に「療病院」を設け、施療を行う
1302年	梶原性全が『頓医抄』50巻を出す［最古の邦文医学書］
1363年	僧・有隣が『福田方』を著す［巻一で生薬119種類を記述］
1519年	小田原で「ういろう透頂香」が発売される［現存する売薬の最古のもの］

1525 年	田代三喜の『和極集』が成立する
1545 年	曲直瀬道三が京都で李朱医学を唱道し、医学教育を始める
1555 年	豊後国に、ポルトガル人アルメイダ (Luis de Almeida) によって西洋式病院がつくられ西洋医術を施す [西洋医術伝来の始め。日本人パウロ (洗礼名) が調薬師 (薬剤師の前身名) の仕事に当たる]
1556 年	加賀の人・斎藤某が豊臣秀吉から賜った大坂・伏見で輸入問屋を始める [道修町の始め]
1590 年	相州小田原の薬種商・益田友嘉が江戸日本橋本町四丁目に薬店を開き、目薬「五霊膏」を発売 [江戸薬種商の始め]
1590 年	明の李時珍が『本草綱目』52 巻を完成
1598 年	明の陳推敬が豊臣秀吉に献上した「和中散」の薬方を大阪城下の薬店・定斎が得て発売 [売薬定斎の始め]

◇江戸時代 (1603〜1867 年)

1603 年	徳川家康、江戸幕府を開く
1607 年	幕府の儒官・林春道 (羅山) が李時珍の『本草綱目』を幕府に献上 [以降、わが国の本草学が発展。家康の座右の書]
1638 年	幕府が品川に麻布御薬園、牛込に大塚御薬園を開く
1639 年	幕府、ポルトガル船の来航禁止、鎖国完成
1658 年	贋薬(にせぐすり)種売買禁止令出る [薬種商が仲間を組織して贋薬の売買取締に協力する]
1674 年	幕府、人参座を設ける [輸入朝鮮人参を特定の商人に売らせる。(1710) 日本の「銀」流失で廃止]
1671 年	バタビヤの薬剤師ブラウン (Fans Braun) が来日 [丁子油などの蒸留術を教える]
1677 年	初代田辺五兵衛 (以下・田辺) が大坂土佐堀で創業 [後に道修町に移る]
1681 年	遠藤元理が薬物書『本草弁疑』を著す
1684 年	小石川薬園開設
1689 年	江戸日本橋本町に薬種問屋の「座」が生まれる
1690 年	富山の配置薬「反魂丹」始まる [(1617) 富山の日比野小兵衛が備前岡山の医師万代常閑から反魂丹の処方を得て、前田侯に献上したのが、富山の反魂丹の始め]
1715 年	江戸日本橋本町三丁目薬種問屋 24 名の「薬種問屋仲間」が公許される [株仲間]
1715 年	大阪の寺島良安が『和漢三才図会』105 巻を発刊
1720 年	将軍吉宗がキリスト教以外の西洋書の輸入と閲覧を許可
1722 年	吉宗が丹羽正伯らを「採薬師」とする [以後、採薬師により各地で採薬や栽培が始まる]
1722 年	大坂道修町に薬種仲買仲間 124 名が株仲間として公許される
1722 年 5 月	幕府、「和薬種六ヶ条」を定め、江戸、大坂など 5 ヵ所に「和漢薬改会所」を設立、薬品検査を実施 [(1738) 廃止、(1808) 再興を許可]
1722 年 7 月	江戸本町薬種問屋組合 (15 名) が公許される
1722 年 12 月	吉宗が小石川養生所を設ける
1724 年	森野藤助が「森野薬園」を開設
1725 年	吉宗、下総の小金野 (習志野市付近) の御薬園で欧州産薬草の種子を播くも失敗
1728 年	津島侯献上の朝鮮人参種子 60 粒が日光で発芽 (お種人参の元祖) [(1729) 幕府は本格的に官営栽培に取り組む]
1729 年	香川修徳が『一本堂薬選』を刊行 [最初の実証的薬物書]
1735 年	唐人参座が江戸、大坂に置かれる

1740年	幕府、「御定書百箇條」を定める［毒薬を売った者は獄門、贋薬を売った者は死罪とした］
1740年	野呂元丈が和蘭語版の抄訳『阿蘭陀草木和解』を著す
1757年9月	採薬師・田村藍水が「薬品会」（物産展）を江戸湯島で開く［薬品会の始め］
1763年	江戸神田紺屋町に「和人参座」（お種子人参）を置く
1765年	美濃屋正助（エスエス製薬の祖）が江戸の城辺河岸に創業
1774年8月	杉田玄白らが翻訳した『解体新書』5巻が成る
1781年	初代武田長兵衛以下・武田が大坂道修町で営業開始
1786年	桂川甫周が『和蘭薬選』を著すも刊行されず
1790年12月	幕府、人参の官営栽培を廃止する［栽培が軌道に乗ったので作ること、売買とも勝手次第となる］
1792年2月	幕府、「製薬所」を江戸城二の丸に設ける［栗本瑞見（昌蔵）が主宰］
1799年	小野蘭山が江戸医学館で本草を講義［(1802)蘭山「本草綱目啓蒙」84巻を著す］
1802年	橋本宗吉が訳述書『内外三方典』を著す
1803年	大坂のほか京都、堺にも長崎から輸入薬種の直送が許される
1805年10月	華岡青洲が麻酔薬「通仙散」（マンダラ葉）を用いて乳がん手術を行う
1813年	宇田川榛斎が『和蘭局方』を訳定するも未完に終わる
1814年	幕府、唐薬・和薬ともに薬種問屋のほか直接取引を禁止
1815年	杉田玄白が『蘭学事始』を出す
1820年	宇田川榛斎が『和蘭薬鏡』を著す［西洋薬の作用・性状など記す］
1822年	宇田川榛斎と宇田川榕庵が『遠西医方名物考』を著す［(1834)同補遺で元素、酸素、水素、窒素、炭素などの化学を初めて記す］
1823年8月	シーボルト（Philipp Franz von Siebold）が和蘭医師として長崎に来る
1823年	植野屋栄吉（鳥居薬品の祖）が江戸日本橋瀬戸物町に創業
1824年	ドイツの薬剤師ビュルゲル（Heinrich Bürger）がシーボルトの助手として来日［処方箋調剤の嚆矢。(1829)シーボルトの後任となり、(1834)頃まで滞在］
1831年	幕府、輸入薬種の取引を奨励する
1837年	宇田川榕庵がわが国最初の化学書『舎密開宗』21巻を著す
1838年	緒方洪庵が大坂に「適塾」を開く
1840年	幕府、売薬看板に蘭字使用を禁止［蘭書の翻訳出版取締りを強化］
1847年	佐賀藩主鍋島正斉がオランダ人に種痘の購入依頼［(1849)藩内で種痘実施］
1849年	幕府が「蘭方禁止令」を発布［外科・眼科を除く］
1856年2月	幕府が「合薬座」を設け、私に生薬など無許可販売を禁止
1857年7月	幕府の要請でポンペ（Pompe von Meerdervoort）が来日［本格的な西洋医学教育始まる］
1858年5月	伊東玄朴らが江戸神田お玉が池に「種痘所」を開設［蘭方医学研究の拠点となる。[1861-10「西洋医学所」と改称］
1858年	幕府、洋書の研究を奨励
1858年6月	神奈川、長崎、函館を開港、「商売勝手次第の令」が出る
1858年7月	幕府、「蘭方禁止令」を解く［幕府官医の西洋医術採用を許す］
1861年8月16日	幕府、長崎で洋式病院「精得館」を開院し、洋式医学と併せて薬学の研究を始める
1861年11月	伊東玄朴が江戸城二の丸「製薬所」で21種の洋薬製造を開始
1861年	川本幸民が『化学読本』を刊行［蕃所調所で教科書として用いられる］
1862年	江戸池之端の守田治兵衛が「宝丹」を売り出す
1862年	ポンペの門人・司馬凌海が『七新薬』を著す［ヨード、硝酸銀、吐酒石、キニーネ、サントニン、モルヒネ、肝油の7品を詳述した］
1863年	西洋医学所を「医学所」に、蕃書調所を「開成所」と改称［(1865-4)医学所は松本良順を頭

日本の薬学史・医療史年表

	取とし、理化学、解剖学、病理学、薬剤学、内科、外科の7科を置く。開成所に理学、化学の2科を置く]
1866年	和蘭人ハラタマ（Koenraad Wouter Gratama）が来日［長崎・精得館の分析究理所教官して初めて理化学の正式教授を行う］
1867年	加賀藩の卯辰山養生所に舎密局と薬園を置く

◇明治時代（1868～1912年）

1868年（明治元）

1月	鳥羽伏見の戦で英人医師ウィリス（William Willis）が官軍負傷兵の治療に当たる［オランダ医学に代わりイギリス医学台頭の機運をつくる］
3月 7日	明治新政府、西洋医学の採用を宣言［西洋医学の儀、是まで止め置かれ候へ共、自今其所長に於いては御採用之あるべく仰せ出され候事と布告]
4月	東征大総督府が大坂道修町中買仲間に親征費一万両の調達を下命
7月 1日	新政府、開成所を理化学施設として大阪に移し、「舎密局」とする
7月	横浜の仮軍事病院を下谷藤堂邸に移し「大病院」とし、「医学所」を付属する［ウィリスが教師で治療と教育に従事、薬剤師は大澤昌督であった]
10月17日	長崎の精得館を「長崎医学校」と改称［長与専斎が校長となる]
－	鳥居徳兵衛が横浜で西洋薬の取引を開始

1869年（明治2）

2月	和蘭の薬学者ゲールツ（Anton Johannes Cornelis Geerts）が来日［(7月)長崎医学校教師となり理化学・薬学を教授する]
2月	大阪府仮病院を上本町の大福寺に開設［後の大阪大学医学部]
3月	政府、ドイツ医学採用に踏み切る
5月 1日	大阪舎密局がハラタマを招聘し開校
12月	大学校を「大学」とし、開成学校を「大学南校」、医学校を「大学東校」と改称

1870年（明治3）

2月	政府、「ドイツ医学採用」の方針を決定［ドイツから医師2名と雇用契約]
4月24日	種痘法を施行
7月	各藩に人材を選抜して大学南校、大学東校に貢進の布達［(10月)薬学関係者で南校入学の下山順一郎、丹羽藤吉郎、田原良純らは未成年につきドイツ語科で修学。柴田承桂、熊沢善庵は成年で語学素養あるとしてベルリン大学で化学研修の命を受ける。東校の長井長義はベルリン大学で医学研修の被命（のち化学に転向）]
5月	大阪舎密局を「理学所」と改称
8月 9日	阿片取締規則を公布［阿片煙草を厳禁、薬用阿片の取扱を規定]
10月	大阪で薬種商社永久組が設立［輸入薬を取引する]
12月 7日	大学東校に売薬取締局を設置［売薬取締所管の東校で検査の上、免状を与えるとした]
25日	政府、「売薬取締規則」を制定［有害な売薬を禁止、有効な売薬の奨励を図る]
12月	柴田承桂がドイツ留学に出発［翌年4月ベルリン大学入学]

1871年（明治4）

2月 4日	長井長義、ドイツ留学に出発［6月ベルリン大学に入学]
3月	加賀藩医学館に和蘭一等軍医スロイス（Pieter J.A. Sluys）着任［薬剤師養成の必要性を説く]
8月	政府が招聘したドイツから2名の医師、陸軍一等軍医正で外科医ミュルレル

		(Leopold Müller) と海軍軍医で内科医ホフマン (Theodor Eduard Hoffmann) が来日［大学東校でドイツ医学を教授する。ミュルレルは医学と平行して薬学教育の必要性を文部省に建議した］
	冬	政府の兵部省軍医寮が「軍医寮局方」を制定［製剤198種を収載する［薬局方の始め］
	2月	友田嘉兵衛が横浜で洋薬貿易友田商店を創業
	—	藤井正亭治が浅草佐竹町で龍角散製造販売業を開始

1872年（明治5）

	2月11日	文部省に医務課を置き、薬事を管掌する
	4月17日	営業自由の原則により株仲間・仲買仲間とも解散を布告
	7月17日	大学東校における売薬取締を廃止、文部省に移管
	8月	福原有信が東京新橋出雲町に洋式調剤薬局（資生堂）を開設
	10月5日	文部省が御雇外国教師に横浜など諸港の輸入薬品の贋薬取締方法の調査を依頼
	11月	「海軍軍医寮薬局方」を制定［製剤330種収載］
	11月	ドイツ人薬剤師ニーウェルト（Niewerth）が来日［第一大学区医学校（大学東校を改称）の製薬学教師となり、東京下谷和泉橋の医科大学付属病院の薬局を整備・改善し、ドイツ式薬局に改新する。調剤生の指導に当たる］

1873年（明治6）

	1月	ゲールツが薬品検査の実施を長崎県に建議［①粗悪または贋薬を販売する者は厳罰に処すべきこと、②市場の医薬品を検査すべきこと、③薬品巡視、薬品試験所の必要性など］
	3月4日	長与専斎が1年半にわたる欧米の医学制度視察から帰国
	5月20日	文部省が大学東校教師ホフマンに諮問して得た「薬剤取調之法」28項目を太政官に上申［薬品検査機関の設置など］
	6月22日	太政官が文部省に医薬制度の研究を命じる［薬店商業者の氏名・明細書・軒数などを各府県に全国薬業調査させた］
	24日	長与専斎が「薬学は医学と並進すべき学なり」として製薬学校設立の要を建議［6月 第一大学区医学校に製薬学教場を設置。7月25日「製薬学科設置の件」が公布され、予科2年本科3年とした。大学における薬学教育の始め。東大薬学部前身］
	9月	第一大学区医学校「製薬学科」開校［1874年4月柴田承桂がドイツより帰郷、製薬学科教授に就任日本人として最初。1874年9月製薬学科本科が開講］
	11月10日	内務省を設置［初代内務卿大久保利通。1947年12月31日 GHQ指令で廃止］
	12月28日	売薬の取締を文部省医務局に移す

1874年（明治7）

	3月27日	薬品検査の中枢機関「東京司薬場」設立［日本橋馬喰町に開設、場長に永松東海。ドイツ人マルチン（Georg Martin）を教師とした。11月マルチンは製薬学科教師となる］
	8月18日	政府、「医制」を公布、東京・京都・大阪の三府で施行［医師自ら薬をひさぐことを禁じた。薬舗主は「薬剤師」と命名し調剤権が付与］
	9月19日	毒薬取締規則を公布［毒劇薬31種の取締を三府に布達］
	11月27日	東京司薬場が「薬品巡視開始届」を提出［薬品監視体制の始まり］
	12月25日	贋薬敗薬品取締罰則を布達［罰金刑を課してキニーネなど贋悪品の販売貯蔵を禁じた］
	28日	政府、売薬の「無効無害」主義を打ち出す

1875年（明治8）

	2月15日	京都司薬場、3月24日大阪司薬場を設置［監督に京都司薬場はゲールツ、大阪司薬場はドワルス（B.W. Dwars）がなる］
	3月	薬舗試験規則を布告［京都府が第1回薬舗開業試験を実施7月。わが国最初の薬舗免状第一号は上

		京区上田吉兵衛(48歳)]
	4月14日	東京司薬場が神田上水の分析試験結果を提出[飲料水検査の始め]
	29日	内務省が「司薬場検査印紙」の貼布を布達
	6月28日	売薬取締、文部省より内務省に移管[衛生業務は衛生局が主管。1876年1月庶務・製薬・種痘・売薬の4課置く]
	9月	内務省が薬舗開業試験実施を東京府と大阪府に示達する
	10月23日	岸田吟香、ポンペ伝授の目薬「精錡水」を銀座で開業した楽善堂から売り出す
	25日	内務省が薬品試験法を布達[対象は不良品の多いキニーネ、ヨードカリ]
	11月	ドイツ人薬学者ランガルト(Alexander Langgaard)が来日[医学校製薬学科専任教師となる]
	12月25日	医制による「薬舗開業試験施行の件」を布達[すでに開業の薬舗主には無試験で薬舗仮免許(のちの薬種商)を与え、新たに開業するものには試験の上、薬舗開業免許(のちの薬剤師)を与えるとした(1876年1月1日施行)]

1876年(明治9)

	5月8日	内務省、製薬奨励のため「製薬免許手続」を公布[製薬者に免許鑑札を与え「官許」の文字をつけて製品を販売させた]
	6月12日	横浜と長崎に司薬場を新設[横浜司薬場監督にゲールツが、長崎司薬場監督にオランダ人エイクマン(Johann Frederik Eijkmann)が就任]
	21日	薬用阿片売買並製造規則を公布
	9月16日	従来の医師薬舗に仮免許を与える[当分の間、旧規則で薬舗営業させる]
	11月	東京医学校に製薬学科「通学教場」設置[修学年限2年、1880年別課と改称、開校は1877年]
	11月27日	東京医学校、本郷加賀藩邸跡に新築移転[付属医院、製薬学科など]
	12月	鹿児島を除く全国の薬舗数5959と判明[医制による免許薬舗はうち23のみ]

1877年(明治10)

	1月20日	内務省、「売薬規則」を制定、売薬の規制に乗り出す[売薬業者には諸官庁への届出免許期間5年と営業税と鑑札料を修める義務を課し、怠ったときは罰金を科すとした。1882年10月から定価の10%に当たる印紙税を徴収する「売薬印紙税規則」を実施、売薬への弾圧を強めた]
	2月19日	毒薬劇薬取扱規則を制定[毒薬19種、劇薬46種を指定]
	4月12日	医学校を「東京大学医学部」と、製薬学科を「東京大学医学部製薬学科」と改称[製薬化学・無機化学・有機化学教師にランガルト、製薬学・薬用植物学教師にマルチン(Georg Martin)、化学教師にオスカル・コルシェット(Oscar Korschelt)がいた]
	10月29日	コレラ対策で東京司薬場が石炭酸の製造研究を開始
	12月25日	薬舗開業規則を制定
	12月	ゲールツ、ドワルスが「日本薬局方草案」を完成

1878年(明治11)

	2月22日	内務省、薬局方試験法を制定[ストリキニーネなど20種を対象]
	3月11日	売薬の鉄道客車内の広告許可[車内広告の始め]
	17日	初代塩野義三郎(以下・塩野義)が大阪道修町で薬種問屋を開業[今日の塩野義製薬]
	25日	大阪薬種商組合が大阪府に「洋薬大量取扱人」報告[田辺五兵衛、武田長兵衛など6名]
	29日	東京大学医学部製薬学科本科第一回9名が卒業
	6月29日	東京府、医師の「薬舗兼業」を禁止[1884年4月18日薬舗数不足のため、医師の薬舗兼業禁止は解かれる]
	11月17日	内務省、「売薬検査心得書」を制定[成分分量の許否の標準を定め毒劇薬使用を制限する]

1879 年 (明治 12)
- 2 月 7 日　大阪府、正則薬舗免許者 3 名に過ぎず、業界の勉学不足を警告
- 7 月 8 日　内務省に中央衛生会設置
- 8 月 8 日　東京薬舗会の開局者 23 名が「点灯社」を結成［各自店頭に一定様式のガス燈を点け、かつ調剤薬価を一定した］
- 　　25 日　虎列刺（コレラ）病予防規則を制定［検疫制度が発足。コレラ流行に石炭酸製造を奨励］
- 11 月　　　金沢医学所薬局学科を「金沢医学校製薬学科」と改称
- 12 月　　　宮内省侍医寮薬局に初めて薬剤師出仕［正親町実正（のち初代日薬会長）と山田童］

1880 年 (明治 13)
- 1 月 17 日　内務省が「薬品取扱規則」を制定［重い制裁を科して不良薬品と毒劇薬の取締を強化。「注意薬」「毒薬」「劇薬」の 3 区分を規定］
- 4 月 24 日　日本薬学会創立［1882 年 2 月 26 日薬学会と改称］
- 7 月 9 日　伝染病予防規則を制定［伝染病をコレラ、腸チフス、赤痢、ジフテリア、発疹チフス、痘瘡の 6 病とした］
- 11 月 5 日　内務省に「日本薬局方編纂委員会」設立［(1881-1) 松永東海、高木兼寛、柴田承桂、ランガルト、ゲールツ、エイクマンが委員となる］
- 　　 6 日　藤田正方（医師）、東京薬舗学校を設立［私立薬学教育機関の嚆矢。今日の東京薬科大学］

1881 年 (明治 14)
- 2 月　　　大阪の石津製薬所が硫酸精製を開始
- 7 月 15 日　下山順一郎、丹波敬三、丹羽藤吉郎が東大医学部助教授に就任
- 8 月 15 日　大阪薬舗会社が公立病院の処方箋発行の上願書を提出［府知事は「当分詮議に及び難し」と返戻］
- 11 月 27 日　東京大学医学部製薬学科教頭局方編纂委員ランガルトが契約満期で帰国する［12 月 1 日エイクマン東京司薬場監督が後任教授となる］
- 　　26 日　「薬学雑誌」創刊

1882 年 (明治 15)
- 4 月 17 日　薬舗並に薬種商取締規則布達
- 7 月 18 日　薬学校通則が制定［甲種、乙種とし、甲は修学年限 3 カ年で薬舗主を養成し、乙は 2 カ年で薬舗主の速成を図る。「薬剤師」の名称はこの通則で初めて使用された］
- 10 月 27 日　売薬印紙税規則が公布［定価の 10％の印紙税を課す］
- 　　30 日　福沢諭吉、無効無害の売薬を非難する「売薬論」を時事新報に掲載
- 11 月 29 日　岸田吟香、守田治兵衛ら売薬業者が福沢諭吉を「営業妨害、名誉棄損」で訴える
- 　　 -　　十二代田辺五兵衛がドイツ・ハイデン社製サリチル酸の一手販売権を得る［「清酒防腐剤」として酒造家に販売開始］
- 12 月　　　全国薬舗数 6957 と判明

1883 年 (明治 16)
- 5 月 2 日　官民合資の「大日本製薬会社」が設立［わが国製薬事業の最初。民間から 10 万円の資本を集め、政府も 10 万円を出資した］
- 5 月　　　陸軍が薬剤官制度を設置［安香堯行、平山増之助ら東大製薬学科出身者が「薬剤官副」に任ぜられ、衛生局技師と共に薬学教育に貢献］
- 9 月　　　下山順一郎がドイツ・ストラスブルグ大学に留学

1884 年 (明治 17)
- 4 月 15 日　京都に私立独逸学校創立、薬学講習の別科を併設［京都薬科大学の前身］
- 　　18 日　医師の「薬舗兼業」を許す［薬剤師の調剤権骨抜きとなる。薬舗数不足のため「医制」の原則が実現

日本の薬学史・医療史年表

		可能の時期まで兼業を認める旨の訓令]
	5月29日	柴田承桂、長井長義が欧州から帰国［長井が6月25日東京大学教授に就任。医学部製薬学科・理学部化学科併任、7月9日東京衛生試験所長兼務。柴田は内務省に入る］
	6月	私立名古屋薬学校が設立［名古屋市立大学薬学部の前身］
	8月	丹波敬三がドイツ・エルランゲン大学に留学
	12月	政府がエイクマン（東大製薬学科教頭）に日本薬局方注解編集を委嘱

1885年（明治18）

	3月 3日	薬学会を「東京薬学会」と改称［1887年長井長義が会長となる］
	3月	私立熊本薬学校を設立［設立者に東大製薬学科卒業の町田伸、安香堯行、平山増之助ら陸軍薬剤官が加わる。熊本大学薬学部の前身］
	5月 5日	大日本製薬会社が創業始める［製薬長長井長義、技師村田春齢］
	7月11日	長井長義が麻黄成分の新アルカロイド「エフェドリン」を発表
	8月31日	日本薬局方草案和文・ラテン文・独文の3草案完成
	12月	岡本直栄（福井県）が薬舗免状を取得［東京薬舗学校卒業。女子薬剤師の始め］

1886年（明治19）

	3月 2日	帝国大学令公布。大学改革で「製薬学科廃止」と記述されるも丹羽藤吉郎（製薬科助教授）の奔走で帝国大学医科大学「薬学科」（以下・東京帝大薬学科）として復活
	4月 1日	東京府が「薬種商営業規則」を施行［薬品を販売する者で調剤は許されず］
	7日	東京薬業組合設立［府下の売薬・薬品小売業者461名で結成］
	6月25日	内務省が第一版「日本薬局方」を制定［収載品目470（1887年7月1日施行）］
	9月 9日	藤田正方（東京薬学校校長）、コレラにより死去
	9月	大阪薬種卸仲買仲間のなかに「製薬組」を組織［大阪の製薬業者団体の始め］
	－	塩野義が和漢薬から洋薬取扱に移す［外国商館と直接取引始める］

1887年（明治20）

	2月11日	福原有信らが東京薬舗協議会を設立［2月18日東京府医会に医薬分業促進意見書提出］
	6月	下山順一郎、丹波敬三が帰国、東京帝大薬学科教授となる
	－	高橋順太郎らが「エフェドリン」の散瞳作用を発表
	11月	内務省、薬草栽培を奨励［ケシ、ジギタリス、ヒヨス、ベラドンナなど10種］
	－	小野市兵衛商店がヨードカリ製造開始［小野薬品］
	－	堀口伊太郎が神田錦町に浅田製造販売業を創業［後の浅田飴本舗堀口伊太郎商店］

1888年（明治21）

	4月20日	大阪薬種卸仲買仲間が「大阪薬品試験会社」を設立
	8月	東京薬舗会を「東京薬剤師会」と改称［会頭に下山順一郎就く］
	11月 8日	創立者・藤田正方病没後の東京薬学校が薬学講習所を合併し、「私立薬学校」を設立［校長に下山順一郎、監督に丹波敬三が兼任。東京薬科大学の前身］

1889年（明治22）

	2月 8日	大日本製薬会社、宮内省納入品の大黄エキスにホミカエキスを誤混、中毒患者発生［薬害事故の始め？］
	3月15日	内務省「薬品営業並薬品取扱規則」（薬律）を制定［薬舗を薬局、薬舗主を薬剤師に改める。免許薬舗主は薬剤師、仮免状薬舗は薬種商となる。1890年3月1日施行］
	3月27日	薬剤師試験規則が制定される
	27日	薬品巡視規定が制定される
	27日	毒劇薬品目を指定

3月	愛知県薬剤師会設立［次いで大阪、山口、静岡、岐阜、岡山、香川、京都、福岡などで設立］
4月9日	丹羽藤吉郎助教授が医科大学学長三宅 秀の要望に応え、下谷和泉橋の医科大学付属第二医院督務、後の薬局長に就く［薬律施行に先立って薬局整備と局方不適合備蓄薬品の点検を実施。1872年11月からニーウェルトがドイツ式薬局に改新した薬局が再び旧態に復したため丹羽が宿弊を打破し、薬局の正常化を達成。模範薬局への道拓く］
15日	東京薬剤師会が機関誌「薬剤誌」を発刊

1890年（明治23）

3月1日	東京帝大医科大学医院薬局を「模範薬局」と改称、医院外に独立する［1893年8月11日帝国大学官制で、薬局および薬局長が明文化され総長直属となる］
1日	「薬律」が施行される［薬局、薬剤師が法的に誕生］
−	田辺・武田・塩野義らが「広業舎」資本金1万円設立［1893年ヨード製剤の製造開始］
4月3日〜7日	全国薬剤師連合会が東京で開催［3府33県258名が参加。日本薬剤師連合会結成決定］
6月1日	新制度の第一回薬剤師試験実地試験が東京・大阪で実施
18日	千葉・仙台・岡山・金沢・長崎の各高等中学校医学部に「薬学科」を併設する
−	横浜友田商店が米国に出張所を開設［洋薬の直輸入を開始］
10月	内務省が「医制は自然消滅」と回答［内務省が照会に対し「医制は法令というよりも衛生行政の方針を示した訓令的なものにつき自然消滅した」旨を回答する］
−	内務省衛生局が「日本薬局方注訳」を発刊

1891年（明治24）

5月30日	第2改正日本薬局方公布［1892年1月1日実施］
8月13日〜15日	第2回全国薬剤師連合大会が大阪で開催［全国3府22県の代表171名の薬剤師が参加。薬律改正（医薬分業実施）の帝国議会運動を決議］
12月8日	第2回帝国議会解散で「医薬分業法案」は廃案

1892年（明治25）

1月17日	東京薬学会を「日本薬学会」（以下・薬学会）と改称［会頭長井長義、会員数約400名］
11月30日	北里柴三郎が伝染病研究所を創立
11月	大阪薬剤師会、貧困者を対象に無料調剤を開始［以降全国に拡大］
−	塩野義が製薬事業を開始［工場をつくりカフェインなど］

1893年（明治26）

6月11日	日本薬剤師会（以下・日薬）が創立［会長に正親町実正（伯爵・貴族院議員）が就任］
8月	共立富山薬学校設立認可［富山大学薬学部の前身］
9月7日	帝国大学令改正により講座制が実施［薬学第一講座（生薬学）下山順一郎、同第二講座（衛生裁判化学）丹波敬三、10月28日同第三講座（薬化学）長井長義の3講座となる］
−	津村重舎（初代）が東京日本橋に津村順天堂を創業［「中将湯」を発売］

1894年（明治27）

1月4日	藤沢友吉が大阪道修町に「藤沢商店」（以下・藤沢）を創業［現・アステラス製薬］
2月	大阪の武田、塩野義、田辺が日清戦争勃発で「軍用医薬品献納」の命を受ける
3月	日薬が会員数を発表［入会者821名、入会率30％］
3月	各高等中学校医学部薬学科の第1回卒業［卒業生は各校名を冠した「得業士」となる。千葉25名、仙台7名、岡山37名、金沢14名、長崎24名］
5月12日	日薬が「医薬分業実施」（以下・分業）を決議
7月5日	田原良純がフグ毒「テトロドトキシン」を発表
8月4日〜27日	薬学会、陸海軍へ医薬品を献納［沸騰散を錠剤化、「凛々錠」と命名して陸軍へ2万5000錠、海軍へ2000錠］

日本の薬学史・医療史年表

	9月 4日	在米の高峰譲吉が消化酵素剤「タカジアスターゼ」を発見
	-	武田が「洋薬」の直輸入を始める

1895年（明治28）
	2月15日	第8回帝国議会に分業実施の「薬律改正案」提出されたが否決［国会対策で日薬内に「急進派」と「漸進派」が意見対立。以後昭和まで硬軟の対立続く］
	-	武田が製薬事業を開始［内林製薬所を専属工場とする］
	-	歌橋憲一が南品川に歌橋製薬所創業［ニチバンの前身］

1896年（明治29）
	2月	病院薬剤師協議会が発足［病院薬剤師組織化の始め］
	12月	丹羽藤吉郎助教授が本郷の医科大学付属第一医院薬局督務の兼任となる
	12月23日	田辺五兵衛、日野九郎兵衛、武田長兵衛、塩野義三郎らが発起人（計21名）の「大阪製薬株式会社」創業［(1897年10月5日設立認可される]
	-	陸軍に中央衛生材料廠設置［師団ごとの医薬品購入を全国一括して行う］

1897年（明治30）
	1月	藤沢が「藤沢樟脳」を発売
	3月30日	阿片法及阿片法施行規則を公布［阿片の所持、処方箋によらない譲受を禁止する］
	10月19日	海軍軍医学生・薬剤学生条例を制定
	25日	志賀 潔が「赤痢菌」を発見
	12月	薬学会の会員が1066名となる
	-	塩野義が英・独から直輸入を始める

1898年（明治31）
	3月28日	薬学士（東京帝大卒業者）は軍に入隊後、二等薬剤正（中尉相当）に特任と決定
	4月 8日	京都薬剤師会が文部大臣に建議書「京都帝大に薬学科付設」を提出［不首尾に終わる］
	6月	雑誌「太陽」に中浜東一郎（医師・内務省中央衛生委員）が「医薬分業断行論」を発表［5年間の年次計画で「東京・大阪・京都の3府と横浜・名古屋・神戸・長崎の4市から漸進的に実施せよ」と提言］
	11月 1日	新生民間企業「大日本製薬株式会社」が創立
	12月	全国の医師数2万9895名に対し、薬剤師総数3158名と判明。過少歴然

1899年（明治32）
	1月27日	初の薬学博士4名誕生［長井長義、下山順一郎、丹波敬三、田原良純］
	3月 1日	塩原又策が友人と「三共商店」（以下・三共）を横浜に創立［「タカヂアスターゼ」の輸入・販売を開始］
	3日	第13回帝国議会に薬律改正案（分業実施）が上程されたが衆議院で53対115の大差で否決［これ以降、国会運動は1911年の第28帝国議会まで停止状態］
	7月	陸軍薬剤監、薬学会で「市場流通局方品の60％が不適品」と指摘

1900年（明治33）
	1月27日	第1回東京病院薬剤師協議会総会が開かれる
	2月24日	内務省が「飲食物その他の物品取締に関する件」を設定［食品衛生関係法の最初。以降「有害性色素料取締規則」（4月17日）、「牛乳の比重、検定法」（5月21日）、「飲食物中砒素・錫の試験法」（10月12日）など衛生化学に立脚する検査法が確立し食品衛生行政に反映される］
	3月30日	内務省に日本薬局方調査会設置
	9月20日	薬学会が「245種中不適品171種」と報告［全国2府25県の調査より］
	-	高峰譲吉、中上啓三が副腎髄質水溶液エキスから「アドレナリン」を抽出

1901 年（明治 34）

- 4 月 1 日　医学専門学校令制定 [千葉、仙台、金沢、岡山、長崎は医専となり、薬学科は医専付属となる]
- 9 月 27 日　内務省衛生局が第 1 回全国衛生技術官会議を開催 [議題は飲食物関係法規実施の指導要綱の徹底で、薬系出身者が多数出席]
- 10 月 16 日　人口甘味質取締規則を制定

1902 年（明治 35）

- 1 月　衆議院で「指定医薬品制度導入」の薬律改正案が不成立 [東京薬種貿易商同業組合と大阪薬種仲買商組合が共同で反対し請願運動を展開した]
- 1 月　永井一雄「殺虫成分ロテノンに関する研究」で初の論文審査による薬学博士号取得
- 3 月 7 日　東京薬学専門学校の設立認可 [発起人は恩田重信ら、明治薬科大学の前身]
- 3 月　内務省局方調査会委員の薬系委員全員が辞表提出 [薬律不完全、行政不熱心、局方不適の不良薬品の横行から「局方が無意味である」として辞表提出]
- 5 月 10 日　三共、「アドレナリン」の輸入販売開始 [高峰譲吉と一手販売契約を結ぶ]
- 8 月　衆議院議員選挙に薬系議員 5 名当選 [薬剤師 2 名、薬種商 3 名、12 月議会解散で議席消滅]
- 10 月 21 日　薬学会が「全国流通の薬品 414 個中 268 個が不適」と報告
- 　－　第 16 帝国議会に「薬律改正委員会」を設置

1903 年（明治 36）

- 1 月 14 日　三共、時事新報に発売広告（タカヂアスターゼ）を掲載 [日刊紙へ新薬広告の始め]
- 3 月 27 日　文部省、専門学校令を公布
- 6 月 24 日　内務省、痘苗及血清其他細菌学的予防治療品製造取締規則を制定
- 9 月 28 日　飲食物防腐剤取締規則を制定
- 10 月 21 日　薬学会頭長井長義が「薬学教育拡充に関する建議書」を文部大臣に提出
- 11 月 25 日　丹羽藤吉郎が 3 年間のドイツ留学を終えて帰国
- 12 月 26 日　柴田承桂、丹羽藤吉郎に「薬学博士」の学位授与

1904 年（明治 37）

- 5 月 7 日　平山松治が「大阪道修町薬学校」を道修町に移転開校 [大阪薬科大学の前身]
- 4 月 7 日　日薬が出征軍人留守家族の無料調剤を行う
- 4 月　日本赤十字社が薬剤師を含む陸上救護班を戦地に派遣
- 9 月 14 日　丹波敬三、欧米の薬学視察に出発 [1905 年 6 月 14 日帰国]

1905 年（明治 38）

- 2 月　薬律改正「（指定医薬品制度導入の件）」の政府案成立せず
- 4 月 9 日　薬学会、飲食物並防腐剤に関する協議会（委員長下山順一郎）を開催 [2 庁、2 府 19 県の衛生技術員が参加。清酒中のホルムアルデヒド検出法や酒類、醤油、食酢、清涼飲料水中サリチル酸、人工甘味料検出法など協議。公衆衛生協議会の始め]
- 5 月 25 日　売薬税法を制定
- 11 月　東大病院が院外処方箋を発行 [1896 年に発行中止されていたが、9 年ぶりに発行開始]

1906 年（明治 39）

- 1 月 24 日　サリチル酸を「清酒防腐剤」に指定
- 3 月 31 日　日本薬局方調査委員会官制を制定 [常設機関となる]
- 4 月　警視庁、衛生検査所を独立 [所長に池口敬三]
- 4 月　文部省、私立薬学専門学校指定規則を公布 [指定校卒業生への無試験で薬剤師免状下付が始まる。（1910 年 7 月 1 日「薬律」で指定規則制定、1948 年まで続く]
- 7 月 2 日　第 3 改正日本薬局方公布 [1907 年 1 月実施。703 品目、消毒薬・衛生材料も収載される]
- 　－　星 一が製薬所を東京荏原に設立 [1911 年星製薬株式会社となる]

日本の薬学史・医療史年表

1907年（明治40）
- 4月　1日　東京帝大薬学科に「薬品製造学講座」が新設［丹羽藤吉郎が担当教授］
- 　　　9日　薬律一部改正され、「指定医薬品制度の実施」と「官立薬学専門学校卒業生への無試験で薬剤師免許状の下付」が決まる［薬種商の指定医薬品販売が原則禁止。しかし既得権を認めた例外規定が曲折を経て昭和期まで残存］
- 10月　　　三共が下山順一郎の技術指導を受け、結核治療剤「ファゴール」製造発売
- 10月　　　薬種商・製薬者取締細則公布［免許鑑札など各種届出を定める］
- 12月11日　新薬・新製剤取締に関する件制定［何れの薬局方にも記載されていない薬品または製剤の取締りに乗り出す。この時期にいわゆる新薬・新製剤が誕生］
- 　－　　　池田菊苗が昆布のうまみ成分グルタミン酸ソーダの発見

1908年（明治41）
- 3月　　　　藤沢が海外直輸出入を開始
- 5月15日　衆議院議員総選挙で薬剤師3名が当選［綾部惣兵衛（埼玉・進歩党）、大井卜新（三重・政友会）、鷲田三郎（福井・政友会）］
- 6月　2日　大学官制一部改正し、①医科大学付属医院に薬局長を置き、医科大学教授または助教授を任命する。②薬局長は総長監督の下で医院薬局の事務を掌理するとなる［6月25日適任者として医科大学付属医院模範薬局督務兼任の丹羽藤吉郎教授が初代薬局長となる］

1909年（明治42）
- 3月11日　伊沢修二が貴族院で「吃音矯正薬」の有効性を質し、売薬の「無効無害主義政策」を批判追求する［4月5日内務省が「売薬免許の際注意方の件」で有効無害主義への変更を通知］
- 4月14日　種痘法を制定
- 6月26日　田原良純がフグ毒を抽出、「テトロドトキシン」と命名
- 7月17日　富山県立薬学専門学校認可［富山大学薬学部の前身］
- 　　26日　長井長義が「メチルエフェドリン」の合成研究を発表
- 8月　　　　塩野義が自家新薬第一号「アンタチヂン」（制酸剤）発売［プロパーによる宣伝を開始］
- 8月21日　日薬が社団法人格取得［会長に下山順一郎選出。社団法人となったため、医薬分業運動を主導することは許されず。別組織を設立］
- 　－　　　エールリッヒ、ベルトハイム、秦佐八郎がサルバルサン創製［化学療法のはじまり］

1910年（明治43）
- 1月22日　九州薬学専門学校を認可［熊本大学薬学部の前身］
- 3月24日　政府、売薬税を改正［非常時特別税（売薬印紙税）として固定化］
- 7月31日　柴田承桂に明治天皇より銀盃下賜［8月2日死去、61歳］
- 12月13日　鈴木梅太郎が米糠より新栄養素「オリザニン」発見

1911年（明治44）
- 3月　　　　全国の急進派薬剤師が医薬分業期成同盟会を設立
- 8月　　　　三共、「オリザニン」の製造特許を得て品川工場で製造発売
- 7月　8日　野口英世、「梅毒スピロヘータ」の純粋培養に成功
- 　－　　　河合亀太郎、「固形肝油剤」（肝油ドロップ）を創製

1912年（明治45）
- 1月　　　　わが国最初の近代的MR二宮昌平が活動開始
- 2月12日　下山順一郎死去、59歳
- 2月　　　　三共、ヘキスト社製梅毒治療薬「サルバルサン」の日本売捌所となる
- 3月　　　　日薬、会長に丹波敬三を選出
- 7月30日　明治天皇崩御

800

◇大正時代（1912〜1925年）

1912年（大正元）
- 8月　日薬が恩賜財団「済生会」による直営診療所の処方箋調剤を始める［東京市薬剤師会が月平均1万5000枚の処方箋を特設薬局や市中薬局で取扱う。この委託調剤は昭和初期まで続く］
- 8月　塩野義が自家新薬第二号の「ヂギタミン」を発売
- 10月　石井絹治郎が大正製薬所を東京市ヶ谷に創業［大正製薬の前身］

1913年（大正2）
- 2月　持田良吉が東京本郷の持田薬局を開業［持田製薬の前身］
- 4月　内務省が神奈川県の照会に対し、「普通薬の混合販売は合法」と回答する
- 6月13日　警視庁官制改正で第三部を「衛生部」と改称［薬系衛生技師の活躍の場となる］
- 9月19日　薬剤師試験規則を改定［受験資格を薬学専門学校卒業者以上とした］
- －　救心本舗堀博愛薬房［救心製薬の前身］が浅草に創業

1914年（大正3）
- 3月30日　売薬法を制定［売薬の有効無害主義が法的に確立。売薬規則は廃止］
- 5月　日薬会長に丹羽藤吉郎を選出
- 7月28日　第1次世界大戦勃発で．8月12日内務省衛生局長が東京衛生試験所長に輸入医薬品の需要状況を諮問［8月15日回答書で田原良純所長は国産化を目指す「臨時製薬所設置」を具申］
- 8月23日　対ドイツに宣戦布告［ドイツからの医薬品の輸入止まり、国産化への契機となる］
- 　　27日　政府、戦時医薬品輸出取締令を緊急発令
- 9月12日　武田、塩野義、田辺、塩原ら薬業界代表が「薬業調査会設置」の件につき長井長義、丹波敬三、田原良純、池口敬三と会見［9月14日内務省で内務大臣大隈重信、衛生局長中川望とも会見］
- 10月7日　内務省、東京・大阪両衛生試験所に「臨時製薬部」を設置
- 11月　丹羽藤吉郎ら急進派が医薬分業期成同盟会を設立
- 11月26日　東京・大阪の薬業者代表が薬業調査会設置を正式に建議
- 12月4日　内務省、「臨時薬業調査会」を設置［12月20日第一回会合開く］
- 　　4日　三共、清酒防腐剤サリチル酸の工業的生産（シュミット式）成功［わが国サリチル酸工業的生産の嚆矢］
- －　岩城市太郎が日本橋本町に薬種問屋岩城市太郎商［イワキの前身］を創業

1915年（大正4）
- 1月3日　薬剤師取締規則を制定
- 6月　武田が研究部の建築竣工
- 6月19日　内務省、染料医薬品製造奨励法を制定［国内医薬品製造業者に対する補助金制度を設け、製薬事業の確立を図る］
- 8月　三共、梅毒治療薬「アルサミノール」（サルバルサン）を製造発売
- 8月　岩垂亨、万有合資会社万有製薬を麻布に創業［「エーラミゾール」（サルバルサン）製造発売］
- 10月1日　アーミセン商会（のちの第一製薬・第一三共）が日本橋に創業［「アーミセン」（サルバルサン）製造発売］
- 11月22日　内国製薬（福原有信社長）が「染料医薬品製造奨励法」に準拠して品川に設立
- －　佐藤幸吉、佐藤製薬所［サトウ製薬の前身］を本郷に創業

1916年（大正5）
- 2月20日　私立静岡女子薬学校設立認可［静岡県立大学薬学部の前身］

	23日～24日	薬律改正案（医薬分業実施）が第37帝国議会で審議未了廃案となる
	8月27日	「芝八事件」起こる［無処方箋調剤の混合販売が訴えられる］
	12月	全国薬学校長会議開催［薬剤師試験規則改訂に伴う新教育体制を協議］

1917年（大正6）

	3月 9日	大阪薬学専門学校認可［大阪大学薬学部の前身］
	3月26日	東京薬学専門学校認可［東京薬科大学の前身］
	7月 2日	政府、工業所有権戦時法を公布
	8月14日	製薬阿片売下に関する件を公布［衛生試験所の研究で阿片アルカロイドの生産が可能となったので、その売下を星製薬、ラジウム製薬、大日本製薬、三共に指定、4社が麻薬製造開始］
	12月	藤沢、補血強壮剤「プルトーゼ」を製造発売
	－	国産「サルバルサン」の発売続く［丹波敬三のタンバルサン、久原躬弦エーラミゾールなど］

1918年（大正7）

	8月 1日	日医会長北里柴三郎と薬剤師側長井長義らと妥協的分業案まとめる［1920年11月10日北里、医師会をまとめられず、日医として分業は本邦の民度、習慣に適合しないと拒否］
	11月11日	第1次世界大戦終わる［ドイツ医薬品の輸入再開は1920年頃から始まる］
	11月	三共と藤沢商店がニューヨークに出張所開設
	12月28日	医薬品輸入取締令改正［輸出制限を大幅に緩和］

1919年（大正8）

	2月 7日	東京帝国大学医学部薬学科（以下・東京帝大薬学科）と改称
	25日	大審院が芝八事件の再審上告審に対し判決［薬剤師は全員無罪となるも「混合販売」は薬律違反となる］
	3月21日	私立京都薬学専門学校認可［京都薬科大学の前身］
	6月25日	アヘン法施行規則を制定
	9月	日本新薬が京都で創業［前身は初代社長市野瀨潜の個人経営京都新薬社］
	10月	森下製薬が大阪で創業

1920年（大正9）

	6月 6日	内務省が「モルヒネ、コカイン、その他塩類取締に関する件」を公布
	6月	帝国臓器製薬が横浜で創業［現あすか製薬］
	11月26日	県立富山薬学専門学校が官立に移行
	12月15日	第4改正日本薬局方公布
	－	神経痛薬「塩酸シノメニン」が塩野義から発売

1921年（大正10）

	6月23日	文部省、学校衛生課を設置
	9月	大塚製薬が徳島県鳴門で創業

1922年（大正11）

	4月 1日	新薬メーカーのプロパーが「日本新薬協会」を設立［1996年まで73年間存続］
	4月23日	健康保険法を公布
	6月	田辺が海外取引を拡大
	9月 8日	簡易保険健康相談所規則を制定
	10月20日	徳島高等工業学校に製薬化学科が設置［徳島大学薬学部の前身］
	－	帝国発明協会が「優秀発明者」を表彰［高峰譲吉（アドレナリン、タカヂアスターゼ）、鈴木梅太郎（オリザニン）、田原良純（テトロドトキシン）］

1923年（大正12）

	2月	日薬が分業実施請願書（6万3000余人署名）を衆議院へ提出したが採択されず

3月		「薬剤師法制定」の決議案が衆議院で採択される
3月 5日		明治薬学専門学校認可 [明治薬科大学の前身]
3月 31日		官立の千葉、金沢、長崎の医専付属薬学科が改組 [医科大学付属薬学専門部となる]
4月 3日		山内健二、大阪に山之内薬品商会を創立 [元山之内製薬、現・アステラス製薬]
5月		帝国学士院総会で朝比奈泰彦が「漢薬成分の化学的研究」で恩賜賞受章
10月 6日		日薬、関東大震災に際し無料調剤所を開設 [神田仲町・浅草公園・新宿御苑内に]
12月		杏林製薬が品川で創業

1924年（大正13）

4月		脚気調査会が脚気とビタミンB欠乏症を同一と報告

1925年（大正14）

1月		藤沢、海人草製剤の回虫駆除薬「マクニン」を発売
1月 31日		九州薬学専門学校が官立に移管、熊本薬学専門学校と改称 [熊本大学薬学部の前身]
2月		全国薬剤師大会で「薬律」を改正して「薬剤師法」と「薬品法」制定を決議 [薬品法に普通薬の混合販売合法化を盛り込む]
3月		国会で「薬剤師法」は成立するも「薬品法」は審議未了で廃案となる
4月 1日		官立医科大学官制改正で千葉・金沢・長崎の医科大学薬学専門部は教授7、助教授4となる
14日		内務省、薬剤師法を公布 [薬剤師の資格、権利および義務などを規定し、薬剤師の身分が法的に確立した]
4月		新薬協会が「新薬抄集」（第一版）を発刊
4月		上野十蔵、本郷に中外新薬商会を創業 [中外製薬の前身]

◇戦前戦中昭和時代（1926〜1945年）

1926年（昭和元）

1月 6日		藤沢が中国上海に出張所開設
3月 25日		日薬、医薬分業実施請願書（8万4000余人署名）を衆議院へ提出 [採択委員会で「先ず六大都市にて実施されたし」との希望付で採択したが、本衆議院で審議未了となる]
27日		売薬税法廃止
11月 16日		薬剤師会令公布（1926年3月8日「公法人日本薬剤師会」設立 [会長に丹羽藤吉郎]
12月 17日		政府、日薬と薬剤支給契約を結ぶ [健康保険法施行に準備]

1927年（昭和2）

1月 1日		健康保険法を施行、給付始まる
3月 28日		日薬会長に池口慶三が選出される
4月 5日		内務省、花柳病予防法を制定 [性病の蔓延防止のため1928年4月1日から全面実施]
−		日本新薬が日本でミブヨモギの播種開始
10月 19日		丹波敬三死去、73歳
−		近藤平三郎が「本邦産植物含有ツヅラフジ科アルカロイドの研究」で帝国学士院東宮御成婚記念賞を受賞
−		大日本製薬がエフェドリン「ナガイ」を発売

1928年（昭和3）

2月 15日		日薬池口会長辞任 [1927年10月19日の会長不信任決議を受けて決断]
6月 15日		内務省、「飲食物防腐剤漂白剤取締規則」を制定

1929年（昭和4）

- 2月10日　長井長義死去、84歳
- 3月25日　日薬会長に丹羽藤吉郎が再度就任
- 4月　　　日本衛生化学会が設立［会長に東京帝大薬学科・服部健三教授（衛生裁判化学）が就任］
- 8月15日　上野女子薬学校設立
- 8月　　　塩野義、上海駐在所を設置［その後、製薬会社の中国大陸進出が進む］
- 8月　　　東京帝大薬学科に「臓器薬品化学講座」が増設、5講座となる［緒方章が教授就任］
- 10月　　 ハップ剤の「エキシカ」（塩野義）と「ホスビン」（武田）の感情的激烈な宣伝販売競争に終止符
- 　-　　　田村憲造、朝比奈泰彦、石館守三らが「ビタカンファー」を創製
- 　-　　　日本新薬の市野瀬 潜らが栽培ミブヨモギから「サントニン」を得る

1930年（昭和5）

- 3月12日　丹羽藤吉郎死去、74歳
- 4月 4日　日薬会長に高橋三郎が就任［1931年8月26日鞭撻辞任］
- 6月 5日　薬学会、日本準薬局方を刊行
- 10月27日　内務省が薬業振興協議会を設置［国産医薬品の振興のため医師・薬剤師などに国産医薬品の使用を奨励］
- 11月26日　東京女子薬学専門学校［明治薬科大学の前身］、共立女子薬学専門学校［共立薬科大学・慶応大学薬学部の前身］、昭和女子薬学専門学校［昭和薬科大学の前身］認可
- 12月12日　帝国女子医学薬学専門学校認可［東邦大学薬学部の前身］女子薬専設立ラッシュとなる

1931年（昭和6）

- 2月24日　上野女子薬学校を東京薬学専門学校女子部と改称［東京薬科大学女子部の前身］
- 3月　　　衆議院が日薬の「学校薬剤師設置」請願書を採択
- 4月 1日　ライ予防法制定［絶対隔離主義採用］
- 　　 2日　寄生虫病予防法を制定［肥料に糞尿を使用するわが国は回虫など寄生虫王国であった］
- 9月 1日　市立岐阜薬学専門学校認可［岐阜薬科大学の前身］

1932年（昭和7）

- 1月　　　武田がジャワでキナ植物の栽培始める
- 3月29日　神戸女子薬学専門学校認可［神戸薬科大学の前身］
- 6月25日　第5改正日本薬局方を公布
- 7月　　　医薬品などの製造研究奨励金交付規定を制定
- 　-　　　武田から「ビタカンファー」発売

1933年（昭和8）

- 2月19日　日薬会長に河合亀太郎が就任［会内は学閥対立で混乱状態にあったが、和平統一を訴え就任した］
- 4月 1日　薬学会協定「衛生試験法」が刊行
- 10月31日　牛乳営業取締規則を制定
- 12月 1日　池口敬三没、66歳
- 12月　　 武田が台湾で「キナ園」を開設

1934年（昭和9）

- 9月　　　逓信省が簡易保険健康相談所規則を改正［処方箋の交付を明記する］
- 11月　　 武田が奉天に出張所を開設
- 　-　　　朝比奈泰彦、石館守三が「πオキソカンファー」の構造決定

1935年（昭和10）

- 1月19日　日薬、会内抗争を収拾、和平統一が実現

	7月	日薬が内務大臣に国民健康保険制度実施に際し、「分業制採用」を建議
	9月20日	日本薬局方調査会官制を制定
	12月28日	名古屋薬学専門学校認可［名古屋市立大学薬学部の前身］
	－	近藤平三郎、落合英二、津田恭介が「マトリン」の構造決定
	－	簡易保険健康相談所発行の処方箋は180万9687枚を記録

1936年（昭和11）

	4月 3日	薬学会が日本薬局方発行50年記念式典開催［『日本薬局方五十年史』を発刊］
	4月	日薬が逓信省簡易保険局と「会営薬局設置による簡易保険相談所の処方箋調剤」に関する契約結ぶ
	6月 3日	田原良純没、79歳

1937年（昭和12）

	2月 6日	文部省、私立薬学専門学校生徒の学力試験（生薬学）を実施
	7月 7日	第一製薬、国産第一号のサルファ剤「テラポール」を発売［以後、国産サルファ剤（一基、二基）が登場する］
	8月 3日	商工省が「暴利取締令」の一部改正公布［医薬品・衛生材料にも適応される］
	11月	三共、中国大陸に進出［天津駐在所開設］

1938年（昭和13）

	1月 9日	私立薬学専門学校生徒の学力試験（日本薬局方）を実施
	11日	厚生省設置
	4月 1日	国民健康保険法が公布される
	1日	保健所が開設
	7月 9日	商工省、物価販売価格取締規則を公布［医薬品の公定価格制度の確立を目指す］
	11日	厚生大臣、「医薬制度について」医薬制度調査会に諮問［10月答申］
	7月	田辺、奉天駐在員事務所を開設
	8月26日	厚生省、「医薬品標準価格」を通達

1939年（昭和14）

	1月12日	私立薬学専門学校生徒の学力試験（無機および有機薬品製造化学）を実施
	3月31日	京都帝国大学医学部に薬学科設置
	4月 7日	東北薬学専門学校設立［東北薬科大学の前身］
	7日	第1回全国学校薬剤師協議会開催（名古屋）［1都3府19県から107名が参加］
	10月18日	政府、価格統制令を発動［医薬品価格は全面的に統制される］
	11月29日	厚生省、医薬品価格統制団体を指定［対象は売薬を除き、東京・大阪地区の卸薬業団体、製薬同業組合が指定される］
	29日	厚生省衛生局に「薬品生産課」を増設
	11月	満州武田設立［続いて台湾、朝鮮にも設立される］

1940年（昭和15）

	1月12日	私立薬学専門学校生徒の学力試験（生薬学）を実施
	4月13日	厚生省、医薬品衛生材料配給統制要綱を発表［5月重要医薬品の配給統制を実施］
	5月	東部および西部医薬品中央配給統制組合が創立される
	10月28日	医薬制度調査会、「医薬制度の改善方策」を答申［医薬分業に関する事項では医師の処方箋発行の空文化により、薬剤師の調剤原則を失う内容が示された］
	12月	厚生省、医薬品76種を統制し配給制を強化［統制が本格化、一部は切符制となる］
	－	塩野義が海南島、北京に駐在所、青島出張所を開設
	－	日本新薬の国産サントニンが登場

日本の薬学史・医療史年表

1941 年（昭和 16）

1月 14日		私立薬学専門学校生徒の学力試験（無機化学）を実施
2月 5日		厚生省が「医薬品統制規則」を公布
3月 28日		「薬事奉公会」の設立総会が開かれる
4月 1日		東京帝大薬学科に「薬品分析化学講座」が増設、6講座となる［教授に石館守三就任］
26日		陸軍軍医学校、マラリア治療剤研究委員会を発足［薬学研究者も参加］
4月		星薬学専門学校設立［星薬科大学の前身］
5月		厚生省、医薬品及び衛生材料生産配給統制規則を制定
5月		厚生省、重要医薬品127品目の生産許可制を実施
7月 19日		日本医薬品生産統制会社（社長塩野義三郎）を創立
29日		日本医薬品配給統制会社（社長竹田義蔵）を創立
8月 1日		厚生省、衛生局に薬務課を設置
9月		田辺、中国河北工場を建設［現地で製薬を開始］
10月 16日		大学・高等・専門学校修業年数短縮の勅令公布［12月から繰り上げ卒業が始まる］
10月〜12月		台湾三共、朝鮮三共が設立される
11月 15日〜17日		第1回学校薬剤師講習会を開催（東京）
12月 6日		内藤豊次、日本衛材を創業［エーザイの前身］
8日		太平洋戦争が勃発［薬業界も戦時体制へ］
11日		政府、薬業整備に関する方針概要決定
－		国産覚醒剤が登場［軍用機搭乗員用として生産］
－		田辺が京城、台北に出張所を開設

1942 年（昭和 17）

1月 19日		陸軍軍医学校、肝ジストマ治療薬アンチモン誘導体の合成研究に着手［薬学研究者も動員］
2月 25日		国民医療法を公布［医事関係規則の統合］
11月 1日		厚生省衛生局が4課となる［医務・薬務・医療・防疫］
9日		厚生省医薬制度調査会、「改善方策答申第2号」を答申［医薬分業後退内容］
12月 9日		配給統制医薬品が計309品目となる［1943年10月23日321品目に拡大］
－		塩野義がジャワ島のキナ園経営を受託

1943 年（昭和 18）

2月 11日		財団法人薬事奉公会「薬事日報」を創刊
3月 12日		厚生省、薬剤師法を吸収して戦時下の新「薬事法」を制定［「薬律」「薬剤師法」「売薬法」を廃止・統合および日薬の強制設立などの戦時立法］
4月 29日		朝比奈泰彦（東大名誉教授）が文化勲章を受章
4月		武田、スマトラ島など南方諸島に出張所開設
8月 13日		医薬品製造整備要綱を発表
9月		田辺がジャワ事務所を開設［カフェインの製造］
10月 6日		厚生省、「薬剤師会令」公布［都道府県に全薬剤師強制加入の「公法人」設立を規定］
6日		閣議、「教育に関する戦時非常措置方策」を決定［理工系、教員養成関係以外の専門学校生徒・大学生の徴兵猶予を停止］
16日		日本売薬配給統制株式会社を設立
23日		医薬品及び衛生材料配給機構要綱及び小売薬業整備要項を決定
11月		軍需会社法施行［1944年から武田・三共・塩野義・田辺・藤沢など大手から中小製薬企業まで続々指定される］

12月20日		近藤平三郎が公法人「日本薬剤師会会長」として内閣より任命
12月		朝鮮藤沢が設立

1944年（昭和19）

1月 8日		閣議、緊急学徒勤労動員方策要綱を決定［年間4ヵ月動員、のちに通年となる］
15日		日本医薬品統制会社が設立認可［社長に慶松勝左衛門］
31日		陸軍軍医学校が「碧素委員会」を発足［10月後にペニシリン生産に成功］
3月		全国簡易保険相談所の処方箋漸減、処方箋調剤の会営薬局が閉鎖
3月31日		厚生省が「薬局方に収載せざる医薬品」45処方を指定［同省が薬局売薬処方（20数万）の売薬免許返還を指示、国民処方として局方外医薬品45処方に圧縮整理。公定処方の前駆的役割を果たす］
3月		薬学専門学校への受験者志願者が急増［徴兵猶予が認められたため］
4月 6日		文部省、「薬学関係学徒動員」通知［以後、授業の開講不能となる］
6月		日薬が防毒対策など補習教育講習会を全国で開く
8月 1日		重要医薬品907品目指定告示
3日		医薬品公定価格改正告示
8月		上海に華中藤沢を設立
9月		三共、南ボルネオ島事業所を開設［医薬品の生産と農場を経営］
11月		陸軍軍医学校、国産ペニシリン製造を委託［万有製薬、森永製菓が製造開始］

1945年（昭和20）

3月30日		静岡女子薬学専門学校認可［静岡県立大学薬学部の前身］
3月		医薬品配給統制品目が335となる
6月 3日		政府が日医、日歯、日薬に対し国民義勇隊医療救護隊組織を命令
8月15日		太平洋戦争終わる

◇戦後昭和時代（1945～1989年）

1945年（昭和20）

8月28日		連合国軍総司令部（GHQ）設置
8月		医薬品の配給と価格統制制度は戦時中のまま継続となる（配給統制品目335品目） 9月 医薬品公定価格改正を公布
11月 1日		日薬が「薬事制度調査会」を設置［①薬剤師・薬剤師会、②薬事法、③薬学教育について検討し、翌1946年1月芦田厚相に建議書として提出した］
24日		GHQ指令で麻薬原料植物の栽培・麻薬製造・輸出入禁止の厚生省令を制定
25日		「花柳病予防法特令」を公布［性病患者届出の義務化］
11月		厚生省、不良・贋造医薬品の横行で取締りに乗り出す［医薬品の暗黒時代到来］
12月29日		GHQ指示で「旧軍保有医薬品」の放出決める［金額約1億円相当、45万梱包に及ぶ］

1946年（昭和21）

1月10日		旧日本軍保有医薬品の第一次配給（病院・診療所向け）始まる
30日		厚生省、「有毒飲食物等取締令」公布
2月 5日		薬局向け旧軍放出医薬品は「バザー」で販売［銀座松屋など都内5ヵ所で実施］
4月11日		GHQ、国産ペニシリンの製造・販売許可を決定
20日		薬学会（会長浅野三千三）、戦後初総会（第66回）を東京帝大医学部講堂で開く
25日		厚生省、不良・贋造医薬品の取締り強化［局方品・サルファ剤・ビタミン剤・サントニン剤に不良品横行］
5月11日		厚生省が悪質有害人工甘味料の規制強化に乗り出す［不良・贋造サッカリン、ズルチン

		の駆逐を目指す]
	6月19日	麻薬取締規則を公布
	6月26日	GHQ指令で薬学審議会を設置［薬学教育課程・薬剤師免状・学校査察の3小委員会発足］
	6月	GHQ認可の万有製薬の「第一号国産ペニシリン」(3万単位167本)が市販
	8月	雨森正五郎が長野県松本市に橘生化学を設立［キッセイ薬品の前身］
	8月15日	日本ペニシリン協会設立［理事長岩垂亨・加盟企業数39社］
	26日	日本ペニシリン学術協議会結成［理事長勝俣稔］
	9月25日	日本医薬品工業協会設立
	11月 1日	米テキサス大学微生物教授のフォスター(Jackson Foster)がペニシリン製造の技術指導のため来日［以後、国産ペニシリン製造が本格化する］
	12月19日	文部省、官立薬学専門学校規定を改正［厚生薬学科・製造薬学科の2分科制を認める(1947年4月より実施)］

1947年(昭和22)

	1月24日	政府、指定生産資材割当規則を公布
	3月13日	GHQが「公定処方120種」を承認
	4月	国産ペニシリンが一般病院にも配給される
	4月	薬学専門学校における男女共学制が始まる
	4月23日	大麻取締規則を公布
	7月 8日	大学基準協会創立［大学基準案を決定する］
	9月11日	GHQ主導で薬学会・薬剤師会の合体決定、「財団法人日本薬剤師協会」(以下・日薬協)設立へ
	10月30日	「薬学審議会」総会開催
	12月15日	薬学会協定衛生試験法(1947年版)が刊行
	18日	毒物劇物営業取締規則を公布
	24日	医薬部外品等取締法を公布
	―	日本新薬、「サントニン」生産回復へ

1948年(昭和23)

	3月	明治製菓、ペニシリン3万単位2494本が市販
	5月25日	日薬協の設立総会開催［日薬と薬学会が合体し、薬学会は日薬協の「学術部」に改組］
	7月10日	麻薬取締法を公布
	15日	厚生省に「薬務局」新設
	23日	厚生省、ペニシリンを自由販売とする
	29日	新「薬事法」を公布［医薬品製造業の登録、薬事監視員制度、医薬部外品等取締法廃止］
	9月21日	第一版国民医薬品集公布
	10月16日	日本製薬団体連合会(以下・日薬連)創立［初代会長に塩野義三郎］
	22日～25日	日薬協臨時総会で会長に刈米達夫(京大薬学科教授)を選出
	11月16日	ジフテリア予防接種禍事件で予防接種中止［1949年2月まで］
	12月	衆議院厚生委員会、「不良医薬品取締り対策に関する要望」を決議［1949年12月までに都道府県の薬剤師会、医師会など不良医薬品防止の協議機関が結成され、追放に向う］
	12月	GHQ、ストレプトマイシン(以下・ストマイ)菌株を国立予研梅澤濱夫に渡す
	12月	厚生省がサルファ剤・抗生物質などを「要指示医薬品」に指定
	―	国産「ライ治療薬」誕生でライ治療急速に進む［東大薬学科教授石館守三の功績による］

1949年(昭和24)

	1月	覚醒剤の乱用が問題化する［中毒者が急増］

808

	2月10日	旧制薬学専門学校が新制度による大学に昇格［名古屋・神戸女子・岐阜・京都・共立・東京・明治・昭和・東邦、（3月15日東北、5月31日千葉・富山・金沢・長崎・熊本・徳島］
	21日	「生物学的製剤製造規則」公布［予防接種の事故続出で］
3月28日		ヒロポンなど覚醒剤を「劇薬」に指定［覚醒剤の乱用・流行防止を目的］
3月		米国より研究用ストマイ200kgがガリオア資金で緊急輸入［これ以降、国産化の動きが活発化。11月に1400kgが輸入］
4月		小児麻痺が集団発生［東北・北海道］
5月23日		第1回薬剤師国家試験学説施行［実地は7月、合格者2276名、合格率81.3％］
7月 1日		米国薬剤師協会使節団が来日［1949年9月6日GHQサムス准将が使節団の「薬事報告書」（分業実施や薬学教育充実など勧告）を発表］
	10日	日薬協主催の全国薬学週間実施［くすりの週間行事の始まり］
	25日	薬学教育委員会、新制薬科大学教育基準を作成
8月13日		新薬偽造団33人が逮捕される［米製薬会社のレッテルを貼ったサルファ剤、ストマイ、ペニシリンを偽造発売］
9月22日		閣議が「ストマイ」の国内生産確保要綱を決定［結核撲滅を目指す］
10月27日		厚生省、大日本製薬など製薬企業に「覚醒剤」の製造中止を勧告
	-	世界第3位のペニシリン生産大国となる［米国・英国に次いで］

1950年（昭和25）

	2月20日	薬学専門学校の大学昇格［星、大阪、3月14日名古屋］
4月 1日		九州大学医学部に薬学科新設
	25日	大学基準協会、「薬学教育基準」を決定
	27日	医薬品価格統制の全面廃止を告示
5月 1日		田辺、抗結核薬の国産パス「ニッパス」を発売
6月 5日		NHK放送討論会「医薬分業は是か非か」が行われる
7月 6日		厚生省、治験例の必要ある医薬品の取扱について通知
	12日	明治製菓、国産第1号ストマイを発売
	18日	厚生省、臨時医薬制度調査会と臨時診療報酬調査会を設置［医薬分業を調査・検討する］
10月 1日		薬価基準制度制定［2267品目収載］
11月29日		大日本製薬など各社が覚醒剤製造中止［以後、覚醒剤は密造・密輸・密売へ進む］
12月28日		毒物及び劇物取締法を公布［現行法の制定］
12月		製薬各社の生産が軌道に乗り始め、医薬品の「暗黒時代」は終息に向う
	-	藤原元典、「アリチアミン」を発見
	-	石館守三・桜井欽夫・吉田富三ら、抗がん剤「ナイトロジェンマスタードNオキサイド」を発見
	-	秋谷七郎（東大薬学科教授）、下山事件の解明に時間pH曲線による死後経過時間の判定に研究結果を応用する

1951年（昭和26）

1月		臨時診療報酬調査会、新医療報酬体系を答申［「技術」と「物」を分離する］
2月26日		臨時医薬制度調査会、分業実施を巡り決選投票で答申［1955年より強制医薬分業実施することを決定］
3月 1日		第6改正日本薬局方公布［米国式を採用、抗生物質の収載始まる］
	24日	厚生省、分業関係法案を国会提出［参議院先議で審議始まる］
4月 1日		結核治療に「パス」の医療扶助が認められる
	1日	大阪大学医学部に薬学科設置、徳島大学薬学部が独立

5月22日	分業推進者のGHQサムス准将が辞任［以後、医師会ペースで分業問題は推移する］
5月28日	参議院厚生委員会、政府原案大幅後退の「分業法修正案」をまとめる［①医師の処方箋交付規定と医師の調剤行為に対する制限を緩和し、②施行日も2年延長（昭和30年1月1日から実施）する。6月5日分業法修正案成立］
6月 1日	京都大学医学部薬学科に「製剤学講座」新設［教授に掛見喜一郎が就任］
20日	「分業関係法」（法律244号）公布［明治以来70年の悲願であった分業が法律上制度化された］
30日	覚せい剤取締法を制定
7月16日	東京大学薬学科にも「製剤学講座」新設［教授に野上寿が就任］
8月28日	厚生省、サントニンの配給統制解除
10月 6日	日本学校薬剤師会を結成［第一回全国保険保健大会（福岡）で］
12月 2日	日本新薬、薬業界初の「保健文化賞」を受賞［サントニンの国産化に貢献］
－	ストマイを米・メルク社より輸入［国産ストマイ不足を補うため国内製薬12社が販売］
－	結核が死亡統計第2位となる［ストマイ・パスが効果発揮。第1位は脳出血］

1952年（昭和27）

2月20日	日本大学理工学部に薬学科設置
2月	日薬協、文部省に薬育機関に「大学院修士課程」設置を陳情
2月	厚生省、ストマイの自由販売に踏み切る
4月	医薬品、配給統制を撤廃
4月	薬学会編「薬学の進歩」（第一集）を発刊
5月30日	厚生省、結核死亡半減記念式典と結核対策推進大会を開催
6月 1日	輸入医薬品等取締のため横浜・神戸に「薬事監視員」が駐在
7月 1日	第一製薬、結核新薬の国産「イソニコチン酸ヒドラジッド」（INH）を発売［SM・PAS・INHの3者療法始まる］
－	清水藤太郎、日本人初の「国際薬史学アカデミー賞」を受賞
－	津田恭介ら、フグ毒「テトロドトキシン」の結晶化に成功
－	松川泰三、ビタミンB_1剤「アリチアミン」の構造を決定
－	細谷省吾、抗生物質「トリコマイシン」を発見
－	ミネラル含有の総合ビタミン剤が続々発売

1953年（昭和28）

3月17日	麻薬取締法が全面改正［現行法の制定］
23日	県立静岡薬科大学設立認可［1952年4月8日静岡薬専が県立に移管］
4月	参議院選挙、日薬専務理事高野一夫（全国区）当選
7月	ストマイの国産が軌道に乗り、輸入をストップする
9月	独禁法一部改正が施行［再販売価格維持契約制度により不況・合理化カルテルを認可］
10月	衆議院選挙、日薬協副会長・野沢清人（栃木県）が当選
11月27日	日薬協、分業実施期成同盟を結成［法律規定通りに1955年1月1日に分業実施を期す。病苦を押して会長慶松勝左衛門が指揮する］
－	村上信三、竹本常松が海人草より駆虫薬「カイニン酸」を発見
－	秦 藤樹が抗生物質「ロイコマイシン」を発見

1954年（昭和29）

1月25日	朝比奈泰彦、近藤平三郎、緒方 章の3長老が日薬協会長慶松勝左衛門の分業陣頭指揮活動の支援を無関心な東大薬学科卒業生に訴える［1月28日慶松死去。78歳］
2月12日	近畿大学、2月15日名城大学に薬学部設置認可
3月 5日	日薬協、分業実施促進国民大会を開催

4月 1日		北海道大学医学部に薬学科設置
22日		あへん法を公布［現行法の制定］
6月 1日		医薬関係審議会設置法公布［医薬分業法の省令問題の検討開始］
6月		学校教育法施行規則の一部改正［学校薬剤師とその業務範囲が法制化される］
29日		厚生大臣、関係審議会第一回総会で「処方箋交付について」諮問
9月30日		厚生省、新医療費体系を発表［分業実施の前提として「技術」と「物」を分離した保険診療医療費計算法の合理化を図る］
10月25日		**日本薬史学会創立**［会長に東大名誉教授朝比奈泰彦が就任］
11月25日		全国医師大会、分業法粉砕を決議［厚生省・国会へデモ行進・陳情］
29日		全国薬剤師総決起大会、分業即時実施を決議［厚生省・国会へデモ行進、陳情］
29日		参議院厚生委員会、改進党が「分業実施延期法案」を提出［12月3日改正案が成立］
12月 8日		「分業実施延期法」を公布［分業実施を1年3ヵ月延期、1956年4月1日施行に変更］
－		厚生省・電通などの調査でこの年の医薬品の広告が68億円、医薬品総生産額の8％と判明［新聞・ラジオ・雑誌などどの媒体でも医薬品広告がトップ］
－		秦 藤樹、「カルチノフィリン」を発見

1955年（昭和30）

2月		「公正取引の確保に関する法律」により医薬品の再販売価格維持契約制度が開始［10品目が初めて再販品に指定される］
3月		日薬協会長に高野一夫（参議院議員）を選出
4月 1日		覚醒剤禍撲滅運動要綱を決定［地下に潜った覚醒剤取締り強化へ］
1日		日本病院薬剤師会が発足
9日		日本薬学図書館協議会設立
7月 1日		大阪大学医学部薬学科が「薬学部」となる
7月		民主・自由両党衆議院議員共同提案の「処方箋発行義務緩和」など織り込んだ「分業法改正案」が国会に上程［衆院で野沢清人議員（日薬協副会長）、参院で高野一夫議員（日薬協会長）が修正案反対の激烈な討論を行う］
25日		共同提案の分業法改正案が成立［処方箋発行義務が緩和され、実施日も1年3ヵ月延期された。（1955年8月8日公布、昭和31年4月1日施行）
10月10日		「七人委員会」、健康保険財政再建案を厚相に答申［このなかで薬の広告や価格のあり方など製薬産業の改善すべき事項が含まれていたので製薬・広告業界に物議醸す］
－		朝比奈泰彦編『正倉院薬物』と山科樵作編『日本薬学会70年史』が発刊

1956年（昭和31）

4月 1日		わが国初の医薬分業が法律により実施される［日医が分業実施に抗議、保険医辞退起こる］
4月 1日		日本学校薬剤師会を設立［会長に京大薬学科教授刈米達夫が選任］
5月15日		ペニシリンショック事件発生［8月28日厚生省が防止策を決めるが、ペニシリン時代終息へ］
6月21日		「日本公定書協会」設立認可［会長緒方章が就任］
10月 5日		初の『厚生白書』（厚生行政年次報告書）が発刊
12月18日		大学基準協会が薬学教育基準を改定

1957年（昭和32）

1月27日		元衆議院議員大口喜六が死去［薬業界の守護神役を務めた。勲一等旭日大綬章を受賞］
4月 1日		東北大学医学部に薬学科設置
7日		Higuchi Takeru（米ウィスコンシン大学教授）が薬学会総会で特別講演［米国における薬学の新傾向を報告、わが国薬剤学に大きな影響を与える］
30日		保険医療機関及び保険薬局の指定並びに保険医及び保険薬剤師の登録に関する政

	令・省令が公布
6月15日	食品添加物規制強化
9月	梅澤濱夫、「カナマイシン」を発見
11月6日	厚生省、ソークワクチンの国内生産を決定

1958年（昭和33）

4月1日	東京大学医学部薬学科が分離独立し「薬学部」に昇格、8講座を置く［初代薬学部長に石館守三教授が就任］
4月10日	学校保健法公布、大学以外の学校に「学校薬剤師必置」となる
6月28日	楠井賢造（和歌山医大）が初のスモン病症例報告［近畿精神神経学会で］
9月20日	田辺、「ニッパス」をブラジル・ラボン社に技術導出［同社の戦後技術導入第1号］
10月2日	乱売対策でメーカー・卸・小売の「三者協議会」が発足
9日	厚生省、国民栄養調査を発表［4人に1人が栄養欠陥］
11月3日	近藤平三郎（東大名誉教授）が文化勲章を授章
-	新薬として持続性サルファ剤、サルファ剤系利尿剤、蛋白同化ホルモン剤、チオクト酸剤、パントテン酸剤、カナマイシン、サリドマイドなどが登場

1959年（昭和34）

3月7日	日薬協が「日薬」と「薬学会」に分離独立［1947年9月に合体以後、10余年ぶりに分離］
6月15日	小児麻痺を「指定伝染病」に決定
7月	熊本大学、水俣病を有機水銀が原因と発表
12月28日	池袋乱売事件起こる［翌1960年12月解決］

1960年（昭和35）

1月20日	東京理科大学、福岡大学に薬学部の設置認可、第一薬科大学の設立認可
4月1日	京都大学医学部薬学科が分離独立し「薬学部」（7講座）となる［初代薬学部長に富田真雄教授が就任］
21日	小児麻痺生ワクチンの集団投与始まる
5月22日	薬価基準に90％バルクライン方式を採用
5月	京大薬学部長富田真雄が学士院賞受賞［植物塩基の化学構造に関する研究］
8月10日	新薬事法・新薬剤師法が公布［1961年2月1日から実施。医薬品は承認制、製造は許可制となる。薬事制度は戦後体制から脱却を図る］
8月	高橋晄正（東大医学部講師）が「薬効判定方法」に疑問を提出
9月13日	大学基準等研究協議会、「薬学関係学部設置基準」要項を決める
-	「薬学概論」試講の機運出る［千葉大薬学部教授宮木高明が提唱］

1961年（昭和36）

4月1日	国民皆保険制度を実施
1日	第7改正日本薬局方（第1部、暫定第2部）公布
4月	武見日医会長、高野日薬会長に分業実現の協力文書を手交
6月21日	厚生省、小児マヒ大流行対策として生ワクチン（130万人分）緊急輸入決定［7月12日ソ連から100万人分到着］
11月1日	三共、ニューヨーク駐在所開設
18日	ドイツのレンツ（Lenz）博士が「サリドマイド」の副作用（奇形児）警告
22日	睡眠薬を「習慣性医薬品」に指定
-	新薬としてベンゾジアピン系精神安定剤、消炎酵素剤、新型ビタミンB_1誘導体（アリナミンF、ビオタミン、ノイビタなど）、高単位ビタミン製剤が登場

1962 年（昭和 37）

- 1月13日 　厚生省、流行の小児麻痺が生ワクチン服用後激変と発表
- 　　20日 　武庫川女子大学に薬学部設置認可
- 2月 　キセナラミン人体試験事件起こる
- 4月 5日 　厚生省、「薬局距離制限」について行政指導を通知
- 5月15日 　不当景品類・不当表示防止法公布
- 　　21日 　厚生省、「サリドマイド製剤」の製造販売中止を勧告
- 9月20日 　薬学会、薬学研究長期計画委員会を設置
- 12月 1日 　第7改正日本薬局方第二部公布
- 　　11日 　厚生省、「家庭麻薬含有内服感冒薬」（アンプル入り）の乱売規制
- 　　－ 　新薬として補酵素型リン酸ピリドキサール、アスパラギン製剤が登場する
- 　　－ 　一般用アンプル入りかぜ薬が登場、ビタミン剤がブームとなる

1963 年（昭和 38）

- 3月 8日 　中央薬事審議会に「医薬品安全特別部会」設置
- 　　16日 　三共、スイス・バーゼルに駐在所開設
- 　　23日 　医療制度審議会が答申［分業推進など医療制度全般に関する改善事項について］
- 4月 3日 　厚生省、医薬品の胎児に及ぼす影響に関する動物実験法策定［催奇性実験義務化など］
- 6月19日 　一般薬など46品目劇薬に指定
- 　　20日 　日薬連の「安全性委員会」発足
- 7月12日 　薬事法一部改正を公布［薬局等の「適正配置」規定を制定］
- 8月 　医薬品購入汚職の「仙台事件」発覚［東北大学病院など14医療機関に拡大］
- 9月 4日 　ジフテリア・百日咳混合ワクチン完成

1964 年（昭和 39）

- 1月 6日 　武見太郎日医会長、分業を提唱［1月8日三師会に処方箋発行推進特別委員会設置］
- 1月25日 　北里大学薬学部設置認可
- 3月18日 　昭和大学に薬学部設置認可
- 　　31日 　静岡薬科大学に研究科博士課程認可［新制単科大学博士課程の始め］
- 4月 1日 　九州大学に薬学部設置
- 　　 3日 　薬学会、『薬学研究白書』を刊行
- 　　 6日 　厚生省、睡眠薬を劇薬に指定［睡眠薬遊び流行に歯止め］
- 5月 7日 　日本内科学会で神経性奇病を「スモン」（SMON・亜急性脊髄視神経障害）と呼称
- 8月10日 　厚生省が医薬品の適正広告基準を公布
- 　　－ 　津田恭介らが「テトロドトキシン」の構造決定
- 　　－ 　ブチロフェノン系向精神薬・ジアゼパム、MAO阻害剤などの新薬登場

1965 年（昭和 40）

- 2月 9日 　日薬、日本歯科医師会と「歯科協定処方」を結ぶ
- 11～21日 　アンプル入りかぜ薬によるショック死事故発生［5月7日中央薬事審議会がアンプル入りかぜ薬の製造販売禁止を答申］
- 4月 5日 　薬学会、『ファルマシア』を創刊
- 5月28日 　厚生省、「催奇性動物試験法」を改訂
- 11月 6日 　厚生省、医薬品の販売に伴う海外旅行招待などの自粛を通達
- 　　13日 　サリドマイドの本格的な集団訴訟起こる［2月8日家族が国と製薬会社2社を訴える］
- 　　18日 　医薬品の「使用上の注意」記載で通知［要領の具体化］
- 12月 　わが国の医薬品生産額が世界第2位となる

1966 年（昭和 41）

4月30日		熊本大学長、薬学科女子入学者の制限考慮を発言
4月		第7改正日本薬局方第二部の大改訂版公布
4月		東大薬学部が付属施設として「薬害研究施設」を設置
4月		浮田忠之進（東大薬学科教授）の「健康人毛中水銀量の研究」が水銀農薬規制の端緒となる
6月 4日		日薬が「分業対策本部」を設置
8月 4日		国民生活審議会、医薬品の安全性確保に関して答申
10月 1日		田辺、「ヘルベッサー」を米国マリオン社に技術導出
12月 1日		薬事審議会安全対策委員会に「医薬品副作用調査会」を設置
15日		**日本薬史学会が「薬史学雑誌」を創刊**
24日		厚生省、医家向医薬品の「添付廃止」を通達
－		エタンブトール剤、β-ブロッカー剤、非ステロイド系消炎鎮痛剤などが登場

1967 年（昭和 42）

1月12日		売血制度を廃止［保存血製造だけとなる］
3月 1日		厚生省、医薬品副作用の国内モニター制度を発足［192病院］
4月 9日		若い薬学者の会が「薬学教育および研究の方法論」でシンポジウム開催［薬学概論開講に先鞭をつける］
9月13日		厚生省、「医薬品の製造承認等に関する基本方針」を通知［医療用と一般用医薬品に区分し、医療用の承認基準を厳しくした（10月1日施行）］
9月		中央社会保険医療協議会（以下・中医協）が「薬価調査の年1回実施」を建議［これ以降、実勢価格が反映され薬価の引き下げが恒常的に行われるようになる］
12月 4日		2歳以下のインフルエンザワクチン接種中止［副作用防止のため］

1968 年（昭和 43）

3月19日		厚生省、医薬品販売に伴う「景品類の提供」自粛を要請
4月 4日		昭和天皇をお迎えして日薬創立75周年記念式典挙行
3日〜5日		日薬第1回学術大会（東京）
5月12日		米FDA、抗生物質「クロラムフェニコール」の副作用警告
24日		日本製薬工業協会（以下・製薬協）を創立
9月26日		政府、一連の有機水銀中毒事件について公害と認定
10月21日		日薬が分業実施推進同盟を発足
10月		厚生省、要指示薬の取締強化を発表

1969 年（昭和 44）

2月25日		斎藤 昇厚相、日薬代議員会で「分業受入れ態勢」の促進訴える
4月 1日		岡山大学、広島大学に医学部薬学科が設置
10日		自民党、「国民医療対策大綱」をまとめる［公式文書に初めて医薬分業推進を折り込む］
23日		日本学術会議第7部会に「医薬研究連絡委員会」を設置
7月10日		有機塩素系殺虫剤の製造許可を一時中止［DDT、BHCなど］
15日		厚生省、医薬品の「販売姿勢」自粛を業界に要請
7月		WHO、GMP制定を各国に勧告
9月18日		中央薬事審議会に一般用医薬品特別部会を設置
9月		スモン調査研究協議会が発足
11月 3日		落合英二（東大名誉教授）が文化勲章を受章
－		日薬連が「過大な添付」や「招待旅行」の自粛を決定

1970 年（昭和 45）

- 1月21日　製薬協、流通対策要綱（医療用医薬品編）を策定実施
- 6月 3日　全国薬剤師総決起大会で決議［医薬分業の早期実施、適正配置存続など］
- 　　30日　田村善蔵（東大薬学部教授）、スモン患者緑色尿中よりキノホルム鉄キレート化合物確認を発表［スモン原因の決定打となる］
- 8月 6日　厚生省、LSD を政令で麻薬に指定
- 8月　　　椿 忠雄（新潟大医学部教授）、スモン・キノホルム説を発表
- 9月 9日　厚生省、キノホルム製剤の販売中止と使用の見合わせを通達［対象は186品目、130社以上に及ぶ。以後スモンの発生は止まる］
- 9月　　　埼玉県市立3病院薬剤科の医薬品購入汚職事件発覚
- 10月19日　日薬会長に石館守三（東大名誉教授・国立衛試所長）が就任［分業問題は武見日医会長や田中角栄首相とも会談した石館会長時代に大きく前進した］
- 12月15日　厚生省、医家向医薬品の「現品添付販売禁止」を通達
- 　 －　　　非バルビツレート系超短時間麻酔剤が登場

1971 年（昭和 46）

- 4月 1日　第8改正日本薬局方公布
- 5月31日　厚生省、有機塩素系殺虫剤の製造中止を指示［DDT、BHC 時代の終焉］
- 6月29日　新開発医薬品の「副作用報告義務期間」（先発権保護期間）を3年間に延長
- 8月　　　藤沢、抗生物質「セファゾリン」を米 SK＆F 社に技術輸出
- 10月　　　浮田忠之進（東大薬学部教授）がメチルコバラミンによる無機水銀のメチル化反応を発見
- 10月　　　クロロキン副作用が問題化
- 11月15日　全医療用医薬品の「副作用報告」の義務化
- 12月 1日　日本医薬情報センター（JAPIC）の設立認可
- 　　16日　厚生省、医療用医薬品の「再評価」実施へ［1967年9月30日以前に承認された全品目（約2万品目）を対象とする］
- 　 －　　　リファンピシン剤が登場

1972 年（昭和 47）

- 1月 8日　厚生省、医薬品の「使用上の注意」厳重実施を通知
- 1月29日　徳島文理大学に薬学部設置認可
- 1月　　　中医協、薬価と実勢価格の乖離解消で建議［①薬価調査の毎年定期的実施、②経時変動調査の実施、③薬価の適正化］
- 2月 1日　厚生省、中医協答申を受け調剤報酬で調剤基本料80円を新設［薬剤師業務に初めてメンタルフィーが設定される］
- 3月30日　神戸学院大学薬学部設立認可
- 3月　　　副作用情報「ドクター・レター」発行始まる
- 3月　　　医薬品「再評価」始まる
- 4月28日　東北大学薬学部設置［医学部より独立］
- 4月　　　WHO 国際モニター制度に加盟
- 4月　　　厚生省、「副作用モニター制度」を強化［243施設］
- 6月26日　毒物及び劇物取締法一部改正［興奮・幻覚・麻酔の作用・爆発性のある毒物または劇物］
- 10月27日　日本学術会議が勧告［医薬品の臨床試験評価システムの充実を］
- 　 －　　　L－ドーパ製剤が続々登場

日本の薬学史・医療史年表

1973年（昭和48）

- 1月 1日　老人医療無料化を実施［70歳以上］
- 　　27日　城西大学薬学部設立認可
- 5月28日　薬学会が「薬学教育に対する基本的考え方」作成
- 10月15日　覚せい剤取締法の大改正［罰則・覚醒剤原料規則の強化など］
- 10月　　　注射による「大腿四頭筋短縮症」300人余が山梨県で発生
- 11月16日　日医、移動全体理事会で「分業実施」を決定［5年以内に再診料100点（1000円）にし、その段階で分業を完全実施する旨を機関決定した］
- 　　21日　厚生省、中央薬事審議会による医薬品「再評価」（第1次）判定結果を発表［抗菌製剤と精神神経用剤の13社27品目が有効性確認の根拠「なし」と判定される。以後再評価作業は41次（1996年3月）まで続く］
- 12月 6日　斎藤邦吉厚相、日医の分業推進5カ年計画に賛同の談話発表
- 　　－　　柴田承二（東大薬学部教授）、日本学士院賞受賞「菌類・地衣類の代謝産物の研究」
- 　　－　　プロスタグランジン製剤登場

1974年（昭和49）

- 3月 5日　東日本学園大学薬学部設立認可
- 4月 1日　北海道薬科大学開校
- 　　21日　日薬連が「医療用医薬品添付文書」を総点検
- 5月18日　国立衛生試験所創立100周年記念式典
- 6月20日　大学院設置基準制定公布［学位規則改訂］
- 7月29日　医薬品再評価（第2次）判定結果発表［ビタミンB$_1$剤の効能・効果の大幅削減と用量低減される］
- 9月14日　厚生省、GMPを通達［1976年4月1日実施］
- 　　14日　国立がんセンター薬剤部の医薬品購入汚職事件発覚
- 10月 1日　厚生省、処方箋料を100円から500円に引上げる
- 　　13日　全国サリドマイド訴訟原告団が厚生省、大日本製薬と和解が成立
- 11月21日　厚生省、医制百年記念式典挙行
- 　　29日　厚生省、医療用医薬品の「販売適正化」を要望
- 12月11日　日薬、「処方せん受け入れ態勢」の構想発表［調剤応需薬局の規模と配置モデルなどの構想を都道府県薬に通知］
- 　　12日　製薬協、医療用医薬品の流通要綱を策定

1975年（昭和50）

- 1月24日　厚生省、「処方せん受け入れ体制の整備について」通知
- 　　30日　厚生省、三種混合ワクチンの接種一時中止［死亡事故発生のため。4月1日再開］
- 2月15日　北陸大学薬学部設置認可
- 　　15日　医薬品緊急情報「厚生省医薬品情報」（No.1）を創刊
- 3月　　　薬学会、薬剤師教育について報告書作成［病院、診療所勤務薬剤師を中心に］
- 4月 1日　GMP実施細則を通達
- 　　30日　最高裁、薬局適正配置条例を「違憲」と判決
- 5月 1日　医薬品製造業が「完全資本自由化」となる
- 10月 1日　富山医科薬科大学開学
- 12月26日　医療用医薬品再評価第（第7次）判定結果を発表［抗生物質クロラムフェニコールの効能・効果が大幅に削減される］

1976年（昭和51）

- 1月 1日　「物質特許制度」を実施

2月		中医協、薬価基準の「銘柄別収載方式」採用を決定
4月	1日	第9改正日本薬局方公布
	1日	厚生省、GMPを実施
	27日	製薬協、「医療用医薬品のプロモーションに関する倫理コード」を策定
5月	25日	岡山大学医学部薬学科が医学部より分離独立、薬学部となる
6月	10日	スモン訴訟、チバ・武田・田辺が東京地裁に和解斡旋を申し出る
9月	1日	漢方製剤の薬価基準収載
	22日	日薬連、全医薬品の「使用期限表示」の方針決定
10月	1日	厚生省、新医薬品の承認申請時に提出すべき資料取扱について通知［海外資料の利用を認める］
11月	6日	薬学会が「薬学教育基準」の基本方針示す
	-	コレステロール合成阻害薬の発見

1977年（昭和52）

1月	10日	帝京大学薬学部、新潟薬科大学設置認可
4月	1日	広島大学医学部薬学科、総合薬学科に改組
	14日	日薬、「患者指向型分業」の構想を発表［「薬歴」の実施を掲げる］
6月	1日	厚生省、一般用医薬品の「アミノピリン配合」を禁止［9月28日医療用にも拡大］
7月	11日	日薬、「薬学教育改革」の構想発表
10月	29日	東京スモン訴訟、原告1・2グループと被告の国・チバ・武田間で初の和解成立
11月	1日	厚生省、「銘柄別」の薬価基準収載を告示

1978年（昭和53）

1月	17日	厚生省が「調剤技術基本料」を新設［病院薬剤師の技術料として外来患者1名につき1回5点が設けられた（2月1日実施）］
3月	1日	金沢地裁スモン訴訟に全国初の判決［以後各地裁で判決出る］
	1日	厚生省、添付販売行為禁止に違反した抗生物質の「薬価基準削除」を告示
4月	1日	学校保健法施行規則追加［教室環境衛生試験項目追加］
4月		厚生省、「一般用医薬品再評価」実施を告示
5月		健康保険法改正案を国会に提出［薬剤費半額患者負担など］
6月	17日	富山医科薬科大学に和漢薬研究所設置
	20日	薬学会、ファルマシアレビューNo.1『薬が世に出るまで』創刊
7月3日〜8日		日医、「一週間医薬分業」を実施
7月		厚生省、実勢価格との乖離解消を目指し「特別薬価調査」を実施［他計調査、販売サイト調査など。以後薬価の大幅引き下げに向かう］
8月		厚生省、薬局モニター制度を発足［一般用医薬品の副作用監視のため全国2477薬局を指定］
11月	29日	厚生省、分業薬局実態調査結果を発表［1977年7月時点で分業率3.4％と発表］

1979年（昭和54）

3月	1日	薬学会（薬学教育協議会）が「薬学教育基準」を大学基準協会に答申
4月14日〜18日		薬害防止のための京都国際会議開催
6月	20日	製薬協が「教育研修要綱」を決定［医薬情報担当者資質向上を目指す］
7月	25日	厚相私的諮問機関「新薬開発推進会議」が発足
8月	21日	米在住・板倉啓壱（東京薬大院出身）ら人間の成長ホルモンを大腸菌に作らせる
9月	15日	スモンの会全国連絡協議会、国・製薬3社間で和解確認書調印［以後同確認書に基づく和解が各地裁で順次成立］
9月		日薬、短波放送による薬剤師生涯教育開始

10月 1日		薬事二法が公布［薬事法では新医薬品の安全性強化などの大改正と、医薬品副作用被害救済基金法の創設（1980年9月30日施行）］
	26日	WHO、天然痘根絶を宣言
12月		厚生省、薬局モニター制度による「薬局モニター情報」(No.1)を発行

1980年（昭和55）

3月		日薬雑誌32(3)で「薬学教育を考える」掲載
4月 3日		薬学会、創立100周年記念式典挙行
4月		医薬情報担当者の「教育研修」（業界統一カリキュラム）始まる
8月 1日		薬学会、「公衆衛生領域に従事する薬系技術者および薬学部における衛生学分野の教育についての考え方」を公表
8月19日		科学技術会議、ライフサイエンス研究推進に関する意見を提言
9月30日		新薬事法施行［薬剤師の医療への新任務と医療用医薬品の「再評価」を薬事法で法制化］
11月19日		薬学研究奨励財団設立［津田恭介理事長］
12月		日薬連、薬価改正で提言［90％バルクラインの転換とアローアンス制導入を］
－		セファロスポリン系抗生物質の開発活発化
－		インターフェロン量産に取り組む製薬企業増加

1981年（昭和56）

4月 1日		第10改正日本薬局方公布
5月27日		厚生省、調剤薬局の取扱通知を通達［「第二薬局」を規制］
6月 1日		診療報酬点数表改正［特定薬剤治療管理料を新設］
1日		薬価基準大改定で18.6％の大幅値下げ［過去最大の引き下げ率で薬価の「蟻地獄現象」の言葉生まれる。薬価算定の「バルクライン」方式が原因とされた］
10月10日		公取委、大手製薬会社20社へ立入り検査［栃木県下ヤミカルテル被疑事件で。12月15日に医薬品卸業連合会も。(1983年6月14日製薬協は違反事実を認め排除勧告を受諾)］
11月		日薬が「処方せん受け入れ推進月間」運動を展開
－		藤沢、米で藤沢スミスクライン社を設立［米でセファゾリン発売される］
－		日本発新薬の海外進出や医薬品輸出量などが増加する［業界、国際化元年を謳う］
－		がん死亡率第1位となる［1951年以来脳卒中が第1位］

1982年（昭和57）

2月 1日		クロロキン薬害訴訟、東京地裁が判決［医師、製薬会社、国に約29億円の損害賠償の支払いを命ずる］
2月		日本ケミファ、新薬承認申請データ捏造事件発覚
3月 5日		薬学会が『日本薬学会百年史』を発刊
31日		厚生省、GLP施行で通達［1883年4月1日施行］
29日		第20代日薬会長に高木敬次郎（東大名誉教授・東京理科大学教授）が就任
6月18日		老人保健法を公布［70歳以上の医療無料化廃止、一部負担（1983年2月1日施行）］
6月		厚生省、日本抗生物質医薬品基準を「全面改正」する
11月 3日		津田恭介（東大名誉教授・共立薬科大学学長）が文化勲章受章
12月15日		製薬協理事会が「企業倫理委員会」設置を決定
－		医薬品卸業の統合発表続く

1983年（昭和58）

1月13日		日薬連が「企業倫理委員会」を発足
20日		調剤報酬改正で「投薬特別指導料」を新設［調剤技術料で患者指向調剤のメンタルフィーが認められた始め］

2月		厚生省、医薬品流通近代化協議会を設置
3月	7日	明治製菓と昭和大学、消化酵素製剤承認申請資料の動物実験データ改ざんが発覚
5月		厚生省、医療用医薬品添付文書記載要領を通知
6月		公取委、製薬協と卸連のカルテル被疑事件に勧告結審［製薬協の違反行為に対し排除勧告、卸連には警告］
7月	12日	国立予研、抗生物質の「不正検定」が発覚
8月	22日	「分業推進懇談会」発足［分業推進のため厚生省薬務局長の私的諮問機関として三師会各2名、学識経験者2名の計8名で構成］
9月		日薬連、「製薬企業倫理要領」を策定
10月		厚生省、「新薬資料スパイ事件」で医薬品などの基本問題に関する懇談会発足［事件は薬事審議会委員の国立衛生試験所部長が関わり波紋を広げた］
10月		防衛医大教授の新薬汚職事件が発覚
11月		札幌逓信病院医師の新薬汚職事件発覚
12月	2日	薬事法一部改正を公布［貿易摩擦解消を図り、外国企業からの製造承認申請を直接認める］

1984年（昭和59）

3月		薬価改定、16.6％の大幅引下げ
3月	20日	薬学会（衛生化学調査委員会）、「乳製品試験法・注解第1版」を刊行
	27日	日薬、分業推進に伴う薬剤師の需要予測発表［2010年の完全分業下、薬局薬剤師数9万6600人、病院薬剤師数3万8000人と予測］
4月		薬事法に基づく「再評価」が始まる［1980年3月31日までに承認された新医薬品および新医療用配合剤を対象とする］
5月	26日	塩野義、遺伝子組み換えによる糖尿病薬「ヒトインスリン」を製造承認申請［遺伝子工学医薬品申請第1号。1985年11月15日厚生省承認］
	30日	厚生省、腟坐薬の人工流産剤「プレグランディン」を承認
6月	30日	日本人の平均寿命が世界一となる［男74.2歳，女79.78歳］
6月		医療用医薬品製造業公正取引協議会（公取協）が設立［7月 医療用医薬品製造業公正競争規約が施行される］
9月	27日	中央薬事審議会、B型肝炎ワクチン製造を承認

1985年（昭和60）

1月	28日	MOSS協議始まる［医薬品などの市場開放を協議。これを機に外資系対内資系企業の販売・開発競争が激化する］
	30日	薬学会が『薬学用語集』刊行
2月	26日	厚生省、希用薬の承認条件緩和を決定
2月		製薬協、特許庁に「特許期間回復」の要望書提出［1989年1月1日実施］
3月	18日	薬剤師国家試験制度改善検討委員会が中間答申［1987年から年1回（春）とする］
	19日	日本大衆薬工業協会、設立総会
	22日	厚生省、わが国「エイズ患者」第1号を確認
5月	27日	分業推進懇談会、医療機関実態調査報告［1984年11月調査で処方箋発行医療機関数は、月1000枚以上が13.4％、月50枚未満が64.5％と判明］
6月	16日	三共、米アップジョン社に抗生物質「セフメタゾン」の開発独占的の実施権を許諾
	29日	三共、米スクイブ社に高脂血症治療薬「メバロチン」の独占的実施権を許諾
	29日	厚生省、外国の臨床試験データの受け入れを通知
7月	1日	中央薬事審議会の新薬調査会拡充［新薬の承認審査を早めるため］
7月		東大病院事件の発生［常用量の2倍量処方や同日付で2枚の処方箋投薬による28日分調剤の違反

　　　　　　　　　　行為が厚生省の調査で発覚。病院、薬局併せて4100万円の医療費返還が命じられた。1981年に東北
　　　　　　　　　　大でも同様の違反があった。薬局側の弱き立場を露呈〕
　　10月 2日　　日本薬剤学会設立
　　10月　　　　製薬協、薬価算定方式として「リーズナブルゾーン（R）方式」を決める
　　12月14日　　日本薬物動態学会設立
　　　　11日　　MOSS協議、新薬収載年4回を決定
　　　　16日　　新薬の臨床試験の実施に関する専門家会議が「GCP案」をまとめる
　　　　24日　　医療法の一部改正〔医療法の中に薬局・薬剤師の字句が初めて記載される〕
　　　　―　　　外資系企業が国内企業との委託販売契約を解除し、自社販売体制に移行始める
　　　　―　　　大正製薬、抗生物質「クラリス」を米アボット社に技術導出
　　　　―　　　武田薬品、米で合弁会社TAPを設立〔前立腺がん治療薬「ルプロン」発売。大型製品の海外展
　　　　　　　　　　開第1号。1995年に抗潰瘍剤「プレバシッド」発売、ピーク時の2002年は米国の単品売上高8位〕

1986年（昭和61）
　　2月　　　　「MOSS協議報告書」を公表〔非関税障壁を取り払い市場開放を協議した内容の概略〕
　　3月 3日　　第11改正日本薬局方公布
　　　　14日　　分業推進懇談会、推進モデル地区8ヵ所を指定〔東京三鷹、静岡捧原、和歌山海南、福岡若
　　　　　　　　　　松、北海道芦別、大分別府、神奈川旭、長野佐久〕
　　4月 1日　　調剤報酬算定表改正で「薬剤服用歴管理指導料」（薬歴）新設〔この新設は1983年2月
　　　　　　　　　　の「投薬特別指導料」とともに患者指向調剤の両輪となり、その後の分業の方向性を示す〕
　　4月　　　　厚生省、厚生科学研究で行った分業下の薬剤師数の算定を報告〔2005年前半の薬局薬
　　　　　　　　　　剤師数は10～13万人、病院薬剤師数は11万6000人から14万8000人と予測〕
　　10月31日　　厚生省、「日本薬局方公布百周年記念式典」挙行
　　12月　　　　厚生省、一般用医薬品で通知〔市販後調査など明確化〕

1987年（昭和62）
　　5月　　　　中医協、薬価算定方式について建議〔「加重平均」方式導入など〕
　　6月 1日　　薬局等構造設備規則など一部改正〔薄層クロマトグラフ装置の常備など試験用機器の拡大や試
　　　　　　　　　　験センター施設利用の容認など〕
　　9月25日　　流通近代化協議会、「医療用医薬品流通の近代化に関する報告書」を公表

1988年（昭和63）
　　1月 1日　　特許法改正で「特許回復期間」が導入される〔特許実施が政府規制（申請・承認・薬価収載な
　　　　　　　　　　ど）のため2年以上浸食された場合、5年を限度に特許期間を延長可能〕
　　4月 1日　　薬価改定、10.2％の引下げ〔「蟻地獄」現象が続く。1981年から引き下げ率の累計46.1％で製薬企
　　　　　　　　　　業や卸売業者の減収減益続出〕
　　　　 1日　　診療報酬改定で「入院時調剤技術基本料」100点を新設・実施〔いわゆる100点業務新設
　　　　　　　　　　と内服調剤料に長期投与時逓減制導入〕
　　4月　　　　藤沢、西独クリンゲ社を買収〔欧州の拠点とする〕
　　5月　　　　厚生省、承認期間に拘わらない全医療用医薬品の「新再評価制度」を始める
　　7月14日　　厚生省、ミドリ十字に業務停止命令〔キセノン等の無許可輸入販売で〕
　　7月　　　　厚生省、医薬品製造原料GMPを通知〔1990年1月1日実施〕
　　7月　　　　山之内製薬、アイルランド工場完成〔米メルク社向け潰瘍治療薬「ファモチジン」の生産に備え
　　　　　　　　　　る。生産面の国際化を他社に先駆け進行させた〕
　　7月　　　　日本漢方協議会、医療用漢方エキス製剤GMPを実施

◇平成時代 (1989～)

1989年（平成元）

1月17日	エイズ予防法公布
2月2日	厚生省薬務局長、全国衛生主管部局長会議で医薬分業推進を指示
3月16日	厚生省、全国国立病院々長会議で院外処方箋発行指示［指定37病院に対し3年間で発行率30％を目指すこと］
6月12日	財団法人日本薬剤師研修センター設立［村田敏郎理事長］
7月	日薬が「分業推進対策本部」設置
9月1日	大学設置基準改正［教育評価システムの道を開く］
9月	藤沢、米ライフメット社を100％完全子会社とする［米国の販売拠点とする］
10月	エーザイ、米ボストンに基礎研究所を設置［アルツハイマー治療薬や抗ウイルス剤などの新薬創製に着手、欧米研究のノウハウ取得に乗り出す］
11月15日	厚生省、処方箋の「FAX利用」を認める［広域処方箋発行病院の面分業推を目的に承認］
12月20日	がん免疫療法剤が「再評価」で効能・効果を否定され削除となる［「クレスチン」や「ピシバニール」など大型製品が対象となり物議広がる］

1990年（平成2）

4月1日	調剤報酬改正、病院薬剤師の病棟業務を200点に引上げ
1日	厚生省、調剤基本料に「施設基準適合薬局加算」を新設［面分業推進のため特定の医療機関からの処方箋枚数が90％以下であることが条件］
1日	「基準薬局」制度発足［日薬制定・都道府県薬剤師会認定による］
6月19日	麻薬及び向精神薬取締法公布［睡眠薬・トランキライザーを「向精神薬」と定義、麻薬に準じて規制する 8月25日施行］
28日	日本病院薬学会設立
6月	豊橋市民病院薬局長の医薬品購入を巡る汚職事件発覚
10月1日	厚生省、旧GCPの完全実施［1989年10月2日通知 わが国最初のGCP］
10月	製薬協主催シンポジウム「薬価差1兆3000億はなにか」を開催
11月	厚生省、「MRのあり方に関する研究班」を発足
12月19日	中央薬事審議会、漢方エキス製剤を再評価指定
12月	新再評価制度の第1回評価で脳代謝改善剤「ホパンテン酸カルシウム」の効能・効果を否定し削除する
－	製薬産業は、この年を「海外進出元年」と位置づけた［世界に通用する新薬の創出が増え、武田・藤沢・三共・山之内・エーザイなど欧州・米国に子会社や合弁会社を設立するなど対外直接投資額が増加し始めた］

1991年（平成3）

3月	製薬協、MR（Medical Representatives）に名称を統一
4月25日	薬学教育協議会、「病院実習について」答申
4月	第12改正日本薬局方公布［収載品目数1221品目となる］
4月	製薬企業大手6社、医療用医薬品の流通・取引慣行改善を始める［値引補償制度を廃止し、新仕切価格制度の導入を開始］
6月	厚生省、GPMSPを発表［1993年4月1日実施］
6月30日	三共、ルイポルド・ウエルク社グループを100％子会社とする
10月	尿糖・尿蛋白測定試験紙が市中薬局に登場.
11月5日～7日	第1回ICHが開催［日米欧三極のGCPなどを調和させる作業が始まる］

	−	三共、米国で高脂血症治療薬「メバロチン」を発売［米ブリストル・マイヤーズに導出。欧州では子会社の三共ファーマGMBH社が販売に当たる。世界のトップセラーとなる］
	−	第一製薬、合成抗菌剤「タリビット」が米国J＆Jで発売［1997年「クラビット」も米国で同社が発売。2006年頃にはJ＆J社による両剤の欧米での売上は1800億円に達する］
	−	塩野義が米イーライ・リリー社の医薬用カプセル事業を買収［同社の海外展開の第一歩］

1992年（平成4）

2月		流通近代化協議会、「医療用医薬品の流通近代化の促進」を通知［リベートの縮小、製薬企業の卸への価格関与禁止など］
3月10日		薬学会が『薬毒物化学試験法』刊行
4月 1日		診療報酬改定で病院薬剤師の「入院調剤基本料」が400点へ引上げ
1日		厚生省、薬価算定をバルクライン方式から「加重平均値一定価格幅（R幅）方式」へ変更・実施［全包装の加重平均値に現行薬価の15％（R幅）を加算した値を新薬価とする。R幅は3回の改正を経て縮小する］
4月		公取委の指導で医療用医薬品の「流通改善」実施［値引補償方式から建値制へ向う］
6月19日		薬剤師が「医療の担い手」となる［第2次医療法改正で薬剤師任務の明確化。医療の担い手として「医師、歯科医師、薬剤師、看護師」を列記、薬剤師の責任が重くなる］
22日		厚生省研究班、「新しいMR像」を提言

1993年（平成5）

3月		製薬協、「医療用医薬品プロモーションコード」を策定
4月 1日		厚生省、GPMSPを施行
28日		薬事法の一部改正公布［希少疾病用医薬品（オーファン）の研究開発支援など］
30日		厚生省、薬局業務運営ガイドラインを通知［調剤を通じて良質適切な医療の供給、地域保険医療への貢献、薬局の選択の自由を基本理念として策定］
4月		厚生省、旧GCPによる査察実施
4月		厚生省、新3種混合ワクチン予防接種中止
5月18日		日薬、創立100周年記念式典を挙行
28日		厚生省の「21世紀の医薬品のあり方に関する懇談会」が最終報告［医薬品の適正使用の推進］
7月 2日		第一製薬、合成抗菌剤「クラビット」を独ヘキスト社とライセンス締結する［1991年の米国に次いで欧州に進出］
8月		製薬協、MR問題検討会を設置
9月5日〜11日		FIP東京大会開催［66ヵ国2600名参加。GPP「薬局業務規範」（ファーマシューティカルケアの概念）を採択］
11月15日		中央薬事審議会、PL法導入決定
24日		厚生省、「ソリブジン」と抗がん剤併用で14名死亡と発表
12月		厚生省、医療用医薬品の販売の適正化を通知

1994年（平成6）

3月22日		厚生省、「インターフェロンα製剤」による「うつ状態」発生で指示［添付文書警告欄に「自殺企図」の記載を命ず］
4月 1日		厚生省、改正GPMSPを実施
1日		調剤報酬改定［重複投薬・相互作用防止加算を新設］
1日		薬価改定［R13で6.6％の引下げ。「市場拡大品目」が初の再査定となる］
1日		薬剤師業務に報酬加算［病院での調剤技術基本料を「薬剤管理指導料」に改め、400点を600点へ改定、1包化加算、老人用製剤加算を新設］

4月		日本薬剤師研修センター、「研修認定薬剤師制度」を始める
6月	2日	厚生省、「薬剤師国家試験の出題ガイドライン」を改訂［総出題数240題中の半数を医療薬学とする。1996年から適用］
6月		藤沢、免疫抑制剤「プログラフ」を米国で発売［「フジサワUSA」が販売。10月英国で発売。独・仏・伊・スペインにも発売］
7月	1日	製造物責任法（PL法）制定［医薬品も対象となり、1995年6月1日実施］
9月	1日	厚生省、ソリブジン薬害事件で日本商事処分［105日間の製造停止］
	17日	日本私立薬科大学協会が「医療薬学に関する検討委員会」を設置
9月		厚生省、国立6病院を「完全分業モデル病院」に指定［国際医療センター、仙台、弘前、函館、岡山、呉の各院］
10月	1日	訪問薬剤管理指導料が新設・実施［「在宅患者訪問薬剤管理指導料」（550点）、「寝たきり老人訪問薬剤管理指導料」（550点）、無菌製剤処理加算など新設］
11月		香川医大で新薬汚職事件発覚［臨床試験データの改ざん］

1995年（平成7）

5月	31日	日薬薬学教育委員会が答申［6年制一貫教育カリキュラム案を提示］
7月		薬業関連6団体が「MR資格制度」の骨子まとめる
9月	7日	第一次再評価（第1次〜第41次）が終了［1967年9月30日以前に承認された全医療用医薬品計1万9849品目（単味剤1万8365品目、配合剤1484品目）を対象にした行政指導による再評価。約5％の品目が効果無しとされた］
10月	1日	文部省薬学教育の専門家グループが「調査研究最終報告書」を公表［薬学教育カリキュラム案を提示］
11月	25日	クラフト社（さくら調剤薬局）の不正業務発覚［未公開株譲渡］

1996年（平成8）

2月		製薬協、「医療用医薬品プロモーションコード」を改正
3月	1日	薬学会編『繁用衛生試験法と解説』（第9版）が刊行
	7日	薬事法に基づく「第二次再評価」が終了［1980年5月31日までに承認された新医薬品（1668品目）および新医療用配合剤（192品目）の計1860品目が対象となった］
	11日	日本MR教育センター設立［医薬情報担当者教育センターの前身］
	13日	第13改正日本薬局方公布
	19日	文部省の薬学教育の改善に関する調査研究協力者会議、最終まとめを提出
	24日	日本調剤の病院へのリベートなど不正業務が発覚
4月	1日	厚生省、調剤基本料を4段階に区分［面分業推進の具体策として、処方箋受付4000回以下・超と特定医療機関の処方箋70％以下・超の組み合わせで4段階に分けられた］
	1日	らい予防法廃止
	1日	薬価全面改定［薬価基準8.5％引き下げ（R11）］
5月		日米欧三極ICHで「ICH-GCP」が最終合意される
5月		厚生省研究班が「使いやすさ・理解しやすさ」を主眼とする医療用医薬品添付文書の報告書をまとめる
5月		茅ヶ崎市立病院の治験データ改ざん事件発覚
6月	26日	薬事法および薬剤師法一部改正公布［安全対策の強化を目指し薬剤師法に「調剤時の情報提供の義務」規定、薬事法に薬局開設者などの医薬品購入者への情報提供規定を設けた］
8月		日薬「Get The Answers」キャンペーンを開始
9月		厚生省、GCP特別部会を設置［5月に合意されたICH-GCPに基づきわが国最初の旧GCPの改訂作業が進められた］

日本の薬学史・医療史年表

11月		石井道子参議院議員、環境庁長官に就任［薬剤師初の国務大臣誕生］
11月13日		三共、米国に「三共ファルマインク」を創立

1997年（平成9）

1月		エーザイ、米国でアルツハイマー型認知症薬「アリセプト」を発売［1991年臨床試験に入り、1994年ファイザー社と販売契約締結、1996年FDAから販売承認を得る］
2月 1日		三共、ロンドン事務所を開設
	7日	日本病院薬剤師会、「患者等への薬剤情報提供ガイドライン」を作成
4月 1日		厚生省、「新GCP」を実施［治験が国際水準に引上げられた（猶予期間1年）］
	1日	消費税引上対応調剤報酬改定で改正薬剤師法施行に伴う情報提供業務を評価［薬剤情報提供料、老人薬剤服用歴管理指導料］
	25日	厚生省、医薬品添付文書の記載要領改正［副作用発生頻度の数値化、「警告・禁忌」を冒頭に掲げる］
4月		厚生省・文部省が薬学教育に関する懇談会（4者懇）設置［日薬・日病薬・厚生省・文部省により年限延長（6年制）に関する協議のため「薬剤師養成問題懇談会」を設ける］
6月 5日		厚生省、H_2ブロッカー3成分の一般薬発売承認［スイッチOTC薬のため3年間市販後調査が条件］
	17日	臓器移植法成立
7月 1日		厚生省、薬務局が「医薬安全局」に改組
	1日	医薬品副作用モニター制度を「医薬品安全性情報報告制度」に改称［薬局を含め全医療機関に対象を拡大］
	11日	厚生省、国立病院の分業モデル病院に処方箋発行率70％を指示
8月		上野総合市民病院院長の医薬品の選定・購入で汚職事件が発覚
9月 1日		健康保険法改正［高齢者の外来薬剤費一部負担の引上げなど］
10月23日〜24日		薬学会が第1回「衛生薬学フォーラム」開催
10月		山之内製薬の「ハルナール」が導出先の独・ベリーンガーインゲルハイム社から発売［商品名：フローマックス。1999年夏べ社が米アボット社と共同で販売促進の契約締結で米国での普及が急速に進み大型製品となる］
11月 3日		柴田承二（日本薬史学会会長・東大名誉教授）が文化功労者に選ばれる
12月 1日		日本MR教育センターを「医薬情報担当者教育センター」に改称、財団法人として認可［12月14日 第1回MR認定試験実施（合格者数1万1162名、合格率86.3％）］
12月17日		第3次医療法改正［インフォームドコンセントの実施など］
	17日	介護保険法公布［薬剤師業務に在宅医療の導入促進（2000年4月1日より実施）］

1998年（平成10）

2月		分業率、全国で30％を突破［分業の質を問われる時代に入る］
4月 1日		厚生省、新GCPを完全実施［モニタリング導入や文書同意が実施できず、数年間は国内治験が停滞した］
	1日	薬学教育協議会、「調整機構」を設置［薬学生の病院薬局実務実習の実施のため］
	1日	第3次改正医療法施行［施行規則に医薬分業推進計画を明記］
4月		薬学教育に関する懇談会が6者懇談会に拡大［4者懇に国公立大学薬学部長会議、日本私立薬科大学協会が加わる］
5月25日		厚生省、「脳代謝改善薬」の再評価で5成分中4成分を「有効性無し」として薬価基準から削除［繁用されていたので社会問題化する］
5月		武田、米国に全額出資の販売会社（TPNA）を設立［糖尿病治療薬「アクトス」の自社主導販売に乗り出す］

	6月30日	厚生省、国立38モデル病院の院外処方箋発行率が86.5%と発表
	8月11日	厚生省、医薬品の承認申請時の外国臨床試験成績の受け入れを通知［12月30日施行］
	8月	名古屋大学事件発覚［新薬開発に関する汚職事件］
	9月24日	感染症予防法が成立［伝染病・性病・エイズ予防三法を一本化する（1999年4月1日施行）］
	9月～10月	介護支援専門員資格試験を実施［薬剤師合格者は8437人（9.2%）］
	11月30日	医療法施行規則一部改正で、病院薬剤師の人員配置基準改定［外来は処方箋75枚に1人。入院は一般病棟が患者70人に1人など］
	12月24日	「アスピリン配合」OTC薬が15歳未満の「小児服用禁止薬」に決定
	－	塩野義が高脂血症治療薬「クレストール」を英アストラゼネカ社に導出［ア社が米国と欧州で発売（2003年）。日本でもア社と共同販売で発売（2005年）］
	－	厚生省、後発品と先発品の同等性を溶出試験で確認する「品質再評価」を開始［後発品の使用促進のため］

1999年（平成11）

	1月25日	厚生省、泌尿器・生殖器用剤（勃起不全改善剤）「バイアグラ」の製造承認
	2月26日	厚生省、初のダイレクトOTC薬として発毛剤「リアップ」製造承認
	3月18日	薬学会館に「長井記念薬学資料室」開設［薬学会所蔵の資料など整備］
		一般用医薬品の規制緩和を実施［ドリンク剤、ビタミン剤、健胃清涼剤、外皮消毒剤など15製品（約200品目）が「特定医薬部外品」として一般店頭で販売へ］
	4月1日	薬学生の1ヵ月間病院実務実習が始まる
		日本学校薬剤師会60周年会を開催
	4月	厚生省、医薬品の承認申請について通知［製造申請の基本方針が32年ぶりに改正。非臨床・臨床試験成績に関する論文公表の義務づけ廃止など］
	5月20日	薬剤師養成問題懇談会（6者懇）で「薬学教育6年制」を論議
	29日	低用量経口避妊薬（ピル）が承認される［申請から9年。9社16品目。要処方箋薬で保険は非適用］
	31日	厚生省、インターネットによる「医薬品提供情報システム」を開始［医療用医薬品に関する最新情報を提供］
	31日	厚生省、「日本版オレンジブック」作成［後発品の品質管保を確認できる品質情報集］
	6月30日	薬学会、「健康とくすりシリーズ」（一般向啓蒙図書）刊行
	7月26日	厚生省が結核で緊急事態宣言［結核を再興感染症と捉える］
	8月	エーザイ、米でプロトンポンプ阻害剤「パリエット」を発売
	9月	枚方市立病院の医薬品納入汚職事件発覚［製薬8社の医薬情報担当者が略式起訴される］
	11月11日	日薬、平成10年度「疑義照会状況調査」結果を発表［照会したケースは2.2%、うち63.9%は処方内容が変更される］

2000年（平成12）

	2月21日	厚生省医療審議会、第四次医療法改正で答申［医薬情報の開示など提唱］
	29日	薬学会編『衛生試験法・注解2000』を刊行
	3月28日	薬学会が「薬学研究ビジョン委員会」を設置［薬学研究の視点を創薬においた研究活動を推進する］
	4月1日	調剤報酬改定［薬剤服用歴管理指導料と服薬情報提供指導料を薬剤服用歴管理・指導料に再編、各種加算を新設］
	1日	厚生省、新薬承認の「標準的期間」を1年半から1年に短縮と発表
	15日	インフルエンザ脳炎・脳症への「ジクロフェナクナトリウム」の投与禁忌
	11月30日	文部省・薬学会共編『学術用語集・薬学編』を刊行

日本の薬学史・医療史年表

12月 5日		公取委、主要卸に立入り検査［価格カルテルの疑い］

2001年（平成13）

1月 6日		中央省庁再編で厚生労働省、文部科学省となる
3月		日薬、規制緩和反対の大会開催［インターネット販売阻止を目指す］
3月16日		厚生省、分業率40％と発表［2000年3月現在］
30日		厚生科学研究で「薬剤師需給の予測に関する研究」公表
30日		第14改正日本薬局方公布
4月 1日		製薬協が「改定医療用医薬品プロモーションコード」を実施
4月		共立薬科大学、大学構内に「保険調剤薬局」を開局
6月29日		医師法等の一部改正で視聴覚障害者の薬剤師資格の「絶対的欠格条項」を廃止。
7月		参議院比例区で藤井基之（薬剤師）が当選
10月 1日		厚労省、GPMSP改正による「市販直後調査」を実施
12月		公取委、宮城県医薬品卸業者9社に「独禁法3条違反」として勧告［9社応諾］
12月		山之内製薬、米国での自販体制を目指して販売子会社を設立［2005年グラクソ・スミスクラインの共同販促を受けて尿失禁治療薬「ベシケア」を発売］

2002年（平成14）

4月 1日		診療報酬改定［長期投薬の規制禁止、後発品処方の推進など］
7月31日		改正薬事法公布［生物由来医薬品の安全性強化、医師主導治験の導入、市販後安全対策で医療関係者からの副作用報告義務化など（2003年7月30日施行）］
8月30日		厚労省「医薬品産業ビジョン」（最終）を公表［国際競争力強化に向けて］
31日		薬学会が「薬学教育モデル・コアカリキュラム」などまとめる。
10月 1日		中外製薬、ロシュと資本提携し傘下に入る
15日		薬剤の有害反応で死亡者報告相次ぐ［抗がん剤「イレッサ」で100人超。10月28日脳保薬「ラジカット」で12人］
10月		診療報酬改定で後発医薬品使用にインセンティブ導入
12月20日		独立行政法人医薬品医療機器総合機構法が公布［2003年4月1日同機構発足。］
－		三共、降圧剤「ベニカー」（オルメサルタン）を米国販売子会社から発売

2003年（平成15）

4月 1日		就実、九州保健福祉の両大学薬学部が開学
3日		政府、新型肺炎SARSを「新感染症」に指定
14日		ヒトゲノム解読国際チームが全ゲノムの解読完了を宣言
30日		厚労・文科両省が「全国治験活性化3ヵ年計画」を公表［創薬環境の実現を目指す］
4月		日薬、分業率50％突破と発表
5月27日		京大再生医科学研究所、人間の胚性幹（ES）細胞の作製に国内で初成功
7月 1日		厚労省、医薬局を「医薬食品局」と改称
7月		大型後発品が薬価基準に追補掲載される［「プラバスタチン」「ファモチジン」など］
8月 4日		文科省の薬学教育協力者会議（座長・末松安晴）が「薬学教育6年制」と「学部4年＋修士課程2年制」の結論をまとめる
8月		厚労省の薬剤師問題検討委員会（座長・内山 充）が薬学6年制に「実務実習6月以上の履修」を条件とすると結論
12月 3日		薬学教育改善・充実に関する調査研究協力者会議、「実務実習モデル・コアカリキュラム」をまとめる。
－		公正競争規約に違反する製薬企業目立つ［医師の旅費負担を含む海外シンポジウムなどの過剰接待］

2004年(平成16)

2月18日		中央教育審議会(会長鳥居泰彦)、「薬学教育の改善・充実について」答申［薬学教育の修業年限延長と大学院教育の在り方について］
3月		日薬、「薬局薬剤師のための接遇マニュアル」作成
4月 1日		日本薬科、千葉科学、青森、城西国際、帝京平成、武蔵野、広島国際の各大学薬学部および徳島文理大学香川薬学部の8校が開学する
1日		文科省、学校環境衛生基準を改定し施行
1日		生物由来製品感染等被害救済制度を創設
27日		衆議院本会議、学校教育法一部改正を可決［薬学教育を6年制とする］
4月		薬事法施行規則一部改正［テレビ電話を活用した深夜・早朝の一般医薬品の販売に対応］
5月 6日		聖マリアンナ医大病院が「一般名」の院外処方箋発行開始［以降それにならうケースが続出する］
14日		参議院本会議、学校教育法一部改正と薬剤師法一部改正の両法が成立［薬学6年制関連法が成立］
17日		薬剤師認定制度認証機構が設立
21日		学校教育法等の一部を改正する法律を公布［薬学6年制が決定］
23日		薬剤師法の一部改正法を公布［薬剤師国家試験の受験資格は薬学6年制卒業者と決定］
7月 5日		薬学会、薬学教育カリキュラム(案)を提示
16日		厚労省、一般用医薬品15製品371品目を医薬部外品へ移行［7月30日実施］
9月30日		抗菌薬116成分の「再評価」で適応菌種や疾患が変更となる［効能・効果の読替え75成分、全抗菌薬の効能・効果の見直しなど］
11月17日		製薬協、企業行動憲章を改定［企業の社会的責任の重視に対応］
－		わが国の薬局数が初めて5万軒突破

2005年(平成17)

2月10日		処方せん医薬品告示［要指示医薬品制度から処方箋医薬品制度へ］
3月28日		薬学会、創立125周年記念式典を挙行
4月 1日		奥羽、国際医療福祉、金城学院、愛知学院、同志社女子、崇城の大学薬学部開学
1日		改正薬事法が全面施行［市販後安全対策充実、承認制度全面改正などが骨子］
1日		独立行政法人医薬基盤研究所が開設［大阪府茨木市］
1日		アステラス製薬が誕生［山之内製薬と藤沢薬品が合併］
6月28日		東洋医学サミット会議が発足［日本生薬学会、日本東洋医学会、和漢医薬学会などで構成。WHOからの漢方医学に関する提案に応えるため］
30日		厚労省、「患者向医薬品ガイドの作成要領」を通知
7月		日病薬の「専門薬剤師認定制度」が承認［感染症制御およびがん専門薬剤師の認定申請資格］
8月23日		厚労省、2003年度国民医療費が過去最高と発表［前年度比1.9%増の31兆5375億円］
9月11日		第44回衆議院選挙で薬剤師代議士4名が誕生［前職2、新人2］
22日		厚労省、脱法ドラッグの呼称を「違法ドラッグ」と変更［薬事法の規制対象とする］
28日		第一三共が誕生［三共と第一製薬が合併。国内の製薬業界は武田薬品、アステラス製薬の3強時代へ］
10月 1日		大日本住友製薬が誕生［大日本製薬と住友製薬が合併、国内第5位へ］
10月15日		日本病院薬剤師会50周年式典が挙行
－		薬学部志望2割減少［6年制に伴う学費増などが要因か］

2006年(平成18)

4月 1日		第15改正日本薬局方施行［新規102品目収載。医薬品一般名の日本名命名法変更］
1日		薬学教育が「新課程」で発足［6年制薬学科および4年制薬科学科の2本建でスタート］

日本の薬学史・医療史年表

	1 日	広島大学薬学部が誕生〔医学部総合薬学科より分離独立〕
	1 日	高崎健康福祉、大阪大谷、松山、長崎国際の各大学薬学部と横浜薬科大学設置
	27 日	6 者懇に「薬学共用試験センター」と「薬学教育評価機構」が参加
4 月		「6 年制」薬学生が入学する
4 月		後発医薬品使用促進のため「処方箋様式」を変更〔「後発医薬品への変更可」欄に処方医が変更可とした場合の署名など設ける〕
6 月 14 日		薬事法の一部改正公布、医薬品販売制度改正（2009 年 6 月 1 日完全施行）と指定薬物（2007 年 4 月 1 日施行）を盛り込む〔一般医薬品をリスクに応じて 3 区分し、区分ごとに薬剤師、医薬品販売者が関与した販売方法を定めた。違法ドラッグ等を指定薬物に指定、薬事法に含めた〕
	21 日	改正医療法公布、調剤する薬局が「医療提供施設」と認められる〔2007 年 4 月 1 日施行〕
	21 日	大阪地裁、「薬害 C 型肝炎」の国の責任認める
8 月 11 日		京大再生科学研究所、マウスの皮膚で「万能細胞」をつくる
9 月 27 日		薬事食品衛生審議会、「イレッサ」の副作用で報告〔間質性肺炎と急性肺障害の副作用が他抗がん剤の 3.2 倍と〕
10 月 1 日		薬学共用試験センター設立

2007 年（平成 19）

1 月 15 日		学術会議・薬学会共催で「薬学教育 6 年制元年記念」シンポ開く
1 月		厚労省、新医薬品の再審査期間を 8 年に延長
3 月		厚労省、「タミフル服用後の異常行動」の緊急安全情報を発す
4 月 1 日		岩手医科、いわき明星、兵庫医療、姫路獨協、安田女子の各大学薬学部設置
	26 日	文科・厚労・経産省が「革新的医薬品・医療機器創出のための 5 か年計画」公表
9 月 28 日		流改懇、「医療用医薬品の流通改善」（緊急提言）をまとめる
	28 日	厚労省、「国際共同治験に関する基本的考え方について」通知
10 月 1 日		田辺三菱製薬が誕生〔田辺製薬と三菱ウェルファーマが合併。国内 5 位企業となる〕
	15 日	厚労省、後発医薬品の「安心使用促進アクションプログラム」を公表

2008 年（平成 20）

3 月		第 93 回薬剤師国家試験、合格者初めて 1 万人を超える〔受験者数 1 万 3773 人、合格者数 1 万 487 人。薬学部、薬科大学新設ブームの影響〕
4 月 1 日		金沢大学薬学部を改組〔医薬保健学域薬学類・創薬科学類となる〕
	1 日	鈴鹿医療科学、立命館の両大学薬学部が設置
	1 日	共立薬科大学、慶応義塾大学に合併〔慶応義塾大学薬学部となる〕
	1 日	調剤報酬改定で加算〔後期高齢者薬剤服用歴管理指導料（35 点）、後発医薬品調剤体制加算（4 点）など新設。また薬剤服用歴管理料と服薬指導加算を「薬剤服用歴管理指導料」（30 点）に 1 本化〕
	1 日	病院薬剤師の「薬剤管理指導」で患者の状態に応じた区分が設けられる〔①救急救命入院料等の査定患者（430 点）、②ハイリスク薬の使用患者（380 点）、③これら以外（325 点）となる〕
8 月 22 日		政府、「第 3 次薬物乱用防止 5 ヵ年戦略」を決定
8 月		ピロリ菌除菌で「胃がん発症率低下」が明らかになる
8 月		塩野義が米・製薬大手サイエル・ファーマを買収
10 月 1 日		協和発酵キリンが誕生〔協和発酵とキリンファーマが合併〕
10 月		在米の下村 脩（長崎薬専出身・現長崎大薬学部）が「緑色蛍光タンパク質（GFP）の発見と応用」でノーベル化学賞受賞
	16 日	サリドマイド製剤が「多発性骨髄腫」治療薬として承認〔薬価収載 12-12〕
12 月 1 日		薬学教育評価機構が設立

	19日	インフルエンザ菌B型予防ワクチンが発売［乳幼児の無菌性髄膜炎予防が目的］

2009年（平成21）

2月		文科省、「薬学系人材養成のあり方に関する検討会」（第1回）を開く
3月		日本臨床救急医学会が「救急認定薬剤師」制度を発足
5月	29日	製薬協、一般社団法人未承認薬等開発支援センターを設立
6月	1日	改正薬事法の完全施行［一般用医薬品のリスクに応じた3分類による新たな販売体制へ変更］
6月		厚労省、「後発医薬品の承認審査及び薬価収載に拘る医薬品特許の取扱いについて」通知［「物質特許」が切れれば、「用途特許」が残っていても後発品を承認する方針を明確化］
9月		日本医療機能評価機構、「薬局ヒヤリ・ハット事例収集・分析事業」開始
10月	16日	厚労省、「子宮頸がん予防ワクチン」の製造販売承認
12月		第1回薬学共用試験（CBT）実施

2010年（平成22）

1月	22日	点滴用インフルエンザ薬（ラピアクタ）薬価緊急収載
1月	31日	開局薬剤師が主人公の映画「おとうと」が公開［主演：吉永小百合、笑福亭鶴瓶、監督：山田洋次］
2月		日薬、処方箋受取率60%を超え発表
3月	29日	大洋薬品工業高山工場、業務停止処分を受ける
4月	1日	調剤報酬改定［ハイリスク薬管理で「特定薬剤管理指導加算」が新設。一包化薬も加算］
	1日	薬価基準改正で「新薬創出・適応外解消等促進加算」を試行的に導入
	13日	厚労省、田辺三菱と子会社（バイファ）に業務改善命令と業務停止処分を出す［遺伝子組換え人血清アルブミン製剤（メドウェイ注5%）のデータ改ざん］
5月	1日	薬学教育6年制第1期学生の病院・薬局の長期実務実習が始まる
	21日	厚労省、「未承認薬・適応外薬」の開発要請第1弾（108件）を発表
7月		塩野義が米国事業を統括するShionogi Inc.を設立
8月		厚労省、「2009年度医療費動向」で調剤医療費が5.9兆円と発表
8月		公取協、万有製薬に「公正競争規約違反」警告［講演会参加医師への謝金支払問題など］
10月		京都大学病院が院外処方箋に検査値表示（13項目）を開始
12月	20日	薬学教育協議会、『薬学教育協議会50年史』刊行

2011年（平成23）

3月	2日	製薬協、「企業活動と医療機関等の関係の透明性ガイドライン」公表
	23日	東京地裁、肺癌治療薬「イレッサ」の副作用訴訟で判決［国と輸入販売元の賠償責任を認める］
	30日	4年制最後の薬剤師国試［合格率44%と低調］
4月	1日	薬価収載時期の変更通知［新薬の薬価改定時以外の収載時期を2、5、8、11月に。（後発品は翌2012年4月から定期収載を6、12月に変更）］
5月	19日	武田、スイスの製薬大手ナイコメッドを買収［過去最大級の1.1兆円］
7月		医薬品機構が薬事相談事業を開始
7月	22日	日本一般用医薬品連合会が発足［全国家庭薬協会など5団体が参加］
8月	4日	日薬、分業率70%超が10都道県と発表［2010年度保険調剤動向で分業率63.1%、秋田県が初めて80%台達成］
9月	30日	「生薬成分」の一般用医薬品のリスク区分が大幅緩和
10月	9日	日薬、仙台市で「東日本大震災復興祈念式典・シンポジウム」開催［各界から薬剤師活動を評価］
	26日	中医協薬価専門部会、新薬の内外価格差是正を了承

2012年（平成24）

- 3月 5日　診療報酬改定を告示［調剤報酬改定は在宅加算など］
- 　　30日　6年制卒業薬剤師8182人が誕生［合格率95.33%（男子95.57%、女子95.17%）］
- 　　30日　文科省・厚労省、「臨床研究・治験活性化5か年計画2012」策定
- 4月11日　厚労省、「医薬品リスク管理計画（RMP：Risk Management Plan）」の策定・運用義務を通知［2013年4月新医薬品とバイオ後続品申請分から適用］
- 8月22日　薬事法施行規則を一部改正［薬局の無菌調剤室の共同利用を可能にする］
- 10月 1日　三井辨雄、薬剤師として初の厚労大臣に就任［民主党野田第3次改造内閣で］
- 　　17日　薬事・食品衛生審議会、高脂血症治療薬「イコサペント酸エチル」のスイッチOTC薬を了承［適正使用調査を条件に］
- 11月 6日　西友の不正行為が発覚［登録販売者試験合格のうち20人が受験資格を満たさず］
- 12月5日〜6日　国際ジェネリック医薬品連盟年次総会が京都で開催［ジェネリック薬の使用促進による医療への貢献を訴える］
- 　　11日　山中伸弥京大教授・iPS細胞研究所長がノーベル生理学・医学賞を受賞
- 　　14日　後発医薬品595品目を薬価追補収載
- 　　16日　衆議院選挙で自民が政権奪還［日薬連盟推薦候補者は自民松本純、渡嘉敷奈緒美が小選挙区当選、民主三井辨雄、逢坂誠二、樋口俊一落選］

2013年（平成25）

- 1月11日　最高裁第2小法廷、医薬品ネット販売を認める判決［厚労省令が第1・2類医薬品の郵便等販売禁止は薬事法の委任範囲を逸脱した違法として無効と判決］
- 2月20日　指定薬物を包括指定する省令公布［化学構造が類似していれば規制対象とする］
- 3月28日　高血圧症治療薬「ディオバン」の医師主導臨床研究で不正［社員が統計解析者として利益相反問題が発覚（毎日新聞）］
- 4月　　　「イコサペント酸エチル」（高脂血症治療薬）の初のスイッチOTC薬発売［第1類医薬品としてエパデールT（大正製薬）など］
- 6月 9日　日薬創立120周年記念式典を開催［常陸宮ご夫妻臨席］
- 　　21日　後発医薬品715品目を薬価追補収載［12月16日にも694品目を収載］
- 　　26日　厚労省、「医薬品産業ビジョン2013」公表
- 8月20日〜　薬用植物の国内栽培拡大で各地でブロック会議開く［厚労省、農水省、日本漢方生薬製剤協会など］
- 11月27日　薬事法を「医薬品、医療機器等の品質、有効性及び安全性の確保等に関する法律」（以下・薬機法）に題名改正を含む薬事法等一部改正法を公布［2015年11月25日施行］
- 12月13日　薬事法及び薬剤師法の一部改正法を公布［医薬品販売規制の見直し、要指導医薬品の新設、指定薬物の所持・使用等の禁止、薬剤師法第25条の2一部改正で「必要な薬学的知見に基づく指導」の義務などが骨子］

2014年（平成26）

- 1月 9日　厚労省、ノバルティスファーマを降圧薬の誇大広告疑いで刑事告発
- 3月 5日　診療報酬改定を告示［「かかりつけ薬局」機能を評価。後発医薬品調剤体制加算で薬剤師による後発品使用促進を図る。診療報酬改定で病院薬剤師の「がん患者指導管理料」200点新設］
- 　　31日　薬局での血糖測定等の簡易検査が可能となる［厚労省が「検体測定室のガイドライン」公表］
- 4月 1日　武田、外国人クリストフ・ウェバー社長が誕生
- 　　 7日　第一三共、インド後発品会社ランバクシーの売却発表
- 5月30日　独立行政法人日本医療研究開発機構法を公布［日本版NIHの体制整備を目指す］
- 6月12日　薬事法及び薬剤師法の一部改正法を施行［要指導医薬品と劇薬を除く一般用医薬品の約99%

		がインターネットで販売可能となる]
	17日	厚労省、「先駆けパッケージ戦略」を発表[世界に先駆けて日本で開発が見込まれる医薬品や医療機器などを迅速に承認する審査制度と、未承認・適応外薬の開発要請を欧米の未承認薬へ拡大]
	20日	後発品454品目を薬価追補収載[12月12日にも521品目を収載]
7月	1日	医薬品査察協定・医薬品査察協同スキーム（PIC/S）に加盟[世界標準のGMPをクリアした医薬品が国内に流通し、日本のGMP査察レベルが世界に認められ製造所の信頼性も向上]
	31日	厚労省、ノバルティスに業務改善命令[白血病薬の副作用報告違反で]
11月	27日	薬事法の一部を改正する法律を公布[12月17日施行。指定薬物と同等以上に精神毒性を有する疑いのある物品も立ち入り検査対象に追加]
12月	14日	衆議院選挙、日薬連盟推薦の自民松本純、渡嘉敷奈緒美、民主逢坂誠二が当選

参考文献

1) 清水藤太郎『日本薬学史』南山堂（1949）
2) 岡崎寛蔵『くすりの歴史』講談社（1976）
3) 中野 勇編著『日本橋本町』日本薬貿協会（1974）
4) 天野 宏『薬の歴史』薬事日報社（2000）
5) 『日本薬剤師会史』日本薬剤師会（1973、1994、2014）
6) 『日本薬学会百年史年表』日本薬学会（1980）
7) 『厚生省五十年史』厚生問題研究会（1988）
8) 『国立衛生試験所百年史』国立衛生試験所（1975）
9) 『武田百五十年史』武田薬品工業（1962）
10) 『シオノギ百年史』塩野義製薬（1978）
11) 『田辺製薬三百五年史』田辺製薬（1983）
12) 『三共百年史』三共（2000）
13) 『日本医薬品産業史』日本薬史学会（1995）
14) 『日本薬史学会五十年史』日本薬史学会（2004）
15) 『MR百年史』MR認定センター（2012）
16) 西川 隆『くすりから見た日本―昭和二十年代の原風景と今日』薬事日報社（2004）
17) 西川 隆『くすりの社会誌』薬事日報社（2010）
18) ファルマシア 2007；43（1）：88-97、2012；48（1）：86-95
19) 秋葉保次、中村 健、西川 隆、渡辺 徹編『医薬分業の歴史』薬事日報社（2012）
20) 「日本薬史学会60周年記念号」日本薬史学会誌、2014；49（1）

外国の薬学史・医療史年表

奥田　潤・荒木二夫

紀元前（B.C.）

440万年前	猿人が現れる
180～160万年前	アフリカ原人、ジャワ原人が現れる
25～20万年前	ユーラシア大陸で原人が旧人化
20～15万年前	新人ホモサピエンスが登場
10,000～8000年頃	古代ペルーにおいて穿頭術が行われた
7000～2000年頃	ヨーロッパ　新石器時代
5000～4500年頃	シュメール、エジプト、ミノス（クレタ）で文明の兆しが現れる
5000～1600年頃	中国の黄河文明──殷時代が始まる（甲骨文字を用いた）
3400～2500年頃	太古の王国、エジプトが存在した
3000年頃	ニップールで植物性、動物性、鉱物性の薬について刻み込まれた粘土板が発見された
3000～1500年頃	古代エジプトの医療が行われた
2980年頃	イムホテプ（第3王朝ジュセル王時代）が生存
2600年頃	古代バビロニアの薬学が始まる
2500年頃	手術がサッカラーのファラオの墓に描写された
2445～1731年頃	中古の王国、エジプトが存在
2350年頃～	シュメール文明の医学・薬学に蛇が取り入れられた
2333年	韓国の檀君が平壌を都として朝鮮を建国、ヨモギとニンニクの神話が伝承
2300年頃	インドでインダス文明が成立
2000年頃	古代中国の薬学──伝説の皇帝神農が薬草を調べたと言われている
	メソポタミアで医療法の原典──ハンムラビ法典が起草された
2000～1000年頃	ヨーロッパが青銅器時代となる
1500年頃	エジプトでパピルス・エドウィン・スミス、パピルス・エベルスが書かれた
	インドにアーリア人が侵入
1300年頃	イスラエルでモーゼによりユダヤ教が成立
1237年	ギリシャ医神アスクレピオスが死亡
	ヒュゲェイア（アスクレピオスの娘）の像は後世の薬学の紋章となる
1200年頃	インドでアーリア人によるリグ・ヴェーダ（聖典）が成立、万能薬ソーマ汁がつくられる

1100～770年頃	中国・周時代の典籍『書経』に薬（くすり）の字が現われる
1000年頃	インドでアタルヴァ・ヴェーダ（呪法讃歌）が成立
	アメリカ大陸へ移住したインディアンが医療のため儀式を行い砂絵を描いた
1000～800年頃	インドのチャラカ・サンヒター（チャラカの医療本集）が発行
1000～500年頃	ヨーロッパは初期鉄器時代となる
950年頃	ギリシャの詩人ホメロス（イリアス、オデュッセイアの作者）が生存
	インドでアーリア人のバラモン教が成立
800年頃	インドでブラフマー医学が発祥、伝統医学アーユル・ヴェーダが成立
525年頃	ギリシャでアスクレピオスへの崇拝とその寺院の建設が行われた
522年	ギリシャのデモケデスがアテネに医学校を設立
500年	後期鉄器時代（ラ・テーヌ文化）となる
500年頃	インドで仏陀が活躍、仏教が成立
	中国で孔子が活躍、儒教が成立
5世紀	ギリシャでテラ・シギラタ（刻印粘土）――昔の商標つき薬品――がつくられた
460～361(375？)年頃	ヒポクラテスはギリシャ医療を科学にした医師で、四体液（血液、粘液、胆汁、黒胆汁）説を唱えた。この頃の医師は処方し調剤も行う調剤医師であった
429～347年頃	プラトン（古代ギリシャの哲学者）が幸福論について述べた
370～285年頃	テオフラストスはギリシャの植物学、生薬学の父と言われた
338～323年頃	アレクサンダー大王が活躍
221年以前	中国の先秦時代の長沙馬王堆の墳墓から五十二病方（医書）が出土
221～31年頃	中国の"本草学"の始まり
120～63年頃	小アジアのポントウス国の毒物学国王であったミトリダテス6世が解毒薬（ミトリダトム）をつくった
1世紀～紀元後1世紀頃	インドで『スシュルタ・サンヒター（スシュルタの医療本集）』が発行
31～紀元後14年	アウグストス（初代ローマ皇帝）が活躍

紀元後（A.D.）～紀元15世紀

	イギリスの聖なる苦味薬（ヒエラ・ピクラ）が2000年間使用されている
30年頃	キリスト教が成立（ナザレのイエスが磔刑にされる）
43年頃	ローマ人がイギリスのブリテン島へ侵入、ギリシャ医薬を伝え、5世紀に撤退
50年頃	古代ヨーロッパ（ローマ）の万能秘薬テリアカがつくられた
1世紀	小アジアの薬物学者P・ディオスコリデスが、多くの国の薬用植物について研究し、『マテリア・メディカ（薬物誌）』を著した
	インドのヒンドゥー教が成立
129～201年	小アジアの古典医学者C・ガレノスは調剤の実験家で、錠剤、軟膏、燻薫薬、硬膏などの製剤を創出
1～16世紀	古代から中世まで古い薬学書が発刊された
3世紀頃	ダミアン（薬学）とコスマス（医学）は、小アジアの医療の守護神であった
	医薬分業の始まりとも考えられる
350～375年	東トルキスタンのクチャで、バウアー写本（古代インドの樺皮の医療書、グプタ文字）が作成された
4～15世紀	古代ローマ時代のイタリアでくすり貯蔵所、販売所が設立された
414年	韓国の新羅実聖王が医人金武を日本へ送り、日本王を治療した
500年頃	中国の前漢・後漢時代に編集された『神農本草経』を陶弘景が増注して『本草経集

	注』を著した
5～10世紀	フランスにおいてヒポクラテスとガレノスの影響が残った
5～12世紀	中世のヨーロッパで修道院薬局と薬草園がつくられた
5～6世紀	ドイツのロルシュ修道院において『ロルシュの薬方書』が発行され、薬用植物が利用された
528年	イタリアのモンテカシノに修道院が建設
542年	ヒルデベルトI世がリオン（フランス）に病院を建設
553年	韓国の百済聖王が医博士と採薬師を日本へ送る　その後『百済新集方』が発行
6世紀	フランスでは医師は処方し、ピグメンタリウス（調剤師）が調剤するとされた
610年	サウジアラビアでムハンマドによりイスラム教が成立
651年	パリのランドリー司教が市民病院（オテル・デュー）をつくる
657年	中国で『新修本草』、傍系の本草書が刊行
668～935年	韓国で統一新羅時代に中国・インドの医療を取り入れた
7世紀頃	インドで『アシュターンガ・フリダヤサングラハ（医学八科精髄集）』が発刊
7～8世紀	インドで『マーダヴァ（病因論）』が発刊
	インドで『ラサラトナーカラ（水銀の珠玉の宝庫）』が発刊
7～13世紀	インドでタントリズム（密教）が普及
711年	イスラム教徒がアフリカよりスペインに侵入
754年	バグダッド（イラク）に世界最初の薬局がつくられた
8～12世紀	アラブの調剤師が各地へ進出
8～16世紀	イタリアに薬の販売も行う「くすり貯蔵所」があった
808～899年	ドイツのライヒエナウ修道院の『園芸書』に23の植物を栽培していたと記録
865～925年	イランのラーゼス（アル・ラーズィーとも言う）はアラビア医学の創始者で、錬金術書『秘密の書』を著し、天然痘と「はしか」について記載
870年	メルセン条約により、東フランク王国（ドイツ）、西フランク王国（フランス）、イタリア王国が建国
918～1018年	韓国の高麗前期に科挙制が施行され、王の治療所（尚薬局）、人民の治療所（恵民局）を設置
938年	中国の『開宝重定本草』が発刊
956年	ポーランドの建国、ピアス王朝が成立
966年	ポーランドにキリスト教が伝えられた
980頃～1037年	イランのI・S・アヴィセンナが、ペルシャのガレノスと呼ばれ、『医学典範』を著し、浣腸器をつくった
10世紀	インドで『シッダヨガ（処方箋）』が発刊
1017～1101年	韓国に医書が中国宋から輸入
1018～1259年	韓国の高麗中期に宋との薬物の交流が行われた
1024～1025年	イタリアのトスカーナにカマドリル僧院がつくられ、1046年に医院が、1543年に薬局がつくられた（現存している）
1057年	中国で校正医書局が設立『嘉祐補注神農本草』『本草図経』が編集された
1060年頃	インドで『チャクラダッタディーピカー』（チャクラ・サンヒターの注解書）が発刊
1066年	フランスのノルマン人がブリテン島に侵攻し、ギリシャ・ローマ医学をイギリスに伝えた
1088年	インドの医療でミネラルの使用が始まった
	イタリアのボローニャ大学創立

1096～1272 年	十字軍の遠征が行われ、医薬のアラブ-ローマ間の交流に役立った
	イタリアでサレルノ医学校設立（アラビア医学をラテン語に翻訳）
11 世紀～12 世紀	インドで薬草の同定、『薬用植物事典』の編集が行われた
11 世紀～13 世紀	フランスの開局薬局で調剤師が活躍
	インドで水銀製剤がつくられ、いくつかのタントラ（密教）薬学文献が書かれた
1107～1110 年	中国で『太平恵民和剤局方』（処方解説書）が出版された
1108 年	中国で『証類本草』が刊行
1115～1368 年	中国における薬理の探求者、李東垣、朱丹渓らが活躍
1131 年	フランスのランスの自治体が聖職者の調剤を禁止
1135 年	プラハの病院に薬局ができる
1140 年	シチリアのジェローⅡ世が、医療行為を有資格者のみに許可
1162～1202 年	イタリアでアルレスの法律（医療法）ができ、医業と調剤業が明確に分けられた（アルレスは現在のフランス・アルル）
1180 年	フランスのモンペリエ大学創立、モンペリエに薬局がつくられた
1215 年	フランスのパリ大学創立
	イギリスのオックスフォード大学創立
	イギリスでペパラーが港湾部で、スパイサーは内陸部で香辛料を扱った
	ポーランドではアポテーカは香辛料の店を意味していた
1222 年	イタリアのパドヴァ大学創立
1224 年	イタリアのナポリ大学創立
1230 年頃	スペインのサラマンカ大学創立
1231 年	イタリアのサレルノ市にラテン語の医学校が創立
1240 年	シチリア王国のフェデリコⅡ世（フレデリックⅡ世 1194 年～1250 年）が医薬分業と薬事監視の勅令（メルフィの勅令とも言う）を発布した
1248 年	ポーランドのシュヴィドニィアに薬局ができた
1260～1392 年	韓国の高麗末期に郷薬（国内産薬物）の研究が盛んとなり、医薬書が発行された
1270 年頃	スイスのバーゼルとジュネーブに開局薬剤師が現われた
1270～1280 年	ベネチア人が眼鏡を広める
～13 世紀	イタリアでは医者、くすり屋、外科屋、床屋が雑然と存在していた
13 世紀	イギリスのケンブリッジ大学創立
	ポーランドではアポテーカは薬店の意味に使用された
	フランスでアポティケール（調剤師）が出現
	イギリスでスパイサー・アポセカリが香草、薬草の販売、薬の調合を始めた
13～18 世紀	パリで調剤師が活躍
1303 年	イタリアのローマ大学創立
1320 年	スイスで薬学教育が始まる。バーゼルでは薬剤師は宣誓職業であった
1330 年	戦争で火薬が使用され始めた
1345 年	ロンドンに最初の薬局が設立
1348 年	チェコのプラハ大学創立
1353 年	フランスでは調剤師は組合長に対し宣誓を行った
1364 年	ポーランドのクラクフ大学創立
1365 年	オーストリアのウィーン大学創立
1386 年	ドイツのハイデルベルグ大学創立
1392～1506 年	朝鮮時代前期に『医方類聚』、『救急簡易方』が発刊

	14世紀	イギリスで薬草や薬の販売調合を専門に行うスパイサー・アポセカリが生まれた。ペパラーは薬草、薬の卸業者となった
1429～1431年		梅毒が始めて言及される
1450年頃		ドイツのグーテンベルグが印刷機を発明、聖書を印刷
1443年		フランス・リヨン近郊ボーヌに最も古い病院が建設(現存)された
1450年		スペインのバルセロナ大学創立
1477年		スウェーデンのウプサラ大学、ドイツのチュービンゲン大学創立
1479年		デンマークのコペンハーゲン大学創立
1485年		フランクフルトの医師が『健康の庭』を出版し、多くの薬用植物について記載、同書は活版印刷された
1488年		イタリアの初期の薬局方(薬草事典)が発刊
		フランスで調剤師は"宣誓職業"となった
1492年		C・コロンブスはアメリカを発見し、彼は死ぬまでそれがインドだと信じていた
1493～1541年		スイスのP・A・パラセルスス(自称医師)は古典医学の疫病神(やくびょうがみ)と言われた
1495年		パリの市民病院(オテル・デュー)の薬局で最初は修道女が活躍
1497年		ポルトガルのヴァスコ・ダ・ガマのインド航海で多数の船員が壊血病に罹患
1498年		イタリアのフィレンツェで世界最初の薬局方が発刊
15世紀		ドイツのニュールンベルグ、アウグスブルグなどに薬局がつくられ始めた

紀元16世紀

1505年		イギリスで王立外科医師会が設立
1510～1590年		フランスのA・パレにより理髪師・外科医から真の外科医が生まれた、銃創の治療法を改善
1514～1564年		ベルギーのA・ヴェサリウスは人間の解剖学書『ファブリカ』を出版
1518年		イギリスで王立内科医師会が設立
1519～1556年		カール5世がスペイン王国の国王と神聖ローマ皇帝となる
1521年		スイスのチューリッヒ大学創立
1526年		P・A・パラセルススが化学物質を初めて治療薬として用いる
		スイスのバーゼルでS・ラルガス(個人)が薬局方を出版
1530年		コレージュ・ド・フランス(パリ)の創立
1543年		イギリスで薬剤師(アポセカリ)が法律で認定された
		ポーランドのミコワイ・コペルニクスが地動説を唱える
1546年		ドイツのニュールンベルグで初期の薬局方が発刊(現存する最古のドイツ薬局方)
1548年		ドイツのカール5世が薬局取締の勅令を発布
1549年頃		イタリアのパドヴァ大学に解剖示設階段教室が設立
1564年		ドイツのアウグスブルグで薬局方が制定された
1575～1627年		フランスの薬剤師(L・エベール)がカナダ(新フランス)で活躍
1584年		イギリスの航海家W・ローリー卿がギニアよりクラーレを持ち帰り、ジャガイモをヨーロッパに広めた
1590年		オランダのH・ヤンセンとZ・ヤンセン父子が複式顕微鏡の原型を作成
1592～1598年		韓国で壬辰倭乱(文禄・慶長の役)が発生
1593年		中国で李時珍が『本草網目』を刊行
1597年		リバヴィウスが『アルケミア』を著す
16世紀		ポーランドで薬局方が出版

16～18 世紀	スイスで個人の薬局方が出版
16～21 世紀	ドイツの製薬企業が発展を遂げる

紀元 17 世紀

1613 年	朝鮮時代中期に韓国の許浚（ホジュン）が『東醫寶鑑』を出版、日本と清国で翻訳書刊行
	アルゼンチンのコルドバ大学創立
1617 年	ロンドンでジェームスⅠ世の許可を得てアポセカリ協会（ギルド）が結成
	イタリアのベネツィアの医師による薬局方が発刊
1618 年	ロンドンで王立内科学会とアポセカリが協力して薬局方（初版）を出版
1622 年	A・シャルによるガレノスの人体生理学漢語訳本『主制群徴』が朝鮮に現われた
1624～1689 年	イギリスの臨床医 T・シデナムが臨床医学を提案、痛風について執筆
1628 年	イギリスの W・ハーヴェーが血液循環を発見
1630～1638 年	ペルーの提督シンコン伯爵夫人がマリでマラリアに罹り、キナ皮を用い全快する
1630～1649 年	医師でも薬剤師でもないマサチューセッツ総督 J・ウィンスロップが、輸入医薬品で病人を治療した
1632～1723 年	オランダの A・フォン・レーウェンフークが自作のレンズでプロトゾアなど小動物を観察した
1635 年	ハンガリーのブダペスト大学創立
1636 年	オランダのユトレヒト大学創立
	韓国で丙子胡乱（清軍による兵乱）が発生
1637～1910 年	朝鮮後期、『四象医学』が発刊され、廣恵院（延世大学の起源）、廣済院（Seoul 大学病院の起源）が建設された
1638～1715 年	フランス・ルイ 14 世 5 歳で即位、フランス王（在位 1643～1715 年）
1639～1650 年	J・デル・ヴィゴがキナ皮をスペインとイタリアに広める
1640 年	イギリスで清教徒革命が起こる
1643 年	E・クレーブスが発疹チフスを発見
1644 年	カナダのモントリオールに市民病院（オテル・ディユ）が建設された
1644～1911 年	中国の清の時代、西洋薬学文献が伝来、中国の本草書に影響を及ぼす
1646 年	アメリカのボストンにイギリス移民薬剤師 W・ディヴィスが薬局をつくった
1650 年	アメリカのハーバード大学創立
1660 年	イギリスの R・ボイルが元素を定義し、気体に関するボイルの法則を発表
1661 年	オランダ人デ・グラーフが卵巣中で卵胞が生まれることを発見
	イタリアの解剖学者 M・マルピーギが毛細管と腎小体を発見
1666 年	ロンドンで疫病が大発生
1672 年	フランスの薬剤師 P・セニエットがロッシェル塩（セニエット塩）をつくり下剤として用いた
1698 年	フランスのモンペリエ大学は医学生に病院研修を義務づけた
17 世紀	イギリスのロンドンでアポセカリ協会が独立、アポセカリは国民中間層の医療に重点をおいた
	イギリスのアポセカリが医業へ進出、ケミスト（化学薬品を扱う）・ドラッギスト（生薬を取扱う）は合体して医業へ進出した
17～20 世紀	ドイツなどで「薬剤師としてのキリストの絵」が多数描かれた

紀元 18 世紀

1701 年	アメリカのイェール大学創立
1703 年	G・E・シュタールが燃素をフロギストンと名づけた
1710 年	ベルリンに慈善病院が開設
1716〜1794 年	イギリスの海軍軍医 J・リンドが船乗りの病（壊血病）にレモン（ビタミン C）を与えて治療、克服した
1728	ロシアのペテルブルグ大学創立
1728〜1793 年	イギリスの J・ハンターが科学的外科学を創立
1729 年〜	アメリカの薬剤師が活躍し始めた
1729〜1825 年	C・マーシャル薬局はアメリカの薬学王国と言われ、フィラデルフィアで 3 代約 100 年間にわたって営業
1742〜1786 年	スウェーデンの薬剤師 C・W・シェーレは偉大な薬学者・化学者で、塩素による水の消毒、酸素、クエン酸、グリセリン、タングステン酸、モリブデン酸などを発見
1743〜1794 年	フランスの化学者 A・L・ラヴォアジェは酸素と燃焼・呼吸の秘密を解明したが、税金の徴収に加担した罪でギロチンの露と消えた
1745〜1826 年	フランスの精神科医 P・ピネルは精神病患者を鎖から解放した
1746 年	アメリカのプリンストン大学創立
1746〜1813 年	アメリカの医師 B・ラッシュは黄熱病と闘った愛国者でもあった
1755 年頃	植民地アメリカで最初の病院薬局がペンシルベニアにつくられた
1756 年	ペンシルベニア病院薬局の第 2 代薬剤師 J・モーガンは、ヨーロッパで医師となりアメリカでの医薬分業に貢献、その後軍の医務局長に就任
1760 年	ドイツのインゴルシュタッドの薬学部は化学を取り入れて化学薬学部となる
1761 年	イタリアの G・B・モルガーニが病理解剖を始め、『病気の座と原因』を発表
1768 年	フランスの薬剤師 A・ボーメが比重計を発明
1770 年	イギリスの W・ハンターがロンドンに解剖学校を設立
1771 年	スイスのバーゼルでスイス薬局方が発行された
1711〜1779 年	イギリスの化学者 J・プリーストリーが酸素、アンモニア、塩化水素、酸化窒素などを発見
1774 年	スウェーデンの C・W・シェーレが塩化銀の黒変現象を発見、写真技術の基礎をつくった
1775〜1783 年	A・クレイギーはアメリカで最初の薬剤将校となった
1776 年	フランスの病院で内科、外科、薬学の学生たちはインターン生と呼ばれた
	アメリカの建国前のくすりと医療は先住民によって守られた
	アメリカ独立宣言（7 月 4 日）が発表された
1779 年	パリにネッケル病院が設立
1781〜1826 年	フランスの医師 R・T・H・ラエネックが聴診器を発明
1783 年	ポーランドのクラクフ大学に薬学部ができる
1785 年	イギリスの医師がタラ肝油を医療に使用し始める
1789 年	ドイツの薬学者・科学者 M・H・クラプロート（ベルリン大学教授・化学）がウランとジルコニウムを発見
1789〜1799 年	フランス革命後、ナポレオンが政府を樹立
1795 年	ロシア、プロシャ、オーストリアによるポーランドの 3 分割が行われた
	イギリスのケミスト・ドラッギストが連合を結成、アポセカリに対抗する
1796 年	イギリスの E・ジェンナーが少年 J・フィプスに種痘、これにより天然痘の流行

	を阻止
18世紀	イギリスでアポセカリのローズが自ら処方、調剤を行い、内科学会が提訴、裁判所はアポセカリに有利な判決を下し、アポセカリは薬代しか請求できないが、医療行為を行うことを認めた
18～20世紀	アメリカの製薬企業が発展した
	イギリスの薬剤師、薬種商のガラス壜（カーボーイ）が守り続けられた
18～21世紀	生物学的製剤がつくられる
1800年	アメリカのシェーカー教徒が薬草の栽培と製剤を販売、輸出も行われた

紀元19世紀

1802年	フランスの病理解剖学者M・F・X・ビシャが人体を21の組織に分け生と死の様相を比較
1803年	フランスのパリ、モンペリエ、ストラスブールに薬学専門学校が設立
	フランスの薬剤師C・L・デローネが阿片からデローネ塩を単離、後にモルフィンとナルコチンとの混合物と判明
	イタリア共和国で薬剤師と医師のための薬局方を出版
	フランスで薬剤師が医師と病棟回診を始め、臨床薬学の基礎を築いた
	フランスのパリでジェルミナール法が公布され、最初の3編は薬学教育に関するもの、1編は薬局経営に関するものが発表された
	パリに「パリ薬剤師協会」が設立
1803～1873年	ドイツの化学者J・F・フォン・リービッヒが有機化合物の元素分析を始め、H・フォン・フェーリング、F・A・ケクレ、A・W・フォン・ホフマンらの有機化学者を育てた
1804～1815年	フランスでB・ナポレオンが皇帝に在位
1808年	フランスのリヨン大学創立
1810年	スイスのチューリッヒに最初の病院薬局が設置
	ドイツのベルリン大学創立
1810～1882年	ドイツのF・T・シュワンが細胞説を発表
1811年	フランスで近代薬学教育が開始された
	B・クルトワがヨウ素を発見
1812～1885年	ドイツの化学者H・フォン・フェーリングが尿糖試験法を発表
1813年	アメリカのJ・M・シム（産科医）が婦人科専用病院をつくった
1817年	ドイツの薬剤師F・W・A・ザーチュルナー（ゼルチュルナーとも言う）がモルフィンを単離
	ポーランドのワルシャワ大学創立
	『ポーランド王国薬局方』がワルシャワで出版された
1818年	ドイツの薬剤師K・F・W・マイスナーが植物塩基を"アルカロイド"と命名した
1820年頃	フランスの薬剤師P・J・ペレティエとJ・B・カヴェントゥがストリキニーネ、ブルシン、キニーネとシンコニンを単離
1821年	カナダのモントリオール大学創立
1821年頃	フランスの薬理学者F・マジャンディが新規薬物（キニーネなど）の臨床試験を行った
	アメリカで薬剤師養成、フィラデルフィア薬科大学設立
1821～1894年	ドイツの物理学者H・L・F・フォン・ヘルムホルツが視聴覚専門医として活躍

	し、検眼鏡と眼球計を発明
1825 年	アメリカ薬学雑誌（Am. J. Pharmacy）が発刊
1826 年	A・J・バラードが臭素を発見
1827 年	カナダのトロント大学創立
1827〜1912 年	ドイツの化学者 F・ヴェーラーが無機化合物シアン酸アンモニウムから有機化合物の尿素を合成、ベリリウム（Be）、イットリウム（Y）を単離
1838〜1907 年	イギリスの化学者 W・パーキンはモーヴェイン（紫色色素）、ケイヒ酸などを合成
1839 年	イギリスのロンドン大学創立
1838 年	アメリカのウィスコンシン大学創立
1841 年	イギリスのケミスト・ドラッギストが薬剤師協会を設立
1842 年	イギリス薬剤師協会は附属の薬学校（London School of Pharmacy）を設立、上級試験合格者は Pharmaceutical Chemist、普通試験合格者は Chemist and Druggist と呼ばれた
1843 年	スイス薬剤師会が設立
1844 年	アメリカの歯科医 H・ウエルズが笑気（亜酸化窒素）を用い、無痛抜歯に成功
1846 年	ハンガリーの産婦人科医師 I・P・ゼンメルワイスが留学先のウィーン大学病院で消毒によって妊産婦たちを産褥熱から救った
	アメリカの歯科医師 W・T・G・モートンがエーテルを用いてあごの腫瘍の無痛摘出手術に成功
1852 年	アメリカの薬剤師会が設立され、薬剤師倫理規定を制定、不良薬品の輸入を規制した
1853 年	フランスの F・ゲルハートがアセチルサリチル酸の合成に成功
	スコットランドの A・ウッドと C・G・ブラヴェが針のついた注射器を開発
1854 年	イギリスの F・ナイチンゲールがクリミヤ戦役で傷病兵を看護し、1860 年に看護婦養成を始めた
1855 年	ドイツの病理学者 R・L・C・ウィルヒョーが『細胞病理学』を出版
1859 年	イギリスの C・R・ダーウィンが「種の起源」を発表
1860 年	ドイツの A・ニーマンがコカインを単離
	英国領インド・マドラスで薬学教育が始まった
1861 年	イタリア王国が成立
1861〜1865 年	アメリカで南北戦争が勃発
1862 年	フィラデルフィアの薬剤師 W・プロクター、Jr. がフィラデルフィア薬科大学の薬剤学の教授となりアメリカ薬学雑誌を編集、薬剤師会長に就任、「アメリカ薬学の父」と呼ばれた
1864 年	フランスの生物学者 L・パストゥールが分子構造と施光性、醗酵、腐敗について研究し、生命の自然発生説を否定、狂犬病ワクチンを開発
1865 年	フランスの実験生理学者 C・ベルナールはグリコーゲンを発見し、『実験医学序説』を発表
	イギリスの外科医 J・リスターが石炭酸（フェノール）による消毒を始め、多くの外科患者の感染症を防ぐ
	ドイツのブルンスヴィッグで第 1 回国際薬学会議が開かれた
1867 年	パリ大学薬学部で第 2 回国際薬学会議が開催され、ヨーロッパとアメリカの薬学者が薬剤師職能について討論
	ドイツの A・W・フォン・ホーフマンがホルムアルデヒドと不飽和アルコール

	などを発見
	アメリカのジョンズ・ホプキンズ大学創立
1868 年	イギリス薬剤師会の試験に合格した Chemist と Druggist と Pharmaceutical Chemist は国家資格となった
1869 年	アメリカのカリフォルニア大学、ボストン大学が創立
1871 年	ミシガン大学薬学部の A・B・プレスコットが、薬局での丁稚奉公的教育を廃し、大学における薬学教育の改革について提言
	ドイツ帝国の創立
1872 年	キューバの C・フィンレイが黄熱病は蚊によって伝染することを指摘、アメリカの W・リードが伝染蚊はネッタイシマカと確認
1874 年	フィドラーがモルヒネの習慣性に注意を喚起
	イタリアのヴァチカン内に薬局ができた
1880〜1881 年	C・J・エーベルトが腸チフス菌 (エーベルト桿菌) を発見
1881 年	グリモーがモルヒネからコデインを合成
1883 年	アメリカ薬剤師の編集によるアメリカ薬局方 (U.S.P.) が出版された
	ミシガン大学の A・B・リオンが麦角製剤中のアルカロイドを定量し薬剤の標準化を始めた
	E・クレブスがジフテリア菌を発見
1884 年頃	デンマークの化学者 J・ケルダール (キェルダールとも言う) が有機物中の窒素分析法を発表
1885 年	L・クノールがアンチピリンを合成
1886 年頃	O・ロエウィがホルマリンの殺菌作用を発見
1886 年	アメリカの H・H・ルスビーが南米のアマゾン上流のジャングルで植物調査を行った
	フランス薬剤師 E・S・A・A・リムザンが注射用アンプルを発明
1887 年	ストルツがアミノピリンを合成
1888 年	フランスのパリにパストゥール研究所が完成
1890 年	ドイツの R・コッホがツベルクリンを創製
1891 年	アメリカの外科医 W・S・ハルステッド (根治的な乳房摘除術の考案者) が手術用ゴム手袋をつくった
1894 年	北里柴三郎、A・E・J・イェルサンがペスト菌を発見
1895 年	イタリア王国の薬局方が発刊
1895〜1899 年	イギリスの J・デュアーは空気、酸素、水素の液化に成功
1897〜1912 年	インドのバウアー写本 (360〜375 年頃作成) が A・F・ヘルンレによって翻訳出版された
1898 年	中国の北京大学創立
	フランスの薬事法改正 (病院薬剤師による病棟活動中断、1980 年代再開)
	ドイツの H・ドレッサーがヘロインを発見
	アメリカのハーバード大学の W・B・キャノンが X 線を用いて消化器生理を研究、「ホメオスタシス」を医学用語にした
1899 年	ドイツの F・ホフマン (バイエル) がアセチルサリチル酸の工業的合成に成功、H・ドレッサー (バイエル) はこの物質をアスピリンと命名
	ドイツの P・エールリッヒの実験医学研究所がフランクフルトに設立
19 世紀	アメリカの薬学研究が始まる

外国の薬学史・医療史年表

	ポーランドで製薬会社が発展
19世紀後半頃	スイスの薬学史博物館がつくられた
	スイスのベルン、チューリッヒ、ローザンヌで、少し遅れてジュネーブ、バーゼルに薬学校が設立された
19～20世紀	アメリカで生物学的製剤の製造が開始
	ヨーロッパ・アメリカ・スイスの製薬産業が発展、統合が行われた
1900年	アメリカ薬科大学協会が設立され、1925年 American Association of Colleges of Pharmacy（AACP）となる

20世紀

1901年	ノーベル賞財団が設立（ストックホルム）
1902年	イギリスのW・M・ベイルスとE・H・スターリングがセクレチンを発見
	E・V・マツカラムらが発育促進要素としてビタミンAについて研究
1903年	ドイツのE・F・フォン・メルリングがベロナール（バルビタール）を合成
1904年	アメリカのW・O・アトウォーターが呼吸熱量計を発明
1905年	イギリスのE・H・スターリングが、動植物の特定の器官や細胞でつくられる生理的有機化合物を「ホルモン」と命名
	ドイツのA・アインホルンがノボカインを発見
1906年	ドイツのA・P・フォン・ワッセルマンが梅毒の診断に患者の血清を用いた
	アメリカで食品医薬品局（FDA）が設立
	アメリカの公衆衛生協会がミルク試験の標準化を図る
	デンマークの生化学者S・P・L・ゼーレンセンが水素イオンの濃度pHの概念を発表
1910年	ドイツのP・エールリッヒと秦佐八郎が梅毒特効薬サルバルサン606号（砒素化合物）を開発
1911年	イギリスで国民保険法が実施され医薬分業が始まった
1911～1915年	ポーランドのC・フンクがビタミンの研究を行った
1912年	アメリカの脳外科医H・クッシングが糖質ステロイドの過剰症（クッシング症候群）を発見
	D・D・バァン・スライクがアミノ酸のアミノ基窒素の定量法を開発
1914～1918年	第1次世界大戦によってヨーロッパが戦場となる
1914～1919年	アメリカの生化学者E・C・ケンダルがサイロキシンを発見
1915年	フランスのF・W・トウォートがバクテリオファージを発見
	韓国の朝鮮薬学講習所で薬学教育が始まった
1915～1916年	アメリカのJ・ゴールドバーガーがペラグラは栄養欠乏（後にニコチン酸欠乏）であることを発見
1918年	スイスのA・ストールが麦角よりエルゴタミンを単離
1919年	ポーランドが第1次世界大戦後独立
	ハルトシンスキイはくる病の治療に太陽光（紫外線）が効果があることを発見
1920年頃	パリのパストゥール研究所のE・F・A・フルノーが麻酔薬ビスマス化合物アルスフェナミンなどを合成して化学療法を発達させる
1922年	イギリスのE・メランバイがタラ肝油を用いて実験的くる病を治療、ビタミンD発見につながった
	H・M・エベンスがビタミンEを発見

	アメリカの生化学者E・V・マツカラムとステーンボックがビタミンDを発見
1926年	アメリカで薬剤師倫理規定が改訂
	アメリカのミシガン大学附属病院で薬学インターンシップ制度が始まる
	リンドバーグが飛行機で大西洋を横断
1930年	ドイツの化学薬学部に薬理学が導入された
	クレモがサントニンの化学構造を決定
1931年	電子顕微鏡が改良された
1932年	イギリスのL・ウィリスが葉酸を発見
	J・チャドウイックが中性子を発見
1935年	ドイツのP・ジョルジィがビタミンB_6(ピリドキシン)を発見
	ドイツのF・ケーグルがビオチンを発見
	イタリアのパドヴァ大学に薬学部創立
1939〜1945年	第2次世界大戦が7年間続いた
1940年	アメリカのK・ランドシュタイナーが血液中のRh因子を発見
	ドイツで安楽死が実行された
1941年	R・A・モルトンがユビキノンを発見
	アメリカ薬史学研究所がウィスコンシン大学薬学部に設立
	韓国のソウル大学創立
1942年	アメリカで献血が始まり、血液銀行が設立
1944年	L・W・ライジングが臨床薬学の概念を提唱
1945年	第2次世界大戦の終結
1945年頃	フランスで薬剤師の国家同盟組織(薬剤師会)ができた
	アメリカの薬学教育が4年制となる
1946年	H・J・ミュラーがX線による人工(突然)変異を発見
1948年	アメリカの薬学教育は6年制となり、終了者にPharm. D.の資格が与えられることになった
	韓国で国立ソウル大学校薬学大学(4年制)が設立
	アメリカのエール大学で発見された抗生物質は、パーク・デービス社においてクロラムフェニコール(クロロマイセチン)として開発
	アメリカのB・M・ダガーが発見した抗生物質はレダリー社でクロルテトラサイクリン(オーレオマイシン)として開発
	アメリカのE・L・リックスとイギリスのE・L・スミスがほぼ同時に別々にビタミンB_{12}を発見
	世界保健機関(WHO)が設立
1949年	エラド、ギンスバーグらがモルヒネの全合成に成功
1950年	インドの独立後に薬学教育体制が改革された
	ポーランドでは戦災を受けた製薬会社が統合してポルファ薬品工業協会を設立
	アメリカのファイザー社がオキシテトラサイクリン(テラマイシン)を開発
	アメリカで臨床薬学が重視されるようになる
1951年	WHOが国際薬局方を発行
	虫歯の予防にフッ素が有効であることが判明
1952年	イギリス、スイスチームのJ・ミューラーらがレセルピンの血圧降下作用を発見
	アメリカのイリノイ薬物情報センター(L・グボルマン薬剤師)が設立
1953年	インドのG・P・スリヴァスターヴァが『インドの薬学史』を発行

外国の薬学史・医療史年表

	イギリスの薬事法で Chemist and Druggist の資格が廃止され、薬剤師の資格は Pharmaceutical Chemist に統一された
	インドの M・ラ・シュロフが薬学教育面で活躍、インド薬学教育の父と言われる
1953～1963 年	中華人民共和国が『中華人民共和国薬典』Ⅰ，Ⅱを出版(4 回改訂)
1956 年	イギリスの E・P・アブラファムがセファロスポリン C(抗生剤)を発見
1957 年	アメリカの D・E・フランケ(ミシガン大学)は、病院薬剤師はすべて生物科学をベースとした 6 年制 Pharm. D. 制度が必要と発表
	WHO で習慣性とは『薬物の反復摂取によって起こる状態』と定義。最近は薬物依存という語が用いられる(例：モルヒネ)
1960 年	アメリカのバージニアの地方薬局で「患者薬歴簿」が初めて E・V・ホワイト薬剤師により導入
1962 年	アメリカのケンタッキー・メディカルセンターで薬品情報(DI)活動が始まる
	中国で中華鑑定参考資料が出版
1963 年	インド病院薬剤会設立に B・D・ミグラニィが活躍
1969 年	フランスの M・フーコーが『臨床医学の誕生、臨床的まなざしの考古学』を著す
1970 年代	ドイツ連邦共和国(旧西ドイツ)で薬学教育カリキュラムに実習制度が整えられる
1976 年	イギリスの薬理学者ブラックが H_2-受容体拮抗薬シメチジンの開発に成功
1977 年	アメリカのカリフォルニア州議会は薬剤師に限定的な処方権の法制化を認めた。他州にも広がる
1984 年	中国で『中国薬学史料』『李時珍研究文集』が出版
1991 年	インドの国立薬学教育研究所が H・シンらにより創設
1993 年	WHO で「ファーマシューティカルケア」を『薬剤師の活動の中心に患者の利益を捉える行動哲学』と定義
1997 年	英国の薬学教育が 4 年制となる(従前は 3 年)
2000 年	韓国で医薬分業が完成

紀元 21 世紀

2005 年	韓国で薬学部 6 年制が確定(2011 年から新 6 年制の学生選抜試験開始)
2013 年	世界各国の薬学、薬剤師の現状(薬科大学数、薬剤師数、学生数など)が FIP によって報告された

参考文献

1) C.J.S. Thompson, The Mystery and Act of the Apothecary (on demand), J.B. Lippincott Co. (1929)
2) G. Sonnedecker, Kremers and Urdang's History of Pharmacy (3rd Ed.) J.B. Lippincott Co. (1963)
3) 小川鼎三『医学の歴史』中公新書 (1964)
4) G.A. Bender, R.A. Thom：Great Moments in Medicine, Northwood Institute Press (1965)
5) G.A. Bender, R.A. Thom：Great Moments in Pharmacy, Northwood Institute Press (1967)
6) 『岩波理化学辞典(第 3 版)』岩波書店 (1971)
7) 宗田 一『近代薬物発達史』薬事新報社 (1974)
8) 松葉和久『病院薬剤師の未来像』日本薬剤師会・病院診療所部会編 (1998)
9) 山川浩司『国際薬学史』南江堂 (2000)
10) 京大西洋史辞典編集会議編『新編西洋史辞典』東京創元社 (2000)
11) 伊藤正男、井村裕夫、高久史麿『医学大辞典』医学書院 (2003)
12) W・H・C・フレネ『細菌と人類』渡辺 格 訳、中央公論新書 (2004)
13) 2012 FIP Global Pharmacy, Workforce Report
14) 2013 FIP Ed Global Education Report

ノーベル賞受賞者年表
薬学史・医療史関連

奥田　潤・荒木二夫

受章分野　物理：物理学賞、化学：化学賞、生医：生理学・医学賞

1901 年　（物理）　ドイツの物理学者 W・C・レントゲン（Wilhelm Conrad Röntgen）が 1895 年に X 線を発見

1901 年　（生医）　ドイツの細菌学者 E・A・ベーリング（Emil Adolf von Behring）が 1890 年にジフテリアの血清療法を発表、血清療法の創始者となる

1902 年　（化学）　ドイツの化学者 E・H・フィッシャー（Emil Hermann Fischer）が 1897 年に糖およびカフェイン、テオブロミン、キサンチンなどを合成

1903 年　（物理）　フランスの物理学者 A・H・ベックレル（Antoine Henri Becquerel）が 1896 年にウラン鉱石の放射能を発見。フランスの物理学者 P・キュリー（Pierre Curie）、M・キュリー（Marie Curie）夫妻が放射能測定器を発明し、1898 年にポロニウムとラジウムを発見

1905 年　（生医）　ドイツの細菌学者 H・H・R・コッホ（Heinrich Hermann Robert Koch）が 1882 年に結核菌、1883 年にコレラ菌を発見

1906 年　（化学）　フランスの薬剤師、化学者 F・F・H・モアッサン（Ferdinand Frédéric Henri Moissan）が 1886 年にフッ素を発見、1892 年に電気炉を発明

1906 年　（生医）　スペインの組織学者 S・ラモン・イ・カハル（Santiago Ramón y Cajal）は 1889 年頃神経細胞について研究し、イタリアの組織学者 C・ゴルジ（Camillo Golgi）が 1896 年脊髄後柱内にゴルジ細胞があることを発見、神経組織の構造研究により受賞

1907 年　（化学）　ドイツの生化学者 E・ブフナー（Eduard Buchner）が 1896 年にチマーゼ（酵素混合物）で無細胞的に発酵が起こることを証明

1907 年　（生医）　フランスの外科医 C・L・A・ラブラン（Charles Louis Alphonse Laveran）が 1880 年にマラリア原虫類によるマラリア発症について発表

1908 年　（生医）　ドイツの細菌学者 P・エールリッヒ（Paul Ehrlich）が 1905 年の抗毒素と毒素についての研究、フランスの細菌学者 E・メチニコフ（Élieh Metchnikoff）が 1903 年に著した『伝染病における免疫性』などにより受賞

1911 年　（化学）　フランスの物理学者 M・キュリーが 1899 年に放射性ラジウム、ポロニウムの性質を明らかにし、化学に貢献

1912 年　（化学）　フランスの有機化学者 F・A・V・グリニャール（Francois Auguste Victor Grignard）が 1905 年に有機化合物にアルキル基を付加させるグリニャール試薬（R・Mg-X）を開発

1912 年　（生医）　フランスの外科医 A・カレル（Alexis Carrel）が臓器移植と血管縫合法を開発

1913 年　（生医）　フランスの C・R・リシェ（Charles Robert Richet）がアナフィラキシーについて報告

1915 年　（物理）　イギリスの物理学者 W・H・ブラッグ（William Henry Bragg）が息子の W・L・ブラッ

1915年 （化学） ドイツの有機化学者 R・ウィルシュテッター (Richard Willstätter) が 1910 年にクロロフィルの結晶化に成功

1922年 （生医） イギリスの生理学者 A・V・ヒル (Archibald Vivian Hill) が 1913 年までに筋肉の収縮時発熱が起こることを発見、一方、ドイツ（のちアメリカ国籍）の O・F・マイヤーホフ (Otto Fritz Meyerhof) が筋肉における乳酸生成と酸素消費を解明

1923年 （化学） オーストリアの化学者 F・プレーグル (Fritz Pregl) が 1909 年に微量天秤を製作、1917 年定量的有機物微量分析法を考案

1923年 （生医） カナダ（トロント）の生理学者 F・G・バンティング (Frederick Grant Banting)、イギリスの生理学者 J・J・R・マクラウド (John James Rickard Macleod) が 1921 年にイヌの膵臓からインスリンを発見

1925年 （化学） ドイツの化学者 R・A・ジグモンディ (Richard Adolf Zsigmondy) が 1903 年に限外顕微鏡を完成、コロイド化学を発達させた

1926年 （化学） スウェーデンの物理化学者 T・スベドベリー (Theodor Svedberg) が金属コロイドについて研究、1923 年にオイルタービンを用いた超遠心装置を完成、タンパク質の分子量を測定

1927年 （化学） ドイツの有機化学者 H・O・ウィーランド (Heinrich Otto Wieland) が 1912 年に胆汁酸とその類縁物質について研究

1928年 （化学） ドイツの有機化学者 A・ヴィンダウス (Adolf Windaus) が 1901 年よりステリン類について研究し、エルゴステリンに紫外線を当てるとビタミン D に変化することを発見

1928年 （生医） フランスの細菌学者 C・J・H・ニコル (Charles Jean Henri Nicolle) が虱が媒介して発疹チフスが発症することを発見

1929年 （生医） オランダの医学者 C・エイクマン (Christiaan Eijkman) がバタヴィアで 1986～1996 年にかけて米糠を用いて脚気を治療し、抗神経性ビタミンを発見、一方、イギリスの生化学者 F・G・ホプキンズ (Frederick Gowland Hopkins) が 3 大栄養素を与えたネズミが衰弱するが少量の牛乳を与えると快復することを発見、成長促進ビタミンの発見により共同受賞

1930年 （物理） インドの物理学者 C・V・ラマン (Chandrasekhara Venkata Raman) が物質に単色光を当てて散乱する光を分析し、ラマン効果を発見

1930年 （化学） ドイツ有機化学者 H・フィッシャー (Hans Fishcer) がヘミンの構造を明らかにし、その合成に成功

1930年 （生医） オーストリアの免疫学者 K・ランドシュタイナー (Karl Landsteiner) が 1901 年 ABO 式、1927 年 MN 式血液型を発見

1931年 （生医） ドイツの生化学者 O・H・ワールブルグ (Otto Heinrich Warburg) が細胞内呼吸酵素の発見とその作用機能を研究

1934年 （生医） アメリカの遺伝学者 T・H・モーガン (Thomas Hunt Morgan) が 1907 年頃からショウジョウバエの形質遺伝、突然変異について研究し、染色体の遺伝機構を発見

1936年 （化学） アメリカの化学者 H・C・ユーリー (Harold Clayton Urey) が初めて重水を分離し、1932 年に重水素 ^{2}H を発見

1936年 （生医） イギリスの生理学者 H・H・デール (Sir Henry Hallett Dale) が神経刺激の化学的伝達物質としてヒスタミン、チラミン、アセチルコリンの作用を 1900 年代に O・ローイ (Otto Loewi) とともに明らかにした

1937年 （化学） アメリカの有機化学者 W・N・ハウアース（またはハース）(Sir Walter Norman Haworth) がスイスの化学者 P・カラー (Paul Karrer) と協力して 1932 年頃ビタミン C の

化学構造を決定、その合成に成功した。カラーは1926年カロチノイド、1931年ビタミンA類、1935年フラビン類の構造研究で共同受賞

1937年（生医）アメリカのA・セント・ジェルジー（Albert Szent-Györgyi）がビタミンC（アスコルビン酸）、1935年フマール酸などに関する研究を行い生物学的燃焼について発表

1938年（化学）ドイツのR・J・クーン（Richard Johann Kuhn）がカロチノイド類、リボフラビン（ビタミンB_2）の結晶化、合成法を発見（1938年ナチスによる妨害で受賞を辞退、1945年に受賞）

1939年（化学）ドイツの生化学者A・F・J・ブーテナント（Adolf Friedrich Johann Butenandt）が性ホルモンについて研究、1929年に妊婦尿よりエストロンを、1931年に男性尿からアンドロステロンをいずれも結晶として分離、構造決定（1939年辞退、1949年受賞）

1939年（生医）ドイツの化学者G・ドーマク（Gerhard Domagk）が1932年にプロントジル（サルファ剤）の抗菌効果を発見（1939年辞退、1947年受賞）

1943年（生医）デンマークの生化学者C・P・H・ダム（Carl Peter Henrik Dam）が1934年ビタミンKを発見、アメリカの生化学者E・A・ドイジー（Edward Adelbert Doisy）が1939年ビタミンK_2を分離、K_1を合成し共同受賞

1945年（生医）イギリスの細菌学者A・フレミング（Alexander Fleming）が1929年に抗生物質・ペニシリンを青かびから発見、1938年生化学者E・B・チェイン（Sir Ernst Boris Chain）と病理学者H・フローリー（Sir Howard Florey）が培養法、抽出法を研究し薬理試験を行い、1942年感染症患者への投与試験に成功

1946年（化学）アメリカの生化学者J・B・サムナー（James Batcheller Sumner）が1926年にナタマメからウレアーゼ（酵素）を結晶化。J・H・ノースロップ（John Howard Northrop）が1930年にペプシン、1932年にトリプシンを結晶化、W・M・スタンリー（Wendell Meredith Stanley）が1935年にタバコモザイクウイルスを結晶化。酵素とウイルスの結晶化により受賞

1946年（生医）アメリカの遺伝学者H・J・マラー（Hermann Joseph Muller）が1927年X線による人工突然変異を発見

1947年（化学）イギリスの有機化学者R・ロビンソン（Sir Robert Robinson）が1925年にモルヒネ、1946年にストリキニーネの構造を解明

1947年（生医）アメリカの生化学者C・F・コリ（Carl Ferdinand Cori）、G・T・R・コリ（Gerty Theresa Radniz Cori）夫妻が1936年にグリコーゲンからグルコース1-リン酸を生ずるホスホリラーゼを発見

1948年（化学）スウェーデンの物理化学者A・W・K・ティセリウス（Arne Wilhelm Kaurin Tiselius）が1937年に血清タンパクの電気泳動装置を改良、これを用いてアルブミン、α-、β-、γ-グロブリンを分離

1948年（生医）スイスの化学者P・H・ミュラー（Paul Herman Müller）が1939年にDDTの殺虫効果を発見、世界の保健衛生に貢献

1950年（生医）アメリカの生化学者E・C・ケンダル（Edward Calvin Kendall）が1915年チロキシンを単離、ホルモン治療の道を開き、1930年副腎皮質からコルチゾンを抽出。1948年医学者P・S・ヘンチ（Philip Showalter Hench）、スイスの化学者T・ライヒシュタイン（Tadeusz Reichstein）とともに副腎皮質ステロイドについて研究しリウマチ治療法を発見

1951年（生医）アメリカの微生物学者M・セーラー（Max Theiler）が1930年に黄熱病の病原ウイルスをマウスの脳に、次にニワトリの胚に接種して弱毒化ウイルスを調製し、ワクチン（17-D）をつくり、黄熱病を克服

1952年（化学）イギリスの生化学者A・J・P・マーティン（Archer John Porter Martin）、R・L・M・シ

		ング (Richard Laurence Millington Synge) が 1941 年に濾紙を用いる分配クロマトグラフィーを発明し，多種のアミノ酸を分離分析
1952 年	(生医)	アメリカの微生物学者 S・A・ワクスマン (Selman Abraham Waksman) が 1944 年にストレプトマイシンを発見
1953 年	(生医)	アメリカの生化学者 F・A・リップマン (Fritz Albert Lipmann) が 1941 年に炭水化物の代謝における高エネルギー燐酸エステル (ATP) の重要性を明らかにし，1947 年にコエンザイム A を発見．イギリスの生化学者 H・A・クレブス (Sir Hans Adolf Krebs) が 1937 年にトリカルボン酸サイクル (TCA 回路) を発見
1954 年	(生医)	アメリカの微生物学者，J・F・エンダース (John Franklin Enders) が 1949 年，T・H・ウェラー (Thomas Huckle Weller)，F・C・ロビンス (Frederick Chapman Robbins) と共同で小児麻痺の病巣ウイルスの培養に成功，ワクチン生産の基礎を築いた
1955 年	(化学)	アメリカの生化学者 V・デュ・ヴィニョー (Vincent Du Vigneaud) が 1950 年頃脳下垂体後葉ホルモン (オキシトシンとバソプレシン) の構造決定と全合成を行う
1955 年	(生医)	スウェーデンの生化学者 A・H・T・テオレル (Axel Hugo Teodor Theorell) が酸化酵素の物理化学的研究を行う
1957 年	(化学)	イギリスの生化学者 A・R・トッド (Alexander Robertus Todd) が 1938 年頃より，多くのヌクレオチドの化学合成に成功，ヌクレオチドと補酵素の研究で受賞
1957 年	生医	イタリアの薬理学者 D・ボベ (Daniel Bovet) が抗ヒスタミン剤と筋弛緩剤を研究
1958 年	(化学)	イギリスの生化学者 F・サンガー (Frederick Sanger) が 1949 年にインスリンの化学構造について研究，1953 年までに 51 個のアミノ酸からなる 2 本鎖のペプチドであることを解明 (サンガーは DNA の塩基配列の研究により 1980 年に 2 度目の受賞)
1959 年	(化学)	チェコスロバキアの理論化学者 J・ヘイロウスキー (Jaroslav Heyrovsky) が 1925 年にポーラログラフィーを発明
1959 年	(生医)	アメリカの生化学者 S・オチョア (Severo Ochoa) が RNA を，同 A・コーンバーグ (Arthur Kornberg) が DNA を酵素的に生合成することに成功
1960 年	(化学)	アメリカの化学者 W・F・リビー (Willard Frank Libby) が空中に $^{14}CO_2$ が一定量含まれていることから 1947 年，取り込まれた生体中の ^{14}C の放射能と死滅した物体中の ^{14}C の放射能との比較から年代を 4 万 5000 年前まで測定する方法を開発
1961 年	(化学)	アメリカの生化学者 M・カルヴィン (Melvin Calvin) がクロレラと $^{14}CO_2$ とペーパークロマトグラフィーを用い，光合成による糖の生合成機構を 1957 年までに解明
1962 年	(化学)	イギリスの生化学者 M・F・ペルツ (Max Ferdinand Perutz) がタンパク質 (ヘモグロビン，キモトリプシン) の結晶を X 線解析により構造を解明，J・C・ケンドルー (John Cowdery Kendrew) は結晶ミオグロビンの構造について研究し共同受賞
1962 年	(生医)	イギリスの生物物理学者 M・H・F・ウィルキンズ (Maurice Hugh Frederick Wilkins) が解明した DNA の X 線解析の結果から，1953 年にアメリカの分子生物学者 J・D・ワトソン (James Dewey Watson)，イギリスの分子生物学者 F・H・C・クリック (Francis Harry Compton Crick) が核酸 DNA の構造と情報伝達機構を解明
1964 年	(生医)	アメリカの生化学者 K・E・ブロッホ (Konrad Emil Bloch)，ドイツの生化学者 F・リネン (Feodor Lynen) がコレステロールと脂肪酸の生合成と調節について研究
1965 年	(化学)	アメリカの有機化学者 R・B・ウッドワード (Robert Burns Woodward) が抗生物質，アルカロイド，テルペノイドの構造を決定
1965 年	(生医)	フランスの遺伝学者 F・ジャコブ (Francois Jacob) が微生物学者 A・ルウォフ (Andre Michel Lwoff)，生化学者 J・L・モノー (Jacques Lucien Monod) とともに酵素とウイルスの合成遺伝子の制御機構を解明

1970年（生医）スウェーデンの生理学者U・S・フォン・オイラー(Ulf Syante von Euler)が交感神経の伝達物質ノルアドレナリンを発見、アメリカの薬理学者J・アクセルロッド(Julius Axelrod)がカテコールアミンの代謝について研究

1971年（生医）アメリカの生化学者E・W・サザランド(Earl Wilber Sutherland)が1950年代に生体にホルモンが作用すると細胞内サイクリックAMPが上昇し生合成活性が調節されることを発見

1977年（生医）アメリカの物理学者R・S・ヤロー(Rosalyn Sussman Yalow)が生体内特殊タンパクの微量分析法について研究し、血清中のインスリン量を測定するため、放射性ヨードでラベルしたインスリンを用いるラジオイムノアッセイを開発、ナノ〜ピコモルのインスリン分析に成功

1979年（生医）アメリカの医用工学者A・M・コーマック(Allan MacLeod Cormac)、イギリスの電子技術者G・N・ハウンスフィールド(Godfrey Newbold Hounsfield)が1973年に実用化されたコンピュータ制御によるX線断層撮影により受賞

1981年（化学）日本の京都大の福井謙一が1952年に化学反応機構に関する「フロンティア電子理論」を、アメリカの化学者R・ホフマン(Ronald Hoffmann)が1970年有機化学反応の分子軌道の対称性「ウッドワード・ホフマンの法則」に発展させ、化学反応経路の理論的解析として受賞

1984年（生医）イギリス（デンマーク）の免疫学者N・K・イェルネ(Niels Kaj Jerne)がドイツの免疫学者G・ケーラー(Georges Koehler)、アルゼンチン（イギリス）の分子生物学者C・ミルスタイン(Cesar Milstein)とともに免疫制御機構を研究し、モノクロナール抗体の作成法を開発

1987年（化学）アメリカの有機化学者C・J・ペダーセン(Charles John Pedersen)がD・J・クラム(Donald James Cram)、フランスの化学者J・M・レーン(Jean-Merie Lehn)とともに高い選択性で構造特異的な反応分子（クラウンエーテル）を合成

1987年（生医）日本の免疫学者利根川 進が多様な抗体を生成する免疫機構を遺伝子レベルで解明

1988年（生医）アメリカの薬理学者G・B・エリオン(Gertrude Belle Elion)と生化学者G・H・ヒッチングス(George Herbert Hitchings)が核酸代謝拮抗薬を開発、H_2受容体拮抗薬を開発したイギリスの薬学者J・Wブラック(James Whyte Black)とともに薬物療法の重要な原理の発見で受賞

1991年（化学）スイスの化学者R・R・エルンスト(Richard R Ernst)が高感度、高分解能の核磁気共鳴装置(NMR)を開発し、医学生物学、物理学分野にその方法を広めた

1991年（生医）ドイツの細胞生理学者B・ザクマン(Bert Sakmann)、E・ネーアー(Erwin Neher)は共同で新電気生理学的技法を開拓し、細胞内に存在する単一イオンチャンネルの開閉機構を解明した

1995年（化学）アメリカの化学者F・S・ローランド(Frank Sherwood Rowland)がM・モリナ(Mario Molina)と大気中に放出されたフロンが紫外線で塩素原子を生成しオゾンを分解すると警告

1998年（生医）アメリカの薬理学者F・ムラド(Ferid Murad)が狭心症の治療薬ニトログリセリンから発生する一酸化窒素(NO)が平滑筋を弛緩させ、血管を拡張させることを発見。1986年アメリカのL・イグナロ(Louis Ignarro)、R・F・ファーチゴッド(Robert Francis Furchgott)はEDRF（血管内細胞由来弛緩因子）がNOであることを発見

2000年（化学）日本の筑波大・白川英樹はアメリカの高分子化学者A・G・マクダイアミッド(Alan Graham MacDiarmid)に招請されて渡米し、アメリカの高分子化学者A・J・ヒーガー(Alan Jay Heeger)と共同で導電性高分子の発見と開発により受賞

ノーベル賞受賞者年表

2001 年（化学）アメリカの化学者 W・ノールズ (William Knowles) がロジウムキラル触媒を用いて L-ドーパの工業的合成に成功、1979 年日本の名古屋大・野依良治が銅のキラル触媒を用いて医薬品などの有機化合物の不斉水素化反応に成功、1980 年アメリカの B・シャープレス (Barry Sharpless) がチタン触媒を用いてアリルアルコールの不斉エポキシ化反応に成功

2002 年（化学）日本の島津製作所・田中耕一が 1987 年に発表した高分子の質量分析「ソフトレザー脱離法」からアメリカの化学者 J・フェン (John Fenn) が質量分析のための脱離イオン化法を、スイスの分子生物学者 K・ヴュートリッヒ (Kurt Wuthrich) が溶液中の生体高分子の立体構造決定のための核磁気共鳴 (NMR) 分光法を開発。生体高分子の同定、構造解析手法の開発として共同受賞

2005 年（生医）オーストラリアの病理学者 R・J・ウォーレン (Robin J. Warren) と胃腸病学者 B・J・マーシャル (Barry J・Marshall) が、1979 年に胃潰瘍患者の胃粘膜に細菌（ヘリコバクター・ピロリ）を発見。胃酸抑制剤と抗生物質を投与して H・ピロリを死滅させ、胃潰瘍を治癒した

2008 年（化学）日本の生物学者下村 脩は長崎薬専を卒業し、名古屋大学理学部平田研究室を経てプリンストン大学に招かれて 1962 年オワンクラゲから Ca イオンで青く発光するタンパク質 (GFP、イクオリン) を発見、発光の仕組みを解明。1992 年に GFP を細胞内に導入したアメリカの生物学者 M・チャルフィー (Martin Chalfie)、遺伝子変異により赤、オレンジなどを発色する改変型 GFP を開発した R・Y・チェン (Roger Y. Tsien) と共同受賞

2010 年（化学）アメリカの有機化学者 R・F・ヘック (Richard F. Heck) がパラジウム触媒を用いて有機ハロゲン化合物の炭素同志を結合させる溝呂木・ヘック クロスカップリング反応を、1977 年日本の化学者・パデュー大の根岸英一がパラジウム触媒を用いて有機ハロゲン化合物と有機亜鉛化合物を反応させる根岸クロスカップリング反応を、1979 年日本の化学者・北海道大の鈴木 章が有機ホウ素化合物を用いる鈴木・宮浦クロスカップリング反応を発明、医薬品などの製造に使用した

2012 年（生医）日本の京都大・山中伸弥は臓器細胞に成長した細胞に ES 細胞の 4 つの遺伝子を組み込んで初期化し、多能性を獲得させることに成功、この多能性幹細胞を iPS 細胞 (induced pluripotent stem cell、人工多能性幹細胞) と名づけた。一方イギリスの生物学者 J・ガードン (Sir John B. Gurdon) はカエルの卵細胞の核を破壊し、オタマジャクシの腸細胞の核を移植し分化の済んだ細胞の核にも正常なカエルに成長する能力を残していることを明らかにした

2014 年（物理）日本の名城大・赤崎 勇、名古屋大・天野 浩、カリフォルニア大・中村修二が、窒化ガリウムを用いた明るくエネルギー消費の少ない高効率な青色 LED (Light Emitting Diode) を発明、実用化に成功し共同受賞

2015 年（生医）日本の北里大・大村 智が地中の微生物が生産する化合物エバーメクチンを発見、アイルランドの W・キャンベルとともに寄生虫による感染症に対する治療法を発明。中国人の屠 呦呦がマラリアの新療法を発明し、共同で受賞

参考文献
1) 科学者人名事典編集委員会編『科学者人名事典』丸善 (2011)
2) ノーベル賞人名事典編集委員会編『ノーベル賞受賞者業績事典新版第 3 版』日外アソシエーツ (2013)
3)『岩波理化学辞典』第 3 版、岩波書店 (1982)
4)『岩波生物学辞典』第 3 版、岩波書店 (1983)

日本薬学会賞受賞者一覧

西 川　　隆

　わが国薬学会の最高栄誉とされる「日本薬学会賞」は、1921年（大正10）度の「日本薬学会学術奨励賞」に始まる。その後、戦後混乱期の1948年（昭和23）度から「日本薬学会薬事日報学術賞」として復活し、1955年（昭和30）度に「日本薬学会（学術賞）」に改称、1995年（平成7）度から「日本薬学会賞」として、現在に至っている。

◇日本薬学会学術奨励賞

1921年（大正10）
　瀬川林太郎「鉱泉に関する調査研究」
1927年（昭和2）
　村山　義温（東京薬大・学長）「薬用植物成分の研究」
1929年（昭和4）
　篠田　淳三（第一製薬・社長）「クエルゼチン、モーリン及び其異性体の合成外20件」

◇日本薬学会薬事日報学術賞

1948年（昭和23）
　石館　守三（東大・薬学部長）・竹本　常松（阪大薬・教授）「ジギタリス葉の強心配糖体の研究」
1949年（昭和24）
　浅野三千三（東大薬・教授）・高橋　秀雄（国立予研・技官）「ジフテリア菌体の成分の燐脂質より、Chargaffにより、分離された一脂肪酸ユニリンの構造について」
　立岡　末雄（武田薬工研・部長）「ペニシリン分解産物の合成研究」
1950年（昭和25）
　浮田忠之進（東大薬・教授）「トリカルボニル原子団を有する化合物の抗菌性」
　田中　邦喜（武田薬工研）「エフェドリンの立体転移に関する研究」
1951年（昭和26）
　小澤　　光（日大理工薬・教授）「ルチン類似化合物の薬理学的・化学的研究」
　伊東半次郎（徳島大・薬学部長）「毛管分析の薬学的応用に関する研究」
1952年（昭和27）
　阪本　秀策（東京薬大・教授）・平井　通博（三共品川工場・第二課長）「有機微量分析の研究」

西川　正元(武田薬工研)「2-π-Dihalogen 樟脳の発煙硫酸による異性化」
1953 年 (昭和 28)
　　嶋田　玄弥(東京薬大・教授)「トネリコ属植物樹脂成分の研究」
　　阿部　泰夫(武田薬工研)「数種のサントニン類の立体異性体の合成」
1954 年 (昭和 29)
　　水野　義久(北大薬・教授)「チアニン色素及び関連化合物の合成並びに製造に関する研究」
　　小川俊太郎(衛試大阪)「ビタミン C の螢光反応と分析的応用」

◇日本薬学会学術賞

1955 年 (昭和 30)
　　川谷　豊彦(衛試薬用植物園・園長)「β-サントニン含有植物の発見及び薬用植物栽培の研究」
　　宮木　高明(千葉大薬・教授)「腐敗アミンの生化学的研究」
　　村上　信三(阪大薬・教授)・竹本　常松(阪大薬・助教授)「海人草有効成分の研究」
　　上田　武雄(慶大薬化研・教授)「抗ウイルス性化学療法剤の研究」
　　内藤　武男(第一製薬・柳島工場)「N-アチルアリルスルフォンアミドの誘導体の一新転移反応」
1956 年 (昭和 31)
　　掛見喜一郎(京大薬・教授)「エンテリックコーティングの研究」
　　上尾庄次郎(京大薬・教授)「ヒガンバナアルカロイドの研究」
　　宮崎　道治(藤沢薬品企画本部・次長)「カイニン酸の化学構造研究」
　　上農　義夫(近畿大薬・教授)・森本　浩(武田薬工研)「カイニン酸の化学構造研究」
1957 年 (昭和 32)
　　富田　真雄(京大薬・教授)「ツヅラフジ科、モクレン科並びにメギ科植物アルカロイドの研究」
　　津田　恭介(東大応微研・教授)「オクタ・デヒドロマトリンの合成」
1958 年 (昭和 33)
　　伊藤四十二(東大薬・教授)「唾液腺ホルモンの生化学的研究」
　　鵜飼　貞二(静岡薬大・学長)・荒田　義雄(金沢大薬・教授)「川骨成分の研究」
1959 年 (昭和 34)
　　塚元　久雄(九大薬・教授)「チクロヘキセニルバルビツール酸誘導体の生体内変化に関する研究」
　　柴田　承二(東大薬・教授)「ビスアントラヒノン系色素の構造研究」
1960 年 (昭和 35)
　　石黒　武雄(第一製薬研・所長)「接触気相反応によるピリジン、キノリン塩基の合成に関する研究」
　　百瀬　勉(九大薬・教授)「糖及びグルクロン酸の呈色反応に関する研究」
1961 年 (昭和 36)
　　鈴木　友二(京大薬・教授)「蛇毒の酵素化学的研究」
　　武田　健一(塩野義製薬研・所長)・永田　亘(塩野義製薬研)「ステロイドの全合成に関する研究」
1962 年 (昭和 37)
　　大村栄之助(武田薬工研・次長)・緒方　浩一(京大農)「核酸分解酵素の微生物における分布とその特異性」
　　砂川　玄俊(三共高峰研・次長)・中村　隆洋(三共高峰研)「dl-コルヒセインの全合成」
1963 年 (昭和 38)
　　伴　義雄(北大薬・教授)「インドールアルカロイド類の合成とその立体化学」
1964 年 (昭和 39)
　　岩井　一成(三共研・次長)「アセチレン系化合物を利用する糖類並びにヘテロ環の合成研究」
　　田口　胤三(九大薬・教授)「アミノアルカノール及びチオールを中心とする立体効果に関する研究」

矢島　治明（京大薬・教授）「ACTH 作用を有するペプタイドの合成研究」
1965 年（昭和 40）
　岡本　敏彦（東大薬・教授）「本邦産とりかぶと根の成分研究」
　三橋　博（北大薬・教授）「C21-ステロイドの研究」
1966 年（昭和 41）
　西海枝東雄（九大薬・教授）「ニトロフラン誘導体に関する研究—合成化学的研究—」
　三浦　孝次（金沢大薬・教授）「ニトロフラン誘導体に関する研究—実験化学療法的研究—」
　林　英作（静岡薬大・教授）「含窒素芳香複素環化合物、とくに Quinazoline および Quinoxaline に関する研究」
1967 年（昭和 42）
　堀井　善一（阪大薬・教授）「セクリネガ属植物アルカロイドの研究」
　柳田　友道（東大応微研）「糸状菌の発育に関する生理学的並びに生化学的研究」
1968 年（昭和 43）
　犬伏　康夫（京大薬・教授）「本邦産リコポジウム属植物成分の研究」
　水野　伝一（東大薬・教授）「大腸菌 RNA の代謝調節に関する研究」
1969 年（昭和 44）
　宇野　豊三（京大薬・教授）「サルファ剤代謝物の分析化学的研究」
　亀谷　哲治（東北大薬・教授）「複素環化合物とくにイソキノリンアルカロイドの合成研究」
1970 年（昭和 45）
　桜井　欽夫（癌研癌化学療法部・部長）「新アルキル化抗腫瘍物質に関する研究」
　中垣　正幸（京大薬・教授）「水晶体カプセルの透過性に関する物理化学的研究」
1971 年（昭和 46）
　池原　森男（阪大薬・教授）「プリン 8-サイクロヌクレオサイドの研究」
　濱名　政和（九大薬・教授）「含窒素芳香環上における新しい炭素—炭素結合の形成反応」
1972 年（昭和 47）
　井上　博之（京大薬・教授）「イリドイド配糖体および関連天然物の研究」
　田原　昭（理研・主任研究員）「松脂成分に関する化学的研究」
1973 年（昭和 48）
　高木　博司（京大薬・教授）「鎮痛剤の作用機序に関する研究」
　前川　秀幸（塩野義製薬・製造部長）・坂元　照男（塩野義製薬・製造部次長）「錠剤の成形における多段圧縮の理論と錠剤機の新機構の開発に関する研究」
1974 年（昭和 49）
　川崎　敏男（九大薬・教授）「配糖体、とくにオリゴグリコシドに関する研究」
　管　孝男（東大薬・教授）「素反応の解析と新しい化学反応の設計に関する研究」
1975 年（昭和 50）
　加藤　鉄三（東北大薬・教授）「ジケテンの反応ならびにその合成化学への利用研究」
　山田　俊一（東大薬・教授）「α-アミノ酸を用いる有機合成化学的研究」
1976 年（昭和 51）
　山名　月中（金沢大薬・教授）「医薬品製剤の安定性に関する速度論的研究」
　吉岡　一郎（阪大薬・教授）「テルペノイド及びその配糖体の化学的研究」
1977 年（昭和 52）
　井下田　浩（昭和大薬・教授）「ピリダチンの化学研究」
　辰野　高司（理研・主任研究員）・上野　芳夫（東京理大薬・教授）「マイコトキシン、殊にフザリウム属マイコトキシンの中毒学的研究」

1978年（昭和53）
　大木　貞雄（東京薬大・教授）「新鎮痙剤・プリフィニウムブロマイドの開発研究および関連化合物の合成」
　藤田　榮一（京大化研・教授）「ジテルペン、特にカウレン関連化合物に関する研究」
1979年（昭和54）
　田村　善蔵（東大薬・教授）「病態解析のための化学分析に関する研究」
　田村　恭光（阪大薬・教授）「窒素及び硫黄イリドの化学的研究」
1980年（昭和55）
　金岡　祐一（北大薬・教授）「機能性有機分子の設計による生体高分子系の化学的研究」
　小林　義郎（東京薬大・教授）「有機フッ素化合物の合成と反応の研究」
1981年（昭和56）
　井口　定男（九大薬・教授）「医薬品の薬剤学的評価研究」
1982年（昭和57）
　野島　庄七（東大薬・教授）「生体膜脂質の生化学的研究」
　藤井　澄三（金沢大薬・教授）「融合キノリチジン環系アルカロイドの合成と立体化学に関する研究」
1983年（昭和58）
　飯高　洋一（東大薬・教授）「X線解析による医薬品類の構造決定とそのシステムの確立」
　植木　昭和（九大薬・教授）「精神疾患の病態モデルとしての攻撃行動に関する薬理学的研究」
1984年（昭和59）
　岡田　正志（東京生化研・所長）「発癌性ニトロサミンの代謝に関する研究」
　田中　　治（広島大医総薬・教授）「^{13}CNMRによる配糖体の化学構造の研究—薬用人参とその同族体および甘味植物成分研究への応用—」
1985年（昭和60）
　奥田　重信（東大応微研・教授）「脂肪酸生合成機構の生物有機化学的研究」
　南原　利夫（東北大薬・教授）「生体成分の高感度高選択的分析法に関する研究」
　吉村　英敏（九大薬・教授）「薬物代謝を基盤とする応用的研究」
1986年（昭和61）
　大沢　利昭（東大薬・教授）「免疫の基礎及び応用—レクチン・リンホカインを中心として—」
　大村　　智（北里研・副所長）「マクロライドをはじめとする各種抗生物質に関する総合的研究」
　日野　　亨（千葉大薬・教授）「生体内類似反応によるトリプトファン代謝産物の合成研究」
1987年（昭和62）
　小菅　卓夫（静岡薬大・教授）・井上　昭二（名城大薬・教授）「生物活性成分を対象とした天然物研究—特にバイ（海つぼ）毒素に関する研究」
　瀬川　富郎（広島大医総薬・教授）「伝達物質の神経薬理学的研究—セロトニン・サブスタンスPを中心として—」
　花野　　学（東大薬・教授）「分子的機構に基づいた薬物動態予測法の開発」
1988年（昭和63）
　永井　恒司（星薬大・教授）「放出制御型薬物送達システムに関する研究」
　橋本　嘉幸（東北大薬・教授）「モノクローナル抗体の医学・薬学研究への応用」
　古谷　　力（北里大薬・教授）「植物細胞培養による物質生産—デノボ合成と変換の基礎的研究—」
1989年（昭和64＝平成元）
　大石　　武（理研・主任研究員）「高選択的新規反応の開発と有用天然物合成への応用」
　瀬﨑　　仁（京大薬・教授）「薬物送達システムに関する生物薬剤学的研究」
　冨田　研一（阪大薬・教授）「核酸の分子構造および核酸・蛋白質相互作用機構についてのX線解析法

　　　　　　　　　による構造研究」
1990年（平成2）
　宇井　理生（東大薬・教授）「情報伝達系におけるGTP結合蛋白質の役割」
　北川　　勲（阪大薬・教授）「天然薬物成分の化学的研究―伝承の解明と新しい天然薬物の開拓―」
　福田　英臣（日大薬・教授）「運動系神経機構の中枢薬理学的研究」
　米光　　宰（北大薬・教授）「マクロリド、ポリエーテル抗生物質の立体選択的合成研究」
1991年（平成3）
　高野　誠一（東北大薬・教授）「グリセロール単位を基軸とする生物活性天然物のエナンチオ制御合成」
　夏目　充隆（乙卯研・所長）「複素環上の新反応を用いるアルカロイド類の合成」
　早津　彦哉（岡山大薬・教授）「核酸の化学修飾法の開発と修飾塩基による突然変異の研究」
　堀　　了平（京大医・教授）「薬物体内動態の制御機構解明と医療薬剤学への応用」
1992年（平成4）
　兼松　　顯（九大薬・教授）「分子設計に関する基礎研究と医薬化学への展開」
　木幡　　陽（東大医科研・所長）「糖蛋白質 N-結合糖鎖の糖鎖生物学的研究」
　中嶋　暉躬（東大薬・教授）「動物起源の生物活性物質の解明に関する研究」
　吉井　英一（富山医薬大薬・教授）「含酸素ヘテロ環を有する生物活性天然有機化合物の合成」
1993年（平成5）
　赤松　　穣（国立予研・企画主幹）「高等動物細胞膜リン脂質の代謝と機能に関する遺伝生化学的研究」
　金子　主税（東北大薬・教授）「新反応設計と創薬合成への展開」
　塩入　孝之（名市大薬・教授）「有機合成における新規方法の開発とその応用」
　矢内原　昇（静岡県大薬・教授）「抗合成ペプチド抗体をもちいる生物活性ペプチド・たんぱく質の機能
　　　　　　解析に関する研究」
1994年（平成6）
　井村　伸正（北里大薬・教授）「重金属の生理活性及び毒性発現機構に関する研究」
　大塚　栄子（北大薬・教授）「核酸の合成と機能に関する研究」
　古賀　憲司（東大薬・教授）「新規不斉合成反応の設計と展開」
　辻　　章夫（昭和大薬・教授）「蛍光及び化学蛍光法による生体成分の高感度分析法の開発とその応用」

◇日本薬学会賞

1995年（平成7）
　阿知波一雄（静岡県大薬・教授）「光学活性医薬品の触媒的不斉合成研究」
　加藤　隆一（慶応大医・教授）「薬物代謝酵素の分子薬理・毒性学的研究」
　林　　恭三（岐阜薬大・教授）「脳神経系に機能する蛋白質の神経生化学的研究―とくに神経成長因子
　　　　　　及びヘビ神経毒に関する研究―」
　廣部　雅昭（東大薬・教授）「生体機能の分子構築とその展開」
1996年（平成8）
　井上　圭三（東大薬・教授）「高等動物における脂質の動態と機能に関する生物薬学的研究」
　木村　榮一（広島大医総薬・教授）「大環状ポリアミドによる新たな超分子科学の創造」
　木村　正康（富山医薬大薬・教授）「漢方薬の作用原理から創薬設計への分子病態薬理学的研究」
　福本圭一郎（東北大薬・教授）「高立体選択的連続反応の開発と創薬化学研究への展開」
1997年（平成9）
　池上　四郎（帝京大薬・教授）「創薬を志向した有機合成」
　岩崎　成夫（東大分生研・教授）「天然微小管機能制御物質に関する生物有機化学的研究」

鶴尾　　隆(東大分生研・教授)「抗がん剤耐性の分子機構と治療への応用」
名取　俊二(東大薬・教授)「昆虫（センチニクバエ）の生体防御機構に関する研究」

1998 年（平成 10）
荒田　洋治(機能水研・所長)「タンパク質による動的認識機構：NMR による解析」
首藤　紘一(東大薬・教授)「発がんと制がんの化学研究」
寺島　孜郎(相模中研・理事副所長)「生物活性物質の効率的合成法の開発とその創薬化学への展開」
冨士　　薫(京大化研・教授)「炭素アニオン種を活性する新規不斉合成反応の開発」

1999 年（平成 11）
市川　　厚(京大薬・教授)「プロスタグランジン受容体とヒスタミン合成酵素に関する生物薬学的研究」
栗原　堅三(北大薬・教授)「化学感覚の分子機構」
柴崎　正勝(東大薬・教授)「新規触媒的不斉反応と高効率有機合成に関する研究」
渡部　　烈(東京薬大薬・教授)「反応性に富む代謝中間体に関する分子毒性学的研究」

2000 年（平成 12）
國枝　武久(熊本大薬・教授)「複素五員環化合物を反応素子とする超効率不斉合成法の開発」
佐藤　公道(京大薬・教授)「痛覚情報伝達機構およびオピオイド受容体に関する神経薬学的研究」
杉浦　幸雄(京大化研・教授)「生物活性分子による DNA 認識と機能発現の分子機構」
関谷　剛男(国立がんセ研・部長)「DNA 解析による遺伝子情報の解明とがんにおける遺伝子異常の把握」

2001 年（平成 13）
川嵜　敏祐(京大薬・教授)「生体分子認識における糖鎖の役割」
中田　　忠(理研・主任研究員)「多官能性生物活性天然物の全合成研究」
長尾　善光(徳島大薬・教授)「分子構造特性を基盤とする新反応の開発ならびに薬学的応用研究」
野村　靖幸(北大薬・教授)「脳神経系の細胞膜受容体応答とストレス応答に関する細胞分子薬理学的研究」

2002 年（平成 14）
北　　泰行(阪大薬・教授)「新規有機合成反応の開発を基盤とする抗腫瘍活性天然物ならびに創薬先導化合物の合成研究」
辻　　　彰(金沢大薬・教授)「生体膜輸送の分子機構に関する生物薬剤学的研究」
中川　昌子(千葉大・グランドフェロー)「生物活性含窒素天然物の全合成研究：新規合成法の開拓から創薬先導化合物の開発まで」
森川　耿右(生物分子工学研構造解析研・部門長)「X 線結晶学による生体分子認識機構の研究：DNA・蛋白質及びリガンド・受容体相互作用」

2003 年（平成 15）
今井　一洋(東大薬・教授)「生命機能の分子認識と捕捉の高精密化に関する分析化学的研究」
鎌滝　哲也(北大薬・教授)「分子毒性学を指向したチトクローム P450 の研究」
富岡　　清(京大薬・教授)「分子の構造制御と活性化を基盤とした不斉合成反応の開拓と展開」
二井　將光(阪大産科研・教授)「多彩なプロトンポンプ ATPase の作動機構と機能/細胞内局在に関する研究」

2004 年（平成 16）
杉山　雄一(東大院薬・教授)「トランスポータ、代謝酵素の関わる薬物体内動態の分子機構に基づく定量的構築」
鈴木　康夫(静岡県大薬・教授)「ウイルス感染における糖鎖薬学的研究」
西島　正弘(国立感染症研・部長)「体細胞変異株を用いた膜リン脂質の生合成と機能に関する研究」
森　美和子(北大院薬・教授)「有機金属錯体の特性を利用した新しい環形成反応の開発及び有用生物活性化合物合成への応用」

2005 年（平成 17）
　井原　正隆（東北大院薬・教授）「効率的多環構築反応を用いる生理活性天然物および創薬先導化合物の合成」
　樹林　千尋（東京薬大薬・教授）「含窒素生物活性天然物の合成手法の開拓と全合成への展開」
　工藤　一郎（昭和大薬・教授）「プロスタグランジン産生に関わる酵素分子種群の生物薬学的研究」
　橋田　　充（京大院薬・教授）「ドラッグデリバリーシステムの合理的設計法の構築とその応用に関する研究」
2006 年（平成 18）
　五十嵐一衛（千葉大院薬・教授）「ポリアミンの生理機能解析とその濃度調節機序」
　乾　　賢一（京大院薬・教授）「薬物動態制御機構の解析と臨床応用に関する研究」
　長野　哲雄（東大院薬・教授）「バイオイメージングプローブの開発と生体への応用に関する研究」
　福山　　透（東大院薬・教授）「生物活性天然物の全合成研究」
2007 年（平成 19）
　伊藤　信行（京大院薬・教授）「新規な細胞増殖・分化因子の発見とその組織形成における役割の解明」
　海老塚　豊（東大院薬・教授）「天然物構造多様性を創出する生合成鍵反応の生物有機化学的研究」
　木曽　良明（京都薬大・教授）「ペプチド化学を基礎とする創薬科学研究」
　馬場　明道（阪大・理事/副学長/教授）「分子薬理学的アプローチによる新規創薬標的分子の機能解析」
2008 年（平成 20）
　小田切優樹（熊本大院医薬・教授）「血清タンパク質の分子薬剤学的解明と医薬への応用」
　落合　正仁（徳島大院 HBS 研・教授）「超原子価ハロゲン族化合物の合成とその特性を活用する有機合成反応の開発研究」
　嶋田　一夫（東大院薬・教授）「核磁気共鳴法を用いた高分子量蛋白質複合体における相互作用解析法の開発と応用」
　山口　明人（阪大産科研・教授）「異物排出トランスポーターの構造・機能とその制御に関する研究」
2009 年（平成 21）
　梅山　秀明（北里大薬・教授）「タンパク質立体構造のホモロジーモデリング研究」
　橋本　俊一（北大院薬・教授）「高選択的合成反応の開発と生物活性物質の合成研究」
　花岡　文雄（学習院大理・教授）「ゲノム情報維持の分子機構に関する研究」
2010 年（平成 22）
　入村　達郎（東大院薬・教授）「糖鎖生命科学を通した免疫と病態の解明」
　西沢　麦夫（徳島文理大薬・教授）「水銀トリフラートの化学を基礎とする有機合成と創薬化学への展開」
　松田　　彰（北大院薬・教授）「ヌクレアーゼ抵抗性化学修飾核酸の開発研究」
2011 年（平成 23 年）
　堅田　利明（東大院薬・教授）「シグナル伝達系に介在する諸種の G 蛋白質に関わる研究」
　濱田　康正（千葉大院薬・教授）「有機合成における新規方法の開発とその有用天然有機化合物合成への応用」
2012 年（平成 24 年）
　石橋　弘行（金沢大院薬・教授）「ラジカル環化反応を基盤とするアルカロイドの合成」
　内海　英雄（九大先端融合医療レドックスナビ研究拠点・拠点長）「生体レドックスの分子イメージングと病態解析」
　本多　利雄（星薬大・教授）「新反応の開発を基盤とする有用物質の革新的合成法に関する研究」
2013 年（平成 25 年）
　井上　和秀（九州大院薬・教授）「ATP 受容体の生理機能、特に痛みに関する神経薬理学的研究」
　宍戸　宏造（徳島大院ヘルスバイオサイエンス研（薬学系）・特任教授）「特徴ある構造と生物活性を有する天然

　　　　　　　　　　有機化合物の立体制御全合成」
　森山　芳則（岡山大学医歯薬・教授）「液胞型 H＋輸送性 ATPase と二次性トランスポーター群の構造・
　　　　　　　　　　機能・生理的意義に関する研究」
2014 年（平成 26 年）
　寺崎　哲也（東北大院薬・教授）「血液脳関門研究の新規手法の開発と輸送機能解明への応用」
　畑山　　範（長崎大院医歯薬・教授）「高選択的分子構築法の開発を基盤とする生物活性天然物の独創的
　　　　　　　　　　全合成」
　畑中　保丸（富山大・理事/副学長）「光アフィニティーラベリングの画期的高速化と生命科学上のブレー
　　　　　　　　　　クスルーへの応用」
　米田　幸雄（金沢大医薬保・教授）「多様化形質細胞間の神経アミノ酸シグナルの普遍性」
2015 年（平成 27 年）
　有賀　寛芳（北大院薬・特任教授）「新規がん遺伝子/神経変性疾患原因遺伝子の発見と疾患発症共通機
　　　　　　　　　　構に関する研究」
　小林　淳一（北大院薬・特任教授）「海洋生物活性天然物質の探索研究ならびに創薬への展開」
　早川　和一（金沢大医薬保・教授）「生活環境化学物質の高性能分析法の開発とその応用に関する薬学的
　　　　　　　　　　研究」
　松木　則夫（東大院薬・名誉教授）「脳機能の包括的解明」
2016 年（平成 28 年）
　新井　洋由（東大院薬・教授）「生体膜脂質の代謝・機能に関する薬学的研究」
　奥　　直人（静岡県大薬・教授）「リポソーム DDS 技術革新と疾患治療への応用」
　藤井　信孝（京大院薬・特定教授）「ペプチド・蛋白質科学、複素環化学を基盤とする創薬研究」
　向　　智里（金沢大・理事・副学長）「sp 混成炭素を基軸とする新規環構築法の開発と生理活性物質の合成」

参考文献
1) 日本薬学会ホームページ（http://www.pharm.or.jp/prize/rekidai11_yakugakkaisho.shtml）
2) 薬事日報、1945 年 7 月 7 日付
3) 日本薬学会百年史年表（1980）
4) 日本薬学会史年表、ファルマシア 1993（1）、1994（1）、1997（1）、2002（1）、2007（1）、2012（1）

日本国内の主な薬学関係博物館・資料館一覧

1) シーボルト記念館（鳴滝塾跡）
　〒850-0011 長崎市鳴滝 2-7-40
　Tel：095-823-0170
　http://www.city.nagasaki.lg.jp/kanko/
　820000/828000/p027283.html

2) 中冨記念くすり博物館
　〒841-0004 佐賀県鳥栖市神辺町 288-1
　Tel：0942-84-3334

3) くすりの道修町資料館
　〒541-0045 大阪市中央区道修町 2-1-8
　Tel：06-6231-6958
　http://www.kusuri-doshomachi.gr.jp

4) 正倉院（宮内庁正倉院事務所）
　〒630-8211 奈良市雑司町 129
　Tel：0742-26-2811（代）

5) 三光丸クスリ資料館
　〒639-2245 奈良県御所町今住 700-1
　Tel：0745-67-0003
　http://www.sankogan.co.jp

6) 富山大学（薬学部）民族薬物資料館
　〒930-0194 富山市杉谷 2630
　Tel：076-434-7601
　http://www.toyama-mpu.ac.jp

7) 富山市売薬資料館（民俗民芸村）
　〒930-0881 富山市安養坊 980
　Tel：076-433-2866

8) 富山県民会館分館・薬種商の館（金岡邸）
　〒930-0992 富山市新庄町 1-5-24
　Tel：076-433-1684
　http://www.kenmin.kaikan.com/kanaoka/
　kanaokaindex.htm

9) 内藤記念くすり博物館
　〒501-6195 岐阜県各務原市川島竹早町 1
　Tel：0586-89-2101
　http://www.eisai.co.jp/museum/

10) 星薬科大学・歴史資料館
　〒142-8501 東京都品川区荏原 2-4-41
　Tel：03-3786-1011
　http://www.hoshi.ac.jp

11) 明治薬科大学・明薬資料館
　〒204-8501 東京都清瀬市野塩 2-522-1
　Tel：042-495-8942
　E-mail：toshokann@my-pharm.ac.jp

12) 日本薬学会長井記念薬学資料室
　〒150-0002 東京都渋谷区渋谷 2-12-15
　Tel：03-3406-3321
　http://www.pharm.or.jp

　上記以外の薬学・医学関係の人物像、博物館、資料館、薬用植物園、史跡の所在については「日本薬史学会五十年史」薬史学雑誌 Vol.39、No.1（2004）、p255〜262、山川浩司『全国医薬史蹟ガイド』（薬事日報社、2014）を参照されたい。

事項索引

あ

アウトソーシングの自由化　42
アカウンタビリティ　433
アクチノミセチン　692
アグニヴェーシャ　533
アクラルビシン　505
朝顔明鑑鈔　151
麻布御薬園　8
足利学校　460
アシュターンガ・フリダヤサングラハ　536, 834
飛鳥時代　3, 134
アスクレピオス　609, 613, 699, 706, 832
アスクレピオス寺院　707
アスピリン　198, 259, 303, 377, 841
アーセミン　310
新しいMR像　822
アタルヴァ・ヴェーダ　533, 833
アタルヴァン　537, 538
安土桃山時代　6, 106, 108, 134, 461
アドレナリン　192, 270, 489, 798, 799
アートレーヤ　533
アートレーヤ学派　533
アニマルクルズ　727
アヌンツィアータ薬局　573
アネプウ　700
油取家　468
あへん法　46, 53
アポセカリ　582, 649, 836, 837, 839
アポセカリ協会　583, 586, 837
アポテカ　629
アーミセン商会　801
アムリタ　533
アメリカ独立宣言　594
アメリカの薬学教育　681
アメリカ薬学雑誌　673, 840
アメリカ薬学の父　591, 672, 677
アメリカ薬剤師会　595, 673, 677, 678, 679, 683
アメリカ薬剤師会倫理規定　597
アメリカ薬科大学会議　591
アメリカ薬科大学協会　842
アメリカ薬局方　190, 591, 592, 672, 683, 841
アメリカ薬史学研究所　592, 843
アーユル・ヴェーダ　534, 535, 833
アラビア医学　834
アラブの調剤師　834

アラブの薬学　636
アラブの薬店　637
アーリア人　832
アリストテレス学派　616
アリセプト　824
アルカロイド　84, 301, 302, 303, 547, 562, 592, 665, 676, 839, 841
アルカロイド化学　670
アルケミア　836
アルケミスト　662
アルレスの法律　575, 577, 835
アーレンス商会　258
安政の大獄　479
安全性定期報告　441
安息香　4
アンタチヂン　14, 81, 259, 800
アンチピリン　283, 665
アンテルヌ　560, 561
アンフェタミン　47
アンプル　688, 689
アンプル入りかぜ薬　24, 51, 813
アンプル入りかぜ薬事件　43, 94

い

イアトレイオン　629
医界の鉄椎　110
医学館　194, 478
医学教育　11, 194, 223, 244, 471, 484
医学所　11, 791
医学正典　628, 638
医学専門学校令　799
医学伝習所　484
医学典範　558, 834
医学の神　608, 613
医学の父　708
医家向け医薬品　23
胃癌発生論　496
医業の古代史　699
イギリス調剤師会　649
イギリス薬剤師協会　840
石臼　160, 419
医疾令　3, 4
医師法　366
医書大全　108
医心方　4, 108, 117, 125, 455, 457, 478, 512, 789
出雲国風土記　113, 144
医制　12, 13, 29, 31, 37, 38, 45, 55, 60, 68, 69, 197, 218, 231, 254, 261, 282, 366, 424, 485, 793

医籍考　478
伊勢講　133
伊勢みやげ　139
乙卯研究所　259, 307, 308, 327, 328
一気溜滞説　472
一般用医薬品　25, 42, 43, 44, 85, 393, 817, 825
因幡の白兎　101
茨城県女子薬剤師会　289
伊吹三大薬草　169
伊吹百草　169
伊吹山　134, 168
イベルメクチン　488
異寳丹　183
医方類聚　514, 835
医薬書　5, 28, 108
医薬調剤古抄　116
医薬品、医療機器等の品質、有効性及び安全性の確保等に関する法律　43, 201, 278, 416, 433, 830
医薬品安全確保対策　42
医薬品安全性確保対策検討会　430
医薬品医療機器審査センター　415, 423, 430
医薬品医療機器総合機構　411, 415
医薬品医療機器等法　51, 278, 428
医薬品及び衛生材料生産配給統制規則　18, 39, 51, 87
医薬品卸売販売担当者　394
医薬品開発　449
医薬品小売商業組合　39
医薬品国産化政策　29, 62
医薬品再評価　23, 29, 427
医薬品再評価特別部会　25
医薬品産業ビジョン　826
医薬品情報業務　372
医薬品生産奨励策　22
医薬品製造試験部　318
医薬品適正広告基準　187
医薬品統制会社　88
医薬品統制規則　51, 806
医薬品等の適正広告基準　187
医薬品に関する法令　575, 577
医薬品の安全性に関する非臨床試験の実施の基準　94
医薬品の国産化　15, 258, 394
医薬品の再評価　19, 440
医薬品の承認審査体制　430
医薬品の製造承認等に関する基本方針　24

医薬品の適正使用　391
医薬品の臨床試験の実施に関する基準　98, 427
医薬品バザー　88
医薬品販売制度　42
医薬品副作用被害救済基金　430
医薬品副作用被害救済基金法　41, 50, 414
医薬品副作用被害救済・研究振興調査機構　423, 430
医薬品副作用被害救済・研究振興調査機構法　41
医薬品副作用被害救済制度　41, 414
医薬品不足　317
医薬部外品　36, 40
医薬部外品制度　37, 412
医薬分業　10, 12, 13, 19, 24, 29, 31, 55, 68, 212, 218, 222, 223, 224, 231, 252, 262, 282, 285, 323, 330, 355, 359, 373, 485, 558, 577, 582, 588, 594, 640, 803, 809, 817, 833, 835, 838, 842, 844
医薬分業元年　26, 74
医薬分業期成同盟会　801
医薬分業実施勧告　21
医薬分業法　40, 50, 72, 252, 285
医薬分業法案　21, 797
医薬分業モデル薬局　290
イリアス　600, 706, 833
医律　215
医療機器　42
医療機器の安全対策　42
医療資源の書　545, 546
医療事故　374
医療従事者　27
医療情報担当者　394
医療人　27
医療提供施設　42, 78
医療提供の理念　435
医療における薬剤師の役割　358
医療の起源　699
医療の基本理念　77
医療の庶民化　31
医療の担い手　77, 363, 367, 371, 435, 822
医療費　75
医療分業　436
医療法　76, 367, 435, 507
医療薬学　26, 29, 64, 206, 346, 355, 362
医療薬学に関する検討委員会　823
医療薬学フォーラム　359
医療用医薬品　23, 24, 28, 44, 85, 93, 94, 282, 298, 388, 393, 395, 816, 821
医療用医薬品製造業公正競争規約　95

医療用医薬品製造販売業公正取引協議会　298
医療用医薬品のプロモーションに関する倫理コード　298, 817
飲食物取締規則　263
インスリン　785, 846
インダス文明　832
インターフェロン　668, 818, 822
インディアン・ドラッグ　590
インド医学　511
インド医学の起源　532
インドの薬学　532, 539
インド薬学協議会　540, 541
インドラ　533
インフォームド・コンセント　415, 427, 597
インフルエンザ　7, 106, 155
陰陽学説　517
陰陽五行説　6, 10, 109, 472, 476, 515
印葉図　152, 174
印籠　31, 157, 158

う

ヴァチカンの薬局　578
ヴィクラマシーラ寺院　539
ういろう　124
外郎透頂香　8, 124, 156
外郎薬　33
ウィーン写本　59, 605, 624
ウィーン大学　835
ウェストミンスター病院　724
ヴェーダ　532, 537
上野女子薬学校　59, 305
烏犀圓　127
卯辰山養生所　194
蛤比売　102
ウルユス　8, 156, 183
雲州人参　143, 144

え

英国王立薬剤師協会　589
英国のヒポクラテス　725
英国薬剤師協会　586, 587
衛生化学　60, 220, 274, 289
衛生学　214
衛生行政　37, 197, 211, 228, 263, 274, 484
疫病　453
エーザイ株式会社　420
エゾ草木腊葉帖　293
エゾ地　292
エーテル　749, 750, 840
江戸医学館　150

エドウイン・スミス・パピルス　699
江戸時代　7, 31, 33, 34, 106, 139, 145, 155, 157, 183, 462
江戸幕府　126
江戸本町薬種問屋組合　790
江戸患ひ　106
エバーメクチン　488
エフェドリン　87, 213, 272, 796, 803
エベルス・パピルス　700
延喜式　3, 4, 789
園芸書　834
園芸についての書　543
延寿反魂丹　137, 138
遠西医方名物考　10, 470, 791
延命散　33
延齢丹　8

お

お伊勢参り　33, 139, 157
欧学舎　232
扇形製丸器　162
応仁の乱　6, 459
黄熱　502, 595, 739, 767, 768, 838, 847
近江屋長兵衛　175
王立内科医師会　836
王立内科学会　585
王立薬剤師協会　589
大国主神　3
大国主命　101
大阪医学校　54
大阪衛生試験所　83, 84
大阪舎密局　192
大坂除痘館　483
大阪製薬会社　14, 81
大阪道修学校　305
大坂の会所　132
大阪薬学校　13
大阪薬学専門学校　802
大阪薬品試験会社　796
大塩の乱　481
大穴牟遅神　157
大己貴命　101, 171
岡山医学専門学校　498
置看板　182
奥井薬局　288
御定書百箇条　28, 147, 148, 791
押出式製丸機　162
オタネニンジン　142
お玉が池　11, 463, 791
小樽市学校薬剤師会　377
小樽新聞　376, 377
小田原外郎家　124

事項索引　861

オックスフォード大学　456, 535, 724, 835
オデュッセイア　600, 833
オテル・デイユ病院　559
オテル・デュー　834, 836
オーファンドラッグ　50, 432, 433
御薬種之帳　126
御薬種之道具　127
お雇い外国人　179
オランダ医学　10, 166, 479
和蘭医事問答　474
和蘭医薬学　7, 9, 28
和蘭局方　9, 201, 791
和蘭薬鏡　470, 791
阿蘭陀外科指南　469
和蘭書　9
阿蘭陀加須波留伝膏薬方　166
阿蘭陀草木和解　9, 791
阿蘭陀薬　468, 470
和蘭薬鏡　9
和蘭薬撰　9
オランダ薬局方　190
オリザニン　492, 800
オーレオマイシン　92, 694, 843
卸の無用論　394
尾張本草学　151, 169, 170
陰陽師　4

か

海外進出元年　96, 97, 821
開局薬剤師　16, 24, 27, 265, 835
海軍軍医寮薬局方　793
壊血病　651, 730, 777, 836, 838
介護保険制度　77
カイザースベルト学園　752
解屍観臓　473, 474
外資法　92
開成所　791
解体新書　9, 419, 473, 474, 791
解体約図　474
階段教室　721
回虫症　312
解剖学　473
開宝重定本草　834
開宝新詳定本草　520
回陽医院　254
カウン・パピルス　612
科学的根拠に基づく医療　371
化学読本　11
化学療法　772
加賀藩医学館製薬所　56
加賀藩卯辰山養成所　56
かかりつけ薬局　286

学術的宣伝　297
覚醒剤　18, 47, 88, 341, 809
覚せい剤取締法　47, 53, 341, 810
掛看板　182
駆け込み増床　507
懸場帳　137
加減方　32
加重平均値一定価格幅方式　44, 76, 95, 390, 822
春日権現験記　5
カスガマイシン　505
ガスター　95
カスタロール　420
カスパル流　166
カスパル流外科　465, 476
カスパル十七方　468
華族のお歯黒かき眉禁止令　279
片手切り　159, 419
方薬合編　515
語りに基づく医学　429
化血研　400
花鳥余情　459
脚気　491, 492, 496, 777
学校教育法　65, 251, 379
学校保健安全法　285
学校保健法　50, 379, 812
学校薬剤師　285, 376, 378, 380, 804
家庭薬　137, 187, 285
家伝薬　31
家伝預薬集　34
角倉洋学所　232
カドケウス　609
金沢医学校　498
金沢医学校製薬学科　56, 196, 795
金沢医学所　56, 795
金沢医学専門学校　196
金沢大学薬学部　58, 66, 194, 828
カナマイシン　505, 694, 812
株式会社塩野義商店　260
株仲間　8, 131
カーボーイ　662, 839
鎌倉時代　5, 105, 108, 121, 122, 125
鎌倉幕府　5
ガマの油売り　33
カマルドリ僧院　572
神医普救方　121, 513
嘉祐補注神農本草　520, 834
ガラス壜　662
カーラチャクラ・タントラ　539
ガリオア資金　19, 809
カルシウム拮抗薬　445
カルチノフィリン　811
ガレーヌ　622

ガレヌス製剤　81, 254
ガレノス医学　560, 629, 648, 711
官医　31
簡易健保相談所　277
簡易保険健康相談所　18
簡易保険健康相談所規則　802
簡易保険分業　18
官許　8, 140, 185, 198
環境アセスメント法　434
看護　491
看護教育　506
韓国の薬学　511, 516
韓国薬学会　516
看護の概念　506
看護婦　506
看護婦教育所　491
看護婦不足　507
丸剤　31, 122, 137
患者インタビュー　286
観聚方要補　478
関節リウマチ治療薬　447
完全分業モデル病院　823
贋造薬　19
浣腸器　574
漢方　10, 108, 110, 127, 141, 145, 282, 473
漢方医　6, 54, 424, 485
漢方医学　10, 11, 24, 113, 166, 424, 478
漢方エキス剤　110
漢方製剤　817
漢方薬　24
簡保健康相談所　70
簡保調剤　18
神産巣日神　101
贋薬　9, 13, 37, 45, 80, 81, 131
丸薬　145, 162
丸薬計数さじ　162
贋薬種売買禁止令　790
贋薬敗薬品取締方罰則　49
贋薬敗薬品取締罰則　37, 793
肝油　838
肝油ドロップ　276, 800
簡要済衆方　121
漢蘭折衷　166
漢蘭折衷派　11
官立富山薬学専門学校　251
管理薬剤師　284

き

奇応丸　8, 156
企業活動と医療機関等の関係の透明性ガイドライン　300
生薬屋　282, 574

862

気血水説　109, 476
危険ドラッグ　43, 47, 51
奇効丸　31, 123
基準薬局　821
基準薬局制度　76
希少疾病用医薬品制度　441
寄生虫　498
北里研究所　399, 400, 417, 418, 488, 495, 500
北里大学　26, 418
喫茶養生記　5, 125, 789
キナ皮　676, 703, 837
キニーネ　11, 301, 303, 318, 562, 675, 676, 703, 839
紀伊国屋薬局　320
キノホルム　24, 50, 51, 298, 330, 372, 409, 410, 815
キノホルム事件　94
旧GCP　427, 431, 822
救急簡易方　514, 835
救荒本草　525
九州大学病院　272
宮廷医　108
牛痘種継所　486
牛痘種痘法　479, 482, 515
救民妙薬　8, 156
旧薬事法　39
狂犬病　760
行商　129, 139
行商人　156
行政指導による再評価　440
京都医学校　232
京都議定書　434
京都司薬場　190
京都舎密局　192
京都私立独逸学校　56, 59, 232, 233
京都看病婦学校　506
京都薬科大学　232, 233
享保の改革　469
共立女子薬学専門学校　56, 305, 804
共立富山薬学校　56, 250, 797
共立薬科大学　828
局方派　32, 122, 460
局方発揮　122
切紙　461
ギリシャ医学　708, 710
ギリシャ医療　706
キリスト教　6
キリスト教大弾圧　631
ギルド　368, 465, 545, 566, 568, 582, 583, 837
金匱要略　121
金元医学　108, 109, 122, 464

金水堂　185
金瘡医　32
金創医学　5, 6, 7, 32, 33, 467
近代医学教育　180, 471
近代的薬剤師　470
近代薬学　229, 532
近代薬学教育　196
金匱玉函経　473
金蘭方　108

く

クエーカー教徒　590
公家のお歯黒かき眉不要　279
薬師　102
薬猟　4, 103, 789
くすり貯蔵所　834
薬の広告　182
薬日　4, 103, 789
グダインスク薬局方　556
百済　102, 512
百済新集方　512, 834
百済の医薬学　511
百済の聖明王　118
クッシング症候群　842
クニドス学派　602
駆梅要方　471
熊本県立医学校　244
熊本薬学校　13, 244
熊本薬学専門学校　245, 318
組合健康保険　343
クラクフ大学　550, 835
クラス分類　42
グリコシド　547
クリニカルファーマシーシンポジウム　359, 372
クリミア戦争　752
クリミアの天使　753
グローサー組合　583
クロラムフェニコール　92, 505, 693, 814, 843
クロロキン　24, 818
クロロキン事件　94
クロロホルム　751
クロロマイセチン　843
軍医　235
軍医寮局方　201, 793
軍陣外科　5
訓蒙図彙　159, 160
訓令　60

け

ケアマネジャー　77
形影夜話　474

経験学派　604
経史証類大観本草　521
京城薬学専門学校　516
携帯容器　158
啓迪院　461
啓迪集　108, 461
敬田院　104
景品付き販売　23, 93
瓊浦游紀　151
慶暦善救方　121
外科医学　476
外科撮要　166
外科手術　535
劇物　45
化粧品　36, 160, 278, 280
化粧文化　279
外台秘要方　473
血液循環　837
血液循環説　723
血液製剤　415
結紮法　719
血清療法　845
欠乏医薬品　15, 82, 317
解毒術　617
解毒薬　833
ゲノム創薬　449
ケミスト・ドラッギスト　838, 840
健康保険　803
玄朔常合置方又万聞書　123
原始時代の医療　704
源氏物語　4
遣隋使　108
現代漢方　109
ケンタッキー大学　372, 593
遣唐使　108
ケンブリッジ大学　456, 835
県立富山薬学専門学校　16, 802

こ

小石川御薬園　8, 135, 141, 142
小石川養生所　135, 790
古医方　108
洪庵の薬箱　153
公益財団法人MR認定センター　300
広益本草大成　7
甲乙経　517
皇漢医学　110
抗がん薬　447
公許　38
広業舎　14, 81, 797
工業所有権戦時法　15, 83
高句麗　511, 512
高血圧症治療薬　445

事項索引　863

広告　35
広告引札屋　184
廣済院　837
抗ジフテリア血清　668
公衆衛生　482, 488
江春庵　460
考証学派　109, 110
合水堂　477
校正医書局　834
公正競争規約　298
厚生省　18, 19, 22, 25, 49, 73, 90, 286, 299, 344, 430, 431, 805
校正太平恵民和剤局方5巻　121
後世派　460, 461, 473
抗生物質　63, 348, 505, 598, 692, 694, 783, 808
厚生労働省　299, 416
厚生労働大臣　388
行動哲学　594
抗毒素　488
後発医薬品　78, 393, 830
後発品　300
抗ヒスタミン剤　691
神戸女子薬学校　56, 305
神戸女子薬学専門学校　804
紅毛秘事記　9, 165
紅毛流医学　476
紅毛流外科　465
合薬屋　33
高麗時代　512
公立通町病院　244
五運六気説　6
牛黄　31
コカイン　703, 751
五箇条のご誓文　279
五カ所商人　8
刻印粘土錠　614
黒丸子　472
国際化学療法学会　505
国際赤十字　753
国際薬剤師・薬学連合　369
国際薬史学会　321
国際薬局方　843
国産新薬　87
国産代替新薬　84, 86
国民医薬品集　206, 808
国民医療対策大綱　285
国民医療費　74, 78, 389
国民医療法　71
国民皆保険制度　19, 23, 24, 29, 73, 93, 95, 96, 389, 395, 812
国民健康保険　343

国立医薬品食品衛生研究所　49, 190, 191, 201, 206, 274, 324, 330, 415, 430
国立衛生試験所　190, 206, 330, 430, 816
国立感染症研究所　206
国立ソウル大学校薬学大学　516
国立予防衛生研究所　335, 505
古事記　3, 101, 102, 112, 157
小島養生所　179, 471
五十二病方　517, 833
古城医学所　487
古城治療所　244
コス学派　602
廣恵院　515, 837
後世方医学　10
後世方派　108
五臓六府説　473, 474
古代インド三大医学書　534
古代インド薬学　533
古代エジプトの医療　832
古代中国の薬学　832
古代の医療　699
古代の商標　614
古代バビロニア　832
古代メソポタミア　702
古代ローマ時代　572
古朝鮮時代　511
国家総動員法　39, 87, 187, 394
コード・オブ・プラクティス　300
こね鉢　161
コーヒー談義　771
古方医学　10
古方派　108, 109, 110, 461, 472, 473
古方派医学　478
御免株　131
コモンテクニカルドキュメント　432
コールドクリーム　629
ゴールドプラン　507
五霊膏　8, 33, 128, 790
コレラ　7, 35, 106, 155, 175, 179, 197, 199, 230, 294, 482, 486
虎狼痢治準　482
混合調剤　39
混合販売　17, 70, 283
コントラクトMR　299

さ

犀角　4
細菌学　487
細菌説　759
最古の病院　713
済衆院　515
再審査制度　25

再生医療等製品　43
済生会　256, 801
済生学舎　501
西大寺　31, 33, 123
西大寺豊心丹　8, 33
在宅医療　77
裁判化学　60, 220
再評価　41, 94, 403, 819, 827
再評価制度　207, 414, 440
細胞病理学　757, 840
採薬　151
採薬使　9, 135, 136, 141, 145, 293, 512, 789, 790, 834
封具比売　102
櫻井女学校付属看護婦養成所　506
匙　127
サリチル酸　221, 258, 318, 799, 801
サリドマイド　24, 41, 50, 107, 188, 298, 372, 403, 412, 421, 439, 597, 812, 828
サリドマイド事件　94, 207, 426
サルバルサン　15, 81, 84, 221, 309, 318, 500, 774, 800, 801, 842
サルファ剤　18, 22, 87, 88, 89, 92, 805, 808
サレルノ医学校　625, 628, 641, 835
サロメチール　420
三共　92, 221, 258, 270
三共商会　14, 81, 185, 490, 798
ザンクト・ガレン修道院　543
三国史記　512
三国時代　511
散剤　31, 122, 145
三師会　73, 352
産褥熱　748
サント・クロワ修道院　543
サントニン　269, 312, 805, 808, 843

し

紫雲膏　477
シェーカー教徒　666, 839
シェーカー薬草業　667
ジェネリック医薬品　393
ジェルミナール法　563, 839
地黄　610
地黄煎　8
塩野義三郎商店　259
塩野義商店　14, 81, 307
塩野義製薬　259
ジガーレン　295
時事新報　181, 185, 795, 799
脂質異常症治療薬　444
寺社薬　33
四象医学　515, 837

シシリア王国法典　575	主制群徴　837	ジョサマイシン　95
静岡女子薬学専門学校　807	種痘　482, 486, 668, 791, 838, 839	女子教育　213
資生堂　69, 254, 793	種痘館　11	女子薬学教育　305
紫雪　127	種痘規則　106	女子薬学専門学校　15, 29, 62, 305
自然哲学の四元素説　558	種痘所　463, 483, 791	女性薬剤師　241, 654
自然の事物に関する書　544	ジュネーブ条約　753	処方集　579
四体液説　546, 833	シュメール人　607, 701	処方箋　18
七新薬　11	シュメール文明　609, 832	新羅　102, 512
七人委員会　23, 93, 298, 343, 811	儒門事親　34, 137	芝蘭堂　10
実試実証　10	准看護婦制度　507	市立岐阜薬学専門学校　804
シッダ　539	順天堂　479, 480	私立九州薬学校　244
シッダヨガ　537, 834	春林軒　477	私立九州薬学専門学校　245
実母散　8, 33, 156	春林軒膏薬　166	私立京都薬学専門学校　802
実務実習モデル・コアカリキュラム　364	ショー・ウィンドー　662	私立熊本薬学校　16, 796
指定医薬品制度　14, 38, 49, 219, 264, 799, 800	消化性潰瘍治療薬　444	私立静岡女子薬学校　56, 305, 801
指定薬物　42, 43, 47, 51, 830	商館医　467	私立独逸学校　795
四天王寺　4, 104, 789	傷寒雑病論　127	私立富山薬学校　16
芝八事件　17, 49, 70, 267, 283, 802	傷寒論　10, 108, 109, 110, 121, 125, 149, 156, 464, 472, 473, 478, 789	私立名古屋薬学校　242, 796
市販後安全対策　42	傷寒論輯義　478	私立薬学校　221, 230, 796
市販後調査　42, 299	正倉院　4, 114, 116, 321	私立薬学専門学校指定規則　799
市販後臨床試験　441	正倉院薬物　811	ジルチアゼム　382
市販直後調査　826	正倉院薬物学術調査　349	新GCP　427, 428, 431, 824
ジフテリア　488, 772, 845	小児無病丸　183	新医薬品の承認審査　431
ジフテリア抗毒素　761	樟脳　186, 268, 269, 329, 798	新医療費体系　72
ジベカシン　505	嘗百交友社　152	新型インフルエンザ　398
シーボルト事件　479	嘗百社　151, 169, 174	沈香　4, 115, 123
資本自由化　29	商標　614, 615, 833	人工癌　497
市民病院　834	小品方　125	人口甘味質取締規則　799
シメチジン　844	情報提供　42, 286	新再評価　25
司薬局　201	生薬　4, 5, 6, 8, 9, 31, 110, 120, 123, 135, 141, 149, 150, 282, 349, 419, 460, 590, 610	新修本草　110, 112, 519, 834
司薬所　485	生薬学　616, 833	壬辰倭乱　514, 836
司薬場　12, 13, 38, 46, 49, 54, 80, 189, 201, 231, 274, 485, 794	生薬切断機　159	新制大学　20
麝香　4, 31, 34, 102, 123, 137	証類本草　110, 521, 524, 835	新制大学設置法　55
麝香丸　34	昭和時代　106	新石器時代　832
蛇杖　609	昭和女子薬学専門学校　56, 305, 804	陣僧　6
赭鞭会　151	書経　517, 833	人体解剖　604, 720
酬医頓得　460	続日本紀　104, 134	仁丹　186
習慣性医薬品　47, 812	食品医薬品局　842	陣中手療治　199
十字軍　558, 583, 712, 835	食品衛生審議会　209	滇南本草　525
重煎器　162	食品薬品化粧品法　425	神農　3, 610, 664, 832
銃創　718	植物印葉図譜　173, 174	神農本草経　110, 464, 518, 526, 610, 789, 833
朱打ち　162	植物学　616, 833	神農本草経集注　112, 518
修道医　633	植物学の祖　616	新聞雑誌　184, 254
修道院　543, 553, 633, 666	植物史　616	新薬　15, 27, 29, 92, 96, 441
修道院薬局　834	植物拓本　174	新薬事法　285, 812
修道士　544, 553, 714	蜀本草　610	新薬承認審査　432
十味敗毒湯　477	植民地時代　659	診療報酬　27
重要医薬品　39, 89, 227, 807	食物本草　523, 525	
主宰者　428	定斎　156	**す**
種々薬帳　4, 114	定斎薬　33	水銀水　164
		水銀製剤　165, 835
		スイス製薬産業　569

事項索引　865

スイスの薬学　566
スイスメディック　569
スイス薬剤師会　840
スイス薬局方　567, 838
水槽便所取締規則　275
水道条例　486
スクデラリン　493
少彦名命　101, 133, 171
スコポレチン　493
スシュルタ　533
スシュルタ・サンヒター　533, 535, 833
スタチン製剤　445
ストバイン　690
ストレプトマイシン　22, 29, 90, 505, 693, 808, 848
スパイサー　582, 583
スパイサー・アポセカリ　583, 835
スピロヘータ　500, 800
周防国分寺　119
スモン　41, 51, 107, 330, 409, 412, 812, 813, 815
スモン病　94, 409

せ

生鴉片取扱規則　46
成医会学校　491
生活必需物資統制令　39
精錡水　35, 181, 184, 198, 794
清教徒革命　837
聖済総録　121
躋寿館　135, 457, 478
精神医学　736
精神治療　704
製造特許　27
製造物責任法　50
精得館　54, 192, 484, 791
聖なる苦味薬　619, 833
西南の役　35
政府管掌健康保険　343
生物学的製剤　668, 690, 839, 842
生物系薬学　334
生物由来製品　42
舎密開宗　10, 192, 211, 791
舎密局　54, 56, 66, 192, 194, 792
成無己　522
製薬学者　58
製薬学科　12, 55, 58, 66, 180, 215, 220, 223, 231, 255, 274, 793
製薬学校　12
製薬学校規則案　55
製薬企業　25, 211
製薬企業倫理要領　298
製薬技術者　16, 265

製薬協　817
製薬産業　19, 22, 80
製薬産業の国際化　96
製薬所　791
製薬道具　127, 159, 419
製薬免許手続　38, 794
西薬略釈　527
西洋医学　6, 11, 36, 68, 80, 110, 138, 153, 197, 223, 282, 470, 473, 475, 485, 491, 515, 527, 792
西洋式病院　471, 790
西洋事情　194
西洋薬　9
西洋薬学　10, 54
聖霊病院　712
政和新修経史証類備用本草　521
世界最初の薬局　834
世界黴毒史　453
世界保健機関　439, 609
尺素往来　6, 31, 123, 157, 459
石炭酸　14, 54, 198, 199, 200, 221, 258, 259, 318, 748, 763, 794, 840
赤痢菌　494, 499, 798
切丸器　162
折衷派　109, 110
セファメジン　269
セメンシナ　312
施薬院　4, 104, 789
施療院　559
セルフメディケーション　35
全インド技術教育協議会　541
千金方　125
千金翼方　127
全国薬剤師大会　266
戦時医薬品輸出取締令　15, 82, 801
専修科制度　61
全身麻酔　465, 476
穿頭術　703, 832
セント・トーマス医学校　506
セント・トーマス病院　753
セント・トーマス病院医学校　463
専門学校令　16, 55, 62, 66, 248, 272, 355, 799
全訳精解大同類聚方　454
先用後利　137
染料医薬品製造奨励法　15, 39, 51, 83, 801

そ

僧医　5, 6, 108, 123, 125
宋医学　32, 125
蔵志　473, 474
増補家伝預薬集　137

草木誌　470
僧侶　4, 31, 123
ソウル大学　843
蘇合圓　127
ソーマ　532, 537, 832
素問識　478
ソリブジン　42, 412, 421, 822, 823
ソリブジン事件　299, 414, 430, 421, 422

た

第一次国産化時代　15, 83, 318
第一次再評価　25, 404, 440
第1次世界大戦　15, 39, 46, 80, 81, 85, 86, 185, 205, 221, 224, 258, 260, 296, 303, 309, 317, 394, 493, 503, 548, 550, 555, 648, 766, 774, 801, 842
第一大学区医学校　66
第一大学区医学校製薬学科　56, 58, 215, 355
体液説　708
体液病理説　604
体液論　167
大学基準協会　64
大学東校　35, 36, 69, 180, 211, 214, 792
大学南校　55, 214, 217, 223, 493, 792
大韓医院　516
大観本草　521
太医局方　121
大広　185
大極上奇応丸　183
醍醐寺　119
大根島　143, 144
大正時代　15, 106
泰西本草名疏　151
代替医薬　595
大同類聚方　4, 108, 112, 453, 789
第二次国産化時代　86
第二次再評価　25, 404, 440
第2次世界大戦　39, 63, 187, 206, 382, 394, 426, 551, 553, 555, 598, 648, 665, 721, 782, 783, 786, 843
大日本製薬会社　14, 81, 213, 254, 258, 795, 796, 798
大日本薬業新誌　239
大日本医師会　70
大日本私立衛生会　486
第二薬局　75
大福帳　259
太平記　123
太平恵民和剤局方　5, 121, 126, 156, 521, 522, 835
太平聖恵方　121, 513

太平洋戦争　17, 18, 71, 87, 107, 284, 370, 806
大宝律令　3, 4, 112, 134, 789
大麻取締規則　47, 53
大麻取締法　47
大陸景気　87
高木岬　491
タカジ（ヂ）アスターゼ　14, 81, 185, 186, 192, 270, 283, 489, 490, 798
高千穂採薬記　462
鷹取流　32
高橋改良肝油　493
高皇産霊神　101
ダクシャ・プラジャーパティ　533
タクロリムス　386
武田長兵衛商店　81, 176, 271
武田薬品　175
田代売薬　437, 438
打診法　742
立看板　182
田辺元三郎商店　420
田辺五兵衛商店　81, 221
田辺製薬　257
ダヌヴァンタリ学派　533
ターヘル・アナトミア　474
陀羅尼助　139
タリビット　95, 822
檀君神話　511
炭疽菌　692
断毒論　155
タントラ　537, 835
タントリズム　536, 538, 834

ち

チェルシー植物園　585
誓いの碑　431
ヂギタミン　801
地球温暖化防止学者会議　434
治験　42, 96, 98, 430, 439
治験依頼者　428
治験の空洞化　98, 431
血縛り　7
血止薬　7
千葉医学専門学校　248
千葉大学薬学部　16, 248
チーム医療　287, 435
チャクラダッタディーピカー　537, 834
チャラカ　533, 535, 833
チャラカ・サンヒター　533, 534, 833
チャールズ・H・ベスト研究所　786
中医協　73, 95, 389
中央衛生会　264

中央社会保険医療協議会　27, 73, 95, 344, 389, 814
中央薬事審議会　25, 43, 51, 209, 404
中華人民共和国薬典　529, 844
中華薬典　528
中国医学　32, 108, 112, 113, 122, 149, 159, 453, 460
中国伝統医学　110
中国薬学　610
中国薬学史料　530, 844
中国薬学大辞典　528
注射器の原型　574
チューリッヒ大学　836
調剤訓　273
調剤権の確立　38
調剤師　6, 558, 559, 649, 650, 700, 834, 835
調剤助手　586
調剤報酬点数表　73
丁子　120
聴診器　742
朝鮮医学　102
朝鮮時代　514
朝鮮戦争　144
朝鮮総督府　516
朝鮮動乱　22
朝鮮人参　9, 133
朝鮮薬学講習所　516, 842
治療薬物モニタリング　371
鎮錀鐎斗　512

つ

通仙散　11, 476, 477, 791
通中散　183
ツベルクリン　496, 841

て

定期的安全性最新報告　441
定期的ベネフィット・リスク評価報告　441
帝国女子医学薬学専門学校　56, 321, 804
帝国大学令　223
逓信省簡易保険局　18
適塾　11, 322, 463, 481, 484, 791
適正使用　42
適正配置　25
出島　465
出島商館医　470
テトロドトキシン　226, 331, 797, 800, 810, 813
テラ・シギラタ　614, 615, 619, 833
テラマイシン　92, 843

テリアカ　468, 609, 619, 622, 833
テリアカの壺　623, 637
伝染病　22, 105
伝染病研究所　399, 486, 488, 494, 499, 500, 501, 797
伝染病対策　486
天台烏薬　102
テンタメンベルン薬局方　567
伝統医学　108
点灯社　795
伝統本草学　527
天然痘　7, 105, 153, 155, 294, 338, 483, 651, 668, 714, 740, 818, 834, 838
天秤　127
天符印　511
添付販売　344
天命説　109
典薬寮　4

と

ドイツ医学　12, 29, 34, 55, 68, 80, 180, 197, 223, 792
独逸学校　232
ドイツ製薬企業　547
ドイツ薬学　55
ドイツ薬局方　190, 546
東亜医学協会　110
統一限定収載方式　75
統一限定列記方式　389
統一新羅時代　512
東醫寶鑑　837
東海道中膝栗毛　157
東京医学校　231, 487, 493, 794
東京衛生試験所　38, 83, 226, 258, 274, 317, 324
東京慈恵医院　491
東京司薬場　37, 189, 226, 793
東京女子薬学校　59, 252, 253, 305
東京女子薬学専門学校　275, 804
東京人造肥料会社　489
東京生化学研究所　330
東京大学　56, 58, 66
東京大学医学部製薬学科　794
東京大学薬学部　58, 180, 229
東京薬学会　213, 796
東京薬学校　58, 217, 218, 240, 266, 317, 796
東京薬学専門学校　58, 59, 252, 318, 799, 802
東京薬学専門学校女子部　59, 804
東京薬業組合　796
東京薬剤師会　218, 255, 261, 796, 797
東京薬舗会　255

事項索引　867

東京薬舗学校　13, 56, 58, 230, 240, 255, 355, 795
東京薬舗協議会　13, 69, 255, 796
東京薬科大学　26, 56, 58, 217, 218, 230, 240, 255, 289
道三流　6
唐招提寺　4, 31, 123
唐人の座　6
統制価格制度　89
痘瘡　7, 54, 105, 106
透頂香　6, 124, 139, 789
糖尿病　784
糖尿病治療薬　446
道府県医薬品卸商組合　39
東北薬学専門学校　56, 805
唐薬種　131
唐薬問屋　131
東洋製薬　86
東洋のアルカロイド王　302
登録販売者　42, 44
徳川幕府　7, 141
毒薬劇薬取扱規則　45
毒劇薬品目　38
毒殺術　617
特需景気　22, 92
ドクター・レター　815
特定生物由来製品　415
特定毒物　45
毒物　45
毒物及び劇物取締法　45, 53, 815
毒物学　617
毒物劇物営業取締法　45, 53
十組問屋　130
毒薬劇薬取扱規則　46, 794
毒薬取締規則　793
独立行政法人医薬品医療機器総合機構　423, 433
独立行政法人医薬品医療機器総合機構法　42, 50, 826
独立宣言　655, 658, 660, 666, 681, 737, 838
特例販売業者　40
道修女子薬学専門学校　305
道修町　8, 9, 12, 14, 80, 81, 131, 175, 185, 257, 259, 268, 790, 791
道修町の御三家　258
特許回復期間　28
独禁法　51
ドッジ・ライン　22, 92
ドネペジル　386
土瓶　162
都風俗化粧伝　280
富山医科薬科大学　816

富山県立薬学専門学校　250
富山大学薬学部　16, 250, 251
富山売薬　34, 137
富山反魂丹旧記　138
富山薬学校　13
ドラッグインフォメーション　286, 358, 593
ドラッグストア　286, 287, 395
鳥居徳兵衛商店　271
トリドーシャ説　534
トリパノゾーマ　499
トリパンレッド　494
トレフィニング　703
ドローヌ塩　562
頓医抄　5, 108, 125, 789
屯田兵　293

な

内外三方典　9
内国製薬　86
ナイチンゲール看護学校　506, 753
内藤記念科学振興財団　420
内藤記念くすり博物館　123, 156, 159, 198, 321, 419
ナイトロミン　329
内務省　46
内務省衛生局　37
内薬司　4
ナヴァホ族　705
永井流　32
長崎医学校　54, 189, 192, 246, 484, 792
長崎医学専門学校　246
長崎大学薬学部　246, 247
長崎養生所　35
中冨記念くすり博物館　437
ナーガールジュナ　533
名古屋市立大学薬学部　56, 59, 242, 243
名古屋薬学校　56, 59
名古屋薬学専門学校　59, 805
ナポリ大学　835
ナポレオン戦争　567
奈良時代　4, 105, 118
南蛮医学　6
南北戦争　596, 840
南北朝時代　108, 123, 125, 459

に

二重盲検法　427
二重盲検ランダム化比較試験　426
日米EU医薬品規制調和国際会議　96, 208, 428, 431
日米MOSS協議　28, 29, 98, 389

日米修好通商条約　12, 181
日用薬性能毒　462
日露戦争　269, 453, 499
日華子諸家本草　520
日清戦争　185, 224, 453
ニッパチ闘争　507
日本新薬株式会社　312
日本新薬協会　297, 802
ニナザ　608
日本MR教育センター　823
日本医学会　488, 493
日本医師会　16, 330
日本医薬情報センター　334, 345, 346, 372, 815
日本医薬品卸連合会　389
日本医薬品生産統制株式会社　87, 394
日本医薬品統制株式会社　394
日本医薬品配給統制株式会社　39, 87, 394
日本医療研究開発機構　100
日本型参照価格　391
日本学校薬剤師会　810, 811, 825
日本看護協会　506
日本杏林要覧　240
日本薬史学会　321, 336, 811, 814, 824
日本甲状腺学会　503
日本抗生物質学術協議会　505
日本住血吸虫　498
日本書紀　3, 101, 102, 103, 160, 459, 462, 512
日本植物誌　151, 164, 178
日本製薬工業協会　298, 346, 814
日本製薬団体連合会　95, 187, 298, 343, 389, 808
日本窒素肥料　464
日本中毒情報センター　359
日本動物誌　178
日本東洋医学会　110
日本農芸化学会　492
日本売薬配給統制株式会社　806
日本橋本町　8, 128
日本版オレンジブック　825
日本ビーシージー製造株式会社　400
日本病院薬剤師会　273, 811
日本病院薬剤師連合協会　372
日本病理学会　497
日本衛材株式会社　420
日本薬学会　12, 60, 205, 213, 245, 272, 273, 324, 336, 463, 795, 797
日本薬学会学術賞　333, 335
日本薬学図書館協議会　334, 811

日本薬剤師会　12, 29, 50, 60, 69, 218, 221, 224, 255, 261, 262, 266, 285, 323, 324, 330, 346, 352, 355, 366, 425, 797
日本薬剤師協会　72, 323, 324, 378, 808
日本薬剤師研修センター　77, 372, 821
日本薬剤師連合会　69, 262
日本薬制注解　14
日本薬理学会　493
日本薬局方　12, 13, 14, 29, 38, 49, 54, 60, 80, 165, 190, 197, 199, 200, 201, 202, 213, 215, 259, 463, 485, 493, 796, 797, 799, 802, 804, 805, 809, 812, 813, 814, 815, 817, 818, 820, 821, 823, 826, 827
日本薬局方草案　794
日本薬局方編纂委員会　795
ニミッツ布告　340
乳鉢　127, 161
乳棒　161
人参　120, 123, 527
人参座　141, 790
ニンニク　511, 832

ぬ・ね・の

抜き薬　7
ネオサルバルサン　774
ネオマイシン　505
粘土錠　614, 702, 832
延岡医学　463
ノルマール・アポテーケ　296

は

敗血症　762
配置販売業者　40
配置薬　31, 137, 790
ハイデルベルグ大学　835
梅毒　7, 164, 453, 774, 836
梅毒治療薬　500
売薬　8, 15, 17, 31, 36, 85, 122, 124, 139, 156, 182, 231, 268, 282
売薬印紙税　17, 198, 283, 285
売薬印紙税規則　34, 37, 49, 424, 795
売薬営業税　17, 34, 198
売薬規則　34, 37, 49, 198, 424, 425, 794
売薬検査心得書　34, 794
売薬製剤備考　159
売薬税法　49, 799
売薬取締規則　34, 36, 49, 198, 250, 424, 792
売薬取締局　792
売薬部外品　37
売薬部外品取締規則　37
売薬法　14, 17, 35, 37, 49, 222, 262, 264, 283, 285, 425

売薬論　35, 795
バウアー写本　535, 833, 841
バグダッド　834
箔つけ　162
パーク・デービス社　92, 271, 489, 592, 648, 668, 684, 685, 686, 693, 843
博物学　110, 111
はしか　155, 834
橋本病　503
破傷風菌　488
破傷風菌の純粋培養　487
柱看板　182
パスタリゼーション　760
パストゥール研究所　690, 691, 761, 841, 842
ハタ・ヨガ　538
八味丸　127
麦角エキス製剤　684, 685
パテント・メディシン　425
パドヴァ大学　722, 728, 835, 836, 843
ハーバード大学　837
パピリィ　699, 700
パピルス　699, 722
パピルス・エドウイン・スミス　612, 832
パピルス・エベルス　611, 612, 832
バビロニア　608, 701
パラドヴァージャ　533
バラモン教　833
バリウム　766
パリ薬剤師協会　839
バルクライン方式　44, 95, 344, 822
バロチン　333
反魂丹　8, 34, 137, 138, 139, 156, 790
蛮社の獄　479, 481
ハンセン病　329
阪大微研　400
販賣鴉片煙律　46
販売姿勢の適正化　95, 298
ハンムラビ法典　701, 832

ひ

ヒエラ・ピクラ　619, 621, 833
東インド会社　164, 465, 467, 468
東フランク王国　543
皮下注射　689
引札　183
久光製薬　438
微生物化学研究所　505
ビタカンファー　18, 87, 315, 329, 804
ビタミン　492, 779
ビタミン剤　22, 25, 88, 92
ビタミンの概念　491

ビタミンの日　492
必須医薬品　15, 82, 317
悲田院　5
秘伝薬方集　128
人車製薬機　160
日習堂　11
ヒポクラテス全集　601
ヒポクラテスの誓詞　709
卑弥呼　101
秘密の書　834
百草　170
百草の発祥　171
白檀　120, 123
白檀香　102
日向国　462
ヒュゲイア　552, 609, 613, 706, 832
ピューリタン革命　724
病院におけるDI活動の業務基準　359
病院薬学　564
病院薬剤師　76, 272, 345, 370, 374
病院薬剤師協議会　224, 296, 798
病院薬局の組織化　58
病棟薬剤業務実施加算　373
病理解剖記録書　729
非臨床試験　94, 98, 382
枇杷葉湯　33

ふ

ファイザー社　92
ファブリカ　721, 836
ファーマシューティカルケア　287, 594, 844
ファルマシア　336
ファン・スウィーテン水　165
フィトラッコトキシン　493
フィラデルフィア薬剤師会　672, 677
フィラデルフィア薬科大学　369, 591, 654, 840
フェデリコの勅令　575
フェノール　54, 748, 763, 840
フェノール消毒　750
普及類方　156
副作用　23, 412, 445
副作用報告　24, 41, 94, 439
副作用モニタリング制度　24
福田方　5, 6, 108, 125, 789
ふぐ毒　226, 493
副反応　398
服薬指導　286
茯苓　610
袋看板　182
扶氏経験遺訓　482
藤沢商店　268, 797

事項索引　869

藤沢樟脳　268
婦人薬　33
不断前進　480
仏教医学　460
仏教の伝来　511
物質特許　27, 96
物質特許制度　817
沸騰散　199
風土記　3, 113
プラバスタチン　383
プラハ大学　835
ブラフマー医学　833
ブラフマー神　533
フランス革命　559, 735, 737, 838
フランスの薬学教育　564
フランスの臨床薬学　561
振り出し薬　32
不良医薬品　212
不良医薬品取締り検査　19
不良薬　80
篩　127, 161
ブレオマイシン　505
不老不死　456
プロトコール　431
プロパー　15, 81, 87, 95, 259, 269, 295, 297, 802
プロミン　329
分業元年　366
分業推進懇談会　27
分業推進モデル地区事業　27
分子標的薬　448
文禄・慶長の役　514, 836

へ

平安時代　4, 104, 105, 108, 118
平安堂薬局　320
米国製薬工業協会　389
米国戦略爆撃調査団　89
米国の薬事行政　425
米国薬剤師協会使節団　19, 21, 26, 29, 40, 51, 71, 353, 355, 809
米国薬局方　206, 208
丙子胡乱　514, 837
碧素委員会　88, 90, 807
北京大学　841
ベークライト工業　489
ペスト　197, 488, 499, 712
ペスト菌　841
ペニシリン　18, 22, 29, 88, 89, 90, 165, 411, 419, 504, 505, 692, 693, 780, 781, 782, 807, 847
ペニシリンショック　412, 811
ベネツィアの決議　577

ヘパトーマ　496
ペパラー　582, 583
ペラクラ　777, 842
ヘルシンキ宣言　427
ヘルベッサー　95
ベルリン医学会　754
ベルリン大学　180, 212, 315, 322, 493, 839
ヘレニズム時代　604
ヘロピロス医学　604
弁証配剤　460
ペンシルベニア病院　658

ほ

ボイルの法則　724
芳香散　199
炮炙大法　525
放出医薬品　88, 337, 807
芒硝　115
方丈記　455
豊心丹　31, 123
疱瘡　155
宝丹　198, 791
朋百氏薬論　471
法隆寺　4, 102, 116, 117, 118
保健婦助産婦看護婦法　506
星製薬株式会社　301, 303
星薬学専門学校　806
星薬科大学　301
戊辰戦争　491
北海道大学薬学部　292
北海道薬科大学　292
ポツダム宣言　340
ホメオスタシス　776, 841
ホモサピエンス　607, 832
ポーランド王国薬局方　556, 839
ポーランドの薬局　553
ボールドの医学書　582
ポリオワクチン　401
ポルファ　555, 843
ホルモン　63, 842
ポロニウム　845
ボローニャ大学　834
本方加減秘集　460
本経　525, 526
本草　7, 28, 110, 518, 610, 791
本草網目　836
本草色葉鈔　110
本草歌括　523
本草衍義　521
本草学　7, 8, 28, 110, 134, 145, 149, 171, 462, 469, 517, 833
本草経集注　110

本草経疏　525
本草原始　525
本草綱目　7, 110, 111, 126, 134, 149, 469, 524, 526, 790
本草綱目啓蒙　150
本草拾遺　519
本草書　111, 112, 834
本草図経　521, 834
本草図譜　111
本草品匯精要　523
本草弁疑　7
本草蒙筌　523
本草問答　527
本草和名　4, 110, 789
本町の町割　128
本町薬種問屋　9

ま

マイトマイシン　417
マーシャル薬局　598, 654, 655, 838
麻疹　155
麻酔　749
麻酔薬　166
マーダヴァ　834
マーダヴァの病因論　536
マテリア・メディカ　59, 572, 624, 625, 709, 833
マトリンの構造研究　331
曲直瀬流　34, 123, 461
曲直瀬流医学　108
マハーバーラタ　533
麻薬及び向精神薬取締法　46, 47
麻薬取締規則　46, 52
麻薬取締法　46
マラリア　155, 501, 675
万安方　5, 108, 125
万(萬)金丹　33, 139, 156
満州事変　18, 86
マンダラ薬　476, 791
万病一毒説　109, 472, 476
万病圓　127
漫遊雑記　476
万葉集　103

み

ミシガン大学　592, 681, 841
御嶽五夢草　172
御嶽信仰　171
三日ころり　155
密教　834, 835
ミトリダトム　609, 622, 637, 833
水俣病　407
南満州鉄道株式会社　309

ミブヨモギ　313
脈学輯要　478
ミュンヘン大学　766
妙功十一丸　137, 138

む

無効無害主義　37
室町時代　5, 105, 121, 123, 125, 459, 462
室町幕府　5, 6, 124

め

名医別録　518
銘柄別薬価収載方式　75, 389
明治維新　36
明治時代　12, 29, 59, 106, 110, 185, 197
明治薬学校　13, 253
明治薬学専門学校　803
明治薬科大学　56, 59, 252, 253, 275
名城大学　26
明道館　463
明薬資料館　59
メソポタミア　607, 608
メソポタミア人　701
メソポタミア地方　699
メソポタミアの医療　702
メタンフェタミン　47
メチルエフェドリン　800
メディチ家　644
メトトレキサート　447
メバロチン　822
メルセン条約　834
メルフィ勅令　575

も

毛細血管型流通　393
木版印刷　7
模範薬局　223, 797
守田宝丹　35
モルヒネ　15, 301, 302, 442, 665, 671
モルヒネ製剤　84
文部省　12, 26, 37, 55, 69, 228, 248, 356, 799

や

八上比売　102
薬缶　162
ヤギェロインスキ大学　550
薬臼　6, 127, 141, 150, 469
薬園師　134
薬害　19, 24, 107, 188, 330, 411, 412, 421, 597
薬害エイズ　414
薬害エイズ事件　42

薬害ヤコブ病　415
薬学　179, 322
薬学科　233
薬学概論　24, 336, 361
薬学教育　3, 16, 19, 21, 26, 29, 55, 56, 64, 65, 189, 197, 211, 212, 229, 230, 231, 292, 334, 355, 364, 540, 546, 566, 587, 682, 835, 844
薬学教育6年制　26, 346, 375
薬学教育改善のための調査研究協力者会議　356
薬学教育基準　63, 817
薬学教育協議会　63, 336
薬学教育コアカリキュラム　44
薬学教育審議会　20
薬学教育制度　20
薬学教育の転換期　356
薬学教育評価機構　828
薬学教育モデル・コアカリキュラム　65, 356, 361, 364, 365, 826
薬学教育問題検討委員会　336
薬学研究　61
薬学校通則　55, 233, 795
薬学雑誌　12
薬学史　321
薬学専門学校　55, 62, 212, 244, 355, 807
薬学と社会　24
薬学のあり方　23
薬学の始祖　211
薬学のシンボル　706
薬学の哲学　336
薬業振興協議会　39, 51
薬業調査会　82
薬経太素　4, 789
薬剤学　11, 353
薬剤官　234, 235
薬剤師　12, 13, 17, 20, 35, 38, 42, 55, 60, 69, 145, 223, 238, 252, 261, 370, 485, 545, 561, 566, 576, 582, 592, 594, 700
薬剤師協会使節団　285
薬剤師研修センター　27
薬剤師国家試験　20, 49, 65, 224, 243, 355, 362, 363, 375, 809, 823, 828
薬剤師国家試験出題基準　364
薬剤師試験　238
薬剤師試験規則　38, 49, 69
薬剤師としてのキリスト像　653
薬剤師取締規則　801
薬剤師認定制度認証機構　827
薬剤師の質的向上　356
薬剤師の社会的地位　434
薬剤師の独立　641
薬剤師の養成　218, 252

薬剤師法　17, 21, 39, 40, 48, 49, 50, 65, 70, 73, 264, 267, 284, 362, 803, 823
薬剤師将校　660, 838
薬剤師倫理規定　24, 366, 597
薬剤取締之法　12, 13, 37, 69, 231, 793
薬剤費適正元年　390
薬剤部　358
薬史学　67
薬史学雑誌　814
薬師寺　118, 134
薬事・食品衛生審議会　201
薬事振興調査会　18, 86
薬事制度　12, 21, 36, 48, 263
薬事制度調査会　20, 807
薬事日報　311, 379, 806
薬師如来　118, 460
薬師如来像　4, 116, 118, 653, 789
薬事法　21, 29, 37, 40, 46, 48, 50, 71, 73, 207, 404, 412, 416, 428, 808, 823, 830
薬事法改正案　25
薬事奉公会　267, 806
薬事法に基づく再評価　440
薬種　4, 8, 133, 259
薬種商　33, 129, 132, 662
薬種商営業規則　796
薬種商取締規則　795
薬種商販売業者　40
薬種問屋　8, 14, 28, 80, 128, 130, 282, 794
薬種問屋仲間　8, 790
薬種中買仲間　8, 9, 133
薬種二十一櫃献物帳　4
薬性能毒　7
薬性論　520
薬剪　6
薬善堂薬房　184
薬祖　3, 9, 103, 141, 145, 462, 468, 544, 600, 703
薬草園　8, 134, 246, 419, 543, 551, 666, 834
薬草見分　469
薬草見分信州木曽山道中記　170
薬草栽培　4
薬対　519
薬箪笥　127
薬壺　118, 119, 609, 653
薬戸　134
薬瓶　127
薬品営業並薬品取扱規則　13, 37, 38, 49, 55, 60, 68, 69, 204, 238, 240, 261, 282, 320, 366, 485, 796
薬品応手録　471
薬品会　791

事項索引　871

薬品作用学　351
薬品巡視規則　38
薬品製造学　61
薬品取扱規則　37, 45, 46, 49, 795
薬品法　17, 39, 267, 284, 803
薬物鑑定　789
薬物誌　59, 545, 572, 600, 601, 624, 625, 709, 833
薬物治療　444
薬物療法　482
薬舗　12, 38, 69, 282
薬包紙　127
薬舗開業試験　13, 38, 49, 69, 282, 485
薬舗試験規則　49
薬舗主　12, 55, 60, 69, 229, 254, 282, 485
薬用阿片賣買竝製造規則　46
薬用植物　102, 120, 134, 135, 142, 293, 324, 468, 532, 533, 539, 544, 545, 568, 651, 665, 666, 684, 686, 834, 836
薬用植物図譜　326
薬用人参　143, 145, 470
薬律　12, 13, 17, 29, 37, 38, 45, 46, 49, 60, 68, 69, 204, 215, 219, 222, 223, 238, 240, 261, 263, 264, 266, 282, 320, 366, 370, 485, 796, 797, 799, 803
薬歴　76, 286, 352
薬歴管理指導料　352
薬籠　34
薬研　6, 127, 159, 419
安売り競争　25
薬価　388
薬価基準　22, 24, 52, 89, 110, 344, 388, 389, 812, 818
薬価基準算定方式　44
薬価差　27, 95, 344, 391
薬価差益　75, 76
薬科大学　20, 55
薬科大学設置基準　333
薬価調査　344, 817
薬局　13, 55, 69, 76, 223, 545, 574, 576
薬局業務運営ガイドライン　77
薬局経営　25
薬局等適正配置条例　25
薬局の開設権　38
薬局方　4, 80, 121, 130, 201, 528, 546, 555, 567, 578, 579, 584, 620, 642, 836
薬効評価　424, 426
薬効問題懇談会　404
屋根看板　182
病学通論　482
邪馬台国　101
山田の振出し薬　32

日本武尊　168
大和本草　7, 469

ゆ

有害性著色料取締規則　280
有効無害主義　37, 425
有志共立東京病院　491
有志共立東京病院看護婦教育所　506
ユダヤ教　832
ユナニー　539
輸入医薬品　15, 54

よ

要指導医薬品　43
洋薬　6, 12, 15, 34, 36, 37, 80, 81, 274, 798
用薬須知　145, 149
洋薬の国産化　81
横浜司薬所　190
横浜毎日新聞　184
吉益流　32
予防医学　482, 488
予防医療　398
予防接種法　398, 401
ヨモギ　511, 832
ヨーロッパ医学　167
ヨーロッパの製薬産業　646
ヨーロッパの病院　712
延世大学　515, 837

ら

雷公薬対　519
楽善堂　794
ラサーヤナ　537
ラサラトナーカラ　538, 834
ラサラトナ・サムッチャヤ　538
ラサールナヴァカルパ　538
ラジウム　766, 845
蘭学　10, 109, 183, 467, 475, 479, 484
蘭学事始　474, 475, 791
蘭学者　322
蘭学塾　10
蘭科内外三法方典　470
ランダム化比較試験　424, 427, 429
らんびき　163
蘭方　166, 282
蘭方医　11, 153, 474
蘭方医学　9, 465
蘭方禁止令　11, 791
蘭法内用薬能識　471

り

理化学研究所　489

リグ・ヴェーダ　532, 832
陸軍薬局方　204
李時珍研究文集　844
李朱医学　5, 6, 10, 460, 461, 790
リスク分類　287
リスクマネジメント　374
リゾトミスト　617
リベート商法　343
琉球政府　341
琉球薬剤師　340
琉球薬事法　341
琉球薬局方　206, 341
流通の適正化　390
リューブリン　95
リュープロレリン　384
両手切り　419
療病院　5, 104, 789
旅行用心集　157
呂氏春秋　517
臨時製薬調査会　228
臨時製薬部　15, 39, 82, 227, 228, 317, 318, 801
臨時薬業調査会　82, 84, 801
臨床医学　560, 708, 837
臨床医学の父　725
臨床試験　98, 382, 427, 439, 597, 819
臨床評価ガイドライン　431
臨床薬学　23, 26, 345, 346, 355, 594, 843
臨床薬学教育　26, 336

る

ルネサンス　728

れ

歴代中薬文献精華　517
レギュラトリーサイエンス　416, 433
レセオン　750
レダリー社　92
レボフロキサシン　385
レーマン会　232
錬金術　538
錬金術師　662
連邦食品医薬品局　403
連邦食品医薬品化粧品法　403
連邦食品医薬品法　596

ろ

ロイコマイシン　810
鹿鳴館　279
六物新志　9, 201
ロックフェラー医学研究所　501
ローマ医学　606

ローマ大学　835
ロルシュの薬方書　544, 834
ロンドン薬局方　584, 621, 649, 650

わ

和英語林集成　181
和漢三才図会　111, 139, 790
和漢薬　4, 15, 34, 36, 110, 283, 796
和漢薬研究所　251
ワクチン　22, 89, 302, 398, 418, 665
和剤局方　5, 8, 32, 34, 121, 122, 123, 125, 126, 460, 521, 522, 789
和剤恵民局　121
和三盆　142
和人参　142
和人参座　791
和方　112
和名類聚抄　110
和薬　145, 459
和薬改会所　9, 28, 130, 131, 145
和薬種六ヶ条　9, 28, 130, 146, 790
ワルシャワ大学　551

数字・欧文

21世紀の医薬品のあり方に関する懇談会　299, 822
46条の要約　576
6年制教育　356, 364
Anepu　700
Animalcules　727
apothecary　582, 583
Canon Medicinae　628, 638
chemist and druggist　582, 843
Company of Grocers　583
Contract Sales Organization　299
CSO　299
CTD　432
Diagnosis Procedure Combination　371
DI活動　352, 358, 370, 593
DI実例集　359
DPC　300, 371
Drug Information　593
Ebers Papyrus　700
EBM　371, 449,
Edwin Smith Papyrus　700
Evidence-Based Medicine　371, 449
FDA　403, 596, 842
Federal Food Drug and Cosmetic Act　403
FIP　369, 542, 596, 822, 844
Food and Drug Administration　403, 596

Food, Drug and Cosmetic Act　425
GCP　98, 414, 423, 424, 427, 431, 820, 823
GHQ　19, 20, 21, 29, 39, 46, 47, 63, 71, 88, 89, 187, 243, 285, 318, 323, 337, 355, 370, 398, 504, 506, 807
GLP　94, 208, 414, 427, 818
GMP　50, 138, 207, 814, 816, 817
Good Clinical Practice　98, 424
Good Laboratory Practice　427
Good Manufacturing Practice　207
GPMSP　299, 414, 821, 822, 826
Hygeia　613
ICH　28, 96, 208, 361, 428, 431, 821
ICH-GCP　98, 823
International Conference on Harmonisation of Technical Requirements for Registration of Pharmaceuticals for Human Use　96, 428
Marketing specialist　394
Materia Medica　545, 624
Medical Representative　15, 95, 299, 394, 821
MR　15, 81, 87, 95, 97, 295, 299, 394, 800, 821
——のあり方に関する研究班　821
——の起源　297
——資格制度　823
——資格制度検討会　299
——認定試験　299
MS　394
narrative based medicine　429
NBM　429
Nuovo Receptario　642, 643
OPSR　431
OTC医薬品　35
PBRER　441
Pharmaceutical Chemist　589
Pharmaceuticals and Medical Devices Agency　433
Pharmacopoeia　642
pharmaSuisse　568
PMDA　411, 423, 431, 433
PMDEC　430, 431, 432
PMS　299, 439
Post-Marketing Surveillance　439
PSUR　441
randomized controlled trial　424
RCT　424, 429
Royal Pharmaceutical Society　589
Royal Pharmaceutical Society of Great Britain　589
SPD　371

Supply Processing & Distribution　371
TDM　371
Terra Sigillata　614
The Worshipful Society of the Art and Mystery of Apothecaries'　584
Therapeutic Drug Monitoring　371
United States Pharmacopeia　683
USP　206, 208, 683
Vaccine Preventable Disease　398
VPD　398
WHO　98, 291, 325, 410, 439, 555, 594, 609, 814, 818, 843, 844
WHO憲章　107
X線　764, 765, 775, 841, 845

人名索引

あ

アヴィセンナ　558, 573, 628, 637, 638, 639, 715, 717, 834
青木昆陽　142, 470
青山新次郎　15
青山胤通　224
明石博高　192
浅井周伯　149
浅田宗伯　109, 111
浅野三千三　88
朝比奈泰彦　18, 61, 82, 114, 310, 314, 317, 318, 320, 321, 323, 324, 329, 330, 349, 804, 806, 810, 811
足利尊氏　6
足利義昭　461
足利義満　459
アスクレピオス　833
熱田玄庵　477
アトキンス, H.　649
阿部将翁　135
安部真貞　112, 453, 789
雨宮綾太郎　255
雨森菊太郎　232
綾部惣兵衛　15, 83, 262, 267
荒木寅三郎　499
アリストテレス　616, 711
アルメイダ, L.　6, 370, 790
アレン, H. N.　515
アングリカヌス, G.　626
アンダーソン, E. G.　586

い

飯沼慾斎　169, 174
飯盛挺造　58
イェルサン, A. E. J.　841
池口慶三　14, 16, 17, 35, 82, 246, 255, 262, 263, 267, 275, 277, 803
池田菊苗　192, 800
池田謙斎　58, 254
池田文次　310
池田道陸　134
伊沢蘭軒　109
石井道子　434, 435, 824
石神良策　463
石川玄常　475
石黒武雄　16
石黒忠悳　11, 201, 254, 453
石津作治郎　81, 262

石館守三　18, 20, 27, 62, 74, 88, 191, 328, 329, 332, 352, 372, 410, 804, 809, 815, 851
石浜豊蔵　81
石渡三郎　20
出雲広貞　4, 112, 453, 789
市川厚一　497
一条兼良　6, 31, 123, 157, 459
市野瀬潜　295, 312, 804
伊藤圭介　151, 169, 174, 470
伊東玄朴　11, 199, 791
伊藤仁斎　149, 463
伊藤四十二　64, 323, 333, 852
稲垣武意　15
稲葉秀三　343
稲生若水　111, 145, 149
イブン・スィーナー　539
今井一男　343
今井莞爾　295
イムホテプ　611, 832
岩切芳哲　463, 464
岩倉具視　214, 484
岩崎灌園　111
岩永正徳　166
岩垂亨　84, 221
允恭天皇　102

う

ウィリス, W.　54, 229, 463, 792
ウイルシュテッター, R.　314
ウィルヒョー, R. L. C.　496, 754, 756, 757, 840
ウィンスロップ, J.　590, 651, 837
ヴェサリウス, A.　711, 720, 722, 728, 836
上田勝行　232
上田喜一　407
植村佐平次　135
ウェルズ, H.　840
ヴォーケラン　671
浮田忠之進　407, 814, 851
宇治田泰亮　111
宇田川玄真　481
宇田川玄随　474
宇田川榛斎　9, 10, 154, 470, 481, 791
宇田川榕庵　10, 174, 192
内山充　433
梅澤濱夫　88, 91, 504, 694, 812
ウルダング, G.　656

え

エイクマン, J. F.　13, 59, 80, 190, 215, 226, 796
栄西　5, 789
叡尊　123
江馬蘭斎　474
エベリング, R.　295, 296, 297
エベール, L.　644, 836
エベルス, G.　612
エラシストラトス　604
エールリッヒ, P.　15, 81, 494, 499, 500, 690, 772, 800, 841, 842, 845
遠藤章　383
遠藤元理　7, 111

お

王好古　522
黄友賢　462
大井玄洞　58
正親町実正　14, 70, 219, 255, 262, 264, 266
正親町天皇　456, 461
大木良輔　17
大口喜六　16, 70, 262, 266, 277
大窪昌章　169, 174
大隈重信　14
大河内存真　151, 152
太田信義　17
太田雄寧　55
大槻玄沢　9, 10, 201, 474
大伴狭手彦　102
大鳥圭介　11
大村智　488, 850, 854
大村益次郎　11
緒方章　20, 61, 206, 321, 322, 345, 810
緒方洪庵　11, 153, 322, 463, 481, 484, 791
緒方惟準　11
岡本一抱　7, 111
岡本玄冶　137
岡本直栄　239, 241
小栗曽吉　169
長田捷二　20
小田野直武　475
織田信長　134, 169, 461
落合英二　88, 260, 327, 331, 335, 345, 805, 815
小野薫猷　111
小野蘭山　111, 135, 149, 150, 462, 791

恩田重信　59, 252, 277

か
貝原益軒　7, 111, 280, 469
カヴァントウ, J. B.　562, 676, 839
カウブ, W. von　544
香川修庵　109, 111, 472
香川修徳　10
賀来飛霞　462
覚明行者　171
可児重一　379
柏木幸助　262
梶原性全　125, 789
カスパル　166, 465, 467, 476
香月牛山　111
桂川甫周　9, 10, 11, 475, 791
桂田富士郎　498
可児重一　20
鎌田玄台　477
香山晋次郎　232
カリフ　636
刈米達夫　62, 323, 324
カール大帝　543, 544
カルメット, A.　400
ガレノス　514, 558, 606, 629, 710, 721, 722, 833, 834
カロー, O.　453
河合亀太郎　18, 71, 276, 800
河口良庵　465
川本幸民　11
館玄竜　477
鑑真　4, 114, 789
カンタンプレ, T. de　544
桓雄　511

き
菊池武一　295
菊地理一　328
岸田吟香　35, 181, 183, 184, 198, 794, 795
キーゼ, M.　88, 504
喜多川義比　232
北里柴三郎　16, 267, 309, 486, 487, 494, 499, 500, 501, 774, 797, 802, 841
キーツ, J.　586
キャヴェンディッシュ　734
キャノン, W. B.　766, 775, 841
キュザン, M. L.　174
許浚　514, 837
欽明天皇　102

く
クッシング, H.　842

クニフォフ, J. H.　173
クノール, L.　841
久原躬弦　84, 221, 276
久保文苗　26, 345, 355
クライン, H.　741
クラテウアス　605
クラプロート, M. H.　838
栗崎道喜　6
クリスティ, A.　588
栗生光謙　232
クルトワ, B.　839
クルムス, J. A.　474
クレイギー, A.　595, 660, 838
黒川利雄　319
桑原惟親　463
クンドト, A.　765

け
景行天皇　462
慶松勝左衛門　16, 61, 62, 84, 88, 206, 221, 309, 318, 323, 810
ゲイ・ルサック, L.　562
ゲールツ, A. J. C.　13, 54, 80, 189, 203, 215, 246, 484, 792
ゲラン, C.　400
ケリカー, A.　766
ケルスス　605
ケルダール, J.　841
ゲルハート, F.　840
ケンダル, E. C.　847

こ
小泉俊太郎　232
孝徳天皇　102
光明皇后　789
高良斎　470
小島宝素　109
コスマス　631, 632, 833
後醍醐天皇　6
児玉桂三　319
児玉秀衛　259, 295
コッホ, R.　197, 199, 487, 563, 668, 773, 841, 845
後藤艮山　10, 109, 472, 473
後藤象次郎　54
後藤新平　16, 309
固徳丁有陀　3, 102
ゴメズ, B. A.　676
後陽成天皇　461
ゴルジ, C.　845
コルシエリ　59
ゴールドバーガー, J.　777, 842
コロンブス, C.　590

権田直助　453
近藤文二　343
近藤平三郎　20, 61, 82, 259, 307, 310, 318, 323, 327, 331, 335, 803, 805, 806, 810, 812
金武　3, 102, 512, 789, 833

さ
西園寺公望　14
サヴォナローラ, G.　643
佐伯孝　20
酒井甲太郎　272
酒井忠用　473, 474
相良知安　55
ザーチュルナー, F. W. A.　562, 665, 670, 675, 676, 839
佐藤尚中　479, 480
佐藤泰然　479
サムス, C. F.　21, 71, 506, 810
サラディヌス　628

し
ジェファーソン, T.　737
ジェームス1世　584, 649
ジェラード, J.　652
シェーレ, C. W.　656, 670, 676, 734, 749, 838
ジェンキンス, G. L.　21
ジェンナー, E.　483, 515, 668, 733, 740, 838, 839
塩野義三郎　14, 81, 82, 87, 228, 259, 307, 794, 798
塩原又策　14, 81, 82, 228, 270, 490, 798
志賀潔　400, 488, 494, 499, 501, 798
シデナム, T.　724, 837
司馬江漢　474
柴田承桂　12, 13, 58, 80, 190, 214, 215, 348, 792, 796, 799
柴田承二　63, 114, 117, 348, 349, 360, 434, 816, 824, 852
司馬凌海　11, 791
渋江抽斎　109, 455
渋江長伯　293
渋沢栄一　271
シーボルト　7, 9, 10, 151, 177, 246, 419, 462, 463, 469, 470, 477, 479, 791
島田久兵衛　14, 81
清水新太郎　262
清水藤太郎　320, 419, 810
下河辺光行　232
下津玄知　111
下村脩　828, 850

人名索引　875

下山順一郎　12, 13, 14, 35, 58, 60, 61, 69, 70, 190, 217, 220, 230, 255, 261, 263, 272, 277, 309, 310, 314, 317, 795, 800
釈迦　118
シャスター, J.　551
シャール, A.　514
シャルルマーニュ　633
シュタール, G. E.　838
朱丹渓　122, 522, 835
シュライベル, E.　500
シュリーマン, H.　279, 757
浄観房性全　5
聖徳太子　103, 104, 116
聖武天皇　104, 114
徐福　102
ジョンソン, T.　652
シンプソン, J. Y.　751

す
推古天皇　102, 103, 104, 116, 789
垂仁天皇　102
杉田玄白　9, 473, 474, 475, 791
鈴木梅太郎　84, 221, 492, 800
スタフォード, E.　652
スターリング, E. H.　842
ストークス, A.　502
ストール, A.　842
スピエス, L.　554
スミス, A.　585
スロイス, P. J. A.　194, 196, 792
スローン, H.　585

せ
セギュイナ, A.　735
施徳王道良　102
施徳藩量豊　3, 102
セニエット, P.　837
セーラー, M.　502, 769, 847
ゼーレンセン, S. P. L.　842
善那使主　102
ゼンメルワイス, I. P.　747, 763, 840

そ
崇寧中　121
ソーク, J.　401
ソクラテス　600

た
ダ・オルタ　467
高木兼寛　80, 463, 491, 506
高木敬次郎　64, 351, 372, 818
高木誠司　16, 20, 62
高木与兵衛　17

高野一夫　20, 25, 72, 379
高野長英　10, 479
高橋晄正　426, 812
高橋三郎　12, 58
高橋順太郎　493, 796
高峰元稑　56, 194, 489
高峰譲吉　14, 56, 81, 192, 270, 489, 798
高嶺徳明　338
多紀元簡　109, 111, 478
多紀元堅　11, 109, 478
多紀元恵　478
多紀元孝　478
多紀元胤　478
竹田昌慶　108
武田長兵衛　14, 81, 82, 175, 227, 791, 798
武見太郎　27, 51, 74, 330, 813
タケル・ヒグチ　353
田道間守　102
田代三喜　5, 6, 108, 460, 461, 462, 464, 790
辰野高司　336, 345, 360, 853
田辺五兵衛　14, 81, 82, 228, 257, 790, 798
田原良純　14, 82, 218, 219, 220, 226, 255, 262, 274, 309, 317, 332, 797, 800
ダミアン　631, 632, 833
田村憲造　329, 804
田村善蔵　64, 409, 815, 854
ダルハナ　535
檀君　511, 832
丹波敬三　12, 14, 16, 17, 35, 58, 60, 70, 82, 84, 190, 217, 218, 219, 220, 230, 255, 263, 267, 275, 277, 310, 795, 796, 799, 800
丹波修治　174
丹波忠明　4
丹波康頼　4, 455, 512, 789

ち
チェイン, E. B.　693, 780, 781, 847
張元素　522
張従正　137
張仲景　109
陳延祐　124
陳嘉謨　523
陳師文　5, 121, 522, 789
陳承　121
陳蔵器　519

つ
津田恭介　227, 260, 331, 335, 805, 810, 813, 818, 852

ツチルヒ, A.　568, 570, 624, 635, 686
堤是清　196
椿忠雄　815
坪井信道　11, 481
津村重舎　17, 797
ツュンベリー, C. P.　9, 151, 164
ツルー, M. T.　506

て
ディヴィス, W.　590
ディオクレチアヌス　631
ディオスコリデス, P.　545, 546, 572, 600, 601, 605, 606, 624, 625, 749, 833
ディケンズ, C.　662
テオフラストス　616, 749, 833
デ・グラーフ　837
寺阪正信　20
寺島良安　111, 790
デロスネ　671
デローネ, C. L.　839
天武天皇　134

と
ドゥ・マヤーヌ, T.　649
ドゥ・ローヌ, G.　649
陶弘景　518, 519, 833
徳川家康　7, 126, 128, 134
徳川慶喜　480
徳川吉宗　141, 147
徳富蘇峰　456
徳来　102
戸塚静海　199
戸塚文海　11
ドドネウス, R.　9, 470
土肥慶蔵　453
ドーマク, G.　847
トムソン, S.　595
友田嘉兵衛　14, 81, 228
豊倉康夫　409
豊臣秀吉　108, 128, 461
鳥居徳兵衛　14, 81, 228, 792
ドレッサー, H.　841
ドローヌ, ch.　562
トロムスドルフ, J. B.　670

な
ナイチンゲール, F.　506, 752, 840
内藤希哲　109
内藤豊次　420, 806
内藤尚賢　111

876

長井長義　11, 14, 16, 58, 60, 81, 82, 88, 211, 214, 218, 219, 220, 224, 226, 251, 254, 264, 267, 272, 273, 275, 310, 314, 322, 327, 610, 792, 796, 800, 802
中川重麗　232, 233
中川淳庵　9, 201, 474, 475
中天游　481
永富独嘯庵　476
中冨博隆　438
中野康章　419
中野忠八　262
永松東海　60, 80, 254
永山芳男　379
長与専斎　11, 12, 13, 55, 80, 189, 190, 203, 214, 215, 216, 274, 484, 793
半井明親　108
半井瑞策　455
名古屋玄医　10, 109, 111, 472
奈率王有陵陀　102
夏目漱石　271
ナポレオン　735, 838, 839
難波立愿　477
南浦文之　462

に

新島襄　506
新妻金夫　463
新妻文沖　463
ニーウェルト　12, 55, 793
西村庄太郎　270, 490
新田忠純　81
新渡戸稲造　288
二宮昌平　295, 296, 297
ニーマン，A.　751, 840
丹羽正伯　9, 130, 131, 135, 145, 146, 183, 470, 790
丹羽藤吉郎　12, 14, 16, 58, 60, 61, 70, 82, 190, 217, 220, 222, 223, 252, 253, 261, 262, 263, 266, 277, 296, 310, 795, 797, 799, 801, 804

ね

ネロ　622

の

野口遵　464
野口英世　301, 488, 499, 501, 800
野沢清人　72, 379
野呂元丈　9, 122, 135, 470, 791

は

裴宗元　121, 522
ハーヴェー，W.　711, 722, 727, 837

パウロ　6
パーキン，W. H.　664, 840
パーキンソン，J.　585
バークホルダー，P. R.　693
橋本左内　11
橋本宗吉　9, 470, 791
橋本策　503
橋本伯寿　155
パストゥール，L.　563, 668, 692, 758, 762, 840
秦佐八郎　417, 488, 499, 691, 774, 800, 842
秦藤樹　417, 810, 811
服部健三　61, 310, 323
華岡青洲　11, 109, 166, 338, 419, 463, 465, 476, 477, 750, 791
早川勇夫　385
林四郎　295
林忠蔵　262
林羅山　126, 149
原口隆造　232
パラケルスス　624, 664, 670, 716, 717, 718, 749, 836
ハラタマ，K. W.　11, 35, 54, 192, 471, 484, 792
ハルステッド，W. S.　841
パレ，A.　718, 762, 836
パロージ，U.　500
バーン　733
ハンセン，E.　58
ハンター，J.　732, 740, 838
ハンター，W.　838
バンティング，F. G.　784, 846

ひ

ビオ，JB.　758
ビシャ，X.　560, 756, 839
人見必大　111
ピネル，P.　736, 838
日野葛民　483
日野九郎兵衛　798
ヒポクラテス　557, 604, 613, 708, 719, 756, 777, 834
ビュルゲル（ビュルガー），H.　10, 177, 246, 462, 470, 791
平田篤胤　453
比留間小六　13
ビンゲン，H. von　544

ふ

ファブリチオ　728
フィッシャー，E. H.　492, 845, 846
フィビゲル　496

フィレニューフェ，C. H.　177
フェーリング，H. von　839
フエロ，S.　578
フォスター，J. W.　90, 505, 808
フォン・アウェンブルガー，L. J. E.　742
フォン・リービッヒ，J. F.　839
フォン・ワッセルマン，A. P.　842
深根輔仁　4, 110, 789
ブカン　470
普寛行者　171
福井源次郎　270, 490
福井健造　185
不空　118
福沢諭吉　11, 35, 181, 185, 194, 424, 484, 488, 795
福田福太郎　262
福原有信　13, 69, 82, 219, 230, 254, 261, 262, 793, 796
フーコー，M.　560, 844
藤沢友吉　268, 797
藤田穆　20
藤田正方　13, 58, 218, 229, 240, 255, 795, 796
藤原時平　789
藤原道長　4
フーフェランド　482
ブライデンバッハ，B. von　545
ブラウン，F.　8, 468, 790
プラコトニウス，J.　643
フランクリン，B.　594, 658, 737
プリーストリー　734, 749, 838
フリードリヒ2世　545, 558, 640, 641
フリュキガー，F. A.　566
フルクロワ，A, de.　561
フルノー，E. F. A.　690, 842
古林見宜　146
フルベッキ，G. F.　55
フレキシナー，S.　501
プレスコット，A. B.　591, 681, 683, 841
フレミング，A.　504, 598, 692, 780, 847
プロクター，W.　369, 591
プロクター，W. Jr.　672, 677, 679, 683, 840
フローリー，H. W.　693, 780, 781, 847
フンク，C.　492

へ

平城天皇　453
ベーコン，F.　649, 650
ベスト，C. H.　784
ベッテルハイム　338

人名索引　*877*

ペッテンコーファー，M. J.　214
ヘボン，J. C.　181, 198, 480
ペリー　11, 259, 487
ベリー，J. C.　506
ベーリング，E. A.　488, 668, 761, 772, 773, 845
ベルトハイム，E. A.　15, 81, 499, 500, 800
ベルナール，C.　563, 744, 745, 840
ヘルムホルツ，H. L. F.　754, 755, 756, 839
ヘルンレ，A. F.　535
ペレティエ，P. J.　675, 562, 839
ヘロピロス　604
ヘンリー6世　649

ほ
ボイル，R.　584, 646, 724, 837
星一　301, 799
細井修吾　262
堀田正睦　479
穂積甫庵　8
ボードウィン，A. F.　11, 35, 54, 471, 484
ホフマン，A. W.　180, 212, 214
ホフマン，F.　841
ホフマン，T. E.　12, 55, 68, 229, 793
ボーメ，A.　646
ボーメッツ，D.　689
ホメロス　600, 706, 833
堀井勘兵衛　13
堀内伊太郎　17
堀岡正義　346, 358
ホルトマン　196
ポンペ　11, 35, 179, 463, 471, 484, 791
ポンペイウス　618
本間玄調　477

ま
マイスナー，K. F. W.　562, 670, 839
マイッシュ，J. M.　679
前田利保　111
前田正甫　137
前野良沢　474, 475
牧野富太郎　111, 169, 320
マクラウド，J. J. R.　784, 846
マーシャル，C.　591, 594, 654, 655
マーシャル，C. Jr.　654
マーシャル，E.　655
マジャンディ，F.　562, 744, 839
益田友嘉　128, 790
増山元三郎　426
松井重康　135

松岡玄達　111, 145, 146, 149, 150
松岡恕庵　135
マッカーサー　21, 71
松方正義　190, 203, 215
松平君山　111
松永弾正　32
松本銈太郎　58
松本良順　11, 69, 179, 254, 483
曲直瀬玄朔　7, 111, 137, 473
曲直瀬道三　6, 108, 111, 123, 134, 460, 461, 462, 790
マホメッド　636
マリネロ，C.　579
マルチン，G.　58, 60, 189, 226
マルピーギ，M.　727, 837
マンスフェルト　244, 463, 484, 487

み
ミーシャー，K.　664
水谷豊文　136, 151, 169, 174
水戸光圀　8
ミトリダテス6世　605, 617, 622, 833
源実朝　5
源義朝　139
源頼朝　5
三村玄澄　477
三村森軒　151, 170
三村徳三郎　12
宮入慶之助　498
宮木高明　20, 24, 248, 335, 852
ミューラー，J.　843
ミュラー，P. H.　847
ミュルレル，L.　12, 55, 68, 180, 229, 792
ミラー，W・A.　195
ミルフィールド，J.　627
ミレプスス，N.　626

む
向井元升　111
ムスクルス，P. P.　470
村田重夫　20
村山義温　15, 20, 82, 228, 315, 317, 851

め
明庵栄西　125
メゲンブルク，K. von　544
メチニコフ，E.　773

も
モアッサン，F. F. H.　845
毛沢東　529
毛利元就　461

モーガン，J.　594, 595, 659, 738, 838
モーガン，T. H.　846
万代常閑　137
モートン，W. T. G.　476, 750, 840
森鷗外　252, 253, 455
守田治兵衛　17, 35, 184, 198, 791, 795
森立之　109, 111
モルガーニ，G. B.　728, 729, 756, 838

や
ヤウレッグ，W. von　501
八隅蘆庵　157
矢田部良吉　169
柳沢保太郎　295
薮田貞治郎　88
山極勝三郎　496
山崎闇斎　149
山崎嘉太郎　17
山下宗琢　134
山科言継　31
山田業広　111
大和見立　166, 476
山中伸弥　830, 850
山本亡羊　151
山脇東洋　10, 109, 472, 473, 474

ゆ
雄略天皇　102
有隣　6, 125, 789
ユスティニアヌス　631
湯本求真　110
湯本芳雄　19

よ
用明天皇　103, 104
横田嘉右衛門　20, 310
横田孝史　16, 262, 267
吉雄耕牛　9, 165, 475
吉雄常三　151
吉田意安　108
吉田学　12
吉田長淑　470
吉益東洞　10, 109, 110, 111, 472, 476
吉益南涯　476

ら
ライス，C.　592
ラヴォアジェ，A. L.　561, 664, 734, 735, 749, 838
ラエネック，R. T. H.　742, 743, 745, 838
ラーゼス　558, 637, 714, 715, 740, 834
ラッシュ，B.　738, 767, 838

ラプラース　735
ラモン・イ・カハル，S.　770, 845
ランガルト，A.　13, 58, 59, 80, 190, 215, 794, 795
ランベール　675

り

リオン，A. B.　592, 684, 841
李時珍　7, 126, 149, 469, 790, 836
リスター，J.　748, 750, 761, 762, 840
リチャーズ，L.　506
李東垣　522, 835
リード，M. E.　506
リード，W.　767, 841
リムザン，E. S. A. A.　688, 689, 841
劉完素　522
良観房忍性　5, 789
リンド，J.　730, 777, 838
リンネ，C. von　164, 470

る

ルヴィエール，H.　613
ルスビー，H. H.　592, 686, 841

れ

レーウェンフーク，A. von.　726, 727, 837
レーマン，R.　231
レムリー，N.　622
レントゲン，W. C.　764, 845

ろ

ロバート，J.　594
ロング，C.　749

わ

若山健海　462
ワクスマン，S. A.　848
和気相成　4
和気広世　4, 789
和田啓十郎　110
和田東郭　109
渡部烈　421, 856
渡辺華山　479
渡辺正庵　462, 463, 464
ワックスマン，S. A.　91, 693
ワッセルマン　499

欧文

Allen, H. N.　515
Almeida, L.　6, 790
Anderson, E. G.　586
Anglicanus, G.　626
Aristotle　616, 711
Atkins, H.　649
Bacon, F　649
Banting, F. G.　784
Bauduin, A. F.　11, 54, 471
Baumé, A.　646
Beaumetz, D.　689
Behring, E. A.　488, 668, 761, 772
Bernard, C.　563, 744
Berry, J. C.　506
Bertheim, A.　499
Best, C. H.　784
Bichat, X.　560, 756
Bingen, H. von　544
Biot, JB.　758
Boyle, R.　584, 646, 724
Braun, F.　8, 468, 790
Breidenbach, B. von　545
Bürger, H.　10, 177, 462, 470, 791
Burkholder, P, R.　693
Byrne　733
Caliph　636
Calmette, A.　400
Cannon, W. B.　766, 775
Caspar, S.　465, 467
Cavendish　734
Caventou, J. B.　562, 676
Chain, E. B.　693, 780, 781
Charlemagne　633
Christie, A.　588
Cline, H.　741
Columbus, C.　590
Cosmas　631
Craigie, A.　595, 660
Cusin, M. L.　174
da Orta, G.　467
Dalhana　535
Damian　631
Davis, W.　590
de Laune, G.　649
de Mayerne, T.　649
Derosne, Ch.　562, 671
Dickens, C.　662
Dioscorides, P.　572, 605, 749
Dodonaeus, R.　9, 470
Ebering, R.　295
Ebers, G.　612
Ehrlich, P.　494, 499, 691, 772
Eijkmann, J. F.　13, 59, 80, 190, 215, 226
Erasisitratos　604
Ferro, S.　578
Fischer, E. H.　492
Fleming, A.　504, 692, 780
Flexner, S.　501
Florey. H. W.　693, 780
Flückiger, F. A.　566
Foster, J. W.　90, 505, 808
Fourcroy, A. de.　561
Fourneau, E. F. A.　690
Franklin, B.　594, 658, 737
Funk, C.　492
Galenus, C.　514, 629
Gay-Lussac, J.　562
Geerts, A. J. C.　13, 54, 80, 189, 203, 792
Gerard, J.　652
Goldberger, J.　777
Gomez, B. A.　676
Gratama, K. W.　11, 54, 192, 471, 792
Guérin, C.　400
Hansen, E.　58
Harvey, W.　711, 722
Hébert, L.　644
Helmholtz, H. L. F.　754
Hepburn, J. C.　181, 198
Herophilos　604
Higuchi, T.　353, 812
Hippocrates　613, 777
Hoernle, A. F.　535
Hoffmann, T.　12, 55, 68, 229, 793
Hofmann, A. W.　212, 214
Homeros　706
Hunter, J.　732, 740
Imhotep　611
Jauregg, W. von　501
Jefferson, T.　737
Jenkins, G. L.　21
Jenner, E.　515, 668, 733, 740
Johnson, T.　652
Kaub, W. von　545
Keats, J.　586
Kiese, M.　88, 504
Kniphof, J. H.　173
Koch, R.　197, 199, 487, 563, 668, 773
Kölliker, A.　766
Korchely　59
Kulumus, J. A.　474
Kundt, A.　765
Laënnec, R. T. H.　742
Lambert　675
Langgaard, A.　13, 58, 80, 190, 215, 794
Laplace　735
Lavoisier, A. L.　561, 734, 749
Leeuwenhoek, A. von.　726
Lehmann, R.　231

Lemery, N.   622
Limousin, S.   688
Lind, J.   730, 777
Linné, C. von   164
Lister, J.   748, 761, 762
Long, C.   749
Lyons, A. B.   592, 684
MacArthur, D.   21
Macleod, J. R.   784
Magendie, F.   562, 744
Maisch, J. M.   679
Malpighi   727
Marinello, C.   579
Marshall, C.   591, 594, 654
Marshall, C. Jr.   654
Marshall, E.   655
Martin, G.   58, 189, 226
Megenburg, K. von   544
Meissner, W.   562, 670
Metchnikoff, E.   773
Miescher, K.   664
Miller, W. A.   195
Mirfield, J.   627
Morgagni, G. B.   728
Morgan, J.   594, 659, 738
Morton, W. T. G.   750
Müller, L.   12, 55, 68, 229, 793
Musculus, P. P.   470
Myrepsus, N.   626
Niemann, A.   751
Niewerth   12, 55, 793
Nightingale, F.   506, 752
Paracelsus   749
Paré, A.   762
Parkinson, J.   585
Parodi, U.   500
Pasteur, L.   563, 668, 692, 758
Pelletier, P. J.   676
Perkin, W. H.   664
Pettenkofer, M. J.   214
Pinel, P.   736
Placotonius, J.   643
Pompe, van M.   11, 471, 791
Prescott, A. B.   591, 681
Priestley   734, 749
Procter, W. Jr.   591, 672
Reade, M. E.   506
Reed, W.   767
Rice, C.   592
Richards, L.   506
Roberts, J.   594
Röntgen, W. C.   764
Rouvière, H.   613

Rusby, H. H.   592, 686
Rush, B.   738, 767
Salk, J.   401
Sams, C. F.   21, 71, 506
Savonarola, G.   643
Schall, A.   514
Scheele, C. W.   656, 676, 734, 749
Schliemann, H.   279, 757
Schreiber, E.   500
Séguina, A.   735
Semmelweis, I. P.   747, 763
Sertürner, F. W. A.   562, 670
Siebold, P. F. von   10, 151, 462, 470
Simpson, J. Y.   751
Sloane, H.   585
Sluys, P. J. A.   194, 792
Smith, A.   585
Spiess, L.   554
Stafford, E.   652
Stokes, A.   502
Sydenham, T.   724
Szaster, J.   551
Theiler, M.   502, 769
Thomas de Cantimpré, T. de   544
Thomson, S.   595
Thunberg, C. P.   9, 151, 164
Trommsdorff, J. B.   670
True, M. T.   506
Tschirch, A.   568, 624, 635
Urdang, G.   656
Vauquelin   671
Verbeck, G. F.   55
Vesalius, A.   711, 720, 728
Villeneuve, C. H.   177
Virchow, R. L. C.   496, 754, 756
von Auenbruger, L. J. E.   742
Waksman, S. A.   91
Wassermann, A. von   499
Willis, W.   54, 229, 463, 792
Willstaetter, R.   314
Winthrop, J.   590, 651

編集代表略歴

奥田　潤（おくだ　じゅん）
名城大学名誉教授、日本薬史学会名誉会員、薬学博士。1929年名古屋市に生まれる。1950年名古屋市立薬学専門学校卒業、1952年京都大学医学部薬学科専修科修了後、名古屋大学医学部生化学教室でビタミンB_2の研究に従事。同医学部助教授、名城大学薬学部助教授を経て1973年同教授（臨床生化学）となる。共著に「臨床化学」（南江堂）、訳書に「薬学の歴史」（白水社）ほかがある。専攻分野は薬師如来像とその薬壺、薬学史一般。

西川　隆（にしかわ　たかし）
日本薬史学会常任理事、薬学博士。1935年東京に生まれ育つ、1958年東京薬科大学卒業、1995年塩野義製薬医薬開発部部長で定年退職。その後、東京薬科大学常務理事、日本私立薬科大学協会常務理事を務めた。著書に「くすりから見た日本 昭和二十年代の原風景と今日」「くすりの社会誌 人物と時事で読む33話」、共著に「医薬分業の歴史」（いずれも薬事日報社）ほかがある。

薬学史事典
Encyclopedia of Pharmaceutical History

2016年3月30日　第1刷発行

　編　集　日本薬史学会

編集代表　奥田　潤・西川　隆

　発　行　株式会社薬事日報社
　　　　　〒101-8648　東京都千代田区神田和泉町1番地
　　　　　電話　03-3862-2141（代表）
　　　　　URL　http://www.yakuji.co.jp/

組版・印刷　永和印刷株式会社

©2016 The Japanese Society for History of Pharmacy　　ISBN978-4-8408-1339-6

・落丁本、乱丁本は小社宛お送りください。送料小社負担でお取替えいたします。